Franz-Josef Kretz
Jürgen Schäffer
Tom Terboven

Anästhesie, Intensivmedizin, Notfallmedizin, Schmerztherapie

6., völlig überarbeitete und erweiterte Auflage

Mit 210 Abbildungen

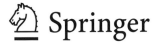 Springer

Franz-Josef Kretz
Klinikum Stuttgart
Stuttgart, Deutschland

Jürgen Schäffer
DIAKOVERE Henriettenstift
Hannover, Deutschland

Tom Terboven
Universität Mannheim
Mannheim, Deutschland

ISBN 978-3-662-44770-3   978-3-662-44771-0 (eBook)
DOI 10.1007/978-3-662-44771-0

Die Deutsche Nationalbibliothek verzeichnet diese Publikation in der Deutschen Nationalbibliografie; detaillierte bibliografische Daten sind im Internet über http://dnb.d-nb.de abrufbar.

Springer
© Springer-Verlag Berlin, Heidelberg 1989, 1996, 2001, 2006, Korr. Nachdruck 2007, 2008, 2016

Umschlaggestaltung: deblik Berlin
Fotonachweis Umschlag: © Franz-Josef Kretz, Stuttgart

Gedruckt auf säurefreiem und chlorfrei gebleichtem Papier

Springer ist Teil von Springer Nature
Die eingetragene Gesellschaft ist Springer-Verlag GmbH Berlin, Heidelberg

Springer-Lehrbuch

Vorwort zur 6. Auflage

Es war das Jahr 1989, als die erste Auflage des Lehrbuches Anästhesie, Intensivmedizin, Notfallmedizin im Springer Verlag erschien. Ziel war es damals, das ganze Fachgebiet mit all seinen Säulen kurz und prägnant darzustellen.

An diesem Konzept hat sich auch 27 Jahre danach nichts geändert: Erweitert um die vierte Säule – die Schmerztherapie – stellt das Buch eine Zusammenfassung des aktuellen Basiswissens für Studenten dar. Über jetzt drei Jahrzehnte hat sich auf diesem Wege Studentengeneration um Studentengeneration einen Einblick in unser Fachgebiet erworben.

Um ein Buch auf aktuellem Stand zu publizieren haben sich die bisherigen Autoren – Franz-Joseph Kretz und Jürgen Schäffer – um die Unterstützung eines jüngeren Kollegen bemüht und in Tom Terboven einen hervorragenden Kollegen gefunden, der nicht nur auf eine mittlerweile langjährige Facharzttätigkeit zurückblicken kann, sondern auch sehr intensiv in die Studentenausbildung an seiner Universitätsklinik integriert ist.

Danken wollten wir nicht nur ihm, sondern auch Sabine Haag für die sorgfältige Korrektur des Lehrbuches. Danksagen wollten wir insbesondere auch dem Springer Verlag, dass er in Zeiten, in denen die elektronische Wissensvermittlung schon weit verbreitet ist, auch noch eine sechste Auflage in nennenswertem Umfang druckt. Dank im Besonderen an Corinna Pracht und Christine Ströhla (Programmplanung), Rose-Marie Doyon (Projektmanagment) und Martina Kahl-Scholz (Lektorat) für die gute Zusammenarbeit. Wir sind sehr stolz, dass wir Ihnen die sechste Auflage hiermit präsentieren dürfen.

Prof. Dr. Franz-Josef Kretz
Prof. Dr. Jürgen Schäffer
Stuttgart, Hannover
Im März 2016

AINS: Das Layout

Komplikationen bei der Narkose

Franz-Josef Kretz, Jürgen Schäffer, Tom Terboven

F.-J. Kretz et al., *Anästhesie, Intensivmedizin, Notfallmedizin, Schmerztherapie*,
DOI 10.1007/978-3-662-44771-0_9, © Springer-Verlag Berlin Heidelberg 2016

Einleitung:
Worum geht es in diesem Kapitel?

Dieses Kapitel stellt die wesentlichen Komplikationen, auf die der Anästhesist während einer Narkose stoßen kann, dar. Hierzu zählen u. A. die Hypoxie, die maligne Hyperthermie und die Aspiration. Ferner widmet sich ein Abschnitt der Luft- und Lungenembolie und den Nervenläsionen.

9

9.1 Hypoxie

Übersichten:
Grundlegende Informationen im Überblick

Bei Narkosekomplikationen mit letalem Ausgang wird meist an eine Überdosierung von Narkotika gedacht; das ist extrem selten der Fall. Häufig sind sie hingegen Folge einer intraoperativen Hypoxie.

9.1.1 Ursachen

Gründe für eine Hypoxie können sein:

- **Unterbrechung der Sauerstoffzufuhr** aus der zentralen Gasversorgung,
- **Sauerstoffvorrat** im Sauerstoffzylinder **geht zur Neige** (bei einem Narkosegerät ohne Wandanschluss),
- **Diskonnektion** der Beatmungsschläuche.

Merke:
Das Wichtigste auf den Punkt gebracht

> Der für die Narkose verantwortliche Anästhesist darf den Operationssaal für die Dauer der Narkose nicht verlassen, es sei denn, ein anderer anästhesiologischer Kollege, der bei einer Übergabe mit dem Patienten, seinen Vorerkrankungen, seiner Operation und Narkoseart vertraut gemacht worden ist, löst ihn ab.

Pathophysiologie der MH

1. Acetylcholin (ACH) wird auf einen elektrischen Impuls hin aus den Vesikeln ausgeschüttet.
2. ACH reagiert postsynaptisch mit dem Acetylcholinrezeptor und wird durch die Acetylcholinesterase abgebaut.
3. Aus dem sarkoplastischen Retikulum wird Ca^{2+} ausgeschüttet, das die Muskelproteine Aktin und Myosin zum Zusammengehen stimuliert, woraus dann eine Muskelbewegung resultiert.

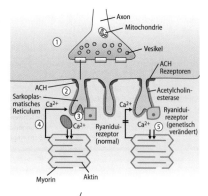

Abb. 9.1 Pathophysiologie der MH (s. Text)

Über 200 farbige Abbildungen:
Veranschaulichen komplexe Sachverhalte

◘ Tab. 9.1 Symptome der Lungenembolie

Dyspnoe, thorakaler Schmerz, (Todes-)Angst

Zyanose, HF ↑↑, RR ↓, (PAD), P_aO_2 ↓, S_aO_2 ↓, P_aCO_2 ↑↑

Kardiogener Schock, Herz-Kreislauf-Stillstand

Auf einen Cricoiddruck wird heute verzichtet: Früher drückte man den Ringknorpel gegen die Wirbelsäule, um auf diese Weise den Ösophagus von außen »zu verschließen«. Dies hat jedoch häufig die Intubation erschwert. Auch sind schwere Zwischenfälle beschrieben, wenn es dann doch zur Regurgitation kam: Oesophagusruptur bei starker Regurgitation!

❶ Deshalb: kein Cricoiddruck mehr!

9.4 Luftembolie

Bei Eingriffen in der hinteren Schädelgrube und an der Halswirbelsäule wird der Patient häufig in sitzender Position operiert. Dabei besteht die Gefahr der Luftembolie, da das Operationsgebiet über dem rechten Vorhof liegt und daher im Operationsgebiet ein negativer Venendruck herrscht. Es kann somit Luft in die Gefäßbahn angesaugt werden und in die Lungenstrombahn gelangen.

9.4.1 Monitoring und Diagnose

■ Kapnometrie

Ein abrupter Abfall des endexspiratorischen pCO_2 ist der empfindlichste Parameter für die Diagnose einer venösen Luftembolie. Er ist bedingt durch die luftemboliebedingte Perfusionsstörung der Lunge. Gleichzeitig steigt der arterielle pCO_2 an.

45.5 Transurethrale Prostataresektion

83 Jahre alter Herr in gutem Allgemein- und Ernährungszustand, bis auf einen leichten Altersdiabetes keine Vorerkrankungen; Strumektomie vor 20 Jahren unauffällig; jetzt Prostataadenom und daraus resultierend erhebliche Miktionsbeschwerden; transurethrale Prostataresektion geplant.

❓ 1. Welche anästhesiologischen Vorbereitungen treffen Sie?
2. Wie prämedizieren Sie den Patienten?
3. Wie lange soll der Patient nüchtern bleiben?

➧ 1. Neben Anamneseerhebung, körperlicher Untersuchung, EKG und Röntgenthorax wird Wert auf die globalen Gerinnungstests (Quick, PTT, Thrombozytenzahl) und die Gerinnungsanamnese gelegt, weil sich hier mit der Spinalanästhesie eine rückenmarks-

Praktisches Vorgehen

Prinzipien der Therapie der Aspiration

— Ein Patient, der aspiriert hat, wird sofort intubiert und bronchoskopiert; die Fremdkörper (Nahrungsbestandteile) und Magensaft werden bronchoskopisch abgesaugt. Bei flüssigem Aspirat kommt man auch bei sofortigem Absaugen meist zu spät: Innerhalb weniger Sekunden erreicht das Aspirat die Lungenperipherie und kann dann nicht mehr abgesaugt werden.

— **Respiratortherapie:** Die Wahl des Beatmungsmusters orientiert sich an den geschilderten pathophysiologischen Veränderungen: Um die Atelektasen zu beseitigen, wird der Patient zunächst kontrolliert mit einem positiv-endexspiratorischen Druck beatmet. Der PEEP (positive end-expiratory pressure) wird nach der Schwere der Gasaustauschstörungen auf Werte bis zu 15 cm eingestellt, um das Shuntvolumen zu vermindern.

— Mit der Entwöhnung vom Gerät sollte unter Beachtung atemmechanischer Parameter und unter engmaschiger Kontrolle der arteriellen Blutgase so früh wie möglich begonnen werden. Die Respiratortherapie wird nach Extubation durch Aerosol-Inhalations-Therapie und Atemgymnastik ergänzt.

— **Volumenersatz:** Durch die Exsudation von proteinreichem Sekret aus dem Intravasalraum im Rahmen eines SIRS in die Alveolen kommt es zu Volumenverlusten, die sich mit Vollelektrolytlösungen ersetzen lassen.

Die Autoren

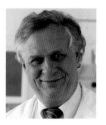

Franz-Josef Kretz

Ärztlicher Direktor der Klinik für Anästhesiologie und operative Intensiv-
medizin am Olgahospital – Pädiatrisches Zentrum – und der Klinik für
Anästhesiologie und Intensivmedizin am Krankenhaus Bad Cannstatt,
Klinikum Stuttgart.

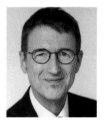

Jürgen Schäffer

Chefarzt der Klinik für Anästhesiologie und operative Intensivmedizin
am DIAKOVERE Henriettenstift, Hannover.

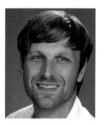

Tom Terboven

Oberarzt an der Klinik für Anästhesiologie und Operative Intensivmedizin
der Universitätsmedizin Mannheim.

Inhaltsverzeichnis

II   Praxis der Anästhesie

IV   Notfallmedizin

V   Schmerztherapie

Verzeichnis der Praxis-Tipps

II   Praxis der Anästhesie

III   Operative Intensivmedizin

IV   Notfallmedizin

Grundlagen der Anästhesie

Pharmakologie – Grundlagen und klinisch-praktische Details

Franz-Josef Kretz, Jürgen Schäffer, Tom Terboven

F.-J. Kretz et al., *Anästhesie, Intensivmedizin, Notfallmedizin, Schmerztherapie*,
DOI 10.1007/978-3-662-44771-0_1, © Springer-Verlag Berlin Heidelberg 2016

In diesem Kapitel werden die pharmakologischen Grundlagen in der Anästhesie dargestellt. Hierzu zählen neben der Pharmakodynamik und -kinetik der eingesetzten Medikamente auch deren unerwünschte Nebenwirkungen und arzneimittelrechtliche Probleme.

1.1 Pharmakodynamik

1.1.1 Zielsetzung der Anästhesie

Die Anästhesie soll einen schmerzfreien operativen oder diagnostischen Eingriff ermöglichen. Mit der Allgemeinanästhesie und der Regionalanästhesie stehen zwei verschiedene Methoden zur Verfügung, die miteinander kombiniert werden können (◘ Abb. 1.1).
Komponenten der Allgemeinanästhesie sind:

- **präoperativ:** Anxiolyse,
- **intraoperativ:** Bewusstlosigkeit, Analgesie, Muskelrelaxation,
- **postoperativ:** Analgesie.

Die präoperative Anxiolyse ist das Hauptindikationsgebiet von Benzodiazepinen. Intraoperativ kann die Bewusstlosigkeit herbeigeführt werden durch Inhalationsnarkotika oder durch die intravenöse Gabe von Propofol, Benzodiazepinen, Ketamin oder Barbituraten. Analgesie wird intraoperativ herbeigeführt durch Opioide und/oder Lokalanästhetika, die lokal oder rückenmarksnah verabreicht werden. In der postoperativen Phase wird die Analgesie durch Opioide, peripher wirkende Analgetika oder Lokalanästhetika garantiert.

Komponenten der Regionalanästhesie sind:

- **präoperativ:** Anxiolyse, sofern vom Patienten gewünscht;
- **intraoperativ:** Analgesie durch Regionalanästhesie, Anxiolyse oder Sedierung, sofern vom Patienten gewünscht;
- **postoperativ:** Analgesie als Regionalanästhesie oder systemisch über i.v.-Gabe von Opioiden, ergänzt durch peripher wirkende Analgetika.

Die **Indikation zum Einsatz von Muskelrelaxanzien** ist zu stellen in Abhängigkeit von der **Art der Atemwegssicherung:** Bei Beatmung über Gesichtsmaske- oder Larynxmaske (► Abschn. 5.1) sind keine Muskelrelaxanzien notwendig; bei der endotrachealen Intubation ist von wenigen Ausnahmen abgesehen (fiberoptische Intubation) immer eine Muskelrelaxation angezeigt;

Art des operativen Eingriffs: Abdominelle Eingriffe erfordern stets eine gute Muskelrelaxation, um dem Operateur die Arbeit zu erleichtern. Intrakranielle Eingriffe verlangen immer eine Muskelrelaxation, damit sich der Patient nicht bewegt, was katastrophale Folgen haben könnte. Bei Eingriffen an der Körperperipherie ist häufig keine Muskelrelaxation erforderlich.

Bei Narkosen, die nur zu diagnostischen Maßnahmen durchgeführt werden, entfällt die analgetische Komponente: Es wird nur die hypnotische Komponente und – sofern eine Intubation notwendig ist – eine Muskelrelaxation und die Gabe von Opioiden zur besseren Toleranz des endotrachealen Tubus erforderlich.

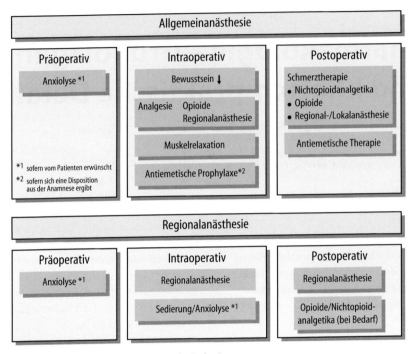

Abb. 1.1 Komponenten der Allgemein- und Regionalanästhesie

Die Ziele der Allgemeinanästhesie kann man mit Monosubstanzen wie z. B. den Inhalationsnarkotika erreichen. Es sind dann allerdings Dosierungen notwendig, die – da häufig nahe am toxischen Bereich – erhebliche unerwünschte Wirkungen insbesondere auf das kardiovaskuläre System haben können.

Mit der Kombination mehrerer Arzneimittel lassen sich die unerwünschten Wirkungen der einzelnen Komponenten vermindern. Deshalb ist die Kombination mehrerer Arzneimittel – Hypnotika, Analgetika und Muskelrelaxanzien – klinischer Standard, um die Ziele der Allgemeinanästhesie in ausreichendem Ausmaß und mit geringstmöglichen Nebenwirkungen zu erreichen.

❯ Diese Form der Allgemeinanästhesie nennt man Kombinationsnarkose, balancierte Anästhesie oder Balanced Anaesthesia.

Balanced Anaesthesia nennt man im engeren Sinne die Kombination von Inhalationsnarkotika und Opioiden, ergänzt – wenn notwendig – durch Muskelrelaxanzien. Balanced Anaesthesia im weiteren Sinne ist auch eine totale intravenöse Anästhesie

(TIVA), bei der auf Inhalationsnarkotika ganz verzichtet wird. »Total« bedeutet in diesem Zusammenhang auch der Verzicht auf Lachgas, das früher häufig noch Teilkomponente des inspiratorischen Gasgemisches war.

❯ Die Eignung eines Narkosemittels kann an den Anforderungen eines idealen Narkosemittels gemessen werden.

Ein ideales Narkosemittel sollte folgende Eigenschaften haben:
— Geringe Toxizität und eine große therapeutische Breite,
— keine toxischen Metabolite,
— rasches An- und Abfluten, gute Steuerbarkeit,
— gute analgetische und narkotische Wirkung,
— möglichst geringe Veränderungen physiologischer Funktionen wie Kreislauf oder Atmung,

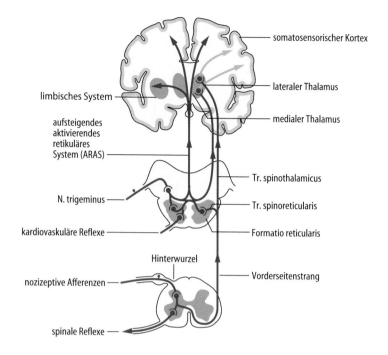

Abb. 1.2 Schmerzleitungsbahnen und ihre neuronale Verschaltung

- gute lokale Verträglichkeit (z. B. Schleimhäute, Gewebe),
- gute physikalische und chemische Eigenschaften (keine Brennbarkeit, keine Explosivität, keine Zersetzung bei Lagerung).

> Keines der derzeit vorhandenen Anästhetika besitzt alle diese Eigenschaften.

1.1.2 Wirkorte der Hypnotika und Analgetika

Um die Wirkorte der Analgetika zu verstehen, muss man sich den Ort der Schmerzentstehung und die Weiterleitung der Schmerzreize bis ins Gehirn klar machen (■ Abb. 1.2).

Der Schmerz – erzeugt durch das Skalpell des Operateurs oder durch eine Verletzung – entsteht in der Körperperipherie. In der Haut des Menschen liegen Nozizeptoren, die physikalisch (direkt durch Druck, thermisch oder traumatisch) oder chemisch (durch Mediatoren) stimuliert werden können. Die an der Stimulation beteiligten Mediatoren werden aus den geschädigten Zellen freigesetzt.

Zu diesen Mediatoren zählen
- Bradykinin,
- Histamin,
- Interleukin 1,
- CGRP (»calcitonin gene related peptide«),
- Kalium,
- Neuropeptide (z. B. Substanz P) und
- Prostaglandine/Leukotriene.

Die Freisetzung der Mediatoren führt nicht nur zu einer Reizung der Nozizeptoren, sondern auch zu einer Degranulation von Mastzellen. Letztere hat eine Gefäßdilatation sowie eine Steigerung der Gefäßpermeabilität zur Folge.

Der akute Schmerz wird über periphere Nerven (dünne, myelinisierte A-Delta-Fasern [10 m/s], unmyelinisierte C-Fasern [1m/s]) zum Rückenmark weitergeleitet. Im Hinterhorn des Rückenmarks werden die Schmerzimpulse auf das Vorderhorn der

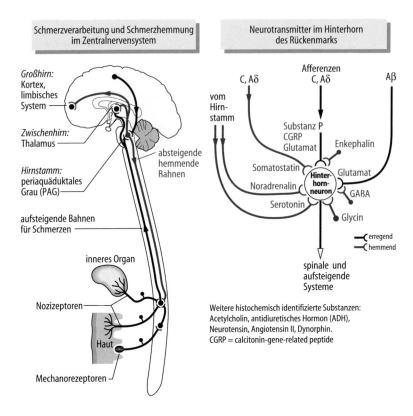

Abb. 1.3 Übersicht über typische Neurotransmitter im Rückenmark. Pharmakologisch und histochemisch identifizierte erregende und hemmende Neurotransmitter und -modulatoren im Hinterhorn, die an der Verarbeitung von Schmerzinformationen beteiligt sind

Gegenseite weitergeleitet. Auf Rückenmarksebene wirken jedoch bereits mehrere Mechanismen modulierend auf die Schmerzweiterleitung ein. Es sind dies (**Abb. 1.3**):
- lokale Neurotransmitter und Mediatoren sowie
- von supraspinal zentrifugale Nervenbahnen.

Die neuronale Übertragung auf Rückenmarksebene wird modifiziert durch:
- inhibitorische Neurotransmitter (z. B. Opioide, Gamma-Aminobuttersäure),
- exzitatorisch wirkende Neurotransmitter wie z. B. Glutamat, Serotonin oder exzitatorisch wirkende Neuropeptide (wie z. B. Substanz P, CGRP).

Auf Rückenmarksebene treten motorische Reflexe (z. B. Wegziehreflexe) und vegetative Reflexe (z. B. lokale Durchblutungssteigerung) auf. Sie erschweren die Operation und müssen durch Allgemeinanästhesie unterbunden werden.

Der auf Rückenmarksebene modifizierte Schmerzimpuls wird dann über den Tractus spinothalamicus in den Thalamus weitergeleitet. Es werden Äste zum **aufsteigenden-retikulären-aktivierenden-System (ARAS)** abgegeben. Das ARAS ist für Wachheit und Aufmerksamkeit notwendig. Im Thalamus findet die Schmerzerkennung statt und durch Weiterleitung ins limbische System die affektive Schmerzverarbeitung. Vom Thalamus werden die modifizierten Schmerzimpulse auch zur Rinde des Großhirns weitergeleitet, wo Schmerzen anatomisch lokalisiert werden können.

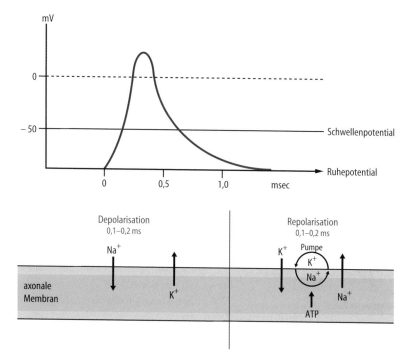

Abb. 1.4 Impulsweiterleitung an der axonalen Membran

1.1.3 Molekulare Wirkungsmechanismen von Anästhetika, Analgetika und Muskelrelaxanzien

■ Hemmung der Erregbarkeit von neuronalen Membranen

Nervenzellen (Neuronen) bestehen aus einem Zellleib (Perikaryon) mit Zellfortsätzen (Axone und Dendriten) (■ Abb. 1.4). Die Impulsweiterleitung an der axonalen Membran erfolgt über eine rasche Veränderung der Ionenkonzentration innerhalb und außerhalb der Nervenzelle: In die Nervenzellmembran (Phospholipiddoppelmembran) sind Membranmoleküle integriert, die den Ionenfluss in die Zelle und aus der Zelle steuern. Die Konstellation dieser Membranproteine wird durch einen elektrischen Impuls so verändert, dass der Natriuminflux in die Zellen zunimmt. Dadurch verändert sich das Membranpotential im Sinne einer Erregung, wodurch der Impuls weitergeleitet wird.

Inhalationsnarkotika und Barbiturate lagern sich aufgrund ihrer Lipophilie in die lipophile In-nenschicht der Zellmembran ein. Durch die Interaktion mit den lipophilen Anteilen der Membranproteine kommt es zu einer Konformationsänderung dieser Proteine, sodass der Ioneninflux in die Zelle reduziert wird. Auf diese Weise wird dann die Erregungsweiterleitung gehemmt.

> Diese unspezifische Hemmwirkung kommt auch in der Meyer-Overton-Regel zum Ausdruck, nach der eine enge Korrelation zwischen der Lipophilie und der anästhetischen Potenz einer Substanz besteht: Je höher die Lipophilie, desto stärker die anästhetische Wirkung einer Substanz.

Lokalanästhetika wirken, indem sie den schnellen Natriumeinstrom in die Zellen hemmen. Sie lagern sich in die Membranproteine ein und verhindern durch eine Konformationsänderung des Kanals den Natriuminflux (■ Abb. 1.5).

■ Beeinflussung von Rezeptorsystemen
Die Funktionsanpassung von Zellen kann durch extrazelluläre Botenstoffe gesteuert werden. Deren

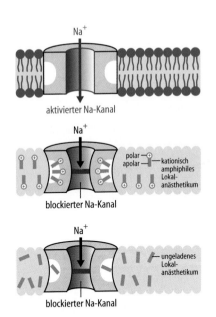

◘ Abb. 1.5 Wirkung der Lokalanästhetika

Rezeptoren werden in intrazelluläre und membranständige Rezeptoren unterteilt:

Intrazelluläre Rezeptoren finden sich im Zytoplasma (z. B. Steroidrezeptoren) oder im Zellkern (z. B. Schilddrüsenhormonrezeptoren), deshalb muss der Ligand die Zellmembran passieren. Über diese Rezeptoren wird die Genexpression geregelt.

Bei membranständigen Rezeptoren handelt es sich um

- **enzymgekoppelte Rezeptoren** (Tyrosinkinaseaktivität, Guanylylzyklaseaktivität),
- **Ionenkanalrezeptoren**, die ligandengesteuert sind (z. B. Acetylcholin, Glutamat, Serotonin etc.),
- **G-Protein-gekoppelte Rezeptoren.** Diese tragen das Signal über eine Konformationsänderung ins Zellinnere. Dort wird ein G-Protein (Guanin-Nucleotide-bindendes Protein) aktiviert, das seinerseits direkt Ionenkanäle oder indirekt über die Änderung der Enzymaktivität (z. B. Adenylatzyklase) einen Second Messenger (cAMP) beeinflussen kann. Auf die Adenylatzyklase wirken stimulierende und inhibierende Enzyme (G_s- oder G_i-Proteine).

Weiter gibt es Phospholipase-C-aktivierende G-Proteine (◘ Abb. 1.6).

- **Opioidrezeptoren**

Diese Rezeptoren haben Enkephaline, Dynorphine und Endorphine als endogene Liganden. Alle drei Substanzgruppen zeichnen sich dadurch aus, dass sie mit der Aminosäurekette Tyrosin-Glycin-Glycin-Phenylalanin-X (Methionin oder Leucin) eine gemeinsame Struktur besitzen (◘ Abb. 1.7), die mit dem Rezeptor reagiert. Diese endogenen Liganden wirken über G-Proteine (◘ Abb. 1.6). Die endogenen Opioide werden durch das Enzym Enkephalinase inaktiviert, weshalb die Wirkung der endogenen Liganden sehr kurz ist.

Mit der Freisetzung endogener Liganden kann man die klinische Erfahrung erklären, dass Patienten mit schwersten Verletzungen unmittelbar nach dem Trauma nicht über Schmerzen klagen und erst später, beispielsweise bei der Umlagerung auf die Trage oder bei der Fahrt in die Klinik, Schmerzmittel brauchen.

Bedauerlicherweise kann man sich die endogenen Liganden nicht zunutze machen für die Schmerztherapie, da sie nach i.v.-Gabe schnell abgebaut werden, die Blut-Hirn-Schranke nicht überwinden und somit nicht an ihren Wirkort kommen können. Auch der pharmakologische Ansatz, die Enkephalinase als das abbauende Enzym zu hemmen und damit die endogenen Liganden länger aktiv bleiben zu lassen, konnte bisher noch nicht realisiert werden.

Die endogenen Liganden reagieren mit den Opioidrezeptoren, die in mehrere Untergruppen unterschieden werden: μ-, κ-, δ-Rezeptoren. Über die μ-Rezeptoren werden

- Analgesie,
- Atemdepression,
- Hypotonie,
- Bradykardie,
- Euphorie,
- Miosis,
- Emesis sowie
- Sucht

über die κ-Rezeptoren

- Atemdepression,
- Analgesie und
- Sedierung

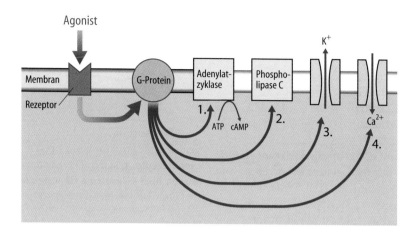

Abb. 1.6 Wirkungsmechanismen G-Protein-gekoppelter Rezeptoren: Der Agonist reagiert mit dem Rezeptor. Daraufhin wird das G-Protein an den Rezeptor gebunden und GDP durch GTP ausgetauscht und der Effektor (Enzym, Ionenkanal) aktiviert oder gehemmt

Met-Enkephalin	Tyr - Gly - Gly - Phe - Met
Leu-Enkephalin	Tyr - Gly - Gly - Phe - Leu
ME-Arg-Phe	Tyr - Gly - Gly - Phe - Met - Arg - Phe
ME-Arg-Gly-Leu	Tyr - Gly - Gly - Phe - Met - Arg - Gly - Leu
β-Endorphin	Tyr - Gly - Gly - Phe - Met - Thr - Ser - Glu - Lys - Ser- Gin - Thr Pro - Leu - Val - Thr - Leu - Phe - Lys Asn - Ala - Ile - Ile - Lys - Asn - Ala Tyr - Lys - Lys - Gly -Glu
Dynorphin A (1-17)	Tyr - Gly - Gly - Phe - Leu - Arg - Arg - Ile - Arg - Pro - Lys - Leu Lys - Trp - Asp - Asn - Gln
Dynorphin B	Tyr - Gly - Gly - Phe - Leu - Arg - Arg - Gin - Phe - Lys - Val - Val Thr
β-Neoendorphin	Tyr - Gly - Gly - Phe - Leu - Arg - Lys - Tyr - Pro

Abb. 1.7 Endogene Opioidliganden

und über die δ-Rezeptoren
- supraspinale Analgesie und
- gastrointesinale Wirkungen (Obstipation)

vermittelt.

Die natürlichen und synthetischen klinisch bedeutsamen Opioide wirken über den μ-Rezeptor:
- Morphin,
- Fentanyl,
- Alfentanil (Rapifen),
- Sufentanil (Sufenta),

— Remifentanil (Ultiva),
— Pethidin (Dolantin),
— Piritramid (Dipidolor),
— Tramadol (Tramal)

und über den κ-Rezeptor:
— Pentazocin (Fortral)
— Tramadol (Tramal)

Kompliziert wird es aber dadurch, dass es Opioide gibt, die am κ-Rezeptor agonistisch wirken und am μ-Rezeptor antagonistisch (z. B. Pentazocin). Als klinische Konsequenz ist daraus abzuleiten, dass eine Kombination dieses Medikamentes mit μ-Rezeptoragonisten unsinnig ist und beim Umsetzen von μ-Rezeptoragonisten auf Pentazocin mit einer Zunahme von Schmerzen zu rechnen ist.

Eine weitere Sonderrolle spielt Nalbuphin, das am μ-Rezeptor antagonistisch wirkt und damit μ-Rezeptor-Agonisten am Rezeptor verdrängen kann. Es hat selbst jedoch eine sehr gute »intrinsic activity« am Rezeptor, sodass es selbst für die Schmerztherapie eingesetzt werden kann und die atemdepressive Wirkung anderer Oipoide antagonisiert.

Buprenorphin wirkt als Partialagonist am μ-Rezeptor.

❯❯ Naloxon ist ein reiner Antagonist ohne »intrinsic activity«. Es wirkt am μ-, κ- und δ-Rezeptor antagonistisch. Pentazocin, Buprenorphin und Nalbuphin haben den sog. Ceiling-Effekt gemeinsam. Darunter versteht man, dass nach Absättigung aller Rezeptoren eine Dosissteigerung nicht zu einer Wirkungsverstärkung führt. Dies limitiert die analgetische Wirkung dieser Stoffe.

Lokalisiert sind die Opioidrezeptoren
— im **Gehirn;** dort insbesondere im Thalamus, im Limbischen System, im Striatum und in der Medulla oblongata,
— im **Rückenmark** und
— in der **Peripherie.**

In der Peripherie findet man Opioidrezeptoren nur, wenn eine Entzündung vorliegt. Sie wandern entlang des Axons vom Rückenmark in die Peripherie. Dieser axonale Transport wird durch komplizierte Mechanismen induziert (◘ Abb. 1.8).

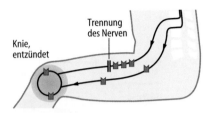

◘ Abb. 1.8 Periphere Opioidrezeptoren: Axonaler Transport von Opioidrezeptoren. Entsteht in einem peripheren Gewebe, z. B. im Knie eine Infektion, so wandern Opioidrezeptoren am Axon entlang in die Peripherie zu dem entzündeten Organ. Durchtrennt man tierexperimentell den Nerven, der vom Rückenmark zum peripheren Nerven führt, so versammeln sich die Rezeptoren an der Unterbindungsstelle (mittels radioaktiver Markierung sichtbar zu machen), womit der axonale Transport zu beweisen war

Therapeutisch können die Opioide deshalb auf folgenden Wegen eingesetzt werden:
— **systemisch:** i.v., oral, transdermal,
— **lokal:** Rückenmark, Peripherie.

■ **GABA-Rezeptoren**

Die GABA-Rezeptoren (◘ Abb. 1.9) sind inhibitorische Rezeptoren, die die neuronale Signaltransduktion reduzieren. Der endogene Ligand ist die Gamma-Aminobuttersäure (GABA). Dieser inhibitorische Neurotransmitter kommt ubiquitär im Gehirn und Rückenmark vor. Er wird in der Nervenendigung aus Glutamat durch die Glutamatdecarboxylase synthetisiert. Auf einen entsprechenden elektrischen Impuls hin wird er aus den Vesikeln in den synaptischen Spalt ausgeschüttet und reagiert postsynaptisch mit dem GABA-Rezeptor.

Der GABA-Rezeptor liegt in zwei Varianten vor, die GABA$_A$- und die GABA$_B$-Variante. GABA$_A$ reguliert einen Chloridionenkanal und erhöht den Chloridioneninflux in die Zelle. Deren Membran wird dadurch hyperpolarisiert und die Impulsweiterleitung gehemmt. GABA$_B$-Rezeptoren sind G-Protein-gekoppelt, über die Aktivierung des G-Proteins kommt es zu einer Hemmung der Leitungsfähigkeit von K$^+$-Ionenkanälen sowie zu einer Hemmung des Ca^{2+}-Influxes.

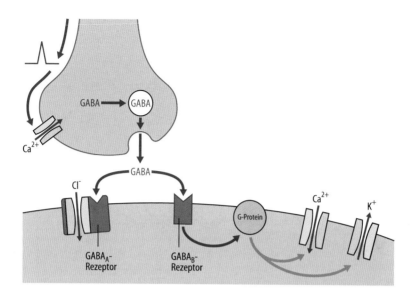

◘ Abb. 1.9 GABA_A- und GABA_B-Rezeptoren

❯ Eine Reihe von Medikamenten, die der Anäs-
thesist benutzt, hat Bindungsstellen am GABA-
Rezeptor: Benzodiazepine, Etomidat, Propofol,
Barbiturate in niedriger Dosierung, aber auch
Alkohol. Sie verstärken die GABA-Wirkung an
diesem Rezeptor. GABA wirkt wie eine Bremse
über den Rezeptoren, die Benzodiazepine,
Propofol etc. als Bremskraft verstärken.

GABA wird von dem Enzym GABA-Transferase zu
Succinatsemialdehyd abgebaut.

- **N-Methyl-D-Aspartat-Rezeptoren**
  (NMDA-Rezeptoren)

Der NMDA-Rezeptor hat Glutamat als endogenen
Liganden. Glutamat ist exzitatorisch wirksam und
wahrscheinlich im Gehirn für höhere Gehirnfunk-
tionen (Denken, Lernen etc.) von Bedeutung. Glutamat wird aus dem Glutaminzyklus gewonnen.

Glutamat wirkt über den NMDA-Rezeptor und
öffnet den Na^+-, K^+- und Ca^{2+}-Kanal.

Von den Medikamenten, die der Anästhesist benutzt, wirkt Ketamin über den NMDA-Rezeptor. Es
wirkt als nichtkompetitiver Antagonist. Dadurch
sind jedoch nicht alle Wirkungen von Ketamin erklärbar (▸ Abschn. 1.9).

- **Acetylcholinrezeptoren**

Die cholinerge Informationsübertragung erfolgt im
Wesentlichen:

- präganglionär,
- postganglionär-parasympathisch,
- an der motorischen Endplatte,
- zentral im Corpus striatum.

Die cholinerge Signaltransduktion erfolgt über:

- Muskarinrezeptoren (Parasympathikus),
- Nikotinrezeptoren (motorische Endplatte;
  ◘ Abb. 1.10).

Nach Reaktion mit dem postsynaptischen Rezeptor
wird Acetylcholin sofort von der membranständigen Acetylcholinesterase zu Cholin und Acetat abgebaut. Diese Abbauprodukte werden für den Aufbau von neuem Acetylcholin verwendet.

Von diesem als Acetylcholinesterase (Typ-
1-Cholinesterase) bezeichneten membranständigen
Enzym ist die Typ-2-Cholinesterase (auch Pseudocholinesterase genannt) zu unterscheiden. Dieses
Enzym wird in der Leber synthetisiert und im Serum, Darm und Pankreas vorgefunden. Während
die Acetylcholinesterase für den Abbau des Neuro-
transmitters Acetylcholin von Bedeutung ist, baut

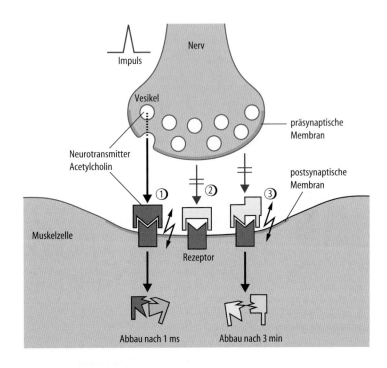

◘ Abb. 1.10 Wirkungsweisen der Muskelrelaxanzien. 1. Acetylcholin wird durch einen Impuls aus den Vesikeln freigesetzt und führt zur Depolarisation. 2. Nichtdepolarisierende Muskelrelaxanzien blockieren den Rezeptor, ohne zu depolarisieren. 3. Depolarisierende Muskelrelaxanzien blockieren den Rezeptor, nachdem sie depolarisiert haben

die Pseudocholinesterase das depolarisierende Muskelrelaxans Succinylcholin sowie das nichtdepolarisierende Muskelrelaxans Mivacurium ab.

> ❯ Bedeutung erhält die Pseudocholinestrase durch ihre genetischen Varianten beim Menschen. Fehlende oder nicht ausreichend vorhandene Aktivität der Pseudocholinesterase führt zu einem verzögerten Abbau der Muskelrelaxanzien und zu einer lang andauernden Wirkung (▶ Abschn. 1.13; 6.4).

■ Dopaminrezeptoren

Sie finden sich im Striatum sowie in der Area postrema. Die Wirkung von Dopamin über die D_2-Rezeptoren im nigrostriatalen System wird mit der antipsychotischen Wirkung der Dopaminantagonisten (z. B. Butyrophenone [Haloperidol, Dehydrobenzperidol]) in Verbindung gebracht, deren antagonistische Wirkung in der Area postrema mit der starken antiemetischen Potenz.

Dopaminrezeptoren sind G-Protein-gekoppelt. Nach Wirkungsende wird Dopamin aus dem synaptischen Spalt wieder präsynaptisch aufgenommen und erneut als Neurotransmitter verwendet (Reuptake-Mechanismus).

Über Dopaminrezeptoren wird zum Teil das postoperative Erbrechen getriggert. Deshalb können Neuroleptika aus der Butyrophenonreihe (z. B. Dehydrobenzperidol) eingesetzt werden (Dosierung <2,5 mg); allerdings ist zu beachten, dass die antiemetisch sehr effektiven Neuroleptika in höherer Dosierung (>2,5 mg) zu einer psychomotorischen Entkopplung führen, die der Patient als sehr unangenehm empfindet (▶ Abschn. 18.2.4).

■ Serotoninrezeptoren

Der Neurotransmitter ist das 5-Hydroxytryptamin (Serotonin, 5-HT), das im Körper aus Tryptophan gebildet wird. Serotoninrezeptoren finden sich unter anderem

— in den enterochromaffinen Zellen des Magen-
Darm-Traktes,
— in den Blutplättchen und
— im Nucleus tractus solitarii.

Von anästhesiologischer Bedeutung ist die Wirkung
von Serotonin im Nucleus tractus solitarii, die mit
der Induktion des Erbrechens in Verbindung gebracht wird. Serotoninantagonisten (5-HT$_3$-Anta-
gonisten, z. B. Ondansetron, Tropisetron) wirken
antiemetisch und können auch in der postoperativen Phase eingesetzt werden.

■ **Histaminrezeptoren**
Die Histaminrezeptoren werden durch Histamin
aktiviert. Gebildet wird Histamin durch die L-His-
tidin-Decarboxylase aus der Aminosäure Histidin.
Man unterscheidet vier Rezeptorsubtypen, von
denen zwei pharmakologisch große Bedeutung
haben:
— **H$_1$-Rezeptoren:** Sie vermitteln die allergische
Reaktion mit Juckreiz, Gefäßweitstellung
(Vasodilatation), Hautrötung und Gefäß-
permeabilitätsstörung (Urtikaria) sowie
Bronchokonstriktion.
— **H$_2$-Rezeptoren:** Sie vermitteln die histamin-
bedingte Säuresekretionssteigerung im Magen.

Der Anästhesist setzt heute allenfalls noch H$_1$-Blo-
cker ein (z. B. Fenistil) als Antiallergikum. Der
Anästhesist benutzt sporadisch mit Promethazin
(Atosil) auch ein Mittel, das früher zur Prophylaxe
oder Therapie von Allergiesymptomen benutzt
wurde (Histamin-H$_1$-Rezeptor-Blockade) und dessen starke sedative Nebenwirkungen in der perioperativen Phase nicht ungünstig sind.

■ **Adrenorezeptoren**
Sie finden sich unter anderem:
— in postganglionär-sympathischen Nerven und
— zentral im Locus coeruleus.

Über Adrenorezeptoren wird die Sympathikuswir-
kung vermittelt. Die Transmitter im adrenergen
System sind Adrenalin und Noradrenalin. Noradrenalin wird aus Dopamin durch die Dopamin-Hy-
droxylase gebildet. Adrenalin, das als Transmitter
nur an wenigen Synapsen im ZNS vorkommt, wird

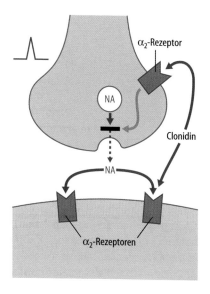

■ **Abb. 1.11** Wirkung von α$_2$-Agonisten: Clonidin reagiert
1. präsynaptisch mit dem α$_2$-Rezeptor: Folge ist eine Hemmung der Freisetzung von Noradrenalin und ein Blutdruckabfall. 2. postsynaptisch mit dem α$_2$-Rezeptor: Folge
ist ein kurzfristiger Blutdruckanstieg, bis die zentrale Sympathikolyse überwiegt und der Blutdruck konstant abfällt.

zum Großteil als Hormon aus Noradrenalin im Ne-
bennierenmark synthetisiert, freigesetzt und zirku-
liert im Blut.
Noradrenalin wird zum größten Teil durch einen Reuptake-Mechanismus an der präsynaptischen Membran inaktiviert. In geringerem Umfang
wird Noradrenalin auch durch die Monoaminooxi-
dase in den Mitochondrien oder die Katecholamin-
O-Methyltransferase extraneuronal abgebaut.
Die Adrenorezeptoren sind zu differenzieren in
α$_1$-, α$_2$-, β$_1$-, β$_2$- und β$_3$-Rezeptoren.

❯ Blutdrucksenkung durch α$_2$-Adrenorezep-
toren in der Medulla oblongata: Eine Stimulation führt zu einer Dämpfung des Sympathikus mit nachfolgender Blutdrucksenkung
(Wirkungsmechanismus von Clonidin (■ Abb.
1.11)). Initial führt Clonidin über eine Wirkung
an peripheren postsynaptischen α$_2$-Rezep-
toren zu einem kurzfristigen Blutdruckanstieg, bis die zentrale Sympathikolyse überwiegt und der Blutdruck konstant abfällt.

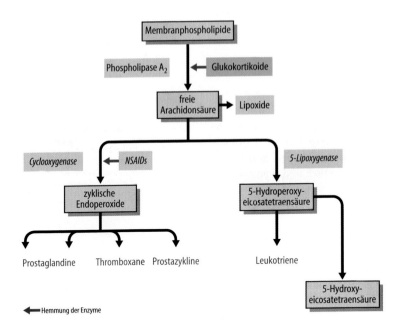

◻ Abb. 1.12 Biosynthese von Prostaglandinen, Thromboxanen, Prostazyklinen und Leukotrienen. → Hemmung der Enzyme; NSAID = nichtsteroidale Antirheumatika

■ **Hemmung der Prostaglandinsynthese**

Der Schmerz entsteht in der Peripherie durch Zellzerstörung und Mediatorfreisetzung. Zu den freigesetzten Mediatoren zählen auch Prostaglandinderivate. Prostaglandine werden aus der Arachidonsäure gebildet, die wiederum aus Membranphospholipiden entsteht.

An der Prostaglandinsynthese ist die Cyclooxygenase beteiligt, die durch **Acetylsalicylsäure (ASS)** und **nicht-steroidale Antirheumatika (NSAR)** gehemmt wird. ASS und NSAR hemmen auch die Thromboxansynthetase, sodass es zu einem Abfall von Thromboxan A kommt.

❯ ASS und NSAR hemmen die Thrombozytenaggregation. Dies macht man sich bei ASS in der Herzinfarkt- und Schlaganfallprophylaxe (niedrige Dosis von ASS [50–100 mg/d]) zunutze. In der operativen Medizin ist dies insofern ein Problem, als dadurch das Nachblutungsrisiko erhöht werden kann (▶ Abschn. 1.13.2).

Durch die Hemmung von Cyclooxygenase und Thromboxansynthetase entsteht im Überschuss Arachidonsäure, die nun vermehrt einem anderen Stoffwechselweg zur Verfügung steht. Über die Lipoxygenasen entstehen so Leukotriene, die eine Kontraktion der glatten Muskulatur (z. B. der Bronchien) triggern können. Bei entsprechend sensiblen Patienten kann die ASS- und NSAR-Therapie auf diese Weise einen Bronchospasmus hervorrufen (◻ Abb. 1.12).

1.2   Pharmakokinetik

Die Pharmakokinetik beschreibt die Freisetzung, Aufnahme, Verteilung, Verstoffwechselung und Ausscheidung von Medikamenten im Körper.

1.2.1   Inhalationsanästhetika

■ **Wie kommt das Inhalationsnarkotikum vom Narkosegerät in die Gehirnzelle?**

Von den gebräuchlichen Narkosegasen liegt nur N_2O als Gas vor, alle anderen – Isofluran, Sevofluran und Desfluran sowie die älteren Narkosegase Halothan und Ethrane – liegen als Flüssigkeiten vor,

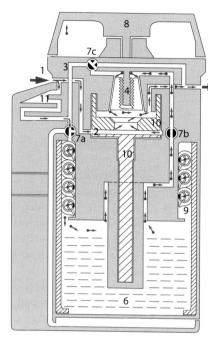

1	Vaporeingang	7	Ventil
2	Verdunsterkammer-Bypass	8	Handrad
		9	Docht
3	Bypass	10	Temperatur-kompensation
4	Dosierkonus		
5	Vaporausgang	11	Druck-kompensation
6	Verdunsterkammer		

Handrad auf größer gleich »ON« (eingeschaltet). Das Frischgas (→) wird durch das mit dem Handrad 8 gekoppelte Ventil 7 a, 7 b durch die Verdunsterkammer 6 geleitet. Der zusätzliche Bypass 3 wird mit Ventil 7c geschlossen.

Ein Teil des Frischgases wird in dem vollgesaugten Docht 9 mit Anästhesiemitteldampf (↔) gesättigt. Der Rest des Frischgases wird durch den Verdunsterkammer-Bypass 2 an der Verdunsterkammer 6 vorbeigeleitet.

Beide Teilströme werden hinter den zwei Dosierspalten gemischt und zum Vaporausgang 5 geleitet. Die Konzentration ergibt sich durch die Aufteilung des Gases und die Sättigungskonzentration des Anästhesiemittels.

Die Aufteilung wird zusätzlich durch die Temperaturkompensation 10 beeinflusst, die mittels thermischer Ausdehnung unterschiedlicher Materialien den Verdunsterkammer-Bypass 2 bei Erwärmung weiter öffnet und bei Abkühlung verengt. Damit wird der Temperatureinfluss auf die Sättigungskonzentration kompensiert.

Die Druckkompensation 11 reduziert wirksam den Pumping-Effekt.

Abb. 1.13 Schematische Darstellung der Funktion eines Narkosegasverdampfers. (Vapor, mit freundlicher Genehmigung der Fa. Dräger Medizintechnik, Lübeck)

die leicht verdunsten. Sie werden deshalb auch als volatile Anästhetika bezeichnet.

> **Motor des Transports des Gases vom Narkosegerät bis in die Gehirnzelle ist der Partialdruck des Gases.**

Partialdrücke eines Gases in den verschiedenen Räumen werden angeglichen. Der Partialdruck (P) ist abhängig von der Anzahl der Moleküle (n), einer Gaskonstanten (R), der Temperatur (T) und dem Volumen (V), in dem sich das Gas befindet. Diese Abhängigkeit gibt die Formel (sogenannte ideale Gasgleichung)

$$P = \frac{n \times R \times T}{V}$$

wieder.

Schritt 1: Narkosegerät → Alveole

Im Narkosegasverdampfer (Abb. 1.13) geht ein volatiles Inhalationsnarkotikum vom flüssigen in den gasförmigen Zustand über. Wird Narkosegas in das Kreissystem abgegeben, so reduziert sich der Dampfdruck über dem flüssigen Narkotikum, weiteres Narkosemittel geht in die Gasphase über.

Jedes Inhalationsnarkotikum hat einen speziellen Dampfdruck. Die Narkosegasverdampfer können nur mit dem Anästhetikum betrieben werden, für das sie konstruiert sind.

> **Die Verteilung des Narkosegases im Kreissystem und seine Konzentration in der Alveole sind abhängig vom Frischgasfluss, dem Volumen des Kreissystems und der alveolären Ventilation:**
>
> — Je schneller der Frischgasfluss (▶ Kap. 2), desto schneller die Aufsättigung des Kreissystems mit Inhalationsnarkotikum.

- Je kleiner das Gasvolumen im Kreissystem, desto rascher die Aufsättigung mit Inhalationsnarkotikum.
- Je größer die alveoläre Ventilation, desto schneller wird die alveoläre Konzentration des Anästhetikums ansteigen.

■■ **Schritt 2: Alveole → Blut**

Die Aufnahme des Inhalationsanästhetikums in das Blut ist abhängig von seinem Blut-Gas-Verteilungskoeffizienten: Je höher der Blut-Gas-Verteilungskoeffizient, je höher also seine Löslichkeit im Blut ist, desto mehr Anästhetikum ist notwendig, um den Partialdruck im Blut zu erhöhen.

❯ Ein hoher Blut-Gas-Verteilungskoeffizient bedeutet deshalb langsames An- und Abfluten des Inhalationsnarkotikums. Ein niedriger Blut-Gas-Verteilungskoeffizient bedeutet schnelles An- und Abfluten.

Eine Zunahme des Herzminutenvolumens bedeutet ein langsameres An- und Abfluten, weil zunächst mehr Inhalationsnarkotikum/Zeiteinheit aufgenommen wird, bei konstanter inspiratorischer Konzentration aber die alveoläre Gaskonzentration abnimmt und deshalb die Partialdruckdifferenz abnimmt. Daraus resultiert ein langsameres An- und Abfluten. Bei einem niedrigen Herzzeitvolumen ist dies umgekehrt.

Bei niedrigerem Herzminutenvolumen wird das Fettgewebe weniger durchblutet, sodass ein kleinerer Anteil des Inhalationsnarkotikums ins Fettgewebe verteilt wird. Da die Durchblutung des Gehirns jedoch konstant ist, kann bei konstanter inspiratorischer Konzentration mehr Inhalationsnarkotikum in das Zielgewebe gelangen.

Darüber hinaus kommt es bei Störungen des Ventilations-Perfusions-Verhältnisses in der Lunge und der dadurch bedingten Zunahme des Rechts-Links-Shunts zu einer verminderten Aufnahme von Inhalationsnarkotika.

■■ **Schritt 3: Blut → Gehirn**

Das An- und Abfluten des Inhalationsnarkotikums im Gehirn ist abhängig von:
- dem Partialdruck im arteriellen Blut und im Gewebe (hier: Gehirn),
- dem Gehirn-Blut-Verteilungskoeffizienten (je niedriger der Gehirn-Blut-Verteilungskoeffizient, desto schneller flutet das Inhalationsnarkotikum im Gehirn an),
- der Durchblutung des Gewebes; d. h. dem Anteil, den das Gewebe vom Herzminutenvolumen erhält (bzgl. des Gehirns weitgehend konstant, erst bei ausgeprägter Zentralisation relevant).

❯ – Je höher die Differenz der Partialdrucke zwischen dem arteriellen Blut und dem Gehirn, desto schneller erfolgt das An- und Abfluten des Inhalationsnarkotikums.
- Je niedriger der Gehirn-Blut-Verteilungskoeffizient ist, d. h. je weniger Narkotikum sich im Blut löst, desto schneller geschieht das An- und Abfluten des Inhalationsnarkotikums.
- Je niedriger die regionale Durchblutung, desto langsamer das An- und Abfluten.

■■ **Zusammenfassung**

Die Steuerbarkeit eines Inhalationsnarkotikums ist demnach im Wesentlichen abhängig von seinem:
- **Blut-Gas-Verteilungskoeffizienten**: Je niedriger der Blut-Gas-Verteilungskoeffizient, d. h. je niedriger die Löslichkeit des Gases im Blut, desto schneller das An- und Abfluten, da der Partialdruck im arteriellen Blut hoch ist.
- **Gehirn-Blut-Verteilungskoeffizienten**: Je niedriger der Gehirn-Blut-Verteilungskoeffizient, desto schneller das An- und Abfluten im Gehirn.

Weitere Faktoren, die die An- und Abflutung des Inhalationsnarkotikums beeinflussen, sind:
- **Die alveoläre Ventilation**: Je höher die alveoläre Ventilation, desto rascher das An- und Abfluten.
- **Das Herzminutenvolumen**: Je niedriger das Herzminutenvolumen, desto schneller das An- und Abfluten.
- **Die Durchblutung des Fettgewebes**: Je niedriger die Durchblutung des Fettgewebes, desto schneller die Anflutung im Gehirn.

▪▪ Konzentrationseffekte

Dies bezieht sich vor allem auf die Inhalation von Lachgas, das mit einer Konzentration von maximal 70% im Inspirationsgas vertreten sein kann. Dieser hohe Anteil führt zu einem raschen Auswaschen der in der Lunge vorhandenen Luft bzw. des nach der Narkoseeinleitung in der Lunge vorhandenen Sauerstoffs. Das rasche Anfluten des Lachgases ins Blut führt zu einer Reduktion des intrapulmonalen Gasvolumens. Dies bedingt eine Konzentrationszunahme von gleichzeitig in der Alveole befindlichen Gasen. Über die jetzt hohen Partialdruckdifferenzen kommt es zu einem raschen Anfluten dieser Inhalationsnarkotika.

❯ Lachgas beschleunigt demnach das Anfluten weiterer Inhalationsnarkotika. Dies nennt man einen Second-Gas-Effekt.

Am Ende der Narkose kommt es nach Abstellen der Narkosegase zum umgekehrten Effekt: Lachgas flutet rasch ab, in der Alveole sammelt sich viel Lachgas an. Dadurch wird der Anteil von O_2 in der Alveolarluft geringer. Aufgrund des dann geringeren O_2-Partialdruckgradienten wird weniger O_2 aufgenommen: Es entsteht somit eine Diffusionshypoxie. Wird Lachgas noch benutzt (▶ Abschn. 1.12), muss dem Patienten in der postoperativen Phase Sauerstoff angeboten werden, um den O_2-Partialdruck in der Alveole zu erhöhen und um eine Diffusionshypoxie zu vermeiden.

▪▪ MAC-Wert

Der MAC-Wert beschreibt die minimale alveoläre (anästhetische) Konzentration, bei der 50% aller Patienten auf einen definierten chirurgischen Stimulus nicht mehr mit einer Abwehrreaktion reagieren.

❯ Je niedriger der MAC-Wert, desto stärker das Anästhetikum.

Der MAC-Wert wird durch Prämedikation, Analgetika und Hypothermie gesenkt. Der MAC-Wert ist im Kindesalter höher als im Erwachsenenalter, im Greisenalter nimmt er ab (▫ Abb. 1.14).

1.2.2 Intravenöse Narkotika

▪ Wie kommt das Injektionsnarkotikum aus der Spritze in die Gehirnzelle?
▪▪ Schritt 1: Lipophile Medikamente injizierbar machen

Intravenöse Hypnotika und Analgetika sind überwiegend stark lipophil. Mit der Aufnahme dieser lipophilen Substanzen in einer Fettemulsion (z. B.

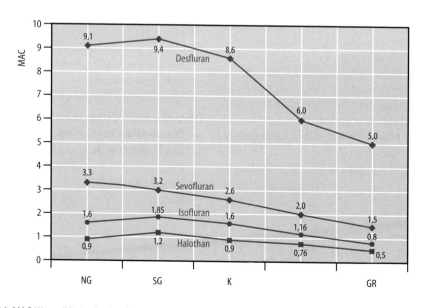

▫ **Abb. 1.14** MAC-Werte (Minimale alveoläre, [anästhetische] Konzentration) in Abhängigkeit vom Lebensalter

Etomidat-© Lipuro, Diazepam-© Lipuro, Disopri-van© Emulsion) konnte dieses galenische Problem gelöst werden. Midazolam, ebenfalls eine lipophile Substanz, bildet in schwach saurer Lösung ein gut wasserlösliches Salz und ist daher zur i.v.-Applikation geeignet.

▪ ▪ Schritt 2: Applikation ins Blut und Verteilung im Körper

Die Pharmakokinetik eines intravenös zu applizie-renden Medikamentes kann modellfrei, aber auch mit einem Kompartimentmodell beschrieben wer-den. Darunter versteht man mathematisch definier-te, virtuelle Räume (Kompartimente, die nicht einer anatomisch definierten Struktur entsprechen müs-sen) im menschlichen Organismus, in denen sich ein Medikament verteilt. Für die Beschreibung der Pharmakokinetik der intravenösen Hypnotika und Analgetika ist meist ein Drei-Kompartiment-Mo-dell zutreffend:

- V1: ein zentrales Kompartiment; es umfasst Blut und die gut durchbluteten Organe (z. B. Gehirn, Herz, Lunge);
- V2: ein flaches peripheres Kompartiment, das gut bis mäßig durchblutete Organe umfasst (z. B. Muskeln);
- V3: ein tiefes peripheres Kompartiment, das schlecht durchblutete Gewebe (z. B. Fett-gewebe) umfasst.

Nach Injektion des Medikaments kommt es zu einer Verteilung vorwiegend in das zentrale Kom-partiment. Mit dem Übergang des Mittels ins Ge-hirn tritt die Wirkung ein. Aufgrund des hohen Konzentrationsgradienten von V1 nach V2 und V3 kommt es jetzt zu einer Umverteilung aus dem zen-tralen Kompartiment in die peripheren Komparti-mente.

Bei einigen Medikamenten führt die rasche Umverteilung in die peripheren Kompartimente zur Wirkungsbegrenzung, ohne dass eine Elimina-tion des Medikaments aus dem Körper stattgefun-den hat. Kehren sich später die Konzentrationsgra-dienten um, weil nun im Blut eine geringere Kon-zentration vorhanden ist als im Fettgewebe, so kommt es zu einem Zurückfluten des Medikaments in den Kreislauf.

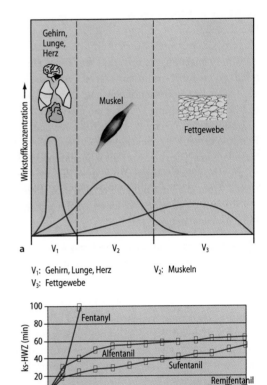

V1: Gehirn, Lunge, Herz   V2: Muskeln
V3: Fettgewebe

◻ **Abb. 1.15a,b** a Umverteilung von Medikamenten am Beispiel von Thiopental; b Beispiele für die kontextsensitive HWZ

> **Dies kann bei den Barbituraten (▶ Abschn. 1.6) und bei den Opioiden (Fentanyl, Stich-wort: Reboundeffekt! ▶ Abschn. 1.11.2) klinisch bedeutsam werden!**

Diese Verteilungsphänomene finden ihren Aus-druck auch in den Konzentrationsverläufen in den einzelnen Organen (◻ Abb. 1.15a). Streng genom-men gelten diese Verteilungsphänomene nur für die Einmalapplikation. Sie verändern sich, wenn ein Medikament über eine längere Zeit kontinuierlich gegeben wird und eine Sättigung des Gewebes mit dem Medikament auftritt. Die Halbwertszeiten, die dann gemessen werden, bezeichnet man als kon-textsensitive Halbwertszeiten (◻ Abb. 1.15b). Wer-den über rezidivierende Bolusgaben bestimmte Plasmaspiegel über eine längere Zeit aufrechterhal-ten (z. B. intraoperative Opioidgaben), muss die kontextsensitive HWZ des jeweiligen Medikaments ebenfalls beachtet werden.

Bei diesen Betrachtungen darf man jedoch nicht vergessen, dass nicht immer die Serumkonzentration für die Wirkdauer des Medikaments von Bedeutung ist, sondern die Wirkung des Medikaments auf die Signaltransduktion. So hat beispielsweise das Neuroleptikum Dehydrobenzperidol (DHBP) eine Plasmahalbwertzeit von 1–2 h, aber eine klinische Wirkdauer von 12–24 h. Andere Medikamente werden metabolisiert: Die Muttersubstanz hat eine kurze Halbwertzeit, der pharmakologisch wirksame Metabolit besitzt aber eine lange Halbwertzeit und bestimmt damit die Wirkdauer und das Applikationsintervall.

Für die Verteilung des Medikamentes sind die Organdurchblutung sowie die Proteinbindung verantwortlich.

Für den Medikamententransport stehen die Transportproteine Albumin und α_1-saures Glykoprotein zur Verfügung. Das Ausmaß und die Reversibilität der unspezifischen Proteinbindung beschreiben gleichzeitig den Anteil des freien, nicht gebundenen, d. h. wirksamen Medikamentes.

Die Veränderung der Proteinbindung beispielsweise als Folge einer pH-Wert-Verschiebung oder Verdrängung durch ein anderes Medikament kann den Anteil des freien und damit wirksamen Medikaments beträchtlich erhöhen.

> Beträgt die Proteinbindung eines Medikaments 95% und verändert sich diese Proteinbindung auf 90%, so stehen nun statt 5% des Medikaments 10% als wirksamer Anteil zur Verfügung. Dies bedeutet eine Steigerung des wirksamen Medikaments um 100%! Die Nebenwirkungsrate kann sich ebenfalls erhöhen.

Während die Transportkapazität des Albumins sehr groß ist, kann die Konzentration des α_1-sauren Glykoproteins großen Schwankungen unterliegen, was in entsprechenden Situationen berücksichtigt werden muss (z. B. sehr niedrige α_1-saure-Glykoproteinkonzentrationen in der Neugeborenenphase, sehr hohe Konzentrationen bei Entzündungen).

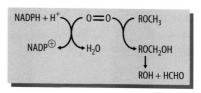

Abb. 1.16 Oxidative Metabolisierung

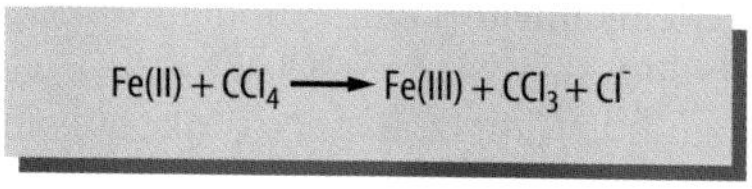

$$Fe(II) + CCl_4 \longrightarrow Fe(III) + CCl_3 + Cl^-$$

Abb. 1.17 Reduktiver Stoffwechselweg

■■ **Schritt 3: Metabolisierung und Exkretion – biliär und renal**

Hepatische Elimination Bei der hepatischen Elimination werden Prozesse der Phase I und II unterschieden:

Unter die Phase I fallen Metabolisierungsprozesse (Funktionalisierungsreaktionen) wie Oxidation, Reduktion, Hydrolyse und Esterspaltung.

Die Oxidation findet in den Mitochondrien mithilfe des Cytochrom-P450-Systems statt. Die einzelnen Enzyme des Cytochrom-P450-Systems haben Nummern und werden beispielsweise als CYP2C9 oder CYP3A4 abgekürzt. Es handelt sich dabei um eine große Enzymfamilie mit zahlreichen Interaktionen. Sie verbinden das Substrat mit Sauerstoff (Oxidation, ■ Abb. 1.16). Mit dem zweiten Sauerstoffatom wird Wasser gebildet (Reduktionsreaktion). Deshalb werden diese Enzyme auch mischfunktionelle Oxygenasen genannt.

> Unter Hypoxie wird im Wesentlichen der reduktive Stoffwechselweg beschritten. Dabei können Radikale ($\cdot CCl_3$) entstehen (■ Abb. 1.17). Man macht sie verantwortlich, zum Leberversagen z. B. durch Halothan beigetragen haben zu können).

Die Phase II der hepatischen Metabolisierung ist charakterisiert durch Konjugationsprozesse, d. h. synthetisierende Reaktionen:

- Glukuronidierung,
- Sulfatierung,
- Acetylierung
- Glutathionkoppelung.

Probleme bei der Metabolisierung von intravenösen Anästhetika bestehen hinsichtlich:
- altersbedingter Besonderheiten: noch unreife Metabolisierungswege bei Neugeborenen und Säuglingen, deshalb länger dauernde Wirkung;
- genetisch bedingter Unterschiede (z. B. Pseudocholinesterasen, ▶ Abschn. 1.13),
- Enzyminduktion (z. B. durch Alkoholismus),
- Enzymhemmung (z. B. durch Medikamenteninteraktion: Verlängerung der Fentanylwirkung durch Erythromycin).

Die biliäre Exkretion hat insbesondere beim Vorliegen eines enterohepatischen Kreislaufs Bedeutung für die Anästhesie. So hat Fentanyl einen nennenswerten enterohepatischen Kreislauf, der zur Remorphinisierung beitragen kann (▶ Abschn. 1.11).

Zu den Medikamenten mit einer hohen biliären Exkretion, die für den Anästhesisten relevant sind, zählt das Vecuroniumbromid (▶ Abschn. 1.13.2).

Renale Elimination Die renale Clearance ist ein Maß für die Eliminationsrate eines Stoffes bei der Nierenpassage und damit ein entscheidender Parameter für die Klärfunktion der Niere.

Glomerulär filtriert werden alle Medikamente bis zu einem Molekulargewicht von 60.000 Da. Je größer das Molekül, desto geringer der filtrierte Anteil. pH-Wert-abhängig werden viele Stoffe (z. B. Phenobarbital) wieder tubulär rückresorbiert.

Nur wenige vom Anästhesisten benutzte Medikamente haben eine hohe renale Clearance (z. B. die nichtdepolarisierenden Muskelrelaxanzien Pancuronium oder Alcuroniumchlorid, die heute nur noch selten gegeben werden). Die renale Clearance spielt deshalb in der klinischen Praxis des Anästhesisten nur eine geringe Rolle. Viele von ihm verwendete Medikamente werden jedoch nach Metabolisierung über die Niere ausgeschieden (Beispiel: Norpethidin als Abbauprodukt von Pethidin). In Ausnahmefällen ist dies klinisch wichtig (z. B. die Akkumulation des – pharmakologisch aktiven – Metaboliten Norpethidin bei Niereninsuffizienz

mit der Möglichkeit der Entstehung von Krampfanfällen). Ähnliches kann mit Morphinglukuroniden vorkommen. Morphin-6-Glukuronid als pharmakologisch aktiver Metabolit kumuliert bei Niereninsuffizienz und kann zu verlängerter Wirkung und verstärkter Atemdepression führen.

1.2.3 Resorption sublingual, oral, transdermal oder rektal applizierter Substanzen

■ **Sublinguale Applikation**
Die Resorption über die Schleimhäute des Mundes erfolgt aufgrund der guten Durchblutung rasch. Der Vorteil der sublingualen oder bukkalen Gabe ist die Umgehung des First-Pass-Effekts in Darmwand oder Leber. Man erreicht damit eine bessere Bioverfügbarkeit. Klinisch wird die sublinguale Applikation im Anästhesiebereich selten genutzt. Beispiele sind:
- Schmerztherapie: sublinguale Applikation von z. B. Buprenorphin (▶ Abschn. 1.11.10),
- Notfallmedizin: Nitrospray, Nifedipin (▶ Abschn. 1.17).

■ **Orale Applikation**
Sie hat sich in der Prämedikation zur Vorbereitung auf eine Narkose weitgehend durchgesetzt. Die Resorption ist abhängig:
- vom **Füllungszustand des Magens** (in der Anästhesie vernachlässigbar, da bei Elektiveingriffen Nüchternheit verlangt wird),
- vom **pK-Wert des Medikaments**: Liegt der pK-Wert des Medikaments nahe am pH-Wert im Magen, so ist das Medikament jeweils zur Hälfte dissoziiert und nicht dissoziiert. Liegt der pH-Wert um eine Einheit unter (basisches Pharmakon) oder über (saures Pharmakon) dem pK_a-Wert, so sinkt der Anteil an nicht dissoziiertem Pharmakon auf 10%.

Die Medikamente unterliegen in unterschiedlichem Ausmaß einem First-Pass-Effekt, was in entsprechender Weise die Bioverfügbarkeit vermindert. So liegt beispielsweise die orale Bioverfügbarkeit von Midazolam bei 50% durch hepatischen Metabolismus. Diese Tatsache wird aber bei den Dosisempfehlungen bereits berücksichtigt.

▪ **Transdermale Applikation**

Transdermale therapeutische Systeme kommen in der Schmerztherapie vor. Man erreicht eine Umgehung des First-Pass-Effekts. Gleichzeitig ist eine Langzeitgabe mit sehr gleichförmigen Blutkonzentrationen des Wirkstoffs durch das Vorratssystem möglich. Dieses wird ähnlich wie ein Pflaster auf der Haut aufgeklebt (z. B. Fentanyl oder Buprenorphin).

▪ **Rektale Applikation**

Die Resorptionsfläche ist recht klein. Die Resorption ist auch abhängig vom Füllungszustand des Rektums und vom pK-Wert. Bei einer Applikation unmittelbar hinter den analen Sphinkter kommt es zu einer Aufnahme über die Vv. rectales inferiores, das Blut fließt dann über die untere Hohlvene ab. Bei zu hoher Instillation findet die Resorption über die Vv. rectales superiores statt. Die auf diese Weise resorbierten Medikamente unterliegen einem First-Pass-Effekt, weil das Blut dieser Venen in die Pfortader fließt. Dadurch ist das Ausmaß der Aufnahme der Substanz in die systemische Zirkulation nach rektaler Gabe schwer vorhersagbar und meist auch niedriger als z. B. nach oraler Applikation. Trotzdem kann dieser Applikationsweg z. B. bei Kindern im Einzelfall, besonders bei Analgetika, der geeignetste sein.

1.3 Unerwünschte Wirkungen von Anästhetika und Muskelrelaxanzien

Die unspezifischen Wirkungen der Anästhetika auf die Erregungsleitung sowie die Wirkung der Anästhetika auf Ionenkanäle sind nicht nur auf die nervalen Strukturen beschränkt, sondern führen auch zu beträchtlichen Effekten auf Atmung, Kreislauf, Magen-Darm-Trakt etc. Außerdem wirken alle Hypnotika und Analgetika auch auf das sympathische und parasympathische Nervensystem.

1.3.1 Herzkreislauffunktion

Der Kreislauf des Menschen konstituiert sich aus den Komponenten

- intravasales Volumen,
- Kontraktilität des Herzmuskels und
- peripherer Gefäßwiderstand.

❯ Die vom Anästhesisten gegebenen Inhalationsnarkotika, Hypnotika und Analgetika, aber auch Lokalanästhetika und Muskelrelaxanzien können, insbesondere bei kardialen Grunderkrankungen des Patienten, beträchtliche Kreislaufeffekte zur Folge haben. Besonders sorgfältig muss deshalb auf eine ausgewogene myokardiale Sauerstoffbilanz geachtet werden.

Diese myokardiale Sauerstoffbilanz hat, was das O_2-Angebot betrifft, folgende Determinanten:

- **Koronare Durchblutung**: Sie ist abhängig von
  - der Durchgängigkeit der Koronarien,
  - dem koronaren Perfusionsdruck,
  - dem koronaren Widerstand,
  - der Blutviskosität.
- **Sauerstoffgehalt des arteriellen Blutes**: Dieser ist abhängig vom
  - Hämoglobingehalt,
  - der Sauerstoffsättigung.
- **Position der Sauerstoffbindungskurve**: Sie ist abhängig von
  - der Temperatur,
  - dem pH-Wert des Blutes,
  - dem 2,3-DPG-(Diphosphoglyzerat-)Gehalt der Erythrozyten.

❯ Die wesentlichen Determinanten des myokardialen Sauerstoffbedarfs sind:
- die intramyokardiale Wandspannung (= Druck × Volumen),
- die Kontraktilität,
- die Herzfrequenz (◘ Abb. 1.18).

Charakteristische Herzkreislaufeffekte sind:
1. **Bradykardie** bei
   - Opioiden (z. B. Fentanyl, Remifentanil)
   - Propofol
2. **Tachykardie** bei
   - Pancuronium
   - Ketamin
   - Desfluran
3. **Herzrhythmusstörungen** bei
   - Halothan (multiple Extrasystolien)

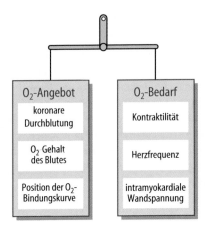

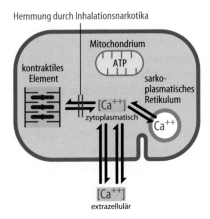

Abb. 1.18 Myokardiale O_2-Bilanz

Abb. 1.19 Hemmung des Kalziuminfluxes in das kontraktile Element durch Inhalationsnarkotika (z. B. Halothan)

4. **Relaxation peripherer Gefäße** (Verminderung des peripheren Gefäßwiderstandes: SVR ↓↓) bei
   — Inhalationsnarkotika
   — Barbituraten
   — Propofol
   — (Opioiden)
   — (Benzodiazepinen)

> **Die Abnahme des peripheren Gefäßwiderstandes führt zu einem Blutdruckabfall, der bei Hypovolämie klinisch relevant sein kann.**

5. **Vasokonstriktion:** Anstieg des peripheren Gefäßwiderstandes (SVR ↑↑ → RR ↑↑) bei:
   — Ketamin

6. **Negative Inotropie:** Sie entsteht durch eine Hemmung des Ca^{2+}-Ioneninfluxes in die Myokardzelle (■ Abb. 1.19) bei
   — Halothan, Enfluran, Isofluran > Sevofluran > Desfluran
   — Ketamin (die dem Ketamin eigene negativ inotrope Wirkung wird durch seine sympathikusstimulierende Wirkung meist kompensiert)
   — Propofol

7. **Koronare Durchblutung:** Sie nimmt zu durch Vasodilatation im koronaren Gefäßgebiet bei
   — Isofluran

> **Diese koronare Vasodilatation geht allerdings häufig auf Kosten von Gefäßregionen, die hinter einer Gefäßstenose liegen: Coronary-Steal-Phänomen mit möglichen ischämischen Folgen für dieses Gefäßgebiet. Deshalb: Cave bei Patienten mit koronaren Stenosen.**

8. **Myokardiale Sauerstoffbilanz**
   — Zunahme des myokardialen Sauerstoffverbrauchs bei: Ketamin
   — Abnahme des myokardialen Sauerstoffverbrauchs bei: Isofluran, Sevofluran, Desfluran, Halothan, Enfluran

1.3.2 Atmung

Die Atmung wird durch nahezu alle vom Anästhesisten benutzten Medikamente beeinträchtigt. Die Mechanismen dafür sind:
— die **direkte Einflussnahme auf das Atemzentrum** mit einer Verminderung der CO_2-Antwort durch Opioide, Hypnotika, Inhalationsnarkotika,
— eine **Atemwegwiderstandserhöhung:** Bronchokonstriktion, bedingt durch Opioide (Histaminfreisetzung),
— eine **Thoraxrigidität** bedingt durch Opioide; dadurch wird die Maskenbeatmung erheblich

erschwert. Hier sind besonders Fentanyl, Alfentanil, Sufentanil und Remifentanil zu nennen. Der zugrunde liegende Mechanismus ist aktuell ungeklärt. Möglicherweise liegt eine Aktivierung cholinerger Neurone in den Stammganglien vor, was zu einer Tonuszunahme der quergestreiften Muskulatur führen könnte. Ebenso diskutiert werden zentrale antidopaminerge Effekte der Opioide. Eine vorherige Atropingabe bietet keinen sicheren Schutz, ebenso wenig das langsame Spritzen des Opioids. Die Rigidität betrifft, wie der Name fälschlicherweise nahelegt, nicht allein den Thoraxbereich, sondern die gesamte Muskulatur.

— die **Relaxation der Atemmuskeln** durch Gabe von Muskelrelaxanzien (▶ Abschn. 1.13);
— die **Stimulation der Produktion von Sekret** mit der möglichen Verlegung der Atemwege.

❯❯ Durch die opioidbedingte Thoraxrigidität kann die Maskenbeatmung bei der Narkoseeinleitung, besonders bei Kindern, stark beeinträchtigt werden. Um eine Hypoxie zu vermeiden, muss man in dieser Situation den Patienten relaxieren. Aufgrund ihrer schnellen Anschlagszeit bietet sich Rocuronium an.

1.3.3 Gehirn

Der intrakranielle Raum besteht aus drei Kompartimenten (◨ Abb. 1.20):
— Nervengewebe,
— Liquor,
— Blutvolumen.

Die Zunahme der einzelnen Komponenten kann über eine gewisse Zeit kompensiert werden.

❗ Ab einem bestimmten Punkt führt jedoch die Zunahme einer dieser Komponenten zu einem massiven Anstieg des intrakraniellen Druckes mit der Gefahr der Einklemmung im Foramen magnum (◨ Abb. 1.20). Dies führt zum Hirntod!!

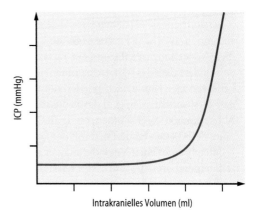

◨ **Abb. 1.20** Intrakranielle Compliance (ICP = intrakranieller Druck)

Deshalb muss der Anästhesist bei Patienten mit erhöhtem intrakraniellen Druck besonders darauf achten, dass die von ihm benutzten Medikamente nicht zu einem ICP-Anstieg führen.

Medikamente, die den zerebralen Blutfluss erhöhen:
— Inhalationsnarkotika,
— Lachgas,
— Ketamin.

Medikamente, die den zerebralen Metabolismus erhöhen:
— Ketamin.

Medikamente, die deshalb bei erhöhtem intrakraniellen Druck kontraindiziert sind:
— Lachgas,
— Inhalationsnarkotika,
— Ketamin (sofern der Patient kontrolliert ventiliert wird [▶ Abschn. 13.8], ist Ketamin anwendbar).

1.3.4 Leber

Hepatotoxische Effekte können bedingt sein durch:
— eine verminderte Leberdurchblutung: z. B. bei Halothan um 20%,
— eine direkte Lebertoxizität,
— eine hypoxisch bedingte Veränderung des Arzneimittelstoffwechsels: verstärkter reduk-

tiver Stoffwechselweg mit der Folge, dass Sauerstoffradikale entstehen,

— autoimmunologische Prozesse (◘ Abb. 1.21); diese Vorstellung ist aufgrund der Tatsache entstanden, dass das schwere halothanbedingte Leberversagen häufig nach Wiederholungsnarkosen auftritt. Man geht davon aus, dass das Abbauprodukt von Halothan, die Trifluoressigsäure (TFA) beim Erstkontakt mit der Leberzellmembran zu einer Veränderung der Leberzellmembranproteine führt. TFA wirkt demnach wie ein Hapten, gegen das die Lymphozyten des Patienten Antikörper bilden, weil sie die veränderten Membranproteine als fremd erkennen.

❯ Bei einem erneuten Kontakt kann es zu einer fulminanten autoimmunologischen Reaktion kommen: Trifluoressigsäure ist erneut das Hapten der Membranproteine, gegen das nun massiv Antikörper gebildet werden. Dies führt zu einer autoimmunologischen Zerstörung der Leberzellen.

Dieses fulminante halothanbedingte Leberversagen hat eine hohe Letalität. Einzige Therapiemöglichkeit ist die Lebertransplantation.

Die Inzidenz dieses halothanbedingten autoimmunologischen Leberversagens beträgt 1:20.000 beim Erwachsenen, bei Kindern 1:80.000. Da bei Enfluran, Isofluran und Desfluran die gleichen Metabolite entstehen, sind auch hier tödliche Leberzellnekrosen beschrieben worden. Aufgrund einer möglichen Kreuzallergie sollte man deshalb bei einem Verdacht auf einen halothanbedingten Leberschaden auch auf die anderen Inhalationsnarkotika verzichten und eine TIVA durchführen. Hinweise auf eine Allergisierung nach einer Halothannarkose können ein unerklärliches Fieber, eine unerklärliche Leukozytose mit Eosinophilie oder ein passagerer Ikterus in der postoperativen Phase nach einer Halothannarkose sein.

❯ Mit diesem Problem wird man in Deutschland nicht mehr konfrontiert werden, da Halothan und Enfluran nicht mehr zugelassen sind.

Sevofluran wird nicht zum Metaboliten TFA abgebaut. Dennoch gibt es Berichte über einzelne Fälle

von Leberversagen auch nach Sevoflurannarkosen; der Mechanismus ist unbekannt.

1.3.5 Niere

Zu einer verminderten Urinproduktion können Inhalationsnarkotika, Hypnotika und Analgetika führen über eine

— verminderte Nierendurchblutung: Isofluran 10–40% ↓, TIVA, Spinalanästhesie 10–20% ↓, oder

— Stimulierung der Ausschüttung von antidiuretischem Hormon (ADH).

Auch die positive Druckbeatmung intraoperativ kann über die intrathorakale Druckerhöhung, den dadurch bedingten verminderten venösen Rückfluss und das dadurch verminderte HZV zu einer verminderten Nierendurchblutung mit einer reduzierten Urinproduktion führen.

Eine direkte Schädigung der Niere ist möglich durch Fluoride, die beim Abbau von Enfluran und Sevofluran entstehen. Toxische Spiegel, die zu einem Nierenversagen führen, werden jedoch in der Regel nicht erreicht.

1.3.6 Allergien/Anaphylaxie

Dies sind bei Narkotika seltene Ereignisse. Histaminausschüttung findet man nach Applikation von Succinylcholin, Mivacurium, Atracurium und Opioiden (v.a. Morphin).

1.3.7 Maligne Hyperthermie

▶ Abschn. 9.2.

1.3.8 Reaktion mit dem CO_2-Absorber

Der ins Kreisteil eingebaute CO_2-Absorber ist nicht inert. CO_2 reagiert mit dem Atemkalk in verschiedenen exothermen Reaktionen: Neben Wasser entsteht demnach auch Wärme. Damit wird das Inspirationsgas sozusagen von selbst »klimatisiert«, sodass im

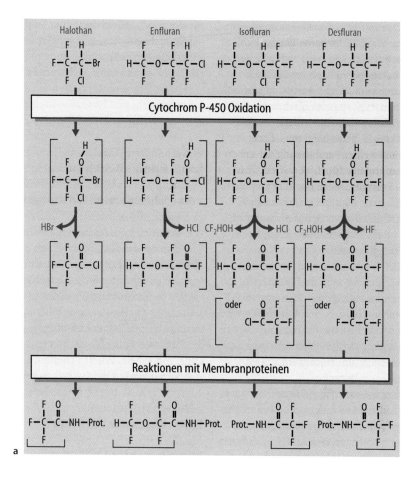

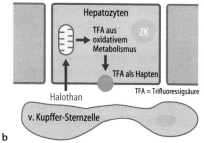

Abb. 1.21a,b **a** Metabolismus der Inhalationsnarkotika; **b** halothaninduzierte Modifizierung der Leberzellmembranproteine

Kreisteil (▶ Kap. 2) keine zusätzlichen Maßnahmen zur Atemwegsklimatisierung notwendig sind. Da die chemischen Zersetzungsreaktionen der Inhalationsnarkotika im Wesentlichen durch Kaliumhydroxid (KOH) getriggert werden, kommen heute nur noch kaliumfreie Natriumkalke zur Anwendung.

Der CO_2-Absorber hat einen bestimmten Wassergehalt (12–15%).

> ⊙ Trocknet der CO_2-Absorber aus (z. B. bei längerem O_2-Durchfluss – cave: Montagmorgennarkosen, wenn über das ganze Wochenende der Sauerstoff-Flow nicht abgestellt war, den CO_2-Absorber durchfloss und ihn austrocknete!), so können im trockenen CO_2-Absorber (Wassergehalt <5%) »pathologische« Abbauprozesse von Sevofluran stattfinden: Es wird in hohem Maße im CO_2-Absorber zu Compound A sowie B, C, D, E abgebaut. Dies ist eine stark exotherme Reaktion: Der CO_2-Absorber »kocht« (Temperatur bis 150°C).

Die Folge sind Schleimhaut reizende Abbauprodukte, der Patient hustet und kann im Extremfall auch ein ARDS (Adult Respiratory Distress Syndrome, ▶ Abschn. 17.2.1) entwickeln. Da Sevofluran im CO_2-Absorber abgebaut wird und deshalb in diesem Fall nicht beim Patienten ankommt, wird die Narkose sehr flach sein, d. h. der Anästhesist wird Probleme haben, den Patienten in Narkose zu bringen bzw. der Patient wacht möglicherweise wieder auf. Deshalb: Vorsicht mit trockenem CO_2-Absorber, vor allem bei Sevofluran!

Über die Compound-A-Produktion bei Sevofluran hinaus finden im CO_2-Absorber weitere chemische Reaktionen statt. Von Bedeutung ist die CO-Bildung, die bei trockenem Atemkalk bei Desfluran (8000 ppm) und Enfluran (4000 ppm) beträchtliche Werte erreichen kann (Isofluran 600 ppm, Halothan und Sevofluran keine CO-Bildung).

Die Fähigkeit, CO_2 zu binden, ist nur begrenzt möglich. Das inspiratorische CO_2 steigt durch die fehlende Elimination im Kreissystem an. Der CO_2-Absorber zeigt durch einen blauen Indikator an, dass er verbraucht ist und muss dann erneuert werden.

1.4 Arzneimittelrechtliche Probleme

Nur zugelassene Medikamente, die innerhalb der definierten Zulassungskriterien verwendet werden, sind durch die Gefährdungshaftung des Herstellers gedeckt. Zulassung bedeutet, die Wirkungen und Nebenwirkungen eines Arzneimittels wurden für die zugelassenen Kriterien geprüft, z. B. eine bestimmte Altersklasse von Patienten, Dosierungen, galenische Zubereitung, Indikation. Für den Gebrauch bei Früh- und Neugeborenen sowie im Säuglings- und Kleinkindesalter sind viele Medikamente nicht zugelassen, sondern werden deshalb außerhalb der Zulassungsbedingungen verwendet. Dies wird als Off-Label-Gebrauch bezeichnet.

Dieses Problem ist von politischer Seite aus erkannt worden, und Nachzulassungsverfahren werden von staatlicher Seite unterstützt.

1.5 Benzodiazepine

1.5.1 Chemie und Wirkungsweise

Die einzelnen Benzodiazepine entstehen durch die Substitution des Benzodiazepingrundgerüstes, einem Siebenring. Die meisten Substanzen leiten sich vom Diazepam ab. Benzodiazepine wirken über GABA (γ-Aminobuttersäure)-Rezeptoren (⊡ Abb. 1.9). GABA ist der wichtigste inhibitorische Neurotransmitter und kommt in ca. 40% der Neuronen des ZNS vor. Benzodiazepine verstärken die Wirkung von GABA durch Erhöhung der Öffnungswahrscheinlichkeit des $GABA_A$-Subrezeptortyps.

1.5.2 Klinische Wirkung

Benzodiazepine wirken:

- **anxiolytisch** (Angst reduzierend),
- **sedativ-hypnotisch** (konzentrationsabhängig führen sie zur Sedation bis hin zur Schlafinduktion),
- **anterograd amnestisch** (sie nehmen dem Patienten die Erinnerungsfähigkeit; der Patient ist wach, reagiert und beantwortet Fragen adäquat, erinnert sich jedoch nicht mehr an das Gesagte; erklärt wird diese amnestische Wirkung damit, dass der Patient die Informationen unter einem Benzodiazepin nicht mehr ins Kurzzeitgedächtnis abspeichern kann;)
- **antikonvulsiv**,
- **muskelrelaxierend** auf Rückenmarksebene.

Der REM-Schlaf wird von Benzodiazepinen in relativ geringem Umfang unterdrückt, was im Vergleich mit z. B. Propofol zu einem erholsameren Schlaf führt.

Zu den anästhesiologisch gebräuchlichen Benzodiazepinen zählen (◘ Tab. 1.1):

- Midazolam (z. B. Dormicum, Midazolam ratiopharm),
- Lorazepam (Tavor)
- Flunitrazepam (z. B. Rohypnol),
- Diazepam (z. B. Valium, Diazepam ratiopharm),
- Dikaliumclorazepat (z. B. Tranxilium). Dikaliumclorazepat ist ein Prodrug, das heißt es wird im Körper in das wirksame Diazepam umgebaut.

1.5.3 Anästhesiologische Indikationen für Benzodiazepine

- **Prämedikation**

Hier finden vor allem folgende Medikamente Anwendung:

- Midazolam: Die orale Applikation von 7,5 mg führt zu einer Anxiolyse, selten zu einer Sedation oder gar Schlafinduktion. Zur speziellen Situation bei Kindern (▶ Abschn. 12.1).

❗ **Ältere Patienten benötigen eine deutlich geringere Dosierung! Dosierung halbieren!**

- Flunitrazepam: Die orale Applikation von 1–2 mg beim Erwachsenen führt zu einer ausgeprägten Anxiolyse, Amnesie und Schlafinduktion. Der Patient schläft häufig bereits durch die Prämedikation tief ein und wacht erst nach der Operation wieder auf. Eine Stunde vor der Operation applizieren!

❗ **Bei alten Patienten Dosierung halbieren!**

- Dikaliumclorazepat: Die orale Prämedikation mit diesem Benzodiazepin ist trotz der langen Halbwertszeit eine weit verbreitete Prämedikationsform im stationären Bereich. Es wirkt Angst lösend, leicht Schlaf anstoßend und amnestisch. Häufig werden auf der Station alle zu operierenden Patienten mit Dikaliumclorazepat am Morgen prämediziert, sodass die Patienten, die später operiert werden, deshalb die Wartezeit in einem leichten Schlaf verbringen und nicht als stresshaft erleben.

- **Narkoseeinleitung**

Midazolam: Diese Indikation ist seit der Einführung von Propofol sehr selten geworden. Ausnahme: Ketanest wird häufig mit Midazolam kombiniert, damit der Patient die ketaminbedingten Alpträume (▶ Abschn. 1.9) nicht bewusst wahrnimmt.

- **Narkoseführung**

Zur Narkoseführung werden Midazolam und Flunitrazepam selten eingesetzt. Ausnahmen: Midazolam/Ketamin-Narkosen, z. T. Flunitrazepam bei kardiochirurgischen Eingriffen, immer in Kombination mit einer hohen Opioiddosierung.

- **Sedation bei diagnostischen Maßnahmen**

Midazolam: Wegen seiner anxiolytischen und amnestischen Wirkung wird es noch bei Endoskopien im internistischen Bereich eingesetzt, häufig aber durch Propofol ersetzt oder mit ihm kombiniert, sodass die Dosierung der beiden Medikamente reduziert werden kann!

❯ **Altersabhängige Dosierung beachten!**

Nach der Einführung von Midazolam zu Beginn der 80er-Jahre gab es zahlreiche Tote durch inadäquat hohe Midazolam-Dosierungen bei Endoskopien! Klassischer Fall: Eine 80-jährige Patientin (70 kg) mit hypovolämischem Schockzustand in Folge einer Blutung im oberen Gastrointestinaltrakt. 10 mg Midazolam zur Endoskopie i.v. führten zu Atmungs- und Herzkreislaufstillstand; notwendig zum Erreichen der Zielsymptomatik (Sedation, Amnesie, Stressreduktion) wären 1–2 mg i.v. gewesen!

- **Langzeitanalgosedierung auf Intensivstationen**

Wegen der besseren Steuerbarkeit wird heute überwiegend Propofol eingesetzt, in Kombination mit einem Opioid, sei es Sufentanil, Fentanyl oder Alfentanil. Bei Kontraindikationen ist Midazolam Mittel der Wahl, ebenfalls in Kombination mit einem Opioid, sei es Fentanyl, Sufentanil oder Alfentanil.

Ein Problem der Benzodiazepin-/Opioidlangzeitsedierung ist die Entzugssymptomatik: Abruptes Absetzen führt immer, aber auch das langsame Ausschleichen nicht selten zu schweren Entzugssymptomen (▶ Abschn. 24.4.1)

☐ Tab. 1.1 Anästhesiologisch relevante Benzodiazepine: Dosierungen zu unterschiedlichen Indikationen

Dosierung	Prämedikation (per os)	Narkoseeinleitung i.v.	Narkose-führung i v.	Sedation bei Regionalanäs-thesie i v.	Langzeit-sedierung	Antikonvulsive Therapie i v.	HWZ nach Bolusapplika-tion
Midazolam (Dormicum)	3,75–7,5 mg	0,05–0,15 mg/kg	0,05 mg/kg	0,03–0,1 mg/kg	0,1–0,3 mg/kg/h	0,1–0,2 mg/kg	2,5 h
Flunitrazepam (Rohypnol)	0,5–2 mg	0,015–0,03 mg/kg	0,005 mg/kg	–	–	–	6–12 h
Diazepam (Valium)	5–10 mg	(0,1–0,2 mg/kg)	–	–	–	0,2–0,5 mg/kg i.v., 2,5–10 mg rektal	12–24 h
Dikaliumclorazepat (Tranxilium)	10–30 mg	–	–	–	–	–	18 h
	Dosierungen für Erwachsene (70 kg)	Cave: Alte Patienten	Repetitionsdosen nach ca. 1 h bei Midazolam, ca. 2 h bei Flunitrazepam	Titrierende Dosierung, bis Zielsymptom erreicht ist			Metabolite bis 96 h wirksam
	Cave: Alte Patienten						
	Niedrige Dosis: ältere Erwachsene						
	Höhere Dosis: jün-gere Erwachsene						
	Spezielle Situation bei Kindern ▶ Ab-schn. 12.1						

■ **Antikonvulsive Therapie**

Mittel der Wahl zur Beendigung generalisierter Krampfanfälle ist heutzutage Lorazepam. Es zeichnet sich durch eine hohe Erfolgsrate und eine geringere Rate an erneuten Krampfanfällen innerhalb der ersten 24 Stunden aus. Die Dosierung beträgt 1–2 mg i.v. oder buccal.

1.5.4 Pharmakokinetik

Rasche Resorption nach oraler oder rektaler Applikation; die Resorption aus dem muskulären Depot nach i.m.-Applikation ist etwas verzögert. Benzodiazepine unterliegen z. T. einem erheblichen First-Pass-Effekt, der die Bioverfügbarkeit vermindert.

Die Metabolisierung erfolgt in der Leber durch Demethylierung, Dealkylierung, Hydroxylierung und Glucuronidierung. Die Metabolite von Midazolam und Flunitrazepam sind pharmakologisch nicht wirksam, diejenigen z. B. von Diazepam sind jedoch langanhaltend wirksam. Wegen der eigenen langen Wirksamkeit und der erheblich längeren Wirksamkeit der Metabolite hat Diazepam in der Anästhesie, insbesondere in der ambulanten Anästhesie, keinen Platz mehr.

Insofern ist es überraschend, dass Dikaliumclorazepat noch eine Indikation in der Prämedikation besitzt: Es ist ein Prodrug für Diazepam, das im Körper aus Dikaliumclorazepat entsteht. Überzeugend sind das langsame »Anfluten« der Wirkung des Medikaments und seine sanfte, schlafanstoßende Wirkung, was zu seiner weiten Verbreitung im stationären Bereich als Prämedikationsmittel geführt hat.

Aufgrund der hepatischen Metabolisierung der Benzodiazepine kann es zur Kumulation von aktiver Substanz und Wirkungsverlängerung bei Leberzirrhose kommen.

1.5.5 Unerwünschte Wirkungen

Folgende unerwünschte Wirkungen können auftreten:
- Atemdepression
- Die Herzkreislaufeffekte sind bei titrierender Dosierung minimal: Herzfrequenz ($\uparrow$), RR ($\downarrow$, bei Hypovolämie RR $\downarrow\downarrow$), SVR ($\downarrow$).
- Paradoxe Wirkungen (akute Erregung, Dysphorie, Schlafstörungen, Verhaltensstörungen mit Aggression, Hyperaktivität) können bei Kleinkindern und älteren Patienten auftreten (Diazepam > Flunitrazepam > Midazolam).
- Toleranzentwicklung und Entzugssymptomatik (bei Langzeitsedierung),
- Niedrigdosisabhängigkeit bei Langzeitbehandlung,
- anterograde Amnesie (sie ist nicht von jedem Patienten erwünscht).

1.5.6 Kontraindikationen

- Myasthenia gravis, Muskelhypotonien
- Sectio caesarea (vor der Entwicklung des Kindes)

❗ Bei Myasthenia gravis und Muskelhypotonien kommt es zur Verstärkung der Muskelschwäche!

1.6 Barbiturate

1.6.1 Chemie und Wirkungsweise

Barbiturate führen durch Angriff am GABA-Barbiturat-Chloridkanal-Rezeptor-Komplex (andere Bindungsstellen als die Benzodiazepine!) zu einem verstärkten Einstrom von Chloridionen und damit zu einer Hyperpolarisation von Nervenzellen. In höherer Dosierung führen sie unselektiv zur Unterdrückung zentralnervöser Prozesse. Barbiturate heben die Krampfschwelle an (antikonvulsive Wirkung) und senken im subnarkotischen Bereich die Schmerzschwelle (hyperalgetische Wirkung).

1.6.2 Klinische Wirkung

Barbiturate führen dosisabhängig über Sedierung zur Hypnose und Narkose bis zum Koma und zur zentralen Atemlähmung. Sie haben keinen analgetischen und muskelrelaxierenden Effekt. Sie senken den intrakraniellen Druck (ICP), den zerebralen O_2-Bedarf und wirken antikonvulsiv.

◻ Tab. 1.2 Anästhesiologisch relevante Barbiturate: Dosierungen für unterschiedliche Indikationen

	Narkoseeinleitung			Antikonvulsive Therapie
	i.v.	i.m.	rektal	
Thiopental				
Kinder	4–8 mg/kg	–	–	Titrierend, bis Krampf sistiert; 5 mg/kg i.v.
Erwachsene	5 mg/kg	–	–	Beginn: sofort
Greise	3 mg/kg	–	–	
Methohexital				
Kinder	1–2 mg/kg	5 mg/kg	20–30 mg/kg	–
Erwachsene	1–1,5 mg/kg	–	–	
Greise	1 mg/kg	–	–	
Phenobarbital				
Kinder	–	–	–	3–4 mg/kg p.o. zur Dauertherapie
Erwachsene				1–3 mg/kg p.o.
Wirkbeginn	30 sec	5 min	10 min	

1.6.3 Indikationen

- Methohexital (Brevimytal), Thiopental (Trapanal): Narkoseeinleitung, Notfalltherapie des Krampfanfalles,
- Phenobarbital (Luminal): Krampfbehandlung und antikonvulsive Prophylaxe bei Neugeborenen und Säuglingen.

1.6.4 Pharmakokinetik

Die Wirkung tritt 10–20 s nach Applikation ein und dauert 5–10 min (Methohexital) oder 10–15 min (Thiopental) an (◻ Tab. 1.2). Die Plasmaeiweißbindung liegt bei etwa 90 %. Beide Substanzen verteilen sich zunächst auf die gut durchbluteten Organe. Anschließend erfolgt eine rasche Umverteilung vorwiegend in die Muskulatur. Diese Umverteilung ist bei Thiopental für die Wirkdauer verantwortlich, nicht die Umverteilung ins Fettgewebe, da diese wesentlich länger dauert.

Die Eliminationshalbwertszeit beträgt bei Methohexital 2–4 h und bei Thiopental 6–12 h, bei Phenobarbital 18–24 h. Methohexital wird zu unwirksamen Metaboliten in der Leber metabolisiert. Aus Thiopental entsteht das länger wirkende Pentobarbital.

1.6.5 Unerwünschte Wirkungen

Unerwünschte Wirkungen können sein:
- **Kardiozirkulatorisch**: Barbiturate führen über eine negative Inotropie dosisabhängig zu einem RR-Abfall (besonders bei Hypertonikern) und reduziertem Herzzeitvolumen mit kompensatorischer reflektorischer Tachykardie. Im koronaren Gefäßbett wirkt Thiopental dilatatorisch, sodass die koronare Durchblutung zunimmt. Insbesondere wegen der reflektorischen Tachykardie ist die myokardiale O_2-Bilanz jedoch negativ. Venendilatation kann ein venöses Pooling begünstigen.
- **Atemdepression**: Nach i.v.-Gabe kommt es regelmäßig zu einer Apnoe, die eine Beatmung erforderlich macht.
- Nicht selten kommt es, insbesondere bei Asthmatikern, zu einem **Bronchospasmus**.

1.6 · Barbiturate

31   1

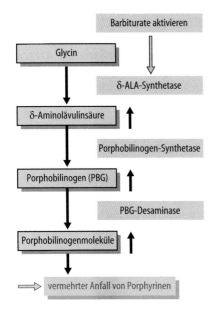

Abb. 1.22 Triggermechanismen für eine akute intermittierende Porphyrie

— **Akute intermittierende Porphyrie:** Bei Patienten mit einer akuten intermittierenden Porphyrie kann es über die Induktion der Delta-Aminolävulinsäuresynthetase zu einer Überproduktion an Porphyrinen kommen (■ Abb. 1.22) und dadurch ein akuter Anfall provoziert werden.

— **Versehentliche arterielle Injektion:** Die intraarterielle Injektion eines jeden Medikaments kann zu schweren Durchblutungsstörungen führen. Bei Barbituraten ist diese Durchblutungsstörung jedoch wegen des hohen pH-Wertes besonders ausgeprägt!

❯ Die versehentliche intraarterielle Applikation von Barbituraten führt zum sofortigen Arterienspasmus und zum Intimaödem der betroffenen Arterie; dies kann einen Gefäßverschluss mit Nekrose der distalen Extremität und damit die Notwendigkeit einer Amputation zur Folge haben. Die betroffene Extremität wird nach Injektion sofort blass, der Patient klagt über stärkste ischämiebedingte Schmerzen. Sofortiges konsequentes Handeln ist erforderlich.

Verhalten bei versehentlicher intraarterieller Applikation von Barbituraten
— Die Nadel muss intraarteriell liegen bleiben.
— Durch Spülen mit Kochsalz wird ein Verdünnungseffekt erreicht.
— Mit einer Plexusanästhesie muss der Sympathikus blockiert und damit das konstringierte Gefäß dilatiert werden.
— Intravenöse Applikation von Hydergin soll zu einer Vasodilatation führen.
— Xylocain 1% (10 ml intraarteriell injiziert) reduziert die starken Schmerzen.
— Kortikoide (intraarteriell injiziert) mindern das Intimaödem.
— Antikoagulation mit Heparin soll eine Thrombozytenaggregation und einen dadurch bedingten sekundären Verschluss des Gefäßes vermeiden.
— Wenn das ischämiebedingte Ödem so zunimmt, dass die Durchblutung der betroffenen Extremität dadurch sekundär abnimmt, so muss eine Faszienspaltung durchgeführt werden.

Diese Maßnahmen können jedoch die Amputation der nekrotischen Extremität nicht sicher verhindern.

— **Versehentliche paravenöse Injektion von Thiopental:** Thiopentallösungen sind schlecht gewebsverträglich und können tiefe und ausgedehnte Nekrosen verursachen. Im Falle einer paravenösen Injektion sollte über gleichen Zugang kristalloide Infusionslösung ins Gewebe appliziert werden, um eine Verdünnung des Thiopentals herbeizuführen.

1.6.6 Kontraindikationen

— **Absolut:** akute intermittierende Porphyrie, Barbituratallergie und/oder Abhängigkeit (selten),
— **Relativ:** manifeste Herzinsuffizienz, Asthma bronchiale/COPD, Schockzustand (da Umverteilung in Muskulatur dann nur langsam er-

folgt), schwere Nieren- oder Leberfunktionsstörung.

1.7 Propofol

1.7.1 Darreichungsformen

Zur Verfügung stehen u. a.: Disoprivan 1%, Disoprivan 2%, Propofol 1% Fresenius, Propofol 2% Fresenius, Propofol-Lipuro 1%, Propofol-Lipuro 2%,
Propofol 0,5%.

1.7.2 Chemie und Wirkungsweise

Bei Propofol handelt es sich um ein 2,6-disubsti-
tuiertes Phenol. Propofol ist sehr stark lipophil und
liegt in einer Öl/Wasseremulsion vor, was der Injektionslösung ein milchiges Aussehen verleiht.

Der molekulare Wirkmechanismus von Propofol ist im Einzelnen unklar. Infrage kommen unspezifische Wirkungen an Lipidmembranen und
Veränderungen an Natriumkanalproteinen, am bedeutendsten ist jedoch die Verstärkung der GABA-
Wirkung am Rezeptor.

1.7.3 Klinische Wirkung

Propofol wirkt dosisabhängig sedierend, schlafin-
duzierend und narkotisch. Es hat weder eine analgetische, noch eine muskelrelaxierende Wirkung.

❯ Propofol dämpft die laryngopharyngealen
Reflexe. Dies senkt die Inzidenz an Laryngo-
spasmen, insbesondere bei Kindern erheblich.
Außerdem imponiert in der postoperativen
Phase eine antiemetische Wirksamkeit. Der ICP
wird durch Propofol gesenkt, der zerebrale
O_2-Verbrauch des Gehirns vermindert.

1.7.4 Pharmakokinetik

Die Wirkung tritt innerhalb von 10–30 s ein; die
Wirkdauer beträgt 4–6 min. Diese kurze Wirkdauer
macht es notwendig, Propofol, wenn es nicht nur zur
Narkoseeinleitung, sondern auch zur Narkoseauf-

rechterhaltung benutzt wird, kontinuierlich über
eine Spritzenpumpe zuzuführen (5–10 mg/kg/h; abhängig von der Zugabe von Opioiden und Lachgas).

Die Plasmaproteinbindung von Propofol beträgt 98%. Es wird in der Leber teilweise hydroxy-
liert oder konjugiert und vorwiegend als Sulfat oder
Glukuronid renal ausgeschieden.

1.7.5 Indikationen

- Narkoseeinleitung (Erwachsene und Kinder ab
  1 Monat, bei Neugeborenen ist Propofol nicht
  zugelassen), Sedierung bei chirurgischen und
  diagnostischen Eingriffen in Regional- oder
  Lokalanästhesie,
- Aufrechterhaltung der Narkose (Erwachsene
  und Kinder ab 1 Monat, bei Neugeborenen ist
  Propofol nicht zugelassen für die TIVA/IVA)
  (▶ Abschn. 5.2.2),
- Larynxmaskennarkosen (die reflexdämpfende
  Wirkung von Propofol erleichtert das Einbrin-
  gen der Larynxmaske),
- Langzeitsedierung in der Intensivbehandlung
  (Erwachsene, bei Kindern kontraindiziert!
  Propofol-Infusionssyndrom, ▶ Abschn. 1.7.8).

1.7.6 Dosierung

Es empfiehlt sich, die Narkose
- beim Erwachsenen mit 1,5–3 mg/kg,
- beim Kind mit 3–5 mg/kg,
- beim greisen Patienten mit 1–2 mg/kg

einzuleiten und die Narkoseführung titrierend mit
3 (greise Patienten) bis 10 (Kinder) mg/kg/h mittels
Spritzenpumpe durchzuführen. In Kombination
mit Lachgas und Opioiden sind Dosismodifizierun-
gen notwendig. Nur bei sehr kurzen Eingriffen werden mehrere kleine Bolusgaben verabreicht.

1.7.7 Unerwünschte Wirkungen

Unerwünschte Wirkungen können sein:
- **Herzkreislaufsystem:** Hypovoläme und greise
  Patienten reagieren auf Propofol häufig mit

einem starken Blutdruckabfall, der nicht von einer kompensatorischen Tachykardie begleitet ist (Barorezeptor ist gehemmt). Es kommt vielmehr häufig zu einer Bradykardie. Ursache des Blutdruckabfalls ist eine periphere Vasodilatation. Darüber hinaus wirkt Propofol auch noch negativ inotrop.

- **Atmung:** Nach rascher i.v.-Applikation von Propofol ist mit einer Apnoe zu rechnen, deshalb muss eine Beatmungsmöglichkeit gegeben sein. Selten Husten, selten Bronchospasmen.
- **Venenreizung:** Schmerzen an der Injektionsstelle. Die Vorweggabe von Lidocain mindert diesen Injektionsschmerz. Dazu wird in die Propofolspritze unmittelbar vor der Injektion Lidocain aufgezogen. Das im Spritzenkonus befindliche Lidocain lindert den Schmerz. Alternativ kann auch Lidocain vorweg in die Vene injiziert (Xylocain 0,5 bis 1% 1 ml) und dann Propofol nachinjiziert werden. Bei paravenöser Applikation sind schwere Gewebereaktionen möglich. Die beste Lösung ist die Vorweggabe der Opioide (z. B. Sufentanil). Sobald der Patient die Wirkung des Opioids verspürt, tritt kein Injektionsschmerz mehr auf.

> Bei Verwendung von Propofol 0,5% sind Schmerzen bei der Injektion sehr selten. Aus diesem Grund hat sich Propofol 0,5% in der Kinderanästhesie zur Einleitung fest etabliert.

- **Myoklonien:** Die i.v.-Applikation von Propofol führt häufig (1–10%) zu leichten exzitatorischen Phänomenen (Spontanbewegungen, Muskelzuckungen). Diesem Phänomen kann durch die Vorweggabe von Fentanyl, Sufentanil oder Alfentanil vorgebeugt werden.
- **Krampfanfälle:** Propofol wirkt antikonvulsiv und wird im Status epilepticus eingesetzt. Selten kann Propofol jedoch wie alle anderen zentralwirksamen Substanzen auch epileptiforme Krämpfe auslösen. Wegen seiner guten Steuerbarkeit wird Propofol aber dennoch bei Kindern oder Erwachsenen mit Epilepsie zur Narkose eingesetzt.
- **Aufwachphase:** selten **Übelkeit, Erbrechen, Kopfschmerzen.**
- **Anaphylaktische** Reaktionen auf Propofol sind extrem selten.

- Petitesse am Rande: Fast alle Patienten wachen nach Propofolnarkosen auf und haben einen **Juckreiz** in der Nase.

Nach der Verabreichung von Propofol soll der Patient über einen angemessenen Zeitraum (1–2 h) überwacht werden, er darf wie nach anderen Narkosen auch nicht am Straßenverkehr teilnehmen und Maschinen führen. Er darf nur in Begleitung nach Hause gehen und keinen Alkohol trinken.

> Bakterien vermehren sich in der lipidhaltigen Propofollösung sehr rasch. Deshalb darf die Lösung nur kurz vor dem Gebrauch aufgezogen werden.

Es kam bereits zu schweren Septikämien und septischem Schock mit Todesfolge, als Propofol angewandt wurde, das erst längere Zeit nach dem Aufziehen appliziert wurde. Die Lagerung im Kühlschrank ist keine Prophylaxe! Reste von Propofol müssen verworfen werden und dürfen nicht für den nächsten Patienten benutzt werden!

1.7.8 Propofol-Infusionssyndrom

Wird Propofol zur Langzeitsedierung angewandt, so kann es zum Propofol-Infusionssyndrom kommen. Die Symptome sind metabolische Azidose (Laktatazidose), Hypertriglyzeridämie und Herzkreislaufversagen, Rhabdomyolyse, Hepatomegalie, sowie Hyperkaliämie. Dieses Syndrom wurde vor allen Dingen bei Kindern beschrieben, die Propofol zur Langzeitsedierung erhalten hatten, kann jedoch auch bei Erwachsenen auftreten. Bei einer Langzeitinfusion von Propofol ist daher immer erhöhte Wachsamkeit erforderlich (▶ Abschn. 18.2.1).

1.7.9 Kontraindikationen

- Low-Cardiac-Output-Syndrom,
- Bei Kindern unter 1 Monat zur Narkose,
- Langzeitsedierung von Kindern in der Intensivbehandlung,
- Sojaallergie, Erdnuss- und Eiweißallergie (Heutzutage zunehmend umstrittene Kontraindikationen).

1.8   Etomidat (Hypnomidate)

1.8.1   Chemie und Wirkungsweise

Etomidat wirkt unspezifisch hemmend auf die Formatio reticularis. Außerdem hat es einen potenzierenden Effekt auf die GABA-Rezeptoren wie Benzodiazepine und Barbiturate.

1.8.2   Klinische Wirkung

Etomidat wirkt hypnotisch, nicht aber analgetisch und nicht muskelrelaxierend. Der Wirkbeginn liegt bei einer Dosierung von 0,2 mg/kg im Bereich von 10–20 s, die Wirkdauer beträgt 3–5 min. Etomidat bindet zu 75% an die Serumproteine; die Metabolisierung findet über Esterasen in der Leber und im Plasma statt. 87% der Metabolite, die selbst nicht mehr pharmakologisch wirksam sind, werden über die Niere, der Rest über die Galle ausgeschieden.

1.8.3   Indikationen

- Einleitung einer Allgemeinanästhesie,
- Kurznarkosen nur in Verbindung mit einem Analgetikum.

1.8.4   Unerwünschte Wirkungen

Unerwünschte Wirkungen können sein:
- **Herzkreislauf:** Etomidat hat die geringsten Kreislaufwirkungen aller Narkoseeinleitungsmittel: RR ($\downarrow$), HF ($\uparrow$), SVR ($\downarrow$), Koronardurchblutung ($\uparrow$) über eine Koronardilatation.
- Wegen der rein hypnotischen, damit auf den Kortex beschränkten Wirkung, kommt es nicht zu einer ausgeprägten **vegetativen Blockade**. Allein der Intubationsreiz kann zu einem Blutdruck- und Herzfrequenzanstieg führen, was bei Patienten mit koronarer Herzerkrankung zu einem klinisch relevanten myokardialen Sauerstoffdefizit führen kann. Deshalb ist Etomidat möglichst immer mit Fentanyl (z. B. 0,1 mg) oder Sufentanil (10–15 µg) zu kombinieren oder die Trachealschleimhaut mit Lido-

cain zu besprühen, um eine kardiale Ischämie durch Intubationsstress zu vermeiden.
- **Myoklonien:** Nach Einmalgaben von Etomidat kommt es bei nicht prämedizierten Patienten häufig zu Myoklonien. Diese können durch vorausgehende Gabe von Opioiden oder Benzodiazepinen verhindert werden.
- **Injektionsschmerz:** Die Etomidatlösung mit Propylenglykol (Hypnomidate) schmerzt bei i.v.-Applikation besonders in kleinen Venen. Deshalb wird heute die Lipidlösung bevorzugt.
- **Unterdrückung der Kortisol- und Mineralokortikoidproduktion:** Im Bereich der Nebennierenrinde hemmt Etomidat die 11β-Hydroxylase nach Einmalapplikation für die Dauer von 4–24 h. Demzufolge ist die Möglichkeit der Cortisol-Produktion in diesem Zeitraum stark eingeschränkt und eine wesentliche »Stressreaktion« des Körpers in diesem Zeitraum gehemmt. Mehrere Publikationen der letzten Jahre haben auch nach Einmalgaben ungünstigere Verläufe gezeigt. Jedoch ist die Frage nach der Sicherheit von Etomidat bislang nicht abschließend geklärt. Die meisten Anästhesisten und Intensivmediziner verzichten aus oben genannten Gründen mittlerweile aber komplett auf die Verwendung. Eine probate Alternative, vor allem in Bezug auf die Kreislaufstabilität, stellt die Kombination von Midazolam und Ketamin zur Narkoseeinleitung dar.

1.8.5   Kontraindikationen

Anwendung bei Überempfindlichkeit, bei Neugeborenen und Säuglingen unter 6 Monaten, Schwangerschaft, Stillzeit. Wegen seines porphyrogenen Potenzials soll es bei Patienten mit genetisch bedingten Störungen der Häm-Biosynthese nicht verwendet werden.

1.9   Ketamin (Ketanest, Ketamin S)

1.9.1   Chemie und Wirkungsweise

Ketamin ist ein Phencyclidinderivat. Es befindet sich als Razemat und als S-Enantiomer im Handel

(Ketamin S). Ketamin blockiert den spannungs-abhängigen NMDA-Rezeptor durch Bindung an die Phencyclidinbindungsstelle. Betroffen sind dadurch bevorzugt Assoziationsbahnen, Hirnrinde und Thalamus, weniger das limbische System. S(+)-Ketamin blockiert den NMDA-Rezeptor ca. 3- bis 4-mal potenter als das entsprechende R(–)-Enantiomer: dies erlaubt eine Dosisreduktion beim Ketamin S gegenüber dem Razemat.

1.9.2 Klinische Wirkung

Ketamin führt in den klinisch üblichen Dosierungen im Gegensatz zu den intravenösen Hypnotika zwar nur zu einer oberflächlichen Schlafinduktion, aber zu einer ausgezeichneten Analgesie.

❯ Diese Konstellation nennt man »dissoziative Anästhesie«.

1.9.3 Dosierung

Klinisch übliche Dosierungen (S-Ketamin) sind:
- i.v.: 1–2 mg/kg zur Narkoseeinleitung, 0,25-0,5 mg/kg zur Analgesie,
- i.m.: 4–8 mg/kg (selten genutzt: allenfalls bei extrem kooperationsunfähigen Patienten oder wenn kein peripher-venöser Zugang gefunden wird). Nach i.m. Injektion ist Ketamin zu 93% bioverfügbar,
- rektal: 8–10 mg/kg (bei Kindern, wenn auch selten genutzt),
- kontinuierlich zur Analgosedierung auf Intensivstationen: initial 0,2–0,8 mg/kg, danach 0,4–2 mg/kg/h kontinuierlich.

Die analgetische Wirkung hält 10–15 min, die hypnotische Wirkung 2 h an. Während der Analgesie kann es zu einer erheblichen Sympathikusstimulierung kommen.

1.9.4 Pharmakokinetik

4% werden unverändert, der Rest als Metabolite über die Niere ausgeschieden. Mit dem Norketa-min allerdings entsteht ein Metabolit, der selbst ca. 1/3 bis 1/10 der anästhetischen Wirkung von Ketamin hat. Die Eliminationshalbwertszeit beträgt 2,5–4 h.

1.9.5 Unerwünschte Wirkungen

Nebenwirkungen können sein:
- **Psyche**: Ketamin hat halluzinatorische und psychomimetische Wirkungen in bis zu 30% der Patienten, die besonders in der Aufwachphase zu Unruhe, Übelkeit, Erbrechen und Kopfschmerzen führen können. Träume, Verwirrtheitszustände und Halluzinationen können nach Tagen und Wochen wiederkehren. Durch Prämedikation mit einem Benzodiazepin oder Einsatz von Propofol kann vorgebeugt werden.
- **ICP und IOP**: Der intracranielle Druck (ICP) steigt unter Ketaminmonoapplikation vor allem in Kombination mit einer CO_2-Retention an. Deshalb sollen Patienten mit erhöhtem ICP, die nicht kontrolliert beatmet sind, kein Ketamin erhalten (▶ Abschn. 13.8).
- **Der intraokuläre Druck** (IOP) steigt an; deshalb gilt die offene Augenverletzung als Kontraindikation für eine Ketaminanästhesie.
- **Atmung**: Die Atmung sistiert unmittelbar nach Ketaminapplikation für 10–15 sec, um dann rasch über eine ebenso kurze Phase der Hyperventilation wieder in den Ausgangsbereich zurückzukehren.
- Die Ketamin-bedingte **Zunahme der Speichelsekretion** kann zu Hustenattacken und zu einem reflektorischen Glottisverschluss führen. An die Vorweggabe von Atropin oder Glykopyrrolat sollte bei der Ketamingabe gedacht werden (0,01 mg/kg i.v.). Meist helfen bei reflektorischem Glottisverschluss der Esmarch-Handgriff und die Applikation von PEEP und O_2 über die Maske, um über die kritische Situation hinwegzukommen.
- Die ketaminbedingte zentrale **Sympathikusstimulierung** führt zu einer Bronchodilatation. Bei einem Status asthmaticus ist die hochdosierte Gabe von Ketamin (4-8 mg/kg) eine Ultima Ratio.

— **Herzkreislauf:** Die durch Ketamin herbeigeführte Sympathikusstimulation über 10 min nach Applikation führt häufig zu einem Blutdruck-, Herzfrequenz- und Pulmonalarteriendruckanstieg (PAD). Daraus resultiert eine Zunahme des myokardialen O_2-Verbrauches, der bei Patienten mit eingeschränkter Koronarreserve zu einem Anstieg des Gefäßwiderstands im Lungenkreislauf ggf. bis zum Auftreten eines Lungenödems führen kann. Dieser kann durch die gleichzeitige Gabe von Midazolam oder durch die Gabe von Betablockern vermieden werden:

> ❯ Im hypovolämischen Schock als Folge von Traumen nutzt man die sympathikusstimulierende Wirkung von Ketamin, um den Blutdruck des Patienten in den Normbereich zu bringen. Diese Maßnahme ist nur passager wirksam, nur eine gleichzeitige adäquate i.v.-Volumenzufuhr und die Gabe von Vasopressoren kann den Kreislauf dauerhaft stabilisieren.

— **Operationen im Halsbereich:** Da die Rachenreflexe erhalten sind (dennoch: keine sichere Aspirationsprophylaxe) und der Tonus der Skelettmuskulatur nur schwach reduziert ist, sind Ketaminnarkosen für Operationen im Halsbereich nicht angezeigt.

1.9.6 Indikationen

— Narkoseeinleitung und -durchführung in Kombination mit Midazolam, besonders für kurze, schmerzhafte Eingriffe (Reposition, Wundversorgung, schmerzhaftes Redressment bei Gipswechsel, Verbrennungen), besonders bei Kindern
— Anästhesie und Analgesie in der Notfallmedizin,
— Behandlung des therapieresistenten Status asthmaticus,

Bei den Repositionen in Ketamin-Narkose ohne Atemwegsschutz sollte der Patient nüchtern sein.

❶ Aspirationsgefahr (▶ Abschn. 9.3)!

1.9.7 Kontraindikationen

— Schlecht eingestellte Hypertonie,
— Präeklampsie, Eklampsie, drohende Uterusruptur, Nabelschnurvorfall,
— nicht oder ungenügend behandelte Hyperthyreose,
— Phäochromozytom,
— koronare Herzerkrankung, Myokardinfarkt in den letzten sechs Monaten,
— Mitral- und Aortenstenosen,
— dekompensierte Herzinsuffizienz,
— Glaukom, perforierende Augenverletzung,
— Eingriffe im Bereich der oberen Luftwege,
— Epilepsie,
— psychiatrische Erkrankungen,
— Operationen im Halsbereich,
— erhöhter ICP ohne kontrollierte Beatmung.

1.10 Clonidin (Catapresan, Paracefan)

1.10.1 Chemie und Wirkungsweise

Das Imidazolinderivat Clonidin dringt aufgrund seiner hohen Lipophilie rasch ins ZNS ein und unterdrückt dort sympathische Impulse über eine Stimulation postsynaptischer α_2-Adrenozeptoren. Darüber hinaus stimuliert es periphere präsynaptische α_2-Adrenozeptoren (■ Abb. 1.11) mit der Folge einer Hemmung der Noradrenalinausschüttung. Ein weiterer Wirkmechanismus wird über eine agonistische Wirkung an Imidazolinrezeptoren vermutet, die ebenfalls sympathische Impulse reduziert. Es senkt den Blutdruck (nach intravenöser Applikation kommt es aber durch Stimulation peripherer postsynaptischer Rezeptoren vorübergehend zu einem initialen Blutdruckanstieg).

1.10.2 Indikationen

Clonidin hat eine Zulassung als Antihypertonikum und bei Glaukom (lokale Anwendung). Es wird daneben zur Behandlung des opioidbedingten Entzugssyndroms, ferner als Sedativum bei der Prämedikation und Langzeitsedierung sowie zur Behandlung des postoperativen Kältezitterns eingesetzt.

Ebenso wirkt es über zentrale Mechanismen analgetisch.

1.10.3 Pharmakokinetik

Clonidin wird zu 20–30% hepatisch, zu 65% unverändert renal eliminiert. Die Wirkung tritt 5–10 min nach i.v.-Gabe ein. Die Halbwertszeit beträgt 10 h. Das Medikament kann intramuskulär, intravenös, subkutan und peridural appliziert werden.

1.10.4 Unerwünschte Wirkungen

Initialer Blutdruckanstieg, Bradykardie, Mundtrockenheit, Obstipation, orthostatische Dysregulation, Ödeme, Parotisschmerzen. Bei plötzlichem Absetzen besteht die Gefahr eines Reboundphänomens mit überschießendem Blutdruckanstieg.

1.11 Opioidanalgetika

1.11.1 Morphin

■ **Klinische Wirksamkeit**

Morphin ist stark analgetisch wirksam. In der Substanzgruppe der Opioide ist es die Referenzsubstanz: Morphin hat die Wirkungsstärke 1; Opioide, die stärker wirken als Morphin, haben eine Wirkungsstärke größer 1, Opioide, die schwächer wirksam sind, haben eine Wirkungsstärke von weniger als 1 (■ Tab. 1.3). Zur Sprachregelung: Opioide sind alle Substanzen, die über Opioidrezeptoren wirken, Opiate sind die Opioide aus dem Schlafmohn.

■ **Indikation und Einsatzgebiet**

Dazu zählen in erster Linie:
- die chronische Schmerztherapie (▶ Kap. 43 und 44),
- die Analgesie und Sedierung bei Myokardinfarkt,

■ **Tab. 1.3** Opioide: Klinische Indikationen, Wirkbeginn und -dauer, relative Wirkungsstärke

	Rezeptoraktivität	Klinische Indikation	Wirkbeginn i.v. [a]	Wirkdauer i.v.	relative Wirkungsstärke
Morphin	μ-Agonist	BA PS/ST	60 sec	2–4 h	1
Piritramid	μ-Agonist	BA PS	5–10 min	4–8 h	0,7
Pethidin	μ-Agonist	PS	5–15 min	2–3 h	0,1
Fentanyl	μ-Agonist	TIVA/BA ST	2 min	20 min	100
Alfentanil	μ-Agonist	TIVA/BA	60 sec	5–10 min	30
Sufentanil	μ-Agonist	TIVA/BA	60 sec	15 min	700
Remifentanil	μ-Agonist	TIVA/BA	keine Bolusgabe	5 min [b]	250
Tramadol	μ-Agonist	PS/ST	10 min	2–4 h	0,1
Pentazocin	K-Agonist, μ-Antagonist	PS/ST	60 sec	2–4 h	0,4
Nalbuphin	K-Agonist, μ-Antagonist	PS/ST	10 min	1–5 h	0,5
Buprenorphin	μ-Partialagonist/Antagonist	ST	–	6–8 h	50

TIVA total intravenöse Anästhesie, **BA** Balanced Anaesthesia, **PS** postoperative Schmerztherapie, **ST** Schmerztherapie
[a] Bei klinisch üblicher Dosierung, [b] nach Abstellen des Perfusors.

- das Lungenödem: Die morphinbedingte Histaminausschüttung führt zu einer Vorlastver-
  minderung und damit zu einer akuten Entlastung im Lungenödem, gleichzeitig führt die
  Sedation zu einer subjektiven Linderung der
  Atemnot.

- **Pharmakokinetik**

Morphin ist schlecht lipidlöslich. Sein hoher First-
Pass-Effekt (30–50%) vermindert seine Bioverfügbarkeit nach oraler Applikation und macht ca. eine
Verdreifachung der oralen Dosis notwendig, um
den gleichen Effekt wie nach einer entsprechenden
intravenösen Dosierung zu erreichen.

Morphin wird in der Leber glucuronidiert; die
Metabolite können eine Eigenwirkung haben, abhängig von ihrer sterischen Konformation. Das
Morphin-6-Glukuronid hat agonistische Wirkung
wie das Morphin selbst. Bei Niereninsuffizienz
kann die Akkumulation von Morphin-6-Glukuro-
nid zu morphinartigen unerwünschten Wirkungen
führen.

- **Applikationsformen**
- i.v., epidural für postoperative Analgesie,
- p. o., s. c., epidural und intrathekal in der
  Schmerztherapie.

- **Dosierung**
- Tab. 1.4

- **Unerwünschte Wirkungen**
- **Übelkeit, Erbrechen, Müdigkeit** nur inital,
- **Atemdepression** (auch bei epiduraler und
  intrathekaler Gabe ist eine Atemdepression zu
  befürchten! Frühe Atemdepression nach
  30 min),

- **❶ Nach epiduraler Gabe späte Atemdepression
  bis zu 24 h (!) möglich!**

- **Kreislaufdepression**; Blutdruckabfall,
  insbesondere bei Hypovolämie,
- **Histaminausschüttung:** Pruritus, Urtikaria,
  Hautrötung, bei Asthmatikern Bronchospasmus,
- spastische **Obstipation bei Langzeitanwendung:** durch Tonussteigerung der glatten
  Muskulatur (prophylaktische Laxanziengabe),

- **Konstriktion** der Sphinkter im Bereich der
  Gallenwege,
- **Harnretention** durch Tonuserhöhung der
  Harnblasenmuskulatur und des Blasenschließ-
  muskels,
- **Thoraxrigidität/Anstieg des Bronchialwider-
  standes:** Bronchokonstriktion.

- **Kontraindikationen**
- Absolut
  - Gallenkolik, Ileus, akutes Abdomen
- Relativ
  - Hypothyreose (Myxödem), Gallenwegs-
    erkrankungen, Prostatahyperplasie
  - Colitis ulcerosa, Phäochromozytom
  - Pankreatitis.

1.11.2 Fentanyl

- **Klinische Wirkungsweise**

Hochpotentes Opioid, das 100-mal stärker wirkt als
Morphin.

- **Indikationen**
- die Balanced Anaesthesia als Ergänzung der
  Inhalationsnarkotika, die nur eine schwach
  ausgeprägte analgetische Potenz besitzen,
- die TIVA als Ergänzung zu Propofol,
- die Langzeitanalgosedierung als Ergänzung zu
  Midazolam oder Propofol.

Fentanyl kann eingesetzt werden:
- i.v. zu Anästhesiezwecken und zur Langzeitsedierung,
- peridural zur postoperativen Schmerztherapie
  und
- transdermal zur chronischen Schmerztherapie
  (❏ Tab. 1.3 und ❏ Tab. 1.4).

Wirkbeginn ist nach i.v.-Gabe innerhalb von
2–3 min zu erwarten. Bei Einmalgabe hält die Wirkung 20–30 min an; es muss nachinjiziert werden,
sobald sich intraoperativ die Kreislaufparameter
verändern (HF ↑, RR ↑).

Die Bolusdosierung beträgt bei
- Balanced Anaesthesia wie auch bei TIVA
  0,1–0,3 mg beim Erwachsenen,

■ **Tab. 1.4** Opioide: Dosierungen zu unterschiedlichen Indikationen

Dosierung	Balanced anaesthesia	i.v. TIVA	i.v. Kardio-chirurgie	Postoperative Schmerztherapie i.v.	Analgosedierung Intensivstation	Peridural	Spinal u. intrathekal	p.o.	Trans-dermal
Morphin	–	–	–	–	–	50 µg/kg	20 µg/kg	10–60 mg	–
Pethidin	–	–	–	1 mg/kg	–	–	–	0,5–2 mg/kg	–
Piritramid	0,1 mg/kg	–	–	0,05–0,2 mg/kg	–	–	–	–	–
Fentanyl	1–5 µg/kg	1–5 µg/kg	5–10 µg/kg	–	5 µg/kg/h	0,05–0,1 mg	–	–	▲ Kap. 43
Alfentanil	10–30 µg/kg	20–60 µg/kg/h	–	–	–	–	–	–	–
Sufentanil	0,2–0,4 µg/kg	0,5–1,5 µg/kg/h	–	–	1 µg/kg/h	10–20 µg	–	–	–
Remifentanil	–	0,2–0,4 µg/kg/min	–	–	–	–	–	–	–
Pentazocin	–	–	–	0,5 mg/kg	–	–	–	–	–
Nalbuphin	–	–	–	0,1–0,25 mg/kg	–	–	–	–	–
Tramadol	–	–	–	1 mg/kg	–	–	–	–	–
Buprenophin	–	–	–	3 µg/kg	–	–	–	–	–

— bei Langzeitanalgosedierung 0,3–0,5 mg als Bolusapplikation, dann kontinuierliche Zufuhr von 1–5 µg/kg/h. Die peridural applizierte Dosis beträgt: 0,05–0,1 mg, für die transdermale Schmerztherapie siehe
► Abschn. 43.1.2.

■ **Pharmakokinetik**

Nach intravenöser Gabe fallen die Plasmakonzentrationen von Fentanyl rasch ab. Die Verteilung erfolgt in 3 Phasen mit Halbwertszeiten von 1 min (α-Elimination), 15 min (β-Elimination) und 6 h (terminale HWZ). Fentanyl wird zu 80–85% an Plasmaproteine gebunden.

Der Abbau von Fentanyl erfolgt in der Leber durch oxidative N-Dealkylierung. Die Clearance beträgt 13 ml/kg/min. Etwa 75% der Dosis werden innerhalb von 24 h ausgeschieden, nur ein geringer Anteil (10%) wird unverändert über die Nieren ausgeschieden. Eine Wirkungsverstärkung ist bei Hemmung des Abbaus durch CYP 3A4 zu erwarten (z. B. gleichzeitige Gabe von Erythromycin, Itraconazol, Ritonavir).

■ **Unerwünschte Wirkungen**

Fentanyl führt zu einer ausgeprägten Atemdepression: Nach i.v.-Injektion von 0,3–0,5 mg ist nach 2–3 min mit einer Bradypnoe bis Apnoe zu rechnen (P_aCO_2 ↑↑, nach 2 min um ca. 30 mmHg).

❯ Silent Death als späte Atemdepression im Sinne eines Reboundphänomens.

Ursache: Das Medikament gelangt aus den tiefen peripheren Kompartimenten wieder in den Blutkreislauf zurück und entfaltet dann später wieder seinen analgetischen, vor allem aber auch seinen stark atemdepressiven Effekt! Bei der früher sehr hohen Dosierung (z. B. Gesamtdosis von 1,5–2 mg über eine 2-Stunden-OP) kam es häufig Stunden nach der Narkose zu einer Apnoe mit Todesfolge: Silent Death! Der Patient verspürt keine Atemnot, deshalb »Silent Death«.

❯ Fentanyl ist das klassische Medikament mit einem hohen Reboundrisiko!

Das Reboundphänomen wurde jahrelang ausführlich diskutiert.

1.11.3 Alfentanil (Rapifen)

■ **Klinische Wirksamkeit und Indikation**

Alfentanil wirkt 1/3- bis 1/4-mal so stark wie Fentanyl, die relative Wirkungsstärke im Vergleich zu Morphin beträgt 1:30. Der Wirkungseintritt ist schon nach 1 min festzustellen, die Wirkdauer beträgt 5 (–10) min (◘ Tab. 1.3, ◘ Tab. 1.4).

Alfentanil hat sich einen Indikationsbereich geschaffen als

— Komponente einer **TIVA** bzw. einer **Balanced Anaesthesia** zu Kurzzeiteingriffen (z. B. Abrasio),

— und als Mittel zur »**On-top-Analgesie**« (darunter versteht man die Gabe von Alfentanil am Ende einer langen Narkose, die mit Fentanyl geführt wurde und bei der am Ende noch ein Opioidbedarf besteht. Hier kann es angebracht sein, statt Fentanyl das kürzer wirksame Alfentanil »on top« zu geben).

■ **Pharmakokinetik**

Alfentanil wird in der Leber metabolisiert, die Metaboliten sind pharmakologisch inaktiv und werden zu 70–80% über die Niere ausgeschieden. Nur 1% unverändertes Alfentanil wird im Urin wiedergefunden. Wenn bei Infusionsanwendung das Steady State erreicht ist, bleibt die Eliminationshalbwertzeit unverändert.

■ **Unerwünschte Wirkungen**

Alfentanil zeigt die gleichen unerwünschten Wirkungen wie Fentanyl.

Die Thoraxrigidität kann mit folgenden Maßnahmen reduziert werden: Bei niedrigen Dosen Alfentanil ist die langsame i.v.-Gabe ausreichend. Die Prämedikation mit Benzodiazepinen vermindert, die Verabreichung von Muskelrelaxanzien direkt vor Alfentanil-Gabe verhindert das Auftreten einer Thoraxrigidität.

1.11.4 Sufentanil (Sufenta)

■ **Wirkungsweise**

7- bis 10-mal stärkere Wirkung als Fentanyl, die relative Wirkungsstärke zum Morphin beträgt 1:700. Die Wirkung setzt nach 2–3 min ein. Über die analgetische Wirkung hinaus hat Sufentanil noch eine hypnotische Komponente, die auch in der postoperativen Phase anhält und dort als leichter hypnotischer Überhang weiter wirkt. Auch als analgetische Komponente für die Langzeitsedierung bietet sich Sufentanil an; auf ein zusätzliches Sedativum/Hypnotikum (z. B. Midazolam, Propofol) kann man jedoch nicht verzichten.

◾ **Indikationen**
Sufentanil (◾ Tab. 1.3, ◾ Tab. 1.4) wird gegeben als
— analgetische Komponente einer TIVA (0,3–1,0 µg/kg/h) bzw. einer Balanced Anaesthesia: Dosierung initial 0,25–0,3 µg/kg, Repetitionsdosis 0,1–0,15 µg/kg kg.
— Opioid zur epiduralen Applikation als Adjuvans (10 µg) zu epidural verabreichtem Ropivacain während der Wehen, zur vaginalen Entbindung und bei postoperativen Schmerzen (10–20 µg). Gerade in der epiduralen Applikation entfaltet Sufentanil eine exzellente Analgesie, was sich vor allem bei großen Baucheingriffen bewährt hat.

◾ **Pharmakokinetik**
92% der Muttersubstanz werden in der Leber und im Dünndarm durch N-Dealkylierung und O-Demethylierung abgebaut; der Rest wird unverändert über die Niere ausgeschieden. Die Halbwertszeit beträgt 2,5 h. Die Wirkungsdauer ist wegen Umverteilung wesentlich kürzer (15–20 min).

◾ **Unerwünschte Wirkungen**
Es treten die gleichen unerwünschten Wirkungen auf wie bei Fentanyl und Alfentanil.

1.11.5 Remifentanil (Ultiva)

◾ **Wirkungsweise**
Die Wirkung setzt nach 1–2 min ein und hält ca. 3–4 min an; dies bedingt eine gute Steuerbarkeit.

◾ **Indikationsbereiche**
Analgetische Komponente bei einer TIVA oder Balanced Anaesthesia, ausschließlich per i.v.-Gabe.

◾ **Pharmakokinetik**
Remifentanil hat eine Plasmaeiweißbindung von 70%. Es wird zu 80% extrahepatisch durch unspezifische Blut- und Gewebeesterasen abgebaut. Es entstehen pharmakologisch nicht wirksame Metabolite. Deshalb liegt auch keine Abhängigkeit von der Leberfunktion oder der Pseudocholinesterasenaktivität mit ihren genetischen Varianten vor. Die effektive Eliminationshalbwertzeit beträgt 3–10 min.

❯❯ Ein Reboundphänomen im Sinne einer Remorphinisierung ist deshalb ausgeschlossen. Wegen des raschen und vollständigen Wirkungsverlustes kurz nach Beendigung der kontinuierlichen Zufuhr treten sofort – in Abhängigkeit von der Art der Operation eventuell bereits auf dem OP-Tisch stärkste Schmerzen auf. Deshalb muss mit der postoperativen Schmerztherapie rechtzeitig, d. h. schon intraoperativ begonnen werden (z. B. Dipidolor).

◾ **Unerwünschte Wirkungen**
Remifentanil besitzt die gleichen unerwünschten Wirkungen wie Fentanyl und die anderen i.v.-Opioidanästhetika. Besonders ausgeprägt ist die Thoraxrigidität. Bei Bolusgaben treten häufig Bradykardien auf.

1.11.6 Pethidin (Dolantin)

◾ **Klinische Wirkung und Indikation**
Pethidin ist ebenfalls ein µ-Agonist. Seine analgetische Wirkungsstärke beträgt nur 20% von Morphin. Indikationen bestehen in der Therapie akuter Schmerzen und zur Therapie des postoperativen Shiverings (Kältezittern nach Narkose). Pethidin ist weniger spasmogen als Morphin und führt weniger zu Obstipation. Aufgrund des Nebenwirkungsspektrums (z. B. häufiges Erbrechen) findet Pethidin jedoch nur noch selten Anwendung.

Mit einem Wirkungsbeginn von Pethidin ist nach 15 min zu rechnen, die Wirkdauer ist auf 2–4 h begrenzt (◾ Tab. 1.3, ◾ Tab. 1.4).

- **Pharmakokinetik und unerwünschte Wirkungen**

Die Halbwertzeit von Pethidin beträgt 3–7 h. Pethidin wird hauptsächlich hepatisch zu Norpethidin abgebaut, das konvulsive Eigenschaften besitzt. Norpethidin wird über die Nieren ausgeschieden. Eine Niereninsuffizienz kann zu einer Kumulation von Norpethidin führen: Dadurch können Krämpfe, Tremor und Muskelzuckungen ausgelöst werden. Ähnliche Symptome können nach hohen Dosen beim Entzug vorkommen. Bei gleichzeitiger Gabe von Serotonin-Reuptake-Inhibitoren kann die Gabe von Pethidin ein Serotonin-Syndrom mit zum Teil deletären Konsequenzen auslösen.

Die übrigen unerwünschten Wirkungen gleichen denen anderer Opioide; auffällig ist die hohe Rate an hypotensiven Kreislaufreaktionen und Tachykardie, aber auch an Bradykardie und Erbrechen.

1.11.7 Piritramid (Dipidolor)

- **Klinische Wirkungsweise und Indikation**

Es handelt sich um einen μ-Rezeptoragonisten mit einer Wirkungsstärke, die etwas geringer ist als die des Morphins. Piritramid wirkt jedoch mit 4–8 h deutlich länger als Morphin und hat deutlich weniger Erbrechen zur Folge. In der postoperativen Schmerztherapie ist es neben seiner analgetischen Wirkung besonders deshalb geschätzt, weil es leicht euphorisierend wirkt, d. h. eine gute Stimmung herbeiführt. Der Wirkungseintritt ist nach 5–10 min zu erwarten (◘ Tab. 1.3, ◘ Tab. 1.4). Wirkdauer 4–8 h, Halbwertszeit 4–10 h.

- **Indikationen**
- Postoperative Schmerztherapie: i.v.-Dosierung: 0,05–0,2 mg/kg; patientenkontrollierte Analgesie (PCA, ► Abschn. 17.3): 20 μg/kg h/Bolus
- Intraoperative Schmerztherapie; es ist prinzipiell möglich, Piritramid bereits bei Operationsbeginn bei wenig schmerzhaften Eingriffen (z. B. Metallentfernung) in einer adäquaten Dosierung, z. B. 0,2 mg/kg adjuvant zur Inhalationsanästhesie zu geben im Sinne einer Balanced Anaesthesia. In der postoperativen Phase ist dann bereits eine Basisanalgesie vorhanden, auf die nur noch ein »top up« im Sinne einer erneuten, dann niedrigeren Piritramidgabe notwendig ist.

Piritramid ist in Deutschland das meistgebrauchte Opioid in der postoperativen Phase (in allen anderen Ländern ist das Medikament nicht zugelassen und deshalb leider unbekannt).

- **Pharmakokinetik**

Piritramid wird überwiegend in der Leber abgebaut, seine Metabolite werden über den Urin ausgeschieden.

- **Unerwünschte Wirkungen**

Die Atemdepression – besonders eine Apnoe – tritt, wenn überhaupt, meist kurz nach der Applikation auf; danach sind leicht erhöhte P_aCO_2-Werte noch Zeichen der Atemdepression. Übelkeit und Erbrechen sind seltener als nach Morphin.

1.11.8 Tramadol (Tramal)

- **Wirkungsweise**

Tramadol ist ein schwacher μ-Agonist. Deshalb ist es nur bei mittelstarken Schmerzen indiziert. Die Dosis beträgt bei i.v.-Gabe 0,5–1,5 mg/kg.

Tramal hat den Vorteil, dass es nicht der Betäubungsmittelverschreibungsverordnung (BTMW) unterliegt.

Die Wirkung setzt nach 10 min ein und hält 2–4 h an.

- **Pharmakokinetik**

Die Halbwertszeit von Tramadol beträgt 6 h. Es wird zum Teil in der Leber abgebaut und zum größten Teil über die Niere ausgeschieden. Die Hemmung der an der Biotransformation von Tramadol beteiligten Isoenzyme CYP3A4 und CYP2D6 kann die Plasmakonzentration von Tramadol oder seines aktiven Metaboliten beeinflussen.

- **Unerwünschte Wirkungen**

Tramadol führt besonders bei höherer Dosierung häufig zu Übelkeit, Erbrechen und Schwitzen. Tramadol kann bei gleichzeitiger Einnahme von Serotonin-Reuptake-Inhibitoren ein Serotonin-Syndrom auslösen. Darunter versteht man das durch erhöhte Serotoninspiegel vermittelte Auftreten von Hyperthermie, Tachykardie und Hypertension, es kommt zu Unruhe, Übelkeit und akutem Erbrechen, Halluzinationen, Koordinationsstörungen, Tremor und Myoklonien bis hin zu Krämpfen. Darüber hinaus hemmt Tramadol den zellulären Noradrenalin-Reuptake. Inhibitoren von CYP3A4 (Ketokonazol, Erythromycin) können den Metabolismus von Tramadol hemmen.

1.11.9 Pentazocin (Fortral)

▪ **Klinische Wirksamkeit**

Pentazocin wirkt am κ-Rezeptor agonistisch und am μ-Rezeptor antagonistisch. Durch Naloxon kann die Wirkung von Pentazocin aufgehoben werden. Pentazocin wirkt analgetisch (ca. 1/3 der Wirkung des Morphins), aber auch sedierend, atemdepressiv und psychotomimetisch. Pentazocin hat etwa 1/50 der antagonistischen Eigenschaften des Naloxons. Da bei Kombination mit einem μ-Rezeptoragonisten mit einer Schmerzverstärkung gerechnet werden muss, ist eine solche Kombination nicht sinnvoll.

▪ **Indikation und Dosierung**

Indikationsbereich ist die postoperative Analgesie bei schwachen bis mittelstarken Schmerzen. Dosierung ist 0,3–0,7 mg/kg intravenös. Wegen eines ausgeprägten Ceiling-Effekts (d. h. die Erhöhung der Dosis bringt keine Wirkungssteigerung, aber vermehrt unerwünschte Wirkungen) ist eine Dosissteigerung nicht sinnvoll. Die Wirkung beginnt nach i.v.-Applikation nach 5 min, als Wirkdauer ist 3–5 h angegeben.

▪ **Pharmakokinetik**

Die Halbwertszeit beträgt 2–5 h. Pentazocin wird über Oxidation und Glucuronidierung eliminiert, es entstehen keine pharmakologisch aktiven Metaboliten.

▪ **Unerwünschte Wirkungen**

Nach Gabe von Pentazocin kann es zu einem RR-Anstieg kommen. Die übrigen Nebenwirkungen entsprechen denen eines Opioids.

1.11.10 Buprenorphin (Temgesic)

▪ **Wirkungsweise und klinische Indikation**

Buprenorphin ist ein μ-Rezeptorpartialagonist und ein κ-Antagonist mit Ceiling-Effekt. Eine Indikation besteht vor allem in der chronischen Schmerztherapie. Es ist bei i.v.-Gabe in etwa 50-mal stärker als Morphin wirksam; die Wirkung hält mit 6–8 h auch deutlich länger an. Buprenorphin ist als i.v./i.m.-Formulierung erhältlich, darüber hinaus stehen eine Sublingualtablette (besonders günstig bei Tumorpatienten) und ein transdermales Pflaster zur Verfügung.

▪ **Pharmakokinetik**

Die Halbwertszeit von Buprenorphin nach i.v.- oder i.m.-Gabe beträgt 3 h. Die Metabolisierung erfolgt in der Leber. Die Bioverfügbarkeit liegt nach sublingualer Applikation bei 50%.

▪ **Unerwünschte Wirkung**

Das Nebenwirkungsprofil gleicht dem anderer starker Opioide. Die Buprenorphin-bedingte Atemdepression ist nur bedingt durch Naloxon beherrschbar. Wirksam ist Doxapram. Bei schwerer Atemdepression ist eine künstliche Beatmung notwendig.

1.12 Inhalationsnarkotika

▪ **Pharmakodynamik**

Die Wirkung der Inhalationsnarkotika wird durch eine Hemmung der neuronalen Informationsübertragung erklärt, ist jedoch auch heute nur in Umrissen bekannt (▶ Abschn. 1.1.2). Im klinischen Bereich werden Inhalationsnarkosen über die Symptome in Stadien eingeteilt (Guedel-Schema, ◙ Abb. 1.23):

Im **Stadium I** schwindet das Bewusstsein, der Patient hat von nun an eine anterograde Amnesie. Eine geringgradige Analgesie ist vorhanden; Reflexe, Atmung und Herzkreislauf sind in ihrer Funktion normal.

Der kortikale Kontrollverlust führt im **Stadium II** zur Exzitation: Der Patient wird unruhig, der Muskeltonus nimmt zu, die Atmung ist unruhig, Reflexe sind – teilweise verstärkt – vorhanden. Die Pupillen sind weit. Dieses Exzitationsstadium ist auf

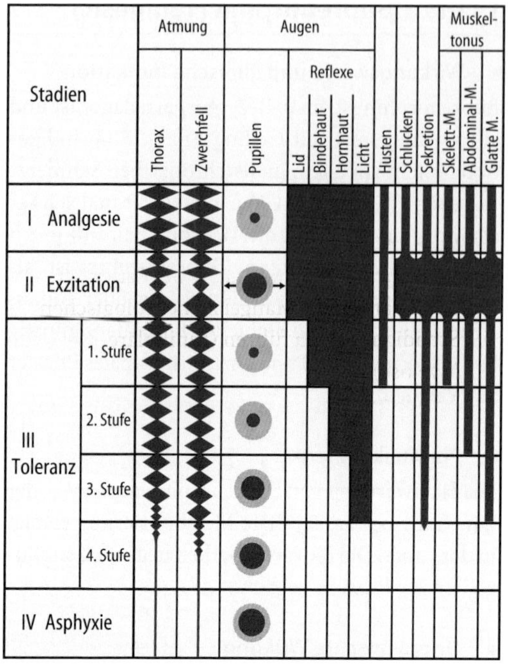

Abb. 1.23 Stadien der Inhalationsnarkose

die kortikale Enthemmung und auf die dann un-
kontrollierte Aktivität von Reflexzentren im Mittelhirn zurückzuführen. Muskeltonus und Herzfrequenz steigen an.

Mit zunehmender Narkosetiefe wird **Stadium
III** erreicht. Dieses ist gekennzeichnet durch stufenweise Abnahme der Reflextätigkeit, des Muskeltonus und der Atemtätigkeit sowie durch Zunahme
der Pupillenweite. Ab Stufe 1 des Stadiums III toleriert der Patient kleinere Eingriffe. Für größere Eingriffe (Eröffnung des Abdomens, des Thorax,
schmerzhafte Eingriffe an den Extremitäten) ist

Stufe 3 des Stadiums III notwendig. Stadium III ist
auf eine zunehmende Lähmung der Mittelhirnzen-
tren zurückzuführen.

Stadium IV der Inhalationsnarkose ist gekennzeichnet durch Sistieren der Atemtätigkeit, Kreislaufdepression und maximal geweitete Pupillen. Es
entspricht symptomatologisch dem Bulbärhirnsyndrom (▶ Kap. 24); alle vegetativen Zentren sind ausgeschaltet.

❯ Stadium IV ist ein lebensbedrohlicher Zustand,
  der auf alle Fälle vermieden werden muss!

Diese Stadienabfolge der Inhalationsnarkose wurde
von Guedel für die Äthernarkose beschrieben und
gilt streng genommen auch nur für diese Narkoseform. Im Zeitalter der Balanced Anaesthesia sieht
man diese klassische Abfolge nur noch selten (z. B.
bei der Maskennarkoseeinleitung nicht prämedi-
zierter Säuglinge).

❯ Die Inhalationsnarkose muss symptomatologisch als eine unspezifische reversible Unterdrückung der Hirnfunktionsleistungen
  gewertet werden, die zuerst Großhirn, dann
  Basalganglien, Kleinhirn, Rückenmark und
  schließlich vegetative Zentren (Atem- und
  Vasomotorenzentrum in der Medulla oblongata) betrifft.

Beim Abfluten des Narkotikums werden die einzelnen Zentren in der umgekehrten Reihenfolge wieder aktiv.

Tab. 1.5 Physikalische Eigenschaften und Metabolisierung

	Blut-Gas-Verteilungs-koeffizient	Gehirn-Blut-Vertei-lungskoeffizient	Dampfdruck bei 20°C	MAK [Vol%]	Metabolisie-rungsrate [%]
Lachgas	0,468	1,1	–	110	–
Isofluran	1,4	2,6	240	1,15	0,2
Sevofluran	0,65	1,7	160	2	3–5
Desfluran	0,45	1,3	669	6	0,02

1.12.1 Distickstoffmonoxid (Lachgas, N$_2$O, Stickoxydul)

Chemie
Eigenschaften von Lachgas:
- farb- und geruchloses Gas,
- keine Reaktion mit Metallen, Kalkabsorbern und Gummi.

Chemisch-physikalische Charakteristika
(☐ Tab. 1.5). Niedriger Blut-Gas-Koeffizient bedeutet ein schnelles Anfluten, niedriger Gewebe-Blut-Koeffizient bedeutet eine geringe narkotische Wirksamkeit.

Wirkungsprofil
Lachgas hat eine
- gute analgetische,
- schlechte hypnotische Wirkung (Bewusstlosigkeit tritt erst ab einem Anteil von 85% in der Einatmungsluft ein; dies würde für den Patienten aber Hypoxie bedeuten!) und
- keine muskelrelaxierende Wirkung.

Pharmakokinetik
Lachgas flutet rasch an, der Partialdruckausgleich ist schnell erreicht. Die Wirkung ist bereits nach 2–4 min nachweisbar. Lachgas fördert die Aufnahme anderer Gase (Second-Gas-Effekt, ▶ Abschn. 1.2.1).

Das Abfluten von Lachgas erfolgt ebenfalls rasch. In den Alveolen entsteht eine hohe Lachgaskonzentration, der PaO$_2$ nimmt ab (Diffusionshypoxie, ▶ Abschn. 1.2.1).

> ❯ Die Diffusionshypoxie tritt regelmäßig nach Lachgasapplikation auf und macht nach Abstellen der Lachgaszufuhr die Inhalation von 100% Sauerstoff erforderlich.

Unerwünschte Wirkungen
Unerwünschte Wirkungen können sein:
- **Gehirn**: Im Gehirn kommt es zu einer mäßigen Hirndruckerhöhung, was sich bei Patienten mit eingeschränkter zerebraler Compliance (▶ Abschn. 1.3) negativ auswirken kann. Deshalb: Lachgas ist kontraindiziert bei Patienten mit Zeichen eines erhöhten intrakraniellen Drucks (ICP)!
- **Herzkreislauf**: Geringgradige Myokarddepression, geringgradige periphere Vasokonstriktion, Erhöhung des pulmonal-arteriellen Drucks. Klinisch ist dies bei Patienten ohne dekompensierte Herzfehler und ohne erhöhten pulmonal-arteriellen Druck unbedeutend.
- **Vitamin B$_{12}$-Antagonismus**: Die Lachgasapplikation bei länger dauernder Operation steht auch in dem Verdacht, bei Patienten mit Vitamin B$_{12}$-Mangel zu neurologischen Schädigungen zu führen (funikuläre Myelose).
- **Atmung**: Keine Atemdepression, keine Steigerung der Sekretproduktion; Verminderung der pharyngealen und laryngealen Reflextätigkeit.
- Bei der Langzeitanwendung über 6 h: **Gefahr einer Depression des Knochenmarks** (Leukopenie, Thrombozytopenie).
- **Diffusion in Hohlorgane und Hohlräume**: Lachgas sammelt sich in Hohlorganen und iatrogen geschaffenen Hohlräumen an. Dies macht sich auf unterschiedliche Weise bemerkbar:
  - Lachgas diffundiert in die Paukenhöhle, drückt das Trommelfell nach vorne und erschwert auf diese Weise Tympanoplastiken (Operationen im Mittelohr);
  - Lachgas diffundiert in den Darm. Man sollte bei Ileus auf Lachgas verzichten oder den Lachgasanteil in der Inspirationsluft auf 50% begrenzen!
  - beim Pneumothorax: Diffusion von Lachgas in den Pleuraspalt, Zunahme des Pneumothorax (Spannungspneumothorax) mit möglicher Mediastinalverlagerung unter Beatmung mit einem Sauerstoff/Lachgas-Gemisch!
  - Die Diffusion von Lachgas in die Tubusmanschette des Trachealtubus (Cuff, ☐ Abb. 5.8, ▶ Abschn. 5.1) kann zu einer Druckerhöhung im Cuff und zu einer Druckschädigung an der Trachealschleimhaut führen. Deshalb sollte man den Druck in der Manschette routinemäßig überprüfen und, wenn nötig, korrigieren.

1

- **Indikation**

Lachgas wird heute in vielen Kliniken für entbehrlich gehalten und nicht mehr benutzt. Wird es dennoch angewandt, dann wird es dem Sauerstoff im Inspirationsgas beigemischt. Die Gründe für den zunehmenden Verzicht auf Lachgas: Patienten sind postoperativ schneller bewusstseinsklar, erbrechen weniger, zeigen keine Diffusionshypoxie. Darüber hinaus erfordert die Vorhaltung einer zentralen Gasversorgung mit Lachgas einen hohen technischen Aufwand. Viele Kliniken haben daher beim Bau neuer Operationssäle auf eine zentrale Versorgung mit Lachgas verzichtet.

Eine gewisse Renaissance hat das Medikament allerdings im Bereich der Sedierung für wenig schmerzhafte Eingriffe erfahren. Seit einigen Jahren ist eine feste, in Gasflaschen bevorratete Mischung aus Lachgas und Sauerstoff (50%/50%) auf dem Markt erhältlich. Diese wird aktuell wieder vermehrt im Bereich der Pädiatrie, der Zahnheilkunde und auch auf dem Gebiet der Geburtshilfe verwendet.

1.12.2 Isofluran (Forene)

- **Chemisch-physikalische Charakteristika**

☐ Tab. 1.5 und ☐ Abb. 1.24:
- Chlor-Trifluoräthyldifluormethyläther,
- farblose, klare Flüssigkeit,
- nicht explosiv und nicht entflammbar.

- **Wirkungsprofil**
- Gute hypnotische Wirkung,
- schwache analgetische Wirkung,
- gute muskelrelaxierende Wirkung.

- **Pharmakokinetik**

Wegen des relativen hohen Blut-Gas-Verteilungskoeffizienten flutet Isofluran relativ langsam an und ab. Dies macht sich vor allem nach mehrstündiger Applikation bei adipösen Patienten bemerkbar. Der MAC-Wert liegt bei 1,15 Vol%, wenn ausschließlich mit Sauerstoff beatmet wird; bei zusätzlicher Lachgasapplikation (70%) bei 0,5 Vol%.

- **Unerwünschte Wirkungen**
- **Herz und Kreislauf:** Isofluran führt über eine periphere Vasodilatation zu einem Abfall des arteriellen Blutdruckes. Kompensatorisch steigt die Herzfrequenz an. Es wirkt nur geringgradig negativ inotrop. Das Herzminutenvolumen fällt bei herzgesunden Patienten leicht, bei Patienten mit eingeschränkter Ventrikelfunktion deutlich ab. Aufgrund eines starken vasodilatatorischen Effekts im koronaren Gefäßbett kann es zu einer Umverteilung des Blutes in das »gesunde« Myokard kommen, während es im Myokard, das über die stenosierten Koronarien versorgt wird, zu Sauerstoff- und Substratmangel kommen kann. Dies nennt man das »Coronary-Steal-Phänomen«. Deshalb sollte Isofluran bei Patienten mit koronarer Herzerkrankung (KHK) nur sehr vorsichtig angewandt werden. Herzrhythmusstörungen löst Isofluran nicht aus.
- **Atmung:** Hier ergeben sich keine Unterschiede zu den anderen Inhalationsnarkotika; wie sie wirkt auch Isofluran atemdepressiv. Als Ätherabkömmling hat Isofluran einen stechenden Geruch. Eine Maskennarkoseeinleitung mit Isofluran zum Beispiel bei Kindern ist häufig mit Husten, Laryngospasmus und Zyanose verbunden. Das verzögert häufig die Narkoseeinleitung und egalisiert den zu erwartenden Zeitgewinn durch das schnelle Anfluten. Man kann diese unerwünschten Wirkungen auf den Respirationstrakt dadurch abmildern, indem man nur langsam die inspiratorische Narkosegaskonzentration von 0,4 über 1,0 auf 2,0% erhöht. Diese schonende Maskennarkoseneinleitung schützt jedoch nicht in jedem Falle vor den genannten unerwünschten Wirkungen, sodass Isofluran in der Kinderanästhesie keine weite Verbreitung gefunden hat. Isofluran wirkt bronchodilatatorisch.
- **Leber:** Nach Isoflurannarkosen kann es, wenn auch seltener als nach Halothannarkosen, zu den autoimmunologischen Veränderungen der Leber im Sinne eines schlagartig einsetzenden Leberversagens kommen. Auch nach Isoflurananwendung entsteht im Körper, wenn auch in deutlich niedrigerer Konzentration, Trifluoressigsäure, die als Hapten einen autoimmunologischen Prozess triggern kann. Mehrere Fallberichte weisen auf diese Gefahr hin. Insbesondere kann es nach einer Halo-

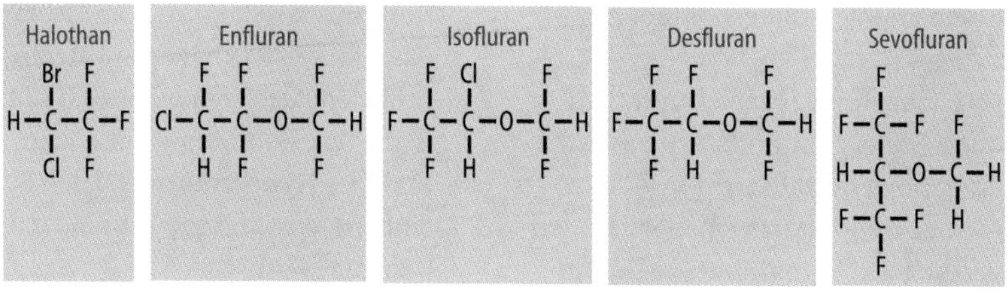

Abb. 1.24 Chemische Strukturformel der Inhalationsnarkotika

thansensibilisierung (▶ Abschn. 1.3.4) auch zu einem isofluranbedingten Leberversagen kommen (Kreuzimmunisierung).

- **Zerebrale Durchblutung:** Isofluran führt zu einer zerebralen Vasodilatation bei gleichzeitiger Reduktion des zerebralen Stoffwechsels. Die Nettoeffekte sind eine geringe Steigerung der zerebralen Durchblutung und ggf. ein milder Anstieg des ICP. Isofluran kann und wird in einigen Zentren für Narkosen bei intrakraniellen Eingriffen verwendet, bei erhöhtem intrakraniellem Druck sei hier aber zur Vorsicht geraten!
- **Uterus:** Isofluran relaxiert den Uterus, sodass bei Uterusatonie auf eine intravenöse Narkoseführung gewechselt werden soll (▶ Abschn. 13.6).
- **Maligne Hyperthermie:** Isofluran ist eine Triggersubstanz für die MH.

1.12.3 Sevofluran (Sevorane)

- **Chemisch-physikalische Charakteristika**
☐ Tab. 1.5 und ☐ Abb.1.24:
- Fluorierter Methyl-Isopropyläther,
- farblose, klare Flüssigkeit,
- nicht explosiv, nicht entflammbar.

- **Wirkungsprofil**
- Gute hypnotisch-narkotische Wirkung,
- geringe analgetische Wirksamkeit,
- geringe Muskelrelaxation.

Die MAC-Werte liegen für Erwachsene bei 2 Vol%, bei Kindern und Säuglingen bis 3 Vol%.

- **Pharmakokinetik**
Der niedrige Blut-Gas-Verteilungskoeffizient garantiert ein schnelles An- und Abfluten, eine zügige Inhalationseinleitung ist beim Kind und beim Erwachsenen möglich. Es hat einen angenehmen Geruch und reizt im Gegensatz zu Isofluran nicht die Atemwege.

Die Metabolisierungsrate ist höher als bei Isofluran: 3% (☐ Tab. 1.5). Es entsteht keine Trifluoressigsäure. Die Metabolite sind Fluoride sowie Hexafluorisopropanol; letztes wird durch das hepatische P450-System abgebaut und glukuronidiert ausgeschieden.

Die als nephrotoxisch beschriebenen Fluoridspiegel können nach Sevoflurananästhesie erreicht werden, ohne jedoch klinisch nachweisbar je zu einem Nierenversagen geführt zu haben. Man sollte jedoch bei Patienten mit terminaler Niereninsuffizienz Vorsicht walten lassen.

- **Erwünschte und unerwünschte Wirkungen**
- **Herz und Kreislauf:** Sevofluran führt zu einer systemischen Vasodilatation. Insgesamt zeichnet es sich im Vergleich mit den übrigen Inhalationsnarkotika durch einen geringen Einfluss auf die Hämodynamik aus.
- **Atmung:** Sevofluran wirkt wie alle anderen Inhalationsnarkotika atemdepressiv. Über eine Relaxation der Bronchialmuskulatur hilft es, den bronchialen Widerstand wie bei Isofluran zu vermindern.
- **Zentralnervös:** Sevofluran hat ein exzitatorisches Potential. Krampfanfälle unter Sevoflurananästhesien sind beschrieben; Vorsicht bei Epileptikern! Die Gehirndurchblutung nach Sevoflurananästhesie wird gesteigert,

insofern eignet sich auch Sevofluran nicht zur Anästhesie bei Patienten mit erhöhtem intrakraniellem Druck.

- **CO$_2$-Absorber:** Sevofluran reagiert mit dem CO$_2$-Absorber, wobei Compound A entsteht. Dieses Degradationsprodukt wird ins Blut aufgenommen und zur Niere transportiert, wo es im Tierversuch zu Nierenfunktionsstörungen führt. Erhöhte Compound-A-Werte wurden zwar auch nach Sevoflurannarkosen beim Mensch gemessen, Nierenschäden wurden jedoch selbst mit differenzierten Funktionstests nicht festgestellt. Möglicherweise schützt ein in den Nierenzellen des Menschen vorhandenes Enzym, die Betalyase, die menschliche Niere vor einer Schädigung durch Compound A, in dem es diese Substanz abbaut. Dennoch sollte man bei Patienten mit Nierenschädigung die notwendige Vorsicht bei der Anwendung von Sevofluran walten lassen.

❶ Trockener Atemkalk bei Sevofluorananästhesien!

- Bei trockenem CO$_2$-Absorber kommt es zu einer exzessiven Degradation von Sevofluran im CO$_2$-Absorber: Hohe Compound-A-, aber auch -B-, -C-, -D- und -E-Werte können entstehen, die Absorbertemperatur steigt rapide bis auf Werte von 150°C, den Patienten erreicht dann nur wenig Sevofluran, er schläft schlecht ein oder wacht schnell wieder auf. Berichte über ein thermisches Inhalationstrauma und eine starke Atemreizung sind erschienen (▶ Abschn. 1.3).

❷ Die Reaktion von Sevofluran mit dem Atemkalk ist stark abhängig vom Frischgasfluss und dem Wassergehalt des Absorbers. Je niedriger der Frischgasfluss, desto stärker ist die Reaktion von Sevofluran mit dem CO$_2$-Absorber. Deshalb sind in den USA Niedrigflussnarkosen unter 1 l/min mit Sevofluran nicht gestattet. Abhängig ist die Compound-A-Bildung von dem Wassergehalt des CO$_2$-Absorbers (Wassergehalt normalerweise 14–18 g/l).

- **Leber:** Leberzellnekrosen sind auch nach Sevoflurannarkosen beschrieben. Der Entstehungsmechanismus ist ungeklärt.

- **Postoperative Unruhezustände:** Nach Sevoflurannarkosen kommt es insbesondere bei Kleinkindern gehäuft zu Unruhe. Die intraoperative Gabe von Clonidin hilft, diesen Unruhezuständen vorzubeugen.
- **Maligne Hyperthermie:** Auch Sevofluran ist eine Triggersubstanz für eine maligne Hyperthermie (▶ Abschn. 9.2).

1.12.4 Desfluran (Suprane)

- **Physikalisch-chemische Charakteristika**
  ◘ Tab. 1.5 und ◘ Abb. 1.24:
- Fluorierter Methyläther (ähnlich dem Isofluran, ein Chloridion ist gegen ein Fluoridion ausgetauscht),
- stechender, unangenehmer Geruch,
- farblose, klare Flüssigkeit,
- nicht explosiv und nicht entflammbar.

- **Wirkungsprofil**
- Gute hypnotische Wirksamkeit,
- schwache analgetische Wirkung,
- geringe muskelrelaxierende Wirkung.

- **Pharmakokinetik**
Desfluran flutet aufgrund seines niedrigen Blut-Gas-Verteilungskoeffizienten (ähnlich wie Lachgas) rasch an und ab. Dadurch ist Desfluran besser steuerbar als alle bisher besprochenen Inhalationsnarkotika.

Desfluran ist das am schwächsten wirkende Inhalationsnarkotikum. Deshalb liegt der MAC-Wert bei 6,5%, bei Kindern gar bei 9–12 Vol%. Aufgrund seiner physikalischen Eigenschaften ist Desfluran über herkömmliche Verdampfer nicht ausreichend kontrollierbar zu verabreichen. Es wird deshalb in einem speziellen Verdampfer auf deutlich über Raumtemperatur erwärmt und dann dem inspiratorischen Gasgemisch hinzu gefügt. Desfluran wird praktisch nicht metabolisiert (◘ Tab. 1.5).

- **Unerwünschte Wirkungen**
- **Atmung:** Wie alle Inhalationsnarkotika wirkt Desfluran atemdepressiv. Darüber hinaus führt es zu erheblichen Atemwegsirritationen, wenn man die Narkose als Maskennarkose mit

Desfluran einleitet: Wegen des stechenden Geruches entstehen in hoher Inzidenz Laryngospasmus, Hustenattacken und Zyanose. Deshalb muss eine Desflurananästhesie immer intravenös eingeleitet werden.

- **Herz und Kreislauf:** Die Wirkung auf Herz und Kreislauf ähneln denen des Isoflurans. Pointiert ist allerdings die Herzfrequenzsteigerung unter Desfluran! Leichter Blutdruckabfall, leichte negativ-inotrope Wirkung, Abfall des peripheren Widerstandes und insbesondere die beträchtliche Herzfrequenzsteigerung belasten die myokardiale Sauerstoffbilanz im Sinne einer Verschlechterung. Bei Patienten mit koronarer Herzerkrankung sollte Desfluran nie als Mononarkotikum, sondern nur mit Opioidsupplementation angewandt werden.

- **Zentralnervös:** Desfluran hat kein exzitatorisches Potential. Es führt über eine Gefäßdilatation zu einer vermehrten Durchblutung des Gehirns bei gleichzeitig reduzierter Stoffwechselaktivität. Es sollte, wie alle anderen Inhalationsnarkotika, deshalb bei neurochirurgischen Operationen mit Vorsicht eingesetzt werden.

- **Leber:** Da Desfluran zur Trifluoressigsäure abgebaut wird, kann es auch zu einem fulminanten Leberversagen führen. Fallberichte darüber liegen vor.

- **Uterus:** Auch hier unterscheidet sich Desfluran nicht von den Effekten anderer Inhalationsnarkotika: Uterusrelaxation

❶ Uterusatonie!

- Reaktion mit dem CO_2-Absorber: Eine Degradation wie bei Sevofluran findet nicht statt. Die CO-Bildung kann jedoch beträchtlich sein (▶ Abschn. 1.3).

1.12.5 Organprotektion durch volatile Anästhetika

- Ein nicht unerheblicher Anteil des im Rahmen von Ischämien entstehenden Schadens resultiert aus der Bildung von reaktiven Sauerstoffradikalen im Rahmen der Reperfusion des ischämischen Areals. Bereits Mitte der 80er Jahre konnte gezeigt werden, dass eine Serie kurzer Phasen von Ischämie und Reperfusion vor einer längerdauernden Koronarokklusion zu einem deutlich verringerten Reperfusionsschaden führt. Dieses Phänomen wurde als »Ischämische Präkonditionierung« bekannt und wird unter anderem über eine Aktivierung von ATP-abhängigen Kalium-Kanälen vermittelt. Ende der 90er Jahre konnte gezeigt werden, dass diese Kanäle ebenfalls durch die Gabe von Isofluran in einer Dosis von 0,5 MAC über mehrere Minuten aktiviert werden und eine sogenannte anästhetika-induzierte Präkonditionierung bedingen. Dieser Effekt lässt sich ebenfalls für Sevofluran und Desfluran nachweisen. Aktuelle Richtlinien empfehlen den Einsatz volatiler Anästhetika demzufolge bei nicht-kardiochirurgischen Eingriffen bei Patienten mit erhöhtem Risiko einer myokardialen Ischämie.

1.13 Muskelrelaxanzien

- **Chemie und Wirkungsweise**

An ihrer Reaktion mit dem postsynaptischen Acetylcholinrezeptor lassen sich depolarisierende und nichtdepolarisierende Muskelrelaxanzien unterscheiden.

Ein Vertreter der depolarisierenden Muskelrelaxanzien ist das Succinylcholin (= Suxamethonium). Chemisch gesehen handelt es sich um eine Verbindung von zwei Acetylcholinmolekülen. Succinylcholin reagiert mit dem Rezeptor und führt, wie Acetylcholin, zu einer Depolarisation. Diese wird auf den Muskel übertragen, was klinisch an Muskelfaszikulationen am ganzen Körper nachweisbar ist. Die Acetylcholinesterase kann aber Succinylcholin nicht abbauen. Dies bewirken stattdessen die Pseudocholinesterasen im Blut, die eine solch hohe Abbaukapazität besitzen, dass nur 10–15% des injizierten Succinylcholins die motorische Endplatte erreichen. Die Wirkung von Succinylcholin an der motorischen Endplatte wird dann durch Diffusion in die Extrazellulärflüssigkeit der Muskelfaser beendet. In der Zeit bis zum Abbau des Succinylcholins ist der Rezeptor besetzt und kann nicht auf Acetylcholin reagieren, auch wenn dies weiterhin aus den präsynaptischen Vesikeln abgegeben wird: Der Muskel ist gelähmt.

Zu den nichtdepolarisierenden Muskelrelaxanzien zählen Tubocurarin, Alcuroniumchlorid, Pancuronium, Vecuronium, Rocuronium sowie Atracurium und Mivacurium. Diese nichtdepolarisierenden Muskelrelaxanzien besetzen den postsynaptischen Acetylcholinrezeptor, ohne die Endplattenmembran zu depolarisieren. Durch diese Hemmung wird die Erregungsüberleitung verhindert (kompetitive Hemmung). Zu einer Erregungsübertragung kommt es erst wieder, wenn das nichtdepolarisierende Muskelrelaxans abgebaut ist oder durch eine hohe Acetylcholinkonzentration aus der Rezeptorverbindung verdrängt wird. Eine Antagonisierung der nichtdepolarisierenden Muskelrelaxanzien kann erfolgen, indem durch Acetylcholinesterasehemmung die Konzentration von Acetylcholin am Rezeptor erhöht und dadurch das Muskelrelaxans verdrängt wird.

Während nichtdepolarisierende Muskelrelaxanzien durch eine Hemmung der Acetylcholinesterase antagonisierbar sind (► Abschn. 1.16.3), gelingt dieses bei depolarisierenden Muskelrelaxanzien nicht.

■ **Besonderheiten**
Die Muskelrelaxanzien wirken nicht an allen Muskeln zur gleichen Zeit: Zuerst werden die kleinen Muskeln von Augen, Fingern, Zehen und Kiefer gelähmt, danach folgen die Muskeln der Extremitäten, von Hals und Stamm, schließlich die Interkostalmuskeln und zuletzt das Zwerchfell.

Succinylcholin überwindet in einem minimalen Prozentsatz die Plazenta, sodass bei der Anwendung bei einer Entbindung keine negativen Auswirkungen auf das Neugeborenen beobachtet wurden. Die nichtdepolarisierenden Muskelrelaxanzien passieren ebenfalls auch nur in Spuren die Plazenta und führen deshalb ebenfalls nicht zu einer Muskelrelaxation beim Neugeborenen. Nebenbei: Es sind bei der Sectio auch nur sehr geringe Dosierungen an Muskelrelaxanzien erforderlich.

■ **Beurteilung des Muskeltonus nach Muskelrelaxation und postoperative Restcurarisierung**
Klinische Kriterien für einen ausreichenden Muskeltonus nach Muskelrelaxation sind:
— Kopf und Arme für mindestens 10 sec anheben,
— Hände fest drücken können,

Nicht ausreichend ist der Muskeltonus, wenn der Patient nur die Augen öffnen kann.

Einen Muskelrelaxanzienüberhang erkennt man klinisch an:
— hochfrequentem, flachem Atem,
— Tachykardie und Hypertonus (Stress),
— Atemnotgefühl und
— Unruhe des erwachenden Patienten.

Die postoperative Restcurarisierung (PORC)
— beinträchtigt die Schutzreflexe (Husten, Schlucken),
— kann zu einer Verlegung der Atemwege führen,
— schwächt die Atemmuskulatur.

Gefährdet sind die Patienten für postoperative pulmonale Komplikationen (Atelektasen, Infiltrate auf der Basis einer Mikroaspiration). Die postoperative Restcurarisierung wird verstärkt durch
— Inhalationsnarkotika,
— Antibiotika (Aminoglykoside, Tetracycline),
— Betablocker,
— Diuretika,
— Kalziumantagonisten,
— Magnesium.

Um eine PORC auszuschließen, ist deshalb ein **neuromuskuläres Monitoring** zwingend erforderlich (► Abschn. 6.4).

Lassen sich die Relaxanzien nicht antagonisieren oder besteht dafür eine Kontraindikation, dann besteht eine Indikation zur Nachbeatmung, bis die Wirkung des Relaxanz abgeklungen ist.

■ **Pharmakokinetik**
Bei Succinylcholin wie auch beim Mivacurium spielt die Metabolisierung die ausschlaggebende Rolle. Sie ist abhängig vom Enzym Pseudocholinesterase, das genetisch bedingte Varianten hat. Kli-

nisch relevant sind homozygote Erbträger (Häufigkeit < 1:2000). Bei dieser Personengruppe kann die Wirkung von Suxamethonium und Mivacurium mehrere Stunden anhalten.

Bei den nichtdepolarisierenden Muskelrelaxanzien steht
— bei Pancuronium, Alcuroniumchlorid die renale Ausscheidung und
— beim Vecuronium und Rocuroniumbromid die biliäre Exkretion im Vordergrund.

Das Atracurium sowie das Cis-Atracurium werden organunabhängig über eine spezielle chemische Abbaureaktion, die Hofmann-Elimination, abgebaut.

1.13.1 Depolarisierende Muskelrelaxanzien

■ Präparate
Succinylcholin = Suxamethonium (Lysthenon)

■ Indikation
Succinylcholin ist zur Intubation bei nicht nüchternen Patienten und zur Unterbrechung eines Laryngospasmus indiziert.

■ Dosierung
Die Dosierung liegt bei 0,75–1 mg/kg. Fraktionierte Repetitionsdosen von 0,5 mg/kg sind erlaubt. Die Gesamtdosis sollte 5 mg/kg nicht übersteigen, da sonst eine kompetitive Hemmung eintritt. Depolarisierende Muskelrelaxanzien können in dieser hohen Dosierung oder wiederholter Gabe zu einem sog. »Dualblock« führen: Die zunächst bestehende Dauerdepolarisation (Phase I) wird durch eine Phase der Membranstabilisierung (Phase II) abgelöst, in der diese Substanz wie ein nicht-depolarisierendes Muskelrelanxans wirkt.

■ Unerwünschte Wirkungen
Sie betreffen vor allem die Atmung (wenn Succinylcholin nicht abgebaut werden kann), das Reizleitungssystem des Herzens, den Kaliumhaushalt (Hyperkaliämie), die Muskulatur sowie die Steigerung des intraokulären und intragastralen Druckes.

■ ■ Atmung
Die protrahierte Apnoe (>3 min) nach Succinylcholingabe ist Folge eines Pseudocholinesterase-(PCHE-)Mangels (▶ Abschn. 1.1.3). Dieser kann folgendermaßen entstanden sein:
— Angeboren: Ein genetisch bedingter PCHE-Mangel oder eine atypische PCHE liegen bei ca. 0,1% aller Menschen vor.
— Physiologisch: Bei Neugeborenen in den ersten sechs Monaten und bei Schwangeren 3 Monate vor bis 3 Tage nach der Geburt.
— Erworben: Bei schweren Leberzirrhosen kann die PCHE-Aktivität vermindert sein.

Laborchemisch kann dies mit der Dibucainzahl quantifiziert werden. Dibucain ist ein Lokalanästhetikum, das die Pseudocholinesterase hemmen kann. Normalerweise hemmt Dibucain die Pseudocholinesterase um 20%. Bei genetischen Varianten kann diese Hemmung bis auf 80% ansteigen. (◘ Tab. 1.6).

Therapeutische Möglichkeiten:
— Beatmung unter Sedierung, bis die Restaktivität der PCHE das Succinylcholin abgebaut hat;
— Substitution von PCHE durch Frischplasma

◘ **Tab. 1.6** Inzidenz atypischer Cholinesterasen vom Typ 2 (Pseudocholinesterasen), Dibucain-Zahl und Wirkdauer von Succinycholin und Mivacurium

Gentyp	Inzidenz	Dibucainzahl	Wirkdauer von Succinylcholin und Mivacurium
Homozygot normales Gen	Normal	80	Normal
Heterozygotes Gen	1/500	50	gering verlängert (2–3 h)
Homozygot atypisches Gen	1/3000	20	stark verlängert (5–9 h)

▪▪ Reizleitungssysteme des Herzens

Es kommt nach Succinylcholingaben zu

- **Sinusbradykardien:** Sie werden erklärt durch eine Aktivierung des Parasympathikus bei jenen Patienten, bei denen der Sympathikus überwiegt (vor allem bei Kindern und Schwangeren). Es kommt jedoch fast immer wieder spontan zur Normalfrequenz; wenn nicht, ist Atropin oder in Extremfällen Adrenalin indiziert,
- **Knotenrhythmen:** Sie entstehen wahrscheinlich durch Unterdrückung der Sinusknotenfunktion. Der AV-Knoten springt als Schrittmacher ein. Therapie ist meist nicht notwendig;
- **ventrikulären Arrhythmien:** Das Succinylcholin führt zu einer verstärkten Arrhythmiebereitschaft des Myokards. Ventrikuläre Arrhythmien werden häufig bei Nachinjektion registriert, können aber bereits bei der Erstinjektion auftreten.

▪▪ Störungen des Elektrolythaushalts

Succinylcholin bewirkt durch Öffnen der Ionenkanäle einen Kaliumaustritt aus den Zellen. Der geringe Kaliumanstieg im Plasma hat beim Patienten ohne Vorerkrankungen jedoch keine klinische Bedeutung. Unter pathologischen Bedingungen wurden jedoch schon Kalium-Anstiege bis auf 12 mval/l beobachtet. Ein solcher Kaliumanstieg hat fatale Folgen: Kammerflimmern, Asystolie. Gefährdet sind Patienten mit

- Niereninsuffizienz,
- ausgedehnten Verbrennungen (ab dem 3. Tag),
- Immobilisation ab dem 2.-3. Tag (querschnittsgelähmte Patienten, Langliegepatienten), ursächlich ist eine vermehrte, immobilisationsbedingte Expression von ACh-Rezeptoren in der Muskulatur,
- massiven Weichteilverletzungen,
- Sepsis,
- Polytraumen (>1 Woche).

▪▪ Rhabdomyolyse

Succinylcholin kann auch eine Rhabdomyolyse triggern: Dies führt zu einem akuten Muskelzellzerfall, schwerer Hyperkaliämie und Herzstillstand! Diese Patienten sind schwer zu reanimieren.

▪▪ Muskelkater

Postoperativ klagen viele Patienten über Muskelkater. Diese Myalgie ist Folge des succinylcholinbedingten Muskelfaszikulierens. Morphologisches Substrat sind feine Muskelrisse. Durch die Vorgabe einer kleinen Dosis eines nichtdepolarisierenden Muskelrelaxans (sog. Präcurarisierung), die bereits eine partielle Blockade der Rezeptoren hervorruft, verhindert die Entstehung der Myalgien nicht sicher und kann ihrerseits bereits eine Ateminsuffizienz auslösen. Aus diesem Grund wird hierauf heutzutage in der Regel verzichtet.

▪▪ Steigerung des intraokulären Drucks

Der intraokuläre Druck steigt durch Kontraktion der Augenmuskeln. Für den Patienten mit Glaukom hat dies eine relativ geringe Bedeutung, da der Druck bald wieder abnimmt. Fatal wirkt sich jedoch die Drucksteigerung beim Patienten mit perforierenden Augenverletzungen aus: Augeninhalt kann austreten. Succinylcholin sollte deshalb bei diesen Patienten nicht eingesetzt werden.

▪▪ Steigerung des intragastralen Drucks

Durch Faszikulieren von Bauchwand und Zwerchfell steigt der intragastrale Druck an. Mit einer kleinen Dosis an nichtdepolarisierenden Muskelrelaxanzien könnte man diesen Faszikulationen vorbeugen. Dies ist jedoch nicht sinnvoll, da durch die Präcurarisierung auch der Sphinktertonus zwischen Ösophagus und Magen beeinträchtigt wird. Deshalb wird heute auf eine Präcurarisierung bei der RSI verzichtet (▶ Abschn. 5.1.4 und 9.3.8).

▪▪ Maligne Hyperthermie

Succinylcholin zählt zu den Triggersubstanzen. Verdacht schöpfen sollte man, wenn trotz Succinylcholingabe die Kiefermuskulatur rigide bleibt und so die Intubation erschwert ist. Die Behandlung orientiert sich an den in ▶ Abschn. 9.2 geschilderten Richtlinien.

> **❯** Die Fülle an unerwünschten Wirkungen haben dazu geführt, dass in vielen Kliniken Succinylcholin, insbesondere bei Kindern, nur noch unter strenger Indikation eingesetzt wird: zur Ileuseinleitung (▶ Abschn. 9.3.8) und zur Behandlung eines Laryngospasmus.

Die routinemäßige Intubation erfolgt immer mit einem nichtdepolarisierenden Muskelrelaxans (z. B. Atracurium, Vecuronium).

1.13.2 Nichtdepolarisierende Muskelrelaxanzien

■ **Vecuronium (Norcuron)**
■ ■ **Chemie und Wirkungsweise**
Dieses nichtdepolarisierende Muskelrelaxans hat ein Steroidgerüst, das vom Pancuronium abgeleitet ist. Wirkungsbeginn ist nach 2–3 min, die Wirkdauer beträgt 20–40 min, der Erholungsindex 10–15 min (◘ Tab. 1.7). Wegen seiner kurzen Wirkdauer und besseren Steuerbarkeit hatte es nach seiner Einführung rasch weite Verbreitung gefunden. Heute ist es jedoch weitgehend durch Rocuronium ersetzt. Dosierung: 0,1 mg/kg.

■ ■ **Pharmakokinetik und unerwünschte Wirkungen**
Vecuroniumbromid wird von der Leber aufgenommen und zu 50% biliär sezerniert, der Rest wird über die Niere ausgeschieden. Es ist nicht plazentagängig. Anaphylaxien sind selten.

■ **Rocuronium (Esmeron)**
■ ■ **Chemie und Wirkungsweise**
Die Wirkungsstärke beträgt nur 1/6 von Vecuronium (es ist ein Stereoisomer des Vecuronium, quasi sein »Bruder«). Es muss demnach die 6fach höhere Dosis gegeben werden. Daraus resultiert: Schneller Wirkungsbeginn von 1–2 min. Dosierung: 0,6 mg/kg.

Die Wirkdauer wird mit 30–40 min angegeben, der Erholungsindex (Erholung der neuromuskulären Funktion von 25% auf 75% des Ausgangswerts) mit 10–15 min. Hier ist es mit dem Vecuronium vergleichbar (◘ Tab. 1.7).

Rocuronium ist nach Succinylcholin das Muskelrelaxans mit der schnellsten Onset-Zeit. Gegenüber Vecuronium ergeben sich insgesamt jedoch nur geringe klinische Vorteile.

■ ■ **Pharmakokinetik und unerwünschte Nebenwirkungen**
Rocuronium wird zu 70% über die Leber und zu 20% über die Niere ausgeschieden.

Die intravenöse Applikation ist bei einer Injektion in kleine Venen sehr schmerzhaft, deshalb ist es vor allem in der Kinderanästhesie nicht sehr verbreitet. Schwere Anaphylaxien sind beschrieben.

■ **Rapid-Sequence-Induction**
Verabreicht man Rocuronium in einer Dosis von 0,9 mg/kg, so reduziert sich die Anschlagszeit auf Werte vergleichbar mit Succinylcholin. Auf diese Weise lässt sich eine RSI unter Vermeidung der unerwünschten Nebenwirkungen von Succinylcholin durchführen. Zu beachten ist jedoch, dass sich die Wirkdauer von Rocuronium in dieser Dosierung auf circa 90 Minuten verlängert! Aufgrund der

◘ **Tab. 1.7** Nichtdepolarisierende Muskelrelaxanzien: Dosierung, Onset time, klinische Wirkdauer (Duration 25%), Erholungsindex

	NMR	Dosierung (mg/kg kg)	Onset-time [min]	Klinische Wirkdauer Duration 25% [min]	Erholungsindex [min]
Steroidmuskelrelaxanzien	Pancuronium	0,05–0,1 mg/kg	2–6	50–100	30
	Vecuronium	0,1 mg/kg	2–3	20–40	10–15
	Rocuronium	0,6 mg/kg	1–2	20–40	10–15
Benzylisochinolinderivate	Atracurium	0,5 mg/kg	2–3	20–40	10–15
	Cis-Atracurium	0,1 mg/kg	3–5	20–40	10–15
	Mivacurium	0,1–0,2 mg/kg	2–4	8–20	7

Markteinführung des sehr schnell wirksamen Antagonisten Sugammadex (▶ Abschn. 1.16.3) wird diese lange Wirkdauer heute jedoch als weniger kritisch angesehen.

■ Atracurium (z. B. Tracrium)
■ ■ Chemie und Wirkungsweise

Atracurium ist chemisch ein Benzylisochinolinderivat und stellt ein Gemisch aus 10 Stereoisomeren dar. Mit dem Wirkungsbeginn ist nach 2–3 min zu rechnen. Wirkdauer 20–40 min, Erholungsindex 10 min (◘ Tab. 1.7). Dosierung: 0,5 mg/kg.

■ ■ Pharmakokinetik und unerwünschte Wirkungen

Atracurium wird zu 1/3 über die Hofmann-Reaktion organunabhängig metabolisiert, zu 2/3 über unspezifische Plasmaesterasen (nicht Pseudocholinesterasen, deshalb auch keine Wirkungsverlängerung durch genetische Varianten). Atracurium setzt Histamin frei, was sich aber meist nur in einer passageren Hautrötung zeigt; schwere Anaphylaxien sind möglich.

■ Cisatracurium (Nimbex)
■ ■ Chemie und Wirkungsweise

Cisatracurium ist eines der Stereoisomere des Atracuriums. Es ist 3- bis 4-mal stärker als Atracurium und wird deshalb niedriger dosiert. Dosierung: 0,1 mg/kg. Die Anschlagzeit ist mit bis zu 3–4 min jedoch deutlich länger als bei Atracurium.

■ ■ Pharmakokinetik

70–80% von Cis-Atracurium wird ebenfalls über die Hofmann-Reaktion organunabhängig eliminiert. Die Histaminausschüttung ist geringer als bei Atracurium.

■ Mivacurium (Mivacron)
■ ■ Chemie und Wirkungsweise

Mivacurium ist wie Atracurium ein Benzylisochinolinderviat. Mit einer Wirkdauer von 8–12 min ist es das am kürzesten wirkende nichtdepolarisierende Muskelrelaxans. Der Wirkungsbeginn liegt bei 2–3 min (◘ Tab. 1.7). Dosierung: 0,1–0,2 mg/kg.

■ ■ Pharmakokinetik und unerwünschte Wirkungen

Mivacurium wird zu 95% über die Pseudocholinesterase abgebaut. Deshalb muss wie beim Succinylcholin mit einer deutlichen Wirkungsverlängerung bei genetischen Varianten gerechnet werden.

Als unerwünschte Wirkung tritt häufig ein Flush auf, getriggert über eine Histaminausschüttung.

■ Interaktionen

Interaktionen von nichtdepolarisierenden Muskelrelaxanzien mit anderen Medikamenten sind von großer klinischer Bedeutung.

■ ■ Wirkungsverstärkung
Diese erfolgt durch
- Antibiotika aus der Aminoglykosid- und Tetrazyklinreihe in hoher Dosierung, Amphotericin B (Wirkungsmechanismus: Verminderung der ACH-Freisetzung);
- Antiarrhythmika (Lokalanästhetika) wie Xylocain, Procain, Chinidin (Wirkungsmechanismus: Hemmung der Impulsweiterleitung an der motorischen Endplatte);
- Inhalationsnarkotika wie Isofluran, Sevofluran, Desfluran (Wirkungsmechanismus: Reduktion des Endplattenpotentials);
- Hypokaliämie (hyperpolarisierte postsynaptische Membran);
- Hypokalziämie (verminderte ACH-Freisetzung);
- Hypermagnesiämie (verminderte ACH-Freisetzung).

■ ■ Wirkungsverminderung
Sie resultiert aus
- Hyperkaliämie,
- Hyperkalziämie,
- Hypomagnesiämie.

■ ■ Anwendung bei Patienten mit Muskelerkrankungen

❯ Nichtdepolarisierende Muskelrelaxanzien sind bei zahlreichen Muskelerkrankungen nur mit großer Vorsicht anzuwenden!

Für die Anästhesie ist besonders die **Myasthenia gravis** wichtig. Diese Patienten haben bereits eine Muskelschwäche und reagieren sehr empfindlich auf nichtdepolarisierende Muskelrelaxanzien. Man leitet bei diesen Patienten die Narkose mit einem intravenösen Hypnotikum ein und hält sie mit einem Inhalationsnarkotikum aufrecht. Bei entsprechender Narkosetiefe lassen sich die Patienten meist ohne Relaxans atraumatisch intubieren. Opioide sind bei diesen Patienten wegen des atemdepressiven Effektes ebenfalls vorsichtig einzusetzen.

❯ Bei Myotonien und Muskeldystrophien (z. B. Myotonie Curschmann-Steinert) ist Succinylcholin kontraindiziert.

Diese Patienten reagieren auf nicht-depolarisierende Muskelrelaxanzien meist normal. Nach Applikation von Succinylcholin kann es jedoch zu einer generalisierten Kontraktur der Skelettmuskulatur kommen, die eine Beatmung unmöglich macht. Therapie: Relaxation mit nichtdepolarisierenden Muskelrelaxanzien.

1.14 Nichtopioidanalgetika

1.14.1 Paracetamol (Benuron, Paracetamol ratiopharm)

■ Wirkungsweise und Indikationsbereich

Paracetamol gehört zu den nichtsauren antipyretischen Analgetika. Seine Wirkungsweise ist vermutlich in der Hemmung der Prostaglandinsynthese im ZNS begründet. Es hat einen schwachen analgetischen und einen antipyretischen, aber keinen entzündungshemmenden Effekt.

Der Indikationsbereich sind leichte Schmerzen in der postoperativen Phase, sowie als Komponente der chronischen Schmerztherapie (▶ Kap. 43).

■ Pharmakokinetik und unerwünschte Wirkung

Paracetamol kann i.v., per os oder rektal appliziert werden. Es wird in der Leber abgebaut.

Dosierung: 15 mg/kg, Tageshöchstdosis 60 mg/kg.

Intravenöse Gabe bei Kindern unter 10 kg: 7,5 mg/kg, Tageshöchstdosis 30 mg/kg

❯ Beim Abbau von Paracetamol können neben unschädlichen Glukuronidierungskonjugaten auch toxische Metabolite entstehen, die durch die körpereigene Glutathionreserve eliminiert werden können. Reicht diese Glutathionreserve nicht aus (vorgeschädigte Leber, Alkoholismus, toxische Paracetamoldosis etc.), so werden verstärkt toxische Produkte gebildet, die die Leber zerstören.

Typischerweise gibt es zwischen der Applikation und den ersten Symptomen der progredienten Leberinsuffizienz ein symptomfreies Intervall von 1–2 Tagen, das therapeutisch genutzt werden muss! Antidot bei einer Paracetamol-Intoxikation: Acetylcystein! Gefährlich sind Paracetamol-Dosierungen von über 100 mg/kg/Tag beim Erwachsenen. Paracetamol-Intoxikationen sind die häufigsten Indikationen für eine notfallmäßige Lebertransplantation.

1.14.2 Metamizol (Novalgin)

■ Wirkungsweise und Indikationsbereich

Metamizol ist ein nichtsaures antipyretisches Analgetikum. Es wirkt fiebersenkend und analgetisch bei schwachen bis starken Schmerzen. Aufgrund seiner relaxierenden Wirkung auf die glatte Muskulatur ist es auch bei spastisch bedingten Schmerzen einsetzbar.

■ Pharmakokinetik und unerwünschte Wirkung

Metamizol wird im perioperativen Bereich meist intravenös eingesetzt.

❯ Hier muss große Vorsicht walten: Der muskelrelaxierende Effekt betrifft auch die Gefäßmuskulatur! Dadurch kommt es bei rascher Injektion zu einer Vasodilatation mit der möglichen Folge eines Schockzustandes! Deshalb titrierende Dosierung!

Eine weitere gefürchtete Komplikation der Metamizol-Gabe ist die Agranulozytose. Diese ist allergisch vermittelt, Angaben über die Häufigkeit des Auftretens schwanken zwischen 1:1.500 und 1:1.000.000. Bei Verwendung des Medikaments ist aufgrund dieser potentiell schwerwiegenden Nebenwirkung streng auf den Indikationsbereich (starke Schmerzen, Koliken, therapieresistentes Fieber) zu achten! Nicht angewendet werden darf es bei Patienten mit Glucose-6-Phosphat-Dehydrogenase-Mangel. In seltenen Fällen kann es auch zu einer schweren anaphylaktischen Reaktion kommen! Die Applikation sollte langsam i.v. oder am besten über eine Kurzinfusion (20 min) erfolgen; und dies bedeutet jedoch keine Sicherheit, dass eine Anaphylaxie vermieden wird.

1.14.3 Acetylsalicylsäure (Aspirin, ASS ratiopharm)

- **Wirkungsweise und Indikation**

ASS ist ein saures antiphlogistisches und antipyretisches Analgetikum und wirkt über eine Hemmung der Prostaglandinsynthese. Die analgetische Wirkung hilft nur bei schwachen bis mittelstarken Schmerzen. Darüber hinaus liegt eine antipyretische und antiinflammatorische Wirkung vor. Hauptindikationsfeld ist die ambulante Schmerztherapie (Zahn- und Kopfschmerzen etc.). In der chronischen Schmerz- und Tumorschmerztherapie wird es seltener adjuvant eingesetzt.

- **Pharmakokinetik und unerwünschte Wirkungen**

ASS wird im Magen resorbiert. Sie wird in den Magenzellen esterolytisch gespalten. Sie reichert sich nicht nur in dem sauren Milieu des entzündlichen Gewebes an, sondern auch in den Magenzellen und in den Zellen der Nierentubuli. Nach ASS-Einnahme kann es zu Magenbeschwerden bis hin zu Ulzera und Blutungen kommen.

ASS hemmt irreversibel die Thromboxansynthetase der Thrombozyten. Man nützt diese unerwünschte Wirkung heute weltweit zur antithrombotischen Prophylaxe nach Herzinfarkt und apoplektischem Insult in niedriger Dosierung von 50–100 mg/Tag ASS.

> ❷ Die Thrombozytenfunktion normalisiert sich nach ASS-Gabe erst dann wieder, wenn alle komplett irreversibel gehemmten Thrombozyten durch neue, funktionsfähige Thrombozyten ersetzt worden sind. Dies ist erst 5 Tage nach Absetzen von ASS der Fall. In den letz-

ten Jahren wurde ASS im perioperativen Bereich großzügig weiter verabreicht, um das Risiko kardiovaskulärer Komplikationen zu verringern. Die Zunahme des Blutungsrisikos unter 100 mg ASS/Tag wurde allgemein als niedrig eingeschätzt. Ein Absetzen erfolgte nur noch bei Operationen mit hohem Blutungsrisiko. Aktuelle Daten legen jedoch entgegen der bisherigen Annahme eine erhöhte Inzidenz schwerer Blutungen nahe! Eine abschließende Beurteilung des Sachverhalts steht momentan noch aus!

Kann wegen eines Notfalleingriffes nicht 5 Tage gewartet werden, so steht mit Desmopressin (Minirin) ein Antidot zur Verfügung. Es mobilisiert alle noch vorhandenen Thrombozyten aus dem Knochenmark!

ASS hemmt, wie in ❑ Abb. 1.12 dargestellt, die Cyclooxygenase mit der Folge einer verminderten Prostaglandinsynthese. Die Arachidonsäure kann nun in die Leukotrienproduktion umgeleitet werden. Leukotriene erhöhen den Tonus der Bronchialmuskulatur.

> ❷ Die erhöhte Leukotrienproduktion kann bei Patienten mit entsprechender Disposition einen Asthmaanfall triggern.

Die Gabe von ASS bei Kindern mit Varizelleninfektion hat gehäuft zu dem Reye-Syndrom geführt. Das Reye-Syndrom ist gekennzeichnet durch ein Leberzellversagen und konsekutivem Hirnödem.

Wegen der ungeklärten Zusammenhänge zwischen ASS-Gabe und Infektionserkrankungen bei Kleinkindern gilt die Gabe von ASS im Kleinkindesalter als kontraindiziert.

1.14.4 Diclofenac (Voltaren), Ibuprofen (Nurofen-Saft), Naproxen

- **Wirkungsweise und Anwendungsbereiche**

Diclofenac, Ibuprofen und Naproxen wirken ebenfalls über eine Hemmung der Prostaglandinsynthese. Die analgetische und entzündungshemmende Wirkung wird vor allem in der chronischen Schmerztherapie genutzt. In den letzten Jahren hat sich jedoch auch der Einsatz im perioperativen Bereich bei leicht- bis mittelstarken Schmerzen bewährt.

Häufig werden Ibuprofen und Diclofenac adjuvant zur Opioidgabe gegeben (Dosierung: Diclofenac 2–3 mg/kg; Ibuprofen 10 mg/kg; Höchstdosis 40 mg/kg/Tag).

- **Pharmakokinetik und unerwünschte Wirkungen**

Diclofenac wird nach Passage des Magens im Dünndarm resorbiert. Es wird in der Leber metabolisiert, die Metabolite werden überwiegend über die Nieren ausgeschieden.

Prinzipiell können die gleichen Nebenwirkungen wie bei ASS auftreten (z. B. Nachblutung, Hämatombildung, aber auch Nierenschädigung).

Weitere nichtsteroidale Antirheumatika mit gleichartiger Wirkung sind: Ibuprofen (z. B. Aktren, Nurofen Saft) 10 mg/kg, Tageshöchstdosis 40 mg/kg, Naproxen (z. B. Proxen).

Bei Patienten mit bekannter Niereninsuffizienz oder stark erhöhtem Risiko für ein postoperatives Nierenversagen sollte auf die Gabe von NSAR komplett verzichtet werden! Aktuelle Daten legen ein erhöhtes kardiovaskuläres Risiko unter Einnahme von Diclofenac und hochdosiertem Ibuprofen nahe. Folgende Erkrankungen gelten aus diesem Grund als Kontraindikation für die Einnahme:

- Herzinsuffizienz NYHA II-IV
- Ischämische Herzerkrankungen
- Zerebrovaskuläre Erkrankungen
- pAVK

1.14.5 Coxibe (Celecoxib)

- **Wirkungsweise und Anwendungsbereiche**

Coxibe wirken über eine Hemmung der Prostaglandinsynthese, jedoch gezielt über eine selektive Hemmung des Isoenzyms Cyclooxygenase 2 (COX-2-Inhibitoren). Die analgetische und entzündungshemmende Wirkung wird in der chronischen Schmerztherapie genutzt. Eine Hemmung der Thromboxanbildung findet nicht statt.

- **Pharmakokinetik und unerwünschte Wirkungen**

Celecoxib wird nach Passage des Magens im Dünndarm resorbiert. Es wird in der Leber vorwiegend über CYP 2C9 metabolisiert, die Metabolite werden überwiegend über die Leber ausgeschieden. Die höhere Inzidenz von Myokardinfarkten und kardiovaskulärer Mortalität bei längerfristiger Einnahme ist vermutlich ein Klasseneffekt der Coxibe. Bezüglich renaler Nebenwirkungen haben COX-2-Inhibitoren keine Vorteile gegenüber konventionellen nichtsteroidalen Antirheumatika.

Weitere nichtsteroidale Antirheumatika mit gleichartiger Wirkung sind: Parecoxib (i.v., Dynastat), Etoricoxib (p.o., Arcoxia).

1.15 Antiemetika

Postoperative Übelkeit und Erbrechen galten bis vor einigen Jahren als das »big little problem«. Heute zählt neben der effektiven postoperativen Schmerztherapie die deutliche Reduktion von postoperativer Übelkeit und Erbrechen (PONV, postoperative nausea and vomiting) zu den Zielen einer optimierten Narkoseführung.

Zu postoperativer Übelkeit und Erbrechen tragen mehrere Rezeptorsysteme bei: Serotonin-, Dopamin-, Muscarin- und Histamin-Rezeptoren. Deshalb basiert die Prophylaxe und Therapie von PONV auf Medikamenten, die diese Rezeptoren beeinflussen.

1.15.1 Serotoninantagonisten

Diese selektiven 5-Hydroxytryptaminantagonisten (speziell die $5\text{-}HT_3$-Antagonisten) hemmen Serotonin am Rezeptor und reduzieren auf diesem Weg Übelkeit und Erbrechen. Die Medikamentengruppe der $5\text{-}HT_3$-Antagonisten konstituiert sich aus den Setronen Ondansetron, Tropisetron, Dolasetron und Granisetron. Sie haben alle die etwa gleich starke antiemetische Potenz (◘ Tab. 1.8), jedoch zum Teil erhebliche Unterschiede in der Wirkdauer. Die unerwünschten Wirkungen halten sich in Grenzen: Sedation, selten Kopfschmerzen, leichte Leberenzymstiege ohne Folgen. Eine zu beachtende Ne-

◻ Tab. 1.8 Empfohlene Dosierungen für die intravenöse Gabe von Antiemetika (Dosierungen für Kinder sollten die Gesamtdosis für Erwachsene nicht überschreiten)

Substanz	Klasse	Dosierung für eine intravenöse Prophylaxe bei Erwachsenen	Dosierung für eine intravenöse Prophylaxe bei Kindern
Dexamethason	Kortikoide	4 mg	0,15 mg/kg
Ondansetron	5-HT$_3$-Antagonisten	4 mg	50 µg–0,1 mg/kg
Tropisetron		2 mg–5 mg	0,1 mg/kg
Granisetron		1 mg	0,04 mg/kg
Droperidol	Butyrophenone	1,25 mg	10–50 µg/kg
Haloperidol		0,625–1,25 mg	Keine Daten verfügbar
Dimenhydrinat	Antihistaminika	62 mg	0,5 mg/kg
Scopolamin	Anticholinergika	Scopoderm TS® 1 mg/24 Stunden	Keine Kinderdosierung verfügbar

benwirkung von Setronen ist eine Verlängerung des QT-Intervalls, vor allem bei Bolusgaben!

1.15.2 Antihistaminika

Das klassische Antiemetikum für die postoperative Phase war bislang das Antihistaminikum Dimenhydrinat (Vomex). Da Dimenhydrinat zu den »dirty drugs« zählt, d. h. nicht nur an einem Rezeptor, dem Histaminrezeptor angreift, sondern auch an muscarinergen-, cholinergen- und dopaminergen Rezeptoren, müsste es eigentlich zu den optimalen Antiemetika zählen. Hier ist der Kliniker häufig etwas enttäuscht, sodass nicht selten noch ein weiteres Antiemetikum hinzugegeben werden muss. Die Dosierung ist ◻ Tab. 1.8 zu entnehmen.

Unerwünschte Wirkungen sind Mundtrockenheit, Harnverhalt und Sedation.

1.15.3 Dexamethason (Fortecortin)

Ein Kortikoid unter den Antiemetika zu finden, ist eine Überraschung. Nach zahlreichen Studien kann es jedoch keine vernünftigen Zweifel daran geben, dass Dexamethason eine zuverlässige Prophylaxe von Übelkeit und Erbrechen nach Narkose und Operation herbeiführt. Darüber hinaus wirkt es

durch seine antiphlogistischen Eigenschaften im Wundgebiet (z. B. nach Tonsillektomien) auch noch analgetisch.

Die PONV-Prophylaxe wird auf die Beeinflussung cerebraler Glycocortikoidrezeptoren im Brechzentrum in der Medulla oblongata zurückgeführt.

Unerwünschte Wirkungen von klinischer Relevanz zeigen sich bei einer einmaligen Dosierung von 150 µg/kg nicht. Eine Ausnahme stellen Patienten mit schnell wachsenden Malignomen, vor allem akuten Leukämien und Lymphomen dar! Hier kann schon die einmalige Gabe von Dexamethason zu einem Tumorlyse-Syndrom mit fatalen Konsequenzen führen. Eine Applikation ist hier nur nach Rücksprache mit der Onkologie erlaubt!

1.15.4 Scopolamin

Dieses Parasympathikolytikum müsste eigentlich aus theoretischen Überlegungen heraus ein gutes Mittel gegen PONV sein, hat es sich doch bei See- und Reisekrankheit bewährt. Es überwindet zudem die Blut-Hirn-Schranke und erreicht somit die relevanten Rezeptoren im Gehirn. Das Scopoderm-TTS-Pflaster konnte jedoch bislang in der klinischen Anwendung nicht überzeugen.

1.15.5 Metoclopramid (Paspertin)

Es entfaltet seine antiemetische Wirkung als Antagonist zu Dopaminrezeptoren. In klinischen
Studien erreicht es jedoch nicht die Effektivität
von Dehydrobenzperidol. Dennoch zeigen sich
häufig insbesondere bei Kindern und Frauen extra-
pyramidalmotorische Störungen (Therapie: Akineton).

Angesichts dieses Nutzen-Risiko-Profils (unzureichende Wirkung/unangenehme, therapiebedürf-
tige Nebenwirkung) wird Metoclopramid eher selten zur Prophylaxe und Therapie von PONV eingesetzt.

1.15.6 Dehydrobenzperidol (DHBP) (Xomolix)

Dieses hochpotente Antiemetikum wirkt antagonistisch an Dopaminrezeptoren und auf diese Weise
antiemetisch. Die antiemetische Wirkung tritt bereits in kleinsten Dosierungen von 10 µg/kg ein, in
dem noch keine psychomotorisch-entkoppelnden
Effekte und kein medikamentöser Parkinsonismus
getriggert wird. Die Furcht vor diesen Effekten (psy-
chomotorisch-entkoppelnd, medikamentöser Parkinsonismus) haben zu einer so deutlichen Abnahme der Verschreibungshäufigkeit geführt, dass das
Medikament in Deutschland vom Markt genommen wurde. Zwischenzeitlich ist es wieder verfügbar, wird aber nur als ultima ratio eingesetzt. Aufgrund der antagonistischen Wirkung am Dopamin-
rezeptor besteht eine Kontraindikation bei Patienten mit M. Parkinson!

- **Dosierung**

10 µg/kg.

1.16 Antagonisten

Die Antagonisten wurden zum Teil schon bei den
Agonisten erwähnt und werden hier nochmals zusammengefasst.

1.16.1 Benzodiazepinantagonist/ Flumazenil (Anexate)

- **Chemie und Wirkungsweise**

Flumazenil ist ein Benzodiazepin mit einer sehr hohen Affinität am Rezeptor, ohne jedoch eine intrin-
sische Wirkung, d. h. eine agonistische Eigenwirkung zu haben: kompetitiver Antagonist!

Klinisch zeigt sich die Wirkung von Flumazenil
in einem schlagartigen Aufwachen des Patienten
nach einer Narkose mit Benzodiazepinanteil.

Indikationen bestehen bei:

- Benzodiazepinüberhang nach Narkosen mit
  Benzodiazepinkomponenten und postopera-
  tiver Atemdepression,
- Benzodiazepinvergiftungen.

Dosiert werden sollte der Antagonist titrierend, be-
ginnend mit 3 µg/kg.

- **Pharmakokinetik und unerwünschte Wirkungen**

Bei zu rascher Antagonisierung ist es denkbar, dass
es im Extremfall zu einem Krampfanfall kommt. Bei
Epileptikern muss die Indikation deshalb streng gestellt werden.

Die Wirkdauer ist auf 30–60 min begrenzt, d. h.
sie ist deutlich kürzer als die der lang wirkenden
Benzodiazepine!

Mit einem Rebound-Phänomen im Sinne einer
erneut auftretenden Müdigkeit ist zu rechnen! Deshalb ist insbesondere dann, wenn der Benzodiaze-
pinantagonist zur Antagonisierung einer Benzodia-
zepinvergiftung benutzt wird, eine Überwachung
notwendig mit Nachinjektion des Antagonisten,
wenn ein langwirksames Benzodiazepin eingenommen worden war.

> Der Patient darf nach Flumazenilgabe bei
> ambulanter Behandlung nur mit Begleit-
> person entlassen werden. Nie selbst Auto
> fahren lassen! Es gab auf Grund nachlassen-
> der Wirkung des Antagonisten schon schwere
> Unfälle!

1.16.2 Naloxon (Narcanti)

- **Chemie und Wirkungsweise**

Naloxon ist ein reiner μ-, δ- und κ-Antagonist. Er antagonisiert alle Opioide mit Ausnahme von Buprenorphin. 30 sec nach der i.v.-Injektion tritt die Wirkung ein, die 30–45 min anhält. Die Dosis sollte beim Erwachsenen mit 0,1–0,2 mg i.v. beginnen und titrierend erfolgen, beim Kind mit 0,01 mg/kg. Die weitere Dosierung erfolgt titrierend, d. h. Wiederholungen alle 2–3 min.

- **Pharmakokinetik und unerwünschte Wirkungen**

Erfolgt die Dosierung nicht titrierend, sondern als Bolus beispielsweise mit 0,4 mg (eine Ampulle), so werden der atemdepressorische **und** der analgetische Effekt komplett aufgehoben. Der Patient gibt stärkste Schmerzen an, der schmerzbedingte Stress erhöht seinen Blutdruck (Hypertonus und Tachykardie!). Patienten mit myokardial eingeschränkter Leistungsreserve sind deshalb durch eine überschießende Antagonisierung gefährdet. Deshalb gilt die Opioidantagonisierung bei Patienten mit koronarer Herzerkrankung als kontraindiziert. Das Gleiche gilt für Patienten mit erhöhtem intrakraniellen Druck, die durch den gleichen Mechanismus: Erhöhung des Blutdrucks, Erhöhung des intrakraniellen Drucks gefährdet werden. Deshalb: Auch bei Patienten mit erhöhtem intrakraniellen Druck keine Antagonisierung!

> ❯ Zu beachten ist, dass auch die Wirkdauer von Naloxon auf 20–40 min beschränkt ist! Deshalb ist der Patient trotz Antagonisierung auch hier wegen eines möglichen Opioidrebounds gefährdet und benötigt eine sorgfältige Überwachung.

1.16.3 Muskelrelaxansantagonisten

- **Neostigmin (Prostigmin), Pyridostigmin (Mestinon)**

■■ **Wirkungsweise und Indikationsbereich**

Nichtdepolarisierende Muskelrelaxanzien und Acetylcholin konkurrieren um den postsynaptischen Acetylcholinrezeptor. Hemmt man die Acetylcholinesterase, so steigt die Acetylcholinkonzentration am Rezeptor an, sodass das nichtdepolarisierende Muskelrelaxans vom Rezeptor verdrängt wird.

Hemmstoffe der Acetylcholinesterase sind die indirekten Parasympathikomimetika Neostigmin (Prostigmin) und Pyridostigmin (Mestinon) (◘ Tab. 1.9). Die Erfahrung zeigt, dass eine Antagonisierung sich erst lohnt, wenn der Patient bereits erste, wenn auch unzureichende Muskelaktivitäten zeigt (Tachypnoe, ungezielte, schlaffe Bewegungen). Die Antagonisierung bei einem komplett relaxierten Patienten ist nicht sinnvoll. In diesem Fall ist eine Nachbeatmung günstiger!

■■ **Unerwünschte Wirkungen**

Das vermehrt entstehende Acetylcholin kann zwischen ACH-Rezeptoren an der Muskelendplatte (nikotinartige Wirkung) und an den vegetativen Organen (muskarinartige Wirkung) nicht unterscheiden. Deshalb kommt es zu folgenden durch die muskarinartigen Rezeptoren vermittelten Nebenwirkungen:

- Bradykardie,
- Bronchokonstriktion,
- Sekretionssteigerung im Mund- und Bronchialbereich.

Um diese unerwünschten Wirkungen zu vermeiden, muss Atropin hinzugegeben werden. Atropin

◘ **Tab. 1.9** Antagonisierung der neuromuskulären Blockade

	Neostigmin (Prostigmin®) 0,02–0,04 mg/kg	Pyridostigmin (Mestinon®) 0,1–0,2 mg/kg
Anschlagzeit (bis zum Maximaleffekt)	mittel (7–10 min)	verzögert (12–16 min)
Wirkdauer	60	90
Atropindosis (mg/kg)	0,01	0,01

hat einen rascheren Wirkungsbeginn und führt deshalb in einer fixen Kombination mit dem Antagonisten (z. B. 0,5 mg Atropin pro 5 mg Mestinon) zunächst zu einer Tachykardie. Klingt die Atropinwirkung ab, so dominiert in der späteren Phase die bradykarde Wirkung der Parasympathikomimetika. Deshalb empfiehlt sich bei der Antagonisierung immer eine EKG-Monitorkontrolle!

▪▪ **Kontraindikationen**
▬ obstruktive Lungenerkrankungen,
▬ bradykarde Herzrhythmusstörungen.

▪ **Sugammadex (Bridion)**
Dieses Medikament ist nach intravenöser Gabe in der Lage, Rocuronium zu »enkapsulieren« und damit wirkunfähig zu machen. Im Gegensatz zu den Acetcholinesterasehemmern kann es die Relaxierung auch beim voll relaxierten Patienten aufheben. Auf diese Weise lässt sich die Wirkung von Rocuronium binnen kürzester Zeit reversieren. Die Dosierung erfolgt in Abhängigkeit der Relaxierungstiefe (2-16 mg/kg). Aufgrund des bestehenden Patentschutzes ist das Medikament momentan sehr teuer! Zu beachten ist, dass die Wirkung circa 24 h anhält und eine erneute Applikation von Rocuronium in diesem Zeitraum wirkungslos bleiben kann!

1.17 Medikamente zur kardial entlastenden und kardial stützenden Therapie

1.17.1 Preload und Afterload

Unter der Vorlast des Herzens (Preload) versteht man die enddiastolische Wandspannung. Sie steht in enger Beziehung zum enddiastolischen Druck (Füllungsdruck). Dieser wiederum ist abhängig von der Ventrikelfunktion, vom venösen Rückfluss, von der Körperlage, vom intrathorakalen und intraperikardialen Druck sowie vom Venentonus.

Die Nachlast (Afterload) ist definiert als die mittlere systolische Wandspannung des Ventrikels. Sie ist im Wesentlichen abhängig vom Ventrikelvolumen und dem peripheren Gefäßwiderstand.

Ziel der Herzinsuffizienztherapie ist die Erhöhung des Herzzeitvolumens ohne Sauerstoffmehrverbrauch. Der myokardiale Sauerstoffverbrauch ist wie bereits beschrieben (▶ Abschn. 1.3) u. a. determiniert durch Vor- und Nachlast sowie die Kontraktilität. Um das Herzminutenvolumen zu steigern, muss man deshalb versuchen, Vor- und Nachlast zu reduzieren und die Kontraktilität zu steigern.

1.17.2 Minderung der Vorlast

▪ **Nitrate**
Sie bewirken eine Umverteilung des Blutes in das venöse Kreislaufkompartiment. Dieser Effekt beruht auf einer direkten Relaxierung der glatten Gefäßmuskulatur der Venen. Die relaxierende Wirkung auf die arterielle Gefäßmuskulatur ist dagegen geringer ausgeprägt. Insbesondere bei pathologischen Ausgangsbedingungen (Herzinsuffizienz) nehmen der pulmonal-kapilläre Wedge-Druck (▶ Abb. 6.8) und das enddiastolische Ventrikelvolumen ab, Herzauswurfleistung und Organperfusion dagegen zu. Die Abnahme der diastolischen Wandspannung führt zu einer verbesserten koronaren Durchblutung. Die Kontraktilität bleibt unbeeinflusst, der arterielle Blutdruck kann mäßig abfallen, die Herzfrequenz steigt kompensatorisch geringgradig an. Daraus resultiert eine deutliche Senkung des myokardialen Sauerstoffverbrauchs bei gleichzeitig erhöhtem Herzminutenvolumen. Bei Überdosierung wirken sich ein zu starker Blutdruckabfall und eine kompensatorisch erhöhte Herzfrequenz ungünstig auf die myokardiale Sauerstoffbilanz aus (◘ Tab. 1.10, ◘ Tab. 1.11).

▪ **Furosemid**
Es führt durch die Dilatation der Gefäße im kleinen Kreislauf zu einem deutlichen preload-senkenden Effekt, der noch vor der diuretischen Wirkung einsetzt.

1.17.3 Senkung der Nachlast

▪ **Nitroprussid-Natrium**
Wesentliche Wirkungskomponente des Nitroprussid-Natriums (NPN) ist die periphere arterielle Va-

◩ **Tab. 1.10** Beeinflussung kardiovaskulärer Parameter durch kardial entlastende Medikamente

	Dosis (µg/kg/min)	Wirkort	HF	RR	PCWP	ZVD	CO	SVR	PVR
Nitrate (Trinitrosan)	0,28–3,5	Gefäßmuskulatur	↑	(↓)c	↓↓	↓	↑	(↓)	↓
Nitroprussid-Natrium (Nipruss)	0,35–1,7	Gefäßmuskulatur	↑	↓↓	↓	↓	↑	↓↓	↓

◩ **Tab. 1.11** Beeinflussung kardiovaskulärer Parameter durch kardial-stützende Medikamente

	Dosis (µg/kg/min)	Wirkort	HF	RR	PCWP	ZVD	CO	SVR	PVR
Dopamin (Dopamin Giulini)	1–2^a	Dopaminrezeptoren (Niere u. a.)	–	–	–	–	(↑)	(↑)	(↑)
Dobutamin (Dobutrex)	2–10	β_1, β_2	(↑)	↑	↓	(↓)	↑	(↑↓)	(↑)
Adrenalin[b] (Suprarenin)	0,01–0,1	$\beta_{1/2}, \alpha$	↑↑	↑	↑↓	↑	↑	↑	(↑)
Noradrenalin[b] (Arterenol)	0,01–0,1	β_1, α	(↓)	↑↑	(↑↓)	↑	(↑)	↑↑	↑↑↑

[a] β-Rezeptoren = 5 µg/kg/min; α-Rezeptoren = 15 µg/kg/min.
[b] Die Wirkung dieser Katecholamine auf PCWP und ZVD sind abhängig von den Ausgangsbedingungen; bei hohem Ausgangs-PCWP Abfall des Wedge-Druckes, bei niedrigem Ausgangs-PCWP Anstieg des Wedge-Druckes;
[c] bei Linksherzinsuffizienz (↑)
HF Herzfrequenz, *RR* arterieller Blutdruck, *ZVD* zentralvenöser Druck, *CO* »cardiac output«, *SVR* peripherer Gefäßwiderstand, *PVR* Gefäßwiderstand im Lungenkreislauf

sodilatation im Systemkreislauf. Bei hohen Füllungsdrücken resultiert ein höheres Schlagvolumen, der linke Ventrikel entleert sich in der Systole besser, das endsystolische Blutvolumen wird dadurch kleiner, und schließlich verringern sich die Füllungsdrucke.

Bei hypovolämischen Patienten kann es jedoch zu einer stärkergradigen Reduktion des Schlagvolumens und der Füllungsdrucke kommen. Der Effekt des Nitroprussid-Natriums ist nur zu nützen, wenn eine ausreichende Volumenfüllung vorliegt. Ein starker Blutdruckabfall und eine kompensatorische Tachykardie würden sich sehr ungünstig auf die myokardiale Sauerstoffversorgung auswirken und müssen durch sorgfältige Dosierung vermieden werden.

❯ Es empfiehlt sich, Nitroprussid-Natrium über einen Perfusor zu infundieren, Bolusinjektionen müssen vermieden werden.

Da das Nitroprussid-Natrium unter Lichteinfluss sehr rasch zerfällt, muss es vor Licht geschützt werden (Alufolie oder schwarze Infusionsleitung). Nach Anwendung von Nitroprussid-Natrium entstehen Thiocyanat und Zyanid, die beide zelltoxisch wirken. Eine Intoxikation zeigt sich vor allem an einer metabolischen Azidose (Laktatanstieg!). Bei hoher Dosierung von NPN muss zusätzlich Natriumthiosulfat infundiert werden.

▪ **Kalziumantagonisten**

Die Kalziumantagonisten hemmen den Kalziumeinstrom in die Zelle und mindern, mit Ausnahme von Nifedipin (Adalat), Pulsfrequenz und Kontraktilität des Herzmuskels. Die geringgradige negativ-inotrope Wirkung wird durch eine kardial entlastende Wirkung (Senkung des Afterload) kompensiert, das Herzzeitvolumen steigt an. Die koronare Durchblutung wird gesteigert. Nifedipin hat zusätzlich einen antianginösen Effekt.

1.17.4 Positiv inotrope Substanzen

- **Katecholamine**

Intraoperativ werden als positiv inotrop wirkende Substanzen vor allem Katecholamine verwendet. Sie zeigen unterschiedliche Wirkungsprofile. Unabhängig davon führen jedoch alle Katecholamine zu einem deutlich erhöhten myokardialen Sauerstoffbedarf.

- **Dopamin**

Es handelt sich um ein auch im Körper selbst produziertes Katecholamin, das dosisabhängig folgende Rezeptoren stimuliert:
- β-Rezeptoren (5–8 µg/kg/min = »Herzdosis«),
- α-Rezeptoren (8–15 µg/kg/min = »Gefäßdosis«)

In der β-Rezeptoren-stimulierenden Dosis kommt es über eine Zunahme der Kontraktilität zu einer Zunahme des Herzauswurfvolumens und zu einer Herzfrequenzsteigerung. Dopamin hat einen venokonstriktiven Effekt und führt deshalb zu einer Zunahme des enddiastolischen Füllungsvolumens und zu einem Anstieg des pulmonal-arteriellen Mitteldrucks. Diese ungünstigen Wirkungen können mit Nitroglycerin kompensiert werden.

> **Die Sauerstoffbilanz ist beim Dopamin in den höheren Dosierungen besonders ungünstig. Die Zunahme der Kontraktilität, der Herzfrequenz und der Füllungsdrucke führt zu einem bedeutenden Anstieg des myokardialen Sauerstoffbedarfs.**

Deswegen hat man die Anwendung von Dopamin in der Anästhesie und Intensivmedizin weitgehend verlassen.

- **Dobutamin (Dobutrex)**

Es handelt sich um ein synthetisches Katecholamin mit einer kardioselektiven Wirkung auf die β-Rezeptoren des Herzens: Herzminutenvolumen und Kontraktilität nehmen zu, Herzfrequenz und arterieller Blutdruck bleiben im mittleren Dosierungsbereich (2–10 µg/kg/min) konstant, linksventrikulärer Füllungs- und Pulmonalarteriendruck werden gesenkt. Indiziert ist Dobutamin bei schwerer Herzinsuffizienz und nach einem Myokardin-

farkt mit schwerer Herzinsuffizienz sowie in der Herzchirurgie (Low-Output-Syndrom), außerdem im septischen Schock. Unerwünschte Wirkungen sind Tachykardien und Tachyarrhythmien.

- **Adrenalin (Suprarenin)**

Dosisabhängig stimuliert Adrenalin
- die β-Rezeptoren (0,015–0,03 µg/kg/min); Folge ist eine Zunahme von Schlagvolumen und Herzfrequenz sowie eine Abnahme des peripheren Widerstandes (β-Rezeptoren!);
- die β- und α-Rezeptoren (0,03–0,15 µg/kg/min); Folge ist eine Zunahme von Herzfrequenz, Schlagvolumen und peripherer Vasokonstriktion (Blutdruckanstieg!);
- die α-Rezeptoren (0,15 µg/kg/min); Folge sind Tachykardien, Arrhythmien und Blutdruckanstieg.

> **Die wesentlichen Anwendungsgebiete von Adrenalin sind die Reanimation, der anaphylaktische Schock und die akute schwere Herzinsuffizienz.**

- **Noradrenalin (Arterenol)**

Dieses Katecholamin wirkt vorwiegend auf die α-Rezeptoren. Dass es jedoch auch einen betamimetischen Effekt besitzt, ist daran zu erkennen, dass in niedriger Dosierung das Herzauswurfvolumen zunimmt. Die vasokonstriktorische Wirkung ist ab 0,04 µg/kg/min nachzuweisen. Es kommt zu einer Drucksteigerung im großen und kleinen Kreislauf.

> **Indiziert ist Noradrenalin bei erniedrigtem peripherem Widerstand, vor allem im septischen Schock.**

- **Kalziumsensitizer: Levosimendan (Simdax)**
- **Wirkungsmechanismus**

Der Kalziumsensitizer wirkt im Gegensatz zu allen anderen positiv inotrop wirksamen Substanzen, ohne die intrazelluläre Kalziumkonzentration während der Systole zu steigern. Es bindet an den Kalziumtroponin-C-Komplex während der Systole; damit wird der Kalziumtroponin-C-Komplex stabiler und bei unveränderter Actinmyosininteraktion die kontraktile Kraft optimiert. Der O_2-Bedarf wird nicht erhöht, Rhythmusstörungen treten nicht vermehrt auf.

Über die positiv inotrope Wirkung kommt es auch zu einer peripheren Vasodilatation. Levosimendan wird nach Bolusgabe (12–24 µg/kg) kontinuierlich gegeben (0,05–0,1 µg/kg/min).

▪ ▪ Indikationen
Schwere akute Herzinsuffizienz; Myokardinfarkt im kardiogenen Schock und bei kardiochirurgischen Eingriffen.

▪ Phosphodiesterasehemmstoffe (Milrinon, [Corotrop]; Enoximon, [Perfan])
▪ ▪ Wirkungsweise
Auch an der Myokardzelle wirkt Cyklo-AMP als Second-Messenger-Substanz. Medikamente, die die Phosphodiesterase – das Cyklo-AMP-abbauende Enzym – hemmen, erhöhen damit die Cyklo-AMP-Konzentration in der Zelle und beschleunigen den Kalziumeinstrom in die Zellen. Dieser kontraktilitätssteigernde Effekt ist verbunden mit einem gefäßdilatierenden Effekt.

▪ ▪ Hämodynamische Effekte und unerwünschte Wirkungen
Der Vorteil der Phosphodiesterasehemmstoffe ist, dass sie auch dann noch bei einer schweren Herzinsuffizienz wirksam sind, wenn Katecholamine und Glykoside mit ihrer Wirksamkeit bereits ausgereizt sind. Phosphodiesterasehemmstoffe steigern Herzminutenvolumen, senken die Füllungsdrucke, aber auch den peripheren Gefäßwiderstand. Bei hypovolämischen Patienten kann der Blutdruck bedrohlich absinken, sodass die koronare und cerebrale Perfusion gefährdet ist.

Als unerwünschte Wirkungen kann es u. a. zu gefährlichen Herzrhythmusstörungen, Thrombozytopenie und Leberfunktionsstörungen kommen.

Daraus folgt:
- Zunahme des enddiastolischen Ventrikelvolumens und
- Senkung des arteriellen Blutdrucks.

Die myokardiale Sauerstoffbilanz ist positiv, auch wenn mit der Zunahme des enddiastolischen Ventrikelvolumens eine Zunahme des Sauerstoffverbrauchs verbunden ist. Dieser Effekt wird durch die Abnahme der Herzfrequenz und die Minderung des Afterloads kompensiert.

Zahlreiche Kontraindikationen (Asthma bronchiale, AV-Blockierung, arterielle Verschlusskrankheit, Diabetes) beschränken die Anwendungsmöglichkeiten.

Wirkungsprinzip der Kalziumantagonisten ist die Blockierung der Kalziumwirkung am Herzen und in der glatten Gefäßmuskulatur. Kalziumantagonisten wirken
- geringgradig negativ inotrop,
- negativ chronotrop (nur Verapamil, nicht Nifedipin),
- peripher vasodilatierend und
- koronardilatierend.

Die linksventrikulären Funktionsparameter werden durch die Kalziumantagonisten verbessert, der myokardiale Sauerstoffverbrauch gesenkt, das Sauerstoffangebot nimmt zu.

1.17.5 Minderung der Herzfrequenz

▪ Betablocker, Kalziumantagonisten
Sie führen zu einer
- Abnahme der Herzfrequenz,
- Abnahme der Herzmuskelkontraktilität.

Narkosesysteme

Franz-Josef Kretz, Jürgen Schäffer, Tom Terboven

F.-J. Kretz et al., *Anästhesie, Intensivmedizin, Notfallmedizin, Schmerztherapie,*
DOI 10.1007/978-3-662-44771-0_2, © Springer-Verlag Berlin Heidelberg 2016

Zur Beatmung während der Allgemeinnarkose und zur Zuführung gasförmiger Anästhetika stehen verschiedene Systeme zur Verfügung. Man unterscheidet offene und halboffene (◘ Abb. 2.1a und b), halbgeschlossene und geschlossene Systeme (◘ Abb. 2.2). Die beiden ersten haben heute eher historische Bedeutung, sind aber zum Verständnis nützlich.

2.1 Offenes System

Der Patient atmet spontan durch eine Gaze, auf die das flüssige Inhalationsnarkotikum aufgetropft wird. Es verdunstet und der Patient atmet es dadurch ein. Am bekanntesten ist die **Schimmelbuschmaske**, bei der die Gaze über ein Drahtgestell gespannt wird. Nachteile dieser Systeme sind, dass

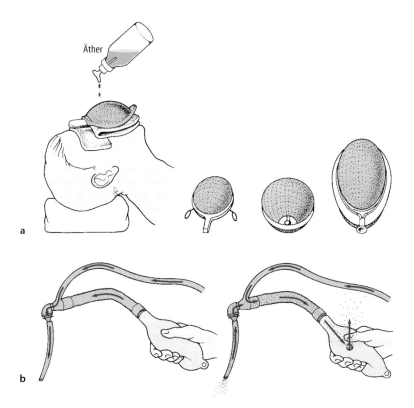

◘ **Abb. 2.1a,b** a Offenes System: Schimmelbusch-Maske für die Verdampfung von Äther; b halboffenes System

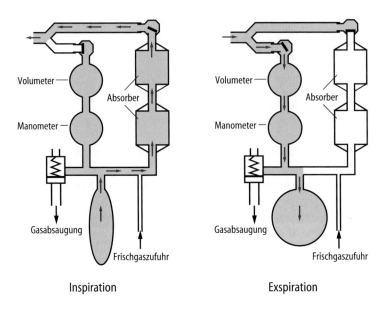

Inspiration   **Exspiration**

◻ **Abb. 2.2** Halbgeschlossenes System: Kreissystem mit Rückatmung

die Gase frei in den Raum verdunsten können und so eine Belastung für das Personal bedeuten. Außerdem kann die Atmung und die Gasdosierung nicht überwacht werden, und der Patient kann nicht beatmet werden.

2.2   Halboffenes System

Das Frischgas wird dem Patienten über das System zugeführt, um bei der Exspiration in den freien Raum abgeleitet zu werden. Ein an den inspiratorischen Schenkel angeschlossener Beutel fungiert als Reservoir und Beatmungsbeutel. Um eine Rückatmung des Exspirationsgemisches zu verhindern, muss der inspiratorische Gas-Flow dreimal so hoch sein wie das Atemminutenvolumen.

Der Vorteil dieses Systems liegt darin, dass der Atemwegswiderstand durch Ventile entfällt und somit die Spontanatmung auch bei sehr kleinen Atemzugvolumina nicht durch systembedingte Atemarbeit erschwert wird. Daher wurden diese Systeme häufig in der **Kinderanästhesie** angewendet.

Andererseits werden durch den hohen Frischgasstrom sehr große Narkosegasmengen ver-

braucht. Zudem trocknen die Schleimhäute durch die trockenen und kalten Gase aus und die Körpertemperatur kann bei längerer Anwendung absinken. Ein Monitoring der Atmung ist nicht möglich. Wenn keine Gasabsaugung angeschlossen wird, wird die Luft am Arbeitsplatz des Anästhesisten mit Narkosegasen kontaminiert.

Die bekanntesten Modelle sind das **Kuhnsystem**, das **Ayre-T-Stück**, das **Kuhn-** und das **Ambu-paedi-System**. Alle Systeme wurden in der Kinderanästhesie eingesetzt, haben aber heute nur noch historische Bedeutung, da sie durch modifizierte Kreissysteme (s. u.) ersetzt wurden.

2.3   Halbgeschlossenes System

Hier wird das Exspirationsgas rückgeatmet, sodass ein Kreislauf des Gasgemisches entsteht. Über ein Inspirations- und Exspirationsventil wird die Richtung festgelegt. Beim Druck auf den Beatmungsbeutel wird das inspiratorische Gasgemisch dem Patienten zugeführt. Das Exspirationsventil ist geschlossen. Lässt der Druck auf den Beutel nach, ist der Druck in der Lunge höher, sodass das Gas über das Exspirationsventil in den Beutel zurückströmt. Das Inspirationsventil ist jetzt geschlossen.

Die Narkosegase werden über die Frischgaszufuhr in das Kreissystem eingeleitet, überschüssige Gase über ein Überdruckventil in eine Narkosegasabsaugung abgeführt. Der Beatmungsdruck und das Atemminutenvolumen werden mit einem Manometer und einem Volumeter im Kreissystem bestimmt. Im Einatemschenkel wird die inspiratorische, im Ausatemschenkel die exspiratorische Sauerstoffkonzentration gemessen, die Differenz ergibt den Sauerstoffverbrauch des Patienten. Das ausgeatmete Kohlendioxid wird an den Atemkalk im Absorber gebunden.

Die Frischgaszufuhr konnte mit der Einführung der halbgeschlossenen Systeme bereits drastisch reduziert werden, sodass gegenüber dem halboffenen System eine erhebliche Reduzierung des Narkosegasverbrauches erreicht werden konnte.

Heute sind die Kreissysteme sehr dicht, sodass der Frischgaszufluss auf bis zu 1 l/min (»low flow«) oder unter 1 l/min (»minimal flow«) gesenkt werden kann. Voraussetzung dafür ist aber, dass die inspiratorische Konzentration von Sauerstoff und Narkosegasen gemessen wird, da diese durch den extrem hohen Anteil von rückgeatmetem Gas erheblich von der Konzentration im Frischgas abweicht. Die Sauerstoffkonzentration sinkt ebenso wie die der Inhalationsnarkotika. Letztere werden bei dem niedrigen Gasfluss nicht mehr in der auf dem Verdampfer angegebenen Menge abgegeben.

Durch den hohen Rückatmungsanteil wird die Inspirationsluft angewärmt und befeuchtet, ein Vorteil, der der Trachealschleimhaut, vor allem bei längeren Operationen, zugutekommt. Zudem kann die Ventilation überwacht und durch die Gasabsaugung eine Kontamination der Raumluft mit Narkosegasen vermieden werden. Halbgeschlossene Systeme sind heutzutage Standard.

2.4 Geschlossenes Narkosesystem

Dem Narkosekreissystem wird nur so viel Frischgas zugeführt, wie der Patient verbraucht, also hauptsächlich Sauerstoff. Das System darf keine Leckagen haben, und die Gase müssen genau überwacht werden. Da sich die Gaskonzentrationen nur sehr langsam ändern lassen, kann das geschlossene System nur im Steady-State einer Narkose angewendet werden. Während der Ein- und Ausleitung muss auf ein halbgeschlossenes System übergegangen werden.

2.5 Narkosegasdosierung

Sauerstoff, Lachgas (N_2O) und Luft, die mit hohem Druck aus einer zentralen Gasversorgung oder aus Gasflaschen kommen, werden zunächst nach Druckreduzierung dem Messröhrenblock zugeführt. Diese Messröhren sind senkrecht montierte Glaszylinder, deren Lumen sich nach oben hin konisch verbreitert. Im Lumen befindet sich jeweils ein Schwimmer (aus Aluminium oder Kunststoff), der je nach Flow-Stärke nach oben steigt (höchster Flow bedeutet maximale Höhe des Schwimmers in der Röhre). Die Skalierung der Messröhren ist in l/min angegeben. Jedes Gas mit seiner spezifischen Dichte und Viskosität hat seinen eigenen Schwimmer (z. B. Kugel oder Konus). Entsprechend der gewählten Dosierung werden die Gase gemischt und als Frischgas über einen Narkosegasverdampfer in das Narkosesystem geleitet.

Es setzen sich zunehmend neuere Gerät durch: In ihnen wird auf Messröhren verzichtet, und Sauerstoff und Lachgas (sofern es überhaupt noch benutzt wird), werden elektrisch gesteuert dem Kreissystem zugeführt. Im Verdampfer wird unabhängig von der Umgebungstemperatur und der Durchflussgeschwindigkeit ein volatiles Anästhetikum zugesetzt (▶ Abschn. 1.2.1).

2.6 Respirator

Um bei einer längeren Narkose eine gleichmäßige Beatmung mit einem definierten Beatmungsmuster zu sichern und um den Anästhesisten zu entlasten, wird der Patient mit einem Respirator über das Narkosekreisteil beatmet. Dieser ersetzt den Beatmungsbeutel. Dabei unterscheidet man, abhängig von der Größe, die die Umschaltung von Inspiration auf Exspiration bewirkt, druck-, volumen-, flow- und zeitgesteuerte Respiratoren. Je nach Ausstattung des Respirators kann eine Umkehrung des

2

Atemzeitverhältnisses und eine Beatmungsdruck-
begrenzung eingeschaltet, das endexspiratorische
Druckniveau verändert (PEEP) oder ein Trigger-
mechanismus zur assistierten Beatmung ausgelöst
werden (▶ Abschn. 17.3–17.6).

2.7 Beatmungsfilter

Filter zwischen dem Atemwegszugang und dem
Narkosesystem halten Feuchtigkeit und Wärme im
patientenseitigen Teil des Systems zurück. Dadurch
wird für eine Klimatisierung des trockenen und
kalten Frischgases gesorgt und so einem Austrock-
nen der Bronchialschleimhaut vorgebeugt.

> ❯ Elektrostatische Filter eliminieren Bakterien
> und Viren aus der Beatmungsluft, sodass
> nach einer Narkose nur die Filter, nicht aber
> die Schläuche eines Systems gewechselt
> werden müssen.

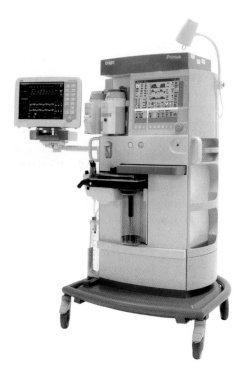

2.8 Workstation

Moderne Narkosegeräte fassen alle Elemente wie
Narkosegasdosierung, Beatmung und Monitoring
von Atmung, Kreislauf und Anästhetika in einem
Arbeitsplatz zusammen. Die gemessenen Parameter
werden auf einem Bildschirm dargestellt und
durch ein intelligentes Alarmsystem überwacht
(◘ Abb. 2.3).

◘ **Abb. 2.3** Narkosearbeitsplatz Primus® der Fa. Draeger

Atmung und Herz-Kreislauf in Narkose

Franz-Josef Kretz, Jürgen Schäffer, Tom Terboven

F.-J. Kretz et al., *Anästhesie, Intensivmedizin, Notfallmedizin, Schmerztherapie*,
DOI 10.1007/978-3-662-44771-0_3, © Springer-Verlag Berlin Heidelberg 2016

Die Narkose beeinträchtigt in all ihren Variationen Atmung und Kreislauf in vielfältiger Weise. Neben der Aufgabe, für eine ausreichende Narkosetiefe zu sorgen, zählt es zu den wichtigsten Pflichten des Anästhesisten, den Gasaustausch in Lunge und Gewebe zu garantieren.

3.1 Sauerstoff von A bis Z – von der Alveole bis zur Zelle

Die treibende Kraft für die Sauerstoffaufnahme von der Lunge ins Blut ist der Sauerstoffpartialdruckunterschied zwischen Alveole und Arterie (alveoloarterielle-pO_2-Differenz = $AaDO_2$). Der alveoläre Sauerstoffpartialdruck ist wiederum abhängig von der inspiratorischen O_2-Konzentration (F_IO_2 = »fraction of inspired oxygen«). Der alveoläre Sauerstoffpartialdruck beträgt normalerweise 142 mmHg.

Dies errechnet sich wie folgt: Der Luftdruck liegt bei 760 mmHg. Davon sind Wasserdampfdruck (47 mmHg) und alveolärer pCO_2 (35 mmHg) abzuziehen. So verbleiben 678 mmHg. Der Anteil des Sauerstoffs in der Einatmungsluft beträgt 21%, sodass der alveoläre Sauerstoffpartialdruck ($P_{alv}O_2$) 142 mmHg beträgt. Die normale alveolär-arterielle O_2-Partialdruckdifferenz beträgt 40 mmHg, sodass ein arterieller pO_2 von 102 mmHg zu erwarten ist. Dieser arterielle pO_2 setzt jedoch normale Ventilations- (Gasverteilung in der Lunge) Perfusions- (Blutfluss in der Lunge) Verhältnisse voraus. Die treibende Kraft für die Sauerstoffaufnahme ist die Diffusion.

Der Sauerstofftransport im Blut erfolgt im Wesentlichen über das Hämoglobin; ein kleiner Anteil ist physikalisch gelöst. Die Sättigung des Hämoglobins ist abhängig vom arteriellen p_aO_2. Welcher p_aO_2 zu welcher Hämoglobinsättigung führt, wird über die Sauerstoffbindungskurve beschrieben. Diese S-förmige Beziehung ist von verschiedenen Faktoren beeinflussbar: Hämoglobin, pH-Wert-Erhöhung, Hypothermie, Verminderung des 2,3-DPG-Gehalts führen zu einer Linksverschiebung, pH-Wert-Verminderung, Hyperthermie und Zunahme des 2,3-DPG-Gehalts führen zu einer Rechtsverschiebung der Sauerstoffbindungskurve (◘ Abb. 3.1).

Für den Sauerstofftransport im Blut ist der Sauerstoffgehalt des arteriellen Blutes von Bedeutung. Der Sauerstoffgehalt berechnet sich nach der Formel:

$$C_aO_2 = Hb \times 1{,}34 \times S_aO_2 + p_aO_2 \times 0{,}0031$$

$Hb \times 1{,}34 \times S_aO_2$ = chemisch gebundener Anteil
$p_aO_2 \times 0{,}0031$ = physikalisch gelöster Anteil (vernachlässigbar)

Somit ist der C_aO_2 vor allem abhängig vom Hb (multipliziert mit der Hüfner'schen Zahl [1,34]) und seinem Sättigungsgrad. Das Hämoglobin im Blut, multipliziert mit der **Hüfner'schen Zahl** ergibt die Menge an Sauerstoff, die von einem Gramm Hämoglobin transportiert werden kann (1 g Hb × 1,34 = 1,34 ml O_2). Beim Gesunden beträgt deshalb der Sauerstoffgehalt

$$C_aO_2 = \frac{15\,g}{dl} \times 1{,}34 \times 99\% = 20\,Vol\%\ oder\ 20\ ml/dl$$

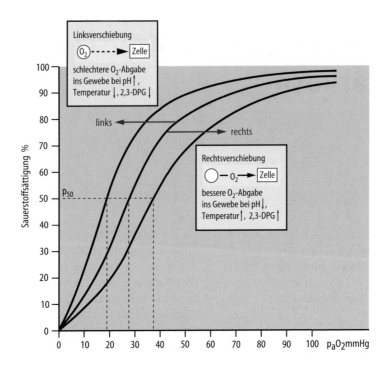

□ **Abb. 3.1** Sauerstoffbindungskurve und Ursachen für eine Links- bzw. Rechtsverschiebung

Die Fähigkeit des Blutes, diesen Sauerstoffgehalt auch zu transportieren, findet ihren Ausdruck in der **Sauerstofftransportkapazität:**

Sauerstofftransportkapazität = Herzzeitvolumen × arterieller Sauerstoffgehalt (C_aO_2).

Der **Sauerstoffaustausch** vom Blut zur Zelle wird wiederum vom Diffusionsgradienten zwischen Blut und Zelle bestimmt. Der pO_2 in der Zelle liegt bei 10 mmHg, sodass zwischen arteriellem pO_2 und der Zelle ein großes Partialdruckgefälle besteht.

Das Blut wird im Gewebe entsättigt. Das venöse Blut hat einen p_vO_2 von 38 mmHg, was einer Sättigung von etwa 75% entspricht. Der Sauerstoffgehalt beträgt demnach im venösen Blut 15 ml/dl.

Die Differenz von arteriellem und gemischtvenösem Sauerstoffgehalt ($AvDO_2 = C_aO_2 - CvO_2$) beträgt demnach 5 ml/dl.

Da man den Sauerstoffgehalt des Blutes nicht kontinuierlich messen kann, dafür aber eine kontinuierliche Messung der gemischtvenösen Sättigung in der A. pulmonalis möglich ist, gibt man auch gern die arterio-gemischtvenöse Sättigungsdifferenz an:

$$a\bar{v}SO_2 = S_aO_2 - S_{\bar{v}}O_2$$

Der **gemischtvenöse Sauerstoffgehalt**
- nimmt ab bei
  - Abnahme des O_2-Angebotes,
  - Abnahme des HZV (HF $\downarrow$, SV$\downarrow$),
  - Abnahme des C_aO_2 ($p_aO_2 \downarrow$, $S_aO_2 \downarrow$, Hb $\downarrow$),
  - Zunahme des O_2-Verbrauchs,
  - Mikrozirkulation $\uparrow$,
  - Zellstoffwechsel $\uparrow$;
- nimmt zu bei:
  - Zunahme des O_2-Angebotes,
  - Zunahme des HZV (HF $\uparrow$, SV $\uparrow$),
  - Zunahme der C_aO_2 ($p_aO_2 \uparrow$, $S_aO_2 \uparrow$, Hb $\uparrow$),
  - Abnahme des O_2-Verbrauches,
  - Mikrozirkulation $\downarrow$,
  - periphere Shunts $\uparrow$,
  - Zellstoffwechsel $\downarrow$.

Die Entsättigung ist stark organspezifisch. Die arteriovenöse Sauerstoffgehaltsdifferenz eines Organs ist nach dem **Fick-Prinzip** abhängig von dem Sauerstoffverbrauch und dem Blutvolumen, das das Organ/Zeiteinheit durchfließt:

$$VO_2 = (C_aO_2 - C_vO_2) \times Q$$

wobei VO_2 der Sauerstoffverbrauch ist und Q die Organdurchblutung.

So kommt es im Herzen zu einer Entsättigung des Blutes um 70%(S_vO_2 = 30%), im Gehirn um 40%(S_vO_2 = 60%), in der Niere um 10%(S_vO_2 = 90%) und im Gastrointestinaltrakt um 25%(S_vO_2 = 75%). Der Sättigungswert in der V. cava superior liegt deshalb bei 60%, in der V. cava inferior bei 80%.

3.2 Elimination des CO_2

Das Kohlendioxid (CO_2) als ein Stoffwechselprodukt der Zelle erhöht den pCO_2 des arteriellen Blutes (P_aCO_2 = 5,3 kpa = 40 mmHg) auf den venösen Wert des p_vCO_2 von 6,27 kpa = 47 mmHg. Der Hauptanteil des CO_2 gelangt in die Erythrozyten, wird dort physikalisch gelöst und chemisch gebunden (CO_2 + H_2O wird zu HCO_3^- + H^+). Im Austausch mit Cl^- verlässt dann das HCO_3^- die Erythrozyten. Die entstehenden H^+-Ionen werden über das Hämoglobin abgepuffert. In den Lungenkapillaren verläuft die Reaktion in die Gegenrichtung.

3.3 Beeinflussung des Gasaustausches durch die Anästhesie und Operation

3.3.1 Sauerstoffaufnahme

Eine Störung der Sauerstoffaufnahme führt zu einem niedrigen p_aO_2; dies nennt man Hypoxie.

- Ursachen
- **Unterbrechung der Sauerstoffzufuhr:**
  - technische Defekte am Narkosegerät mit vermindertem O_2-Flow,
  - Diskonnektion der Beatmungsschläuche,

- Fehlintubation in den Ösophagus,
- Verlegte Atemwege etc.
- **Inhalationsnarkotika:** Sie haben einen zentral atemdepressiven Effekt (▶ Kap. 1.3), und sie verändern über eine Verminderung des Muskeltonus die funktionelle Residualkapazität (FRC).
- **Opioide:** Sie vermindern ebenso die funktionelle Residualkapazität und haben einen zentralen atemdepressiven Effekt bis hin zur Apnoe (▶ Abschn. 1.11).
- **Muskelrelaxanzien:** Unter dem Einwirken der Muskelrelaxanzien sistiert nicht nur die Atmung, es schiebt sich auch das Zwerchfell nach kranial; dies hat eine Verminderung der FRC zur Folge. Außerdem kommt es zu Ventilations-/Perfusionsstörungen: Der bei Rückenlagerung oben liegende Lungenanteil wird physiologischerweise schon besser belüftet, aber schlecht perfundiert, unter Muskelrelaxation und positiver Druckbeatmung wird diese schon bessere Belüftung nochmals verbessert. Die unten liegenden Lungenpartien – in Rückenlage bereits schlechter belüftet, aber besser perfundiert – werden unter Muskelrelaxation noch schlechter belüftet, sodass die Ventilations-/Perfusionsstörungen verstärkt werden.
- **Lagerung:** In Rückenlage wird das Zwerchfell etwa 5 cm durch die Eingeweide nach oben verschoben. Dies reduziert die FRC und führt zu den oben genannten Ventilations-/Perfusionsstörungen. In Seitenlage wird die obere Lunge gut ventiliert, aber schlecht perfundiert. Bei der unteren Lunge ist es umgekehrt: gute Perfusion, schlechte Ventilation. Folge: oben vermehrte Totraumventilation, unten vermehrte Shunt-Durchblutung; dies führt zur Verminderung der Sauerstoffaufnahme.

3.3.2 Sauerstofftransport

Die für den Sauerstoff wichtigen Variablen sind Sauerstoffgehalt (C_aO_2 = Hb × 1,34 × S_aO_2) und Herzzeitvolumen. Bei einer Abnahme der Sauerstoffsättigung spricht man von einer Hypoxygenation und bei einer Abnahme des Sauerstoffgehaltes von einer Hypoxämie. Während der Narkose kann es zu erheblichen Störungen des Sauerstofftransports kommen.

- **Ursachen**
- Hb-Abfall durch Blutverluste,
- Sättigungsabfall durch mangelhaftes Sauerstoffangebot,
- Beeinflussung der Sauerstoffbindungskurve durch
  - Hypoventilation (P_aCO_2 ↑→ pH ↓→ Rechtsverschiebung der Sauerstoffbindungskurve) oder
  - Hyperventilation (P_aCO_2 ↓→ pH ↑→ Linksverschiebung).
- Herzminutenvolumenabfall durch
  - narkotikabedingte Herzinsuffizienz,
  - Blutverluste,
  - ischämisch oder septisch bedingte Herzinsuffizienz.

3.3.3 Sauerstoffverbrauch

Die Inhalationsnarkotika vermindern den Sauerstoffverbrauch des gesamten Körpers. Insbesondere der Sauerstoffverbrauch des Gehirns nimmt ab. Dies ist auch nachgewiesen bei den Barbituraten und bei Propofol.

3.3.4 CO₂-Elimination

Die Störungen der CO_2-Elimination können sowohl als **Hyperventilation** wie auch als **Hypoventilation** erheblichen Einfluss auf das Herz-Kreislauf-System wie auch den Säure-Basen-Haushalt ausüben.

- **Ursachen einer p_aCO_2-Veminderung**
- Fehleinstellungen des Respirators (zu hohe Atemfrequenz und/oder Atemzugvolumen),
- Hypotension und vermindertes Herzzeitvolumen (Mechanismus: geringerer CO_2-Transport von der Peripherie zur Lunge, wo das wenige CO_2 dann bei unveränderter Respiratoreinstellung abgeatmet wird),
- Hypothermie (Mechanismus: weniger CO_2 wird produziert; weniger CO_2 wird zur Lunge transportiert; bei unveränderter Respiratoreinstellung kommt es zu einer Abnahme des p_aCO_2),
- Hyperventilation des Patienten bei zu flacher Narkose,
- Abnahme der CO_2-Produktion bei langen Inhalationsnarkosen.

- **Folgen der Hypokapnie (p_aCO_2 ↓)**
- respiratorische Alkalose,
- Linksverschiebung der Sauerstoffbindungskurve,
- zerebrale Vasokonstriktion mit Minderdurchblutung,
- koronare Vasokonstriktion mit Minderdurchblutung,
- vermindertes Herzminutenvolumen,
- Hypokaliämie durch Kalium-Verschiebung nach intrazellulär.

- **Ursachen einer p_aCO_2-Erhöhung**
- atemdepressive Wirkung der Inhalationsnarkotika (Stadium III 1–4, IV),
- atemdepressive Wirkung der Opioide (Hypoventilation; niedrige Atemfrequenz, niedriges Atemminutenvolumen),
- Wirkung der Muskelrelaxanzien; insbesondere auch in der abklingenden Phase: Tachypnoe → Totraumventilation; ineffektiver Gasaustausch führt zu p_aCO_2-Anstieg,
- falsche Einstellungen des Respirators (Atemfrequenz zu niedrig und/oder Atemzugvolumen zu niedrig),
- Anstieg der CO_2-Produktion (z. B. bei maligner Hyperthermie, bei Fieber, beim Kältezittern),
- bei verbrauchtem CO_2-Absorber im Kreissystem.

- **Folgen der Hyperkapnie (p_aCO_2 ↑)**
- respiratorische Azidose,
- Hyperkaliämie durch Kaliumverschiebung nach extrazellulär,
- Rechtsverschiebung der Sauerstoffbindungskurve,
- zerebrale und koronare Vasodilatation,
- gesteigertes Herzzeitvolumen.

Tab. 3.1 Herz-Kreislauf-Wirkungen von Anästhetika und Muskelrelaxanzien

	HF	Arrhythmie	AP	dp/dt max.	CO	SVR	Myokard. O$_2$-Verbrauch
Narkoseeinleitungsmittel							
Thiopental	↑	+	↓	↓	↓	(↓)	↑
Methohexital	↑	–	↓	↓	↓	(↓)	↑
Etomidat	–[a]	–[a]	–[a]	–	–	–	–
Propofol	(↑)	–	↓	↓	↓	(↓)	–
Ketamin	↑↑	–	↑↑	↓[b]	↑	↑↑	↑↑
Benzodiazepine	–	–	(↓)	–	–	(↑)	–
Inhalationsnarkotika							
N$_2$O	–	–	(↑)	(↓)	(↑)	(↑)	–
Isofluran	↑	–	↓	(↓)	↑	↓	↓
Sevofluran	↑	–	(↓)	(↓)	(↓)	(↓)	(↓)
Desfluran	↑↑	–	↓	(↓)	(↓)	↓	↑
Opioide	↓	–	(↓)	↓		(↓)	–
Neuroleptika	↑	–	↓	–	–	↓	↑
Muskelrelaxanzien							
Alcuroniumchlorid	(↑)	–	(↓)	–	–	(↓)	–
Vecuronium	–	–	–	–	–	–	–
Pancuronium	↑	–	–	–	–	–	–
Atracurium	(↑)	–	(↓)	–	–	–	–
Lokalanästhetika	↓	–	↓	–	–	↓	–

[a] bei der Intubation kann es ohne die vorherige Gabe von Fentanyl zu HF, RR-Anstieg und Rhythmusstörungen kommen;
[b] wird durch sympathoadrenerge Effekte überspielt
HF Herzfrequenz, **Arrht.** Arrhythmien produzierend, **AP** systemischer arterieller Blutdruck, **dp/dt max** Kontraktilitätsparameter, **CO** Cardiac Output, **SVR** systemisch vaskulärer Widerstand

3.4 Herz-Kreislauf-Funktion

Die Narkosemittel können das Herz-Kreislauf-System in verschiedener Weise beeinflussen. Die klinisch bedeutsamen Effekte sind (Zusammenfassung ◻ Tab. 3.1):

– Beeinflussung der Herzfrequenz:
  – Herzfrequenzverminderung: Opioide, Lokalanästhetika,
  – Herzfrequenzsteigerung: Ketamin, Desfluran bei schnellem Anfluten, Pancuronium.

– Beeinflussung des arteriellen Blutdrucks:
  – Blutdruckanstieg: Ketamin,
  – Blutdruckabfall: Thiopental, Methohexital, Propofol, Inhalationsnarkotika, Lokalanästhetika.

– Beeinflussung der Kontraktionskraft:
  – Verminderung der Kontraktilität: Thiopental, Methohexital, Propofol, Ketamin (dieser Effekt wird jedoch weitgehend durch die Sympathikusstimulation überspielt),
  – Zunahme der Kontraktilität: Fehlanzeige.

- Beeinflussung des Herzminutenvolumens:
  - Abnahme: Thiopental, Methohexital, Propofol, Inhalationsnarkotika,
  - Zunahme: Ketamin.
- Beeinflussung des peripheren Widerstandes:
  - Abnahme: Isofluran, Sevofluran, Halothan, Neuroleptika, Lokalanästhetika,
  - Zunahme: Ketamin.
- Beeinflussung des myokardialen Sauerstoffverbrauches:
  - Abnahme: Inhalationsnarkotika,
  - Zunahme: Ketamin.

Praxis der Anästhesie

Präoperative Vorbereitung

Franz-Josef Kretz, Jürgen Schäffer, Tom Terboven

F.-J. Kretz et al., *Anästhesie, Intensivmedizin, Notfallmedizin, Schmerztherapie,*
DOI 10.1007/978-3-662-44771-0_4, © Springer-Verlag Berlin Heidelberg 2016

Die präoperative Vorbereitung umfasst die Prämedikation und das präoperative Check-up im Operationssaal.

4.1 Prämedikationsvisite

4.1.1 Ziel der Prämedikationsvisite

Der Anästhesist möchte
- den Patienten und seine psychische und physische Belastbarkeit kennen lernen,
- eine vertrauensvolle Beziehung zu ihm aufbauen und auf seine Ängste eingehen können,
- Informationen über die Art des operativen Eingriffs und die Vorerkrankungen erhalten,
- den Patienten untersuchen,
- das Narkoserisiko abschätzen können,
- den Patienten über das Narkoseverfahren und seine Risiken aufklären sowie
- eine adäquate Prämedikation verordnen,
- schmerztherapeutische Maßnahmen für die postoperative Phase vorstellen.

Inhaltlich steht bei den Ängsten des Patienten vor allem im Vordergrund,
- nicht mehr aus der Narkose aufzuwachen,
- vor dem Erreichen einer ausreichenden Narkosetiefe bereits operiert zu werden,
- die Narkose wegen des »schwachen Herzens oder Kreislaufs« nicht zu überstehen,
- während der Narkose zu erwachen bzw. unkontrolliert Dinge zu tun oder unbewusst Aussagen zu machen, die niemanden etwas angehen, sowie

- nach der Narkose starke Schmerzen aushalten und möglicherweise erbrechen zu müssen.

Häufig bestehen bei der Prämedikationsvisite Ängste bezüglich der Phase danach und dies insbesondere bei bösartigen Erkrankungen: Habe ich Krebs? Wie weit ist er fortgeschritten?

Der Anästhesist sollte sich ausreichend Zeit nehmen, auf diese Ängste einzugehen. Dies ist in Zeiten enger Personalbudgets häufig nicht mehr möglich. Ein weit größeres Problem entsteht daraus, dass ein Großteil der Patienten ambulant in einer Patientensprechstunde gesehen wird. Es ist zwar von großem Vorteil, wenn in ausreichendem zeitlichem Abstand zur Operation die notwendigen Befunde bzw. früheren Arztbriefe noch angefordert werden können. Nachteilig ist jedoch, dass man sehr selten die Chance hat, seinen Patienten, den man narkotisieren soll, vorher zu sehen.

Umso wichtiger ist es, dass die **Kommunikationsstrukturen** in der Klinik stimmen, damit keine wesentlichen Informationen über den Patienten verlorengehen. Im Übrigen: Wenn immer es möglich ist, sollte man versuchen, den Patienten noch vorher zu sehen und nicht erst im grünen OP-Anzug.

> **Der Patient interessiert sich nicht dafür, ob der Blutdruck während der Operation, wenn auch mit Mühen, im Normbereich gehalten werden konnte, sondern wie der Anästhesist ihm als Mensch begegnet und ob er ihm den Weg zu Narkose und Operation erleichtert.**

4.1.2 Anästhesiologische Anamnese

Die anästhesiologische Anamnese baut auf der Anamnese des operativ tätigen Kollegen auf. Mit der Anamnese (◘ Abb. 4.1a) sollen
- die Leistungsfähigkeit der Vitalfunktionen,
- die Vorerkrankungen,
- die Konsumgewohnheiten,
- die medikamentöse Dauertherapie und
- Komplikationen bei vorangegangenen Narkosen bzw. Operationen erfasst werden.

- **Herz**

Die folgenden häufigen Vorerkrankungen sollten in der Anamnese erfragt werden.
- Angina pectoris
- Herzinfarkt
- Herzinsuffizienz
- Herzrhythmusstörungen
- Herzfehler

- ■ **Angina pectoris**

> **Wichtige anamnestische Fragen**
> - Wie häufig sind die Anfälle?
> - Wann treten sie auf?
> - Wie werden sie behandelt?

Die medikamentöse Dauertherapie muss auch am Operationstag fortgesetzt, die Tablette soll am Morgen mit einem kleinen Schluck Wasser eingenommen und das Nitro-Spray auf den Weg in den Operationssaal mitgegeben werden (hohe Anfallshäufigkeit bei stresshaften Belastungen).

- ■ **Herzinfarkt(e)**

> **Wichtige anamnestische Fragen**
> - Wann war der letzte Infarkt?
> - Wurde ein Stent eingebracht?
> - Hat sich danach die Symptomatik verbessert?
> - Wurden Bypässe gelegt?
> - Wie steht es mit Beschwerden danach?

❯ Nach Implantation eines Bare-metal-Stents sollen keine elektiven Eingriffe innerhalb der ersten 3 Monate durchgeführt werden, im Falle eines Drug-eluting-Stents nicht innerhalb der ersten 12 Monate! Bei dringlichen Operationen muss zur subtilen Überwachung vor Narkoseeinleitung ein erweitertes Monitoring (arterielle Druckmessung, ggf. ZVD) durchgeführt werden.

Heute erhalten viele Patienten nach Myokardinfarkt eine Prophylaxe mit Acetylsalicylsäurepräparaten. Bereits in niedrigen Dosen (100 mg) hemmt ASS die Thrombozytenaggregation und beugt somit einem Reinfarkt vor.

❯ ASS soll nach aktuell gültigen Empfehlungen perioperativ nur bei Eingriffen mit einem hohen Risiko für Blutungskomplikationen (z. B. intrakranielle Eingriffe) pausiert werden. Bei intraoperativen Blutungen wird – falls ASS weitergegeben wurde – Desmopressin eingesetzt (Wirkungsmechanismus). Allerdings ist vor dem Hintergrund der Daten der 2014 publizierten POISE-II-Studie, in der sich ein erhöhtes Risiko für schwere Blutungskomplikationen unter perioperativ fortgesetzter ASS-Therapie gezeigt hat, eventuell eine Neubewertung dieser Empfehlungen zu erwarten.

- ■ **Herzinsuffizienz**

> **Wichtige anamnestische Fragen**
> - Wie viele Treppen kann der Patient steigen?
> - Liegen Belastungsdyspnoe, Orthopnoe, Nykturie oder Ödeme vor?
> - Grad der Herzinsuffizienz: Welcher Herzinsuffizienzgrad liegt vor?

Orientierung über die Schwere einer Herzinsuffizienz gibt die Einteilung der New York Heart Association (NYHA):
- Grad I: Ohne Einschränkung der körperlichen Leistungsfähigkeit
- Grad II: Leichte Einschränkung unter Belastung

Patientenname und -adresse:

Narkose/Regionalanästhesie Doku **An1E**

8. Bestehen oder bestanden folgende **Erkrankungen** oder **Anzeichen dieser Erkrankungen**?

Herz/Kreislauf: Rhythmusstörungen, Herzfehler, Angina pectoris, Herzinfarkt, Herzmuskelentzündung; hoher oder niedriger Blutdruck, Atemnot beim Treppensteigen   N J

oder _____

Gefäße: Krampfadern, Thrombosen, Durchblutungs-störungen, Schlaganfall   N J

oder _____

Wird vom Arzt ausgefüllt!	Vorgesehener Eingriff: _____
	Anästhesie: _____
	Termin: _____ ASA: _____

Fragebogen (Anamnese)
bitte vor dem Aufklärungsgespräch ausfüllen!

Alter: _____ Jahre

Größe: _____ cm Gewicht: _____ kg

Beruf: _____

Bitte Zutreffendes ankreuzen, unterstreichen bzw. ergänzen.   **N** = Nein **J** = Ja

1. **Ärztliche Behandlung** in letzter Zeit? Weswegen? N J

_____

Besteht zurzeit eine **Erkältung**? N J

Traten in den letzten vier Wochen **Durchfall** und/oder **Erbrechen** auf? N J

Liegt eine **andere Infektion** vor? N J

2. Haben Sie in den letzten Wochen **gerinnungs-hemmende Medikamente** eingenommen (z.B. Aspirin®, ASS®, Marcumar®, Ticlopidin, Ciopidrogel)? N J

Welche? _____

3. Nehmen Sie **andere Medikamente** ein (z.B. Blutdruck-/Herzmedikamente, Schmerzmittel, „Antibabypille", Psychopharmaka, Antidiabetika)? N J

Welche? _____

4. **Frühere Operationen?** (Bitte Eingriff und Jahr bezeichnen.) N J

_____

5. Beschwerden (z.B. Lagerungsschäden) nach einer **früheren Narkose/Regionalanästhesie/örtlichen Betäubung?** N J

Welche? _____

Traten bei Blutsverwandten Besonderheiten im Zusammenhang mit einer Anästhesie auf? N J

6. Wurden schon einmal **Blut oder Blutbestandteile** übertragen (Transfusion)? N J

Wenn ja, wann? _____

Gab es Komplikationen? N J

7. Für Patientinnen: Könnte möglicherweise eine **Schwangerschaft** bestehen? N J

Stillen Sie? N J

Atemwege/Lunge: chronische Bronchitis, Asthma, Lungenentzündung, Tuberkulose, Lungenblähung, Schlafapnoe, Stimmband-/Zwerchfelllähmung   N J

oder _____

Leber: Gelbsucht, Leberverhärtung, Fettleber, Gallensteine   N J

oder _____

Nieren: erhöhte Kreatininwerte, Dialysepflicht, Nierenent-zündung, Nierensteine   N J

oder _____

Speiseröhre, Magen, Darm: Geschwür, Engstelle, Verdauungsstörungen, Sodbrennen, Refluxkrankheit   N J

oder _____

Stoffwechsel: Zuckerkrankheit, Gicht   N J

oder _____

Schilddrüse: Unter- oder Überfunktion, Kropf   N J

oder _____

Skelettsystem: Gelenkerkrankungen, Rücken-/Band-scheibenbeschwerden, Schulter-Arm-Syndrom   N J

oder _____

Nerven/Gemüt: Krampfanfälle (Epilepsie), Lähmungen, unruhige Beine (Restless Legs-Syndrom), Depressionen, häufige Kopfschmerzen   N J

oder _____

Augen: Grüner Star, Grauer Star, Kontaktlinsen   N J

oder _____

Blut: Gerinnungsstörungen, auch bei Blutsverwandten, häufiges Nasenbluten, blaue Flecken auch ohne Verletzung bzw. nach leichter Berührung, Nachbluten nach Operationen   N J

oder _____

Muskeln: Muskelschwäche, Muskelerkrankungen, auch bei Blutsverwandten   N J

oder _____

Allergie (z.B. Heuschnupfen) od. **Überempfindlichkeit** gegen Nahrungsmittel, Medikamente, Betäubungs-/Schmerz-/Desinfektionsmittel, Jod, Pflaster, Latex (z.B. Gummihandschuhe)   N J

oder _____

9. Andere Erkrankungen/Behinderungen? N J

   Chronische Schmerzen? N J

10. Lockere Zähne, Karies? N J

    Zahnersatz (Prothese, Stiftzahn, Krone, Brücke)? N J

Zahnstatus (wird vom Arzt ausgefüllt)

	8 7 6 5 4 3 2 1	1 2 3 4 5 6 7 8	
	V IV III II I	I II III IV V	
Re			Li
	V IV III II I	I II III IV V	
	8 7 6 5 4 3 2 1	1 2 3 4 5 6 7 8	

e = ersetzte Zähne   c = kariöse Defekte
k = Krone   f = fehlende Zähne
b = Brücke   z = zerstörte Zähne

DIOmed-Aufklärungssystem. 08/07 Empfohlen vom Berufsverband Deutscher Anästhesisten e.V. im Einvernehmen mit der Deutschen Gesellschaft für Anästhesiologie und Intensivmedizin. Herausgeber: Prof. W. Weißauer, Prof. K. Ulsenheimer (Medizinrecht). Autor: Prof. W. Weißauer. Illustration: Atelier Gluska. Copyright 2007 by DIOmed in Thieme Compliance GmbH · Am Weichselgarten 30 · 91058 Erlangen · Telefon 09131 93406-49 · Fax 09131 93406-81. www.diomed.de   Vervielfältigungen jeglicher Art, auch Fotokopieren, verboten.   Bestell-Nr. 01/002

a

Abb. 4.1a,b a Aufklärung Erwachsene und Jugendliche. (Mit freundlicher Genehmigung der DIOmed in Thieme Compliance GmbH)

Anästhesie-Ausweis

Europäische Vereinigung der
Fachärzte (UEMS)

Deutsche Gesellschaft für Anästhesiologie
und Intensivmedizin (DGAI)

Union Européenne des Médecins
Spécialistes (UEMS)

German Society of Anaesthesiology
and Intensive Care Medicine (DGAI)

Anaesthesia Problem Card

Stempel der Klinik / Abteilung

DGAI Geschäftsstelle: Roritzerstraße 27, D-90419 Nürnberg

Dieser Ausweis dient dem Anästhesisten zur Information über
Besonderheiten und Schwierigkeiten bei vorausge-
gangenen Narkosen. Der Ausweis sollte dem Anästhesisten
vor einer Anästhesie vorgelegt werden.
Für Notfälle empfiehlt es sich, den Anästhesieausweis stets
bei sich zu tragen.

UEMS und DGAI sind nicht für den Inhalt dieses Ausweises
verantwortlich.

This card is made to alert the anaesthesiologist to problems that
occured during anaesthesia. The card should always be given to
the anaesthesiologist before anaesthesia. It should be carried by
the holder in case of emergency surgery.

Neither UEMS nor DGAI can accept legal liability for the content of
this card.

Nachname (Surname)

Vorname (Given name)

Geburtsdatum (Date of birth)

b1

◘ Abb. 4.1a,b b Anästhesie-Ausweis (mit freundlicher Genehmigung der DGAI)

Anästhesie-Ausweis (Anaesthesia Problem Card)

☐ **Intubationsprobleme (Intubation problems)**

1. Stimmbänder einsehbar *(Vocal cords can be seen)* .... ☐
2. Hinterer Glottisanteil einsehbar *(Posterior extremity of glottis can be seen)* ... ☐
3. Nur Epiglottis einsehbar *(Only epiglottis can be seen)* .... ☐

Sonstige Intubationsprobleme (Other Intubation problems)

☐ ja (yes)   ☐ nein (no)   Details (Specify):

Maskenbeatmung möglich? (Could the patient be ventilated with a mask?)

☐ ja, leicht (yes, easily)   ☐ ja, mit Schwierigkeiten (yes, with difficulty)

☐ nein (no)

Wie wurde das Problem gelöst ? Empfehlungen für künftige Intubationen:

(How was the problem solved; recommendations for future intubations):

☐ **Medikamenten-Unverträglichkeit (Adverse reaction, drug allergy):**

1. Medikament *(Commercial/generic name)* ....
2. Medikament *(Commercial/generic name)* ....
3. Medikament *(Commercial/generic name)* ....

Art der Nebenwirkung (Adverse reaction type)

1. leicht: Hautreaktion *(light: skin rash)*   ☐
2. mittelgradig: Kreislauf, Atmung *(moderate: haemodynamics, respiration)* ☐
3. schwer: Kreislauf, Atmung *(severe: haemodynamics, respiration)*   ☐

Wie wurde das Problem gelöst? Empfehlungen für künftige Anästhesien:

(How was the problem solved; recommendations for future anaesthesias):

☐ **Disposition zur malignen Hyperthermie (malignant hyperthermia susceptibility)**

In-vitro-Kontrakturtest (IVCT): .... ☐

MH-assoziierte Mutation: .... ☐

Keine Anästhesie mit Trigger-Substanzen (Avoid volatile anaesthetics and succinyl-
choline; Dantrolene must be available)

☐ **Anästhesierelevante Begleiterkrankungen: (Stoffwechselstörungen, etc.):**

Other anaesthesia relevant diseases (metabolic diseases): Details (Specify):

....
Anästhesist *(Anaesthesiologist)*   Datum *(Date)*

b2

☐ **Abb. 4.1b** (Fortsetzung)

▬ Grad III: Starke Einschränkung unter
Belastung
▬ Grad IV: Beschwerden bereits in Ruhe, körper-
liche Belastbarkeit maximal eingeschränkt

Ist die Operation nicht dringlich, so muss versucht
werden, den Patienten mit Herzinsuffizienz so gut
wie möglich zu rekompensieren.

▪▪ Herzrhythmusstörungen

> **Wichtige anamnestische Fragen**
> ▬ Welcher Art sind die Herzrhythmusstörun-
> gen?
> ▬ Sind die Rhythmusstörungen symptoma-
> tisch? (Schwindel? Synkopen?)
> ▬ Wie werden sie therapiert?
> ▬ Hat der Patient einen Schrittmacher/
> Defibrillator?
> ▬ Braucht er wegen bestehender Herzrhyth-
> musstörungen einen Schrittmacher?

❯ **Indikationen zur Implantation eines tempo-
rären Herzschrittmachers sind ein kompletter
AV-Block, Sick-Sinus-Syndrom, Carotis-Sinus-
Syndrom.**

Hier ist mit dem Kardiologen auch die Frage eines
permanenten Schrittmachers abzuklären.

Wenn der Patient einen Schrittmacher oder
Defibrillator hat, muss der Typ bekannt sein. Eine
Kontrolle des Schrittmachers durch den Kardiologen innerhalb der letzten 6 Monate ist präoperativ
auf jeden Fall erforderlich. Bei implantierten De-
fibrillatoren sollte eine Rücksprache mit der Kardiologie erfolgen, um das perioperative Management
(z. B. passagere Deaktivierung des Geräts) festzulegen.

❯ **Liegt ein Schrittmacher, so sollte der Operateur bipolaren Strom zum Kautern benutzen.**

◻ **Tab. 4.1** ACE-Hemmer und AT-II-Rezeptorblocker:
Zeitintervall zwischen Gabe und OP (nach Welte)

Wirkstoff	Wirkdauer	Absetzen vor OP
ACE-Hemmer		
Captopril (Tensobon®)	6–10 h	>12 h
Quinapril (Accupro®)	10–16 h	>12 h
Perindopril (Coversum®)	10–18 h	>18 h
Lisinopril (Acerbon®)	18–30 h	>24 h
Enalapril (Xanef®)	18–30 h	>24 h
Ramipril (Delix®)	24–60 h	>24 h
Angiotensin-Rezeptorblocker		
Losartan (Lorzaar®)	8–12 h	>12 h
Valsartan (Diovan®)	12–18 h	>24 h
Candesartan (Blopress®)	12–18 h	>24 h
Irbesartan (Karvea®)	16–24 h	>24 h

▪▪ Herzfehler

> **Wichtige anamnestische Fragen**
> ▬ Wie macht sich der Herzfehler hämo-
> dynamisch bemerkbar?
> ▬ Herzinsuffizienz unter Belastung?
> ▬ Rezidivierendes Lungenödem?
> ▬ Wurde der Herzfehler operativ korrigiert?
> ▬ Mit welchem Erfolg?
> ▬ Ist eine Endokarditisprophylaxe indiziert?
> (◻ Tab. 4.2).

▪▪ Kreislauf

Im Vordergrund des Interesses steht der Hypertonus, die Art und Dauer seiner Behandlung.
Definiert ist der Hypertonus von der WHO als
RR-Werte systolisch über 140 mmHg, diastolisch
über 90 mmHg. Bedeutsam für die Anästhesie sind
vor allen Dingen mögliche Folgeschäden: Koronare
Herzerkrankung, Herzinsuffizienz, Nierenfunk-
tionseinschränkung.

■ **Tab. 4.2** Endokarditisprophylaxe

Eine Endokarditisprophylaxe erfolgt nach aktuellen Leitlinien nur noch bei Hochrisiko-Patienten und gleichzeitigem Hochrisiko-Eingriff

Hochrisiko-Patienten	**Hohes Risiko:** Patienten mit - künstlichem Herzklappenersatz oder künstlichem Fremdmaterial im Bereich der Herzklappen, - Endokarditis oder rheumatischem Fieber in der Anamnese, - Patienten mit angeborenen Herzfehlern: a) unkorrigierte zyanotische Herzfehler oder bestehende residuelle Defekte oder palliative Shunts/Conduits b) Korrektur eines Herzfehlers mit Fremdmaterial innerhalb der letzten 6 Monate prä-OP c) residuelle Defekte im Bereich von Fremdmaterial
Hochrisiko-Eingriffe	- Zahnbehandlungen, bei denen es zu Blutungen der Gingiva oder Mukosa kommen kann; - invasive Prozeduren am Respirationstrakt bei bestehender Infektion - alle gastrointestinalen oder urogenitalen Eingriffe, bei denen perioperativ eine Antibiotikagabe indiziert ist; - dermatologische oder muskuloskelettale Eingriffe mit begleitender Infektion; - kardio- oder gefäßchirurgische Eingriffe mit Implantation von Fremdmaterial.
Antibiotika zur Endokarditis-prophylaxe	- Ampicillin oder Amoxicillin 50 mg/kg KG i.v. (max. 2 g) 30-60 Minuten präoperativ. - Alternativ Cephalexin (Kinder) 50 mg/kg (max. 2 g) oder Cefazolin bzw. Ceftriaxon 50mg/kg (max. 1 g) - bei Penicillinallergie: Clindamycin 50 mg/kg (max. 600 mg) - bei multiresistenten Keimen Rücksprache mit einem Mikrobiologien

❯❯ Bei Hypertonus wird heute, abweichend von früheren Behandlungsprinzipien, das Antihypertensivum nicht mehrere Tage vor dem Operationstermin abgesetzt, vielmehr muss es noch am Morgen des Operationstages mit einem kleinen Schluck Wasser eingenommen werden.

Bei dieser Vorgehensweise können intraoperativ ausgeprägte Hypotensionen, hypertensive Krisen und Arrhythmien weitgehend vermieden werden.

Bei Dauertherapie mit ACE-Hemmern und Angiotensin-Rezeptorblockern muss jedoch bei Eingriffen mit größeren Volumenumsätzen mit vermehrten Blutdruckabfällen gerechnet werden; hier sollten dann die ACE-Hemmer und Angiotensin-Rezeptorblocker abgesetzt werden. Dabei ist die unterschiedlich lange Wirkdauer zu bedenken (■ Tab. 4.1). Diuretika sollten in Abhängigkeit des Volumenstatus des jeweiligen Patienten entweder abgesetzt oder weitergegeben werden. Diese Entscheidung ist jedoch individuell zu treffen.

Eine Übersicht zu den Empfehlungen zur Endokartitisprophylaxe zeigt ■ Tab. 4.2.

▪ **Lunge**

Die Vitalfunktion Atmung ist besonders postoperativ gefährdet. Risikosteigernd sind

━ die **Lokalisation des Eingriffs** (nach Oberbauch- und Thoraxeingriffen besteht ein weitaus höheres Pneumonierisiko als bei Eingriffen im Unterbauch oder an den Extremitäten),

━ **Vorerkrankungen:** Asthma bronchiale, chronische Emphysembronchitis, Lungenfibrose (zu fragen ist nach Art und Dauer der Behandlung; dem Asthmatiker ist »sein« Broncholytikum auf den Weg in den Operationssaal mitzugeben). Die Frage nach einer Tuberkulose ist wichtig, da bei Tuberkulose besondere hygienische Maßnahmen (Austausch des Narkosegerätes, Desinfektion des Operationssaals und Desinfektion der benutzten Geräte) notwendig sind.

━ **Konsumgewohnheiten:** Rauchen, Alkohol und andere Drogen.

Bei akuten Infekten des oberen Respirationstraktes besteht eine Kontraindikation für elektive Eingriffe. Grund ist die erhöhte Schleimhautempfindlichkeit

4

Praktisches Vorgehen bei Diabetes mellitus

Wird perioperativ beim Diabetes mellitus Typ I Glukose und Normalinsulin infundiert, so ergeben sich stabile Stoffwechselverhältnisse. Bewährt hat sich folgendes Vorgehen: Der Patient erhält perioperativ Glukose 10%, präoperativ wird die Hälfte der Tagesdosis an Insulin s.c. injiziert. Als Alternative bieten sich 2 bis 4 Einheiten Normalinsulin i.v. pro Stunde über einen Perfusor an. Wichtig ist selbstverständlich die intermittierende (stdl.) perioperative Blutzuckerkontrolle. Steigt der Blutzuckerwert über den Normwert an,

so empfiehlt sich als einfache Insulindosierung:
- BZ <200 mg/dl 8–12 E Normalinsulin
- BZ <300 mg/dl 12–16 E Normalinsulin
- BZ >300 mg/dl 16–20 E Normalinsulin

Die Einnahme von Metformin geht prinzipiell mit einem erhöhten Risiko für schwere Laktatazidosen einher. Aus diesem Grund galt bis vor einigen Jahren die Lehrmeinung das Metformin 48h vor einer elekti-

ven Operation abgesetzt werden muss. Aufgrund neuerer Daten erscheint die perioperative Weiterführung einer Metformin-Therapie allerdings weitaus weniger riskant als bisher angenommen. Viele Anästhesisten bestehen daher aktuell nicht mehr auf ein perioperatives Pausieren der Therapie. Liegen allerdings Risikofaktoren für das Auftreten einer Laktatazidose unter Metformin vor, (schwere Niereninsuffizienz, Leberinsuffizienz) sollte das Medikament weiterhin 48h präoperativ pausiert werden.

und die Neigung zu Hypersalivation und Sekretbildung in der Trachea. Besonders die Intubation kann bei diesen Patienten Traumen setzen, die – selbst bei regelhaftem, schonendem Vorgehen – zu einer Läsion der Trachealschleimhaut, postoperativem Stridor und Laryngospasmus führen sowie im schlimmsten Fall zur Tracheotomie zwingen können (extrem selten).

Ausgenommen von dieser Kontraindikation sind Kinder mit andauernder chronischer Bronchitis. Häufige Ursache dafür ist eine hyperplastische Rachenmandel; hier ist eine Operation notwendig, damit das Kind infektfrei wird; deshalb ist der chronische Infekt keine Kontraindikation für eine Narkose. Sie sollte aber von einem erfahrenen Anästhesisten durchgeführt werden.

■ Stoffwechsel

Wichtig ist vor allem, einen möglichen **Diabetes mellitus**, seine Folgeerkrankungen und die Art und die Dauer der Behandlung zu erfragen.

Die Therapie des Diabetes, insbesondere des Diabetes Typ I hat mit Verzögerungs-, Intermediär-, Langzeit- und Kombinationsinsulinen eine derartige Differenzierung erfahren, dass es für den Anästhesisten als Nichtfachmann schwierig ist, den Überblick zu wahren. Prinzipiell gibt es bei Diabetes mellitus Typ I
- die konventionelle Insulintherapie (DIT): 2–3 Injektionen/Tag mit Intermediär- oder Kombinationsinsulin und starrem Mahlzeitregime;

- die intensivierte konventionelle Insulintherapie (ICT): der Basisbedarf wird über ein Langzeitinsulin abgedeckt, die Mahlzeiten mit Normalinsulin;
- die kontinuierliche subkutane Insulininfusion über Pumpen mit intermittierender pumpengesteuerter Bolusapplikation ist ein neues patientenfreundliches Konzept.

Darüber hinaus gibt es den diätetisch und medikamentös eingestellten Diabetes mellitus Typ II.

Beim Diabetes mellitus Typ II müssen nur engmaschig perioperativ (2 h) der BZ gemessen und BZ-Spitzen mit Normalinsulin abgefangen werden. Postoperativ wird nach Nahrungsaufbau wieder die medikamentös oder diätetisch pointierte Therapie fortgesetzt.

Beim Diabetes mellitus Typ I ist ein spezielles Vorgehen angezeigt. (Details siehe Praxisbox).

Der Diabetiker sollte prinzipiell an 1. Stelle im OP-Programm stehen, um die Zeit der Nahrungskarenz möglichst kurz zu halten. Hat er einen Infekt bzw. Abszess aufgrund der beeinträchtigenden peripheren Durchblutung z. B. am Fuß, so muss er freilich an die letzte Stelle im OP-Programm. Hier ist dann eine engmaschige BZ-Kontrolle schon präoperativ notwendig.

■ Leberfunktionsstörungen

Von Bedeutung sind die **akute** und **chronische Hepatitis**, die **Cholestase** und die **Zirrhose**. Bei einer akuten Hepatitis wird man elektive Eingriffe verschieben und, wenn operative Eingriffe notfallmäßig notwendig sind, auf Inhalationsnarkotika mit Ausnahme von Sevoflurane verzichten. Bei chronischen Leberschäden ist auf eine verlängerte Wirksamkeit von Medikamenten mit einer großen hepatischen Clearance (z. B. Thiopental, Methohexital) zu achten. Bei all diesen Patienten ist eine umfassende Leberfunktionsdiagnostik (Enzyme, Gerinnung etc.) notwendig.

■ **Niere**

Patienten mit vorbestehender Niereninsuffizienz haben ein deutlich erhöhtes Risiko für perioperative kardiovaskuläre Komplikationen. Den Anästhesisten interessieren besonders Nierenerkrankungen mit funktionellen Störungen. Dazu zählen die

- **präterminale Niereninsuffizienz:** ansteigende Retentionswerte, verminderte Urinausscheidung und
- **terminale Niereninsuffizienz:** Anurie/Oligurie mit hohen Retentionswerten oder normaler Urinfluss mit gestörter Konzentrationsfähigkeit der Niere.

> **Wichtige anamnestische Fragen (bei dialysepflichtigen Patienten)**
> - der täglichen Flüssigkeitszufuhr
> - der bestehenden Restausscheidung
> - der Lage des Dialyse-Shunts (an dieser Extremität ist das Messen des Blutdrucks nach Riva-Rocci nicht erlaubt, da der Shunt dabei schnell thrombosiert!),
> - dem Zeitpunkt der letzten Dialyse.

Präoperativ müssen Kreatinin, Harnstoff, Kalium und die Gerinnung (Quick, PTT) bestimmt werden; diese Werte dürfen erst 2 h nach der letzten Dialyse bestimmt werden, da sich erst zu diesem Zeitpunkt ein Äquilibrium bei den Laborwerten eingestellt hat.

■ **Allergien**

Latexallergie: Es sollte eine Latexallergie ausgeschlossen werden, da diese aufgrund eines drohenden anaphylaktischen Schocks hochgefährlich ist!

Allergien auf Narkotika bzw. Muskelrelaxanzien: Ein Beispiel ist eine Allergie gegen Muskelrelaxanzien wie Rocuronium (anaphylaktischer Schock möglich), bei Atracurium und Mivacurium sind geringgradige allergische Reaktionen häufig (Hautrötung durch Histaminausschüttung, ▶ Kap. 1.13.2)

■ **Muskelerkrankungen**

Zu eruieren ist u. a. das Vorliegen einer dystrophen Muskelerkrankung (M. Duchenne, M. Becker-Kiener).

> ❗ Bei dystrophen Muskelerkrankungen besteht Gefahr der malignen Hyperthermie und Rhabdomyolyse! Daher sind Triggersubstanzen zu vermeiden!! Keine Inhalationsnarkotika, kein Succinylcholin!

Auch eine myotone Muskelerkrankung (Myotonie Curschmann-Steinert) muss ausgeschlossen werden.

> ❯ Maligne Hyperthermie (▶ Abschn. 9.2), Rhabdomyolyse, Cave: Succinylcholin (▶ Abschn. 1.13.1),

■ **Gerinnungsstörungen**

Liegen angeborene Gerinnungsstörungen vor, z. B. Hämophilie A oder B oder das Von-Willebrand-Syndrom? Bestandteil der präoperativen Evaluation sollte auch die Frage nach einer erhöhten Blutungsneigung sein (spontane Hämatome, Nasenbluten, Zahnfleischbluten, verlängerte Menstruationsblutung, Blutungen bei zurückliegenden Operationen)! Die Blutgerinnungsstörungen werden heute anamnestisch durch einen Fragebogen dezidiert abgeklärt (◘ Abb. 4.2).

Notwendig ist bei Vorliegen einer angeborenen Gerinnungsstörung die Substitution der fehlenden Gerinnungsfaktoren vor der Operation!

Wichtig ist auch die Berücksichtigung medikamentös induzierter Gerinnungsstörungen:

- Marcumar: 5–10 Tage vorher absetzen; mit niedermolekularen Heparinen ersetzen, wenn Quick über 50% »Bridging«);
- Acetylsalicylsäure (Aspirin): nach **aktuellen** Empfehlungen nur bei Eingriffen mit deutlich erhöhtem Risiko 5 Tage präoperativ pausieren
- Clopidogrel (Plavix): 10 Tage präoperativ absetzen

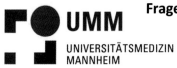

Fragebogen zur Gerinnungsanamnese

Patientenname
Patientenetikett

	Nein	Ja		
Wurde bei Ihnen jemals eine **Blutgerinnungsstörung**, **Thrombose** und oder eine **Lungenembolie** festgestellt?	☐	☐	Diagnose erfragen	
Beobachten Sie folgende Blutungsarten – auch ohne erkennbaren Grund				
Neigen Sie zu **Nasenbluten ?** (nicht bedingt durch Schnupfen, trockene Luft, starkes Nasenputzen, etc.)	**Nein** ☐	**Ja** ☐	▪ Schon immer ▪ Nur saisonal ▪ HNO-Befund vorhanden ▪ Bei Medikamenteneinnahme ▪ Arterielle Hypertonie	2 3 1 4
Blaue Flecke oder **punktförmige Blutungen ?** (ohne erkennbare Ursache)	**Nein** ☐	**Ja** ☐	▪ Bei Medikamenteneinnahme ▪ Schon immer	1 2
Gelenkblutungen, Blutungen in Weichteilen oder Muskeln ?	**Nein** ☐	**Ja** ☐		2
Beobachten Sie bei Schnitt-/Schürfwunden ein **längeres (>5Min) Nachbluten ?**	**Nein** ☐	**Ja** ☐	▪ Kleine Schnittwunden, Nassrasur ▪ Bei Medikamenteneinanahme	2 1
Gab es in Ihrer Vorgeschichte **längeres/verstärktes Nachbluten** beim **Zahnarzt**, bei der **Mandel-** u/o **Polypenentfernung ?**	**Nein** ☐	**Ja** ☐	▪ Über 5 Minuten ▪ Nachbehandlung nötig ▪ Bei Medikamenteneinnahme	
Gab es in Ihrer Vorgeschichte **verstärkte Blutungen während oder nach einer Operation ?** Mussten Blutkonserven verabreicht werden?	**Nein** ☐	**Ja** ☐	▪ Welche Operation ▪ Blutung tatsächlich über der Norm	5 5
Heilen Ihre Wunden schlecht ?	**Nein** ☐	**Ja** ☐	▪ Lange nässend/klaffend ▪ Keloidbildung	2 2
Gab oder gibt es in Ihrer Familie (Blutsverwandtschaft) Fälle von **Blutungsneigung?**	**Nein** ☐	**Ja** ☐	▪ Verwandtschaftsgrad ▪ Diagnose bekannt	2 2
Nehmen oder nahmen Sie in den letzter Zeit Medikamente zur Blutverdünnung ein? (z.b. Aspirin®, ASS®, Plavix®, Iscover®, Marcumar ®, Efient®, Brilique®, Pradaxa®, Xarelto®, Eliquis®, Lixiana®)	**Nein** ☐	**Ja** ☐	▪ Blutungsneigen seit Medikamenteneinnahme ▪ Abgesetzt seit Datum:	1 2 4
Haben Sie in den letzten 5 Tagen Schmerz- oder Rheumamittel eingenommen? (z.B. Aspirin ®, Thomapyrin®, Voltaren®, Ibuprofen ®, Paracetamol®, Novalgin®)	**Nein** ☐	**Ja** ☐		
<u>Zusatzfragen an Patientinnen:</u> Sind Ihre Monatsblutungen **verlängert** (>7 Tage) oder **verstärkt?**	**Nein** ☐	**Ja** ☐	▪ Seit Menarche	2
Nehmen Sie Ovulationshemmer oder andere Hormone (Hormonersatztherapie) ein?	**Nein** ☐	**Ja** ☐	▪	1
*Mögliche Konsequenzen im Einzelfall (1) Medikamentenanamnese (2) Konsil Gerinnungsambulanz (falls keine Befunde vorhanden) (3) Konsil HNO (falls keine Befunde vorhanden) (4) Konsil Internist (falls keine Befunde vorhanden) (5) Befunderhebung	**Nein** ☐	**Ja** ☐	Datum: Unterschrift: des/der Chirurgen/in Datum: Unterschrift: des/der Anästhesisten/in	

◨ **Abb. 4.2** Blutgerinnungsfragebogen (mit freundlicher Genehmigung der Universität Mannheim)

- Onkologie

Heute überleben Kinder und Jugendliche häufig ihre Krebserkrankung. Die zytostatische Therapie und die Strahlentherapie hinterlassen jedoch häufig ihre Spuren. Deshalb gilt es, Therapiefolgeerkrankungen zu eruieren, wenn diese Kinder und Jugendlichen im Erwachsenenalter operiert werden.

> ❯❯ — Zytostatika (z. B. Daunorubicin) führen häufig zu Herzinsuffizienz, speziell Bleomycin zu Lungenfibrosen. Lungenfunktion und kardiologisches Konsil! Abklären, ob nur bestrahlte Blutprodukte verwendbar sind.
> — Die Indikation zur kardiologischen Evaluation und Prüfung der Lungenfunktion sollte großzügig gestellt werden.
> — Darüber hinaus ist bei onkologischen Patienten bei der Transfusion auf die Gabe von bestrahlten oder CMV-negativen Konserven zu achten!

- Endokrine Organe

Bei Patienten, bei denen Operationen an endokrinen Organen durchgeführt werden sollen, sind vorher Kontakte mit dem Endokrinologen notwendig.

Besonders bedrohlich sind postoperative Nebenniereninsuffizienzen bei Patienten, die unter einer Dauertherapie mit Kortikoiden stehen sowie hypophysektomiert oder adrenalektomiert sind. Um einer drohenden Addison-Krise zuvorzukommen, muss hier Hydrokortison substituiert werden (◘ Tab. 4.3).

- Wasser- und Elektrolythaushalt

Hier sind Fragen nach Diuretikatherapie (Kalium!), Laxanzien (Kalium!) und Diarrhöen (Volumenverluste!, Kalium!) notwendig.

- Zentrales Nervensystem

Im Vordergrund des Interesses stehen

- **apoplektische Insulte:** Intraoperativ ist bei diesen Patienten darauf zu achten, dass der arterielle Mitteldruck im Bereich des Ausgangsdruckes bleibt und nicht darunter abfällt (direkt-arterielle Blutdruckmessung). Zu registrieren sind im Hinblick auf eine Regionalanästhesie präoperativ bestehende neurologische Ausfälle (vor allem auch um Klagen

◘ **Tab. 4.3** Substitution von Hydrokortison bei Patienten mit bestehender Nebennieren- oder Hypophyseninsuffizienz oder Patienten unter Kortikoid-Dauertherapie bei großen Eingriffen (ggf. Anpassung des Schemas nach klinischem Befund)

Präoperativ	2 Tage 3-mal 20 mg Hydrokortison p.o.
Operationstag	100 mg Hydrokortison in 500 ml Glukose 5% pro 8 h
1./2. postoperativer Tag	200 mg Hydrokortison in Glukose 5%
3. postoperativer Tag	120 mg Hydrokortison
4. postoperativer Tag	60 mg Hydrokortison
5. postoperativer Tag	40 mg Hydrokortison

des Patienten postoperativ entgegentreten zu können);

- **erhöhter intrakranieller Druck**: Zu achten ist auf Bewusstseinseintrübungen, Übelkeit, Erbrechen, Kopfschmerzen;
- **Epilepsie:** Zu fragen ist nach Dauer und Art der Behandlung sowie der Häufigkeit der Anfälle. Intraoperativ kommt es sehr selten zu Krämpfen, da fast alle Narkotika antikonvulsiv wirken (Ausnahmen: Ketanest, Sevofluran). Die Antiepileptika sollen am Operationstag nicht abgesetzt, sondern in ihrer gewohnten Dosierung gegeben werden. Postoperativ ist nach großen Eingriffen gelegentlich eine Neueinstellung der antiepileptischen Therapie notwendig.

Vor rückenmarksnahen Leitungsanästhesien ist nach Wirbelsäulenverletzungen und Bandscheibenschäden zu fragen. Bestehende Beschwerden sollten Anlass geben, die Indikation für rückenmarksnahe Leitungsanästhesie zu überdenken bzw. auf sie zu verzichten.

- Konsumgewohnheiten und medikamentöse Therapie

Nikotin- und Alkoholabusus sind die klinisch wichtigsten Konsumgewohnheiten. Nach Drogen- und

Medikamentenabusus oder -abhängigkeit (Schlafmittel, Sedativa) ist gezielt zu fragen.

Bei der medikamentösen Therapie richtet sich
das Hauptaugenmerk auf

- die Dauermedikation,
- die Zuverlässigkeit der Einnahme: Sie ist besonders beim alten Menschen mit polymorbi-
  der Tendenz und polypragmatischer Therapie
  oft gestört;
- Allergien gegen Medikamente (und Pflaster).

- **Anästhesiologische Komplikationen
  bei früheren Narkosen**

Über Komplikationen bei früheren Narkosen ist der
Patient meist informiert. Häufig hat der Patient
einen entsprechenden Ausweis oder eine Bescheini-
gung erhalten. Ereignete sich die Komplikation im
eigenen Hause so ist es einfach, sich anhand des
Narkoseprotokolls über diese Komplikation zu informieren. Bei Komplikationen in einem anderen
Krankenhaus muss das Narkoseprotokoll von dort
angefordert werden.

Bedeutsame Komplikationen:

- Intubationsschwierigkeiten!!,
- allergische Reaktionen,
- maligne Hyperthermie,
- unzureichende Wirksamkeit einer Lokalanästhesie,
- verzögertes Aufwachen,
- Notwendigkeit zur Nachbeatmung,
- schwerer Blutdruckabfall,
  Rhythmusstörungen,
- Herzstillstand,
- allergische Reaktionen.

❯ Es sollte heute immer bei schwerwiegenden
Komplikationen ein Anästhesieausweis aus-
gestellt werden.

Vordrucke (◘ Abb. 4.1b) liegen vor und erleichtern
diese wichtige Aufgabe. Unterlässt es ein Kollege,
nach schwerwiegenden Komplikationen einen solchen Anästhesiepass auszufüllen, dann nimmt er in
Kauf, dass der Patient erneut in Gefahr gerät; außerdem ist dies auch unfair gegenüber dem Anästhesisten, der die nächste Narkose bei dem Patienten
durchführt; er könnte sich in Kenntnis der Komplikationsmöglichkeiten besser auf die Narkose vorbe-
reiten.

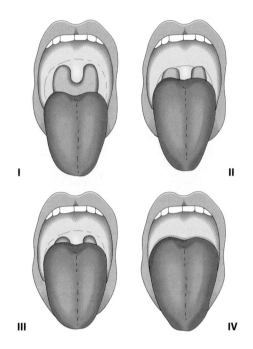

◘ Abb. 4.3 Einteilung der Sichtbarkeit von Oropharyngeal-
strukturen nach Mallampati. (Aus Larsen 2007)

Wichtig sind darüber hinaus auch Informationen über besondere Reaktionen auf Prämedikationsmittel (z. B. paradoxe Wirkung).

4.1.3   Untersuchung des Patienten

Zur Untersuchung im Rahmen der Prämedikationsvisite gehören obligatorisch die **Auskultation
von Herz und Lunge** und die **Inspektion der Mundhöhle** (Überprüfung des Zahnstatus im Hinblick
auf eventuelle Zahnschäden bei der Intubation und
Intubationshindernisse sowie der Einführung der
Larynxmaske).

Zur Beurteilung der Gefahr von anatomisch bedingten Intubationshindernissen dient die Prüfung
des **Zeichens nach Mallampati**. Der Anästhesist
blickt dem Patienten in den Mund: Sieht man
Uvula und Gaumenbogen, so spricht man von
Mallampati I, hier sind keine Intubationsschwierigkeiten zu erwarten. Hingegen sind bei Mallampati
III und IV häufig schwierige Intubationsbedingungen anzutreffen (◘ Abb. 4.3).

Fakultativ sind die **Palpation von Leber** (bei Vorerkrankungen) und **Schilddrüse** (bei Verdacht auf Trachealverlagerung durch die Schilddrüse) sowie die **Beurteilung der Wirbelsäule** bei geplanten rückenmarksnahen Leitungsanästhesien.

4.1.4 Aufklärung über das Narkoseverfahren

Die Aufklärung des Patienten ist eine humane Pflicht, die ihr juristisches Korrelat in dem
- **Recht auf körperliche Unversehrtheit** (§ 223 des Strafgesetzbuches: Jeder Heileingriff erfüllt den Tatbestand der Körperverletzung) und dem
- **Persönlichkeitsrecht des Menschen** (§ 2 des Grundgesetzes) hat.

❯ Anästhesie und Operation sind dann kein Eingriff in die körperliche Unversehrtheit des Patienten, wenn dieser rechtskräftig in den Eingriff eingewilligt hat. Voraussetzung für die Einwilligung ist die Aufklärung.

Die Aufklärung erfolgt stufenweise nach dem Bedürfnis des Patienten. Der Darstellung der **Möglichkeiten** (Regionalanästhesie, Allgemeinanästhesie, Kombination beider Verfahren etc.) folgt die Aufklärung über die **allgemeinen Risiken** (Zahnschäden, Stimmbandschäden bei der Intubation, Nervenläsionen bei der Regionalanästhesie), sodann die **speziellen Risiken** in Bezug auf den Patienten und das Narkoseverfahren. Wenn das Narkoseverfahren vereinbart ist – Wünsche des Patienten sollten, soweit akzeptabel, berücksichtigt werden –, willigt der Patient durch Unterschrift in das Narkoseverfahren ein. Hilfreich sind hierbei Aufklärungsbögen, die von Medizinern und Juristen gemeinsam entworfen sind und kommerziell angeboten werden (◻ Abb. 4.1a).

Eine Aufklärung unterbleibt bei **Notfalleingriffen**, bei denen das Leben des Patienten von einer sofortigen operativen Intervention abhängig ist (Geschäftsführung ohne Auftrag, rechtfertigender Notstand nach § 34 StGB). Von einer Aufklärung kann man aus juristischen und humanitären Gründen auch bei allen Patienten absehen, deren Allgemein-

zustand schlecht ist oder die unter starken Schmerzen leiden, sowie dann, wenn sie ausdrücklich keine Aufklärung wünschen.

Bei Kindern ist die Unterschriftsleistung eines Elternteils notwendig, bei risikoreichen Eingriffen sind beide Elternteile in die Entscheidung einzubeziehen. Sind die Eltern vor Notfalleingriffen nicht erreichbar, so wird im mutmaßlichen Sinne von Kind und Eltern gehandelt. Jugendliche im Alter von 14–18 Jahren können selbst einwilligen, wenn sie sich der Tragweite des Eingriffes und der dazu notwendigen Narkose bewusst sind.

Probleme entstehen zunehmend wegen
- **unserer multikulturellen Gesellschaft**: fremdsprachige Patienten müssen mit Hilfe eines Übersetzers aufgeklärt werden, auch wenn sie nicht einsehen, warum dies notwendig ist; es gelten die Gesetze der Bundesrepublik Deutschland, wenn diese Patienten hier versorgt werden;
- **der Überalterung der Gesellschaft**: Viele ältere Patienten sind aufgrund der Demenz oder auch aufgrund anderer geronto-psychiatrischen Erkrankungen nicht mehr einwilligungsfähig. Häufig müssen zuerst aufwendig die Betreuer gesucht werden; hier ist es wichtig, auch nach einer Patientenverfügung zu fragen. Es ist wichtig, dies vorher zu wissen, um nicht erst bei eingetretenen Komplikationen mit einer solchen Patientenverfügung konfrontiert zu werden;
- **hoher Scheidungsrate**: einwilligungsberechtigt ist bei Kindern der Elternteil, der das Sorgerecht hat.

4.1.5 Einteilung in Risikogruppen

Über die Bedeutung der Einteilung in Risikogruppen für den anästhesiologischen Alltag sind hinreichend Zweifel geäußert worden. Dennoch werden in den meisten Kliniken die Patienten in Risikogruppen eingeteilt. Es gibt neben der etablierten **Einteilung der American Society of Anesthesiologists** (ASA-Einteilung, ◻ Tab. 4.4), zahlreiche andere Risikoklassifizierungen, die sich in der klinischen Praxis nicht durchgesetzt haben. Aus einer solchen Risikogruppenzuteilung eine spezielle

◨ Tab. 4.4 ASA-Risikogruppen	
ASA 1	»Normaler«, ansonsten gesunder Patient
ASA 2	Leichte Allgemeinerkrankung, keine Leistungseinschränkung
ASA 3	Schwere Allgemeinerkrankung mit Leistungseinschränkung
ASA 4	Schwere Allgemeinerkrankung mit Leistungseinschränkung, prinzipiell lebensbedrohlich mit oder ohne Operation
ASA 5	Patient liegt im Sterben, Tod mit oder ohne Operation innerhalb von 24 Stunden zu erwarten

◨ Tab. 4.5 Kardiales Risiko verschiedener Operationen*	
Hohes Risiko	Aortenchirurgie Große periphere arterielle Gefäßeingriffe
Mittleres Risiko	Intrathorakale und intraabdominelle Eingriffe (auch laparoskopisch/thorakoskopisch) Karotischirurgie Prostatachirurgie Orthopädische Operationen Operationen im Kopf-Hals-Bereich
Niedriges Risiko	Oberflächliche Eingriffe Endoskopische Eingriffe Mammachirurgie Kataraktoperation

*https://www.bda.de/docman/alle-dokumente-fuer-suchindex/oeffentlich/empfehlungen/526-praeoperative-evaluation-erwachsener-patienten-vor-elektiven-nicht-kardiochirurgischen-eingriffen/file.html

Narkoseform oder eine Prognose für den Patienten ableiten zu wollen, erscheint fragwürdig. Wichtig allein ist, dass die Narkose eines Risikopatienten nur einem erfahrenen Anästhesisten überlassen wird.

Darüber hinaus erfolgt eine Einstufung der durchgeführten Operation anhand ihres kardialen Risikos (◨ Tab. 4.5)

4.1.6 Informationen über den Ablauf der Narkose

Der Patient soll darüber informiert sein, dass
- er 6 Stunden vorher nicht mehr essen und 2 Stunden vor dem Eingriff nichts mehr trinken darf (Grund: Minderung des Aspirationsrisikos, ▶ Kap. 9.3; Besonderheiten bei Kindern ▶ Kap. 12.1);
- er am Vorabend und am Operationstag eine orale (oder bei Kindern: eine rektale) Prämedikation erhält;
- Zahnersatz und Schmuck auf der Station verbleiben;
- im Operationsraum EKG-Elektroden angelegt, Blutdruck gemessen und eventuell arterielle und zentralvenöse Zugänge gelegt werden;
- bei einem großen abdominellen oder abdomino-thorakalen Eingriff ein Periduralkatheter gelegt wird.

Wichtig für den Patienten ist auch zu wissen, ob er nach dem Eingriff auf eine Wach- oder eine Intensivstation kommt (Differenzierung ▶ Kap. 15). Über eine beabsichtigte Nachbeatmung sollte der Patient aufgeklärt sein.

Es ist für viele Patienten beruhigend, darüber informiert zu sein, dass sie auch postoperativ engmaschig überwacht werden und dass alles unternommen wird, um Schmerzen ausreichend zu lindern sowie Übelkeit und Erbrechen vorzubeugen.

4.1.7 Untersuchungsbefunde

Um sich ein Bild von den Organfunktionen machen zu können, sind Untersuchungsbefunde notwendig. Dies ist prinzipiell aber nur dann notwendig, wenn sich in Anamnese oder körperlicher Untersuchung Auffälligkeiten finden.

▪ **Laboruntersuchungen**

Man unterscheidet, wenn Laboruntersuchungen erforderlich sind, **ein Minimalprogramm** und ein **erweitertes Programm**. Die Befunde sollten möglichst aktuell sein und schriftlich vorliegen.

❯ Unter dem Druck der ökonomischen Verhältnisse wird heute angestrebt, mit einem Minimum an Laborwerten auszukommen und tatsächlich nur noch das zu bestimmen, was in Anbetracht von Anamnese und geplanter Operation erforderlich ist. Deshalb werden heute bei Patienten, die bis auf ihr zu operierendes Grundleiden gesund sind, keine Laboruntersuchungen gefordert (z. B. Kinder, Jugendliche, Erwachsene <50 Lebensjahr).

■ ■ **Laboruntersuchungen – Minimalprogramm**
Hb-Wert: Er soll über 8 g/dl beim Gesunden, über 10 g/dl beim Patienten mit kardiovaskulärer Vorerkrankung liegen. Beim Nierenkranken werden selbst Hb-Werte von 6 g/dl toleriert. Bei Kindern liegt die Transfusionsgrenze im gleichen Bereich, es sei denn sie hätten schwerwiegende kardiorespiratorische Vorerkrankungen (Weitere Ausnahmen ► Kap. 7).

Kalium: Der Wert soll zwischen 3,5 und 5,5 mol/l liegen. Hypokaliämie verursacht eine Verlängerung der Wirkungszeit nichtdepolarisierender Muskelrelaxanzien, bei Hyperkaliämie besteht die Gefahr von succinylcholinbedingten Rhythmusstörungen.

Natrium: Der Wert soll zwischen 135 und 145 mmol/l liegen.

Globaler Gerinnungstest: In vielen Kliniken gilt, dass bei Regionalanästhesien der Quick-Wert nicht unter 50%, die PTT unter 50 sec und die Thrombozytenzahl über 50.000/mm³ liegen darf, d. h. es gilt die 50-50-50-Regel. Anderen ist diese Regel zu gewagt und sie präferieren eine individuelle Abwägung nach Risiko-Nutzen-Profil. Laboruntersuchungen – erweitertes Programm.

Als Hinweis auf den Organfunktionszustand sollen abhängig von Vorerkrankungen die folgenden Werte bestimmt werden:

Lebererkrankungen: Bilirubin, SGOT, SGPT, γ-GT, Cholinesterase; Albumin

Nierenerkrankungen: Kreatinin, Harnstoff;

Konsumierende Erkrankungen: Albumin bzw. Gesamteiweiß (5,5–7,5 g%; 55–75 g/l) zur Abschätzung des kolloidosmotischen Druckgradienten und der Plasma-Eiweiß-Bindungskapazität;

Lungenerkrankungen: arterielle Blutgasanalyse.

Da Leber- und Nierenerkrankungen gehäuft bei älteren Patienten auftreten, sollten Kreatinin und Leberwerte ab dem 50. Lebensjahr vor großen Eingriffen bestimmt werden.

■ EKG (❑ Abb. 4.4)
Kardiale Risikofaktoren aus Anamnese und/oder klinischen Befunden
━ Herzinsuffizienz
━ Koronare Herzkrankheit
━ Periphere arterielle Verschlusskrankheit
━ Zerebrovaskuläre Insuffizienz
━ Diabetes mellitus
━ Niereninsuffizienz

■ Sonographie der Halsgefäße (❑ Abb. 4.5)

■ Röntgen-Thorax (❑ Abb. 4.6)
Anästhesiologisch wichtige Befunde sind unter anderem
━ Herzform und -größe, Lungenstauung,
━ Trachealverlagerung, Trachealeinengung,
━ Pneumonie,
━ Bronchiektasen, Lungenabszess,
━ Pneumothorax,
━ Pleuraerguss,
━ Tuberkulose,
━ Halsrippe (Gefahr von Lagerungsschäden! Plexus brachialis!).

■ Lungenfunktionsprüfung
Die Vitalfunktion Atmung hat für den Anästhesisten große Bedeutung. Sie ist an den postoperativen Komplikationen mit einem hohen Prozentsatz beteiligt (z. B. Pneumonie).

Der Anästhesist muss in der Lage sein, die Lungenfunktion seines Patienten einschätzen zu können.

❯ Wichtig ist die Lungenfunktionsprüfung für die Kontrolle eines langjährigen Krankheitsverlaufes und die Effektivität der Therapie. Bei großen intrathorakalen Eingriffen dient sie der Einschätzung des Operationsrisikos und bei der COPD zur Einschätzung der Ausgangssituation.

Zur Differenzierung von obstruktiven und restriktiven Lungenfunktionsstörungen dienen die Parameter (❑ Tab. 4.6):

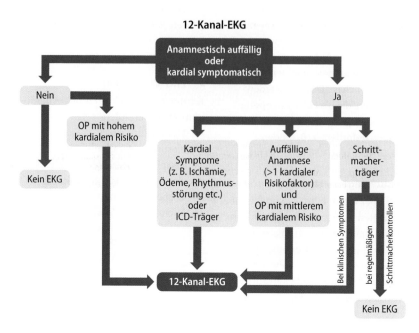

▣ Abb. 4.4 Empfehlung zur präoperativen Durchführung eines 12-Kanal-EKG. (Aus: Praeoperative Evaluation erwachsener Patienten vor elektiven, nicht kardiochirurgischen Eingriffen, Anästh Intensivmed 2010;51:S788-S796)

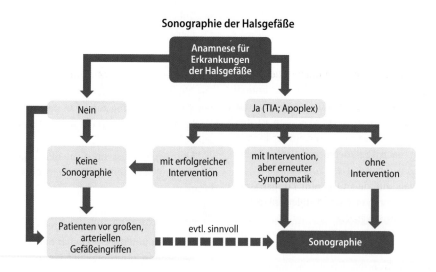

▣ Abb. 4.5 Empfehlung zur präoperativen Durchführung einer Sonographie der Halsgefäße. (Aus: Praeoperative Evaluation erwachsener Patienten vor elektiven, nicht kardiochirurgischen Eingriffen, Anästh Intensivmed 2010;51:S788-S796)

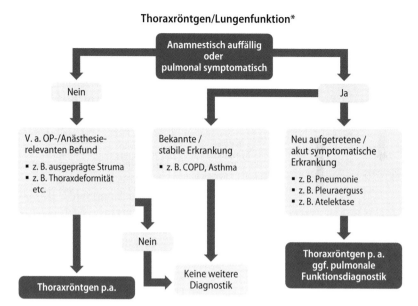

Thoraxröntgen/Lungenfunktion*

* z. B. Pulsoxymetrie, Spirometrie, Blutgasanalyse

◘ Abb. 4.6 Empfehlung zur präoperativen Durchführung eines Röntgen-Thorax bzw. einer Lungenfunktionsdiagnostik. (Aus: Praeoperative Evaluation erwachsener Patienten vor elektiven, nicht kardiochirurgischen Eingriffen, Anästh Intensivmed 2010;51:S788-S796)

- Vitalkapazität (VC): maximal ventilierbares Lungenvolumen,
- Residualvolumen (RV): Volumen, das sich nach maximaler Ausatmung noch in der Lunge befindet,
- totale Lungenkapazität (TLC),
- forciertes exspiratorisches Volumen nach einer Sekunde (FEV_1),
- Resistance: Atemwegswiderstand.

Diese Parameter können mit einem Lungenfunktionsgerät ermittelt werden. Die mit Hilfe des Lungenfunktionsgerätes gewonnenen Parameter erlauben es, Atemvolumina und Atemwegswiderstände des Patienten in Relation zu den für ihn typischen Normwerten zu setzen.

> **Wichtiger als die Lungenfunktionsprüfung sind präoperativ die arterielle Blutgasanalyse und die pulsoxymetrische Bestimmung der O_2-Sättigung.**

◘ Tab. 4.6 Parameter der Lungenfunktionsprüfung und ihre Interpretation

Parameter	Obstruktion	Restriktion
VC	↓	↓
FRC (funktionelle Residualkapazität)	↑	↓↓
FEV_1	↓	0
Resistance	↑	0

Charakteristisch bei einer Störung der Atemwegswiderstände (obstruktive Lungenerkrankung) sind eine

- Abnahme des in einer Sekunde forciert ausgeatmeten Volumens (FEV_1) und eine
- Zunahme der funktionellen Residualkapazität.

Hinweis auf eine Abnahme der Gasaustauschflächen (restriktive Lungenfunktionsstörung) sind eine

◻ Tab. 4.7 Akut symptomatische Herzerkrankung

Instabile Koronar- syndrome	Instabile oder schwere Angina (CCS III oder IV) Kürzlicher Myokardinfarkt (>7 Tage und <30 Tage)
Dekompen- sierte Herz- insuffizienz	NYHA IV oder Symptomverschlech- terung oder Erstmanifestation
Signifikante Arrhythmien	Höhergradiger AV-Block (Typ Mobitz II, AV-Block III) Symptomatische HRST Supraventrikuläre Arrhythmie (inkl. Vorhofflimmern) mit schneller Überleitung >100/min Symptomatische Tachykardie Neue ventrikuläre Tachykardie
Relevante Herzklappen- erkrankung	Schwere Aortenstenose (Gradient >40 mmHg, AÖF<1 cm³ oder symptomatisch) Schwere Mitralstenose (fortschrei- tende Belastungssynkopen oder Zeichen der Herzinsuffizienz)

CCS=Canadian Cardiovascular Society, AÖF=Aorten- klappenöffnungsfläche, AV=Atrioventrikulär, NYHA=New York Heart Association

— Abnahme der Vitalkapazität und eine
— Abnahme der funktionellen Residualkapazität.

- **Erweiterte kardiale Diagnostik**
— Bei Patienten mit akut symptomatischen Herz- erkrankungen (◻ Tab. 4.7) müssen elektive Ein- griffe verschoben und die kardiale Situation abgeklärt und therapiert werden.
— Nicht-invasive kardiale Belastungstests er- scheinen nach gegenwärtigem Wissenstand nur bei einer Kombination von eingeschränk- ter körperlicher Belastbarkeit, Vorliegen von mindestens 3 kardialen Risikofaktoren und Durchführung eines Hochrisiko-Eingriffs sinnvoll.

- **Untersuchungsbefunde bei ambulanten Patienten und bei Notfällen**
Selbstverständlich müssen auch beim ambulanten Patienten alle notwendigen Untersuchungsbefunde (Labor, EKG, Röntgen-Thorax) vorliegen.

Bei Kindern ist die Situation problematisch. Röntgen-Thorax und EKG sind selten notwendig, die Blutentnahme für die Laboruntersuchungen kann psychisch alterierend sein. Nicht selten sind Mehrfachpunktionen notwendig, manchmal wird die »letzte« Vene zerstochen. Es wird deshalb bei Kindern, bei Jugendlichen und auch bei bis auf ihr operativ zu behandelndes Leiden gesun- den Erwachsenen auf Laborwerte verzichtet (s. oben).

Bei Notfalleingriffen muss man unterscheiden zwischen

— **dringlichen Eingriffen** (z. B. rupturiertes Aortenaneurysma, Milzruptur): Auf Unter- suchungsbefunde muss hierbei zunächst ver- zichtet werden, Blut zur Blutkreuzung und Blut zu Laboruntersuchungen werden aber sofort abgenommen;
— **Eingriffen mit aufgeschobener Dringlichkeit** (z. B. Ileus): Es sollten Röntgen-Thorax, EKG und die Laborwerte aus dem erweiterten Programm vorliegen.

4.1.8   Absprache mit dem Operateur

Sie dient der Information über
— die Art des Eingriffs und das operative Vor- gehen,
— die Lagerung (z. B. Bauchlagerung, Hocke bei Bandscheibenoperationen, Flankenlagerung bei Nierenoperationen),
— die Dauer des Eingriffs,
— die Zahl der Blutkonserven, die zu bestellen sind.

❯❯ Eine enge Absprache ist notwendig, weil bei einer zu geringen Zahl von Blutkonserven der Patient gefährdet, bei einer zu großen Zahl die Blutbank und der Etat überfordert werden. An die Möglichkeit von Eigenblut- spende, Autotransfusion und Hämodilution muss immer gedacht werden (▶ Abschn. 7.4, 7.5, 7.6).

4.2 Prämedikation

Bei der Prämedikation hat sich ein strukturiertes Vorgehen bewährt. Auf die Gewöhnung des Patienten an Schlafmittel (z. B. Sedativa, Hypnotika) sollte Rücksicht genommen werden.

4.2.1 Ziel der Prämedikation

Die Prämedikation soll vor allem eine **sedativ-hypnotische und anxiolytische Wirkung** haben. Zusätzlich sind amnestische, antiemetische, antihistaminerge und anticholinerge Wirkungskomponenten wünschenswert, aber nicht obligat. Ein Analgetikum sollte dann Teil der Prämedikation sein, wenn der Patient schon präoperativ Schmerzen hat.

4.2.2 Durchführung

Am Abend sowie am Morgen vor der Operation erhält der Patient ein Benzodiazepin. Mit Dikaliumclorazepat (Tranxilium, ▶ Abschn. 1.5) liegt ein Benzodiazepin mit einer etwas schwächeren Wirkungsstärke und längerer Wirkdauer vor (Dosierung abends z. B. 10 mg; morgens 10–30 mg p.o.).

❯ Die Prämedikation mit Dikaliumclorazepat (Tranxilium) hat sich in der Erwachsenenanästhesie beim stationären Patienten langjährig bewährt

Die zu operierenden Patienten erhalten allesamt am Morgen dieses Benzodiazepin, was leicht schlafanstoßend wirkt. Werden die Patienten erst an zweiter oder dritter Stelle operiert, so empfinden sie dann diese Wartezeit nicht störend, erreichen den OP ausgesprochen entspannt und haben häufig auch noch für die Maßnahmen im Operationsraum eine komplette Amnesie. Nachteilig ist, dass Dikaliumclorazepat über 24 Stunden wirkt und bei ambulanten Patienten deshalb nicht eingesetzt werden darf.

❯ Bei Dikaliumclorazepat besteht die Gefahr einer langanhaltenden Amnesie.

Entscheidet man sich für das deutlich wirkungsstärkere Flunitrazepam (2 mg), so sollte man besonders bei alten Patienten vorsichtig dosieren (0,5–1 mg). Gleiches gilt für Midazolam (3,75–7,5 mg). In jedem Falle sollten diese Medikamente 1/2–1 Stunde vor Narkoseeinleitung gegeben werden.

Kinder werden oral oder rektal prämediziert (▶ Abschn. 12.1).

4.3 Anästhesiologisches Vorgehen beim »Stand by«

Häufig werden operative Eingriffe vorgenommen, bei denen der Operateur selbst die Lokalanästhesie durchführt (z. B. Augenoperationen, HNO-Eingriffe). Gerade bei Patienten mit Risiken (z. B. schwere Herzkreislauf- oder Atemwegserkrankungen) wird der Anästhesist vom Operateur oft gebeten, die Vitalfunktionen des Patienten während der Operation zu überwachen (»**Stand by**«).

Daraus ergeben sich erhebliche rechtliche Konsequenzen für den hinzugezogenen Anästhesisten. Die Verantwortung für das Wohlergehen des Patienten ist nun auf ihn übertragen worden. Gleichzeitig wird er häufig aufgefordert, die Lokalanästhesie durch Gabe eines Analgetikums zu komplettieren oder sedierende Medikamente zu geben.

Um das Risiko dieser Patienten, die meist erhebliche Vorerkrankungen haben, zu erfassen, ist auch hier eine sorgfältige präoperative Untersuchung notwendig, auch wenn keine Narkose im eigentlichen Sinne durchgeführt wird.

Die Vorbereitungen werden also genauso durchgeführt, als ob der Patient eine Allgemein- oder eine Regionalanästhesie vom Anästhesisten bekäme. Dazu gehört auch die Einhaltung des Nüchterngebotes, da die Einleitung einer Narkose notwendig werden kann, wenn die Lokalanästhesie etwa bei einer unvorhergesehenen Ausweitung des Eingriffs oder bei unzureichender Wirkung nicht ausreicht. Außerdem kann bei Komplikationen eine Notintubation notwendig werden. Mit dem Operateur muss das optimale Vorgehen für die Betreuung während der Operation abgesprochen werden.

Während der Operation werden das EKG abgeleitet sowie der Blutdruck und die S_aO_2 gemessen. Die Befunde werden im Narkoseprotokoll festgehalten.

4.4 Maßnahmen zur Vermeidung perioperativer Komplikationen

Die präoperative Vorbereitung dient der Prophylaxe perioperativer Komplikationen.

4.4.1 Physiotherapie

Krankengymnastisches Atemtraining dient der Prophylaxe postoperativer Pneumonien. Dies ist besonders wichtig bei Patienten mit pulmonalen Vorerkrankungen, bei Patienten mit Oberbauch- und Thoraxeingriffen und bei Patienten im Greisenalter. Angesichts exzellenter Methoden zur postoperativen Schmerztherapie (z. B. Periduralkatheter) hat die Notwendigkeit zur präoperativen Atemtherapie als Prophylaxe von Pneumonien abgenommen (Grund: Da die Patienten häufig bei abdominellen Eingriffen einen Periduralkatheter erhalten, können sie aufgrund der besseren Analgesie auch besser durchatmen und abhusten, was das postoperative Pneumonierisiko senkt).

4.4.2 Rauchverbot?

Untersuchungen haben ergeben, dass das Risiko postoperativer Pneumonien erst abnimmt, wenn der Patient seinen Nikotinabusus acht Wochen vor der Operation einstellt. Ist dies nicht möglich, so sollte man den Patienten weiterrauchen lassen, damit er nicht in einen Nikotinentzug kommt. Nikotin führt zu einer Erschlaffung des gastroösophagealen Sphinkters mit der Gefahr einer Regurgitation. Diese Wirkung ist jedoch auf einen Zeitraum von 10 min begrenzt. Insofern führt das Rauchen vor dem operativen Eingriff auch nicht zu einem erhöhten Aspirationsrisiko. Allerdings erhöht das Rauchen den Methämoglobingehalt des Blutes. Die Sauerstofftransportkapazität wird daher herabgesetzt. Patienten, die auf eine uneingeschränkte Sauerstofftransportkapazität angewiesen sind wie z. B. Koronarkranke sollten daher präoperativ nicht rauchen.

> Dennoch sollte man die Gelegenheit eines Klinikaufenthaltes wahrnehmen und den

Raucher auf die große Gefährdung quoad vitam hinweisen. Zum Nikotinentzug ist die perioperative Phase jedoch ein ungünstiger Zeitpunkt.

4.4.3 Präoperativer Ausgleich von Störungen der Homöostase

Volumenmangel: Je nach Genese sind Blut-, Plasma- oder Elektrolytlösungen zu substituieren (▶ Kap. 7).

— Ein zu **niedriger Hb-Wert** (▶ Abschn. 7.5) macht Gabe von Erythrozytenkonzentraten oder eine Eisentherapie (bei Anämie) erforderlich.

— **Elektrolytentgleisungen** wie Hypo- und Hyperkaliämien müssen ebenso korrigiert werden wie Natriumserumkonzentrationsveränderungen (Osmolaritätsveränderungen).

— **Gerinnungsstörungen**: Die Substitution von Gerinnungsfaktoren (FFP [▶ Abschn. 7.4.1, Gerinnungsfaktorkonzentrate) ist je nach Störung notwendig.

In enger Zusammenarbeit mit dem behandelnden Operateur und dem konsiliarisch hinzugezogenen Internisten muss bei Patienten mit Organinsuffizienzen überprüft werden, ob durch medikamentöse Maßnahmen der Zustand des Patienten noch verbessert werden kann. Ist dies nicht der Fall, so muss der Anästhesist anhand aller vorliegenden Befunde die Narkosefähigkeit überprüfen und das geeignete Betäubungsverfahren auswählen. Operateur und Patient müssen gegebenenfalls auf ein erhöhtes Narkoserisiko hingewiesen werden.

■ **Patient Blood Management (PBM)**

Unter PBM versteht man ein individualisiertes Behandlungskonzept zur Reduktion von Anämie und Blutverlust im perioperativen Bereich sowie zur Reduktion des Verbrauchs an Blutprodukten. Die Eckpfeiler sind präoperatives Erkennen und Behandeln einer Anämie, die Minimierung des intraoperativen Blutverlusts und die Erhöhung der Anämietoleranz. Weiterführende Informationen finden sich unter www.patientbloodmanagement.de.

4.5 Präoperatives Check-up

Die Narkose ist wie ein Flug: Die Einleitung entspricht dem Start, die Ausleitung der Landung, dazwischen liegt ein »steady state« – die Narkosetiefe gleicht der Flughöhe. Wie zu einem Flug, so gehört auch zur Narkose ein sorgfältiges Check-up.

4.5.1 Geräte

Überprüft werden müssen:

- **Gasanschlüsse:** Die Anschlusskupplungen der Gaszuleitungsschläuche müssen sicher mit den Wandventilen der zentralen Gasversorgung verbunden sein, die Vaporen der Inhalationsnarkotika müssen gefüllt sein.
- **Verbindungsschläuche:** Sie müssen alle vorhanden, in der richtigen Reihenfolge montiert und auf Dichtigkeit überprüft sein.
- **Atemkalk:** Die Absorptionskapazität des Atemkalks muss ausreichend sein.

Die Dichtigkeit des Kreissystems überprüft man, indem man Sauerstoff mit einem hohen Flow (10 l/min) in das geschlossene Kreissystem fluten lässt. Der Atembeutel wird prall gefüllt, der angezeigte Druck darf bei geschlossenem Kreisteil nach Abstellen der Gaszufuhr nicht abfallen. Außerdem ist die Funktion des Überdruckventils zu überprüfen. Bei Flaschengeräten mit Gaszylinder muss der Gasdruckanzeiger einen ausreichenden Gasdruck anzeigen (Sauerstoff etwa 200 bar, Lachgas 50 bar).

Bei den modernen Narkosegeräten durchlaufen die Geräte einen Selbstcheck, der besonders auch die Funktionstüchtigkeit der heute überall vorhandenen elektronischen Überwachungsgeräte mit einschließt.

4.5.2 Instrumentarium

■ Masken

Es sollten Masken aller Größen verfügbar sein (Nummer 0; 1; 2; 3; 4) (◘ Abb. 4.7, 5.2). Darüber hinaus sollten Larynxmasken in allen Größen vorhanden sein (Nr. 1; 1,5; 2; 2,5; 3; 4; 5)

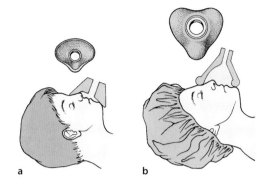

◘ **Abb. 4.7a,b** Rendell-Baker-Maske für Kinder (**a**) im Vergleich zu Narkosemasken des Erwachsenen (**b**)

■ Intubationsbesteck

Folgende Instrumente sollten im Intubationsbesteck enthalten sein:

- **Laryngoskop** nach MacIntosh (◘ Abb. 4.8a),
- **Batterien** (müssen auf Funktionstüchtigkeit überprüft werden!),
- **Spatel** aller Größen (Nummer 1, 2, 3, 4),
- **Lampe** (darf nicht defekt sein, Funktionstüchtigkeit muss überprüft werden),
- **Führungsstab**, um bei schwierigen Intubationen den Tubus besser in die Trachea führen zu können (◘ Abb. 4.8c),
- **Blockerspritze**,
- **Tuben** in ausreichender Zahl und in allen richtigen Größen (◘ Abb. 4.8b, ◘ Abb. 4.9; der Tubuscuff muss vor der Intubation auf Dichtigkeit überprüft werden),
- **Guedel-Tuben**,
- **Magill-Zange**,
- **Absaugkatheter** (müssen ebenfalls in ausreichender Zahl und in den richtigen Größen vorhanden sein) und
- **Absauggerät**.

Obligat ist heute auch, dass in einem OP-Trakt eine Fiberoptik zur bronchoskopischen Intubation oder Videolaryngoskope vorhanden sind.

■ i.v.-Zugänge

Je nach Alter müssen i.v.-Zugänge unterschiedlichster Größe vorgehalten werden.

4

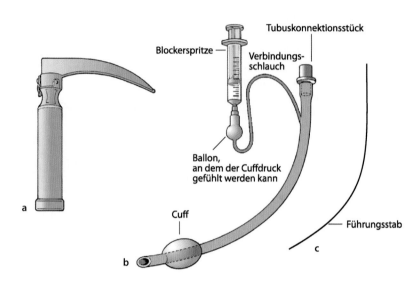

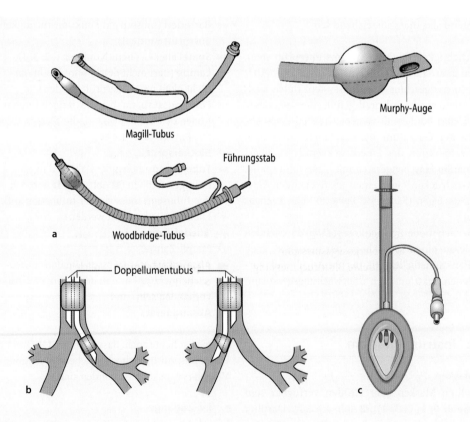

◘ **Abb. 4.8a–c a** Laryngoskop, **b** Tubus, **c** Führungsstab

◘ **Abb. 4.9a,b a** Tuben zur endotrachealen Intubation, **b** Doppellumentubus, **c** Larynxmaske

- Gauge 14–20 für Erwachsene
- Gauge 20–26 für Kinder

Gauge (G) ist ein Maß für den Außendurchmesser der Kanülen. Je höher der Gaugewert, desto geringer ist der Außendurchmesser,
- z. B.: 14 G ~ 2,1 mm (orange)
- 18 G ~ 1,2 mm (grün)
- 24 G ~ 0,55 mm (gelb)
- 26 G ~ 0,45 mm (lila)

Abhängig von der Kanülengröße ist die maximale Durchflussrate; Beispiele:
- 18 G: 96 ml/min
- 20 G: 61 ml/min

Wenn wir schon bei Einheiten sind: Die Bezeichnung French ist identisch mit der Bezeichnung Charrière und ist 1/3 mm.

❯❯ Heute müssen alle intravenösen Verweilkanülen den Sicherheitsvorschriften der Berufsgenossenschaften genügen und stichsicher sein!
Wenn heute ohne Stichsicherung Venen punktiert werden und es zu einer Infektionsübertragung auf diesem Wege zum Arzt oder der Pflegekraft kommt, stehen die Versicherungsträger dafür nicht ein!

- **Monitoring**
Dieses beinhaltet:
- EKG,
- Pulsoxymeter,
- endexspiratorische CO_2-Messung,
- Endexspiratorische Narkosegasmessung
- nichtinvasive oder direkte Blutdruckmessung (▶ Kap. 6.1).

Die EEG-basierte Narkosentiefenüberwachung ist heute noch nicht Standard.

4.5.3 Medikamente zur Narkose

Je nach Wahl des Narkoseverfahrens müssen
- **Einleitungsmittel** (Propofol, Thiopental, Methohexital, Etomidat, Ketamin, Benzodiazepin),

- Medikamente zur **TIVA** (totale intravenöse Anästhesie: Propofol/Opioid bzw. Midazolam/Opioid ohne Lachgas in Beatmungsgasgemisch),
- **Inhalationsnarkotika**,
- **Muskelrelaxanzien** und/oder
- **Lokalanästhetika** (▶ Abschn. 5.3.4) aufgezogen bereitliegen.

4.5.4 Notfallmedikamente

Folgende Medikamente sowie physiologische NaCl-Lösung zur Verdünnung müssen griffbereit sein:
- Atropin,
- Kalzium,
- Adrenalin (Suprarenin),
- Noradrenalin (Arterenol),
- Nitroglyzerin,
- Dexamethason (Fortecortin),
- Methylprednisolon (Urbason),
- Betablocker (Brevibloc, Beloc),
- Furosemid (Lasix),
- Akrinor,
- Kalium,
- Dobutamin (Dobutrex),
- Antihypertensiva (Ebrantil, Catapresan),
- Kalziumantagonisten (Isoptin, Adalat),
- Theophyllin (Euphylong),
- Reproterol (Bronchospasmin)
- Diazepam (Valium),
- Succinylcholin.

4.5.5 Infusionslösungen

- **Elektrolytlösungen** (Vollelektrolytlösung, ▶ Abschn. 7.3),
- **Natriumbikarbonat** 8,4%,
- **Plasmaersatzmittel** (Hydroxyäthylstärke, Gelatinelösungen, ▶ Abschn. 7.3).

Anästhesieverfahren und Methoden der Atemwegssicherung

Franz-Josef Kretz, Jürgen Schäffer, Tom Terboven

F.-J. Kretz et al., *Anästhesie, Intensivmedizin, Notfallmedizin, Schmerztherapie,*
DOI 10.1007/978-3-662-44771-0_5, © Springer-Verlag Berlin Heidelberg 2016

Die Anästhesieverfahren werden danach unterschieden, ob sie in Allgemein- oder Regionalanästhesie durchgeführt werden. Bei den Allgemeinanästhesien wiederum differenziert man, welcher Atemwegszugang oder welche Medikamentenkombination angewendet wird.

5.1 Atemwegssicherung

Fast jede Kombination von Anästhetika bei der Durchführung einer Allgemeinanästhesie führt zu einer Atemdepression, in der Regel einem Atemstillstand. Daher müssen die Patienten während der Narkose beatmet werden. Die Verbindung zwischen der Lunge des Patienten und dem Narkosebeatmungsgerät herzustellen und diesen Atemweg sicherzustellen, das sogenannte »Airway Management«, wie es im angloamerikanischen Raum genannt wird, ist ein Kernproblem bei der Durchführung von Allgemeinanästhesien.

> Zu den Methoden der Beatmung und Atemwegssicherung zählen:
> - die (Gesichts-)Maskennarkosen,
> - die Larynxmasken/-tubennarkosen und
> - die Intubationsnarkosen.

Alle Atemwegszugänge haben unterschiedliche Indikationen und Kontraindikationen.

5.1.1 Gesichtsmaske

Am wenigsten invasiv ist es, eine Maske auf das Gesicht aufzusetzen. Diese muss jedoch so dicht abschließen, dass einerseits der Patient mit Überdruck beatmet werden kann und andererseits keine narkosegashaltige Luft nach draußen dringt. Die Beatmung mit einer Maske sieht häufig einfach aus, ist aber eine der schwierigsten manuellen Techniken, die ein Anästhesist erlernen muss. Durch gleichzeitiges Überstrecken des Kopfes muss der Zungengrund angehoben werden, sodass die Luft frei in die Trachea strömen kann (Abb. 5.1). Der Atemwegsdruck darf nicht über 15 cm H_2O steigen, da sonst die Luft nicht in die Trachea, sondern in den Oesophagus strömt. Dadurch kann der Magen soweit aufgebläht werden, dass die Luft und mit ihr der

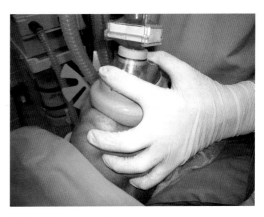

 Abb. 5.1 Halten der Beatmungsmaske

5

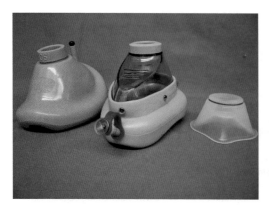

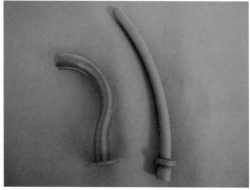

◘ **Abb. 5.2** Verschiedene Gesichtsmasken, ganz rechts Rendell-Baker-Maske für Kinder

◘ **Abb. 5.3** Oropharyngeal (Guedel, links) und Nasopharyngeal (Wendl, rechts)

saure Mageninhalt zurückströmt, der dann in die Trachea aspiriert werden kann. Diese unzureichende Trennung von Luftweg und Gastrointestinaltrakt ist der größte Nachteil der Beatmung über eine Maske und limitiert das Verfahren.

Um einen guten Abschluss der Maske am Gesicht zu erreichen, sind verschiedene Maskenformen in verschiedenen Größen entwickelt worden. Speziell für die Kinderanästhesie gibt es Rendell-Baker-Masken, die dem kindlichen Gesicht angepasst sind und einen besonders kleinen Totraum haben (◘ Abb. 5.2).

Um den durch den zurückgefallenen Zungengrund verlegten Atemweg frei zu machen, kann ein Oropharyngealtubus, der Guedel-Tubus, eingelegt werden. Er wird mit der Krümmung nach kranial in den Mund geschoben und erst beim weiteren Vorschieben mit einer Drehung um 180° richtig positioniert (◘ Abb. 5.3). Ein Nasopharyngeltubus (Wendl-Tubus) eignet sich nicht zum Freimachen des Atemweges während der Maskenbeatmung, sondern wird in der postoperativen Phase bei behinderter Spontanatmung eingesetzt.

Standard ist die Maskenbeatmung während der Narkoseeinleitung. Nachdem der Patient eingeschlafen ist und durch das Einleitungsnarkotikum ein Atemstillstand eingetreten ist, kann der Patient vor der Intubation mit Sauerstoff beatmet und dadurch oxygeniert werden.

❯ Galt lange Zeit das Dogma, dass Patienten erst relaxiert werden dürfen, wenn eine Maskenbeatmung suffizient möglich ist, verschiebt sich die Lehrmeinung bei Patienten ohne antizipierten schwierigen Atemweg aktuell eher hin zu einer unmittelbaren Relaxierung nach Narkoseeinleitung. Dieses Vorgehen erleichtert die Maskenbeatmung in der Mehrheit der Fälle ungemein!

Neben der Narkoseeinleitung ist die Maskenbeatmung nur bei sehr kurzen Eingriffen (unter 10 min) indiziert, die in Rücken- oder Steinschnittlage durchgeführt werden. Sie ist kontraindiziert, wenn die Patienten nicht nüchtern sind oder eine Maskenbeatmung aufgrund der Lagerung oder der Anatomie (z. B. Adipositas) des Patienten nicht möglich ist oder hohe Atemwegsdrücke erfordert.

Aus der praktischen Anwendung ergibt sich ein weiterer Nachteil bei der Durchführung der Maskennarkose. Der Anästhesist ist während der gesamten Zeit durch die Haltung der Maske und des Atembeutels gebunden. Er kann weder den Verlauf der Narkose im Protokoll notieren, noch Medikamente aufziehen oder irgendwelche anderen Tätigkeiten durchführen. Das bedeutet, dass während der ganzen Zeit eine Assistenzperson zugegen sein muss. Wichtig ist jedoch, dass die Maskenbeatmung intensiv gelehrt und geübt wird, damit in jeder Notfallsituation eine Beatmung über die Gesichtsmaske möglich ist.

Praktisches Vorgehen bei der Maskenbeatmung

Vor der Narkoseeinleitung wird der Kopf des Patienten leicht erhöht gelagert. Um die Oxygenierung des Patienten schon vor der Narkoseeinleitung z. B. bei einer Rapid-Sequence-Induction ▶ Abschn. 9.3.8) zu verbessern, kann die an das Narkosesystem angeschlossene Maske dem Patienten vor das Gesicht gehalten werden. Als Frischgas wird lediglich Sauerstoff eingestellt, sodass die inspiratorische Sauerstoffkonzentration 100% beträgt. Eine effektive Oxygenierung des Patienten, bei der nicht nur das Hämoglobin mit Sauerstoff gesättigt wird, sondern auch noch zusätzlich Sauerstoff physikalisch im Blut gelöst wird, kann jedoch nur bei dicht aufsitzender Maske erreicht werden. Dieses kann bei manchen Patienten Platzangst hervorrufen, sodass ein Mittelweg zwischen dem medizinisch Notwendigen und dem Patientenkomfort gefunden werden muss.

 ▬ Nachdem der Patient nach Injektion des Einleitungsnarkotikums eingeschlafen ist, wird eine geeignete Maske mit dem Daumen und dem Zeigefinger der einen, in der Regel der linken Hand von der Nasenwurzel aus auf das Gesicht aufgesetzt. Mit den anderen drei Fingern wird der Unterkiefer hochgezogen, sodass der Mund geschlossen und der Kopf überstreckt ist.

 ▬ Mit der anderen Hand wird der Beatmungsbeutel komprimiert und so eine erste Inspiration durchgeführt. Lässt sich kein Druck aufbauen, so ist die Verbindung zwischen Maske und Gesicht undicht und es entweicht Luft. Die Haltung der Maske muss korrigiert, ggf. auch eine andere Maske gewählt werden.

 ▬ Das gilt auch für die Situation, dass man zwar einen Druck aufbauen kann, aber keine Luft in die Lunge strömt. Auf keinen Fall darf der Atemwegsdruck wegen der Aspirationsgefahr über 15 cm H_2O steigen. Häufig lässt sich der Atemweg durch das Einlegen eines Guedel-Tubus frei machen.

 ▬ Wird die Narkose als Maskennarkose fortgeführt, so ist es sinnvoll, nach dem Abklingen der Wirkung des Einleitungsnarkotikums und Wiederkehr der Spontanatmung die Atmung zu assistieren, um die atemdepressive Wirkung der Narkotika auszugleichen. Dazu wird in dem Moment, in dem der Patient eine Einatembewegung beginnt, ein leichter Druck auf den Beatmungsbeutel ausgeübt. Dieser muss nachlassen, sobald die Exspirationsbewegung beginnt. Vor allem bei Kindern mit ihren kleinen Atemzugvolumina erfordert diese assistierte Handbeatmung große Erfahrung.

 ▬ Zeichen für eine effektive Maskenbeatmung sind
 – das Heben und Senken der Thoraxwand
 – Füllung des Beatmungsbeutels bei leichter Beatmung und
 – exspiratorisch gemessenes CO_2.

5.1.2 Larynxmaske

Die Larynxmaske wurde erst in den achtziger Jahren entwickelt, hat aber wegen ihrer einfachen Handhabung und geringen Invasivität schnell weite Verbreitung gefunden (◨ Abb. 5.4). Die aufblasbare Maske ist an der Spitze eines Tubus angebracht und wird nach der Narkoseeinleitung blind bis vor den Larynx vorgeschoben. Nachdem sie mit Luft gefüllt ist, schmiegt sich der Maskenwulst an den Pharynx und um die Epiglottis. Es stehen verschiedene Größen zur Verfügung – von Größe 1 für Neugeborene und Säuglinge bis Größe 6 für Erwachsene mit einem Körpergewicht von über 100 kg. Inzwischen wurden die Masken weiterentwickelt, sodass jetzt auch Larynxmasken mit einem Spiraltubus für Eingriffe am Kopf, Einmalmasken und spezielle Masken für die schwierige Intubation, durch die ein Endotrachealtubus blind in die Trachea vorge-

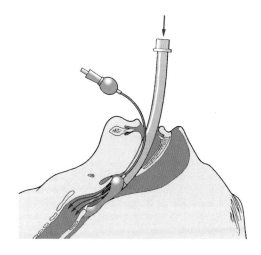

◨ **Abb. 5.4** Larynxmaske nach Brain

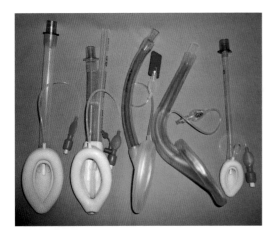

Bei der zunächst einfach erscheinenden Handhabung ist zu beachten, dass die Maske sich nicht immer ausreichend dicht abschließen lässt. Sie bietet keinen sicheren Aspirationsschutz. Steigt der Atemwegsdruck z. B. dadurch, dass die Narkose nicht ausreichend tief genug ist, so wird eine kontrollierte Beatmung unmöglich.

- **Komplikationen der Larynxmaske**
- Verletzung der Rachenschleimhaut beim Vorschieben der Larynxmaske
- Halsschmerzen nach zu stark geblockter Larynxmaske (> 60 cm H_2O)
- Taubheitsgefühl der Zunge
- Undichtigkeit oder Laryngospasmus bei zu flacher Narkose
- Aspiration bei nicht nüchternem Patient
- Zahnschäden vor allem bei vorgeschädigtem Gebiss

◻ Abb. 5.5 Larynxmasken. Von links: klassische Larynxmaske, ProSeal®-Maske mit Zugang zum Oesophagus, klassische Einmallarynxmaske, vorgeformte Einmallarynxmaske, Larynxmaske mit Spiraltubus

- **Indikationen für die Larynxmaske**
Die Patienten müssen nüchtern sein, in Rückenlage operiert werden, und es dürfen keine besonderen Beatmungsprobleme zu erwarten sein. Die Beatmung über Larynxmasken bei laparoskopischen Eingriffen ist umstritten.

schoben werden kann, zur Verfügung stehen. Die ProSeal®-Maske ist eine neu konstruierte Maske, die besser gegen die Pharynxwand abschließen soll und die neben dem Beatmungsschlauch einen weiteren Zugang besitzt, der vor dem Oesophagus endet; über diesen kann eine Magensonde vorgeschoben werden (◻ Abb. 5.5).

Praktisches Vorgehen

Praktisches Vorgehen bei der Narkosebeatmung mit einer Larynxmaske

Zunächst wird eine tiefe Narkose eingeleitet. Dazu eignet sich am besten Propofol, da es am besten die Larynxreflexe unterdrückt. Aber auch eine ausreichende Menge von Thiopental oder eine Inhalationseinleitung mit einem volatilen Narkotikum bei Kindern ist möglich. Eine Relaxation ist nicht notwendig.

- Mit der einen Hand wird nun der Mund geöffnet, mit der anderen wird die leicht vorgeblockte und befeuchtete Larynxmaske entlang des Gaumens und der Rachenhinterwand vorsichtig bis vor den Kehlkopfeingang vorgeschoben. Dabei muss darauf geachtet werden, dass der führende Wulst nicht nach hinten umklappt, da die Maske dann nicht mehr dicht ist. Eine

schwarze Linie auf dem Tubus muss zwischen den Schneidezähnen des Unterkiefers liegen. Dann ist die Maske in ihrer Achse nicht verdreht. Durch ein kurzes Hin- und Herschieben bringt sich die Maske häufig von selbst in die optimale Position. Gegebenenfalls muss die Maske mit Luft bis zu einem maximalen Druck von 60 cm geblockt werden. Eine Cuffdruck-Messung ist möglich und wird empfohlen! Ist die Beatmung nicht möglich, so muss die Larynxmaske neu positioniert werden. Es kann sein, dass sich beim Vorschieben die Epiglottis vor den Larynxeingang gelegt hat. Manchmal hilft es, die Maske zunächst um 180° verdreht vorzuschieben und erst

im Hypopharynx ähnlich einem Guedel-Tubus in die richtige Position zu drehen. Auch das Anheben des Zungengrundes mit dem Laryngoskop kann nützlich sein. Mit den aktuell verfügbaren Einmallarynxmasken ist jedoch eine sichere Positionierung rasch und zuverlässig zu erreichen.

- Die optimale Lage ist dann erreicht, wenn sich der Patient ohne hohen Beatmungsdruck, bei normalem Blockungsdruck und ohne Nebengeräusche beatmen lässt. Bei der ProSeal®-Maske soll sich ein Absaugschlauch leicht in den Ösophagus vorschieben lassen. Bei geblockter Maske ist die Messung des Cuffdrucks obligat.

- **Chirurgie:** Eingriffe an der Körperoberfläche und an den Extremitäten;
- **HNO-Eingriffe:** Adenotomie, Tonsillektomie (hier ist die Kooperation des HNO-Arztes gefordert), Eingriffe an den Ohren und an der Nase;
- **Augenchirurgie:** Hier ist von Vorteil, dass im Gegensatz zur endotrachealen Intubation das Einführen der Larynxmaske nicht zum Blutdruckanstieg und zur Tachykardie und damit auch nicht zu einem Augeninnendruckanstieg führt. Am Operationsende sichert die gute Toleranz der Larynxmaske vor Husten und Pressen, was für den Operationserfolg in der Augenheilkunde von großer Bedeutung ist;
- **Geburtshilfe:** Schwangere gelten zum Geburtstermin prinzipiell als nicht nüchtern. Gibt es jedoch bei einer Notsectio unüberwindliche Intubationshindernisse, so kann über eine Larynxmaske der Gasaustausch oft noch gesichert und die Narkose als Inhalationsanästhesie über die Larynxmaske als Ultima Ratio durchgeführt werden (▶ Abschn. 13.6).

- **Absolute Kontraindikationen für die Larynxmaske**
- Nicht nüchterne Patienten,
- extrem adipöse Patienten,
- niedrige Lungencompliance mit Beatmungsdrücken über 20 cm H_2O
- Oberbauchchirurgie.

- **Relative Kontraindikationen für die Larynxmaske**
- Extreme, isolierte Seitenlagerung des Kopfes (die Larynxmaske wird torquiert),
- Neugeborene und Säuglinge mit einem Gewicht unter 5 kg (Größe 1 nicht immer anatomiegerecht für Neugeborene),
- extreme Einschränkung der Mundöffnung, Ankylose (Versteifung des Kiefergelenks).

5.1.3 Endotrachealtubus

Der Endotrachealtubus ist der sicherste Atemweg, aber auch der invasivste. Durch den Mund oder die Nase wird der Tubus in die Trachea vorgeschoben

und die an der Spitze befindliche Blockermanschette, auch Cuff genannt, aufgeblasen, sodass der Atemweg sicher nach außen abgeblockt und vor Aspiration geschützt ist.

Der Standardtubus ist ein leicht vorgebogenes Plastikrohr, an dessen Spitze ein Loch ist, das sogenannte Murphy-Auge, das auch die Beatmung des rechten Oberlappenbronchus zulässt, wenn dieser sehr hoch abgeht. Sie sind aus Plastik gefertigt und zum Einmalgebrauch vorgesehen.

Für verschiedene Zwecke sind unterschiedliche Tuben entwickelt worden (◘ Abb. 5.6):

- **Spiraltuben** (Woodbridgetube), die durch eine Metallspirale in der Wand gegen Abknicken geschützt sind und vor allem bei Eingriffen im Kopfbereich oder in extremen Lagerungen verwendet werden. Sie sind in ihrer Form so instabil, dass sie bei der Intubation durch einen Führungsstab stabilisiert werden müssen
- **Vorgeformte Tuben** sind für Operationen im Kopfbereich vorgesehen und so konstruiert, dass sie nach oraler Intubation zum Bauch hin oder nach nasaler Intubation zur Stirn hin abgeleitet werden können, ohne abzuknicken
- **Mikrolaryngeal-Tuben** sind besonders dünn bei normaler Länge und normaler Größe des Cuffs. Sie ermöglichen Eingriffe an den Stimmbändern, ohne dass der dazwischen liegende Tubus stört.
- **Lasertuben** sind entweder im vorderen Bereich mit einer Silberschicht bedampft, damit bei Eingriffen am Kehlkopf mit einem Laser nicht der Tubus oder die Blockung zerstört wird oder in Brand gerät. Andere haben zwei Manschetten, die nicht mit Luft, sondern mit Wasser geblockt werden, sodass bei Zerstörung des proximalen Cuffs der distale den Atemweg weiter abdichtet und das austretende Wasser einen entstehenden Tubusbrand ggf. sofort ablöscht. Lasertuben sind sehr teuer!
- **Doppellumentuben** bestehen aus einem Doppelrohr, von denen das eine in der Trachea, das andere je nach Konstruktion im rechten oder linken Hauptbronchus endet. Beide Enden haben eine Blockungsmanschette, sodass eine seitengetrennte Beatmung bei Thoraxeingriffen möglich ist (siehe ▶ Abschn. 13.3, Thoraxanästhesie).

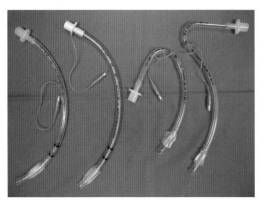

◻ Abb. 5.6 Verschiedene Endotrachealtuben. Von links: Standardtubus, Spiraltubus, vorgeformter Tubus für die orale Intubation, vorgeformter Tubus für die nasale Intubation

Die Tuben haben unterschiedliche Größen je nachdem, ob sie für Kinder oder für Erwachsene vorgesehen sind. Als Größe wird in der Regel der Innendurchmesser in mm angegeben. Für Frauen wird ein Tubus mit einem Innendurchmesser von 7 bis 7,5 mm, für Männer von 8 bis 8,5 mm ausgewählt. Für Kinder wird die Tubusgröße nach dem Alter oder dem Körpergewicht festgelegt (▶ Abschn. 12.1).

Die Platzierung des Endotrachealtubus, die endotracheale Intubation, muss vom Anästhesisten in der Ausbildung über längere Zeit trainiert werden. Aber auch den Erfahrenen kann sie bei besonderen individuellen anatomischen Verhältnissen des Patienten vor kaum lösbare Probleme stellen.

Praktisches Vorgehen bei der Intubation

Der Kopf des Patienten wird auf einem Kissen leicht erhöht gelagert. Nach der Narkoseeinleitung wird er zunächst mit der Maske mit einer F_iO_2 von 1,0 beatmet, dann relaxiert und so lange weiter beatmet, bis die Wirkung des Relaxans sicher eingetreten ist.

▬ Danach wird der Kopf überstreckt. Der Patient hat jetzt eine Kopfhaltung, als wenn er etwas riechen wolle (Schnüffelstellung). Der Mund öffnet sich nun leicht. Die Mundöffnung kann durch den Daumen der rechten Hand unterstützt werden, indem er den Unterkiefer wegschiebt (Kreuzgriff).

▬ Nun wird das Laryngoskop (◻ Abb. 5.7) mit der linken Hand auf der rechten Seite der Zunge in den Mund eingeführt und soweit entlang der Zunge vorgeschoben, bis die Epiglottis sichtbar ist und die Spitze in den Winkel zwischen Epiglottis und Zungengrund zu liegen kommt. Ist das Laryngoskop zu tief in den Patienten geschoben, so kann es sein, dass die Epiglottis mit aufgeladen worden ist. Das Laryngoskop muss dann langsam zunächst zurückgezogen

werden, bis die Epiglottis unter der Spitze hervorrutscht, um dann wieder langsam bis in den Winkel – wie zuvor beschrieben – vorgeschoben zu werden. Während dieser Manöver muss die Zunge streng links vom Laryngoskop bleiben. Quillt sie rechts vor, behindert sie die Sicht und später den Zugang zur Trachea; das Laryngoskop muss dann neu positioniert werden.

▬ Mit einer Bewegung des Laryngoskops fußwärts und einer leichten Drehung nach ventral (»Die Spitze betonen«) wird die Epiglottis angehoben und die Stimmbänder werden sichtbar. Dabei sollen die Zähne nach Möglichkeit nicht berührt werden. In keinem Fall dürfen die Zähne als Widerlager für die Kippbewegung des Laryngoskops benutzt werden, da sie sonst Schaden nehmen können. Mit der rechten Hand wird nun der Endotrachealtubus in die Trachea eingeschoben, bis die Blockung hinter den Stimmbändern verschwunden ist. Häufig sind auf den Tubus zwei Ringe gedruckt, zwischen denen die Stimmbänder liegen sollen

▬ Vorsichtig wird das Laryngoskop ohne den Tubus zu dislozieren wieder herausgezogen und das Narkosegerät angeschlossen. Während der ersten Luftinsufflation wird die Blockungsmanschette mit einer Spritze so lange aufgeblasen, bis keine Luft mehr entweicht. Auf diese Weise wird verhindert, dass die Manschette zu stark aufgeblasen wird. Später wird der Druck mit dem Cuffdruckmesser zwischen 25 und 30 cm H_2O eingestellt.

▬ Bevor der Tubus mit einem Bändchen oder einem Pflaster fixiert wird, wird die Lage kontrolliert. Der sicherste Nachweis, dass er endotracheal liegt, ist das Kapnogramm, da nur aus Lunge CO_2-haltige Luft ausgeschieden wird. Zeigt das Kapnometer kein CO_2 an, so liegt der Tubus im Ösophagus und muss neu platziert werden. Durch die Auskultation wird überprüft, ob beide Lungen beatmet sind oder ob bei einseitiger Beatmung der Tubus zu tief in einem Hauptbronchus liegt und zurückgezogen werden muss.

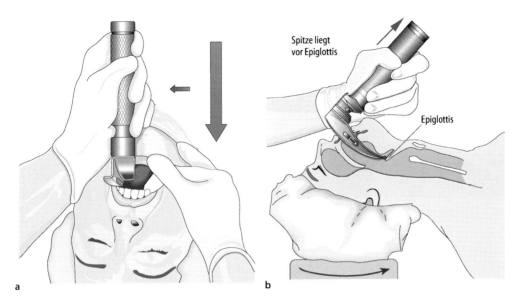

Spitze liegt
vor Epiglottis

Epiglottis

a   b

◻ **Abb. 5.7a,b** Laryngoskopie. **a** Einsetzen des Laryngoskopes neben der Zunge und Bewegung der Zunge zur Seite bei gleichzeitigem Zurückziehen und Überstrecken des Kopfes. **b** Lage des Laryngoskopes mit der Spitze im Winkel zwischen Epiglottis und Zungengrund (Aus Larsen 2007)

▪ **Komplikationen der endotrachealen Intubation**

▪▪ **Fehllage**

Die unbemerkte Fehllage des Tubus im Ösophagus ist eine der am meisten gefürchteten Komplikationen in der Anästhesie. Der Patient wird, obwohl das Beatmungsgerät läuft, nicht beatmet, wird hypoxisch und erleidet, wenn der Zustand weiter unbemerkt bleibt, einen hypoxischen Hirnschaden. Das heute übliche Monitoring mit fortlaufender Messung der Sauerstoffsättigung und Kapnometrie verhindert – richtig angewandt –, dass dieser Zustand unentdeckt bleibt. Vor allem bei sehr kleinen Kindern muss mehr als bei Erwachsenen intraoperativ darauf geachtet werden, dass der Tubus nicht während der Operation disloziert, vor allem dann, wenn an dem Kind stark manipuliert wird. Die Verhältnisse sind so klein, dass der Tubus trotz guter Fixierung leicht aus der Trachea in die Speiseröhre rutschen kann.

▪▪ **Aspiration**

Durch eine plötzliche gastrale Druckerhöhung infolge Husten, aber auch durch eine übermäßige Füllung des Magens nach dem Essen oder bei unzureichender Magenpassage bei einem Ileus kann es zum Rückfluss des Mageninhaltes in die Mundhöhle und zur Aspiration in die Trachea kommen. Eine schwere Pneumonie mit einem Lungenversagen kann die Folge sein (► Abschn. 9.3).

Zur Vermeidung der Aspiration soll der Patient bei der Intubation nüchtern sein. Ist trotz fehlender Nüchternheit eine Intubation notwendig, oder hat er einen Ileus, so sind besondere Vorsichtsmaßnahmen notwendig (Rapid-Sequence-Induction, ► Abschn. 5.1.4, ► Abschn. 9.3.).

▪▪ **Zahnschäden**

Zahnschäden sind häufige Komplikationen der Anästhesie. Die Patienten müssen darüber aufgeklärt werden. Dennoch schützt die Aufklärung den Anästhesisten nicht vor einem Haftungsanspruch, wenn ihm nachgewiesen werden kann, dass er bei der Intubation nicht sorgfältig und vorsichtig vorgegangen ist. Die Zähne können mit dem Laryngoskop abgebrochen und vor allem dann, wenn sie nicht fest im Knochen des Kiefers verankert sind, luxiert werden. Aus diesem Grund wird vor jeder Narkose der Zahnstatus erhoben.

Ist es zu einem Zahnschaden gekommen, so muss das Zahnteil zunächst aus dem Mund gebor-

5

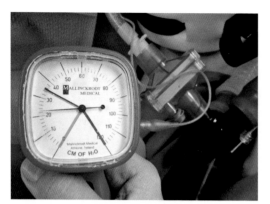

◻ **Abb. 5.8** Cuffdruckmesser

gen werden, damit es nicht aspiriert wird. Ist ein Zahn luxiert, so sollte er in einem geeigneten Gefäß aufbewahrt werden, bis der Zahnarzt ihn gleich oder später reponiert.

■■ **Trachealschäden**

Wird die Blockungsmanschette zu stark aufgeblasen, so wird auf die Trachealschleimhaut ein so hoher Druck ausgeübt, dass ihre Durchblutung unterbrochen ist. Narben, die zu einer Stenose der Trachea führen, sind die Folge. Diese Stenosen sind nur sehr schwer und aufwendig operativ zu behandeln. Zur Vermeidung solcher Schäden sind die modernen Endotrachealtuben mit Niederdruckcuffs ausgestattet, die den Atemweg bereits ab einem Cuffdruck von 15 bis 30 cm H_2O sicher abschließen. Dieser Druck wird mit dem Cuffdruckmesser (◻ Abb. 5.8) gemessen. Wird während der Narkose noch Lachgas verwendet, so soll der Cuffdruck kontinuierlich gemessen werden, da das Lachgas in den Cuff diffundiert und so der Druck erheblich ansteigt. Der Cuff muss dann entlastet werden. Auf der anderen Seite diffundiert während der Ausleitung das Lachgas aus dem Cuff, sodass dann der Druck nicht mehr ausreicht.

Da der Flusswiderstand in der Trachea von der 4. Potenz ihres Radius abhängig ist, machen sich schon kleine Stenosen bei Kindern besonders stark bemerkbar. Klinisches Symptom ist dann ein inspiratorischer Stridor. Vor allem bei der Benutzung eines Führungsstabes kann die Trachealwand verletzt werden. Ein Führungsstab sollte daher möglichst nicht aus der Tubusspitze herausragen. Ist

er dennoch bei einer schwierigen Intubation notwendig, so sollte er spätestens zurückgezogen werden, wenn die Spitze des Tubus durch die Stimmbänder geschoben worden ist.

■■ **Andere Verletzungen**

Vor allem bei der nasalen Intubation kann die Schleimhaut in der Nase und an der Rachenhinterwand verletzt werden. Starke Blutungen aus der Nase mit der Gefahr der Blutaspiration nach der Extubation können die Folge sein. Der nasale Tubus kann aber auch die Nasenscheidewand und die Schädelbasis verletzen.

■■ **Cuffhernie**

Wird der Tubus bei geblocktem Cuff etwa zur Lagekorrektur zurückgezogen, so kann der Cuff durch die Trachealwand zurückgehalten werden und sich so vor die Öffnung des Tubus legen, dass diese verschlossen wird. Der Patient ist nicht mehr zu beatmen. Das sofortige Entblocken und erneute Blocken des Tubus behebt die Verlegung. Bei den modernen Tuben und durch die Kontrolle des Cuffdruckes ist diese Komplikation extrem selten geworden.

■■ **Auslösung von Reflexen**

Vor allem dann, wenn die Narkose bei der Intubation nicht tief genug ist, können Reflexe ausgelöst werden. Durch eine Vagusinnervation kann es zu einer zum Teil extremen Bradykardie kommen, die jedoch mit Atropingaben leicht zu behandeln ist.

Das Einsetzen des Laryngoskopes und das Vorschieben des Tubus kann Husten, einen Laryngo- oder Bronchospasmus oder Erbrechen auslösen.

5.1.4 Intubation beim nicht nüchternen Patienten

Die Aspiration ist eine der schwersten Komplikationen bei der Narkoseeinleitung. Besonders Patienten, die nicht nüchtern sind oder eine verzögerte Magen-Darm-Passage wie beim Ileus haben, sind besonders gefährdet. Erwachsene sollten 6 Stunden vor der Narkoseeinleitung keine Nahrung mehr zu sich nehmen. Klare Flüssigkeiten sind bis 2 Stunden vor der Operation erlaubt. Kinder unter 1 Jahr

Praktisches Vorgehen

So wird bei erhöhter Aspirationsgefahr intubiert

Der Patient wird meist mit erhöhtem Oberkörper gelagert, um eine Regurgitation des Mageninhaltes zu vermeiden. Andere bevorzugen eine Kopftieflage, um nach der Regurgitation die Aspiration zu verhindern. Eine starke Absaugung wird bereitgelegt und der Patient über eine ausreichend lange Zeit (3 min) mit der Maske bei einer F_iO_2 von 1,0 oxygeniert. Nach dem Spritzen des Einleitungsnarkotikums wird sofort mit Succinylcholin oder Rocuronium relaxiert. Beide Relaxanzien haben eine kurze Anschlagzeit. Bei der Verwendung von Succinylcholin wird nicht präcurarisiert, da dieses den Sphinktertonus des Magens herabsetzt. Vor der Intubation wird beim Erwachsen nicht mit der Maske beatmet (wegen der Hypoxie-Gefahr abweichendes Verhalten bei Kindern), da bei Abfließen von Luft in den Ösophagus der Druck im Magen zusätzlich erhöht wird. Wenn die Anschlagzeit der Relaxanzien abgelaufen ist, wird intubiert und danach sofort geblockt, bevor mit der Beatmung begonnen wird.

dürfen bis 4 Stunden präoperativ Milch trinken. Notfallpatienten und Patienten, die starke Schmerzen haben, gelten prinzipiell als nicht nüchtern (Hemmung der Magen-Darmperistaltik durch schmerzbedingten Stress und Opioide, die als Analgetika gegeben werden).

Soll bei einem Patienten trotzdem eine Narkose eingeleitet werden, so werden besondere Vorsichtsmaßnahmen getroffen. Das Vorgehen wird beschrieben als

- Schnelleinleitung,
- Crush-Einleitung,
- Blitzintubation oder
- Rapid-Sequence-Induction (RSI) (▶ Abschn. 9.3.8).

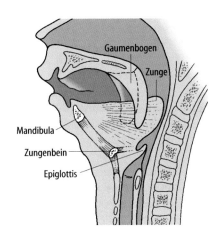

■ **Abb. 5.9** Pierre-Robin-Syndrom

5.1.5 Management des schwierigen Atemweges

Die Intubation gehört zum Routinehandwerk des Anästhesisten. Dennoch kann sie voraussehbar oder auch überraschend sehr schwierig oder unmöglich sein. Voraussehbar ist die erschwerte Intubation bei Veränderungen im Hals- und Mundbereich (▶ Abschn. 13.10) oder aber auch bei Fehlbildungen wie z. B. dem Pierre-Robin-Syndrom (■ Abb. 5.9), bei dem die Patienten einen sehr schmalen Oberkiefer verbunden mit einer Mikrogenie und Retrognatie haben. Hinweis auf eine schwierige Intubation ist ein Mallampati-Zeichen III oder IV (▶ Abschn. 4.1.3) oder, wenn der Abstand vom Schildknorpel bis zur Spitze des Unterkiefers weniger als 6,5 cm beträgt (Test nach Patil), entspricht dem thyromentalen Abstand.

Ist die Intubation auch unter Verwendung eines Führungsstabes oder verschiedener Intubationsspatel nicht möglich, so gibt es folgende Alternativen:

- **Larynxmaske**

Ist eine Beatmung über eine Larynxmaske möglich, so muss überlegt werden, ob die Narkose nicht mit der Beatmung für die Larynxmaske weitergeführt werden kann. Wenn bis zum Operationsbeginn große Eile geboten ist, müssen – etwa bei der Einleitung für eine Sectio caesaraea – die Kontraindikationen für den Einsatz einer Larynxmaske in diesem Falle übergangen werden.

- **Larynxtubus**

Der Larynxtubus ist ein weiteres supraglottisches Hilfsmittel zur Atemwegssicherung. Er wird, analog zur Larynxmaske blind in den Pharynx eingeführt. Eine Markierung im Bereich des Schafts zeigt die richtige Einführtiefe an. Der Larynxtubus hat einen distalen Cuff, der im Hypopharynx am Eingang des Ösophagus zu liegen kommt, und einen proximalen Cuff, der den Pharynx nach oben abdichtet. Zwischen den beiden Cuffs sind mehrere Öffnungen, die bei korrekter Lage vor der Stimmritze zu liegen kommen. Über diese Öffnungen erfolgt die Beatmung. Die Vorteile des Larynxtubus im Vergleich zur Larynxmaske sind die beschriebene einfachere Platzierung und die Möglichkeit der Beatmung mit etwas höheren Spitzendrücken. Zusätzlich bietet er aufgrund des Cuffs im Bereich des Ösophaguseingangs einen etwas besseren, jedoch keinen absoluten Aspirationsschutz.

■ **Videolaryngoskopie**
Hilfreich sind heute auch Videolaryngoskopie-Geräte (Glidescope; C-Mac etc.), die den schwierigen Atemweg videoskopisch besser sichtbar machen. Man kann mit diesen Geräten quasi »um die Ecke« sehen.

■ **Intubationslarynxmaske**
Über diese spezielle Larynxmaske kann ein spezieller Endotrachealtubus in die Trachea vorgeschoben werden. Die Larynxmaske kann danach im Rachen verbleiben oder über den sicher platzierten Tubus zurückgezogen werden.

■ **Fiberoptische Intubation**
Dieses Verfahren ist kein Notfallverfahren. Auf ein Bronchoskop wird ein Endotrachealtubus aufgefädelt. Das Bronchoskop wird unter permanenter Sicht in der Regel durch die Nase, ggf. aber auch durch den Mund in die Trachea eingeführt. Dann wird über das Bronchoskop der Tubus in die Trachea vorgeschoben. Meist kommt die fiberoptische Intubation dann zum Einsatz, wenn von vorneherein mit einer Situation zu rechnen ist, bei der eine Intubation unmöglich ist. Das praktische Vorgehen ist daher im ► Abschn. 13.10 über die Anästhesie für die HNO- und MKG-Chirurgie beschrieben.

■ **Koniotomie**
Ist keine Zeit über einen längeren Zeitraum hinweg einen Atemweg mit den zuvor genannten Methoden

herzustellen und droht der Patient hypoxisch zu werden, so muss der Atemweg über eine Koniotomie geschaffen werden.

Das genaue Vorgehen in dieser Situation wird im Algorithmus »Die schwierige Intubation« (◘ Abb. 5.10) beschrieben.

5.2   Allgemeinanästhesie

An ein modernes Allgemeinanästhesieverfahren werden folgende Anforderungen gestellt:
1. Erzeugung von
   - Narkose
   - Analgesie
   - Ggf. Relaxation
2. Geringe Beeinträchtigung der vegetativen Funktionen des Patienten wie Atmung und Kreislauf
3. Technische Sicherheit (z. B. keine Verwendung explosiver Gasgemische und keine Gefährdung von Patient und Personal).

Moderne Allgemeinanästhesien sind Kombinationsnarkosen: Verschiedene Anästhetika werden für die einzelnen Anforderungen kombiniert und potenzieren sich in ihren Wirkungen, ohne dass die Nebenwirkungen zunehmen.

5.2.1   Balanced Anaesthesia

Eine Kombination von Inhalationsnarkotika mit Opioiden wird heute als Balanced Anaesthesia bezeichnet. Durch die Opioide wird die mangelnde analgetische Wirkung der Inhalationsanästhetika kompensiert. Dieses ist vor allem dann wichtig, wenn auf eine Beatmung mit Lachgas, das eine geringe, aber nicht zu vernachlässigende analgetische Potenz hat, verzichtet wird.

Zum Einsatz kommen alle lang, mittellang und kurz wirkenden Opioide: Fentanyl, Sufentanil, Alfentanil, aber auch zunehmend Remifentanil. Infolge der narkotisch wirkenden Komponente der Opioide kann die Dosierung der Inhalationsnarkotika reduziert werden.

Die sich gegenseitig potenzierende Wirkung hält aber auch bis in die postoperative Phase an. Die

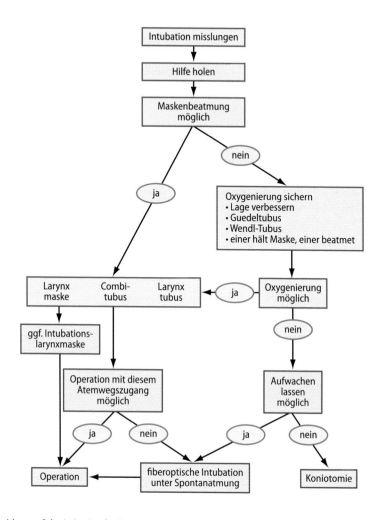

```
                    ┌──────────────────────┐
                    │  Intubation misslungen │
                    └──────────────────────┘
                                │
                    ┌──────────────────────┐
                    │       Hilfe holen      │
                    └──────────────────────┘
                                │
                    ┌──────────────────────┐
                    │     Maskenbeatmung     │
                    │         möglich        │
                    └──────────────────────┘
```

□ Abb. 5.10 Algorithmus »Schwierige Intubation«

Inhalationsnarkotika reduzieren die Leberdurchblutung, sodass der Abbau der Opioide verzögert wird und ihre Wirkung daher postoperativ anhält. Ein geringerer Analgetikabedarf unmittelbar postoperativ ist die Folge. Lediglich Remifentanil wird unabhängig von der Leber im Blut durch Esterasen abgebaut. Aufgrund seiner kurzen Halbwertszeit muss schon intraoperativ mit einer Schmerztherapie mit nicht opioidhaltigen Analgetika und lang wirkenden Opioiden (z. B. Piritramid) begonnen werden.

Aber gerade in der Kombination der schnell an- und abflutendenden Inhalationsnarkotika Sevoflu-ran und Desfluran und dem sehr kurz wirkenden Remifentanil ist ein sehr gut steuerbares balanciertes Anästhesieverfahren entwickelt worden.

■ **Einleitungsnarkotikum**

Da auch die modernen schnell anflutenden Inhalationsnarkotika eine gewisse Zeit brauchen, bis sie in narkotisch wirkender Konzentration im Gehirn angelangt sind, wird die Einleitung der Narkose durch die Injektion eines kurz wirkenden intravenösen Narkotikums wie Propofol oder Thiopental abgekürzt. Beide Substanzen wirken während der ersten Kreislaufzeit. Ihre Wirkung lässt durch Umver-

5

Fallbeispiele

20-jähriger Mann (70 kg), Tonsillektomie, geplante OP-Dauer 30 min:
- Prämedikation:
  - Midazolam 7,5 mg per os
- Intravenöse Narkoseeinleitung:
  - Alfentanil 1 mg
  - Propofol 200–300 mg
- Maskenbeatmung
  - Einführung einer Larynxmaske mit flexiblem Tubus
- Aufrechterhaltung der Narkose:
  - Sevofluran 2,0 Vol-%
  - Alfentanil 0,5–1,0 mg nach Kreislaufreaktion
- Narkoseende:
  - Sevofluran 3 bis 5 min vor Operationsende abstellen
  - Beatmung mit $F_iO_2 = 1,0$
  - Entfernen der Larynxmaske, sobald der Patient die Augen öffnet und atmet

70-jährige Frau (80 kg), abdominelle Hysterektomie, OP-Dauer 1 h
- Prämedikation:
  - Midazolam 3,75 mg per os

— Intravenöse Narkoseeinleitung:
  - Fentanyl 0,15–0,25 mg
  - Thiopental 250 mg
  - Maskenbeatmung
  - Relaxation mit Atracurium 30 mg,
  - Intubation
— Narkoseaufrechterhaltung:
  - bei Operationsbeginn 0,2 mg Fentanyl
  - Desfluran 6,0 Vol-%
  - ggf. 0,1 mg Fentanyl nach Kreislaufreaktion
  - ggf. 10 mg Atracurium bei nachlassender Relaxation
— Narkoseende:
  - Desfluran 2 min vor Ende der Operation abstellen
  - Beatmung mit $F_iO_2 = 1,0$
  - Reduktion des Atemminutenvolumens, um das CO_2 ansteigen zu lassen
  - Extubation bei ausreichender Eigenatmung und nach Rückkehr der Schutzreflexe

– Schmerztherapie mit Dipidolor-PCA-Pumpe.

35-jährige Frau (50 kg); Abrasio, OP-Dauer 15 min
- Prämedikation:
  - Midazolam 7,5 mg p.o.
- Intravenöse Narkoseeinleitung:
  - Alfentanil 1 mg
  - Propofol 150–200 mg,
  - Einführen einer Larynxmaske
- Narkoseaufrechterhaltung:
  - Sevofluran 2,0 Vol-%
  - Assistierte Beatmung
- Narkoseende:
  - Sevofluran 3 bis 5 min vor Operationsende abstellen
  - Reduktion des Atemminutenvolumens, um das CO_2 ansteigen zu lassen
  - Spontanatmung F_iO_2 1,0
  - Entfernen der Larynxmaske, sobald die Patientin die Augen öffnet und atmet

---

teilung in den Kompartimenten und infolge davon durch einen Konzentrationsabfall im Blut nach.

5.2.2 Totalintravenöse Anästhesie (TIVA)

Eine Allgemeinanästhesie kann auch ausschließlich mit intravenös verabreichten Substanzen durchgeführt werden. Wird auch auf die Beatmung mit Lachgas verzichtet, so spricht man von einer total intravenösen Anästhesie. Die erste inzwischen historische Form der intravenösen Anästhesie war die Neuroleptanalgesie, bei der das Neuroleptikum Dehydrobenzperidol mit Fentanyl kombiniert wurde.

Heute werden vor allem Propofol und Opioide, hier vor allem Remifentanil, seltener Benzodiazepine und Opioide oder aber auch Benzodiazepine und Ketamin miteinander kombiniert.

▪ Propofol/Remifentanil

Bei der Kombination von Propofol und Remifentanil kommen zwei Medikamente mit sehr kurzer Halbwertszeit zum Einsatz. Das Anästhesieverfahren ist sehr gut steuerbar und hat daher vor allem im Bereich der Anästhesie bei ambulant durchgeführten Operationen weite Verbreitung gefunden.

Neben der guten Steuerbarkeit dieser Kombination hat die total intravenöse Anästhesie den Vorteil, dass die Verabreichung des Narkotikums technisch wesentlich einfacher ist als bei einem Inhalationsnarkotikum. Anstelle eines Verdampfers braucht man zwei Spritzenpumpen, die nach Möglichkeit eine Dosierung nicht nur in ml/h zulassen, sondern auch eine Programmierung des zu verabreichenden Medikamentes und seiner Dosierung in mg/kg Körpergewicht/h oder µg/kg Körpergewicht/min. Vor allem aber entfällt die technisch aufwendige Narkosegasabsaugung. Aus dem Narkosegerät fällt nur sauerstoffhaltige Luft an, die nicht speziell entsorgt werden muss. Es muss nicht die Kontamination der Luft am Arbeitsplatz durch die volatilen

Anästhetika und damit die Überschreitung der maximalen Arbeitsplatzkonzentration beachtet werden. Auch dieses hat zur weiten Verbreitung der TIVA vor allem bei niedergelassenen Anästhesisten geführt, da die Einrichtung der Arbeitsplätze wesentlich weniger aufwendig ist, als wenn Inhalationsanästhetika benutzt werden.

Der Nachteil der extrem kurzen Halbwertszeit vor allem des Remifentanils ist die ungenügende Analgesie postoperativ, da das Analgetikum nach der Narkose nicht nachwirkt. Daher muss schon intraoperativ ein peripher wirkendes und oder ein lang wirkendes Opioid (z. B. Piritramid) injiziert werden, damit der Patient nicht nach dem Ende der Operation in ein analgetisches Loch fällt.

■ **Target-controlled-infusion (TCI)**

Eine besondere Form der TIVA ist die TCI. Dabei handelt es sich um eine an einem Zielpunkt (target = Zielscheibe) orientierte intravenöse Zufuhr eines Medikaments. Zielpunkt ist dabei die Blutkonzentration des betreffenden Medikaments, die zu einem bestimmten Effekt – hier z. B. zu einer bestimmten Schlaftiefe – führt. Um die Schlaftiefe objektivieren zu können, wurden in Untersuchungen bestimmte EEG-Muster definiert, die mithilfe dieses Medikaments zu erreichen sind. In weiteren Untersuchungen wurden die Blutspiegel bestimmt, die zum Erreichen dieser EEG-Muster erforderlich sind. Bei Propofol sollte der Blutspiegel bei Narkoseeinleitung zwischen 8–9 µg/ml liegen. Zur Aufrechterhaltung der Narkose wird es notwendig sein, einen Propofolblutspiegel von 3–4 µg/ml herbeizuführen. Die Blutspiegel, bei der der Patient aufwacht, werden mit 1–2 µg/ml angegeben.

In einem von der Industrie angebotenen TCI-System, bestehend aus Mikroprozessor und Perfusorspritze, kann der Anästhesist den Blutspiegel eingeben, den er erreichen möchte. Nach Eingabe des Körpergewichts und des Patientenalters errechnet dann der Mikroprozessor die Förderrate, die notwendig ist, um bei dem Patienten den angestrebten Blutspiegel zu erzielen.

■ **Benzodiazepin/Opioid**

Kommt es weniger auf eine sehr gute Steuerbarkeit des Anästhesieverfahrens an wie z. B. bei der Durchführung von ambulanten Operationen, so kann auch die Kombination von Midazolam oder Diazepam mit Fentanyl oder Sufentanil verwendet werden. Diese Kombinationen sind ökonomisch günstiger, haben aber mit der Tendenz, die Patienten auch nach großen Eingriffen frühzeitig zu extubieren (»Fast-Track«) immer mehr an Bedeutung verloren.

■ **Ketamin/Benzodiazepin**

Ketamin hat den Vorteil, dass es nicht die Atmung beeinträchtigt und im Gegensatz zu allen anderen Anästhesieverfahren nicht kardiodepressiv wirkt, sondern eher einen Blutdruckanstieg bewirkt (► Abschn. 1.9). Es verursacht jedoch keine vollständige Narkose: Lediglich die unteren Regionen des Gehirns sind anästhesiert, die Großhirnrinde nicht, was dazu führt, dass die Patienten häufig intraoperativ träumen, meist Albträume. Man spricht von einer dissoziativen Anästhesie. Um das zu vermeiden muss ein Benzodiazepin hinzugegeben werden, damit die Träume unterdrückt werden. Ein weiterer Nachteil ist, dass die Patienten nach dem Einsatz von Ketamin gelegentlich lange nachschlafen.

Wegen seiner Nebenwirkungen wird Ketamin nur selten verwendet. Indiziert ist der Einsatz von Ketamin in der Notfallmedizin, wenn etwa bei der technischen Rettung eines Patienten keine Möglichkeit besteht, ihn sicher zu beatmen. Auch wenn immer wieder kurze Eingriffe bei einem Patienten durchgeführt werden müssen wie Wunddebridements oder schmerzhafte Verbandswechsel und man dem Patienten, hier vor allem Kindern, die Beatmung ersparen möchte, werden Ketamin/Benzodiazepin-Narkosen durchgeführt. Zur Narkoseeinleitung mit Beatmung werden 1-1,5 mg/kg S-Ketamin verwendet, zur Analgosedierung 0,25–0,5 mg/kg.

5.3 Regionalanästhesie

Durch Unterbrechung der Afferenzen durch die Injektion von Lokalanästhetika wird der Patient für die Operation schmerzfrei, ohne dass im Gegensatz zur Allgemeinanästhesie das Gehirn betäubt wird. Manche Patienten fürchten im Rahmen von Operation und Anästhesie gerade den Bewusstseins-

Fallbeispiele

70-jährige Frau, 80 kg, laparoskopische Cholezystektomie
- Prämedikation:
  - Midazolam 3,5 mg p.o.
- Narkoseeinleitung:
  - Remifentanil 0,2 µg/kg KG/min; kein Bolus!!
    Cave: Thoraxrigidität
  - Propofol 2,0 bis 3,0 mg/kg KG
  - Atracurium 40 mg i.v.
- Narkoseaufrechterhaltung:
  - Propofol 4,0 – 6,0 mg/kg KG/h ggf. höher
  - Remifentanil 0,2 - 0,3 µg/kg KG/min ggf. höher
  - Atracurium 10 mg bei nachlassender Muskelrelaxation
- Narkoseende:
  - 1 g Paracetamol i.v. und 7,5 mg Dipidolor 30 min vor Ende der Operation
  - Propofol-Perfusor 5–10 min vor OP-Ende abstellen
  - Remifentanil-Perfusor bei Ende der Hautnaht abstellen

40-jähriger Mann, 70 kg, Meningeom, Op-Dauer 4 h
- Prämedikation:
  - Rohypnol 2 mg p.o.
- Narkoseeinleitung:

- Fentanyl: 0,3 mg
- Propofol 1,5 bis 2 mg/kg KG
- cis-Atracurium 0,1 mg/kg KG
- Narkoseaufrechterhaltung:
  - Propofol-Perfusor: 6 bis 10 mg/kg KG,
  - Fentanyl 0,2 mg zur Fixierung des Kopfes in der Mayfield-Zange, danach Weiterführung der Narkose mit Remifentanil 0,2 bis 0,4 µg /kg KG/min,
  - ggf. cis-Atracurium 2 mg alle 30 bis 45 min, Vollrelaxierung durch Relaxometrie überwachen
- Narkoseende:
  - Propofolperfusor 10 min vor Operationsende ausstellen
  - Extubation

63-jähriger Mann, 70 kg, schwerer Nikotinabusus, Koronare Herzkrankheit, Koronar-Bypass-OP (3-fach Arterio-koronarer Venenbypass)
- Prämedikation:
  - Rohypnol 2 mg p.o.
- Narkoseeinleitung:
  - Sufentanil 50 µg
  - Thiopental 300 mg
  - Rocuronium 40 mg

- Narkoseaufrechterhaltung:
  - Sufentanil 0,5 bis 1,5 µg/kg KG/h
  - Midazolam 0,1mg/kg/h
  - Rocuronium 5 bis 10 mg nach Relaxometrie
- Narkoseende:
  - Sufentanil-Perfusor und Midazolam-Sedierung weiter laufen lassen
  - Nachbeatmung bis Kreislauf stabil und Körpertemperatur im Normbereich

Kind, 1½ Jahre, 10 kg, Z. N. Klumpfuß-OP, 2. postoperativer Tag, Gipswechsel mit schmerzhaftem Redressment
- Prämedikation:
  - EMLA-Salbe auf die Handrücken 30 min vor Narkoseeinleitung
  - Midazolam 7,5 mg rektal,
- Narkoseeinleitung:
  - Atropin 0,01 mg/kg KG
  - Midazolam 1 mg i.v.
  - Ketamin 10mg
- Narkoseaufrechterhaltung:
  - Ketamin 5 mg
- Narkoseende:
  - Ausschlafen lassen

verlust und wählen daher eine Regionalanästhesie; andere hingegen entscheiden sich für die Allgemeinanästhesie nach dem Motto »Nichts hören, nichts sehen«, aber auch aus Bedenken, im Rahmen einer Spinal- oder Periduralanästhesie eine Injektion in die Nähe des Rückenmarkes zu bekommen.

5.3.1 Physiologie der Regionalanästhesie

Durch die Eigenschaft, Membranpotentiale zu verändern, ist die Nervenzelle darauf spezialisiert, elektrische Impulse fortzuleiten. Das Ruhepotential wird durch eine hohe intrazelluläre Konzentration von Kaliumionen sowie durch extrazelluläre Natriumionen bestimmt. Diese Natriumionen diffun-

dieren entsprechend dem elektrischen Gradienten und Konzentrationsgradienten in das Zellinnere. Die Kaliumdiffusion aus der Zelle heraus wird zwar durch den Konzentrationsgradienten begünstigt, jedoch durch die elektrostatischen Kräfte verhindert. Die energieabhängige Natrium-Kalium-Pumpe gleicht diese Ionenwanderung wieder aus und hält somit den Konzentrationsgradienten aufrecht (◘ Abb. 5.11).

Im Einzelnen heißt dies: Bei der Depolarisation wird die Membranpermeabilität geändert, indem Acetylcholin von einem Speicherprotein freigesetzt wird, das wiederum Kalziumionen aktiviert und diese von einem Rezeptorprotein verdrängt. Dadurch werden Kanäle in der Zellmembran geöffnet, durch die Natriumionen in die Zelle ein- und Kaliumionen herausströmen. Durch diese Ionen-

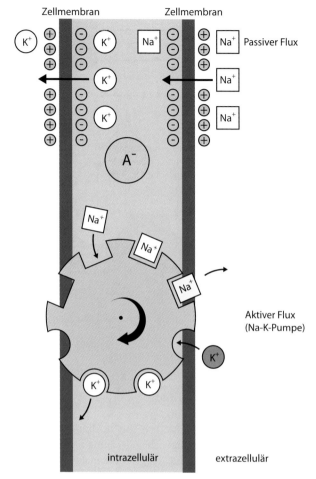

Abb. 5.11 Das Ruhepotential wird durch den passiven Aus- und Einstrom der Kalium- bzw. Natriumionen und die gegenläufige Wirkung der Natrium-Kalium-Pumpe bestimmt

verschiebung verändert sich die Spannungsverteilung über der Zellwand, das Membranpotential. Diese Veränderung des Membranpotentials und damit das elektrische Signal werden weitergeleitet. Zur Repolarisation werden die alten Membraneigenschaften wiederhergestellt. Die Natrium-Kalium-Pumpe baut in einem energieabhängigen Prozess die Natriumkonzentrationsgradienten wieder auf. Je nach dem Myelinisierungsgrad ist die Nervenleitgeschwindigkeit von Neuron zu Neuron unterschiedlich.

5.3.2 Pharmakologie der Lokalanästhetika

Die Lokalanästhetika diffundieren zunächst in die Zelle und machen eine Änderung der Membranpermeabilität dadurch unmöglich, dass Natriumkanäle vorübergehend blockiert werden. Alle Lokalanästhetikamoleküle sind gleich aufgebaut, sie bestehen aus einem lipophilen aromatischen Teil und einem hydrophilen Teil in Form einer Aminogruppe, die durch eine Zwischenkette mit einer Esteroder einer Amidgruppe, je nach Substanzklasse des Lokalanästhetikums (◻ Tab. 5.1), verbunden werden. Durch verschiedene Bindungskräfte werden

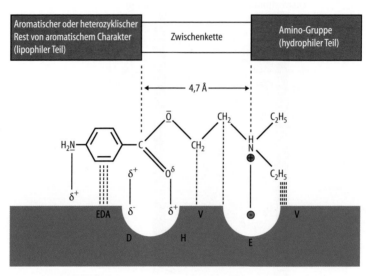

V   van der Waalsche-Bindungskräfte
D   Dipol-Dipol-Bindungen
E   Elektrostatische Bindungen
H   Wasserstoff-Brückenbindungen
EDA Elektronen-Donator-Acceptor-Bindung

Abb. 5.12 Bindung der Lokalanästhetika an die Zellmembran der Nervenzelle. (Nach Schmidt 1978)

die Moleküle an die Membran der Nervenzelle fixiert (Abb. 5.12) und verursachen eine Änderung der Stereometrie der Wandmoleküle, sodass die Durchlässigkeit der Ionenkanäle aufgehoben ist.

Die Lokalanästhetika sind schwach basische Moleküle, die gut lipidlöslich sind und nur als Salze in wässriger Lösung gehalten werden können. Dabei stehen die ionisierte und pharmakologisch aktive Form und die nichtionisierte im Gleichgewicht:

$$LA\text{-}H^+ + HCO_3^- \rightleftharpoons LA + H_2CO_3 \rightleftharpoons LA + H_2O + CO_2 \ (LA = Lokalanästhetikum)$$

Bestimmt wird dieses Gleichgewicht von der Dissoziationskonstante K_a, einer substanzspezifischen Größe. Ist der negative dekadische Logarithmus dieser Konstante, der pK_a-Wert, gleich dem pH-Wert, so liegen ionisierte und nichtionisierte Form in gleicher Konzentration vor (Henderson-Hasselbalch-Gleichung). Dieser pH liegt bei den meisten Lokalanästhetika zwischen 7,5 und 9.

Durch Abdiffusion des Kohlendioxids verläuft die Gleichung nach rechts, das Lokalanästhetikum geht in die nichtionisierte, lipidlösliche Form über und kann damit durch die aus Lipiden bestehende Zellmembran diffundieren, um innerhalb der Zelle in der Gegenwart von Bikarbonat wieder in die aktive Form überzugehen, d. h. die Gleichung läuft hier nach links. Dies erklärt, warum die Lokalanästhetika in infiziertem, also saurem Gewebe, schlecht wirken, die Wirkung aber, wenn das Milieu etwa durch Zusatz von Bikarbonat alkalisiert ist, besser wird. Dieser Effekt wird dadurch verstärkt, dass das CO_2 sehr schnell in die Zelle diffundiert und damit auf das Lokalanästhetikum einen gewissen Sogeffekt ausübt.

■ **Metabolismus**
Die Wirkdauer der Lokalanästhetika wird zum einen durch die Diffusion in die umliegenden Gefäße und zum anderen durch die Metabolisierung bestimmt. Die Esterverbindungen werden durch die Esterasen des Plasmas gespalten, die Amide in der Leber abgebaut.

◻ **Tab. 5.1** Pharmakodynamische und -kinetische Daten zu Lokalanästhetika

			max. Dosis[b] ohne Adrenalin [mg]	max. Dosis mit Adrenalin [mg]	Konz. [%]	Sens.	Mot.	WD ohne Adrenalin	Indikation		
									I	S	PD
Ester	Procain	Novocain	300	750	2	+	(+)[a]	2–4 h	+	–	–
	Tetracain	Pantocain	100	–	0,1–2	+	(+)[a]	45–60 min	+	–	–
Amide	Lidocain	Xylocain	300	500	1–2	+	+	2 h	+	+	(+)
	Mepivacain	Scandicain	300	300	1–2	+	+	2 h	+	+	(+)
	Prilocain	Xylonest	400	600	1–2	+	+	2 h	+	+	(+)
	Bupivacain	Carbostesin	150	150	0,5	+	(+)	4–8 h	+	+	+
	Etidocain	Duranest	300	400	1	+	+	4–6 h	+	+	+
	Ropivacain	Naropin	220	220	0,2–1	+	(+)	2–6 h	+	+	+

[a] Klinisch unbedeutend, [b] Erwachsenendosierung
I Infiltrationsanästhesie, **S** Spinalanästhesie, **PD** Periduralanästhesie, **WD** Wirkdauer.

▪ **Adrenalinzusatz**

Um die Wirkung zu verlängern, kann den Lokalanästhetika Adrenalin zugesetzt werden. Dabei wird der schnelle Abfluss in die Gefäße verhindert und vor allem bei der Infiltrationsanästhesie zusätzlich eine Blutstillung erreicht. Der Adrenalinzusatz ist jedoch kontraindiziert, wenn das zu anästhesierende Gebiet nur durch eine Arterie versorgt wird, da durch eine mögliche Vasokonstriktion die Blutversorgung unterbrochen werden und eine Nekrose entstehen kann (Prinzip der »letzten Wiese« z. B. bei der Leitungsanästhesie nach Oberst am Finger).

5.3.3 Nebenwirkungen der Regionalanästhesie

Neben den allergischen Reaktionen kann es zur Intoxikation durch Lokalanästhetika kommen. Hämodynamische Veränderungen im Sinne von Blutdruckanstieg und Tachykardie sind bei Adrenalinzusatz zu erwarten. Verfahrensbedingte Komplikationen und psychogene Reaktionen sind als unspezifische Nebenwirkungen anzusehen.

▪ **Allergische Reaktionen**

Sie sind bei Lokalanästhetika vom Estertyp häufiger als bei den Amidverbindungen. Ester werden deshalb nur noch selten eingesetzt.

▪ **Intoxikation**

Zu einer Überdosierung des Lokalanästhetikums und damit zu einer Intoxikation kann es kommen, wenn die applizierte Menge zu groß, die Konzentration zu hoch oder die Resorption zu schnell ist. Auch eine versehentliche intravasale Injektion, eine reduzierte Abbaurate oder eine erniedrigte Toleranzgrenze können zu einer Überdosierung führen. Dabei werden zwar Blutspiegel als toxische Grenze angegeben, eine belegbare Korrelation zwischen den Blutspiegeln und dem Auftreten toxischer Symptome gibt es jedoch nicht.

Bei der Lokalanästhetikumintoxikation unterscheidet man konzentrationsabhängig eine erste Phase der Stimulation und eine zweite Phase der Depression. Betroffen sind vor allem das kardiovaskuläre System und das zentrale Nervensystem. Bei den Nebenwirkungen am Herzen stehen negativ chronotrope Wirkungen im Vordergrund. Die Verminderung der Leitungsgeschwindigkeit führt zu Blockbildern vom AV-Block 1. Grades bis zum totalen AV-Block. Gleichzeitig kommt es zu einer Vasodilatation. Im Bereich des zentralen Nervensystems führt eine Hemmung der inhibitorischen Neurone über motorische Unruhe, Logorrhö, Euphorie, Angstzustände bis hin zu klonischen Krämpfen und einer Depression des Atemzentrums.

> Im Falle einer Intoxikation mit Lokalanästhetika sollte, neben der symptomatischen Therapie (Atemwegssicherung, Kreislaufstabilisierung, Behandlung von Krampfanfällen), die Gabe einer Lipid-Emulsion erfolgen. Diese ist in der Lage die lipophilen Lokalanästhetika zu binden und damit »unschädlich« zu machen. Zusätzlich werden weitere Effekte im Bereich der Zellmembran und intrazellulär vermutet. Dosierung: 20% Lipid Emulsion,
> ▬ initial 1,5 ml/kg (ideales Körpergewicht)
> ▬ dann 0,25 ml/kg/min kontinuierlich
> ▬ ggf. Bolus wiederholen
> ▬ ggf. Laufrate der Infusion verdoppeln
> ▬ mindestens 10 min nach Erreichen einer Kreislaufstabilisierung weitergeben

▪ **Verfahrensbedingte Komplikationen**
Verfahrensbedingte Komplikationen beim Anlegen der Regionalanästhesie können zu Verletzungen von Gefäßen oder der Nerven selbst führen. Daneben können Angst und Schmerzen bei unzureichend sedierten Patienten das Verfahren in Misskredit bringen und in seltenen Fällen eine Hyperventilationstetanie oder Stenokardie hervorrufen. Eine vagale Reaktion kann auftreten, wenn die Regionalanästhesie in aufrechter Körperhaltung durchgeführt wird. Darüber hinaus kann vor allem bei rückenmarksnahen Leitungsanästhesien eine Sympathikusblockade zu schweren Blutdruckabfällen führen. Als verfahrensbedingte Komplikation muss auch die Möglichkeit des in Abhängigkeit von der Art des Verfahrens unterschiedlich häufige Versagen der Regionalanästhesie angeführt werden.

Um die vitale Bedrohung des Patienten durch die Nebenwirkungen im Rahmen einer Regionalanästhesie so gering wie möglich zu halten, müssen bei der Durchführung der Regionalanästhesie die gleichen technischen (Narkose- bzw. Beatmungsgerät),

medikamentösen (Notfallmedikamente) und personellen (Anästhesist und Assistent) Voraussetzungen wie bei der Durchführung einer Allgemeinanästhesie vorhanden sein. Die Patienten müssen voruntersucht und prämediziert werden; es gilt das Nüchternheitsgebot.

5.3.4   Wichtige Lokalanästhetika

▪ **Ester**
Sie haben an der Kette zwischen dem aromatischen Teil und der Aminogruppe eine Estergruppe. Ester sind in Lösung wenig stabil und führen häufig zu allergischen Nebenwirkungen. Sie werden deshalb heute nicht mehr in der Anästhesie eingesetzt. Beispiele:
▬ **Procain (Novocain):** schlechtes Penetrationsvermögen ins Gewebe,
▬ **Tetracain (Pantocain):** schnelle Resorption auf Schleimhäuten, Gefahr toxischer Nebenwirkungen.

▪ **Amide**
Diese haben anstelle der Estergruppe an gleicher Stelle eine Amidgruppe. Sie zeichnen sich durch eine gute Stabilität aus. Allergische Reaktionen sind bedeutend seltener als bei Estern.
▬ **Lidocain:** gutes Penetrationsvermögen, am weitesten verbreitetes Lokalanästhetikum. Maximale Dosierung: 300 mg ohne bis 500 mg mit Adrenalin (die Maximaldosierungen beziehen sich auf ein Körpergewicht von 70 kg).
▬ **Prilocain:** wird langsamer resorbiert als Lidocain, geringere zentralnervöse Toxizität. Nebenwirkung: Methämoglobinämie bei Überdosierung. Maximale Dosierung: 400 mg ohne bis 600 mg mit Adrenalin.
▬ **Mepivacain:** schwächere Wirkung als Lidocain, die durch langsameren Abbau und langsamere Resorption kompensiert wird. Maximale Dosierung: 300 mg mit und ohne Adrenalin.
▬ **Bupivacain:** stärker und länger wirksam als Lidocain, höhere Toxizität, starke analgetische Komponente, schwache muskuläre Blockade. Maximale Dosierung: 150 mg mit und ohne Adrenalin.

■ **Ropivacain:** geringere Toxizität als Bupivacain und geringere motorische Blockade. Max. Dosierung: 220 mg mit und ohne Adrenalin. Wirkdauer wie Bupivacain, ebenso gleiche Wirkstärke.

5.3.5 Prämedikation

Zunächst führt der Anästhesist die Prämedikationsvisite durch und stellt in Abhängigkeit vom Operationsgebiet die Indikation zur Regionalanästhesie. Der Patient wird dann über das ausgewählte Verfahren informiert. Die Regionalanästhesie ist kontraindiziert, wenn der Patient dieses Verfahren ablehnt. Auch bei einem Schockzustand (Gefahr durch die Sympathikusblockade), bei einer Blutungsneigung (lokales Hämatom) oder bei lokaler Infektion (Infektionsgefahr und fragliche Wirksamkeit) soll die Regionalanästhesie nicht durchgeführt werden. Vor allem bei der Durchführung von rückenmarksnahen Leitungsanästhesien muss das Gerinnungssystem intakt sein. Führend ist die Anamnese zur Blutungsneigung. Häufig wird jedoch auch ein Gerinnungsstatus mit Quickwert, PTT und Thrombozytenzahl als Vorbefund verlangt.

5.3.6 Auswahl des Lokalanästhetikums

In Abhängigkeit von der geplanten Operationsdauer und der gewünschten Länge der postoperativen Wirksamkeit (z. B. für die postoperative Analgesie) wird ein kurz oder lang wirksames Lokalanästhetikum gewählt. Zu den kürzer wirkenden gehören Lidocain, Mepivacain und Prilocain, zu den lang wirkenden Bupivacain und Ropivacain. Die Dauer der Wirkung kann durch den Zusatz von Adrenalin verlängert werden, das die Durchblutung des Gewebes drosselt und damit die Abflutung des Lokalanästhetikums verzögert.

Adrenalin darf nicht in Endstrombahngebieten wie bei der Oberst-Leitungsanästhesie am Finger und bei der Peniswurzelblockade eingesetzt werden.

Bei der Blockade peripherer Nerven müssen zum Teil sehr große Volumina eingesetzt werden, um ein ausreichendes Auffüllen der Gefäßnervenscheiden zu erreichen (axilläre oder interskalenäre Plexusblockade, N.-femoralis-Block). Leicht werden hier die angegebenen Maximaldosierungen überschritten. Durch Verwendung weniger toxischer Medikamente wie Prilocain oder Ropivacain kann ein größeres Volumen verwendet werden. Allerdings ist beim Prilocain die Methämoglobinbildung zu beachten.

Ein differenzierter Block lässt sich mit Bupivacain und Ropivacain erreichen. In Konzentrationen unter 0,5% steht die sensorische Blockade im Vordergrund; je niedriger die Konzentration, desto geringer ist die motorische Blockade. Dieses macht man sich vor allem in der geburtshilflichen Anästhesie, bei der postoperativen Analgesie, der chronischen Schmerztherapie und bei der Durchführung einer Sympathikolyse zunutze. Die Verwendung von iso- oder hyperbarem Lokalanästhetikum bei der Spinalanästhesie ist von der individuellen Vorliebe des Anästhesisten abhängig. Allerdings muss ein hyperbares Lokalanästhetikum beim Sattelblock und bei der einseitigen Spinalanästhesie angewendet werden; dieses hat seinen Grund darin, dass hyperbares Lokalanästhetikum rasch in jene Bereiche »sinkt«, wo es seine Wirkung entfalten soll.

5.3.7 Lokalanästhesie

Zur Oberflächenanästhesie stehen Lokalanästhetika als Spray oder Gel zur Verfügung. Sie werden z. B. bei der Intubation des wachen Patienten, zur Anästhesie des Mund- und Nasen-Rachen-Raums als Spray, bei der Endoskopie oder der Katheterisierung der Blase (in Gelform) eingesetzt. Weit verbreitet ist auch die topische Lokalanästhesie mit EMLA, einer Mischung aus Prilocain und Lidocain zur schmerzfreien Venenpunktion (u.a. bei Kindern; Cave: Methämoglobinämie!).

Bei der intrakutanen Anästhesie wird mit einer sehr feinen Kanüle oder einer Impfpistole eine Hautquaddel gesetzt. Hiermit soll eine schmerzfreie Punktion mit größeren Punktionsnadeln gewährleistet werden. Dieses Verfahren ist die Voraussetzung für jede schonende Regionalanästhesie. Demgegenüber wird bei der Infiltrationsanästhesie das Lokalanästhetikum fächerförmig in das Operationsgebiet eingespritzt, z. B. Bruchspaltanästhesie,

Praktisches Vorgehen

Praktisches Vorgehen bei der intravenösen Regionalanästhesie nach Bier (☐ Abb. 5.13)

- Vorbereitung, Aufklärung und Prämedikation wie bei Allgemeinanästhesie. Venöser Zugang an der nicht zu operierenden Extremität, um eine systemische Wirkung des Lokalanästhetikums zu vermeiden.
- Richten des Equipments
- kleinlumiger venöser Zugang an der zu operierenden Extremität, aber nicht im Operationsgebiet

- Anlegen der Blutleere
- Ein großer Bolus eines niedrig konzentrierten, wenig toxischen Lokalanästhetikums, z. B. Prilocain (30 bis 60 ml beim Erwachsenen) wird injiziert
- Aufblasen einer zweiten Manschette distal der ersten im anästhesierten Gebiet, danach Entlasten der ersten. So kann der für den Patienten unangenehme

Druck durch die Manschette vermindert werden.
- Öffnen der Blutsperre erst nach 30–45 min, um eine systemische Wirkung des Lokalanästhetikums zu vermeiden.

bei Strumaresektion, Tonsillektomie und anderen HNO-Eingriffen sowie bei Augenoperationen.

5.3.8 Intravenöse Regionalanästhesie nach Bier

Dieses Verfahren kann immer dann angewendet werden, wenn in Blutleere operiert wird. Die blutleeren Gefäße werden mit einem Lokalanästhetikum gefüllt, das von hier in die Gewebe diffundiert. Genau genommen handelt es sich um eine Lokalanästhesie. Um eine systemische Wirkung des Lokalanästhetikums zu vermeiden, muss darauf geachtet werden, dass der Manschettendruck über dem systolischen Blutdruck liegt. Um den Schmerz des Tourniquets zu vermindern, kann entweder systemisch ein Analgetikum gegeben, die Haut unter dem Tourniquet infiltriert oder nach Anlage der intravenösen Lokalanästhesie ein zweites Tourniquet distal des ersten im anästhesierten Gebiet angelegt werden, wonach das erste geöffnet werden kann. Die Blutleere darf erst nach 30–45 min geöffnet werden. Wird sie vorher geöffnet, kann es zu den genannten kardiovaskulären und zerebralen Intoxikationserscheinungen kommen.

- **Indikationen**
Eingriffe am Unterarm und an der Hand, am Unterschenkel und am Fuß.

- **Kontraindikationen**
Infektion des Operationsgebietes und Eingriffe, bei denen eine Blutstillung notwendig ist, da hierzu die

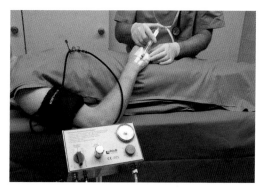

☐ **Abb. 5.13** Intravenöse Regionalanästhesie. Nach Aufpumpen der Manschette wird das Lokalanästhetikum in den ausgewickelten Arm injiziert; danach wird die distale, im betäubten Bereich liegende Manschette aufgeblasen und der Druck von der oberen Manschette abgelassen.

Manschette geöffnet werden muss und das Lokalanästhetikum dann sofort abflutet, wodurch die Anästhesie wirkungslos wird.

5.3.9 Periphere Leitungsanästhesien

Um eine Analgesie des Operationsgebiets zu erreichen, können die dieses Gebiet innervierenden Nerven mit einem Lokalanästhetikum umspritzt werden. Dazu wird der Nerv mit der Injektionskanüle aufgesucht, wobei heute die Verwendung von Ultraschall zur Visualisierung der entsprechenden Strukturen als Standverfahren verbreitet ist. Der Einsatz eines Nervstimulators kann für einen weiteren Sicherheitsgewinn in Betracht gezogen werden.

Praktisches Vorgehen bei Ultraschall-gesteuerter Regionalanästhesie

- Ultraschalluntersuchung der Region vor dem sterilen Abdecken
- Schallkopfauswählen
  - Linearschallkopf bei oberflächlichen Nerven,
  - Konvexschallkopf bei tiefer liegenden Nerven
- Bildoptimierung
  - Schallfrequenz: hohe Frequenz mit guter Auslösung, aber geringer Eindringtiefe
  - Eindringtiefe auf dem Bildschirm darstellen, damit der Bildschirm optimal ausgenutzt wird
  - Fokussierung in der Tiefe des zu untersuchenden Nerven
  - Verstärkung des Ultraschalls
- Schallkopfführung
  - Druck des Schallkopfs auf das Gewebe
  - Kippen und Drehen des Schallkopfs
  - Gleiten entlang des Nervens, damit dieser im Verlauf dargestellt werden kann und entlang der Kanüle, damit die Spitze dargestellt wird. Ist sie nicht darzustellen, wird eine kleine Menge Flüssigkeit injiziert, die dann die Spitze markiert.
- Ausgedehnte Hautdesinfektion und großes Loch im Lochtuch, damit der Schallkopf frei bewegt werden kann
- Steriler Überzug über den Schallkopf

Alternativ kann die Punktion unter alleiniger Verwendung eines Nervenstimulators erfolgen. Diese Technik ist in den letzten Jahren aber weitgehend von der Ultraschall-gesteuerten Punktion verdrängt worden. Um eine intraneurale Injektion und damit eine Verletzung des Nervens sowie eine Gefäßpunktion zu vermeiden, wird eine stumpfe Nadel verwendet.

Wichtig für die Durchführung der peripheren Leitungsanästhesien sind genaue Kenntnisse der anatomischen Verhältnisse, insbesondere die Lagebeziehungen der verschiedenen Leitstrukturen. Die Leitstrukturen und die Injektionsstelle können mit einem Faserstift markiert werden, bevor die Region desinfiziert und abgedeckt wird.

5.3.10 Ultraschall-gesteuerte Regionalanästhesie

Mithilfe eines geeigneten Ultraschallgeräts lassen sich alle zu blockierenden Nerven und Begleitstrukturen ausreichend gut darstellen. In der Regel verwendet man, aufgrund der höheren Auflösung, einen Linearschallkopf. Bei tief gelegenen Strukturen ist unter Umständen die Verwendung einer konvexen Schallsonde hilfreich bzw. notwendig (größere Eindringtiefe). Nach Desinfektion der Haut erfolgen das sterile Abdecken des Punktionsgebiets und das sterile Beziehen der Ultraschallsonde. Bei Anlage eines Katheters ist das Tragen eines sterilen Kittels erforderlich. Ist die entsprechende Zielstruktur im Ultraschallbild dargestellt, kann die Punktion erfolgen.

Hierbei gibt es zwei Möglichkeiten der Nadelführung: Die sogenannte »in-plane-Punktion«, das heißt die Nadel wird in der Längsachse des Ultraschallkopfs geführt, und die sogenannte »out-of-plane-Punktion«, das heißt die Nadel wird senkrecht zur Bildebene geführt (◘ Abb. 5.14). Vorteil der »in-plane-Technik« ist eine gute Darstellbarkeit der gesamten Nadel, dies ist jedoch technisch mitunter schwierig und erfordert Übung. In der »out-of-plane-Technik« ist die Darstellung der Nadelspitze schwieriger, jedoch ist die Punktion im Gesamten technisch einfacher. Welches der beiden Verfahren Verwendung findet, obliegt letzten Endes dem jeweiligen Anwender. Zur Erhöhung der Sicherheit kann zusätzlich die Technik der sogenannten »dual-guidance« verwendet werden. Hierbei führt man zeitgleich zum Ultraschall über die Nadel eine Nervenstimulation (s. u.) mit 0,5 mA durch. Ziel ist es hierbei, bei sonographisch korrekter Nadellage **KEINE** Stimulation des Nerven zu erzielen. Damit ist ein ausreichender Sicherheitsabstand zum Nerven gewährleistet und intraneurale Injektionen werden vermieden.

■ **Nervenstimulator (◘ Abb. 5.15)**

Wenn kein Ultraschall verwendet wird, wird die Treffsicherheit durch den Einsatz eines Nervenstimulators erhöht. Dabei wird eine Spezialinjektionskanüle über ein Kabel an eine Stromquelle angeschlossen, die mit Frequenz von 1 oder 2 Hertz

5

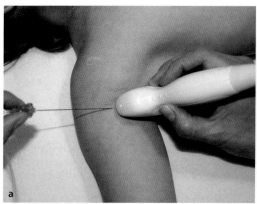
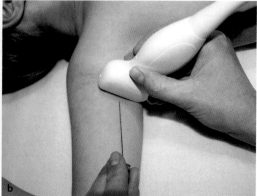

a

b

□ **Abb. 5.14a,b** Nadelführung in-plane (**a**) und out-of-plane (**b**) am Beispiel des Zuganges zum axillären Plexus

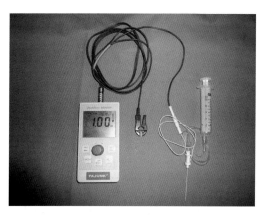

□ **Abb. 5.15** Nervenstimulator mit isolierter Spezialkanüle und Neutralelektrode

in der Stärke variierbare Impulse abgibt. Die Kanüle ist bis zur Spitze mit einer Kunststoffschicht überzogen, durch die eine Reizung des umliegenden Gewebes vermieden werden soll. Als zweite Elektrode wird eine EKG-Elektrode aufgeklebt. Man beginnt mit einer Stromstärke von 1,0 mA und sucht die entsprechende Reizantwort des jeweiligen Nervens auf. Im Anschluss wird die Stromstärke kontinuierlich verringert. Lässt sich mit einer niedrigen Stromstärke (0,4 bis 0,5 mA) eine Muskelkontraktion im Zielgebiet des gesuchten Nervens auslösen, so liegt die Nadel ausreichend nahe am Nerven. Unter der Injektion des Lokalanästhetikums müssen die Kontraktionen verschwinden, andernfalls ist davon auszugehen, dass das Lokalanästhetikum abfließt, weil wahrscheinlich die Injektionskanüle

intravasal liegt. Akut einsetzende Intoxikationserscheinungen können die Folge sein.

■ **Kathetertechniken**

Durch den Einsatz von Kathetern kann bei der Anästhesie aller großen Nerven eine dauerhafte Blockade erreicht werden. Hierzu wird wie beim Single Shot der Nerv mit einer stumpfen Kanüle aufgesucht und das Lokalanästhetikum injiziert. Durch das große Volumen von 30 ml wird das Gewebe so aufgelockert, dass durch die Kanüle mühelos ein Katheter an den Nerven vorgeschoben werden kann. Mit dieser Technik lässt sich über lange Zeit eine suffiziente Schmerztherapie erreichen, ohne dass zentral wirkende Analgetika eingesetzt werden müssen.

■ ■ **Stimulierbare Katheter**

Die Wirkung der kontinuierlichen Verfahren kann verbessert werden, wenn Katheter benutzt werden, über die der Nerv stimuliert werden kann. Wichtig ist, dass nach Aufsuchen des Nervens mit der Kanüle nicht ein Lokalanästhetikum eingespritzt wird, sondern das Gewebe mit physiologischer Kochsalzlösung, besser aber mit Glukose 5%-Lösung aufgedehnt wird, um den Nerv nun über den Katheter stimulieren zu können. Entsprechend der resultierenden Reizantwort wird die Lage des Katheters am Nerven optimiert. Im weiteren Verlauf kann die richtige Lage des Katheters auch nach Tagen überprüft werden, wenn bei einer Stimulation über den Katheter eine Reizantwort des Nervs erreicht

Praktisches Vorgehen bei der Plexus-brachialis-Blockade (☐ Abb. 5.16, ☐ Abb. 5.17)

- Vorbereitung, Aufklärung und Prämedikation wie bei Allgemeinanästhesie.
- Richten des Equipments
- Untersuchung der Region mittels Ultraschall
- Hausdesinfektion und sterile Abdeckung
- Aufsuchen der einzelnen Nerven im Ultraschallbild und Infektion von etwa 5 ml Lokalanästhetikum an jeden Nerven
- Alternativ können die einzelnen Nerven auch mittels Elektrostimulation aufgesucht werden, wo typische Bewegung der innervierten Muskelgruppe ausgelöst wird.

werden kann. Allerdings ist das nur möglich, wenn keine Restwirkung eines Lokalanästhetikums wirksam ist.

- **Periphere Blockaden**

Das jeweilige Vorgehen wird anhand der entsprechenden Abbildungen und Videosequenzen beschrieben.

- **Komplikationen**

Generell bei allen peripheren Blockaden mögliche Komplikationen sind:

Nervenschäden, Gefäßläsionen, Intoxikationen, Infektionen, Allergien. Spezielle Komplikationen werden bei den entsprechenden Blockaden gesondert erwähnt.

- **Obere Extremität – Plexus brachialis**
- ■ **Axillär**

Beim Aufsuchen der Gefäßscheide mit einer stumpfen Nadel spürt man bei der Punktion durch die bindegewebige Hülle einen deutlichen Ruck. Das Lokalanästhetikum lässt sich dann bei richtiger Lage ganz leicht injizieren, da es sich in der lockeren Gefäßnervenscheide ausbreitet. Dieses hat man sich auch bei der »Loss-of-resistance-Methode« zu Nutze gemacht, bei der während des Vorschiebens der Kanüle wie bei der Periduralanästhesie (▶ Abschn. 5.3.12) Kochsalzlösung injiziert wird. In der Gefäßnervenscheide kommt es dann zum Widerstandsverlust. Das gezielte Auslösen von Parästhesien zur Lagekontrolle sollte vermieden werden, um eine Verletzung des Nervens zu vermeiden. Am besten ist die Verwendung eines Nervstimulators. Um ausreichende Wirkung vor allem am N. musculocutaneus zu erzielen, muss das Injektionsvolumen groß sein, d. h. es müssen beim normalgewichtigen Erwachsenen mindestens 50 ml injiziert werden.

An anderer Stelle wird empfohlen, die Faszikel des Plexus axillaris einzeln aufzusuchen. Zumindest sollte der N. radialis hinter der A. axillaris und der N. ulnaris oder der N. medianus einzeln stimuliert und mit einem eigenen Lokalanästhetikumdepot umspritzt werden.

Im Ultraschallbild wird in der Axilla die A. radialis dargestellt. Daneben befindet sich die durch den Schallkopf komprimierbare Vene. Um die Arterie liegen oberflächlich der N. ulnaris, seitlich der N. medianus und in der Tiefe zum Humerus hin der N. radialis. Der N. musculoctanaeus liegt oberhalb des N. medianus am M. coracobrachialis.

Die Ausbreitung des injizierten Loakanästhetikums kann durch ein Abdrücken der Gefäßnervenscheide nach distal während der Injektion verbessert werden. Dennoch liegt die Versagerquote bei der axillären Plexusblockade bei etwa 5%. Durch den Einsatz von Ultraschall konnte sie wesentlich reduziert werden.

- **Indikationen:** Eingriffe am Unterarm und der Hand.
- **Kontraindikationen:** neurologische Erkrankungen distal der Blockade, Ablehnung durch den Patienten, sprachliche Verständigungsschwierigkeiten.
- **Komplikationen:** ohne Verwendung von Ultraschall relativ häufig Versager vor allem im Bereich des N. musculocutaneus. Dieser lässt sich durch eine Injektion von Lokalanästhetikum in den M. coracobrachialis nachblockieren (bei der Nachinjektion muss die Gesamtlokalanästhesiemenge beachtet werden). Der N. radialis kann bei unzureichender Blockade im Bereich des proximalen Humerus nach Aufsuchen mit dem Nervstimulator oder Ultraschall an der Unterkannte des Knochens nachblockiert werden.

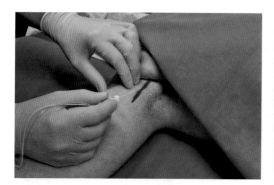

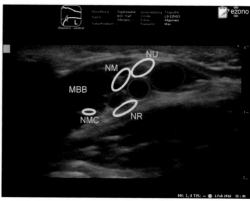

☒ **Abb. 5.16** Axilläre Plexusblockade. Punktionstechnik: Palpation des Unterrandes des M. coracobrachialis mit dem Zeige- und Mittelfinger der linken Hand und Fixierung der A. brachialis gegen den Humerus. Die Kanüle wird mit der rechten Hand unmittelbar oberhalb der pulsierenden Arterie (rot dargestellt) in die Gefäßnervenscheide vorgeschoben. Nach Erreichen einer ausreichenden Reizantwort Reduktion der Stromstärke wie beschrieben, Injektion des Lokalanästhetikums

☒ **Abb. 5.17** Die den Arm versorgenden Nerven (NM = N. medianus, NR = N. radialis, NU = N. ulnaris und NMC = N. musculocutaneus) liegen in der Axilla um die A. radialis (rot) herum und werden unter Ultraschallkontrolle aufgesucht. An jedem Nerven wird ein kleines Depot eines Lokalanästhetikums gespritzt. Blau sind die axillären Venen dargestellt (MBB = M. biceps brachii)

Praktisches Vorgehen

Praktisches Vorgehen bei der vertikal-infraklavikulären Blockade (☒ Abb. 5.18)

- Vorbereitung, Aufklärung und Prämedikation wie bei Allgemeinanästhesie, über die Gefahr des Pneumothorax aufklären
- Richten des Equipments
- Aufsuchen und Markieren der Injektionsstelle: Mitte zwischen dem ventralen Ende des und der Mitte der Fossa jugularis

- Desinfektion und Abdecken der Injektionsstelle
- Hautquaddel
- Streng senkrechtes Vorschieben der Injektionsnadel bis in eine Tiefe von 3–5 cm unter Reizung mit 1 mA mittels Nervstimulator
- Auslösen von Kontraktionen in den peripheren Muskelgruppen (Hand/Unterarm)

- Reduktion der Stromstärke auf 0,3 mA

Bei weiter bestehender Reizantwort nach mehrmaliger Aspiration Injektion von 40 ml Prilocain1% und 10 ml Carbostesin 0,5%

▪▪ Vertikal-infraklavikuläre Blockade (VIB)

Dieses Verfahren zeichnet sich durch eine bessere Wirkung im Bereich des Oberarms und im Bereich des N. musculocutaneus aus und ist, da keine spezielle Lagerung des Armes erforderlich ist, für Patienten und Arzt einfacher durchzuführen als die axilläre Plexusanästhesie.

▬ **Indikationen:** Eingriffe am distalen Oberarm, am Unterarm und der Hand.

▬ **Kontraindikationen:** Infektion im Punktionsbereich, Ablehnung des Patienten und neurologische Erkrankungen distal der Punktionsstelle, sprachliche Verständigungsschwierigkeiten.

▬ **Komplikationen:** Pneumothorax!! (hierüber muss der Patient aufgeklärt werden und postoperativ muss eine Röntgenaufnahme des Thorax zum Ausschluss gemacht werden), Horner-Syndrom.

▪▪ Interskalenäre Blockade

Die klassische Methode nach Winnie birgt die Gefahr der Gefäßpunktion (A. vertebralis) und der hohen Spinal- oder Periduralanästhesie. Sie wurde daher von G. Meier und H.-H. Mehrkens modifiziert, indem der Plexus brachialis nicht in medialer Richtung, sondern in kaudal-lateraler, nur wenig dorsaler Richtung punktiert wird (☒ Abb. 5.19). Im

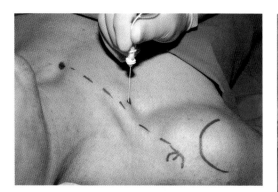

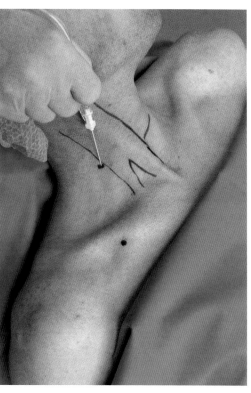

Abb. 5.18 Vertikal-infraklavikuläre Blockade. Punktion in der Mitte einer Verbindungslinie zwischen der Fossa jugularis und dem ventralen Ende des Akromnions. Streng senkrechtes Vorschieben der Kanüle! Nach Erreichen einer ausreichenden Reizantwort Reduktion der Stromstärke wie beschrieben, Injektion des Lokalanästhetikums. Lateral davon der Humeruskopf

Ultraschallbild liegt der Plexus unter dem lateralen Rand des M. sternocleidomastoideus zwischen dem M. scalenus anterior und medialis liegt. Die einzelnen Faszikel erscheinen im Idealfall wie eine Perlenkette.

- **Indikationen:** Eingriff an der Schulter und am Oberarm.
- **Kontraindikationen:** kontralaterale Phrenikus- und Rekurrensparese, Infektion im Punktionsbereich, Ablehnung des Patienten und (relativ) neurologische Störungen distal der Punktionsstelle.

Abb. 5.19 Interskalenäre Blockade. Punktion am lateralen Rand des M. sternocleidomastoideus in der Höhe des Zungenbeins (rot gekennzeichnet). Vorschieben der Kanüle in Richtung der Mohrenheimschen Grube (Punktionsstelle bei der vertikal-infraklavikulären Blockade). Kein Vorschieben der Kanüle nach medial! Nach Erreichen einer ausreichenden Reizantwort Reduktion der Stromstärke wie beschrieben, Injektion des Lokalanästhetikums

Praktisches Vorgehen

Praktisches Vorgehen bei der interskalenären Blockade (■ Abb. 5.19, ■ Abb. 5.20)

- Vorbereitung, Aufklärung und Prämedikation wie bei Allgemeinanästhesie.
- Richten des Equipments
- Voruntersuchung der Region mittels Ultraschall
- Hausdesinfektion und sterile Abdeckung
- Lateralbewegung des Schallkopfes auf der Höhe des Schlüsselbeines, bis die laterale Kante des M. sternocleidomastoideus dargestellt wird. Darunter liegen perlschnurartig die Faszikel des Plexus zwischen

den Mm. scaleni. Alternativ kann der Schallkopf oberhalb des Schlüsselbeines aufgesetzt und in den Thorax hinein geschallt werden. Dort schneidet man die A. radialis an, neben der sich lateral der Plexus befindet. Der wird nach kranial verfolgt, bis man in der idealen Position auf der Höhe des Schlüsselbeines ist.
- Lokalanästhesie
- Vorschieben der Nadel in out-of-plane-Technik, bis die Nadel am Plexus liegt.

- Alternativ kann die Punktion auf Höhe des Schlüsselbeines zwischen den beiden M. scaleni nach lateral in Richtung der Axilla erfolgen. Bei einer Reizantwort unter Elektrostimulation im M. deltoideus oder im Oberarm liegt die Nadel an der richtigen Stelle
- Injektion von 20 bis 30 ml Lokalanästhetikum
- ggf. Vorschieben eines Katheters.

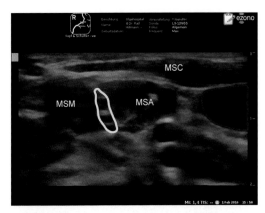

Abb. 5.20 Bei interscalenären Zugang liegt der Plexus brachialis perlschnurartig zwischen dem M. scalenus anterior (MSA) und dem M. scalenus medialis (MSM) unter dem lateralen Rand des M. sternocleidomastoideus (MSC). Medial sieht man blau umrandet die V. jugularis interna

Komplikationen und Nebenwirkungen: Horner-Syndrom oder Phrenikusparese, selten Hämatothorax.

Weitere periphere Leitungsanästhesien an der oberen Extremität

Darüber hinaus sind folgende Blockaden an einzelnen Nerven möglich:

- Nervus ulnaris,
- Nervus medianus,
- Nervus radialis,
- Oberst-Leitungsanästhesie an Fingern und Zehen (Endstrombahn: **Kontraindikation für Adrenalinzusatz!**).

Interkostalblockade

Indikationenen: Rippenfrakturen, Thoraxoperationen.

Komplikationen: Pneumo- und Hämatothorax. Hohe Resorptionsrate der Lokalanästhetika, hohe Gefahr der Intoxikation.

In der mittleren Axillarlinie wird nach Anlegen einer Hautquaddel eine dünne Kanüle bis auf den Rippenunterrand vorgeschoben. Nach Knochenkontakt wird die Kanüle nach kaudal gerichtet und geringfügig über den unteren Rippenrand weiter vorgeschoben. Nach der Aspirationsprobe in zwei Ebenen werden pro Rippe 3–6 ml Lokalanästhetikum injiziert. In jedem Fall ist nach Anlegen der Regionalanästhesie eine Röntgenaufnahme des Thorax erforderlich, um einen Pneumothorax auszuschließen (2 Stunden danach).

Peniswurzelblock

(**Abb. 5.21**) Durch Blockade des N. dorsalis penis lässt sich eine ausgezeichnete postoperative Analgesie nach einer Zirkumzision erreichen. Da es sich um ein Endstrombahngebiet handelt, darf dem Lokalanästhetikum kein Adrenalin zugesetzt werden. Bei der Verwendung von Bupivacain hält die Wirkung bis zu 8 Stunden an. Wegen seiner vasokonstringierenden Wirkung wird hier auf Ropivacain verzichtet.

Untere Extremität

Plexus lumbosacralis

Blockaden des Plexus lumbosacralis stehen in der Konkurrenz zu rückenmarksnahen Anästhesieverfahren. Sie haben den Vorteil, dass sie einseitig anwendbar sind, als rückenmarksferne Verfahren weniger schwerwiegende Nebenwirkungen haben und sich ggf. auch für Anwendung bei einem Patienten eignen, der ein rückenmarksnahes Verfahren ablehnt.

Der Plexus lumbosacralis entsteht aus den Spinalnerven L1 bis S3, wobei aus den oberen

Praktisches Vorgehen

Praktisches Vorgehen beim Peniswurzelblock (Abb. 5.21)

- Blockade nach Narkoseeinleitung vor Operationsbeginn
- Tasten der Symphyse mit dem zweiten und dritten Finger
- Einführen einer stumpfen Kanüle zwischen den beiden Fingern bis zum Knochenkontakt
- Nadelspitze 30° zur Hautebene kaudalwärts über den Unterrand der Symphyse vorschieben
- Vorschieben der Nadel gegen einen deutlichen Widerstand unter die Buck-Faszie
- Injektion von 1–4 ml Bupivacain 0,5% nach Aspirationsversuch

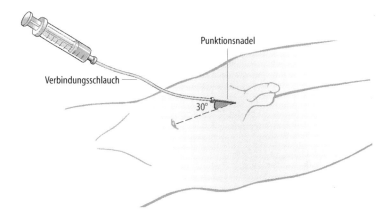

⬛ Abb. 5.21 Peniswurzelblock. Zur Blockade des N. dorsalis penis wird die Nadel in einem Winkel von 30° über den unteren Symphysenrand unter die Buck-Faszie (Fascia penis profunda) vorgeschoben und 1–4 ml Lokalanästhetikum eingespritzt. Alternativ Vorschieben der Kanüle nach 30° lateral und getrennte Injektion auf beiden Seiten. Keine Nervenstimulation

Segmenten (Plexus lumbalis) die N. femoralis, N. cutaneus femoris lateralis und N. obturatorius entstehen. Die unteren Segmente L5 bis S3 bilden den Plexus sacralis und gehen in den N. ischiadicus über, der sich im Bereich des Oberschenkels in den N. tibialis und den N. peronaeus aufteilt.

Lediglich beim Psoas-Kompartment-Block wird der Plexus lumbosacralis sehr dicht an der Wirbelsäule aufgesucht. Sehr leicht kann es dabei zu periduralen oder intrathekalen Injektionen kommen, die bei den hohen Lokalanästhetikavolumina, die verwendet werden, zu erheblichen Nebenwirkungen führen. Deshalb gilt der Psoas-Kompartment-Block als rückenmarksnahes Verfahren und muss mit den gleichen Vorsichtsmaßnahmen durchgeführt werden. Viele Anästhesisten führen dieses Verfahren deswegen nicht durch.

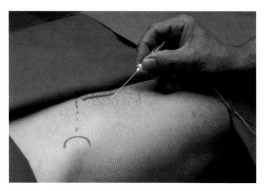

⬛ Abb. 5.22 Blockade des N. femoralis. Punktion unterhalb des Leistenbandes (gestrichelt) 1 cm lateral der A. femoralis (rot). Nach Erreichen einer ausreichenden Reizantwort Reduktion der Stromstärke wie beschrieben, Injektion des Lokalanästhetikums

▪▪ N.-femoralis-Blockade (⬛ Abb. 5.22)

Die Blockade des N. femoralis ist sehr einfach durchzuführen und hat eine hohe Treffsicherheit mit einer geringen Gefahr von Nebenwirkungen. Der Nerv liegt zusammen mit der A. femoralis und der V. femoralis in einer Gefäß-Nerven-Scheide (IVAN: Innen Vene, Arterie, Nerv). Gelegentlich kann auch der N. cutaneus femoris lateralis und der N. obturatorius mitblockiert werden, weswegen auch vom 3-in-1-Block gesprochen wird. Zusammen mit der Blockade des N. ischiadicus kann eine Betäubung des ganzen Beins erreicht werden

- **Indikationen:** Operation an der ventralen Seite des Oberschenkels, Ausschaltung von Reflexbewegungen des Beins bei transurethralen Tumorresektionen der Blase (selten), akute Schmerztherapie bei Oberschenkelhalsfrakturen.
- **Kontraindikationen:** Infektion im Bereich der Punktionsstelle, Nervenläsion distal der Punktionsstelle. Ablehnung durch den Patienten.

Praktisches Vorgehen

Praktisches Vorgehen bei der N.-femoralis-Blockade (■ Abb. 5.23)

- Vorbereitung, Aufklärung und Prämedikation wie bei Allgemeinanästhesie
- Richten des Equipments
- Aufsuchen und Markierung der Punktionsstelle unterhalb des Leistenbandes lateral der A. femoralis (Anatomie-Merkwort: IVAN = Innen Vene Arterie Nerv)
- Desinfektion und Abdecken der Injektionsstelle
- Hautquaddel
- Vorschieben der Injektionskanüle nach kranial in einem Winkel von 30° zur Haut. Bei Stimulation mit 1 mA Kontraktion des M. quadriceps femoris
- Reduktion der Stromstärke auf 0,3 mA
- Dauern die Kontraktionen an, Injektion von 30 ml Ropivacain 0,75% nach Aspirationsprobe
- In der Regel Vorschieben eines Katheters nicht weiter als 3 cm über die Kanülenspitze hinaus
- Wegen der Dicke des Nervs kann die Anschlagszeit 30 min oder länger dauern. Als erstes ist nach kurzer Zeit der Hautast am medialen Unterschenkel, der N. cutaneus femoris medialis betäubt.

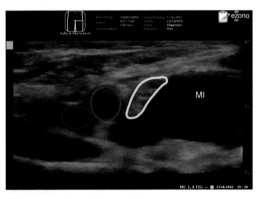

■ **Abb. 5.23** Der N. femoralis (gelb umrandet) liegt dicht lateral der A. femoralis (rot) und der V. femoralis (blau). Lateral des Nervens liegt der M. iliacus

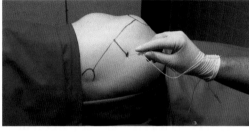

■ **Abb. 5.24** N.-ischiadicus-Blockade, transglutealer Zugang in Seitenlage. Von der Mitte einer Verbindungslinie zwischen Trochanter major (T) und Spina iliaca posterior superior (S) wird eine 5 cm lange Senkrechte gezogen. Punktion senkrecht zur Haut. Nach Erreichen einer ausreichenden Reizantwort Reduktion der Stromstärke wie beschrieben, Injektion des Lokalanästhetikums

■ ■ N.-ischiadicus-Blockade (■ Abb. 5.24, ■ Abb. 5.25, ■ Abb. 5.26, ■ Abb. 5.27)

Die Blockade des N. ischiadicus ist an verschiedenen Stellen möglich. Von proximal nach distal gibt es folgende Zugänge:

- Transglutealer Zugang in Seitenlage
- Zugang von dorsal in Rückenlage mit angezogenem Oberschenkel
- anteriorer (ventraler) Zugang in Rückenlage
- lateraler Zugang in Rückenlage
- distaler Zugang durch die Kniekehle in Seiten- oder Bauchlage
- **Indikationen:** Operationen an der unteren Extremität in Kombination mit der N.-femoralis-Blockade, Fuß-Operationen
- **Kontraindikationen:** Infektion im Punktionsgebiet, Nervenläsion distal der Blockadestelle. Ablehnung durch den Patienten.

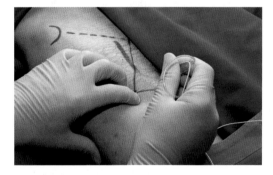

■ **Abb. 5.25** N.-ischiadicus-Blockade, anteriorer Zugang in Rückenlage. Auf Höhe des Trochanter major wird zum Leistenband (gestrichelte Linie) eine Parallele gezogen. Beim Übergang vom inneren zum mittleren Drittel wird leicht nach kranial punktiert. Punktionsstelle sehr tief, lange Nadel notwendig. Bei Knochenkontakt zurückziehen der Nadel und Punktion weiter nach medial. Nach Erreichen einer ausreichenden Reizantwort Reduktion der Stromstärke wie beschrieben, Injektion des Lokalanästhetikums

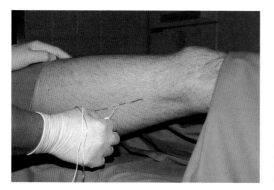

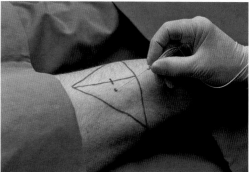

◪ **Abb. 5.26** N.-ischiadicus-Blockade, lateraler Zugang in Rückenlage. Punktion an der lateralen Seite des M. quadriceps femoris in der Mitte des Oberschenkels. Stichrichtung etwa 20° nach oben und kaudal. Im Vergleich zur distalen Blockade von dorsal geringeres Risiko einer Gefäßpunktion. Nach Erreichen einer ausreichenden Reizantwort Reduktion der Stromstärke wie beschrieben, Injektion des Lokalanästhetikums

◪ **Abb. 5.27** Distale Ischiadicus-Blockade in Rückenlage. Oberhalb der Verbindungslinie der beiden Femurkondylen wird ein gleichschenkliges Dreieck gezogen. 8 cm proximal der Verbindungslinie wird die A. poplitea getastet und lateral davon punktiert. Nach Erreichen einer ausreichenden Reizantwort Reduktion der Stromstärke wie beschrieben, Injektion des Lokalanästhetikums

Praktisches Vorgehen

Praktisches Vorgehen beim Ischiadikusblock

- Vorbereitung, Aufklärung und Prämedikation wie bei Allgemeinanästhesie
- Richten des Equipments
- Aufsuchen und Markieren der Injektionsstelle:
- **transglutealer Zugang** (◪ Abb. 5.24): Der Patient wird mit angewinkeltem Bein auf die kontralaterale Seite gelagert. Es wird eine Verbindung zwischen Trochanter major und Spina iliaca posterior superior gezogen und in der Mitte eine Senkrechte nach kaudal /medial errichtet, auf der nach 5 cm die Injektionsstelle liegt. Zur Kontrolle kann eine Verbindungslinie zwischen Trochanter major und Hiatus sacralis gezogen werden, die über die Injektionsstelle ziehen muss.
- **anteriorer Zugang** (◪ Abb. 5.25): Patient in Rückenlage. Ziehen einer Parallele zum Leistenband durch den Trochanter major, Injektionsstelle am Übergang vom medialen zum mittleren Drittel des Leistenbandes
- **lateraler Zugang** (◪ Abb. 5.26): Der Patient liegt auf dem

Rücken, der Unterschenkel wird auf einem Polster gelagert, sodass der Oberschenkel etwa 20° angewinkelt ist und die Muskulatur frei hängt. Unter dem lateralen Rand des M. quadriceps femoris in der Mitte des Oberschenkels ist die Injektionsstelle

- **distaler Zugang** (◪ Abb. 5.27): Der Patient liegt auf dem Bauch oder auf der kontralateralen Seite. Das zu betäubende Bein ist ausgestreckt. 8 cm proximal einer Verbindungslinie zwischen den Femurkondylen im proximalen Winkel der Kniekehle liegt lateral der A. poplitea die Injektionsstelle
- Desinfektion und Abdecken der Injektionsstelle; der Arzt ist steril mit Mundschutz und sterilen Handschuhen; bei Kathetertechniken kleidet er sich steril wie zu einer Operation
- Hautquaddel und Vorschieben der Injektionskanüle
- **transglutealer Zugang**: senkrecht zur Hautoberfläche unter Reizung mit 1 mA mittels Nervstimulator. Zunächst direkte

Stimulation der Glutealmuskulatur, dann im Versorgungsgebiet des N. ischiadicus. Beste Wirkung, wenn die Peroneusgruppe stimuliert wird. Bei Knochenkontakt Nadel weit zurückziehen und Richtung korrigieren

- **anteriorer Zugang**: senkrecht, ein wenig nach lateral in Richtung Femur, dann an diesem vorbei bis zum N. ischiadicus 8 bis 12 cm tief
- **lateraler Zugang** (◪ Abb. 5.26): horizontal zur Auflagefläche, ggf. 10-20° nach oben senkrecht zum Bein, ggf. leicht nach oben und kaudal vor allem dann, wenn ein Katheter eingelegt werden soll, 5 bis 7 cm tief
- **distaler Zugang**: 20 bis 30° zur Hautoberfläche nach proximal 3 bis 5 cm tief. Der N. peronaeus wird häufig nicht miterfasst, sodass er gesondert blockiert werden muss ebenso wie der N. saphenus, für den die Pes anserinae infiltriert werden müssen, um einen vollständigen Block des Unterschenkels zu erlangen.

— Bei Stimulation mit 1 mA mittels Nervstimulator Kontraktion der Fußmuskulatur
— Reduktion der Stromstärke auf 0,3 mA

Bei weiter bestehender Reizantwort nach mehrmaliger Aspiration Injektion von 20 bis 30 ml Ropivacain 0,75% ultraschallgesteuert: auch hier gibt es verschiedene Zugangswege. Bewährt hat sich der:

— ventrale Zugang mit konvexem Schallkopf und niedriger Schallfrequenz (5 MHz) wegen der tiefen Lage des Nervens mit gleicher Stichrichtung wie oben beschrieben mittels out-of-plane-Technik oder von medial mit in-plane-Technik (◘ Abb. 5.28). Alternativ bietet sich der
— dorsale Zugang an vor allem dann, wenn der ventrale Oberschenkel für die Operation mit

abgewaschen werden muss. Hierzu wird der Patient entweder in Bauchlage gebracht. Hier lässt sich der N. ischiadicus in ganzer Länge darstellen. Oder das Bein wird im Hüft- und Kniegelenk in jeweils 90°-Flektion gelagert. Der Nerv kann dann in- oder out-of-plane aufgesucht werden.

■ ■ Fußblock

(◘ Abb. 5.29a, b) Die Blockade der Fußnerven eignet sich insbesondere für Eingriffe an den Zehen und ist, da nur das distale Ende der Extremität betäubt wird, nur wenig invasiv. Vor allem bei der Behandlung des diabetischen Fußes ist er eine gute Alternative zur Spinalanästhesie besonders dann, wenn der Allgemeinzustand des Patienten sehr reduziert ist. Allerdings ist seine Anwendung begrenzt, wenn die Injektionsgebiete bereits infiziert sind. Dann ist der periphere Ischiadikusblock mit seinen ergänzenden Nervenblockaden die infrage kommende Alternative.

— **Indikationen:** Eingriffe am Fuß, speziell Vorfuß, ideal bei Patienten mit hohem Anästhesierisiko.
— **Kontraindikationen:** Infektion des Injektionsgebietes, Ablehnung durch den Patienten.
— **Nebenwirkungen:** Nervenläsionen bei intraneuraler Injektion.

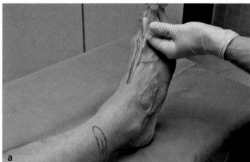

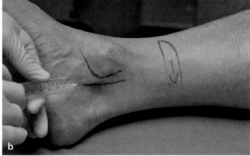

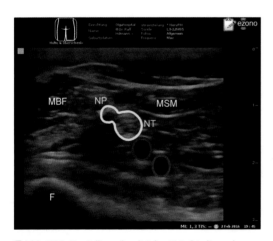

◘ **Abb. 5.28** Darstellung des distalen N. ischiadicus oberhalb des Knies. Dargestellt ist die Höhe, in der er sich in N. peronaeus (NP) und N. tibialis (NT) aufteilt. Daneben verlaufen die A. poplitea und die V. poplitea. Mit MBF ist das Caput longum des M. biceps femoris und mit MSM der M. semimembranosus bezeichnet

◘ **Abb. 5.29a,b** Fußblock. a Subkutane Infiltration (Pfeil) im Bereich des N. fibularis superficialis und des N. suralis sowie zu beiden Seiten der A. dorsalis pedis (rot) b Subkutane Infiltration (Pfeil) im Bereich des N. saphenus und Infiltration zu beiden Seiten der A. tibialiis posterior (rot) an der Hinterkante des Innenknöchels. Keine Nervenstimulation

Praktisches Vorgehen beim Fußblock (◨ Abb. 5.29)

- Vorbereitung, Aufklärung und Prämedikation wie bei Allgemeinanästhesie
- Richten des Equipments
- Desinfektion der Injektionsstellen:
  - N. fibularis profundus: beidseitig der A. dorsalis pedis etwas tiefer als die Arterie
- N. fibularis superficialis und N. suralis: subcutaner Hautwall von der Tibiakante nach lateral bis zur Achillessehne
- N. tibialis: rechts und links der A. tibialis posterior (Hinterseite des Innenknöchels)
- N. saphenus: subkutaner Hautwall eine Hand breit über dem Innenknöchel von der Tibiakante medial bis zur Achillessehne

5.3.11 Spinalanästhesie

Durch Einspritzen eines Lokalanästhetikums in den Liquor lassen sich Afferenzen und Efferenzen im Bereich der sakralen, lumbalen und tief thorakalen Rückenmarkssegmente betäuben. Dieses führt zu einer sensiblen, aber auch motorischen Blockade der unteren Körperhälfte.

Hierzu wird in Lokalanästhesie eine **Lumbalpunktion** zwischen L3 und L4 oder L4 und L5 durchgeführt. Höher wird nicht punktiert, da dann eine Verletzung des Rückmarkes möglich ist. Ein sakraler Zugang nach Taylor ist ebenfalls möglich, soll hier aber nicht näher beschrieben werden.

Nach der Punktion der Dura wird das Lokalanästhetikum eingespritzt. Von der Punktionshöhe, von der Menge des Lokalanästhetikums und seinem spezifischen Gewicht im Vergleich zu dem des Liquors hängt die Ausbreitung der Lokalanästhesie ab.

Die Höhe des Sensibilitätsverlustes entspricht der Ausbreitung des Lokalanästhetikums im Liquor. Die betroffenen Dermatome entsprechen den Höhen der Nervenwurzeln, die betäubt worden sind. Je höher die Punktionsstelle ist, desto höher sind die Dermatome, die betroffen sind. Je größer die Lokalanästhetikummenge ist, umso höher breitet sich das sensible Niveau aus. Wird das Lokalanästhetikum sehr schnell eingespritzt, so verteilt es sich weiter von der Punktionsstelle, die Ausbreitung der Spinalanästhesie wird größer.

Ist das spezifische Gewicht des Lokalanästhetikums größer als das des Liquors, so spricht man von einem hyperbaren Lokalanästhetikum. Im Gegensatz zum isobaren Lokalanästhetikum verbleibt dieses nicht im Bereich der Punktionsstelle, sondern sinkt innerhalb des Liquors entsprechend der Schwerkraft ab: In Kopftieflage nach kranial, das sensible Niveau steigt an, in Oberkörperhochlage oder im Sitzen nach kaudal, das sensible Niveau ist niedrig. Man kann den Patienten auch während des Einspritzens des Lokalanästhetikums auf die Seite lagern. Dann kommt es bei Verwendung eines hyperbaren Lokalanästhetikums zu einer einseitigen Spinalanästhesie auf der Seite, auf der der Patient liegt. Nach Umlagern auf den Rücken breitet sich das Lokalanästhetikum jedoch auch auf die Gegenseite aus und führt dort zu einer Blockade. Auch ein längeres Lagern auf der zu operierenden Seite kann dies nicht sicher verhindern.

Entsprechend des oberen sensiblen Niveaus (◨ Abb. 5.30) unterscheidet man eine

- **Spinalanästhesie zur Sectio caesarea** (Th 4-6). Die Betäubung muss bis oberhalb des Rippenbogenrandes gehen, da sie sonst wegen der Reize am Peritoneum nicht ausreicht.
- Generell ist die Spinalanästhesie für abdominelle Eingriffe nicht geeignet, da die Innervation des Abdomens über den N. vagus nicht blockiert wird und damit keine ausreichende Anästhesie besteht.
- **Normale Ausbreitung** (Th 10) für Eingriffe an den Urogenitalorganen (außer den Harnleitern) und den unteren Extremitäten
- **Sattelblock** (sakrale Segmente) ist nur durch Injektion eines hyperbaren Lokalanästhetikums im Sitzen zu erreichen. Der Patient muss sitzen bleiben, bis das Lokalanästhetikum abgesunken ist. Das Verfahren eignet sich für Eingriffe im Anogenitalbereich.

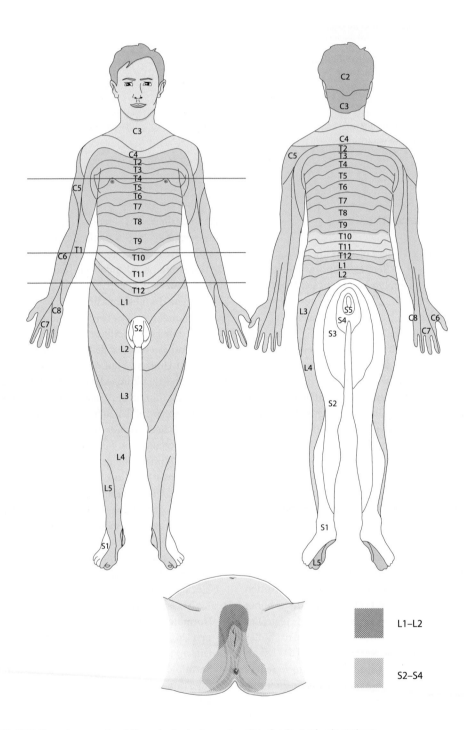

☐ **Abb. 5.30** Dermatome zur Beurteilung der Ausbreitung einer Spinal- oder Epiduralanästhesie

- **Auswahl des Lokalanästhetikums**

Die Dauer einer Spinalanästhesie ist individuell sehr unterschiedlich, hängt aber auch von dem verwendeten Lokalanästhetikum ab.

Von den kürzer wirkenden Lokalanästhetika ist Lidocain nicht geeignet, da es starke radikuläre Beschwerden hervorrufen kann. Am häufigsten werden Mepivacain und Prilocain verwendet. Prilocain ruft weniger radikuläre Symptome als Mepivacain hervor und setzt sich allmählich für kurz dauernde Eingriffe durch. Häufig werden lang wirkende Lokalanästhetika verwendet wie Carbostesin, seltener Ropivacain, die eine Wirkung von 3-4 h haben.

Im Rückenmark wird die Schmerzverarbeitung durch Opioidrezeptoren beeinflusst. Durch den Zusatz eines Opioids, vor allem Sufentanil oder Morphin, kann daher die Menge des Lokalanästhetikums reduziert werden, ohne dass die analgetische Qualität abnimmt. Die motorische Blockade wird jedoch bei der Verwendung einer solchen Kombination aus Lokalanästhetikum und Opioid reduziert. Auch die Sympathikolyse und der damit verbundene Blutdruckabfall sind geringer. Insbesondere die Zugabe von Sufentanil zum Lokalanästhetikum bei Spinalanästhesie hat die Anästhesie sehr bereichert! Bei Zugabe von Morphinen zum Lokalanästhetikum stört die hohe Inzidenz an Übelkeit und Erbrechen.

- **Unerwünschte Wirkungen der Spinalanästhesie**
- ■ **Blutdruckabfall**

Durch die Blockade auch der sympathischen Efferenzen in der unteren Köperhälfte kommt es zu einer Sympathikolyse mit einem Blutdruckabfall. Diesem kann durch die Infusion von kristalloiden Volumenersatzmitteln vorgebeugt werden. Verhindern lässt er sich hiermit aber nicht sicher. Bei der Verwendung von Opioiden zur Spinalanästhesie ist dieser Blutdruckabfall geringer. Erstes Anzeichen eines Blutdruckabfalls ist meist ein Abfall der Herzfrequenz. Diese wird bei Ausbreitung der Anästhesie unterhalb Th_{10} in erster Linie durch einen verminderten venösen Rückstrom hervorgerufen. Die Therapie besteht dementsprechend aus einer Volumengabe plus Vasopressoren (Akrinor). Bei hoch thorakaler Ausbreitung kann eine Blockade der

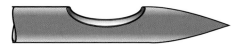

■ **Abb. 5.31** Atraumatische Nadel (z. B. nach Sprotte) für die Spinalanästhesie mit vorn konischer Nadel und seitlicher Öffnung

N. accelerantes (Th_{1-4}) ebenfalls eine Bradykardie auslösen.

- ■ **Kopfschmerzen**

Durch die Duraperforation tritt Liquor aus. Es kommt zu einem intrathekalen Unterdruck des Liquors, der sich bis in den Kopf fortleitet und dort zu einer Reizung der Meningen mit extremen migräneartigen Kopfschmerzen führt. Dieses **Liquorverlustsyndrom** ist bei jungen Menschen häufiger als bei alten. Außerdem hängt es von der Dicke und der Art der Punktionsnadel ab. Je dicker die Nadel ist, umso größer ist das Loch in der Dura und umso ausgeprägter die Symptomatik. Einfache Nadeln mit einem Faszettenschliff (Quincke-Nadeln) können ein Loch in die Dura stanzen. Um das zu vermeiden, wurden atraumatische Nadeln entwickelt, deren Spitze vorn verschlossen ist und konisch zuläuft wie ein Kugelschreiber. Die Öffnung ist an der Seite (Pencil-Point-Nadel, Sprotte-Nadel, Whitacre-Nadel, ■ Abb. 5.31).

Die Anordnung von Bettruhe zur Prophylaxe und Therapie des postspinalen Kopfschmerzes hat sich nicht bewährt, ebenso nicht die Empfehlung, nicht mit erhöhtem Oberkörper zu liegen und viel zu trinken. Bei der Verwendung von atraumatischen, sehr dünnen 25- oder 27-Gauge-Nadeln ist das Liquorverlustsyndrom jedoch selten geworden, sodass kaum noch Vorsichtsmaßnahmen empfohlen werden.

Tritt es dennoch auf – auch bei der akzidentellen Duraperforation beim Anlegen einer Periduralanästhesie –, werden die Patienten mit peripher wirkenden Analgetika und Coffein- oder Ergotaminpräparaten behandelt. Begleitend wird eine ausreichende Flüssigkeitsaufnahme empfohlen. Da diese Therapie häufig nicht zum Erfolg führt, sollte bei Persistenz der Beschwerden nach 2-3 Tagen ein Blutpatch angelegt werden. Dazu wird dem Patienten unter sterilen Bedingungen Eigenblut entnommen und dieses im Bereich der ersten Punktion peridural injiziert. Das gerinnende Blut verschließt das Leck in der Dura und setzt vor allen Dingen auch einen Reiz, dass die Dura proliferiert und das Leck verschließt. Hiermit lässt sich meist eine suffiziente Symptomlinderung erzielen. Zu beachten ist hierbei aber in jedem Fall ein streng aseptisches Vorgehen!

▪▪ Harnverhalt

Beim Nachlassen der Spinalanästhesie kann es zu einem Ungleichgewicht der Innervierung der Harnblase kommen. Ein Harnverhalt ist die Folge. Die Patienten haben einen starken Harndrang, können aber kein Wasser lassen. Cave: Sehr schmerzhaft: RR ↑↑, Puls ↑↑. Sie müssen in dieser Situation katheterisiert werden.

▪▪ Hohe oder totale Spinalanästhesie

Breitet sich die Wirkung des Lokalanästhetikums zu weit nach kranial aus, so werden bei einer Blockade ab Th 4 die Nn. accelerantes und damit die sympathischen Afferenzen des Herzens betroffen. Eine Bradykardie mit einem starken Blutdruckabfall ist die Folge. Bis zum Nachlassen der Wirkung des Lokalanästhetikums müssen Katecholamine kontinuierlich gegeben werden, um den Kreislauf zu stabilisieren.

Steigt die Wirkung des Lokalanästhetikums weiter auf, so kann der Hirnstamm mit dem Kreislauf- und dem Atemzentrum, aber auch das Großhirn betroffen sein. Die Patienten erleiden zu dem Kreislaufversagen einen Atemstillstand und werden bewusstlos. Sie müssen bis zum Nachlassen der Wirkung des Lokalanästhetikums beatmet und sediert werden.

▪▪ Spinale Raumforderung

Raumforderungen, die im Spinalkanal infolge einer spinalen, aber auch periduralen Punktion entstanden sind, können Hämatome oder Abszesse sein. Sie können sich aufgrund der knöchernen Umgebung nicht ausbreiten, sondern drücken auf das Rückenmark oder die Cauda equina. Radikuläre Schmerzen, aber auch Sensibilitätsverluste in den entsprechenden Dermatomen sind erste Zeichen. Bei weiterer Ausprägung treten Blasen- und Mast-

darmstörungen sowie Lähmungen ein. Auch wenn diese Komplikation sehr selten ist, müssen die Patienten darüber (bis zur Querschnittslähmung) aufgeklärt werden.

Da die Nervenläsionen irreversibel sind, muss bei den ersten Zeichen sofort mit einem bildgebenden Verfahren (Computertomographie, ggf. auch Kernspintomographie) eine solche Raumforderung ausgeschlossen werden. Wenn sie denn aufgetreten ist, muss sie innerhalb von Stunden neurochirurgisch ausgeräumt werden.

Um diese schwere Komplikation auszuschließen, muss vor der Durchführung einer rückenmarksnahen Leitungsanästhesie (Spinal- oder Periduralanästhesie) eine Störung der Blutgerinnung ausgeschlossen sein. Im Allgemeinen reicht eine entsprechende gezielte Anamnese. In vielen Kliniken wird jedoch weiterhin die Erhebung eines Gerinnungsstatus mit der Bestimmung des Quick-Wertes (>50%), der Partiellen Thromboplastinzeit (<50 sec) und der Thrombozytenzahl (>50.000/ mm^3) verlangt. Zudem muss eine Vorbehandlung mit gerinnungshemmenden Medikamenten beachtet werden. Hier sind genaue Angaben darüber gemacht worden, wie lange nach der letzten Gabe und vor einer weiteren Gabe eine rückenmarksnahe Leitungsanästhesie durchgeführt werden darf (◘ Tab. 5.2). Diese Regeln müssen auch eingehalten werden, wenn ein Periduralkatheter gezogen wird.

▪▪ Hirnnervenstörungen

Hirnnervenstörungen nach einer Spinalanästhesie sind selten. Sie äußern sich selten als Tieftonschwerhörigkeit. Als Ursache muss man einen Mechanismus ähnlich dem Liquorverlustsyndrom annehmen.

▪ Indikationen der Spinalanästhesie

Die Spinalanästhesie ist eine Alternative zur Allgemeinanästhesie bei allen Eingriffen an der unteren Körperhälfte, vor allem bei Eingriffen im Urogenitalbereich und an den unteren Extremitäten. Ein Vorteil des einen (Spinalanästhesie) oder anderen Verfahrens (Allgemeinanästhesie) ist wissenschaftlich nicht nachgewiesen. Allerdings hat die Spinalanästhesie sicher Vorteile bei Patienten mit Lungenerkrankungen wie z. B. einer chronisch obstruktiven Lungenerkrankung, bei denen eine Beatmung

◼ Tab. 5.2 Abstände von gerinnungshemmenden Substanzen mit rückenmarksnaher Leitungsanästhesie****

	Vor Punktion/ Katheterentfernung*	Nach Punktion/Katheter- entfernung*	Laborkontrolle
UFH (Prophylaxe, <15000 IE/d	4 h	1 h	Thrombozyten bei Therapie >5 Tage
UFH (Therapie)	4–6 h	1 h (bei i.v.-Bolusgabe 6-12h)	Thrombozyten, aPTT, ACT
NMH (Prophylaxe)	12 h	2h	Thrombozyten bei Therapie >5 Tage
NMH (Therapie)	24 h	2h	Thrombozyten, (anti-Xa)
Direkte FXa-Inhibitoren Rivaroxaban Apixaban Fondaparinux	24 h 24 h 36 h	3 h 4-6 h 6–h	(anti-Xa)
Vitamin-K-Antagonisten	INR <1,4	Nach Katheterentfernung	INR
Direkte Thrombininhibitoren Hirudine (Lepirudin, Desirudin)	5h + aPTT im Referenz- bereich	4h	aPTT, ECT
Argatroban**	2 h + aPTT im Referenzbereich	4 h	aPTT, ECT, ACT
Bivalirudin	1 h + aPTT im Referenzbereich	4 h	
Dabigatran	1-4 Tage (je nach Nierenfunktion)	4 h	
Acetylsalicylsäure(100 mg) Mono-Therapie***	keine	Keine	
ADP-Rezeptorantagonisten Clopidogrel	7 Tage	Nach Katheterentfernung	
Ticlopidin	10 Tage	Nach Katheterentfernung	
Prasugrel Ticagrelor	7-10 Tage 5 Tage	6 h 6 h	
GpIIb/IIIa-Inhibitoren Abciximab Tirofiban Eptifibatid	48 h 8 h 4 h	6 h 6 h 6 h	
Selekt. COX-2-Hemmer NSAIDS	keine keine	keine Keine	

UFH unfraktionierte Heparine, **NMH** niedermolekulare Heparine, **ASS** Azetylsalizylsäure, **NSAIDs** nichtsteroidale Antiphlogistika.
* alle Zeitangaben beziehen sich auf Patienten mit normaler Nierenfunktion
** verlängertes Zeitintervall bei Leberinsuffizienz
*** NMH einmalig pausieren, kein NMH 36–42 h vor der Punktion oder der geplanten Katheterentfernung
**** https://www.bda.de/docman/alle-dokumente-fuer-suchindex/oeffentlich/empfehlungen/574-rueckenmarks-nahe-regionalanaesthesien-und-thromboembolieprophylaxe-anti-thrombotische-medikation/file.html

Praktisches Vorgehen

Praktisches Vorgehen bei der Spinalanästhesie (☐ Abb. 5.32)

- Vorbereitung, Aufklärung und Prämedikation wie bei Allgemeinanästhesie
- Wichtig: Blutungsanamnese, ggf. Gerinnungsstatus
- Richten des Equipments
- Sitzende (obligat beim Sattelblock) oder liegende Lagerung mit gekrümmtem Rücken.
- Desinfektion und steriles Abdecken; steril (Kittel, Mundschutz, Haube, auch bei der Hilfsperson, die anreicht)
- Lokalanästhesie zur Punktion
- Lumbalpunktion im Zwischenwirbelraum L3 und L4 oder L4 und L5 mit möglichst dünner Nadel, wozu eine Hilfslinie zwischen den Beckenschaufeln gezogen wird, die über den Dornfortsatz L4 geht. Die Punktionsnadel liegt richtig, wenn Liquor abtropft oder zu aspirieren ist. Für dünne Nadeln (25 oder 27 Gauge) wird eine Führungskanüle notwendig
- Injektion von 2 bis 4 ml Lokalanästhetikum iso- oder hyperbar
- Lagerung des Patienten mit leicht erhöhtem Kopf und/oder Oberkörper auf dem Rücken, sitzend beim Sattelblock
- Austesten des sensiblen Niveaus der Betäubung mithilfe der Prüfung des Kälteempfindens

schwierig sein kann. Häufig ist der Wunsch des Patienten ausschlaggebend für die Wahl des Verfahrens.

■ **Kontraindikationen der Spinalanästhesie**

Die Kontraindikationen ergeben sich aus den Nebenwirkungen. So kann sie nicht bei Gerinnungsstörungen und instabilem Kreislauf durchgeführt werden. Eine lokale Infektion ist ebenso eine Kontraindikation wie anatomische Veränderungen der Wirbelsäule, die eine Lumbalpunktion erschweren oder nicht zulassen. Eine relative Kontraindikation sind neurologische Erkrankungen, da in der Folge häufig Veränderungen wie zunehmende Schmerzen oder Nervenausfälle nicht auf die Grunderkrankung, sondern auf die Spinalanästhesie geschoben werden. Überempfindlichkeiten auf die verwendeten Lokalanästhetika verbieten die Durchführung einer Spinalanästhesie. Auch wenn der Patient unkooperativ ist oder die Spinalanästhesie ablehnt, muss davon abgesehen werden, selbstverständlich auch bei sprachlichen Verständigungsproblemen.

5.3.12 Periduralanästhesie

Der Periduralraum liegt zwischen dem Ligamentum flavum und der Dura mater und ist mit lockerem Bindegewebe, Fett und venösen Plexus gefüllt. Bei der Periduralanästhesie, die im angloamerikanischen Raum auch als Epiduralanästhesie bezeichnet wird, wird in diesen Raum ein Lokalanästhetikum injiziert, das durch die Dura mater in den Liquor und durch die Foramina intervertebralia an die paravertebralen Nerven diffundiert. Der Vorteil gegenüber der Spinalanästhesie liegt darin, dass in den Periduralraum ein Katheter gelegt werden kann, sodass die Anästhesie und postoperativ die Analgesie über lange Zeit fortgeführt werden kann.

Die Periduralanästhesie wird am wachen Patienten gelegt, um eventuelle Fehllagen erkennen zu können (Kontakte mit Nerven führen zu einschießenden Schmerzen!).

■ **Technik**

Zum Aufsuchen des Periduralraums wird eine relativ dicke Nadel, eine 14- bis 18-Gauge Tuohy-Nadel in der Mitte zwischen den Wirbelkörpern vorgeschoben. Diese Nadel hat die Öffnung auf der Seite. Auf die Nadel wird eine mit physiologischer Kochsalzlösung gefüllte Spritze aufgesetzt, auf deren Stempel ein leichter Druck ausgeübt wird. Durchdringt die Nadel festes Gewebe wie das zwischen den Wirbeln verlaufende Lig. flavum, so lässt sich keine Flüssigkeit aus der Spritze drücken. Sobald der Periduralraum aber erreicht ist, lässt der Widerstand nach und die Spritze entleert sich unter dem leichten Druck (»loss of resistance«). Alternativ kann die Nadel mit Kochsalzlösung so gefüllt werden, dass ein Tropfen am Konus hängt. Sobald die Spitze im Periduralraum liegt, wird dieser in die Kanüle eingezogen, da im Periduralraum ein Unterdruck herrscht (»Hängender Tropfen«). Diese Technik ist jedoch nur in den thorakalen Segmenten möglich!

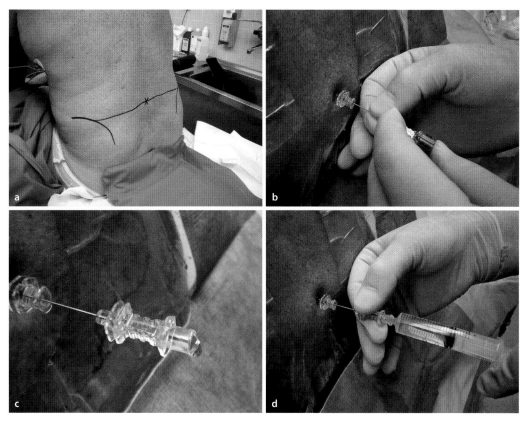

Abb. 5.32a–d a Punktionsstelle: Verbindungslinie zwischen den Darmbeinschaufeln auf Dornfortsatz L 4; Lokalanästhesie zwischen Dornfortsatz L 3 und L 4; **b** Punktion mit einer 25-G-Spinalnadel durch eine Einführungskanüle (introducer); **c** Rückfluss des Liquors zeigt die intraspinale Lage der Kanüle; **d** Injektion des Lokalanästhetikums

Der Katheter wird nun durch die Nadel nur 3 bis 5 cm weit über die Spitze vorgeschoben, um Fehllagen oder gar ein Verknoten zu vermeiden. Bevor die ganze Menge des Lokalanästhetikums gespritzt wird, kann eine Testdosis eines Lokalanästhetikums injiziert werden, um eine intrathekale Wirkung sicher auszuschließen. Der Zusatz von Adrenalin zur Testdosis, um anhand einer dadurch auftretenden Tachykardie eine intravasale Lage nachzuweisen, hat sich nicht bewährt.

■ **Punktionshöhe**

Die Periduralanästhesie kann an der ganzen Wirbelsäule durchgeführt werden. Entsprechend der Punktionshöhe und der Menge des injizierten Lokalanästhetikums breitet sich die Betäubung über die erreichten Segmente aus. Nach Möglichkeit soll die Periduralanästhesie in der Höhe angelegt werden, in deren Dermatom das Operationsgebiet liegt.

Thorakale Periduralanästhesie Für eine Thorakotomie wird bei Th 5 bis Th 6, für einen Oberbaucheingriff bei Th 6 bis Th 9 und für eine Dickdarmoperation bei Th 8 bis Th 12 die Periduralanästhesie gelegt. In diesem Bereich ist der Zugang zum Periduralraum technisch schwieriger, da die Dornfortsätze länger sind. Wird die Nadel zu weit vorgeschoben, so können die Folgen groß sein, da dann das Rückenmark verletzt wird.

Der Vorteil der thorakalen Periduralanästhesie ist, dass bei richtiger Dosierung die Extremitäten nicht betäubt und die Motorik nicht beeinträchtigt ist, sodass die Patienten – wenn auch in Begleitung – aufstehen können.

Lumbale Periduralanästhesie Für Eingriffe am unteren Abdomen kann ebenso wie bei Eingriffen an den Extremitäten ein lumbaler Zugang gewählt werden. Der Zugang ist leichter als der thorakale. Bei einer Duraperforation kommt die Nadel zwischen den einzelnen Nerven der Cauda equina zu liegen. Neurologische Schäden sind unwahrscheinlich.

Häufig wird eine lumbale Periduralanästhesie zur Analgesie oder zur Sympathikolyse bei Durchblutungsstörungen angelegt. Im Rahmen der geburtshilflichen Analgesie ist sie das Verfahren der Wahl (▶ Abschn. 13.6).

Kaudalanästhesie Eine besondere Form der Periduralanästhesie ist die Kaudalanästhesie, bei der Periduralraum vom Kaudalkanal aufgesucht wird. Sie eignet sich für Eingriffe im Analbereich, an den unteren Extremitäten und bei ausreichendem Volumen des Lokalanästhetikums auch für Eingriffe im unteren Abdomen. Am meisten hat sie sich für die postoperative Schmerztherapie bei Kindern bewährt. Die Anlage ist in Narkose möglich und auch erlaubt.

■ **Wahl des Lokalanästhetikums**

Da die Periduralanästhesie in der Regel angelegt wird, um über eine längere Zeit eine Anästhesie oder eine Analgesie herbeizuführen, wird in der Regel das lang wirkende Lokalanästhetikum **Ropivacain** verwendet. Es wird als Einzelboli in bestimmten Zeitabständen oder kontinuierlich mittels einer Spritzenpumpe über den Katheter zugeführt.

Vom Volumen des Lokalanästhetikums hängt die Ausbreitung um die Injektionsstelle ab. Pro Segment rechnet man im Alter zwischen 20 und 40 Jahren mit 1–1,6 ml Lokalanästhetikum. Bei 60-Jährigen soll die Dosis um ein Drittel, bei 90-Jährigen um die Hälfte reduziert werden. Große Patienten brauchen eher die höhere der angegebenen Dosierungen.

Die Qualität der Anästhesie und das Ausmaß der motorischen Blockade hängen von der Konzentration des Lokalanästhetikums ab. Wird die Operation nur in der Periduralanästhesie durchgeführt, so wird bei jungen gesunden Patienten zu Beginn ein Bolus von 10 ml Ropivacain 0,75% injiziert.

Wird die Periduralanästhesie mit einer Allgemeinanästhesie kombiniert oder wird sie postoperativ zur Analgesie verwendet, so wird Ropivacain 0,2% verwendet. Hier ist eine motorische Blockade unerwünscht. Durch eine zusätzliche Gabe eines Opioids – **Sufentanil!** – peridural kann die Lokalanästhetikumdosierung gesenkt werden, ohne dass die Analgesie nachlässt. In der geburtshilflichen Analgesie wird die Konzentration von Ropivacain auf 0,15% (10–15 ml) oder niedriger gesenkt, wenn gleichzeitig Sufentanil gegeben wird. So haben die werdenden Mütter keinen motorischen Block und können während der Eröffnungsperiode umhergehen (»**Walking epidural**«) und während der Austreibung aktiv pressen.

Eine besondere Form der kontinuierlichen Periduralanästhesie ist die PCEA.

■ **Patient controlled epidural analgesia (PCEA)**

Die Spritzenpumpe gibt je nach dem eingestellten Programm eine kontinuierliche Rate des Lokalanästhetikums in den Periduralkatheter ab. Hat der Patient dennoch Schmerzen, so kann er über einen Druckknopf einen vorgewählten Bolus abrufen. Zur Sicherheit läuft nach verabreichter Bolusinjektion eine einprogrammierte Sperrzeit ab, in der der Patient zwar den Druckknopf bedienen kann, die Spritze aber keinen Bolus abgibt. Manche Pumpen lassen auch nur die Injektion einer limitierten Gesamtmenge in einer vorgegebenen Zeit zu. In der Geburtshilfe scheint die bolusweise Gabe der Lokalanästhetika der kontinuierlichen Verabreichung hinsichtlich der motorischen Blockade überlegen zu sein.

■ **Unerwünschte Wirkungen**

Die Nebenwirkungen ähneln zum großen Teil denen der Spinalanästhesie und sind im vorigen Kapitel im Einzelnen aufgeführt:

- **Sympathikolyse**. Sie ist weniger ausgeprägt als bei einer Spinalanästhesie
- Kopfschmerzen mit **Liquorverlustsyndrom** nach versehentlicher Durapunktion. Der durch eine Tuohy-Nadel hervorgerufene Defekt in der Dura ist größer als der nach einer Spinalnadelpunktion.
- Hohe oder totale Spinalanästhesie nach versehentlicher **Duraperforation** oder Durch-

Praktisches Vorgehen bei der Periduralanästhesie (☐ Abb. 5.33)

- Vorbereitung, Aufklärung und Prämedikation wie bei Allgemeinanästhesie. Wichtig Blutungsanamnese und ggf. Gerinnungsstatus!
- Richten des Equipments
- Sitzende oder liegende Lagerung mit gekrümmtem Rücken.
- Desinfektion und steriles Abdecken; Arzt und Assistenz müssen steril gekleidet sein!
- Lokalanästhesie zur Punktion
- Einstechen der Tuohy-Nadel in der Mittellinie zwischen den Dornfortsätzen in den gewünschten Zwischenwirbelraum. Dabei wird eine mit physiologischer Kochsalzlösung gefüllte Spritze auf die Nadel aufgesetzt und ein kräftiger Druck auf den Stempel ausgeübt. Es lässt sich kaum Flüssigkeit injizieren, solange sich die Kanülenspitze in den festen bindegewebigen Strukturen befindet. Erst nach Austritt aus dem Lig. flavum in das lockere Bindegewebe des Periduralraumes kommt es zu einem plötzlichen Widerstandsverlust und die Flüssigkeit lässt sich sehr leicht einspritzen. Nach Abnehmen der Spritze darf kein Liquor zurückfließen
- Single-Shot: Injektion eines Lokalanästhetikums als Testdosis, 3 min warten, ob neurologische Ausfälle als Hinweis auf eine intrathekale Injektion auftreten, dann Injektion der vollen Dosis von 10 bis 15 ml Lokalanästhetikum
- Kathetertechnik
  - Einschieben des Katheters 3–5 cm über die Spitze
  - Aspirationsversuch: Liquor (bei intrathekaler) oder Blut (bei intravasaler) Lage, wenn nicht, dann Testdosis eines Lokalanästhetikums injizieren, Katheter mit Pflaster oder Naht fixieren, steril verbinden, Patient zurücklagern; wenn keine neurologische Wirkung der Testdosis: Injektion der Gesamtdosis von 10–15 ml Lokalanästhetikum
- Wenn eine längere Behandlung notwendig erscheint, sollte der Katheter von der Injektionsstelle aus untertunnelt werden
- Fixierung des Katheters mit Pflaster und Abdecken der Punktionsstelle mit einem durchsichtigen Pflaster
- Regelmäßige Kontrolle der Injektionsstelle

wanderung des Katheters durch die Dura im Verlauf der Behandlung
- Intraspinale Raumforderung durch **Hämatom** oder **Abszess** mit entsprechenden neurologischen Ausfällen. Die Punktion des Periduralraumes ist wegen der dickeren Nadel und des Einführens des Katheters traumatischer als die Punktion mit einer Spinalnadel

Indikationen der Periduralanästhesie

Die Bedeutung der Periduralanästhesie als alleiniges Anästhesieverfahren hat abgenommen. Die Spinalanästhesie ist in der Anästhesiequalität überlegen. In der Kombination mit einer Allgemeinanästhesie hat sie jedoch immer mehr Bedeutung gewonnen. Auch nach großen (z. B. Dickdarmeingriffe, Gastrektomie oder Ösophagektomie) operativen Eingriffen brauchen die Patienten nicht nachbeatmet werden, wenn eine ausreichende Analgesie mit einer Katheterperiduralanästhesie eingeleitet worden ist. Aufgrund der Sympathikolyse kommt die Darmperistaltik postoperativ sehr schnell in Gang, sodass die Patienten schon in den ersten Stunden nach der Operation, z. B. nach einem Dickdarmeingriff, leichte Speisen zu sich nehmen können. Die Periduralanästhesie ist damit ein fester Bestandteil des »Fast-Track-Konzeptes«.

In der geburtshilflichen Analgesie ist die Katheterperiduralanästhesie das effektivste Analgesieverfahren. Bei richtiger Dosierung der Lokalanästhetika bleiben die Frauen weitestgehend mobil und haben ein natürliches Geburtserlebnis (▶ Abschn. 13.6).

In der akuten und chronischen Schmerztherapie kann mit der Periduralanästhesie über lange Zeit eine ausreichende Analgesie herbeigeführt werden, vor allem dann, wenn andere Applikationsformen für Analgetika nicht zur Verfügung stehen.

Kontraindikationen der Periduralanästhesie

Wie bei der Spinalanästhesie ergeben sich die Kontraindikationen aus den Nebenwirkungen. Bei Blutungsneigungen ist die Periduralanästhesie ebenso kontraindiziert wie bei der Überempfindlichkeit auf Lokalanästhetika und instabilen Kreislaufverhältnissen. Bei neurologischen Vorerkran-

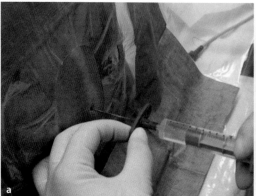
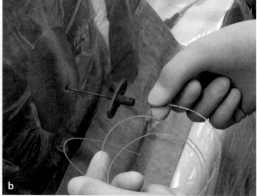

▫ Abb. 5.33a,b Punktion des Periduralraumes mit der Widerstandsverlustmethode und Einführen eines Periduralkatheters. **a** Die mit einer aufgesetzten Kochsalzspritze versehene Tuohy-Nadel wird durch die Bänder in den Periduralraum vorge-schoben. Hierbei drückt die rechte Hand auf den Stempel der Spritze. Ein erheblicher Widerstand gegen das Einspritzen der Kochsalzlösung ist zu verspüren. Hat die Kanüle das Ligamentum flavum passiert, tritt ein schlagartiger Widerstandsverlust auf, d. h. die Kochsalzlösung lässt sich jetzt »butterweich« injizieren. Beim Abkoppeln der Spritze darf jedoch kein Liquor abtropfen, denn sonst wurde die Kanüle zu weit vorgeschoben und der Subarachnoidalraum punktiert. **b** Über die Peridural-nadel wird ein Katheter ca. 2–4 cm in den Periduralraum geschoben, danach die Kanüle entfernt und der Katheter außen auf der Haut fixiert

kungen, bei nicht kooperativen und das Verfahren ablehnenden Patienten muss man von der Peridu-ralanästhesie genauso absehen wie von einer Spinal-anästhesie. Auch bei Entzündungen im Bereich der Punktionsstelle und bei anatomischen Veränderun-gen, die eine Punktion nicht zulassen, sollte man davon absehen. Wenn die Anlage der Periduralan-ästhesie bei einem dringlichen Eingriff zu lange dauert, sollte eine Spinal- oder Allgemeinanästhesie durchgeführt werden.

5.4 Auswahl des Narkoseverfahrens

Es wird das Narkoseverfahren gewählt mit der
- **geringsten Gefährdung** für den Patienten, wobei Wünsche des Patienten, soweit möglich, berücksichtigt werden sollten.
- **optimale Operationsbedingungen** für den Operateur.
- **geringsten Belastungen für den Anästhesisten** und seine Mitarbeiter (Narkosegase!)

Bei der Wahl des Narkoseverfahrens orientiert man sich an bestimmten Kriterien. Dazu zählen:
- Nüchternheit des Patienten,
- Dauer der Operation,
- Lage des Operationsgebietes,
- Notwendigkeit zur Relaxation,
- Vorerkrankungen des Patienten: Risiken,
- Alter des Patienten: Kinder/Erwachsene/ Greise,
- postoperative Phase: stationär/ambulant
- Wunsch des Patienten
- Verständigungsmöglichkeit/Kooperations-fähigkeit

5.4.1 Nüchternheit des Patienten

Eine Narkoseeinleitung ist auch bei einem nicht nüchternen Patienten möglich. Die Indikation zur dringlichen Operation innerhalb der sogenannten Nüchternheitsgrenzen stellt unter Abwägung der Gefahr einer möglichen Aspiration der Chirurg.

Als nicht nüchtern gelten

- alle Patienten, die innerhalb der letzten 6 h feste Nahrung bzw. in den letzten 2 h klare Flüssigkeit aufgenommen haben (Säuglinge: 4 h vorher noch Muttermilch); Patienten mit starken Schmerzen gelten auch dann als nicht nüchtern, wenn die letzte Nahrungsaufnahme länger als 6 h zurückliegt. Dies ist darin begründet, dass Schmerzen und Analgetika die Magen-Darm-Motorik hemmen;
- alle Patienten mit einem Ileus,
- alle Schwangeren im letzten Trimenon, während und bis zu 48 h nach der Entbindung (hochstehender Uterus, gestörte Magen-Darm-Passage),
- alle Patienten mit Stenosen im oberen Gastrointestinaltrakt (Ösophagus, Magen, Duodenum),
- alle bewusstlosen Patienten.

Die Frage, ob bei wachen, nicht nüchternen Patienten eine Regionalanästhesie zulässig ist, wird immer wieder diskutiert. Bei Regionalanästhesieverfahren bleibt der Patient wach und im Besitz seiner Schutzreflexe. Ein Aspirationsschutz ist somit gewährleistet. Bei Versagen des Regionalverfahrens wäre dann allerdings eine Narkose beim nicht nüchternen Patienten notwendig. Aus diesem Grund verbietet sich dieses Vorgehen aus Sicht der Autoren bei Elektiveingriffen! Deshalb auch bei Regionalanästhesie: Nüchternheitsgebot beachten!

Ist eine Regionalanästhesie aus anderen Gründen nicht möglich, sind nicht nüchterne Patienten aus Gründen des Aspirationsschutzes grundsätzlich zu intubieren. Man geht nach den Regeln der Rapid-Sequence-Induction vor (▶ Abschn. 5.1.4 und 9.3).

5.4.2 Dauer der Operation

Eine Maskennarkose sollte nicht länger als 10 bis 15 min durchgeführt werden. Das Verfahren bietet keinen Aspirationsschutz und aufgrund der mangelnden Dichtigkeit der Maske keinen Schutz vor dem Austreten des Narkosegases in den Raum bei der Verwendung von volatilen Anästhetika. Darüber hinaus ist der Anästhesist allein durch das Halten der Maske und des Atembeutels gebunden.

Die Zeit für eine Beatmung über eine Larynxmaske sollte nicht länger als 2 h sein, da die Patienten sonst häufig postoperative Beschwerden im Hypopharynxbereich haben. Bei Narkosen > 2 h deshalb endotracheale Intubation.

Auch die Durchführung einer Regionalanästhesie hat zeitliche Grenzen (z. B. 2–3 h). Die Patienten können nicht so lange still liegen, auch wenn sie sediert werden. Es kann sein, dass der Verbrauch an Sedativa immer größer wird, sodass der Übergang in eine Allgemeinanästhesie fließend ist.

5.4.3 Lage des Operationsgebietes

Eine intraoperative Beatmung über eine Gesichtsmaske oder eine Larynxmaske ist nur möglich, wenn der Patient in Rückenlage operiert wird. Jede andere Lage, aber auch eine Operation am Kopf machen im Zweifel eine Intubation notwendig.

5.4.4 Notwendigkeit zur Relaxation

Zunächst müssen die Patienten zu Beginn der Narkose für die Intubation relaxiert werden. Bei mikrochirurgischen Operationen müssen die Patienten absolut still liegen. Neben einer sehr tiefen Narkose kann dieses durch eine ausreichende Relaxierung gewährleistet werden. Darüber hinaus ist eine Relaxierung notwendig

- in der **Neurochirurgie** gegebenenfalls bei intrakraniellen Eingriffen mit Lagerung in der Mayfield-Klemme. Bei Bandscheibenoperationen kann es durch die Reizung der Nervenwurzeln beim nicht relaxierten Patienten zur Bewegung großer Muskelgruppen kommen.
- in der **Ophthalmochirurgie**. Der intraokulare Druck wird durch die Relaxierung gesenkt, was vor allem dann eine große Rolle spielt, wenn der Bulbus weit eröffnet ist.
- bei **Laparotomien** und **Laparoskopien** in der Viszeralchirurgie, der Urologie und der

Gynäkologie, da die Anspannung der Bauchdecken die Operationsbedingungen verschlechtert.

— in der **Unfallchirurgie** und **Orthopädie**, um die exakte Reposition von großen Knochen und Gelenken zu ermöglichen.

Auf der anderen Seite darf bei Operationen, bei denen intraoperativ die Funktion von Nerven dadurch überprüft wird, dass sie elektrisch gereizt werden und die Kontraktion der versorgten Muskelgruppen kontrolliert wird z. B. bei Strumaresektion zur Kontrolle des N. recurrens oder in der HNO- oder MKG-Chirurgie zur Kontrolle des N. facialis, nicht relaxiert werden.

Bei Verwendung eines Neuromonitorings peripherer Nerven (z. B. bei Wirbelsäulenoperationen zur Korrektur von Skoliosen) verbietet sich eine intraoperative Relaxierung, da das Monitoring der motorischen Komponente dann nicht suffizient durchgeführt werden kann.

5.4.5   Vorerkrankung des Patienten

Da auf diese Thematik noch in ▶ Kap. 13 näher eingegangen wird, werden hier nur stichwortartig einige Punkte angeführt:

— Bei **pulmonalen Erkrankungen** kann eine Regionalanästhesie vor allem dann von Vorteil sein, wenn eine Beatmung schwierig und mit einem hohen Risiko für den Patienten verbunden ist. Voraussetzung ist aber, dass die Operation an sich, aber auch die Lagerung mühelos eine Regionalanästhesie zulässt. Sonst muss eine Allgemeinanästhesie durchgeführt werden, wobei die Anwendung volatiler Anästhetika aufgrund ihrer bronchodilatativen Wirkung von Vorteil sein kann.

— Bei **kardialen Vorerkrankungen** ist die kardiodepressive Wirkung der Anästhetika und Regionalverfahren (Sympathikolyse) zu beachten.

— Bei einer **Niereninsuffizienz** sollten Substanzen eingesetzt werden, die nicht über die Niere ausgeschieden werden. Andernfalls ist eine Dosisreduzierung und eine verlängerte Wirkung zu beachten.

— **Muskelerkrankungen** können mit einer erhöhten Inzidenz von maligner Hyperthermie einhergehen. Darüber hinaus ist Vorsicht beim Einsatz von Muskelrelaxanzien oder Benzodiazepinen (muskelrelaxierender Effekt) geboten.

5.4.6   Alter des Patienten

Im Kindesalter dominiert die Allgemeinanästhesie unterstützt durch regionale Betäubungsmaßnahmen für die postoperative Phase. Im Erwachsenenalter sind Regionalanästhesie und Allgemeinanästhesie, sofern es die Lokalisation des operativen Eingriffes erlaubt, bei Beachtung aller Kontraindikationen gleichwertig. Im Greisenalter gelten heute ebenfalls Regional- und Allgemeinanästhesie als gleichwertig. Die besonderen physiologischen Veränderungen im Alter müssen beachtet werden (Dosisreduktion).

5.4.7   Ambulante Anästhesie

Gehen die Patienten postoperativ nach Hause, so werden vor allem Anästhesieverfahren mit kurz wirksamen, gut steuerbaren Substanzen (TIVA oder Sevofluran/Remifentanil) verwendet. Auch Regionalanästhesieverfahren können meist problemlos durchgeführt werden.

🛇 Spinalanästhesien → Harnverhalt

Beispiele für mögliche Anästhesieverfahren bei ausgewählten Eingriffen zeigt die ◘ Tab. 5.3.

5.5   Besondere Aspekte

5.5.1   Postoperative Übelkeit und Erbrechen (PONV)

Übelkeit und Erbrechen nach einer Operation (**P**ostoperative **n**ausea and **v**omiting, PONV) wurden häufig als kleines Übel nicht beachtet, erfahren aber wegen des Patientenkomforts immer größere Bedeutung. Sowohl die Anästhetika, aber auch die

◨ **Tab. 5.3** Prinzipielle anästhesiologische Vorgehensweise bei Routineeingriffen (Beispiele)

Routineeingriffe	Narkoseform	Atemwegssicherung	Lagerung
Allgemeinchirurgie			
Herniotomie	BA/TIVA/S	LMA	Rücken
Strumektomie	BA/TIVA	ITN	Kopfüberstreckung
Cholezystektomie	BA/TIVA	ITN	Rücken
Magenoperation	BA/TIVA + KPDA	ITN	Rücken
Dickdarmoperation	BA/TIVA + KPDA	ITN	Rücken
Kinderchirurgie			
Inguinalchirurgie	BA/TIVA + LA/RA	LMA	Rücken
Zirkumzisionen	BA/TIVA + LA/RA	LMA	Rücken
Harnleiter- und Niereneingriffe	BA/TIVA + LA	ITN	Rücken
Appendektomie	BA/TIVA	ITN	Rücken
HNO-Kieferchirurgie			
Adenotomie	BA/TIVA	LMA/ITN	Kopfüberstreckung
Tonsillektomie	BA/TIVA	LMA/ITN	Kopfüberstreckung
Naseneingriffe	BA/TIVA	LMA/ITN	Rücken
Ohreneingriffe (Tympanoplastik)	TIVA	ITN	Rücken
Tumorchirurgie (Langzeit-OPs)	BA	ITN	Rücken
Neurochirurgie			
Bandscheiben-OP	BA/TIVA	ITN	Hocke
Intrakranielle Eingriffe	TIVA	ITN	Rücken
HWS von dorsal, hintere Schädelgrube	TIVA	ITN	Sitzende Position (Besonderheiten ► Abschn. 11.4, ► Abschn. 15.8.4)
Gynäkologie			
Abrasio	BA/TIVA	LMA	SSL
Abdominelle Eingriffe	BA/TIVA	ITN	SSL
Vaginale Eingriffe	BA/TIVA	ITN	SSL
Mammachirurgie	BA/TIVA	LMA/ITN	Rücken
Sectio	S/KPDA/BA (► Abschn. 14.5.5)	SPA/ITN	SSL
Urologie			
Blase transurethral	S/TIVA	SPA/LMA	SSL
Prostata transurethral	S/TIVA	SPA/LMA	SSL

◻ Tab. 5.3 (Fortsetzung)

Routineeingriffe	Narkoseform	Atemwegssicherung	Lagerung
Niereneingriffe			
Lumbal	BA/TIVA	ITN	Seitenlage
Transabdominal	BA/TIVA	ITN	Rücken
Traumatologie			
Totalendoprothese Hüfte	S/BA/TIVA	SPA/ITN	Rücken
Große Knieeingriffe	BA/TIVA/SpA**	ITN	Rücken
Eingriffe obere Extremität	Plexus/BA/TIVA	SPA/LMA	Rücken/Bauch
Eingriffe untere Extremität	S/PDA/BA/TIVA	SPA/LMA o. ITN*	Rücken
Gefäßchirurgie			
periphere Gefäße			
untere Extremität	S/PDA/BA/TIVA	SPA/LMA o. ITN*	Rücken
obere Extremität (Embolektomie)	LA	SPA	Rücken
Aorta	BA/TIVA	ITN	Rücken
Thoraxchirurgie			
Lunge	TIVA + KPDA	ITN	Seitenlage

* = abhängig von der Dauer; ** = N.-femoralis-Katheter und Ischiadicus-Block
BA Balanced anaesthesia, **TIVA** Totale intravenöse Anästhesie, d. h. **ohne** Lachgas, **S** Spinalanästhesie, **KPDA** Katheterperiduralanästhesie, **ITN** Intubationsnarkose, **LMA** Larynxmaskenanästhesie, **Plexus** Plexusanästhesie, **LA** Lokalanästhesie, **SPA** Spontanatmung, **SSL** Steinschnittlage, **RA**: Regionalanästhesie

Operation an sich können die Ursache sein. Besonders häufig ist PONV bei

— weiblichen Patienten,
— Nichtrauchern,
— PONV in der Anamnese,
— Patienten mit Kinetosen.

Bei diesen Patienten lässt sich eine **Prophylaxe** durchführen, indem ihnen präoperativ ein Serotoninantagonist (z. B. 1 mg Granisetron, Kevatril®) in Kombination mit 4–8 mg Dexamethason gegeben und eine total intravenöse Anästhesie durchgeführt wird, die weniger häufig zu PONV führt als Inhalationsnarkosen. Der postoperative Nahrungsaufbau sollte vorsichtig und nicht zu früh begonnen werden.

Die **Therapie** von PONV kann mit Neuroleptika durchgeführt werden. Sehr effektiv sind kleine Mengen Dehydrobenzperidol oder mit der oben angegebenen Kombination aus einem Serotoninantagonisten und Dexamethason (▶ Abschn. 1.15, ▶ Abschn. 14.5).

Verschiedene Maßnahmen können die Auskühlung der Patienten während der Operation verhindern:

— **Allgemeine Vorsichtsmaßnahmen.** Häufig beginnt der Temperaturabfall bereits in der Einleitung. Unachtsam werden die Patienten zum Anlegen des Urinkatheters und der zentralvenösen Katheter mehr aufgedeckt, als notwendig ist. Nachdem der Patient aus dem Einleitungsraum in den Operationssaal gebracht ist, wird er häufig aufgedeckt, lange bevor mit der Hautdesinfektion angefangen wird.

- **Temperatur des Operationssaales.** In der Kinderanästhesie ist es bei der Operation von Säuglingen üblich, die Temperatur auf 30 °C anzuheben.
- **Wärmematten.** Verschiedene Wärmematten, auf denen die Patienten liegen, werden verwendet. Am effektivsten sind jedoch Decken, die mit warmer Luft durchblasen werden, welche dann durch die kleinen Poren auf den Patienten strömt. Auch elektrische Wärmematten sind noch im Gebrauch.
- **Warme Infusionslösungen.** Die Effektivität von angewärmten Infusionslösungen ist zweifelhaft. Sie können in einem Wärmeschrank angewärmt werden, sind dann aber, wenn sie mit normaler Geschwindigkeit infundiert werden, schon auf Raumtemperatur abgekühlt, wenn sie das Ende des Infusionsschlauches erreicht haben. Effektiver sind Infusionssysteme, die auf der ganzen Länge mit warmem Wasser durchspült werden. Sie sind in der täglichen Praxis jedoch sehr aufwendig und lohnen sich nur, wenn sehr große Mengen von Infusionen infundiert werden. Nur mit großen Mengen angewärmter Flüssigkeit lässt sich eine angemessene Kalorienzahl dem Patienten zuführen.

Eine Kombination dieser verschiedenen Maßnahmen verhindert oft eine Auskühlung der Patienten.

5.5.2 Wärmemanagement

Nach der Narkoseeinleitung öffnen sich durch die Sympathikolyse die Hautgefäße. Das warme Blut fließt vom Körperkern zur Peripherie: Die Wärme strahlt vermehrt ab. Während der Narkose ist die Temperaturregulation zum einen durch die Anästhetika eingeschränkt, zum anderen ist die Wärme-

produktion dadurch eingeschränkt, dass sich der Patient in Narkose nicht bewegen kann.

Die **Hypothermie** behindert die Blutgerinnung und die Wundheilung, wodurch der Operationserfolg eingeschränkt wird. Darüber hinaus versucht der Organismus postoperativ beim Nachlassen der Narkose den Sollwert der Kerntemperatur (37 °C) möglichst schnell wieder zu erreichen, indem er durch Muskelzittern (**Shivering**) Wärme erzeugt. Dieses schildern die Patienten nicht nur als sehr unangenehm und schmerzhaft (OP-Wunde!), es führt auch zu einem extrem starken Sauerstoffverbrauch und einer erheblichen Kreislaufbelastung. Dieses kann vor allem Patienten mit einer koronaren Herzkrankheit vital gefährden.

Besonders gefährdet bezüglich einer intraoperativen Hypothermie sind Kinder, da bei ihnen die Relation Körperoberfläche zu Körpergröße ungünstiger ist als beim Erwachsenen und sie deshalb mehr Wärme abstrahlen. Hier ist das Wärmemanagement besonders wichtig. und das Verhältnis der Wundfläche zur Körperoberfläche größer sind als bei Erwachsenen.

Überprüft wird die **Körperkerntemperatur** am besten, wenn sie im Oesophagus oder anal gemessen wird. Ungenau ist auch die Messung im Rachen, technisch aufwendig über das Trommelfell.

Bei einer Temperatur unter 35°C sollte der Patient so lange nachbeatmet werden, bis er wieder eine normale Körpertemperatur erreicht hat. Nur so lässt sich das den Kreislauf und die Atmung belastende Shivering vermeiden.

Monitoring in Narkose und Intensivmedizin

Franz-Josef Kretz, Jürgen Schäffer, Tom Terboven

F.-J. Kretz et al., *Anästhesie, Intensivmedizin, Notfallmedizin, Schmerztherapie*,
DOI 10.1007/978-3-662-44771-0_6, © Springer-Verlag Berlin Heidelberg 2016

Dieses Kapitel geht auf die speziellen Erfordernisse beim Kreislaufmonitoring und beim respiratorischen Monitoring ein. Ferner werden Aspekte wie die Überwachung der Narkosetiefe und das neuromuskuläre Monitoring sowie Sonographie und Echokardiographie näher beleuchtet.

6.1 Kreislaufmonitoring

6.1.1 Klinische Untersuchungsmethoden

Wichtig sind die unterschiedlichen **Pulsqualitäten** (schneller oder langsamer Puls, gut gefüllter oder fadenförmiger Puls; Rhythmusstörungen) sowie die **periphere Durchblutung** als Ausdruck der Mikrozirkulation (gestört z. B. bei Zentralisation).

Klinische Hilfen sind
- die Palpation der Pulsqualität,
- die Nagelbettprobe (Rekapillarisierungszeit; Normalwert <2 sec),
- die Hautfarbe,
- Temperaturstufen an den Extremitäten.

Bei der **Nagelbettprobe** drückt man auf das Nagelbett, das daraufhin blass wird. Bei ausreichender Mikrozirkulation wird das Nagelbett nach dem Loslassen sofort wieder rosig. Bei gestörter Mikrozirkulation infolge Zentralisation erfolgt nur eine allmähliche Auffüllung und Rosafärbung (>2 sec). Die Hautfarbe kann rosig oder grau sein bei Zentralisation. Bei Herzinsuffizienz sieht man eine deutliche Füllung der V. jugularis (juguläre Füllung) und

im Neugeborenen- und Säuglingsalter kann man den Volumenstatus des Patienten auch dadurch semiquantitativ beurteilen, dass man die Fontanelle tastet.

6.1.2 EKG

Bei jeder Narkose muss über einen **EKG-Monitor** kontinuierlich ein EKG abgeleitet werden. Es dient der Beurteilung von Frequenz und Rhythmus der Herzaktion. In der Regel wird die Ableitung II gewählt. Die unipolare Ableitung V5 lässt auch Myokardischämien im Vorderwandbereich erkennen, weshalb sie bevorzugt bei Patienten mit koronarer Herzerkrankung abgeleitet wird.

6.1.3 Blutdruckmessung

- **Riva-Rocci**
- ■ **Indikation**

Obligat bei jeder Narkose in 5-minütigen Abständen (wenn keine automatische oder invasive Blutdruckmessung durchgeführt wird).

- **Oszillatorisch messende Blutdruckmessgeräte**
- ■ **Indikation**

Regelmäßige Messung in kürzeren Abständen (z. B. 5 min); heute überwiegend Standardmethode.

6

Praktisches Vorgehen bei der Blutdruckmessung nach Riva-Rocci

Nach Aufblasen der Blutdruckmanschette über den systolischen Blutdruck werden beim Ablassen der Luft die Korotkoff-Geräusche auskultiert, die zwischen den systolischen und diastolischen Blutdruckwerten auftreten. Die Angabe erfolgt in mmHg oder kPa. Auf die richtige Manschettengröße ist zu achten (2/3 des Oberarmumfangs).

Praktisches Vorgehen bei der Blutdruckmessung mit oszillatorisch messenden Automaten

Maschinelles Aufblasen der Blutdruckmanschette durch einen Automaten. Auf die dem Patienten angemessene Manschettengröße ist zu achten. Der Apparat bläst automatisch die Blutdruckmanschette soweit auf, bis die Oszillationen der Arterie nicht mehr registriert werden. Danach lässt er stufenweise Luft aus der Manschette ab, bis die ersten Oszillationen erfasst werden. Diesem Wert entspricht der systolische Blutdruck. Der arterielle Mitteldruck entspricht dem Maximum der Oszillation; der diastolische Wert wird dann registriert, wenn keine Oszillationen mehr nachweisbar sind.

- Bei hohen Drücken nimmt die Messgenauigkeit ebenso ab wie bei den niedrigen. Im Schock liefert das Gerät oft falsch-hohe Werte.
- Besonders geeignet ist es zur Blutdruckmessung bei Kindern, bei denen die Messung nach Riva-Rocci oft nicht exakt durchführbar ist. Das Messintervall ist zwischen 1 und 30 min wählbar.

Durchführung des Allen-Tests

Mit dem Allen-Test wird die arterielle Durchblutung der Hand überprüft. Dazu werden A. radialis und A. ulnaris fest komprimiert, die Handdurchblutung sistiert, die Hand wird blass. Wenn man die A. radialis öffnet, so muss die Hand binnen 5 sec wieder rosig werden. Das Gleiche gilt, wenn die A. ulnaris freigegeben wird und die A. radialis komprimiert bleibt. Elegant kann man den Allen-Test mit dem Pulsoximeter durchführen: Das Pulsoximetersignal verschwindet nach beidseitiger Kompression und kommt zurück, wenn eine Strombahn freigegeben wird. Wenn dies nicht der Fall ist, darf nicht punktiert werden.

- **Blutig-arterielle Druckmessung**
- **Indikation**

Kontinuierliche Blutdruckmessung bei Risikopatienten. Vorteil: Möglichkeit der Blutentnahme für Laboruntersuchung und zur Bestimmung arterieller Blutgase, ohne jeweils erneut arteriell punktieren zu müssen.

- **Praktisches Vorgehen**

Punktion der A. radialis, der A. dorsalis pedis, der A. femoralis oder der A. brachialis (Thrombosegefahr, cave: Endarterie!). Fortleitung der Blutdruckwelle über einen mit physiologischer Kochsalzlösung gefüllten Schlauch zu einem Druckwandler, der das mechanische Signal in ein elektrisches umwandelt (☐ Abb. 6.1). Anzeige als Druckkurve auf einem Monitor (☐ Abb. 6.2) oder Schreiber sowie des systolischen, diastolischen und Mitteldrucks als Digitalwert.

- **Mögliche Komplikationen**
- Gefäßverschluss (daher Durchblutung vorher mit Allen-Test prüfen);
- Diskonnektion mit arterieller Blutung aus der Kanüle;
- versehentliche intraarterielle Injektion/ Luftembolie;
- Infektion (selten), dennoch strenge Indikationsstellung notwendig.

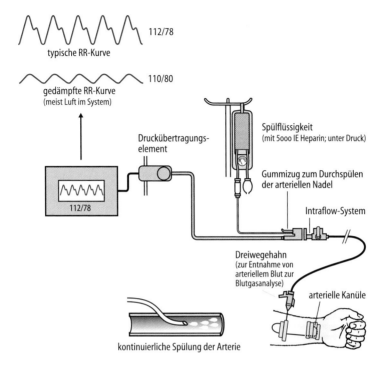

Abb. 6.1 Blutig-arterielle Druckmessung und Intraflow-System

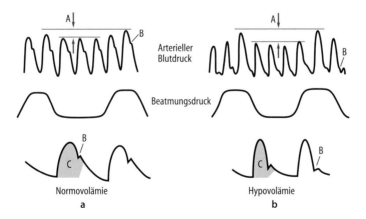

Abb. 6.2a,b **a** Normale arterielle Druckkurve. A Geringer Effekt der Beatmung auf die Druckamplitude; B hoher dikroter Umschlagpunkt; C Fläche unter der Kurve. **b** Arterielle Druckkurve bei Hypovolämie. A Starker Effekt der Beatmung auf die Druckamplitude; B niedriger dikroter Umschlagpunkt; C kleine Fläche unter der Kurve

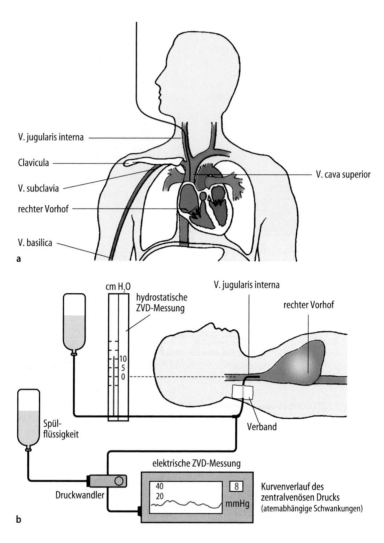

◘ Abb. 6.3a,b **a** Punktionsstellen für zentralvenöse Zugänge, **b** Messung des zentralvenösen Druckes

■ **Zentraler Venenkatheter und Messung des zentralvenösen Druckes (ZVD)**

■ ■ **Indikationen**

Für das Platzieren eines Venenkatheters an den Übergang von V. cava superior in den rechten Vorhof bestehen folgende diagnostische und therapeutische Indikationen:

— Messen des zentralvenösen Druckes (◘ Abb. 6.3),
— Infusion hyperosmolarer Lösungen (hochkalorische Infusionen, osmotisch wirksame, hyperosmolare Substanzen),
— häufige intravenöse Gabe von Medikamenten (Antibiotika, Zytostatika), die zu einer Throm-

bophlebitis in den peripheren Venen führen können,
— Injektion von kardial wirksamen Medikamenten,
— Punktion von Venen bei zentralisierten Patienten, bei denen peripher keine Vene punktierbar ist.

Heute werden meist 2- oder 3-lumige Katheter gelegt, um parenterale Ernährung einerseits und Medikamentengabe andererseits über getrennte Schenkel applizieren zu können.

Praktisches Vorgehen beim Legen eines zentralvenösen Katheters (□ Abb. 6.4 und □ Abb. 6.5)

Zum Legen zentralvenöser Katheter können sowohl periphere als auch zentrale Venen punktiert werden. In jedem Fall muss steril gearbeitet werden, um eine iatrogene Infektion bzw. eine katheterbedingte Sepsis zu vermeiden. Also: **sorgfältige Desinfektion** und Abdecken der Punktionsstelle mit einem Lochtuch. Zur Punktion muss sich der punktierende Arzt steril kleiden, wie bei einem operativen Eingriff.

Unter der **Seldinger-Technik** versteht man folgende Vorgehensweise:

- Zunächst wird mit einer Kanüle die entsprechende Vene (z. B. V. jugularis interna, V. subclavia) punktiert.
- Nach erfolgreicher Punktion wird ein Draht über die Nadel in die Vene vorgeschoben und die Nadel über diesen Draht entfernt.
- Über den im Gefäßbett liegenden Draht wird jetzt der eigentliche Katheter (ggf. nach Dilatation des Punktionskanals) vorgeschoben und der Draht entfernt.

Die Punktion zentraler Venen kann durch Kopftieflage erleichtert werden, sofern keine Kontraindikationen (Hirnödem, Herzinsuffizienz, respiratorische Insuffizienz) bestehen. Wichtig zur Lagebestimmung der zu punktierenden Vene ist die Sonographie – heute ein »Muss« (▶ Abschn. 6.5).

▪▪ Zugang von der Ellenbeuge

Katheter von der Ellenbeuge wurden früher wegen der einfachen Punktion besonders bevorzugt. Sie lassen sich jedoch nicht immer vorschieben, da Venenklappen den Weg behindern können. Außerdem sind Fehllagen in die Halsvenen oder in die kontralaterale Armvene sowie Verlagerungen des distalen Endes um mehrere Zentimeter bei Armbewegungen nicht selten. Bei längerer Verweildauer des Venenkatheters entsteht häufig eine Thrombose in der entsprechenden Armvene. Deshalb finden diese Katheter nur noch selten Anwendung.

▪▪ Zugang über die Vena subclavia

(□ Abb. 6.4) Die V. subclavia wird an einem definierten Punkt der Klavikula von unten punktiert. Der Punktionsort liegt am Übergang des lateralen auf das mediale Drittel der Klavikula. Vor allem in Kopftieflage ist sie auch dann leicht zu treffen, wenn der Patient etwa aufgrund eines Blutvolumenmangels zentralisiert ist.

Bei Fehlpunktionen kann die Pleura verletzt und damit ein Pneumothorax verursacht werden. Aus diesem Grund ist nach Legen eines Venenkatheters über die V. subclavia bei Beatmungsproblemen (Röntgen-Thorax) immer an die Möglichkeit eines Pneumothorax zu denken.

Nach jeder Punktion der V. subclavia muss in den Stunden nach der Punktion ein Pneumothorax ausgeschlossen werden, auch wenn kein Katheter vorgeschoben werden konnte. Zudem ist eine Blutung infolge einer arteriellen Fehlpunktion bei dieser Punktionsstelle schwer durch Kompression zu stillen. Auch kann es zu Fehllagen des Katheters in die Halsvenen oder die kontralaterale Armvene kommen.

> ❯ Beidseitige Punktionsversuche der V. subclavia sind wegen der Gefahr eines beidseitigen Spannungspneumothorax kontraindiziert.

▪▪ Zugang über die Vena jugularis externa

Diese ist bei guter Venenfüllung leicht zu punktieren. Dennoch lässt sich der Katheter häufig aufgrund des rechtwinkligen Einmündens der V. jugularis externa in die V. subclavia nicht um diese »Ecke« bringen und deshalb nicht vorschieben. Häufig kommt es auch zu einer Fehllage in die ipsilaterale Armvene.

▪▪ Zugang über die Vena jugularis interna

(□ Abb. 6.7) Heute sollte keine V. jugularis interna-Punktion mehr ohne sonographische Kontrolle erfolgen. Die V. jugularis interna ist durch Kompression mithilfe des Schallkopfes leicht zu detektieren (die Vene lässt sich leicht komprimieren, die Arterie nicht).

Deshalb spielt die Landmarken-gestützte V. jugularis interna-Punktion heutzutage keine wesentliche Rolle mehr.

> ❯ Doppelseitige Punktionsversuche der V. jugularis interna sind sorgfältig abzuwägen, da es infolge von Hämatomen zu lebensbedrohlichen Schwellungen des Halses mit einer Kompression der Atemwege und zu Störungen der zerebralen Durchblutung kommen kann.

6

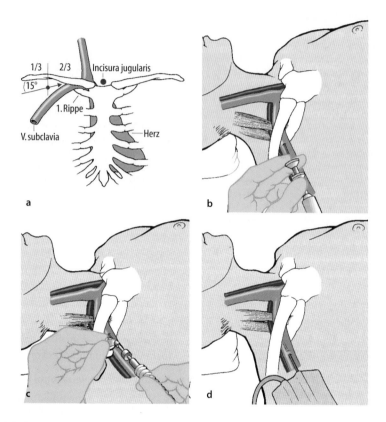

Abb. 6.4a–d Katheterisierung der V. subclavia. **a** Anatomische Fixpunkte zur Punktion der V. subclavia, **b** Punktion der V. subclavia mit der Kanüle, **c** Vorschieben des Katheters durch die Kunststoffkanüle in die obere Hohlvene, **d** Fixierung des Katheters auf der Haut

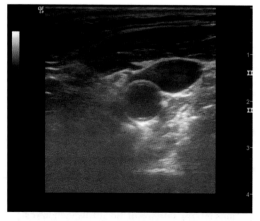

Abb. 6.5 Darstellung der Halsgefäße im Ultraschallbild auf Höhe des Cricoids, links die A. carotis, rechts davon die im dem Schallkopf zusammendrückbare V. jugularis, darüber der M. sternocleidomastoideus, darunter der Schallschatten der flüssigkeitsgefüllten Blutgefäße

Bei Verwendung zu langer Punktionsnadeln oder bei Patienten mit einem Lungenemphysem, bei denen die Lungenkuppen sehr hoch stehen, kann die Pleura verletzt werden: Gefahr eines Pneumothorax!

■■ Mögliche Komplikationen
Katheterfehllage (selten bei rechtsseitiger Vena-jugularis-interna-Punktion), Pleurapunktion mit Pneumo- oder Hämathothorax oder Arterienpunktion bei Punktionsversuchen, Perforation (Herz; vor allem bei Lage des Katheters im rechten Vorhof oder Ventrikel, selten), Infektionen (häufig Katheterseptitiden).

◨ **Tab. 6.1** Abgeleitete hämodynamische Funktionsgrößen

Parameter, Formel	Dimension	Normalwert
Herzindex $$CI = \frac{CO}{K\ddot{o}rperoberfl\ddot{a}che}$$	l/min/m²	3,3–3,7
Schlagvolumenindex $$SVI = \frac{CI}{HR}$$	ml/Schlag/m²	40–60
Peripherer Gefäßwiderstand $$TPR = \frac{\overline{AP - RAP}}{CO} \times 80$$	dyn · sec · cm⁻⁵	900–1500
Pulmonaler Gefäßwiderstand $$PVR = \frac{\overline{PAP - PCWP}}{CO} \times 80$$	dyn · sec · cm⁻⁵/m²	80–150
O₂-Bedarf des linken Ventrikels $$LV\dot{V}O_2 \sim HR \times SAP$$	dimensionslos	7000–12000
Index der linksventrikulären Schlagarbeit $$LVSWI = \frac{\overline{(AP - PCWP) \times 1,36}}{100} \times SVI$$	g · m/m²	45–60
Index der rechtsventrikulären Schlagarbeit $$RVSWI = \frac{\overline{(RAP - RAP) \times 1,36}}{100} \times SVI$$	g · m/m²	5–10
Arteriogemischtvenöse O₂-Gehaltsdifferenz $C_aO_2 - C_{v'}O_2 = Hb \times 1{,}34 \times (S_aO_2 - S_{v'}O_2) + (P_aO_2 - P_{v'}O_2) \times 0{,}0031$	ml/100 ml	4–5
Sauerstofftransportkapazität $TC\,O_2 = CI \times C_aO_2$	ml/min	650–750
Sauerstoffaufnahme $VO_2 = CI \times (C_aO_2 - C_{v'}O_2)$	ml/min/m²	140–160
Intrapulmonaler Rechts-Links-Shunt: $$\dot{Q}S \Big/ \dot{Q}T = \frac{(P_AO_2 - P_aO_2) \times 0{,}0031}{(C_aO_2 - C_{\bar{v}}O_2) + (P_AO_2 - P_aO_2) \times 0{,}0031}$$	%	<5

Herzens), pulmonaler Verschlussdruck (PCWP; Vorlast des linken Herzens), Pulmonalarterienmitteldruck (PAD; Nachlast des rechten Herzens), zentraler Venendruck (ZVD; Vorlast des rechten Herzens), Herzminutenvolumen (Cardiac output; CO) lassen sich die folgenden Größen errechnen:

- Herzindex (CI),
- Schlagvolumen (SV),
- Schlagvolumenindex (SVI),
- Gefäßwiderstände im Körperkreislauf (SVR) und
- Lungenkreislauf (PVR).

Nach Bestimmung der **Blutgase** und der **Sättigung** im arteriellen sowie im gemischt-venösen Blut lassen sich außerdem der Sauerstoffverbrauch, die Sauerstoffverfügbarkeit, das Sauerstoffextraktionsverhältnis, die arteriovenöse Sauerstoffdifferenz und das Shuntvolumen mithilfe eines Computerprogramms berechnen (Formeln zur Berechnung dieser Variablen sind ◘ Tab. 6.1 zu entnehmen).

Die gravierenden Komplikationsmöglichkeiten (u. A. Ruptur der A. pulmonalis mit Todesfolgel), die nicht immer eindeutig zu erfassenden Werte (HZV) und die nicht immer einfache Interpretation der Werte haben zu einer deutlich kritischeren Einstellung zum Pulmonalarterienkatheter geführt, sodass er nur noch extrem selten zum Einsatz kommt.

- **Pulskonturanalyse (PiCCO)**

Anhand des PiCCO-Systems lassen sich verschiedene Parameter der Vor- und Nachlast, der Kontraktilität und des Volumenstatus sowie das Herzzeitvolumen bestimmen. Hierzu wird über einen zentralen Venenkatheter ein definiertes Volumen einer auf unter 10 °C gekühlten Infusionslösung verabreicht. Über einen möglichst herznah platzierten arteriellen Katheter mit Temperatursensor werden anhand der Thermodilutionsmethode die entsprechenden Parameter gemessen bzw. errechnet. Über die Pulskonturanalyse kann das Herzzeitvolumen kontinuierlich gemessen werden. Die Technik ist weniger invasiv als über einen Pulmonaliskatheter und kann im OP und auf der Intensivstation bei verschiedenen Fragestellungen (z. B. Sepsis, ARDS, hämodynamische Instabilität) zur Optimierung der Therapie genutzt werden. Wesentlicher Vorteil des PICCO-Systems sind das weniger invasive Vorgehen

und weniger verfahrensbedingte Komplikationen. Die wichtigsten errechneten und gemessenen Parameter sollen nachfolgend kurz dargestellt werden:

- **Herzzeitvolumen**

Das Herzzeitvolumen spiegelt als Produkt von Herzfrequenz und Schlagvolumen die globale Perfusion wider. Das Schlagvolumen ist abhängig von Vorlast, Nachlast und Kontraktilität. Aus der Kenntnis des Herzzeitvolumens alleine lassen sich von daher in der Regel keine direkten therapeutischen Schlüsse ziehen. Es werden immer noch zusätzliche Informationen über Vor- und Nachlast sowie die Kontraktilität benötigt. Üblicherweise wird das Herzzeitvolumen auf die reelle Körperoberfläche des Patienten indiziert und wird dann als Herzindex bezeichnet.

- **Intrathorakaler Blutvolumenindex (ITBI)**

Aus verschiedenen anhand der Thermodilutionskurve bestimmten Parametern kann das System den sogenannten Intrathorakalen Blutvolumenindex errechnen. Dieser ist die Summe aus dem globalen enddiastolischenn Blutvolumen und dem pulmonalen Blutvolumen und stellt einen relativ zuverlässigen Parameter zur Abschätzung der Vorlast dar.

- **Extravaskulärer Lungenwasserindex (ELVI)**

Dieser Index dient der Quantifizierung des extravaskulären Lungenwassers und ist damit ein Maß für ein Lungenödem.

- **Schlagvolumenvarianz (SVV)**

In Abhängigkeit der Schwankungen des intrathorakalen Drucks während des Atemzyklus verändert sich aufgrund eines unterschiedlichen venösen Rückstroms das Schlagvolumen des Herzens. Je größer die Variation des Schlagvolumens über die Zeit, je höher ist die Wahrscheinlichkeit, dass der Patient von einer Volumengabe profitieren wird.

6.2   Respiratorisches Monitoring

6.2.1   Pulsoxymetrie (S_aO_2) (◘ Abb. 6.11)

Bei der Pulsoxymetrie handelt es sich um ein nichtinvasives und einfach handhabbares Verfahren zur kontinuierlichen Messung der arteriellen Sauer-

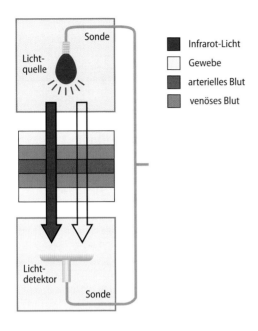

Infrarot-Licht
Gewebe
arterielles Blut
venöses Blut

Sonde

Licht-quelle

Licht-detektor

Sonde

Abb. 6.11 Funktionsprinzip der Pulsoxymetrie

stoffsättigung (S_aO_2). Die Pulsoxymeter reagieren bei Hypoxämie sehr schnell, sodass akute Störungen der Oxygenierung rasch erkannt werden können.

▪ **Durchführung**
Zur pulsoxymetrischen Überwachung wird ein Sensor an einem Finger, einer Zehe oder einem Ohrläppchen angebracht. In der einen Seite des Sensors befinden sich zwei lichtemittierende Dioden (LED), die abwechselnd Licht zweier definierter Wellenlängen im roten und infraroten Wellenbereich (660 und 940 nm) durch das Gewebe schicken. Das durchstrahlte Gewebe (Haut, Pigmentation, Knochen, venöses Blut) absorbiert einen konstanten Anteil des durchdringenden Lichtes (basic absorbens).

▪ **Prinzip**
Durch das arterielle, pulsierende Blut kommt es zu einer pulssynchronen Volumenveränderung im durchstrahlten Gewebe mit einer pulssynchronen Absorptionsänderung des durchdringenden Lichtes (pulse added absorbens). In der anderen Seite des

Sensors wird das nicht absorbierte Restlicht von einem Lichtdetektor in ein elektrisches Signal umgewandelt (❍ Abb. 6.11).

Da oxygeniertes und reduziertes Hämoglobin bei den beiden genannten Wellenlängen unterschiedlich absorbieren, kann ein Mikroprozessor aus dem registrierten Lichtsignal die arterielle Sättigung errechnen.

Die Pulsoxymeter werden bei Patienten geeicht, die keine nennenswerten Konzentrationen an sog. Dyshämoglobinen (Methämoglobin und CO-Hämoglobin) aufweisen. Wird ein so geeichtes Pulsoxymeter beim Patienten eingesetzt, die z. B. höhere HbCO-Konzentrationen haben, so misst das Pulsoxymeter falsch hohe Sättigungswerte. Liegen keine nennenswerten Konzentrationen dieser Dyshämoglobine vor, so stimmen die pulsoxymetrisch gemessenen Sättigungswerte sowohl bei Kindern wie bei Erwachsenen sehr gut mit den mittels einer arteriellen Blutgasanalyse an einem CO-Oxymeter in vitro gemessenen Sättigungswerten überein.

❯ Nachteilig ist, dass Hyperoxien nicht erfasst werden können. Deshalb ist gerade bei Früh- und Neugeborenen wegen der Gefahr der hyperoxämisch bedingten retrolentalen Fibroplasie zusätzlich die transcutane Messung des PO_2 sinnvoll.

6.2.2 Kapnometrie (Endexspiratorisches CO_2)

Die endexspiratorische CO_2-Messung ist der Goldstandard zur Ventilationsüberwachung.

Heute werden im Wesentlichen Kapnometer benutzt, die im Nebenschluss arbeiten. Die zur Analyse abgesaugte Luft wird dem Kreissystem wieder zurückgegeben. Selbst wenn ein korrekt eingestelltes Beatmungsgerät volumenkonstant arbeitet, kann es z. B. durch eine Tubusleckage zu größeren Differenzen zwischen dem eingestellten Maschinenvolumen und dem Ventilationsvolumen kommen. Dies kann durch die endexspiratorische CO_2-Messung sicher erkannt werden. Sie muss daher bei allen beatmeten Patienten durchgeführt werden.

Ein physiologisches Ventilationsverhältnis vorausgesetzt, beträgt die Differenz zwischen dem

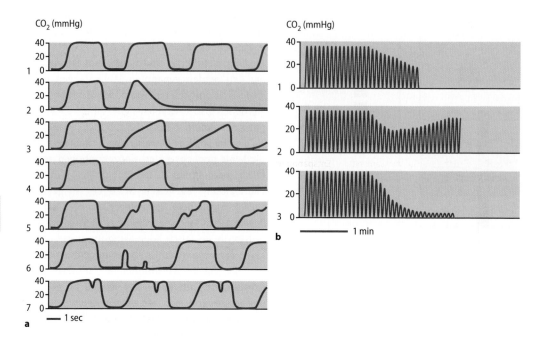

◘ Abb. 6.12a,b Kapnographie **a** 1 Normales Kapnogramm 2 Diskonnektion und Apnoe 3 Obstruktion in den Atemwegen 4 Abgeknickter (a) oder komplett verlegter Tubus (b) 5 Tubusdislokation in den rechten Hauptbronchus 6 Tubusdislokation in den Oropharynx und anschließende Repositionierung 7 Patient mit beginnender Spontanatmung, aber noch vorhandener Restrelaxation **b** 1 Lungenembolie 2 Hypovolämie 3 Herz-Kreislauf-Stillstand

P_aCO_2 und endexspiratorischen CO_2 wenige mmHg bei lungengesunden Patienten. Bei konstanten Störungen des Ventilations-Perfusions-Verhältnisses kann an Hand einer Kontrollmessung ermittelt werden, um welchen Betrag der P_aCO_2 höher liegt als der endexspiratorisch gemessene Wert. Dieser kann damit rechnerisch korrigiert werden.

Die in- und exspiratorischen CO_2-Werte können zusätzlich noch auf einem Monitor aufgezeichnet werden. Die so entstehende Kurve gibt wertvolle Hinweise auf akute Ventilationsstörungen. Beispiele für Kapnographiekurven und ihre Interpretation ◘ Abb. 6.12.

Eine **fehlende** CO_2-Kurve am Kapnometer ist das einzige sichere Zeichen dafür, dass der Tubus **nicht** in der Trachea platziert ist. Es sei denn, der Patient hätte kurz zuvor ein CO_2-haltiges Getränk zu sich genommen (»Coca-Cola-Syndrom«), was eher selten der Fall sein dürfte.

6.3   Überwachung der Narkosetiefe

0,1–0,2% der Erwachsenen können sich an Wachheitsphasen während der Allgemeinanästhesie erinnern. Möglicherweise liegt die Inzidenz bei Kindern noch höher. Um diesen vorzubeugen, ist eine perioperative EEG-Überwachung sinnvoll.

▪ EEG

Das EEG verändert sich durch die Anästhetikagabe: Die Frequenz der Signale nimmt ab, die Amplitude nimmt zu. Mit steigender Dosis nimmt die Aktivität im β-Bereich ab, im α- und θ-Bereich nimmt sie zu. Eine sehr hohe Dosierung schließlich führt zu vermehrter Burst-Suppression und letztendlich zu elektrischer Inaktivität, d. h. Nulllinien-EEG.

Durch Fast-Fourier-Transformation des komplexen Ruhe-EEGs kann die Verteilung der Leistung (Power) des EEGs in Bezug auf die Frequenz dargestellt werden (Power-Spektrum). Daraus lassen sich Monoparameter (Medianfrequenz, spektrale Eckfre-

◼ Tab. 6.2 Frequenzbereiche des EEG

Beta-Bereich	Beta-Bereich	Alpha-Bereich	Theta-Bereich	Delta-Bereich
β_2	β_1	α	θ	δ
Sehr hohe Frequenzen	Hohe Frequenzen	Mittlere Frequenzen	Niedrige Frequenzen	Sehr niedrige Frequenzen
15–50 Hertz	13–15 Hertz	7–13 Hertz	3,5–7 Hertz	0–3,5 Hertz
Stress, Überaktivierung	Aufmerksamkeit	Entspannung	Traumlose Tiefschlafphase, Hypnose	»Trance«, Narkose

quenz), Narcotrendindex (NI), Intropie oder bispektaler Index (BIS) ableiten (◼ Tab. 6.2).

Darüber hinaus können auch **akustisch evozierte Potentiale (AEP)** zur Bestimmung der Narkosetiefe eingesetzt werden.

Die zunehmenden juristischen und klinischen Klagen von Patienten über Wachheitsphasen während der Narkose, insbesondere infolge der zum Teil doch sehr kurz wirkenden intravenösen Narkotika und Opioide, sollte Anlass geben, über die klinische Beobachtung hinaus die Vigilanz auch mithilfe eines EEGs zu überwachen (das Neuromonitoring ist praktisch ausschließlich eine »Vigilanzmessung«, da nur die Aktivität des Kortex mithilfe des EEGs erfassbar ist).

6.4 Neuromuskuläres Monitoring

▪ **Definition**
Die mit dem neuromuskulären Monitoring bei nicht depolarisierenden Muskelrelaxanzien ermittelten Kenndaten »Anschlagzeit«, »Wirkdauer« und »Erholungsindex« dienen der Charakterisierung von Wirkungsbeginn und Wirkdauer von nicht depolarisierenden Muskelrelaxanzien. Unter klinischen Bedingungen geben sie eine Einschätzung, ob die Wirkung der nicht depolarisierenden Muskelrelaxanzien – bezogen auf die durchgeführte Operation – noch ausreichend ist oder nicht. Außerdem gibt das neuromuskuläre Monitoring einen Hinweis, ob der Patient extubiert werden kann.

▪ **Relaxometrie**
Die genannten Kenndaten des neuromuskulären Monitorings (Anschlagzeit, Wirkdauer, Erholungsindex) werden mit der Relaxometrie (◼ Abb. 6.13) gewonnen. Bei der Relaxometrie bedient man sich der apparativen, elektrischen Stimulation des N. ulnaris und registriert die Kontraktionsantwort des M. adductor pollicis.

Meist erfolgt die Reizung als Vierfachstimulation (Train-of-Four, [TOF], Stimulation T_1 bis T_4). In Narkose – noch ohne Relaxation – wird die erste Vierfachstimulation durchgeführt; sie ergibt den Referenzwert (TOF-Quotient 1, d. h. $T_4/T_1=1$ oder 100%). Bei zunehmender Relaxation schwinden die Kontraktionsantworten nach Stimulation auf Null. Das TOF-Reizmuster erlaubt also eine semiquantitative Abschätzung der Relaxation im zeitlichen Verlauf.

Zur Intubation ist meist die zweifache ED 95 der Muskelrelaxantien notwendig. Unter der ED 95 versteht man die Dosis, die notwendig ist, um 95%

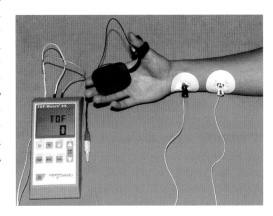

◼ Abb. 6.13 Relaxometrie. (Aus Larsen 2007)

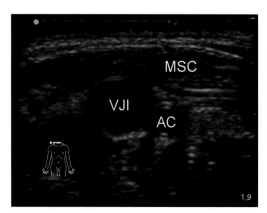

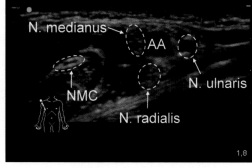

Abb. 6.14 Typische Sonoanatomie der rechten V. jugularis interna (VJI) und A. carotis communis (AC) eines 2-monatigen Säuglings. MSC = M. sternocleidomastoideus. Schallkopf: Linearscanner – »Hockeystick«, 6–13 MHz. (Mit freundlicher Genehmigung von Dr. Hillmann, Stuttgart)

Abb. 6.15 Sonographische Darstellung des Plexus brachialis nach axillärer Plexusanästhesie auf der rechten Seite bei einem 8-jährigen Kind. Die von Lokalanästhetika umspülten Nerven sind deutlich erkennbar. AA = A. axillaris, NMC = N. musculocutaneus. Schallkopf: Linearscanner, 6–13 MHz. (Mit freundlicher Genehmigung von Dr. Hillmann, Stuttgart)

der neuromuskulären Erregungsübertragung zu blockieren.

Folgende Werte sind für die Charakterisierung der Muskelrelaxanzien von Bedeutung:

- **Anschlagzeit (Onset-time; min).** Darunter versteht man die Zeit von der Unterdrückung von T_1 von 100% (Ausgangswert) auf 0%. Die neuromuskuläre Blockade tritt schon ein, wenn 70–80% aller Rezeptoren blockiert sind. Dies wird bereits erreicht mit einer Präkurarisierungsdosis (1/5 der Intubationsdosierung). Eine komplette Relaxation ist jedoch erst mit einer 90–95%igen Besetzung der Rezeptoren erreichbar. Dazu ist die zweifache ED 95 notwendig.
- **Klinische Wirkdauer (Duration 25%):** Die Zeit von der Injektion bis zur Erholung von T_1 auf 25% des Ausgangswertes. Dies entspricht in etwa der klinischen Wirkung, d. h. bis zu diesem Wert ist insbesondere bei abdominalchirurgischen Operationen die Muskelrelaxation ausreichend. Die klinische Wirkdauer ist dosisabhängig.
- **Erholungsindex (»recovery index«):** Zeit von der Erholung von »25 auf 75%«. Dieser dosisunabhängige Parameter charakterisiert die Zeit von einer 25%igen auf eine 75%ige Erholung. Eine ausreichende Muskelkraft für die Extubation (nach intraoperativer Relaxa-

tion) ist gegeben bei einem TOF-Quotienten von 0,9 oder bei 90%iger Erholung von der Relaxation.

6.5 Sonographie, Echokardiographie

Die bildgebenden Verfahren Sonographie und transösophageale Echokardiographie (TEE) sind eine wesentliche Bereicherung des anästhesiologischen Alltags geworden.

6.5.1 Sonographie

Die Sonographie in der Anästhesie, Intensiv- und Notfallmedizin diente bislang vor allen Dingen der ultraschallgesteuerten Anlage von Gefäßzugängen und der Regionalanästhesie. In den letzten Jahren hat die Verwendung aufgrund neuer technischer Möglichkeiten und ein gewachsenes Wissen eine deutliche Ausweitung erfahren. Eine Reihe von Anwendungsbeispielen findet sich unter der genannten Homepage im Frontteil des Buches.

Die sonographisch gesteuerte Regionalanästhesie lässt eine gezielte Applikation des Lokalanästhetikums »rund um den Nerven« zu. Das verkürzt die Anschlagszeit und mindert das Volumen des Lokalanästhetikums, das notwendig ist (Abb. 6.15).

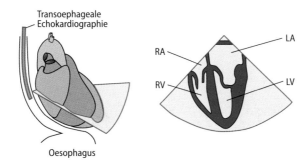

RA
RV
LA
LV

Transoephageale
Echokardiographie

Oesophagus

▣ Abb. 6.16 Typische Einstellung in einer TEE-Untersuchung aus dem unteren Ösophagus (4-Kammer-Blick)

6.5.2 Echokardiographie

Auch die Echokardiographie findet in der Anästhesie zunehmend Anwendung. Indikationen für die **transösophageale Echokardiographie** (TEE, ▣ Abb. 6.16) sind nach den aktuellen Leitlinien des American College of Cardiologie die intraoperative Kontrolle bei Herzklappenoperationen sowie bei operativer Korrektur kongenitaler Vitien mit kardiopulmonalem Bypass.

Eine Alternative ist die **transthorakale Echokardiographie**, die eine gute Darstellung der Herzstruktur erlaubt. Dieses Verfahren ist vor allen Dingen für die schnelle Beurteilung des kardialen Füllungszustandes und der ventrikulären Kontraktilität im Operationssaal und auf der Intensivstation geeignet. Diesbezüglich sind noch erhebliche Indikationsausweitungen und Fortschritte zu erwarten.

Perioperative Flüssigkeitstherapie

Franz-Josef Kretz, Jürgen Schäffer, Tom Terboven

F.-J. Kretz et al., *Anästhesie, Intensivmedizin, Notfallmedizin, Schmerztherapie*,
DOI 10.1007/978-3-662-44771-0_7, © Springer-Verlag Berlin Heidelberg 2016

Dieses Kapitel geht auf die wesentlichen Aspekte der perioperativen Flüssigkeitstherapie ein. Wichtige Punkte stellen hierbei die physiologischen Grundlagen, der Wasser- und Elektrolytbedarf sowie die Basislösungen, die verabreicht werden, dar. Ferner wird auf das Thema Blutverlust (Therapie, Blutkomponenten, fremdblutsparende Maßnahmen) eingegangen.

7.1 Physiologische Grundlagen

Das **Gesamtkörperwasser** beträgt beim Erwachsenen 60%; dabei finden sich zwei Drittel intrazellulär, ein Drittel extrazellulär. Der extrazelluläre Anteil teilt sich noch auf in das Wasser zwischen den Zellen (interstitiell), wo sich vier Fünftel befinden, und im Gefäßsystem, das ein Fünftel umfasst (Plasmawasser).

Das Blutvolumen beträgt 7–8% des Körpergewichtes, der Anteil der korpuskulären Bestandteile ist 45% (Hämatokrit, HKT). Das intravasale Volumen wird durch den kolloidosmotischen Druck über die Plasmaeiweiße, vor allem Albumin, garantiert. Das Blutvolumen beträgt beim Erwachsenen 70 ml/kg, 15% befinden sich im arteriellen System, 75% im venösen Niederdrucksystem und 10% in den Kapillaren.

7.2 Intraoperativer Wasser- und Elektrolytbedarf

Man unterscheidet
- den Basisbedarf (oder Erhaltungsbedarf),
- den Korrekturbedarf (oder Nachholbedarf) und
- den Ersatzbedarf.

- **Basis- und Elektrolytbedarf**

Der tägliche Basisbedarf beträgt beim Erwachsenen:
- Wasser: 30 ml/kgKG;
- Natrium: 2 mmol/kgKG;
- Kalium: 1 mmol/kgKG.

Mit diesem Basisbedarf werden die physiologischen Verluste über
- Urin 1500 ml/Tag;
- Stuhl 200 ml/Tag;
- Perspiratio insensibilis 800 ml/Tag ausgeglichen.

Die Situation bei Kindern differiert sehr stark, insbesondere in Abhängigkeit vom Alter (▶ Kap. 12)

Aufgrund der präoperativ bestehenden Nüchternheit besteht ein Flüssigkeitsdefizit, das an Hand des Basisbedarfs berechnet werden kann (z. B. 10 h Nüchternheitsperiode beim 70-kg-Patienten: 1000 ml). Heute versucht man durch eine kürzere Nüchternheitsphase von 2 h für klare Flüssigkeiten dieses Defizit zu minimieren.

■ **Korrekturbedarf**

Unter Korrekturbedarf (auch Nachholbedarf genannt) versteht man die Defizite, die sich aus

━ der Flüssigkeitskarenz,
━ einem möglichen präoperativen Erbrechen,
━ Durchfall,
━ Volumenverlust bei einem Ileus, Sepsis oder Blutungen,
━ Volumenverluste über vorbestehende Sondenableitungen (z. B. Bauchdrainagen vor einer Relaparotomie)

ergeben.

Man sollte bestrebt sein, vor der Narkoseeinleitung mindestens die Hälfte des präoperativ entstandenen Defizits (z. B. beim Ileus) zu substituieren.

■ **Ersatzbedarf**

Der Ersatzbedarf, auch intraoperativer Verlustbedarf genannt, entsteht vor allem durch Blutverluste, aber auch durch die Flüssigkeitsverdunstung über die Wundfläche, insbesondere bei Laparotomien, darüber hinaus kommt es aber auch beim Capillary-Leak zu einer Flüssigkeitssequestration in den 3. Raum. Unter dem 3. Raum oder »third space« versteht man nach dem intra- und extravasalen Raum die Räume, in denen sich normalerweise keine Flüssigkeit befindet, sich aber im Krankheitsfalle Wasser ansammeln kann (z. B. zwischen den Pleurablättern, im Abdomen).

Weitere Flüssigkeitsverluste entstehen durch die Beatmung mit trockenen Narkosegasen, was jedoch heute weitestgehend durch die Verwendung von Filtern (▶ Kap. 2) und niedrige Gasflüsse vermieden wird.

Der Ersatzbedarf lässt sich nur schwer kalkulieren. Die Beurteilung, ob ein Flüssigkeitsdefizit vorliegt, orientiert sich:

━ am **klinischen Zustand** des Patienten: Halonierte Augen? Marmorierte Haut? Trockene Haut? Hautfalten? Trockener Mund? Urinproduktion?
━ an **kardiozirkulatorischen Parametern**: Herzfrequenz ↑, Blutdruck ↓, Urinproduktion ↓, ZVD ↓.
━ an den **Laborparametern**: Base excess ↓, Laktat ↑, Hb ↑↑, HKT ↑↑, Plasmaeiweiße ↑↑ (»Eindickung«). Die Natriumserumwerte

können differieren, je nachdem, welche Form der Dehydratation vorliegt.

❯ War man bis vor einigen Jahren sehr großzügig mit der perioperativen Infusionstherapie, so gilt heute als gesichert, dass ein restriktives Flüssigkeitsmanagement das Outcome der Patienten verbessert. Dies ist vor allem bei Eingriffen am Darm gesichert. Physiologische Parameter wie Herzfrequenz, Blutdruck oder Urinproduktion sollten jedoch keinesfalls außer Acht gelassen werden. Bei akutem Volumenmangel (z. B. Sepsis, Ileus, Blutungen etc.) versteht sich die Substitution der Verluste jedoch von selbst.

━ Bei **Kindern** ist pro kg Körpergewicht mehr zu infundieren! Wegen des geringen Körpergewichtes sind jedoch gerade bei sehr kleinen Kindern wie Neugeborenen und Säuglingen nur geringe Infusionsmengen erforderlich (z. B. Säugling 6 kg Infusionsmenge bei einer Leistenhernie (Op.-Zeit 1 h): Basisbedarf ~30 ml, Korrekturbedarf (2 h Nüchternheit) ~60 ml und Ersatzbedarf 24 ml; d. h. insgesamt 114 ml! Man muss bei diesen Kindern Perfusoren benutzen, um eine Überinfusion zu vermeiden.
━ **Greise**: Vorsicht bei Vorerkrankungen wie Herzinsuffizienz mit allzu rascher Infusionstherapie! Häufig bestehen jedoch beim Greisen präoperativ erhebliche Flüssigkeitsdefizite, verursacht durch geringere Flüssigkeits- und Nahrungsaufnahme im Alter; diese müssen perioperativ in Abhängigkeit von den Kreislaufparametern substituiert werden.

7.3   Infusionslösungen zur perioperativen Flüssigkeitssubstitution

Zum Ersatz von extrazellulärer Flüssigkeit werden verschiedene Infusionslösungen angeboten. Man unterscheidet kristalline Lösungen von kolloidalen Lösungen.

7.3.1 Kristalline Lösungen

Hier wird unterschieden zwischen
- Elektrolytlösungen und
- elektrolytfreien Glukoselösungen.

Elektrolytlösungen haben entweder ein ähnliches Elektrolytmuster wie das Blut (Vollelektrolytlösung) und liegen deshalb mit ihrer Osmolarität im Bereich des Plasmas (isotone Lösung) oder sie haben eine niedrigere oder höhere. Elektrolytlösungen mit einem niedrigen Natriumgehalt sind hypotone Lösungen (z. B. 2/3-Elektrolytlösungen mit einem Natriumgehalt von 100 mval/l Osmolarität oder Halbelektrolytlösungen mit einem Natriumgehalt von 70 mval/l), Elektrolytlösungen mit einem höheren Anteil an Natrium in Relation zum Plasma werden als hypertone Lösungen bezeichnet.

Mit der Infusion von elektrolytfreien, niedrig oder hoch konzentrierten Glukoselösungen wird letztendlich freies Wasser infundiert; da die Glucose verstoffwechselt wird, bleibt von der Infusion nicht mehr übrig als das Wasser.

> Da es bei Operationen meist zu einem Verlust plasmaisotoner Flüssigkeiten kommt, sind im operativen Bereich Vollelektrolytlösungen die Infusionslösungen der Wahl.

Zweidrittel-, Halbelektrolytlösungen und elektrolytfreie Glukoselösungen sind gefährlich, da bei entsprechender Volumensubstitution mit diesen Lösungen schwerwiegende Hyponatriämien entstehen können (Wasserintoxikationen!).

Besonders **hypotone Hyperhydratationen** können zu schweren neurologischen Störungen (Hirnödem), im schlimmsten Fall zur Einklemmung des ödematös geschwollenen Gehirns in das Foramen magnum mit der Folge des Hirntodes führen! Nicht wenige Patienten, in der Mehrzahl Kinder, sind auf diesem Wege zu Tode gekommen!

> Insofern haben elektrolytfreie Glukoselösungen und Zweidrittelelektrolytlösungen im Operationssaal nichts zu suchen.

Sollten erhebliche Abweichungen von Serumnatriumwert und Hypoglykämien intraoperativ zu korrigieren sein, dann genügt ein Zusatz von Natriumkonzentrat oder Glukose zur Vollelektrolytlösung.

- Vollelektrolytlösungen

Bei den Vollelektrolytlösungen ist die Elektrolytausstattung jedoch auch nicht immer plasmaanalog.

Die 0,9%ige, **physiologische Kochsalzlösung** hat folgende Zusammensetzung:
- Natrium 157 mva/l,
- Chlorid 103 mval/l,
- Osmolarität 286 mosml/l;
- pH-Wert der Lösung 5,7.

Wegen der hohen Cl^--Konzentration und der fehlenden HCO_3^--Ionen kann es bei größeren Infusionsmengen zu einer **hyperchlorämischen Azidose** kommen; die Hyperchlorämie verschlechtert über eine renale Vasokonstriktion darüber hinaus die Nierenfunktion. Die physiologische Kochsalzlösung ist deshalb für große Volumenumsätze nicht geeignet, vielmehr sollte bei perioperativ benutzten Infusionslösungen ein Teil der Anionen aus Laktat, Malat oder Pyruvat bestehen, die in der Leber unter Produktion von HCO_3^--Ionen metabolisiert werden. Diese Stoffe werden aus diesem Grund auch als metabolisierbare Anionen bezeichnet.

Das Gleiche gilt auch für die **Ringerlösung**! Auch sie triggert bei großen Volumenumsätzen infusionsbedingte Azidosen! Gleichzeitig ist die Ringerlösung (benannt nach einem Physiologen namens S. Ringer) auch noch mit einem Natriumgehalt von 132 mval/l leicht hypoton und sollte deshalb nur mit Vorsicht bei Patienten mit Hirnödem eingesetzt werden.

> ⊘ Einklemmung bei Zunahme des Hirnödems!!!

Sinnvoll ist es deshalb, Infusionslösungen mit einem Elektrolytgehalt zu wählen, der im physiologischen Bereich liegt. Der Anionenanteil, der dann noch erforderlich ist, um Isotonie zu erreichen, wird über Malat, Laktat oder Azetat substituiert.

Indikationen für Vollelektrolytlösungen:
- Ersatz des Basisbedarfs,
- Ersatz von Flüssigkeitsverlusten perioperativ.

> Die Vollelektrolytlösungen bleiben nicht im Gefäßsystem, sondern gehen rasch auch in den interstitiellen Raum, sodass die Kreislaufwirksamkeit nicht lange anhalten kann und nicht mit der von Plasmaersatzmittel vergleichbar ist (nur 20% der Vollelektrolytlösung bleiben in der Blutbahn).

- **Kaliumsubstitution**

Die Substitution von Kalium sollte in der perioperativen Phase nur mit großer Vorsicht erfolgen.

❗ **Nicht nur, dass die zu schnelle i.v.-Applikation von Kalium (über 20 mmol/h) zu erheblichen Herzrhythmusstörungen führen kann, Bolusapplikation führen sofort zur Asystolie!**

Die Situation des Kaliumhaushaltes ist intraoperativ alles andere als übersichtlich:
- Intraoperativer Katecholaminanstieg führt zu einer Kaliumaufnahme nach intrazellulär und damit zu einer Senkung des Kaliumspiegels!
- Gewebetraumen → Kaliumfreisetzung;
- Stressbedingte Insulinhyposekretion → Anstieg des Serumkaliumspiegels;
- Transfusion von Erythrozytenkonzentraten → passagerer Kaliumanstieg (Konserven haben – je älter desto mehr – einen sehr hohen Kaliumgehalt! Bis zu 20 mmol/l !!);
- Hyperventilation → Abfall des Serumkaliumspiegels.

❯ **Deshalb sollte intraoperativ eine Kaliumsubstitution zurückhaltend erfolgen. Selbstverständlich muss jedoch auch intraoperativ eine schwere Hypokaliämie (unter 3 mmol/l) korrigiert werden. Bei kardialen Risikopatienten scheint die Rate an höhergradigen Herzrhythmusstörungen schon bei einem Kalium-Spiegel unter 3,8 mmol/l erhöht zu sein. Hier sollte eine Substitution unter Berücksichtigung der oben genannten Einflussfaktoren früher erfolgen.**

Ansonsten erfolgt in der Steady-State-Phase nach der Operation eine an den Laborwerten orientierte Kaliumsubstitution. Sie errechnet sich nach der Formel:

$$\text{Kalium} = (\text{Kalium}_{soll} - \text{Kalium}_{ist}) \times 0{,}3 \times \text{kgKG}$$

Die Kaliumsubstitution erfolgt am besten über einen zentralvenösen Zugang und unter EKG-Monitoring!

❗ **Herzrhythmusstörungen bei zu rascher Applikation (> 20 mmol/h)! Niemals als Bolusapplikation!**

7.3.2 Kolloidale Lösungen

Darunter versteht man Infusionslösungen mit großen, hochmolekularen Substanzen, die die Kapillaren bei intakter Gefäßbarriere deshalb nicht verlassen können und deren Wirkungsdauer durch ihren Abbau limitiert ist.

Prinzipiell unterscheidet man künstliche (Gelatine, Hydroxyethylstärke, Dextrane) von natürlichen (Albumin) Kolloiden.

In den letzten Jahren war im perioperativen Bereich im deutschsprachigen Raum das am häufigsten verwendete Kolloid die **Hydroxyethylstärke**. Durch negative Einflüsse auf die Nierenfunktion und die Blutgerinnung gerieten diese Präparate jedoch zunehmend in die Kritik. In einer Bewertung aus dem Sommer 2013 kam die Europäische Arzneimittelagentur zu dem Schluss, dass der Nutzen von Hydroxyethylstärke die Risiken nicht länger überwiegt und empfahl ein Ruhen der Zulassung. Dieser Bewertung schlossen sich weltweit eine Vielzahl von anästhesiologischen und intensivmedizinischen Fachgesellschaften an. Die entsprechenden Präparate sind weiterhin zugelassen und auf dem Markt erhältlich, die einzige konsequente Indikation für die Gabe von Hydroxyethylstärke stellte für einen begrenzten Zeitraum nur der Patient im Volumenmangelschock dar, der sich mittels Gabe von kristalloiden Infusionslösungen und Katecholaminen nicht stabilisieren lässt. Im Spätsommer 2014 erschien eine aktuell gültige S3-Leitlinie »Intravasale Volumentherapie beim Erwachsenen«, die den perioperativen Einsatz von Hydroxyethylstärke jedoch folgendermaßen bewertet:
- Bei der periinterventionellen Therapie der akuten **Hypovolämie** können kolloidale Lösungen (6% HES130 und Gelatine) gleichberechtigt zu Kristalloiden als Volumenersatz verwendet werden.
- Aufgrund der vorliegenden Daten gibt es keinen Hinweis, dass der periinterventionelle Einsatz von 6% HES 130/Gelatine/Albumin mit einer periinterventionellen Nierendysfunktion assoziiert ist.

Im intensivmedizinischen Bereich sollte auf die Gabe von künstlichen Kolloiden jedoch verzichtet werden!

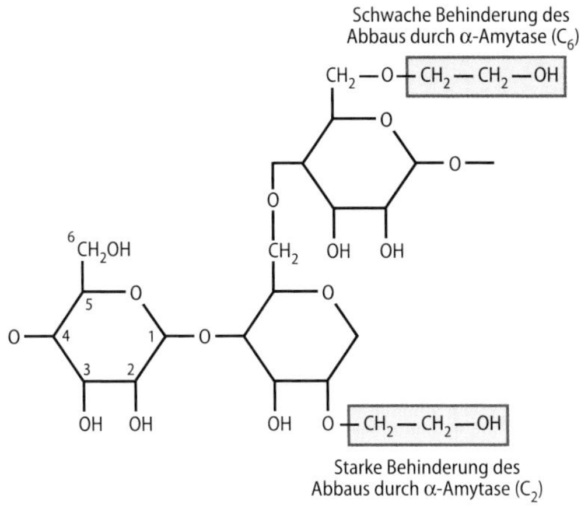

Abb. 7.1 Hydroxyethylstärke (HAES)

Aktuell ist die Verwendung kolloidaler Infusionslösungen deutlich zurückgegangen. Wohin sich der Trend hier in den nächsten Jahren entwickeln wird, bleibt abzuwarten.

- **Gelatine (Haemaccel)**

Aus dem wasserlöslichen Kollagen aus Knochen und Sehnen wird durch entsprechende chemische Umwandlungsprozesse Gelatine gewonnen. Es hat ein Molekulargewicht von 30000, eine kurze Wirkdauer von 2–3 h und eine Plasmahalbwertzeit von 5–8 h.

Die Volumenwirkung ist mit 1 geringer als bei Dextranen und vergleichbar mit der von Hydroxyethylstärke; demnach wird ausschließlich 1:1 Volumen ersetzt, es liegt keine Expanderwirkung vor.

Gelatine wird über die Niere ausgeschieden. Ein Coating-Effekt liegt nicht vor, die Blutgerinnung wird nicht beeinflusst. Allergische Reaktionen kommen vor, sind jedoch seltener und im Vergleich zu Dextran auch eher blande.

- **Hydroxyethylstärke (HAES)**

Hydroxyethylstärke (HAES) wird aus Mais, Getreide und Reis gewonnen. Die Zucker sind in der Stärke am C_4-Atom glykosidisch miteinander verbunden! Darüber hinaus gibt es eine Verzweigung am Atom C_6 (1-6-Verbindung) (**Abb. 7.1**).

Die Stärkemoleküle werden jedoch durch die α-Amylase des Plasmas rasch gespalten. Um das zu verhindern, wird die Stärke am C_2- und am C_6-Atom hydroxiliert. So entsteht aus der Stärke die Hydroxyethylstärke. Dabei behindert die Substitution am C_2-Atom den Abbau durch die α-Amylase besser als die Substitution am C_6-Atom. Bei stärkerer C_2-Substitution resultiert daraus eine längere Wirkdauer.

Mit der C_2-C_6-Relation werben die Hersteller: Wegen einer hohen C_2-C_6-Relation habe das jeweilige eigene HAES-Präparat die längere Wirkdauer. Bedauerlicherweise lässt sich in der klinischen Praxis am OP-Tisch oder am Patientenbett nicht erkennen, wie lange welche Hydroxethylstärke im Blut verweilt und volumenwirksam ist, sodass die Diskussion um die Wertigkeit der Hydroxyethylstärke häufig sehr akademisch ist. Man sollte sich jedoch merken:

> **Der Volumeneffekt ist abhängig von der Molekülgröße, die Wirkdauer ist abhängig von der C_2-C_6-Substitutionsrelation.**

Hydroxethylstärke beeinflusst ebenfalls die Gerinnung und sollte in der Dosierung auf 30 ml/kg/Tag begrenzt sein. HAES wird im retikuloendothelialen System (RES), in den Hepatozyten und in den Tubuluszellen der Nieren gespeichert. Im septischen Schock gegeben, kommt es offensichtlich nach HAES-Applikation doppelt so häufig zu einem akuten Nierenversagen als bei der Infusion von Gelatine oder bei Volumensubstitution mit einer kristallinen Lösung; deshalb Vorsicht mit HAES im septischen Schock! Die länger dauernde Applikation von HAES in hohen Dosen führt zu Juckreiz.

- **Natürliche Kolloide**

Durch den Wegfall von Hydroxyethylstärke für die perioperative Flüssigkeitstherapie hat Humanalbumin gewissermaßen eine kleine Renaissance erfahren und wird wieder häufiger verwendet. Jedoch ist Humanalbumin

- im Gegensatz zu den synthetischen Kolloiden nur begrenzt verfügbar,
- teuer in der Herstellung,
- nicht 100% virussicher (obwohl die Verfahren heute weitestgehend optimiert wurden).

Auch Humanalbuminlösungen können, wenn auch selten, zu einer anaphylaktischen Reaktion führen.

Nach gegenwärtigem Wissensstand scheint Albumin gegenüber Kristalloiden keine wesent-

◻ Tab. 7.1 Pharmakodynamische und -kinetische Daten zu kolloidalen Plasmaersatzmitteln

	Molekular-gewicht	Intravasale Halbwerts-zeit	Dosierung	Konzen-tration [%]	Gerinnungs-beeinflus-sung	Allergierate/ Schwere-grad
Serumkonserven (PPL, SEK, Biseko)	50.000– 70.000	17–27 Tage	Nach Bedarf	5	–	Sehr selten, blande
Gelantine (Haemaccel, Gelafundin)	30.000– 40.000	3–4 h	Nach Bedarf	3,5–4,0	–	++ (0,1%), blande
Hydroxyäthylstärke (Plasmasteril, HAES)	130.000– 450.000	4–12 h	Begrenzt (10–20 ml/kg)	6–10	+	+ (0,08%), blande

lichen Vorteile in der perioperativen/intensivmedizinischen Flüssigkeitstherapie zu haben. Gerade bei Patienten mit einem »Capillary-Leak« durch Schäden an der endothelialen Glykokalix bleibt der Volumeneffekt der Kolloide in der klinischen Praxis deutlich hinter den Erwartungen zurück. Die aktuelle Datenlage bezüglich des Volumenersatzes mit Kolloiden lässt jedoch keine sichere und starke Empfehlung zu, sodass momentan eine Therapie mit kristalloiden Infusionslösungen als Mittel der Wahl erscheint.

Einen groben Überblick über die pharmakodynamischen und -kinetischen Daten der bislang verwendeten Kolloide gibt ◻ Tab. 7.1.

◻ Tab. 7.2 Erythrozytenkonzentrate

Blutgruppe	Reguläre Antikörper	Häufigkeit der Blutgruppe
A	Anti-B	50%
B	Anti-A	8%
AB	–	2%
O	Anti-A und –B	40%
Rh positiv	Keine	85%
Rh negativ	Keine	15%

7.4 Blutkomponenten

Die Transfusion von Vollblutkonserven ist obsolet. Stattdessen werden indikationsgerecht Komponenten des Blutes – Erythrozytenkonzentrate, FFP, Thrombozytenkonzentrate und Gerinnungsfaktoren – transfundiert.

■ **Erythrozytenkonzentrate (◻ Tab. 7.2)**

Erythrozytenkonzentrate (EKs) bestehen nahezu ausschließlich aus Erythrozyten; Leukozyten sind bereits im Herstellungsverfahren nahezu komplett eliminiert. Erythrozytenkonzentraten sind Stabilisatoren (ACD) hinzugegeben. AC steht für Acidum citricum (Zitronensäure), D für Dextrose. Die Zitronensäure fängt das Kalzium ab, das für die Gerinnung erforderlich ist und verhindert so die Gerinnung des Blutes; die Dextrose dient der Ernährung der Erythrozyten. Bei 4 °C kann man EKs bis max. 49 Tage lagern.

■ **Fresh-Frozen-Plasma (FFP) und gefriergetrocknetes Plasma**

Das im FFP bei –30°C tiefgefrorene Plasma hat Gerinnungsfaktoren, die nach Auftauen noch mindestens 70% ihrer Aktivität aufweisen. FFP soll AB0-blutgruppengleich appliziert werden.

1 ml/kgKG FFP steigert den Gehalt an Gerinnungsfaktoren um ~ 1%; dies zeigt sich auch im Quickwert, der pro ml/kgKG FFP um ~ 1–2% ansteigt. Gebraucht wird für die Infusion ein Standardfilter (Porengröße 170–230 μm). Gefriergetrocknetes Plasma enthält die gleichen Bestandteile wie fresh frozen plasma, kann aber bei Raumtemperatur gelagert werden. Es wird mit Wasser für Injektionszwecke aufgelöst und kann dann unmittelbar

transfundiert werden. Der zeitraubende Schritt des Auftauens entfällt somit und das Präparat kann zügiger verwendet werden.

- **Thrombozytenkonzentrate**

Sie werden aus dem Plasma von 4–6 Spendern hergestellt. Ein Thrombozytenkonzentrat soll möglichst AB0-blutgruppengleich transfundiert werden. Benötigt wird ein Standardtransfusionssytem (Porengröße s. o.); nach der Transfusion eines Thrombozytenkonzentrates sollte es zu einem Thrombozytenanstieg um 30000/mm³ kommen.

- **Kühlkette**

❯ Beim Transport der Blutkomponenten EK und FFP muss die Kühlkette gewahrt bleiben; eine Erwärmung der EKs über 10°C muss auf jeden Fall vermieden werden; die FFPs müssen gefroren angeliefert werden und auch bei –30°C weiter gelagert werden. Thrombozytenkonzentrate werden nicht gekühlt.

Die Kühlkette besteht aus einem zugelassenen, erschütterungsfreien Kühlschrank, dessen Temperatur auf 4°C eingestellt ist und dessen Temperatur zentral überwacht wird, und einer Transportbox.

Wird ein EK über 10°C warm, so dürfen diese Blutprodukte nur nach einer erneuten Qualitätsprüfung durch die Blutbank weiterverwendet werden.

Müssen die Blutprodukte wegen Unterbrechung der Kühlkette verworfen werden, so ist dies nicht nur ein Nachteil für das Budget, sondern auch gegenüber den Spendern unverantwortlich.

❯ Deshalb ist ein konzentrierter und verantwortungsvoller Umgang mit den Blutkonserven bei der Lagerung und beim Transport unbedingt nötig.

7.4.1 Risiken einer Bluttransfusion

Eine Bluttransfusion birgt erhebliche Risiken: Sie kann immunologische und nichtimmunologische Reaktionen auslösen.

- **Immunologisch ausgelöste Reaktionen**
- ■ **Hämolytische Reaktion**

❯ Häufigste Ursache dafür ist eine Verwechslung der Konserve im AB0-System. Eine Katastrophe!

Bereits nach 10 ml Transfusion kann es über die Hämolyse der transfundierten Erythrozyten zu schwersten Transfusionsreaktionen kommen:

- Beim wachen Patienten: Unruhe, Übelkeit, Erbrechen, Flanken- und Brustschmerz, Hitzegefühl, Engegefühl, Bronchospasmus, Blutdruckabfall, Tachykardie, Schock.
- Beim narkotisierten Patienten ist dies schwieriger zu beurteilen: Schock, eine Tachykardie, die auf andere Weise nicht erklärbar ist, schwere Gerinnungsstörungen, Hämolyse mit Übergang in eine disseminierte intravasale Gerinnung (DIC). Grund für diese disseminierte intravasale Gerinnung ist, dass die zerstörten Erythrozyten die periphere Blutbahn verlegen und diese Verlegung der Blutbahn zu einer Aktivierung des Gerinnungssystems führt. Wenn ein Blasenkatheter liegt, so sieht man eine Hämoglobinurie und konsekutiv eine Oligurie.

Es kommt häufig zu einem tödlichen Ausgang. Je schneller die Verwechslung erkannt wird, desto besser die Prognose:

❗ Sofort Transfusion stoppen! Forcierte Diurese mit Vollelektrolytlösungen sowie Gaben von Lasix. Therapie des Schocks!

- ■ **Febrile, nichthämolytische Transfusionsreaktion**

Im Serum des Empfängers sind Antikörper gegen Spenderleukozyten und -thrombozyten vorhanden. Die Antikörper/Antigenreaktion setzt Zytokine frei, die zu einer Entzündungsreaktion mit Fieber führen (Therapie: symptomatische anitpyretische Maßnahmen).

- ■ **Graft-versus-Host-Reaktion**

Sie tritt auf, wenn Blut mit funktionsfähigen, immunkompetenten Zellen (z. B. Lymphozyten) einem immunsupprimierten Patienten transfundiert wird.

Ein immunkompetenter Organismus ist zur Elimination der transfundierten Lymphozyten in der Lage, nicht dagegen ein immunsupprimierter Patient. Die transfundierten Lymphozyten erkennen die fremden Zellen des Empfängers und die Graft-versus-Horst-Reaktion nimmt ihren Lauf.

Sie richtet sich vor allem gegen die Epidermis, das Epithel des Gastrointestinaltraktes, die Leberzellen sowie die Zellen des Knochenmarks und des lymphatischen Gewebes. Die nach einer Latenzzeit von 8–10 Tagen auftretenden Reaktionen äußern sich klinisch in

- erythematösem Exanthem,
- schweren Diarrhoen (mehrere Liter pro Tag),
- Leberfunktionsstörungen mit Ikterus, Transaminasenanstieg und Hepatomegalie
- Lymphozytenverarmung des lymphoiden Gewebes,
- fieberhaft septischen Krankheitsbildern.

Eine Graft-versus-Host-Reaktion dürfte heute bei den leukozytendepletierten Erythrozytenkonzentraten nur noch selten vorkommen. Um sie ganz zu verhindern, ist eine Bestrahlung erforderlich.

▪▪ Transfusionsinduzierte akute Lungeninsuffizienz (TRALI)

Hier kommt es aufgrund von Antikörpern gegen die Granulozyten des Spenders zur Leukozytenaggregation mit Verlegung der Lungenstrombahn; der Gasaustausch ist wie beim ARDS (Acute Respiratory Distress Syndrome, Atemnotsyndrom, ▶ Kap. 17) gestört; das TRALI ist ein seltenes Phänomen, dessen Verlauf jedoch häufig deletär ist. Die Therapie erfolgt symptomatisch, für die Gabe von Glukokortikoiden gibt es keine Evidenz.

▪▪ Hypothermie

Inbesondere bei Massivtransfusionen kann es durch die vielen kühlen Erythrozytenkonzentrate zum Auskühlen des Patienten kommen; deshalb in diesem Fall Konserven mit entsprechend zugelassenen Anwärmegeräten (z. B. Plasmatherm) anwärmen.

▪▪ Citratintoxikation

Das Citrat wird rasch in der Leber metabolisiert und macht deshalb in der Regel keine Sorgen. FFP enthält reichlich Citrat, deshalb bei Massivtransfusio-

nen mit hohen Dosen an FFP den Serumkalziumspiegel bestimmen und Kalzium bei Bedarf substituieren. Dies besonders auch bei Früh- und Neugeborenen, deren Leber noch unreif ist.

▪▪ Hyperkaliämie

Je länger eine Konserve gelagert ist, desto mehr geben die Erythrozyten Kalium nach extrazellulär ab. Dies kann zum Teil zu beträchtlichen Hyperkaliämien im Erythrozytenkonzentrat (bis zu 20 mval/l) führen. Die zu rasche Transfusion alter Konserven kann deshalb zu erheblichen Rhythmusstörungen führen.

▪▪ Infektionsübertragungen

Darüber hinaus kann es zu Infektionsübertragungen kommen:

- HIV: ~1:4.000.000; Mortalität 10%, protrahierter Krankheitsverlauf
- HBV: ~1:400.000; Mortalität 5%
- HCV (früher Non-A-Non-B-Hepatitis): ~1:5.000.000; heute heilbar

Eine CMV-Infektion kann ebenfalls übertragen werden; sie führt beim Erwachsenen nur zu grippeähnlichen Symptomen. Gefährdet sind vor allen Dingen Früh- und Neugeborene oder andere immuninkompetente Patienten. Dieser Patientengruppe sollte stets CMV-negatives Blut transfundiert werden!

7.4.2 Vorsorgemaßnahmen zur Vermeidung von Bluttransfusionskomplikationen (▶ Abschn. 7.6, Fremdblutsparende Maßnahmen)

Das Transfusionsgesetz wurde 1998 verabschiedet. Aktueller Anlass für dieses Gesetz war die AIDS-Katastrophe in den Neunziger Jahren. Dass ein Gesetz medizinische Sachverhalte regelt, ist übrigens eine Rarität. Hier war es jedoch zwingend erforderlich.

Die Ausführungsbestimmungen obliegen der Deutschen Ärztekammer, die über ihre Kommission Richtlinien zu Bluttransfusion herausgibt.

In diesen Richtlinien ist die Bluttransfusion im Detail geregelt:

■ **Anforderung von Blutkonserven**

Es empfiehlt sich, in enger Abstimmung mit den operativen Kollegen festzulegen, bei welchen Eingriffen wie viele Blutkonserven bestellt werden. Ziel ist dabei: Nicht zu viel (sparsamer Umgang mit den Ressourcen; Budget), nicht zu wenig Blut bestellen; letzteres gilt natürlich, um den Patienten nicht zu gefährden.

❱ Außerdem muss bei einer Transfusionswahrscheinlichkeit von über 10% in dem jeweiligen Haus, in dem die Operation vorgesehen ist, auch über die Möglichkeit einer Eigenblutspende aufgeklärt werden.

Kommt bei Eingriffen (definiert durch hauseigene Daten) eine intra- und perioperative Transfusion ernsthaft in Betracht, muss die Blutgruppe bestimmt und eine vereinbarte Zahl von Konserven gekreuzt werden.

Mit der Entnahme des Blutes zur Blutgruppenbestimmung beginnt schon das Risiko der Verwechslung. Der Arzt muss den Blutgruppenanforderungsschein unterschreiben. Er ist damit für die korrekte Blutabnahme und die Beschriftung des Blutgruppenröhrchens verantwortlich.

❶ Verwechslungsgefahr! 80% aller schweren Bluttransfusionszwischenfälle im AB0-System entstehen durch Verwechslung!

Darüber hinaus muss der Arzt auch alle transfusionsrelevanten Informationen wie Diagnose, zeitliche Dringlichkeit, Probleme bei vorangegangenen Bluttransfusionen etc. mitteilen.

Die Bestimmung der Blutgruppe umfasst routinemäßig die AB0- und Rhesusmerkmale sowie das Kell-System. Die Kreuzprobe entfällt im Notfall, in dem nur das Universalspenderblut O negativ gegeben werden kann. Sofern noch Zeit ist, ist es auch in diesem Fall sinnvoll, die Blutgruppe des Verletzten zu bestimmen, um – wenn auch noch ungekreuzt – Blut der patienteneigenen Blutgruppe zu transfundieren.

❱ Es kann durch die Transfusion von Blut zur Neubildung eines schon vorhandenen, aber wegen zu geringer Konzentration nicht nachweisbaren irregulären Antikörpers kommen; diese Stimulation kann massiv sein

(Boosterung). Insofern muss, sofern eine weitere Konserve gegeben werden soll, spätestens nach 72 h eine neue Kreuzprobe durchgeführt werden.

7.4.3 Transfusion einer Konserve

Auch hier: Verwechslungsgefahr (vor allem im Notfall und bei Massivtransfusionen!!) Überprüft werden muss (das klingt jetzt in der Theorie sehr trocken, ist in der Praxis jedoch lebenswichtig!):
- Stimmt die Nummer der Blutkonserve mit der auf dem Konservenbegleitschein überein?
- Stimmen der Name des Patienten, das Geburtsdatum und die Blutgruppe auf dem Konservenbegleitschein überein?
- Ist der Blutbeutel unverletzt?
- Ist das Verfalldatum verstrichen?
- Ist die Kreuzprobe mit negativ bescheinigt?
- Ist die Kreuzprobe von der Blutbank unterschrieben?

Dass im Blutbeutel das Blut mit der Blutgruppe enthalten ist, die auch auf der Blutkonserve dokumentiert ist, und dass die Kreuzprobe korrekt durchgeführt wurde, darauf kann der Arzt vertrauen. Er muss die Blutgruppe des Konservenblutes nicht mehr bettseitig oder am OP-Tisch noch einmal kontrollieren, er kann sie jedoch wiederholen, wenn dies seinem Sicherheitsbedürfnis entspricht.

Vom Patienten jedoch muss vor der Transfusion die Blutgruppe im AB0-System nochmals überprüft werden (**Bedside-Test** mit Medtrokarte) (❏ Abb. 7.2). Nachdem der Test abgelesen ist, wird die Blutgruppe mit dem Namen und Geburtsdatum des Patienten auf dem Abziehpapier der Medtrokarte dokumentiert und in die Akte geklebt, die Medtrokarte kann entsorgt werden.

Das Blut wird nicht prinzipiell aufgewärmt, sondern nur bei Massivtransfusionen, bei Früh- und Neugeborenen sowie Patienten mit Kälteagglutininen. Das Anwärmen verändert die Viskosität des Blutes. Aufgewärmt wird das Blut nur in dafür vorgesehenen und geprüften Anwärmegeräten (z. B. Plasmatherm).

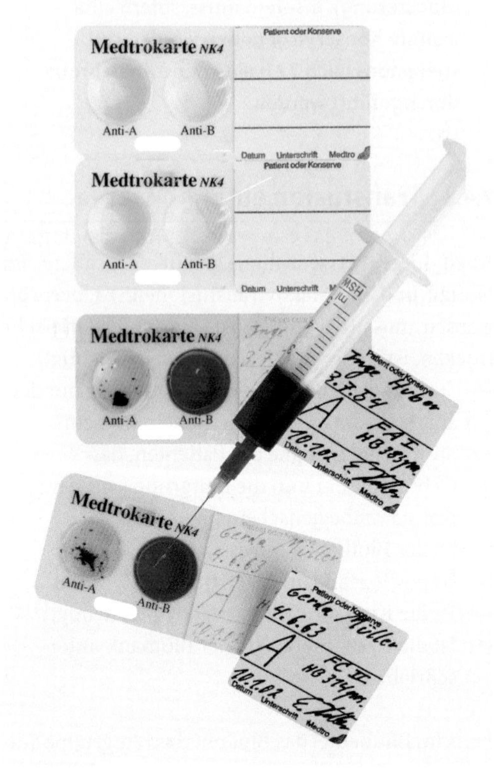

Abb. 7.2 Bedside-Test mit Medtro-Karte: In der rechten Schale ist Anti-B, in der linken Anti-A unter der Folie vorhanden. Zur Kontrolle der Blutgruppe wird in diese Schälchen durch die Folie mit einer kleinen Spritze ein Tropfen Blut appliziert, der sofern Blutgruppe A, B oder AB vorliegt, in der jeweiligen Schale gerinnt. (Medtrokarte NK4, mit freundlicher Genehmigung der Medtro GmbH)

> ❯ Anwärmen im Wasserbad ohne Temperatur-kontrolle ist verboten.

Die Bluttransfusion erfolgt mit Standardfiltern mit einer Porengröße von 170–230 µm.

Nach den Richtlinien zur Bluttransfusion sind alle Bluttransfusionen zu dokumentieren. Diese Dokumentation ist auch verpflichtend bei weiteren Präparategruppen:
- FFP; TK;
- Proteinlösung;
- PPSB;
- Einzelkomponente (Fibrinogen, Antithrombin III, Faktor-Konzentrate).

7.5   Therapie peri- und postoperativer Blutverluste

Die wichtigste Aufgabe bei peri- und postoperativen Blutverlusten ist der zeitgerechte Volumenersatz, d. h. die Aufrechterhaltung der Sauerstofftransportkapazität. Um diese Aufgabe zu erfüllen, stehen Vollelektrolytlösungen, Kolloide, Erythrozytenkonzentrate, FFP und Thrombozytenkonzentrate zur Verfügung.

Initial erfolgt die Substitution mit kristalloiden Infusionslösungen. Die Schwelle zur Gabe von Blutprodukten ist individuell sehr unterschiedlich und stets vom Zustand des Patienten und vom Verlauf der Operation abhängig zu machen! Hier muss auch zwischen akuten Blutungssituationen und chronischen Anämien unterschieden werden. Des Weiteren haben die Wahrscheinlichkeit und die möglichen Folgen einer Nachblutung (häufig deletär bei intrakraniellen Eingriffen) großen Einfluss auf die Substitution von Gerinnungsfaktoren. Bei Patienten, die bis auf das operativ zu behebende Grundleiden gesund sind, sollte der Transfusionstrigger, d. h. der Wert, bei dem immer transfundiert wird, bei 6 g/dl liegen – eine isovolämische Volumensubstitution, d. h. den Ersatz des Blutverlustes durch Infusionslösungen vorausgesetzt. Bei Hämoglobin-Werten > 10 g/dl erfolgt nur in den seltensten Fällen eine Transfusion. Im Bereich von 6-10 g/dl orientiert man sich aktuell an den sogenannten »physiologischen Transfusionstriggern«. Diese stellen Surrogatparameter für eine anämische Hypoxie dar und sind hier dargestellt:

Physiologische Transfusionstrigger
Klinische Symptomatik
- AP-Beschwerden
- Dyspnoe
- Tachykardie/Herzrhythmusstörungen
- orthostatische Beschwerden
- neurologische Symptomatik unklarer Genese
- neu aufgetretene EKG-Veränderungen
- ST-Hebungen/-Senkungen

Echokardiografische Veränderungen
- neu aufgetretene regionale Wandbewegungsstörungen

Globale Indizes einer unzureichenden Sauerstoffversorgung
- Laktat > 2 mmol/l
- Anstieg der globalen Sauerstoffextraktion um > 50%
- zentralvenöse Sättigung unter 60 %

Nach aktueller Datenlage scheinen restriktive Transfusionsstrategien der liberalen Gabe von Erythrozytenkonzentraten nicht unterlegen zu sein. Eine Ausnahme stellen hier nur Patienten mit symptomatischer KHK dar!

Bei größeren Blutverlusten und vor allem bei anhaltenden Blutungen wird eine Substitution der Gerinnung notwendig. Diese erfolgt entweder anhand der Gabe von Frischplasmen, die alle relevanten Gerinnungsfaktoren enthalten, oder durch die Gabe einzelner Faktorenpräparate. In letzter Zeit geht der Trend eher zu einer mittels bettseitiger Gerinnungsanalyse gesteuerten Substitution der Gerinnung mittels PPSB (F II, VII, IX, X) und Fibrinogen. Bei hohem Umsatz wird häufig auch die Gabe von Thrombozytenkonzentraten notwendig.

> Blutet es trotz akribischer Blutstillung und der Gabe von FFP, Thrombozytenkonzentraten und Gerinnungsfaktoren weiter, obwohl sich zwischenzeitlich die Blutgerinnungswerte und die Thrombozytenzahl labormäßig stabilisiert haben, sind Azidose ausgeglichen, Hypokalzämie korrigiert und Normothermie erreicht, so ist an den Einsatz von Novoseven (FVIIa) zu denken.

Es handelt sich dabei um den gentechnologisch hergestellten aktivierten Faktor VII, der die Blutgerinnung im Komplex mit dem Tissue-Faktor (TF-F VIIa-Komplex) und Thrombozyten am Ort der Läsion herbeiführt.

Geht mehr Blut verloren als ein zirkulierendes Blutvolumen oder sind 10 oder mehr Erythrozytenkonzentrate in weniger als 24 h erforderlich, so spricht man von einer **Massivtransfusion**.

> Unter einer Massivtransfusion kann es zu erheblichen Blutgerinnungsstörungen kommen.

Dazu tragen bei:
- Verlust von Gerinnungsfaktoren und Thrombozyten;
- Verdünnung von Gerinnungsfaktoren und Thrombozyten;
- vermehrter Verbrauch durch eine disseminierte intravasale Gerinnung (DIC);
- Hypothermie (verminderte Funktionsfähigkeit des Gerinnungssystems bei niedriger Temperatur);
- Kalziumabfall als Folge der intensiven FFP-Gabe! FFP hat eine hohe Konzentration von Citrat, was zu einer Verminderung der Gerinnung über eine Hypokalzämie führt! Deshalb Kalziumsubstitution nach entsprechender Messung der Serumkalziumwerte.

> Eine feste Empfehlung zum Verhältnis, in dem die einzelnen Blutkomponenten gegeben werden, kann nicht gemacht werden. Dies richtet sich immer nach der klinischen Situation.

7.6 Fremdblutsparende Maßnahmen

Zu den fremdblutsparenden Maßnahmen zählen:
- die Toleranz niedriger Hb-Werte,
- die akute normovolämische Hämodilution,
- die maschinelle intraoperative Autotransfusion und
- die Eigenblutspende.

7.6.1 Toleranz niedriger Hämoglobin-Werte

Die Indikation zur Bluttransfusion wurde früher bei weit höheren Hb-Werten gestellt als heute. Früher, als es noch kein Infektionsübertragungsrisiko für HIV durch Blut gab, lagen die Hämoglobingrenzen, die Anlass zu einer Bluttransfusion gaben, bei 8–10 g/dl, bei Patienten mit Vorerkrankungen von Seiten des Herzens und des Kreislaufes bei 12 g/dl. In den letzten Jahrzehnten haben sich diese Bluttransfusionsgrenzen jedoch nach unten verschoben:

▬ Bei Kindern und Jugendlichen sowie Erwachsenen ohne Vorerkrankungen liegt die Transfusionsgrenze bei 6-8 g/dl,

▬ bei Patienten mit kardialen Vorerkrankungen wird der Grenzwert bei 8-10 g/dl gesehen.

Für Früh- und Neugeborene gelten spezielle Transfusionstrigger. Von extremen Hämodilutionen bei Kindern und Jugendlichen bis zu 3 g/dl wurde berichtet, ohne dass es bei Normovolämie zu einem Laktatanstieg als Zeichen einer Gesamtkörpersauerstoffschuld gekommen wäre. Insofern liegt man mit einer Transfusionsgrenze von 6 g/dl noch im sicheren Bereich.

Die Toleranz dieser niedrigen Hämoglobinwerte trägt bereits erheblich zur Reduktion von Fremdbluttransfusionen bei.

7.6.2 Akute normovolämische Hämodilution (ANH)

Bei der ANH wird dem Patienten nach der Narkoseeinleitung vor Operationsbeginn bis zu 30% des Blutvolumens entnommen und durch Infusionslösungen ersetzt. Intraoperativ geht dann verdünntes Blut verloren. Am Ende des Eingriffes wird das vor Operationsbeginn gewonnene Blut retransfundiert. Trotz des nicht optimalen Nettoeffekts stellt die ANH eine sehr elegante Form der Eigenblutspende dar.

Das am Ende der Operation zurückgegebene Blut ist noch komplett funktionsfähig, was die Erythrozyten, Leukozyten, Thrombozyten und die Blutgerinnungsfaktoren betrifft.

7.6.3 Maschinelle Autotransfusion (MAT)

Bei der intraoperativen maschinellen Autotransfusion (MAT) wird das Blut aus der Wunde abgesaugt und in einer Maschine gesammelt, die man Cell-Saver nennt. Die Erythrozyten werden dort gereinigt und dann wieder dem Patienten zurückgegeben. Bedauerlicherweise gelingt es aber trotz aller Anstrengungen nicht, das gesamte Blut, insbesondere das Sickerblut, abzusaugen, sodass nur

insgesamt ca. 2/3 des Blutverlustes aufbereitet werden können. Insofern ist ein kompletter Ersatz des Blutverlustes über die maschinelle Autotransfusion nicht möglich.

Die maschinelle Autotransfusion wird von den Zeugen Jehovas als fremdblutsparende Maßnahme meist akzeptiert.

> ❯ **Kontraindikationen für eine MAT bestehen dann, wenn ein Patient im Operationsgebiet einen Infekt hat (z. B. Abszess, Osteomyelitis).**

Dann können die Bakterien nicht sicher mit dem Cell-Saver aus dem Blut eliminiert werden. So bestünde, benützte man das Cell-Saver-Blut, die Gefahr, dass man dem Patienten die Bakterien in die Blutbahn zurückgeben würde. Eine Streuung dieser Bakterien wäre die Folge mit fatalen Konsequenzen einer Sepsis.

Bei Tumorresektionen wurden zwischenzeitlich mehrere Filter dahingehend überprüft, ob sie in der Lage wären, auch Tumorzellen zurückzuhalten. Ein sicherer Nachweis diesbezüglich ist nicht geführt, sodass sich diese Filter in der täglichen Praxis nicht durchsetzen konnten. Wenn über die über die maschinelle Autotransfusion gewonnene Konserve jedoch bestrahlt wurde, ist eine Retransfusion möglich.

7.6.4 Eigenblutspende

Dies gilt auch für die Eigenblutspende: Haben Eltern in der Phase der AIDS-Skandale selbst zur Tonsillektomie ihrer Kinder eine Eigenblutspende gewünscht, so ist die Eigenblutspende heute selbst bei großen Eingriffen eine Ausnahme.

Die Menge des bei der Eigenblutspende abgenommenen Blutes liegt beim Erwachsenen bei 500 ml. Diese Blutkonserven sind, je nach Aufbereitung, etwa 30 Tage haltbar. Die Eigenblutspendetermine werden deshalb in diese Zeitspanne vor der Operation gelegt. Zwischen den einzelnen Abnahmeterminen sollten mindestens 8 Tage liegen, damit der Patient und sein Hb-Wert sich erholen können. Auf jeden Fall sollte zwischen der letzten Eigenblutspende und dem Operationstermin eine Frist von 7 Tagen liegen, damit der Patient mit (weitgehend) normalen Hämoglobinwerten zur Operation kommen kann. Um die Erythrozytenproduktion zu unterstützen, kann der Patient Eisen-

◼ Tab. 7.3 Haltbarkeit, Transfusionsfilter und Indikationen autologer Blutprodukte

Blutprodukt	Haltbarkeit	Transfusionsfilter	Indikation/Kontraindikation
Autologe Vollblutkonserve	28–49 Tage je nach Stabilisator (erschütterungsfrei +2–6°C im Blutkühlschrank)	170–200 µm	Perioperativer Erythrozytenverlust mit Hb-Abfall
Autologe Frischblutkonserve	Lagerung bei Raumtemperatur im Operationssaal zum sofortigen Verbrauch	170–200 µm	Wird spätestens zum Operationsende retransfundiert
Autologes Erythrozytenkonzentrat	28–49 Tage je nach Stabilisator (erschütterungsfrei bei +2–6 °C im Blutkühlschrank)	170–200 µm	Autologe Vollblutkonserve
Autologes Cell-Saver-Blut	Perioperativ bei Raumtemperatur (wird spätestens bis zur Verlegung des Patienten aus dem Aufwachraum retransfundiert)	40 µm	Perioperativer Erythrozytenverlust
Autologes gefrorenes Frischplasma (GFP)	1 Jahr (bei –30 °C im Plasmalagerschrank); Tiefkühlbeutel ist leicht zerbrechlich; für den Auftauvorgang ist die Anwendung eines speziellen Blutprodukteauftaugeräts notwendig; GFP muss unmittelbar nach dem Auftauen transfundiert werden; aufgetautes GFP darf nicht wieder für Transfusionszwecke eingefroren werden	170–200 µm	Gerinnungsstörungen, die nicht auf einen vorbestehenden Faktormangel des Patienten zurückzuführen sind, Vorbeugen einer Verlust- und/oder Verdünnungskoagulopathie bei hohen Plasmaverlusten oder Massivtransfusion

präparate erhalten. Diese Eisenpräparate haben möglicherweise Effekte im Magen-Darm-Trakt (Missempfindungen im Abdomen, Obstipation). Außerdem muss der Patient darauf hingewiesen werden, dass der Stuhl sich in den nächsten Tagen schwarz färben wird.

In den Blutbanken wird auch die Eigenblutspende wie andere Blutspenden behandelt. Erythrozyten und Plasma werden voneinander separiert. Das Plasma wird auf –30°C eingefroren (Fresh-Frozen-Plasma). Am Operationstag sind dann, wenn das FFP aufgetaut wird, noch 70% der Gerinnungsfaktoren aktiv. Die Erythrozytenkonzentrate werden im Kühlschrank bei 4°C gelagert.

Der Gesetzgeber schreibt vor, dass vor jeder Eigenblutspende auch ein Screening auf Infektionserkrankungen des Eigenblutspenders durchgeführt werden muss, da es möglich ist, dass er Infektionserkrankungen durchgemacht hat, ohne davon zu wissen. Da während des klinischen Aufenthaltes ärztliche und pflegerische Mitarbeiter mit den Blutpräparaten in Kontakt kommen, ist die Testung des Eigenblutspenders sinnvoll; sie dient dazu, die Mitarbeiterinnen und Mitarbeiter im Krankenhaus zu schützen, die mit dem Blut des Eigenblutspenders umgehen müssen.

Wenn die Eigenblutspender in den letzten 3 Tagen vor der Eigenblutspende eine Infektion der oberen Luftwege (z. B. Tonsillitis, Bronchitis, Pneumonie), eine Infektion im Magen-Darm-Trakt oder im harnableitenden System (Zystitis) oder Pusteln an der Haut hatten, so ist eine Eigenblutspende kontraindiziert. Ebenso ist es kontraindiziert, eine Eigenblutspende durchzuführen, wenn in den letzten 3 Tagen vor der Eigenblutspende eine Zahnbehandlung, Tätowierung, Piercing stattgefunden hat. In jedem dieser Fälle ist es möglich, dass sich Bakterien in der Blutbahn befinden und diese Bakterien in die Konserve gelangen. Diese Bakterien können sich in der Blutkonserve vermehren und in großer Zahl in die Blutbahn kommen, wenn diese Konserve dem Patienten wieder zurückgegeben wird! Septikämien sind beschrieben!

Wenn die Eigenblutspende nicht benötigt wird, so muss das Blut nach gesetzlichen Vorschriften verworfen werden. Hintergrund dieser gesetzlichen Anordnung ist die Tatsache, dass die Spendekriterien für Eigenblutspender nicht identisch sind mit

◘ Tab. 7.4 Haltbarkeit, Transfusionsfilter und Indikationen homologer Blutprodukte

Blutprodukt	Haltbarkeit	Transfusions-filter	Indikation/Kontraindikation	
Erythrozytenkon-zentrat (EK)	28–49 Tage je nach Stabilisator (erschütterungs-frei +2–4 °C im Blutkühlschrank)	170–200 µm	Frühgeborene:	
			1. Woche	12 g/dl
			2. Woche	11 g/dl
			3. Woche	10 g/dl
			4. Woche	9 g/dl
			5. Woche	8 g/dl
			Neugeborene:	13 g/dl
			1.–2. Lebenstag	11 g/dl
			3. Tag–2. Woche	9 g/dl
			3. Woche	8 g/dl
			4. Woche	7 g/dl
			2. Monat	
			Säuglinge:	6 g/dl
			>2. Monat–1 Lj.	6 g/dl
			Klein- und Schulkinder:	
			Erwachsene:	6–8 g/dl
			bei Vorerkrankungen	10 g/dl
Bestrahltes Erythrozytenkon-zentrat	24 (–48) Stunden, nach Bestrahlung (entsprechende Ausweisung auf dem Produkt)	170–200 µm	Patienten nach Knochenmarktransplantation Patienten unter Chemotherapie Patienten mit kongenitalem/erworbenem Immundefekt Früh- und Neugeborene bis zum 6. Lebensmonat (die Konserve muss zusätzlich CMV-negativ sein) Verwandtenspenden	
Gewaschenes Erythrozytenkon-zentrat	12 Stunden, da Konserve in der Blutzentrale eröffnet wurde	170–200 µm	Wiederholte oder schwere Transfusionsreaktion auf Plasmaproteine (Urtikaria, Anaphylaxie), paroxysmale nächtliche Hämoglobinurie (PNH), Vermeidung der Zufuhr inkompatibler Antikörper (autoimmunhämoly-tische Anämie)	
Gefrorenes Frisch-plasma (GFP)	1 Jahr ab Spende-termin (bei –30 °C im Plasmalager-schrank); verbind-liches Verfall-datum auf dem Etikett	170–200 µm	Massivtransfusion (1 GFP/4 EK), globale Gerinnungs-störung, Notfallsubstitution anderer Gerinnungs-störungen	
Humanalbumin	3 Jahre bei +25 °C	kein Filter	Eiweißmangel, Hypovolämie	
Gerinnungs-faktoren: Kryopräzipitat PPSB Faktor VIII Faktor IX Fibrinogen Antithrombin III			Mangel an Faktor II, VII, IX, X von Willebrand Typ II Hämophilie A, B Fibrinogenmangel <100 mg/dl AT III <80%	
Thrombozyten-konzentrat (TK)	22 °C, Agitation, 5 Tage ab Spende	170–200 µm	Vor Operation: Thrombozyten <80.000–100.000/µl Bei manifester Blutung: <40.000–50.000/µl Prophylaktisch: <10.000–20.000/µl	

denen für übliche Blutspender. Nicht benötigte Eigenblutprodukte dürfen weder zur homologen Bluttransfusion noch als Ausgangsmaterial für andere Blutprodukte verwendet werden. Nicht verwendete infektiöse Eigenblutprodukte sind speziell zu entsorgen. Eine Abgabe für wissenschaftliche Zwecke ist möglich.

Über die Haltbarkeit, Transfusionsfilter und Indikationen autologer und homologer Blutprodukte (◼ Tab. 7.3, ◼ Tab. 7.4)

Probleme des anästhesiologischen Alltags

Franz-Josef Kretz, Jürgen Schäffer, Tom Terboven

F.-J. Kretz et al., *Anästhesie, Intensivmedizin, Notfallmedizin, Schmerztherapie*,
DOI 10.1007/978-3-662-44771-0_8, © Springer-Verlag Berlin Heidelberg 2016

In diesem Kapitel stehen mögliche Komplikationen und Probleme, die im anästhesiologischen Alltag auftreten können, im Fokus. Unter anderem geht es um die zu flache oder zu tiefe Anästhesie, Zyanose, Brady- und Tachykardie sowie Arrhythmien, Hypothermien und Shivering.

8.1 Beurteilung der Narkosetiefe

8.1.1 Kriterien

Diese sind:
- Atmung,
- Herz-Kreislauf-Funktion,
- Muskeltonus,
- Pupillen- und Lidreflexe,
- Schwitzen, Tränenfluss, Stirnrunzeln.

Durch die Kombination von Narkotika im Sinne einer »Balanced Anaesthesia« ist die Narkosetiefe nicht mehr anhand des Guedel-Schemas (▸ Abschn. 1.12), das im Übrigen streng genommen nur für die Äthernarkose gilt, beurteilbar. Die einzelnen Narkosestadien bei der Einleitung werden mit der intravenösen Narkoseeinleitung rasch durchlaufen, ohne dass der Patient davon etwas merkt oder darunter leidet. Die Muskelrelaxation führt dazu, dass weder Muskeltonus, noch Reflexe, noch Atmung als Parameter für die Narkosetiefe herangezogen werden können. Da Opioide die Pupillenmotorik verändern, verbleibt als Parameter nur die Kreislaufsituation.

8.1.2 Zeichen einer zu flachen intravenösen Anästhesie bzw. balancierten Inhalationsanästhesie

- **Tachykardie und Blutdruckanstieg**: Ein Pulsfrequenzanstieg allein kann eine multifaktorielle Genese haben (Fieber, Volumenverlust, Herzinsuffizienz etc.) und ist nicht nur auf die Narkose zu beziehen. Rhythmusstörungen können bei zu flacher Narkose durch einen tachykardie- und hypertoniebedingten Sauerstoffmangel (Herzfrequenz steigt an, peripherer Widerstand steigt an) entstehen.
- Patient atmet spontan, wehrt sich gegen die Beatmung, presst, kann einen **Bronchospasmus** entwickeln (Zyanose, Bronchospastik).
- Patient hat **weite Pupillen und schwitzt**. Deshalb: Narkose vertiefen. Schwitzen kann jedoch auch andere Ursachen haben: Fieber, Sepsis. Deshalb: Ursache differenzieren.

8.1.3 Zeichen einer zu tiefen intravenösen Anästhesie oder balancierten Inhalationsnarkose

Unter kontrollierten Bedingungen erkennt man die zu tiefe **TIVA/IVA (totale intravenöse Anästhesie/intravenöse Anästhesie mit Lachgas)** und balancierte Allgemeinanästhesie vor allem an der Herz-Kreislauf-Funktion (niedrige Herzfrequenz, niedriger Blutdruck); sie sollte mit einer Dosisreduktion korrigiert werden.

Praktisches Vorgehen

Therapie einer intraoperativ aufgetretenen Zyanose

- Bei zurückgefallener Zunge: Esmarch-Handgriff (◘ Abb. 8.1), Guedel-Tubus (richtige Größe beachten: Bei zu großem wie zu kleinen Guedel-Tubus kommt es zur Verlegung der Atemwege; die richtige Größe kann man ab-
schätzen an dem Abstand von Mundwinkel zu Ohrläppchen).
- Verlegung durch Schleim, Speichel, Blut: Absaugen!
- Aspiration: ▶ Abschn. 9.3
- Laryngospasmus: Ist unter vorsichtiger, zunächst assistierter,
dann kontrollierter Beatmung keine ausreichende Ventilation möglich, muss relaxiert (z. B. Succinylcholin 0,5–1 mg/kg) oder Propofol (2–3 mg/kg) gegeben werden. Dann löst sich der Laryngospasmus auf.

Heute genügt es jedoch nicht, sich ausschließlich auf die klinische Überwachung der Narkosetiefe zu beschränken. Mit der EEG-Überwachung hat man die quantitativen Parameter für die Abschätzung der Narkosetiefe. Mit der EEG-Steuerung gelingt es nicht nur, Narkosemittel einzusparen, sondern sich gegenüber postoperativen Vorwürfen von Patienten bzgl. Awareness (Wachheitsphasen während der Narkose) mit Fakten zur Wehr zu setzen. Allerdings kamen neuere Untersuchungen zum Thema Awareness und Überwachung der Narkosetiefe zu teilweise widersprüchlichen Ergebnissen. Eine EEG-Überwachung entbindet den Narkosearzt nicht von der Pflicht der klinischen Überwachung der Narkosetiefe.

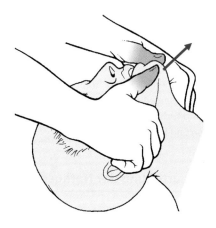

◘ **Abb. 8.1** Esmarch-Handgriff

8.2 Differentialdiagnose perioperativer Leitsymptome

8.2.1 Zyanose

Häufigste Ursachen der Zyanose bei **Maskennarkose** sind
- verlegte Atemwege (zurückfallende Zunge, Schleim, Speichel oder Blut),
- Aspiration von Magensaft, Sekreten aus dem Mund, Fremdkörper (z. B. Zähne),
- Laryngospasmus (reflektorischer Glottisverschluss als Folge von Schleim oder Magensaftregurgitation oder als Folge einer zu flachen Narkose),
- Bronchospasmus,
- Leckage im Beatmungssystem.

Häufigste Ursachen der Zyanose bei der **Larynxmaskennarkose** sind
- Laryngo- und Bronchospasmus bei zu flacher Narkose,
- Dislokation der Larynxmaske,
- Aspiration,
- Leckage im Beatmungssystem.

Häufigste Ursachen der Zyanose bei der **Intubationsnarkose** sind
- Fehlintubation in den Ösophagus,
- Leckage im Beatmungssystem,
- Abknicken des Tubus,
- Aspiration bei In- oder Extubation oder bei liegendem, ungeblocktem Tubus,
- einseitige Intubation,
- erhöhter intraabdomineller Druck bei Laparoskopien
- Sekretverlegung des Tubus.

Eine Cuffhernie (▶ Abschn. 5.1.3) als Ursache einer Zyanose ist bei den heute gebräuchlichen Einmalplastiktuben extrem selten geworden.

8.2.2 Erhöhter Beatmungsdruck

Ursachen sind:
- bei **Maskennarkose** meist verlegte Atemwege (cave: Die Luft geht, wenn man weiterbeatmet, nur in den Magen!),
- bei **Larynxmaskennarkose:** Laryngo- und Bronchospasmus, Dislokation der Larynxmaske, Opioid-bedingte Muskelrigidität
- bei **Intubationsnarkose** das Nachlassen der Relaxation, Bronchospasmus, Zwerchfellhochstand (z. B. Haken der Chirurgen bei abdominalchirurgischen Eingriffen) und Lagerung (z. B. Seitenlagerung); Verlegung oder Abknicken des Tubus; Compliance-Verminderung der Lunge,
- das Pneumoperitoneum bei laparoskopischen Eingriffen.

8.2.3 Bradykardie

Sie kann bedingt sein durch
- eine zu **tiefe Narkose** (▶ Abschn. 1.12). Therapie: Reduktion der Inhalationsgaskonzentration; Reduktion der Propofol- und Remifentanildosierung; Atropingabe;
- **Reflexe**, z. B. Zug am Peritoneum, okulokardialer Reflex (z. B. bei Schieloperationen), Manipulation im Bereich des Pharynx/Larynx. Therapie: Unterbrechen der auslösenden Ursache oder Atropin;
- **Medikamente** wie Succinylcholin, β-Blocker, Digitalis, Opioide, Lokalanästhetika, Cholinesterasehemmer. Therapie: Atropin, wenn therapieresistent: Adrenalin (Suprarenin);
- erhöhten **intrakraniellen Druck** (begleitet von hypertensiven Krisen und beidseits weiten Pupillen). Therapie: Thiopental in hohen Dosen (z. B. 10 mg/kg) bis RR ↓↓ und Pupillen wieder eng werden; antiödematöse Therapie (▶ Abschn. 13.8),
- **kardiale Vorerkrankungen** (AV-Block) sowie
- **Hypoxie** (bei Neugeborenen und Säuglingen sind Bradykardien fast immer Zeichen einer Hypoxie!)

Liegt präoperativ bereits eine Bradykardie (z. B. AV-Block II oder III. Grades) vor, so ist eine differen-zierte präoperative Diagnostik und Therapie, ggf. eine Schrittmacherimplantation vorzunehmen. Eine Überdigitalisierung muss ausgeschlossen sein; kommt aber, da Digitalis nur noch extrem selten gegeben wird, praktisch nicht mehr vor.

8.2.4 Tachykardie

Die Tachykardie ist ein häufiges intraoperatives Symptom. Die Differentialdiagnostik ist schwierig. Tachykardie bedeutet
- bei gleichzeitigem RR-, ZVD-, und HZV-Abfall: **Volumenmangel.** Therapie: Volumenersatz (Strategie ▶ Abschn. 7.1);
- bei gleichzeitigem RR-Anstieg: zu **flache Narkose**. Therapie: Narkose vertiefen;
- bei gleichzeitigem RR-Anstieg und Zyanose: **Hypoxie, Hyperkapnie.** Therapie: Beatmung korrigieren und optimieren;
- bei gleichzeitigem RR-Abfall, ZVD-, PAP- und PCWP-Anstieg sowie gleichzeitigem HMV-Abfall: **Linksherzinsuffizienz.** Therapie: Nitrate zur kardialen Entlastung, Katecholamintherapie zur kardialen Stützung (▶ Abschn. 1.17);
- bei gleichzeitigem RR- und ZVD-Abfall sowie bei Hautrötung und Quaddelbildung: **anaphylaktischer Schock.**

Präoperativ ist eine Tachykardie oft auf **Angst** zurückzuführen.

Auch zahlreiche **Medikamente** können zu einer Tachykardie führen: Dopamin, Dobutrex, Adrenalin – besonders bei Bolusinjektionen. Eine geringe Pulsfrequenzsteigerung ist oft auch nach Pancuronium-Applikation zu registrieren.

Seltenere intraoperative Ursachen sind
- Sepsis, Fieber,
- maligne Hyperthermie (▶ Abschn. 9.2),
- Myokardinfarkt,
- Lungenembolie.

8.2.5 Arrhythmien

Inhalationsnarkotika, z. B. Halothan und Muskelrelaxantien (wie z. B. Succinylcholin) können ein buntes Bild von Rhythmusstörungen verursachen: Tachykardie, Bradykardie, AV-Knoten-Rhythmen. Zu antiarrhythmischer Therapie zwingen aber erst schwere hämodynamische Veränderungen (Herzinsuffizienz, Blutdruckabfall). Diese sind selten – und da diese Medikamente heute nur noch selten gegeben werden, sind Rhythmusstörungen anästhesiebedingt insgesamt extrem selten geworden.

Aufmerksamkeit verdienen alle Herzrhythmusstörungen, insbesondere **ventrikuläre Extrasystolen**. Letztere sind oft zu interpretieren als Zeichen eines myokardialen Sauerstoffmangels nach exzessiver Sympathikusstimulation des Herzens.

❯❯ **Sorgen machen akut auftretende ventrikuläre Extrasystolen beim alten Patienten bzw. bei Patienten mit koronarer Herzerkrankung, besonders dann, wenn sie multifokal entstehen. Sie müssen als sauerstoffmangelbedingte gefährliche Vorzeichen einer Kammertachykardie oder von Kammerflattern aufgefasst werden.**

Um bedrohliche Zustände zu verhindern, muss die Sauerstoffversorgung des Herzens verbessert werden. Dazu tragen von allem die Senkung des Preloads (Nitrate) und des Afterloads (Blutdrucksenkung bei Hypertonus) bei.

8.2.6 Schwitzen

Ursachen können sein:
- **präoperativ:** Angst, Schmerzen;
- **intraoperativ:** zu flache Narkose, Hypoxie und Hyperkapnie, Fieber und Sepsis, maligne Hyperthermie (selten), benigne Hyperthermie (z. B. zu warme Operationstischplatte bei Tischheizung).

8.2.7 Schluckauf (Singultus)

Schluckauf kann bei der Narkoseeinleitung, während der Operation und danach auftreten. Besonders störend wirkt er sich intraoperativ aus. Als Ursache wird eine **Vagusreizung** angenommen. Häufig ist eine Manipulation am Magen, speziell im Kardia-/Fundusbereich (z. B. beim Schieben einer

Magensonde, bei Magenresektion) die Ursache. Aus dem Repertoire der leider oft unzureichenden Therapieversuche:
- Vertiefung der Narkose,
- stärkere Relaxation,
- »Kitzeln« der Rachenhinterwand mit einem Absaugkatheter: Versuch der Beeinflussung des N. vagus,
- Blähen der Lunge.

8.2.8 Hypersalivation

Als Ursache wird auch hier eine Vagusreizung angenommen. Stimuli sind vor allem Benzodiazepine, Barbiturate und Inhalationsnarkotika. Eine präoperative Atropin-Gabe kann eine Hypersalivation ausreichend unterdrücken.

8.2.9 Hypothermien und Shivering

Das Auskühlen führt postoperativ zum Kältezittern, das auch »Shivering« genannt wird. Mit dem Shivering produziert der Patient Energie, um seine Körpertemperatur wieder zu normalisieren.

Das Shivering ist in der postoperativen Phase höchst unangenehm, weil es unkontrollierbar und damit nicht unterdrückbar ist. Es bereitet auch bei größeren Wunden aufgrund der unkontrollierten Schüttelbewegung Schmerzen. Darüber hinaus braucht der Körper für das Shivering sehr viel Sauerstoff, sodass er nicht selten in ein Sauerstoffdefizit kommt, das bei Patienten mit kardiozirkulatorischer Grunderkrankung möglicherweise in eine Kreislaufdekompensation führt.

❯❯ **Deshalb sollte intraoperativ alles unternommen werden, Wärmeverluste zu vermeiden (Methoden, ▶ Abschn. 5.5.2). Patienten, deren Körpertemperatur unter 35°C fällt, sollten nachbeatmet werden.**

Mittel der Wahl zur Therapie des Shiverings ist Clonidin (▶ Abschn. 1.10) oder – sofern noch verfügbar: Pethidin (Dolantin). Auch eine Wärmezufuhr von außen ist meist hilfreich. Mitunter sieht man postoperatives Shivering auch beim normothermen Patienten.

Komplikationen bei der Narkose

Franz-Josef Kretz, Jürgen Schäffer, Tom Terboven

F.-J. Kretz et al., *Anästhesie, Intensivmedizin, Notfallmedizin, Schmerztherapie*,
DOI 10.1007/978-3-662-44771-0_9, © Springer-Verlag Berlin Heidelberg 2016

Dieses Kapitel stellt die wesentlichen Komplikationen, auf die der Anästhesist während einer Narkose stoßen kann, dar. Hierzu zählen u. A. die Hypoxie, die maligne Hyperthermie und die Aspiration. Ferner widmet sich ein Abschnitt der Luft- und Lungenembolie und den Nervenläsionen.

9.1 Hypoxie

Bei Narkosekomplikationen mit letalem Ausgang wird meist an eine Überdosierung von Narkotika gedacht; das ist extrem selten der Fall. Häufig sind sie hingegen Folge einer intraoperativen Hypoxie.

9.1.1 Ursachen

Gründe für eine Hypoxie können sein:

- **Unterbrechung der Sauerstoffzufuhr** aus der zentralen Gasversorgung,
- **Sauerstoffvorrat** im Sauerstoffzylinder **geht zur Neige** (bei einem Narkosegerät ohne Wandanschluss),
- **Diskonnektion** der Beatmungsschläuche,
- **Undichtigkeit** im Kreissystem,
- **Abknicken** des **Tubus,**
- versehentliche **Verstellung des Sauerstoffanteils** am Rotameter,
- alleinige Beatmung mit **Lachgas**; dies verhindert bei den modernen Geräten die Lachgassperre (»oxygen ratio controller«). Die alleinige Beatmung mit Lachgas wird durch einen lauten akustischen Signalton angezeigt und be-

deutet eine Unterbrechung der Lachgaszufuhr bei unzureichendem oder fehlendem O_2-Flow. Wenn die O_2-Zufuhr also unterbrochen wird, strömt kein Frischgas mehr in das Kreissystem. Dadurch wird verhindert, dass der Patient mit einem Gasgemisch beatmet wird, das keinen Sauerstoff enthält.

Da heute viele Anästhesisten auf Lachgas verzichten und in zahlreichen Kliniken auch keine zentrale Gasversorgung mit Lachgas mehr vorgehalten werden, ist dort die Komplikation der Beatmung mit hypoxischem, nur lachgashaltigem Gasgemisch, an der früher auch Patienten verstorben sind, nicht mehr möglich. Ein weiterer Sicherheitsfaktor ist die kontinuierliche Messung der Sauerstoffsättigung.

9.1.2 Prophylaxe

Beste Prophylaxe ist der erfahrene, aufmerksame und umsichtige Anästhesist.

Der Anästhesist muss ständig achten auf

- den **Patienten:** Hautfarbe? Atemexkursion? Kreislaufreaktion?;
- die **Rotameter,** sofern noch vorhanden: Floweinstellung? Spindelbewegung?;
- das **Druckmanometer:** nur bei positivem Beatmungsdruck wird der Patient beatmet;
- das **Volumeter:** nur bei ausreichendem Atemminutenvolumen wird der Patient ausreichend ventiliert;

> **❯** Der für die Narkose verantwortliche Anästhesist darf den Operationssaal für die Dauer der Narkose nicht verlassen, es sei denn, ein anderer anästhesiologischer Kollege, der bei einer Übergabe mit dem Patienten, seinen Vorerkrankungen, seiner Operation und Narkoseart vertraut gemacht worden ist, löst ihn ab.

Überwachungsgeräte sind gesetzlich vorgeschrieben, können aber nur unterstützend wirken. Dazu zählen **Druckalarmmonitore** (sie geben einen Alarmton, wenn kein oder nur ein unzureichender Beatmungsdruck oder ein zu hoher Beatmungsdruck aufgebaut wird) und **Sauerstoffmangelmonitore**. Außerdem ist die Messung der Sauerstoffsättigung und bei intubierten Patienten des endexspiratorischen CO_2 obligat (▶ Abschn. 6.2.2).

9.1.3 Pathophysiologie

Das Gehirn reagiert am sensibelsten auf einen akuten Sauerstoffmangel. Bereits eine **3 min andauernde Hypoxie** kann zu einer irreversiblen Schädigung der Gehirnzellen führen.

> **❯** Eine hypoxische Hirnschädigung tritt schon vor einem hypoxischen Herzstillstand auf!

Der Organismus registriert die Hypoxie als maximale vitale Bedrohung und reagiert mit einer **maximalen Katecholaminausschüttung**. Hierdurch wird eine Zentralisation induziert, der Körper konzentriert sich nur noch auf die Versorgung lebenswichtiger Organe, vorrangig auf das Gehirn. Das Zerebrum schöpft aus dem vorhandenen Angebot ein Maximum an Sauerstoff ab. Dieser Kompensationszustand bricht jedoch bei länger andauernder, profunder Hypoxie zusammen: **Bradykardie** und **Blutdruckabfall** treten auf und münden letztendlich in einen hypoxisch bedingten **Herz-Kreislauf-Stillstand**.

9.1.4 Therapie

Der Schutz des Gehirns vor einem sekundären Hirnschaden durch ein hypoxisch bedingtes Hirnödem ist in dieser Situation dringlich geboten.

Mögliche Maßnahmen sind, sobald die Sauerstoffversorgung wieder hergestellt ist:

- **Osmotherapie**,
- **therapeutische Hypothermie** (34°C; um den Gesamtsauerstoffbedarf zu senken),
- **Korrektur von Hypo- und Hyperglykämien**: BZ-Spiegel auf Normwerte einstellen!

Eine antiödematöse Therapie mit Barbituraten ist hier nicht wirksam.

9.2   Maligne Hyperthermie

> **❯** Bei der malignen Hyperthermie (MH) handelt es sich um eine seltene (Inzidenz 1:30.000), vererbbare, bis vor wenigen Jahren oft letale Komplikation in der Anästhesie.

9.2.1 Pathophysiologie

Das pathophysiologische Substrat ist höchst wahrscheinlich ein Defekt der kalziumspeichernden Membranen (sarkoplasmatisches Retikulum) der Skelettmuskelzellen. Dieser Defekt liegt bei den betroffenen Patienten latent vor und erhält erst durch Triggersubstanzen (Anästhetika, depolarisierende Muskelrelaxanzien) klinische – und dann sogleich auch bedrohliche Bedeutung (◙ Abb. 9.1).

Pathophysiologie der MH

1. Acetylcholin (ACH) wird auf einen elektrischen Impuls hin aus den Vesikeln ausgeschüttet.
2. ACH reagiert postsynaptisch mit dem Acetylcholinrezeptor und wird durch die Acetylcholinesterase abgebaut.
3. Aus dem sarkoplastischen Retikulum wird Ca^{2+} ausgeschüttet, das die Muskelproteine Aktin und Myosin zum Zusammengehen stimuliert, woraus dann eine Muskelbewegung resultiert.
4. Das Ca^{2+} wird durch den Ryanodinrezeptor wieder ins sarkoplastische Retikulum rückresorbiert.

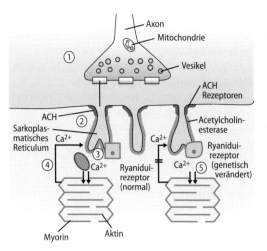

Abb. 9.1 Pathophysiologie der MH (s. Text)

5. Bei Patienten mit MH-Disposition liegt ein genetisch veränderter Ryanodinrezeptor vor; das Ca^{2+} wird dadurch nicht ins sarkoplastische Retikulum aufgenommen und hält den Muskel in Dauerkontraktion. Dadurch entsteht viel Wärme (Fieber), CO_2 ↑, es wird O_2 verbraucht und es entsteht eine metabolische Azidose, wenn das O_2 nicht mehr ausreicht und der Stoffwechsel dann in eine anaerobe Phase übergeht.

Die physiologische Funktion des sarkoplasmatischen Retikulums liegt darin, Kalzium an die Aktin-Myosin-Filamente abzugeben und nach Aktin-Myosin-Interaktion auch gleich wieder aufzunehmen. Bei den MH-Patienten geht offenbar diese Kontrollfunktion von Kalziuminflux und -efflux nach Triggerung durch Anästhetika rasch verloren. Die Rückresorption von Kalzium ist nicht mehr gewährleistet. Es kommt zu einer starken Stoffwechselsteigerung durch die Dauerkontraktion der Myofibrillen. Die Folge sind ein **exzessiver Sauerstoffverbrauch, eine immens hohe CO_2-Produktion** und ein **Anstieg des Laktatspiegels,** da die Muskelzellen wegen der rasch eintretenden Gewebehypoxie ihre Energieproduktion auf anaerobe Glykolyse umstellen. Schnell kommt es auch zu einem Muskelzellzerfall (**Rhabdomyolyse**).

Als gesichert gilt, dass Inhalationsnarkotika, vor allem das depolarisierende Muskelrelaxans Succinylcholin, eine MH triggern können.

9.2.2 Symptome der Malignen Hyperthermie

Verdacht auf eine MH ist gegeben bei
- einer durch keine andere Ursache erklärbaren Tachykardie,
- fehlender Muskelrelaxation (vor allem Kiefermuskulatur) nach Succinylcholingabe (erschwerte Intubation),
- einer schnellen Erwärmung und einer schnellen Blaufärbung des Atemkalks im Kreissystem (Verbrauch des CO_2-Absorbers),
- Zyanose des Patienten,
- Schwitzen und Temperaturanstieg auf Werte über 40°C bis zu 43°C (Temperaturanstieg etwa 1°C pro 30 min, in schweren, prognostisch ungünstigen Fällen 1°C Temperaturanstieg pro 5–10 min),
- Anstieg von Atemfrequenz, Atemzugvolumen, endexspiratorischem CO_2 und gleichzeitig schwerer metabolischer Azidose, Hyperkapnie und Hypoxie.

> Vor allem ein ausgeprägter Anstieg des exspiratorischen CO_2 mit der Notwendigkeit der Erhöhung des Atemminutenvolumens auf das 2-bis 3-fache des Ausgangswerts stellt ein Frühzeichen der Malignen Hyperthermie dar!

9.2.3 Diagnose

Die Diagnose wird wahrscheinlich durch folgende Laborbefunde:
- Myoglobinämie, Myoglobinurie,
- Anstieg von CK zum Teil auf Werte von über 10.000 E/I, GOT ↑, GPT ↑, Serumkalium ↑ und -kalzium ↑, Anstieg auch der Enzyme Aldolase und Ornithintransferase,
- Verbrauchskoagulopathie (im Spätstadium) als Folge des hypoxisch geschädigten Gefäßendothels, das eine intravasale Gerinnung triggert.

Gesichert werden kann die Diagnose letztlich nur durch eine **Muskelbiopsie** mit In-vitro-Kontraktur-Test oder durch eine genetische Testung. Diese ist jedoch nur möglich wenn in der Familie bereits eine die MH verursachende genetische Veränderung gefunden wurde. Beide Verfahren werden nur in wenigen darauf spezialisierten Zentren angeboten.

9.2.4 Differentialdiagnose

Ausgeschlossen werden müssen:
- Hypovolämie, zu flache Narkose, Herzinsuffizienz, Hypoxie als Ursachen der Tachykardie,
- »benigne Hyperthermien« durch Operationstischheizung (besonders bei Kindern), pyrogenhaltige Infusionen (extrem selten), septische Streuung aus dem Operationsgebiet.

9.2.5 Therapie der malignen Hyperthermie

Die praktischen Konsequenzen aus den pathophysiologischen Erkenntnissen sind:
- **Zufuhr von Triggersubstanzen sofort unterbrechen** (das Narkosegerät ist zu diesem Zweck auszutauschen, sofern eine Inhalationsnarkose durchgeführt wurde, da sich im Narkosegerät und insbesondere im Schlauchmaterial auch nach Abdrehen der Narkosegase noch immer größere Reste an Inhalationsnarkotika befinden),
- Gabe von **Dantrolen** i.v. 2,5 mg/kg KG initial, unter Umständen mehrfache Wiederholung dieser Dosis nach Wirkung,
- Weiterführung als **intravenöse Anästhesie,**
- Patienten mit F_iO_2 (inspiratorischer Sauerstoffkonzentration) von 1,0 **beatmen,**
- **Atemminutenvolumen erhöhen**, um das CO_2 eliminieren zu können (Kontrolle über einen CO_2-Monitor; häufig arterielle BGA kontrollieren),
- **metabolische Azidose** ausgleichen,
- erreichbare **Körperoberflächen kühlen,**
- **Magen- und Darmspülung** mit kaltem Eiswasser,
- Patienten **heparinisieren** (Gefahr einer Verbrauchskoagulopathie!).

Bei **Dantrolen** handelt es sich um ein Pharmakon, das in der Lage ist, die Kalziumfreisetzung aus dem sarkoplasmatischen Retikulum zu hemmen. Die Applikation von 2,5 mg/kg KG erfolgt als Infusion über 5 min. Danach sind symptomorientiert weitere Infusionen bis zu einer Gesamtdosis von 10 mg/kg möglich. Eine anschließende Dauerinfusion bis zu einer Dosis von 10 mg/kg/Tag gilt als Vorsichtsmaßnahme gegen ein erneutes Aufflackern der MH.

9.2.6 Verlauf

Wegen des rasanten Ablaufs sind ein umfassendes Monitoring mit EKG-Kontrolle, kontinuierlicher Temperaturmessung, arterieller Blutdruckmessung, Messung des zentral-venösen Drucks, Kontrolle des Stundenurins und engmaschige Laborkontrollen (Kalium, Kalzium, CK, LDH, GOT, GPT, Myoglobin, Laktat, Gerinnung) notwendig.

Eine Überwachung ist wegen der Gefahr rezidivierender hyperthermer Phasen bis zu 48 h notwendig, dies insbesondere deshalb, weil manchmal Symptome auch noch mit einer Latenzzeit von bis zu 24 h nach Operationsbeginn auftreten können.

Das Leben des Patienten ist im Wesentlichen bedroht
- durch eine exzessive Hyperkatecholaminämie, schwere Laktatazidosen, Hypoxie und Hyperkapnie in der Akutphase und
- durch ein irreversibles Hirnödem, Nierenversagen und Verbrauchskoagulopathie.

Spätschäden wie terminale Niereninsuffizienz wegen Myoglobinurie sowie zerebrale Defektzustände auf der Grundlage einer zerebralen Hypoxie sind beschrieben worden. Die Mortalität lag früher bei 80 %, heute bei < 5 %.

> ❯ Rechtzeitiges Erkennen und die Applikation von Dantrolen haben dazu geführt, dass heute nur noch wenige Patienten (<5%) an einer malignen Hyperthermie versterben.

9.2.7 Prophylaxe

Die beste Prophylaxe ist eine ausführliche Anamnese, die Fragen nach Anästhesien bei Familienangehörigen einschließt. Ein Laborscreening zur Erfassung einer MH-Disposition gibt es zurzeit noch nicht. Bei Patienten, die eine maligne Hyperthermie überlebt haben, können bei weiteren Narkosen 45 min vor Narkose 2,5 mg/kg KG Dantrolen i.v. als 20-minütige Infusion gegeben werden, bei längeren Operationen sollte nach 6 h die Dantrolengabe in gleicher Dosierung wiederholt werden. Als Narkoseform ist eine triggerfreie Narkose (Verzicht auf Inhalationsnarkotika, Succinylcholin) durchzuführen: Propofol/Opioid/nichtdepolarisierendes Muskelrelaxans. Gleiches gilt auch, wenn der geringste Verdacht auf eine Disposition zur MH vorliegt (z. B. Muskelerkrankung beim Kind, bei den Eltern des Kindes oder deren Eltern). Alternative ist, falls möglich, ein Regionalanästhesieverfahren.

Im Verdachtsfall ist ein umfassendes Monitoring zur Erfassung der Frühsymptome (EKG, endexspiratorische CO_2-Messung, arterielle Druckmessung, Kontrolle der arteriellen Blutgase) erforderlich.

9.3 Aspiration

9.3.1 Klinische Bedeutung

Die Letalität nach Aspiration wird mit 8–50% angegeben. Die große Schwankungsbreite erklärt sich dadurch, dass die einzelnen Untersuchungen nicht nach

- **Art der Aspiration** (Magensaft, Blut, feste Bestandteile),
- **Alter** und **Vorerkrankungen** der Patienten und
- **Art der Behandlungsmethoden** differenzieren.

Aussagen über die Häufigkeit von Aspirationen sind deshalb problematisch, weil sie oft unerkannt bleiben (die Lunge hat bei vorhandenem Hustenreflex und intakter mukoziliarer Clearance die Fähigkeit zur Selbstreinigung) und postoperative Bronchopneumonien zum Teil durch Aspirationen bedingt sind, aber nicht auf sie zurückgeführt werden.

Aspirationsgefährdet sind

- Patienten, die nicht nüchtern sind,
- Patienten, die an einem Ileus leiden,

- Patienten mit einer Stenose im oberen Gastrointestinaltrakt (z. B. Magenausgangsstenose),
- Patienten mit gastroösophagealem Reflux,
- bewusstlose und (poly-)traumatisierte Patienten,
- Schwangere, vom Beginn des 2. Trimenon bis 48 h nach der Entbindung,
- adipöse Patienten
- gastroösophagealer Reflux
- verzögerte Magen-Darm-Passage.

9.3.2 Physiologische Vorbemerkungen

Mechanismen, die zur Aspiration führen können, sind Regurgitation und Erbrechen.

- **Regurgitation**

Unter Regurgitation versteht man den passiven Austritt von Mageninhalt in Ösophagus und Rachenraum. Beim wachen Patienten, der noch im Besitz seiner Reflexe ist, wird eine Regurgitation durch den gastroösophagealen und cricopharyngealen Sphinkter verhindert. Folgende Faktoren begünstigen eine Regurgitation:

1. **Anstieg des Mageninnendrucks:**
   - nach Luftinsufflation,
   - beim Ileuspatienten,
   - bei erhöhtem intraabdominellem Druck (Aszites, Palpation).
2. **Abfall des gastroösophagealen Sphinktertonus**: der Sphinktertonus kann medikamentös vermindert werden durch Morphin, Atropin, Dehydrobenzperidol, Diazepam und Promethazin; der Sphinktertonus kann zunehmen nach Metoclopramidgabe.
3. **Abfall des cricopharyngealen Sphinktertonus**: Die Relaxation bei Narkoseeinleitung lähmt die quergestreifte Muskulatur und macht den cricopharyngealen Ösophagussphinkter funktionsuntüchtig.

- **Erbrechen**

Unter Erbrechen versteht man einen durch physiologische Reflexe und konsekutive Kontraktion der Magenmuskulatur bedingten Austritt von Mageninhalt in Ösophagus und Rachenraum.

Man unterscheidet
- **zentral bedingtes Erbrechen** (Intoxikation, Schädelhirntrauma, Kinetosen) und
- **peripher bedingtes Erbrechen** (Störung der Darmmotorik, Magenausgangsstenose, Ileus).

Das Brechzentrum am Boden des 4. Ventrikels kann durch sensible oder sensorische Reize sowie durch Medikamente (z. B. Morphin) stimuliert werden. Gedämpft wird es medikamentös u. A. durch Butyrophenone (z. B. DHBP) oder Setrone (Ondansetron, Troposetron).

9.3.3 Ätiologie

Mendelson, ein New Yorker Gynäkologe, beobachtete bei einigen Schwangeren, die er seiner Zeit in einer Äthermaskennarkose durch Kaiserschnitt entbunden hatte, postoperativ folgende Symptome, die 1946 als **Mendelson-Syndrom** in die Literatur eingingen:
- Tachypnoe,
- Bronchospasmus,
- Zyanose.

Hieraus entwickelte sich oft ein nicht zu beherrschendes kardiorespiratorisches Versagen, das zum Tode führte. Mendelson konnte experimentell die Ätiologie dieses akuten postoperativen Atemnotsyndroms nachweisen: Die Aspiration von Magensaft führte in der Lunge von Versuchstieren zu den gleichen morphologischen Veränderungen wie die Aspiration von 0,1 n Salzsäure. Nach Aspiration von neutralisiertem Magensaft konnten ebenso wie nach Aspiration von destilliertem Wasser diese morphologischen Veränderungen in der Lunge nicht nachgewiesen werden.

Die **Folgen einer Magensaftaspiration** sind chemische Veränderungen, die man **Aspirationspneumatosis** nennt und auf die sich später Entzündungen aufpfropfen können, sodass es zu einer **Aspirationspneumonie** kommt. Das Ausmaß der Folgen ist abhängig von
- der Menge und Zusammensetzung des Aspirats und des pH-Wertes; eine definitive Aussage, welche Mengen an Aspirat und bei welchem pH-Wert zu welchen Veränderungen an der Lunge führen, ist nicht möglich,

- der Vorschädigung der Lunge und
- dem Allgemeinzustand des Patienten.

9.3.4 Pathologie

Das Aspirat erreicht bereits nach 12–18 sec das Alveolarlumen. Ein saures Aspirat schädigt schon nach 3 min den Surfactant, führt zu einer Instabilität der Alveolen, zum Alveolenkollaps und zu atelektatischen Lungenabschnitten. Die Bildung von **Atelektasen** wird begünstigt durch einen Hydrops der Alveolarzellen. Innerhalb von 24 h nach der Aspiration ist in den von der Aspiration betroffenen Lungenabschnitten eine polymorphzellige Infiltration nachzuweisen. Die Entzündung klingt zwar nach 36 h ab, doch noch Tage und Wochen nach der Aspiration sind hyaline Membranen und Bronchialobstruktionen nachweisbar. Werden kleine Speisepartikel aspiriert, so bilden sich um die Speisepartikel Granulome, die auf dem Röntgenbild wie Tuberkulome imponieren können.

9.3.5 Pathophysiologie

Die Lunge reagiert auf eine Aspiration mit einem Bronchospasmus. Der Atemwegswiderstand ist deshalb erhöht, die Atmung erschwert. Die Schädigung der Alveolarzellmembran hat zur Folge, dass proteinreiches Exsudat in das Alveolarlumen austritt. Dies führt zu einer Störung des Gasaustauschs und im Rahmen eines auftretenden SIRS zu einem beträchtlichen Verlust an intravasalem Volumen.

Durch die entstehenden Atelektasen verringert sich das Ventilations-Perfusions-Verhältnis. Die alveoloarterielle Sauerstoffdifferenz nimmt zu, der Pulmonalarteriendruck nimmt hypoxiebedingt ebenfalls zu. Der gestörte Gasaustausch führt zu einer Zunahme des Rechts-Links-Shunts, der wiederum den Gasaustausch verschlechtert. Der arterielle Sauerstoffpartialdruck nimmt nach Aspiration kontinuierlich ab (Hypoxie), der p_aCO_2 zunächst hyperventilationsbedingt ebenfalls, steigt dann jedoch als Zeichen eines progredienten Lungenversagens kontinuierlich an (Hyperkapnie).

Prinzipien der Therapie der Aspiration

- Ein Patient, der aspiriert hat, wird sofort intubiert und broncho-skopiert; Fremdkörper (Nahrungsbestandteile) und Magensaft werden bronchoskopisch abgesaugt. Bei flüssigem Aspirat kommt man auch bei sofortigem Absaugen meist zu spät: Innerhalb weniger Sekunden erreicht das Aspirat die Lungenperipherie und kann dann nicht mehr abgesaugt werden.
- **Respiratortherapie:** Die Wahl des Beatmungsmusters orientiert sich an den geschilderten pathophysiologischen Veränderungen: Um die Atelektasen zu beseitigen, wird der Patient zunächst kontrolliert mit einem positiv-endexspiratorischen Druck beatmet. Der PEEP (positive endexpiratory pressure) wird nach der Schwere der Gasaustauschstörungen auf Werte bis zu 15 cm H$_2$O eingestellt, um das Shuntvolumen zu vermindern.
- Mit der Entwöhnung vom Gerät sollte unter Beachtung atemmechanischer Parameter und unter engmaschiger Kontrolle der arteriellen Blutgase so früh wie möglich begonnen werden. Die Respiratortherapie wird nach Extubation durch Aerosol-Inhalations-Therapie und Atemgymnastik ergänzt.
- **Volumenersatz:** Durch die Exsudation von proteinreichem Sekret aus dem Intravasalraum im Rahmen eines SIRS in die Alveolen kommt es zu Volumenverlusten, die sich mit Vollelektrolytlösungen ersetzen lassen.

9.3.6 Diagnose

Zur Diagnose »Aspirationspneumatosis« führen
- die Anamnese,
- die Symptome Tachypnoe, Zyanose, Bronchospasmus, Tachykardie und Hypotension,
- die arterielle Blutgasanalyse,
- die Röntgenthoraxaufnahme.

9.3.7 Therapie

- **Therapiekontrolle**

Die Zunahme der Compliance ist Zeichen für eine Regeneration des Lungenparenchyms. Eine engmaschige **Röntgenkontrolle** des Thorax (frühestens ab 2 Stunden) lässt rechtzeitig bronchopulmonale Infiltrationen erkennen. Wenn sich auf eine Aspirationspneumatosis eine Aspirationspneumonie – meist am 3. bis 5. Tag, bei massiver Aspiration früher – aufpfropft, müssen Antibiotika eingesetzt werden.

- **Sinnlose Therapiemaßnahmen**

Um die aspirierte Magensäure zu verdünnen, spülte man früher die Lunge mit NaCl. Eine Lavage, sei es mit physiologischer Kochsalzlösung, Humanalbumin oder gar Natriumbikarbonat zur Pufferung, bringt jedoch keinen Nutzen, sondern kann eine schwere zusätzliche Schädigung der Lunge hervorrufen.

Ohne Nutzen ist auch die Gabe von Kortikoiden: Sie unterdrücken die Regenerationsfähigkeit des Lungenparenchyms. Die unkritische prophylaktische Anwendung von Antibiotika sollte ebenfalls unterbleiben, um einer Erregerselektion vorzubeugen. Die klinische Praxis kontrastiert jedoch deutlich mit dieser Aussage: Meist erfolgt nach Aspirationen eine breite antibiotische Abdeckung, um eine Aspirationspneumonie zu vermeiden (▶ Kap. 29).

9.3.8 Prophylaxe

❯ Patienten müssen vor Wahleingriffen nüchtern sein, d. h. zwischen letzter Mahlzeit und Narkosebeginn müssen 6 h vergangen sein; die Einnahme von klarer Flüssigkeit (Tee, Wasser etc.) bis 2 h vor der Narkoseeinleitung ist zulässig; besondere Bedingungen herrschen bei Kindern, ▶ Abschn. 12.1).

- Bei Patienten mit Ileus beugt eine **Magensonde** dem Erbrechen vor; deshalb gehört sie zu jeder konservativen Therapie des Ileus, um dem Patienten Erleichterung zu verschaffen. Ist zur Behebung des Ileus ein operatives Vorgehen angezeigt, so sollte zur Narkoseeinleitung die Magensonde entfernt werden, nachdem vorher noch einmal das Magensekret abgesaugt wurde. Grund: Die Magensonde könnte als Leitschiene für eine Regurgitation dienen.

▬ Eine **Kopfhochlagerung** schützt vor einer Aspiration durch Regurgitation, nicht aber vor einer Aspiration durch Erbrechen. Der Kopf muss dabei so hoch gelagert sein, dass zwischen der Kardia und dem Larynx ein Höhenunterschied von 20 cm besteht.

▬ Der nicht nüchterne Patient sollte vor der Einleitung der Narkose 3 min **reinen Sauerstoff** atmen (Präoxygenierung);

▬ eine leistungsfähige **Saugeinrichtung** (z. B. Operationssauger) sollte betriebsbereit und in Reichweite sein;

▬ bei nicht nüchternen Patienten sollte man bei der Prämedikation auf Medikamente verzichten, die den gastroösophagealen Sphinktertonus senken (z. B. Opioide, Atropin); auf eine Präcurarisierung wird verzichtet;

▬ zügige Injektion eines intravenösen Einleitungsmittels und eines kurzwirkenden depolarisierenden Muskelrelaxans (Succinylcholin) oder von hochdosiertem (0,9 mg/kg) Rocuronium;

▬ zügige, schonende Intubation, ggf. mit druckbegrenzter Zwischenbeatmung (<15 cm H_2O);

▬ schnelles, sicheres Blocken des Tubus-Cuffs;

▬ Magenverweilsonde.

❯ Diese Form der Narkoseeinleitung wird **Rapid-Sequence-Induktion (RSI)** genannt, wobei die Betonung auf »Rapid« liegt. Auch sind die Begriffe Blitz-, Ileus- oder Crush-Einleitung üblich.

Auf einen Cricoiddruck wird heute verzichtet: Früher drückte man den Ringknorpel gegen die Wirbelsäule, um auf diese Weise den Ösophagus von außen »zu verschließen«. Dies hat jedoch häufig die Intubation erschwert. Auch sind schwere Zwischenfälle beschrieben, wenn es dann doch zur Regurgitation kam: Ösophagusruptur bei starker Regurgitation!

❶ **Deshalb: kein Cricoiddruck mehr!**

9.4   Luftembolie

Bei Eingriffen in der hinteren Schädelgrube und an der Halswirbelsäule wird der Patient häufig in sitzender Position operiert. Dabei besteht die Gefahr der Luftembolie, da das Operationsgebiet über dem rechten Vorhof liegt und daher im Operationsgebiet ein negativer Venendruck herrscht. Es kann somit Luft in die Gefäßbahn angesaugt werden und in die Lungenstrombahn gelangen. Je nach Art der Untersuchungsmethode wird die Häufigkeit von venösen Luftembolien mit 5–40% bei Operationen in sitzender Position angegeben. Durch ein spezielles Monitoring können diese Luftembolien erkannt und dann therapiert werden. Die gleiche Problematik besteht im Prinzip auch bei anderen Operationen, bei denen der Patient mit erhöhtem Oberkörper gelagert wird (z. B. Eingriffe an der Schilddrüse).

9.4.1   Monitoring und Diagnose

■ **Kapnometrie**

Ein abrupter Abfall des endexspiratorischen pCO_2 ist der empfindlichste Parameter für die Diagnose einer venösen Luftembolie. Er ist bedingt durch die luftemboliebedingte Perfusionsstörung der Lunge. Gleichzeitig steigt der arterielle pCO_2 an.

■ **Dopplersonographie**

Über dem rechten Vorhof wird ein Doppler-Schallkopf fixiert. Auf diese Weise werden die Herz- und Strömungsgeräusche während der gesamten Operation abgehört. Bei Verwirbelungen und Durchstrom von Partikeln verändert sich das Strömungsgeräusch. Bleibt Luft im rechten Herzen, so ist das charakteristische **Mühlradgeräusch** zu hören. Bei richtiger Interpretation lassen sich auf diese Weise auch kleine Luftembolien nachweisen.

Die richtige Lage des Doppler-Schallkopfes wird durch folgenden Test überprüft: Injiziert man 2 ml Kochsalzlösung in den Kavakatheter, der bei luftemboliegefährdeten Patienten im rechten Vorhof liegt, so kommt es zu Mikroverwirbelungen im rechten Herzen, die über das Gerät zu hören sind. Hilfreich kann bei diesen Patienten eine TEE sein, über die man die Luft als »Schneegestöber« im rechten Vorhof sehen kann.

- **Arterielle Blutgasanalyse (BGA)**

Infolge der Perfusionsstörung sinkt der p_aO_2 ab, während der p_aCO_2 ansteigt.

- **Zentraler Venenkatheter im rechten Vorhof**

Der zentralvenöse Druck steigt bei schweren Luftembolien an.

9.4.2 Therapie

Praktisches Vorgehen

Therapie der Luftembolie

Narkosen für Operationen, bei denen ein Luftembolierisiko besteht, werden primär lachgasfrei geführt; weil Lachgas in die Luftbläschen einströmen und diese vergrößern kann, ist es kontraindiziert. Außerdem muss der Patient vollkommen relaxiert werden, da die Luftembolie einen Einatemreflex auslösen kann. Infolgedessen sinkt der Venendruck ab, neue Luftembolien können entstehen. Über den Venenkatheter kann man versuchen, Luft abzusaugen. Der Venenkatheter wird bei solchen Operationen deswegen bis in den rechten Vorhof vorgeschoben. Eventuell müssen Katecholamine entsprechend der hämodynamischen Situation gegeben werden.

9.4.3 Prophylaxe

Um den Venendruck zu steigern, werden präoperativ die Beine gewickelt und vor dem Aufsetzen das Blutvolumen mittels Infusionstherapie vergrößert. Außerdem wird mit PEEP beatmet.

9.5 Lungenembolie

Die Lungenembolie ist zwar keine spezifische Anästhesiekomplikation, kann jedoch intraoperativ und postoperativ auftreten. Deshalb muss der Anästhesist in der Lage sein, eine Lungenembolie zu erkennen und zielgerecht zu behandeln.

9.5.1 Pathophysiologie

Bei den Lungenembolien werden Thromben, seltener Fett (z. B. bei den Eingriffen an Knochen) oder Luft (z. B. bei Eingriffen an der hinteren Schädelgrube) oder bei Gebärenden Fruchtwasser über die peripheren Venen in die A. pulmonalis eingeschwemmt.

- **Einteilung der Lungenembolien**

Die Einteilung der Lungenembolie erfolgt heutzutage nicht mehr in die klassischen Stadien 1–4, vielmehr unterteilt man in Patienten mit einem hohen oder einem niedrigen embolisch-bedingten Todesrisiko. Ein hohes Risiko, früh im Verlauf einer Lungenembolie zu sterben, haben vor allem Patienten mit Hypotonie oder manifestem kardiogenem Schock, einer rechtsventrikulären Dysfunktion und einem erhöhten Troponin als Marker einer kardialen Ischämie.

Zur mechanischen Verlegung des betroffenen Pulmonalarterienastes kommen bei einer Lungenembolie noch reflektorische Spasmen der nichtembolisierten Äste der A. pulmonalis. Der rechte Ventrikel muss plötzlich sein Volumen gegen einen sehr hohen Widerstand auswerfen, was jedoch oft nicht gelingt und ihn in die Dekompensation treibt. Im linken Ventrikel kommt weniger oder überhaupt kein Blut mehr an, das linksventrikuläre Auswurfvolumen nimmt dramatisch ab, Schock oder Asystolie sind die Folgen. Über den Sympathikus versucht der Körper, die Gewebehypoxie zu kompensieren: Tachykardie, Hyperventilation mit Hypokapnie und respiratorischer Alkalose.

- **Virchow-Trias**

Ursächlich kommen für die Lungenembolie vor allem Thromben aus den Unter- und Oberschenkelvenen, dem kleinen Becken und der unteren Hohlvene in Betracht. Zur Thrombosebildung tragen im Wesentlichen bei:

- Schädigungen des Gefäßendothels,
- erhöhte Gerinnungsneigung (z. B. Einschwemmung von Gewebe, Zelldetritus und -media-

---

Praktisches Vorgehen

Therapeutische Sofortmaßnahmen bei Lungenembolie ohne gesicherte Diagnose

- O_2-Gabe, Ruhigstellung, Morphin 0,05–0,1 mg/kg zur Therapie der starken thorakalen Schmerzen, Diazepam 0,07–0,15 mg/kg intravenös zur Therapie der Todesangst, Heparin 5000 I. E. i.v. um Appositionsthromben zu vermeiden;
- wie bei hämodynamischer Instabilität kreislaufunterstützende Maßnahmen (z. B. Akrinor, wenn dies ohne langfristigen Erfolg bleibt: Dobutrex 5–15 µg/kg/min oder Adrenalin (Suprarenin) 0,1–0,2 µg/kg/min Verlegung auf eine Intensivstation. Heparin 5000 I. E. als Bolus, dann 1000–1500 I. E./h;
- ggf. Intubation und Beatmung; bei manifestem Schock bzw. Herz-Kreislauf-Stillstand Fibrinolyse mit Reteplase, Streptokinase, Urokinase oder rt-PA.

---

toren in die Blutbahn bei der Operation, Thrombophilie) und

- Verlangsamung des Blutstroms (Lagerung, z. B. Steinschnittlagerung in der Gynäkologie [Verminderung des Blutflusses in den peripheren Venen der unteren Extremität]; Muskelrelaxation).

❯ Diese drei Faktoren werden auch Virchow-Trias genannt.

9.5.2 Risikofaktoren

Diese bestehen bei
- hohem Alter,
- Immobilität (Bettlägerigkeit),
- Malignomen (Bronchus-, Pankreaskarzinom etc.),
- Polytraumen,
- oralen Kontrazeptiva und
- Eingriffen im kleinen Becken, an der Prostata, Hüfte sowie den unteren Extremitäten.

9.5.3 Diagnose (◻ Tab. 9.1)

- **Labor:** arterielle Blutgasanalyse (Hypoxie, Hyperkapnie; endexspiratorische Hypokapnie, respiratorische Alkalose, LDH-Erhöhung, D-Dimere erhöht [▶ Kap. 23]);
- **EKG:** typische Zeichen der Rechtsherzbelastung, akute Rechtsdrehung der QRS-Achse, S_I/Q_{III}-Typ, T-Negativierung, kompletter/inkompletter Rechtsschenkelblock;
- **transösophageale Echokardiographie:** akutes Cor pulmonale, z. T. auch Thromben, als echo-

dichte Strukturen erkennbar. Vorteil: bettseitige Untersuchung möglich;

- **Röntgendiagnostik:** Die Untersuchungstechnik der Wahl ist heute das Spiral-CT, das in wenigen Minuten eine Diagnose liefern kann. Der konventionelle Röntgenthorax ist in der Akutphase wenig ergiebig, gibt aber später sichtbare segmentförmige Verschattungen als Zeichen stattgehabter Lungeninfarkte wieder;
- **Kompressionssonographie, Doppler-Sonographie:** Nachweis von Becken-, Beinvenenthrombosen;
- **Pulmonalisangiographie:** Spezifisches Verfahren, um den Gefäßverschluss angiographisch darzustellen. Cave: invasiv!! Im akuten Zustand oft nicht oder nur unter Risiken durchführbar. Patient ist nicht transportfähig! Bei fibrinolytischer Therapie Blutungsgefahr bei der zu der Untersuchung notwendigen Gefäßpunktion (z. B. V. femoralis, V. basilica)! Deshalb wird die Untersuchung angesichts besserer und risikoärmerer Methoden heute sehr selten durchgeführt.
- **Lungenszintigraphie:** Nachweis von Perfusionsdefekten. Auch hier: Transport in die nuklearmedizinische Abteilung notwendig, in der Akutsituation meist nicht durchführbar, deshalb hat in der Akutmedizin diese Untersuchungsmethode auch an Bedeutung verloren.

Die operative **Embolektomie** im pulmonalen Gefäßbett (Trendelenburg-Operation) ist nur bei Patienten mit therapierefraktärem Schockzustand aufgrund der gesicherten Diagnose einer fulminanten Lungenembolie indiziert. Den meisten Kran-

⬛ **Tab. 9.1** Symptome der Lungenembolie
Dyspnoe, thorakaler Schmerz, (Todes-)Angst
Zyanose, HF ↑↑, RR ↓, (PAD↑), P_aO_2 ↓, S_aO_2 ↓, P_aCO_2 ↑↑
Kardiogener Schock, Herz-Kreislauf-Stillstand

kenhäusern fehlen allerdings die entsprechenden technischen Voraussetzungen (Herz-Lungen-Maschine). Insofern kann nur wenigen Patienten durch einen notfallmäßigen Eingriff geholfen werden.

9.5.4 Differentialdiagnosen

- Myokardinfarkt, Linksherzinsuffizienz, kardiogener Schock,
- Herzbeuteltamponade,
- Aneurysmaruptur,
- Hämato- und Pneumothorax.

9.5.5 Emboliephylaxe

❯ Die Emboliephylaxe ist außerordentlich wichtig vor jedem operativen Eingriff!

- individuell angepasste Stützstrümpfe (Ausnahme: Eingriff an der unteren Extremität),
- Heparin: Früher wurde Heparin in einer Dosierung von 3-mal 5000 I. E./Tag als Low-Dose-Heparinprophylaxe appliziert. Heute gibt man niedermolekulare Heparine (NMH) wie z. B. Monoembolex, Fraxiparin oder Clexane. Die Vorteile der niedermolekularen Heparine bestehen in
    - einer längeren Halbwertzeit, deshalb wird täglich nur eine Applikation notwendig;
    - dem geringeren Blutungsrisiko bei gleichem Thromboseschutz im Vergleich zu Heparin.
- Seit einigen Jahren sind auch die sogenannten »Neuen oralen Antikoagulantien« (NOAK) Rivaroxaban, Dabigatran und Apixaban zur Prophylaxe der venösen Thrombose nach elektiven Knie- und Hüft-TEP-Operationen zugelassen. Ihr Vorteil liegt vor allem in der

Möglichkeit der oralen Einnahme und der fehlenden Notwendigkeit einer laborchemischen Kontrolle ihrer Wirkung.

Postoperativ ist die Therapie (Stützstrümpfe/NMH) fortzusetzen und für eine möglichst frühe Mobilisation zu sorgen. Allerdings ist darauf hinzuweisen, dass nur speziell an die Extremitäten der Patienten angepasste Stützstrümpfe eine prophylaktische Wirkung entfalten.

9.6 Nervenläsionen

Nervenläsionen können durch unsachgemäße Lagerung verursacht werden.

❯ Die prä-, intra- und postoperative Lagerung des Patienten auf dem Operationstisch und ihre Überwachung ist eine gemeinsame Aufgabe von Chirurg und Anästhesist, die in einer gemeinsamen Empfehlung der Fachgesellschaften geregelt ist. Druck und Zerrung können in der Narkose zu Lähmungen – insbesondere im Bereich der Extremitäten – und anderen Schäden führen. Es empfiehlt sich, die Art der Lagerung zu dokumentieren.

■ **Risiken bei der Lagerung**
Besonders gefährdet sind
- der **Plexus brachialis:** Der Arm muss maximal rechtwinklig, im Ellenbogengelenk leicht gebeugt, in Schulterhöhe und vor der Körperachse gelagert sein. Wird der Arm überstreckt oder fällt er in relaxiertem Zustand nach hinten unten, so können Plexusschäden auftreten. Eine Schädigung des Plexus durch Seitwärtsdrehen des Kopfes oder durch eine Halsrippe ist seltener, jedoch sei auch hier zur Vorsicht gemahnt. Äußerst selten ist eine Plexusschädigung Folge der Punktion der V. jugularis interna oder von Plexusanästhesien (▶ Abschn. 5.3.9);
- der **Nervus radialis:** bei Aufliegen des Oberarms auf der Operationstischkante;
- der **Nervus ulnaris:** Er ist wegen seiner »ungepolsterten« Lage im Sulcus ulnaris des Epicondylus medialis humeri besonders ge-

fährdet und muss deshalb mit speziellen Kissen oder Schutzhüllen vor Kompression jeder Art geschützt werden.

Bei Speziallagerungen (Bauchlage, Flankenlage wie z. B. bei Nierenoperationen, Hockstellung) sind weitere Besonderheiten zu beachten. Besonderes Augenmerk gilt bei Bauch- und Hocklagerung den Augen des Patienten, die durch Druck auf den Augenbulbus gefährdet sind.

9

Narkose bei Patienten mit Vorerkrankungen

Franz-Josef Kretz, Jürgen Schäffer, Tom Terboven

F.-J. Kretz et al., *Anästhesie, Intensivmedizin, Notfallmedizin, Schmerztherapie*, DOI 10.1007/978-3-662-44771-0_10, © Springer-Verlag Berlin Heidelberg 2016

Dieses Kapitel widmet sich der Narkose bei Patienten mit Vorerkrankungen des Herz-Kreislauf-Systems (wie z. B. KHK, Hypertonie etc.), der Atemwege, Nieren und Leber. Ebenso stehen Stoffwechselerkrankungen wie Diabetes mellitus oder Schilddrüsenerkrankungen im Fokus.

> **Narkose und Operation sind bei Patienten mit Vorerkrankungen problematisch, weil**
> 1. Angst und Schmerz vor der Operation die Vorerkrankung verstärken können (koronare Herzerkrankung: Angina-pectoris-Anfall; Asthma: Status asthmaticus),
> 2. die Narkose eine eingeschränkte Organfunktion verschlechtern kann:
>   - Beeinflussung der Herz-Kreislauf-Funktion mit Verminderung der Organdurchblutung,
>   - Beeinträchtigung der Atmungsfunktion,
> 3. die gestörte Organfunktion den Ablauf der Narkose beeinflussen kann:
>   - eingeschränkte Metabolisierungskapazität der Leber: Verlängerung der Medikamentenwirkung bei Substanzen mit hoher hepatischer Clearance (Barbiturate, Opioide, Benzodiazepine),
>   - eingeschränkte Eliminationsleistung der Niere: Verlängerung der Medikamentenwirkung bei Substanzen mit hoher renaler Clearance (z. B. Pancuronium; da dieses Muskelrelaxans das einzige ist, das noch eine hohe renale Clearance hat, aber selten gebraucht wird, ist die eingeschränkte Eliminationsleistung der Niere im Anästhesiebereich ohne große Relevanz für die Pharmakokinetik),
>   - eingeschränkte Verteilung der Narkotika bei Kreislaufinsuffizienz.

10.1 Herz-Kreislauf-Erkrankungen

10.1.1 Koronare Herzkrankheit (KHK)

Angina pectoris und Herzinfarkt sind häufige Vorerkrankungen.

■ **Pathophysiologie**

Der gewichtsbezogene Energiebedarf des Herzens ist etwa 20-mal größer als der durchschnittliche Gesamtenergiebedarf des Körpers bezogen auf Kilogramm Körpergewicht. Das Herz extrahiert deshalb unter Ruhebedingungen 60% des ihm angebotenen Sauerstoffs aus dem Koronarblut. Eine Steigerung der Sauerstoffausschöpfung ist unter Belastung nur auf 70% möglich! Das Sauerstoffangebot kann deshalb nur über einen gesteigerten Blutfluss verbessert werden.

Bei Patienten mit koronarer Herzerkrankung besteht eine eingeschränkte Koronarreserve. Darunter versteht man, dass das Verhältnis von koronarem Widerstand unter Ruhebedingungen und unter maximaler Dilatation auf 30% vermindert ist. Die Steigerung des Sauerstoffangebots ist deshalb nur noch eingeschränkt möglich. Gleichzeitig liegt jedoch oft ein vermehrter Bedarf vor (z. B. erhöhter Afterload bei Hypertonikern). Häufig haben die Patienten auch Koronarstenosen.

Faktoren, die die Sauerstoffbilanz des Herzens negativ beeinflussen

1. Abnahme des myokardialen Sauerstoffangebots:
   - Tachykardie (kürzere Diastole und damit schlechtere koronare Durchblutung),
   - Abfall des diastolischen Blutdrucks (verminderter koronarer Perfusionsdruck),
   - Zunahme des Preloads (daraus folgt ein verminderter Gradient zwischen linksventrikulärem enddiastolischem Füllungsdruck und diastolischem Aortendruck. Folge: verminderte Koronarperfusion),
   - Koronarspasmus,
   - Hyperkapnie (sie erhöht den koronaren Widerstand),
   - Anämie,
   - Hypoxie,
   - Linksverschiebung der Sauerstoffdissoziationskurve mit verminderter Sauerstoffabgabe an das Gewebe bei pH-Wert-Erhöhung, Temperatursenkung, 2,3-DPG-Erniedrigung.
2. Zunahme des myokardialen Sauerstoffbedarfs:
   - Tachykardie,
   - Zunahme der Wandspannung bei Preload- und Afterloaderhöhung,
3. Zunahme der Kontraktilität (somit führen alle positiv-inotrop wirkenden Substanzen zu einer Erhöhung des Sauerstoffbedarfs).

Zu beachten ist, dass Tachykardie und Preloaderhöhung in zweifacher Weise die myokardiale Sauerstoffbilanz negativ beeinflussen.

■ Klinische Symptomatik

Klinisch äußert sich die koronare Herzerkrankung als

- Angina pectoris (Ruhe- und Belastungsangina),
- Koronarspasmus (Vasospastische Angina [Prinzmetal-Angina])
- Herzinfarkt.

Angst und Schmerz im Rahmen einer Angina pectoris oder eines Infarkts münden unbehandelt in einen Circulus vitiosus: Sie führen zur Tachykardie und die Herzfrequenzsteigerung führt über einen Sauerstoffmehrbedarf bei gleichzeitig ungenügendem Angebot zu einer Ventrikeldysfunktion. Diese ist gekennzeichnet durch ein erniedrigtes Herzminutenvolumen (Folge: Tachykardie) und einen erhöhten linksventrikulären enddiastolischen Füllungsdruck (LVEDP). Diese Preloaderhöhung hat in der Lunge ein interstitielles Ödem mit Hypoxie bei gleichzeitig erhöhtem Sauerstoffbedarf des Herzens zur Folge.

Den Circulus vitiosus durchbricht eine adäquate **Therapie**. Sie besteht bei Angina pectoris aus

- einer Preload-Verminderung (Nitrate),
- einer Pulsfrequenzverminderung (Betablocker [Mittel der 1. Wahl] oder Kalziumantagonisten),
- einer Afterloaderniedrigung (Behandlung eines Hypertonus, z. B. mit Diuretika, Betablockern, Angiotensin-Converting-Enzym-[ACE-]Hemmern, AT-II-Antagonisten oder Kalziumantagonisten).

■ Präoperative Maßnahmen

Innerhalb von 30 Tagen nach stattgehabtem Myokardinfarkt besteht eine absolute Kontraindikation für alle elektiven operativen Eingriffe. In der Folgezeit sind vor allem die durchgeführte kardiologische Intervention (▶ Kap. 4), die Erholung des Patienten und die jeweilige kardiale Reserve entscheidend. In Abhängigkeit des Risikos des operativen Eingriffs ist dann individuell eine Entscheidung über die Freigabe des Patienten zur Operation zu treffen.

Alle Patienten mit akut symptomatischen Herzerkrankungen sollten in den Wochen vor einer Operation einem Kardiologen zur weiteren Diagnostik vorgestellt werden. Bei geplanten Operationen mit hohem kardialem Risiko (Eingriffe an großen Gefäßen) und dem gleichzeitigen Vorliegen von ≥ 3 klinischen Risikofaktoren (KHK, pAVK, Herzinsuffizienz, Niereninsuffizienz, Diabetes mellitus, zerebrovaskuläre Insuffizienz) sollte ebenfalls eine kardiologische Vorstellung erfolgen.

Der Patient mit koronarer Herzerkrankung wird angewiesen, seine Medikamente (ungeachtet des Nüchternheitsgebotes) morgens mit einem kleinen

10.4 Nierenerkrankungen

Alle Anästhesiearten beeinflussen die Nierenfunktion, Nierenfunktionsstörungen beeinflussen wiederum die Kinetik einiger der vom Anästhesisten verwendeten Pharmaka.

- **Beeinflussung der Nierenfunktion durch die Anästhesie**
- **Verminderung der Nierendurchblutung** (je nach inspiratorischer Narkosegaskonzentration z. B. bei Isofluran 10–40% ↓, bei Spinalanästhesie abhängig vom RR-Abfall 10–20%): Folge der verminderten Nierendurchblutung sind eine reduzierte glomeruläre Filtrationsrate (GFR) und eine verminderte Urinproduktion.
- **Beeinflussung der Konzentrationsfähigkeit:** Bei Sevofluran-Narkosen entstehen nach länger dauernden Narkosen Fluoridspiegel, die theoretisch eine Nierenschädigung hervorrufen können. Klinische Berichte über derartige postoperative Funktionsstörungen liegen jedoch nicht vor. Das Gleiche gilt für eine mögliche nierenschädigende Wirkung von Compound A, das nach Abbau von Sevofluran im CO_2-Verdampfer entsteht; auch hier fehlen die eindeutigen Belege dafür, dass eine Niereninsuffizienz zu befürchten ist. Dennoch sollte man mit der Anwendung von Sevofluran bei Patienten mit Nierenerkrankungen vorsichtig sein.

> ⓘ Eine intraoperative Oligurie/Anurie ist vorwiegend auf einen Volumenmangel, einen intraoperativen Blutdruckabfall, eine Linksherzinsuffizienz oder auf eine operationsbedingte Stimulation der ADH-Freisetzung zurückzuführen.

- **Therapie**

Intraoperativ liegt meist ein prärenales Nierenversagen vor, deshalb je nach Kreislaufparametern: Volumengabe, Herzinsuffizienzbehandlung, wenn notwendig positiv-inotrope Substanzen (Dobutamin) oder Vasopressoren (Noradrenalin).

Nierenfunktionsstörungen beeinflussen die Anästhesie, weil Anästhetika mit hoher renaler Clearance nicht mehr ausgeschieden werden können. Es handelt sich um das nichtdepolarisierende Muskelrelaxans Pancuronium. Dies ist jedoch heute nicht mehr häufig im Gebrauch, stattdessen stehen Vecuroniumbromid, Atracurium, Mivacurium, Cis-Atracurium zur Verfügung, die keiner renalen Clearance unterliegen.

- **Anästhesiologische Probleme beim niereninsuffizienten Patienten**

Diese Probleme ergeben sich vor allem beim terminal-niereninsuffizienten, dialysepflichtigen Patienten.

- **Prämedikation**

Wegen des hohen Metabolisierungsgrades der meisten Prämedikationsmittel ergeben sich keine Besonderheiten. Präoperativ liegt beim terminal-niereninsuffizienten Patienten, bedingt durch hohe Harnstoffwerte, manchmal bereits eine Einschränkung der Vigilanz vor. Die Notwendigkeit einer Prämedikation orientiert sich am Wachheitsgrad des Patienten.

- **Präoperative Visite**

Die postdialytischen Nierenfunktionswerte und die Elektrolyte, abgenommen zwei Stunden nach der letzten Dialyse, sollten vorliegen (Kreatinin, Harnstoff, Kalium, Natrium; Abnahme zwei Stunden nach der letzten Dialyse, da sich erst dann ein Äquilibrium eingestellt hat). Anamnestisch muss nach der täglichen Trinkmenge, nach Restdiurese, besonderen Flüssigkeitsverlusten (Diarrhö, Schwitzen) gefragt werden. Auf dem Röntgenthoraxbild interessieren die Herzgröße und eventuelle Stauungszeichen.

Der Hb-Wert ist bei den terminal-niereninsuffizienten Patienten erniedrigt (z. B. 6–10 g/dl), die Patienten sind an diese Werte adaptiert. Blut muss bei Eingriffen mit geringen Blutvolumenverlusten nicht substituiert werden. Bei größeren Verlusten (z. B. 20%) muss jedoch Blut transfundiert werden, um den Hb-Wert, wenn auch auf einem niedrigen Niveau, zu stabilisieren.

- **Narkoseverfahren**

Bis auf Sevofluran gibt es aus dem genannten Grund keine Einwände gegen Inhalationsanästhesien, TIVA und Regionalanästhesie. Das Problem der

Relaxation vom niereninsuffizienten Patienten, wie es früher bestand, ist mit Vecuroniumbromid, Atracurium, Cis-Atracurium und Mivacerium, die nahezu vollständig metabolisiert werden, gelöst. Dennoch ist postoperativ eine engmaschige Überwachung notwendig.

10.5 Lebererkrankungen

Die Leber steht als Metabolisierungsorgan im Mittelpunkt des anästhesiologischen Interesses.

- **Leber und Narkose**

Die Beeinflussung der Leberfunktion durch die Narkose ist eher gering einzuschätzen.

- **Leberdurchblutung:** unter Desfluran steigt der hepatische Blutfluss, unter Isofluran und Sevofluran bleibt er konstant.
- **Metabolisierungsfunktion:** Aufgrund der weitgehend unveränderten Leberdurchblutung ist der Einfluss auf die Metabolisierungsfunktion als gering anzusehen.

Eine pathologische Leberfunktion beeinflusst den Anästhesieablauf bedeutend stärker:

- **Eingeschränkter Metabolismus von Pharmaka:** Dies betrifft vor allem Barbiturate, Benzodiazepine, Opioide, Ketamin und Neuroleptika, d. h. alle Pharmaka mit hoher hepatischer Clearance. In geringerem Umfang sind auch die Inhalationsnarkotika je nach Metabolisierungsgrad (Isofluran 0,2%, Desfluran 0,02%, Sevofluran 3%) davon betroffen. Einen dem Kreatinin bei der Niereninsuffizienz analogen Leberfunktionswert, der die Metabolisierungsrate einschätzen ließe, gibt es nicht. Man sollte jedoch bedenken, dass die Abbaukapazität der Leber groß ist und sich Defizite erst bei erheblichem Parenchymschwund (Leberzirrhose) zeigen.
- **Gestörte Verteilung von Pharmaka** wegen geringerer Plasma-Eiweiß-Produktion: Albumine, die Transportproteine, werden ausschließlich in der Leber gebildet. Bei Hypalbuminämie ist eine verminderte Plasma-Eiweiß-Bindungskapazität mit den entsprechenden Folgen für stark eiweißgebundene

Medikamente zu erwarten. Geringere Transportkapazität bedeutet nämlich höheren Anteil des freien und damit wirksamen Medikamentes im Blut: Dies würde einen kürzeren Wirkungseintritt begründen. Aufgrund des deutlich erhöhten Verteilungsvolumens wird dieser Effekt egalisiert! Zum Teil wird der Wirkungseintritt verlängert.

- **Verlängerte Wirkung von Succinylcholin** und **Mivacurium** bei niedrigem Plasma-Cholinesterase-Spiegel (▶ Abschn. 1.13.4).

Ist die Synthesefunktion der Leber eingeschränkt, so kann es zu **Gerinnungsstörungen** kommen, die, möglicherweise abhängig vom Ausmaß, eine Kontraindikation für Regionalanästhesien darstellen (▶ Abschn. 5.3).

- **Präoperative Visite und Prämedikation**

Besonders zu beachten sind akute und chronische Hepatiden, alkoholische Leberschäden und Leberzirrhosen. In enger Absprache mit dem Operateur sollte man bei Lebererkrankungen, bei denen eine Möglichkeit zur Restitutio ad integrum besteht (akute Hepatitis) den Genesungsvorgang abwarten und auf einen Elektiveingriff verzichten. Voraussetzung für eine Regeneration der Leber ist allerdings Alkoholabstinenz bzw. bei Fettleber diabetischer Genese eine exakte Diabeteseinstellung.

Bei der präoperativen Visite sollten alle Laborwerte vorliegen, aus denen Art und Ausmaß der Leberfunktionsstörung hervorgehen:

- **zellulärer Schaden:** SGOT, SGPT, LDH, γ-GT und GLDH,
- **Störung der Exkretionsfunktion:** Bilirubin, γ-GT, AP, LAP,
- **Störung der Synthesefunktion:** Albumin, Cholinesterase, Quick.

Präoperative Maßnahmen zur Kompensation der Leberinsuffizienz. Dies ist nur beschränkt möglich. Indiziert sind

- die **Applikation von Vitamin K:** Bei erniedrigtem Quick-Wert kann Vitamin K die Bildung von Gerinnungsfaktoren und damit Blutgerinnung unterstützen; Dosierung initial: 10 mg;
- die **Applikation von Gerinnungsfaktorkonzentraten** (teuer, Infektionsrestrisiko:

Hepatitis B, C, D, AIDS) und **FFP** (cave: Hypervolämie): sofern es die Gerinnungssituation erforderlich macht. Manchmal ist auch die Gabe von Thrombozytenkonzentraten notwendig (beim zirrhotischen Patienten liegt wegen der Hepatosplenomegalie häufig auch ein Thrombozytenmangel vor);

— eine **Normalisierung des Elektrolythaushaltes** (cave: Hyperkaliämie bei Aldosteron-Medikation zur Aszitesbehandlung).

Die Prämedikation beim leberkranken Patienten orientiert sich an seinem Wachheitsgrad. Solange sein Bewusstsein nicht eingetrübt ist, wird die übliche Prämedikation angeordnet, beim eingetrübten Patienten selbstredend keine Prämedikation.

Bei den Narkoseverfahren können alle gängigen verwendet werden. Alternativen sind Regionalanästhesieverfahren, sofern nicht wegen Blutgerinnungsproblemen (Quick muss größer 50% sein, PTT <50 sec, Thrombozyten >50.000/mm^3) Kontraindikationen bestehen.

❯ Bei Leberinsuffizienz muss die verlängerte Wirkungszeit einzelner Medikamente bedacht werden.

Gerade den leberinsuffizienten Patienten muss der Anästhesist postoperativ ausreichend lange überwachen. Solange der Patient somnolent ist, muss er, da von insuffizienten Schutzreflexen ausgegangen werden muss, intubiert bleiben und nachbeatmet werden. Dies ist besonders im Hinblick auf die Aspirationsgefahr wichtig.

10.6 Schilddrüsenerkrankungen

Im Vordergrund steht die **Hyperthyreose**. Bei Patienten im hyperthyreoten Zustand ist perioperativ mit einer sympathotonen Stoffwechsel- und Kreislaufsituation zu rechnen und perioperativ eine **thyreotoxische Krise** zu befürchten, die zwar extrem selten, aber nach wie vor mit einer hohen Letalität belastet ist. Ihre Symptome sind

— Agitiertheit, Bewusstseinseinschränkung, Bewusstlosigkeit,
— Hyperthermie, starkes Schwitzen,

— Ateminsuffizienz wegen hohen Sauerstoffbedarfs und hoher CO_2-Produktion bei hohem Grundumsatz,
— Tachyarrhythmien, hypertensive Krisen,
— Diarrhöen, Erbrechen, Darmspasmen,
— Labor: T3, T4 ↑↑, TSH ↓↓.

❯ Liegt eine Schilddrüsenerkrankung vor, sollte man bei Elektiveingriffen den Patienten vom Endokrinologen mit thyreostatischer Therapie einstellen lassen.

Beim Notfalleingriff ist eine energische und konsequente Prophylaxe der thyreotoxischen Krise notwendig durch

— adäquate thyreostatische Therapie (Thiamazol, Carbimazol, Natriumperchlorat),
— ausreichende Sedierung (Benzodiazepine),
— effektive Sympathikusblockade (Betablocker) und
— Gabe von Glukokortikoiden.

❯ Auf jeden Fall muss der Operateur auf jodhaltige Desinfektionsmittel verzichten!

Im Mittelpunkt der **Therapie** einer thyreotoxischen Krise stehen die

— intensive thyreostatische Therapie,
— Glukokortikoide (z. B. Hydrokortison),
— Betablocker (z. B. Propanolol),
— apparative Behandlung gestörter Organfunktionen (Beatmung, Dialyse),
— medikamentöse Behandlung der Herzinsuffizienz und die
— energische Reduktion der erhöhten Temperatur.

Die thyreostatische Therapie muss, sofern diese Therapie nicht greift, überprüft und im Einzelfall eine Plasmapherese in Erwägung gezogen werden.

Die Gefahr einer thyreotoxischen Krise verbietet Elektiveingriffe im Stadium der Hyperthyreose. Thyreostatika und Jodgabe führen zur Euthyreose, erst dann können Elektiveingriffe durchgeführt werden. Ein zu bevorzugendes Anästhesieverfahren gibt es nicht. Sinustachykardien sind auch bei dann Euthyreoten intraoperativ noch relativ häufig und sprechen auf Betablocker gut an.

Bei klinisch manifester Hypothyreose muss mit Bradykardien, Hypotonien und einer verminderten myokardialen Kontraktilität gerechnet werden. Es können alle gängigen Narkoseverfahren und Medikamente verwendet werden, jedoch muss mit einer erhöhten Sensibilität gerechnet werden. Bei ausgeprägter Struma ist eine erschwerte Intubation zu erwarten.

10.7   Phäochromozytom

Diese Erkrankung ist durch eine exzessive **Katecholaminausschüttung** gekennzeichnet. Gebildet werden diese Katecholamine in Tumoren des Nebennierenmarks und in chromaffinen Zellen, die im Retroperitoneum, im Mesenterium und in der Leber lokalisiert sein können. Ausgeschüttet werden Dopamin, Adrenalin und Noradrenalin. Folgen sind
— Hypertonus, hypertensive Krisen,
— Tachyarrhythmien, Tachykardien.

Die Tumorresektion bietet operationstechnisch meist keine Schwierigkeiten. Die Problematik liegt in der präoperativen hypersympathikotonen Kreislaufsituation, die intraoperativ durch Manipulation am Tumor (Ausschüttung von Katecholaminen) exzessiv gesteigert werden kann. Bereits nach intraoperativer Entfernung des Tumors kann es jedoch zu einer hyposympathikotonen Kreislaufreaktion kommen, die eine Volumensubstitution und Katecholamingabe sowie postoperativ eine kontinuierliche, exakte Überwachung und eine adäquate Therapie auf einer Intensivstation notwendig macht.

■ **Präoperative Vorbereitung**
Der Patient muss auf einen α-Blocker eingestellt werden. Mittel der Wahl ist das Phenoxybenzamin (Dibenzyran): Die präoperative Therapie beginnt mit 10 mg/Tag (oral) mit täglicher Steigerung um 20 mg. Diese Dosis muss eventuell auf 60–100 mg/Tag erhöht werden. Die reflektorische Tachykardie macht oft eine zusätzliche Betablockertherapie notwendig. Wegen der orthostatischen Beschwerden ist Bettruhe zu empfehlen.

■ **Narkoseführung**
Isofluran und Sevofluran oder eine intravenöse Anästhesie (Propofol/Opioid oder Benzodiazepin/

Opioid) sind geeignete Narkoseverfahren. Eine Kombination mit einem PDA-Katheter bietet zunächst – präoperativ und intraoperativ bis zur Unterbindung der Gefäßversorgung des Tumors – Vorteile (α-Blockade), danach muss jedoch wegen der Gefäßweitstellung mit verstärkten **Hypotensionen** gerechnet werden.

Das perioperative Monitoring umfasst EKG und arterielle Druckmessung sowie einen ZVK.

Mit **hypertensiven Krisen** und myokardialen Sauerstoffdefiziten ist zu rechnen bei
— Laryngoskopie und Intubation. Therapie bzw. Prophylaxe: Opioide;
— Tumormanipulation. Therapie: RR ↑↑ → Urapidil, Nitrate, Nifedipin, Nitroprussid-Natrium, HF ↑↑ → Betablocker.

Zu hypotensiven Entgleisungen kann es kommen
— intraoperativ: nach Ligatur der abführenden Gefäße (Therapie: Volumen, Dobutamin, Noradrenalin),
— postoperativ noch nach 48 h.

Über diese Zeit erstreckt sich die Überwachung. Bei beidseitiger Adrenalektomie ist Hydrokortison zu substituieren (Hydrokortison 200–300 mg und Fludrokortison [Aldosteron] 0,05–0,2 mg).

10.8   Hämatologische Erkrankungen

Anästhesierelevant sind vor allem die akute intermittierende Porphyrie und Blutgerinnungsstörungen, beides sind jedoch seltene Erkrankungen.

10.8.1 Akute intermittierende Porphyrie

Porphyrien stellen eine heterogene Gruppe von Stoffwechselerkrankungen dar, die charakterisiert sind durch eine exzessive Produktion von Porphyrinen oder Porphyrinpräkursoren (Delta-Aminolavulinsäure und Porphobilinogen). Bedingt ist diese exzessive Akkumulation durch partielle Enzymdefekte im Stoffwechselweg der Häm-Biosynthese. Anästhesierelevant ist in erster Linie die akute intermittierende Porphyrie. Vor allem Barbiturate

Medikamentöse Kontraindikationen bei akuter intermittierender Porphyrie

Um ein akute Attacke einer Prophyrie zu vermeiden, sind folgende Medikamente kontraindiziert:
- Barbiturate
- Diazepam
- Sulfonamide
- orale Antidiabetika

- Pyrazolonderivate
- Metamizol
- Etomidat
- Pentazocin
- Pancuronium
- Lidocain
- Furosemid

- Theophyllin
- Diclofenac
- Verapamil
- Nifedipin
- Phenytoin

Therapie von Gerinnungsstörungen

Dazu zählt:
- die Gabe von Faktorenkonzentraten (PPSB; enthält Faktoren II, VII, IX, X) bei Marcumar-Blutung,
- die Antagonisierung von Heparin durch Protamin (1 ml Protamin

1000 antagonisiert 1000 E Heparin), sofern die Blutung heparinbedingt ist,
- die gezielte Substitution von Gerinnungsfaktorkonzentraten bei nachgewiesenem Einzelfaktormangel,

- bei Thrombozytopathie-bedingten Blutungen: Desmopressin (Minirin). Wirkungsmechanismus: Es stimuliert die noch vorhandenen Thrombozyten aus dem Knochenmark.

stimulieren die δ-Aminolävulinsäuresynthetase. Es werden vermehrt Porphobilinogen und δ-Aminolävulinsäure gebildet (❏ Abb. 1.22). Dies führt zu dem seltenen Krankheitsbild der akuten intermittierenden Porphyrie, die von starken kolikartigen abdominellen Schmerzen, kardiovaskulären Beschwerden und neurologischen Ausfallerscheinungen geprägt ist.

Als Narkoseform der Wahl bietet sich die TIVA an (z. B. Propofol/Sufentanil).

10.8.2 Blutgerinnungsstörungen

Iatrogene (vor allem Marcumar-Medikation) sind weit häufiger als erworbene Blutgerinnungsstörungen (Leberzirrhose; postoperativ: Sepsis), selten sind angeborene Gerinnungsstörungen (Mangel an Faktoren VIII und IX: Hämophilie A bzw. B).

Die Anamnese ist aufschlussreich: häufig blaue Flecken, Nachbluten bei Zahnextraktionen, Medikamentenanamnese, Frage nach Lebererkrankungen. Als Labor-Screening wird eine Bestimmung des Quickwertes, der PTT und der Thrombozyten durchgeführt, bei Verdacht auf angeborene Gerinnungsstörungen müssen zusätzlich Einzelfaktoren bestimmt werden.

Vitamin K führt erst nach 2 bis 3 Tagen zu einer Normalisierung der Vitamin-K-abhängigen, in der Leber synthetisierten Gerinnungsfaktoren (II, VII, IX, X).

- **Kontraindikationen**

❯ Bei allen Gerinnungsstörungen sind alle rückenmarksnahen Regionalanästhesien (Gefahr der Hämatombildung; dadurch Gefahr der Kompression von Nerven) kontraindiziert. Bei peripheren Regionalanästhesien sollte die Entscheidung unter Berücksichtigung des individuellen kardiovaskulären Risikos und der Punktionsstelle getroffen werden. Weitere Informationen zu dem differenzierten Vorgehen bei der Regionalanästhesie und medikamentöser Beeinträchtigung der Blutgerinnung (▶ Kap. 5).

Als Grenzwerte gelten ein Quickwert von 50%, eine PTT von 50 sec und eine Thrombozytenzahl von $50.000/mm^3$. Für rückenmarksnahe Verfahren fordern viele Abteilungen aufgrund der möglicherweise deletären Konsequenzen durch Blutungskomplikationen jedoch normwertige Gerinnungsparameter. Auf eine nasale Intubation sollte verzichtet werden, bis sich die Gerinnungswerte normalisiert haben (Blutungsgefahr in der Nase). Intramuskuläre Injektionen sind bei Patienten mit Gerinnungsstörungen verboten.

10.9 Suchterkrankungen

10.9.1 Alkohol

Von Bedeutung sind für den Anästhesisten
- **zerebrale Aspekte:** Alkoholentzugssyndrom (postoperativ besteht die Gefahr eines Delirium tremens, einer lebensbedrohlichen Erkrankung!)
- **kardiovaskuläre Aspekte:** »Münchener Bierherz«, »Tübinger Weinherz« = alkoholische Kardiomyopathie;
- **hepatologische Aspekte:** verminderte Syntheseleistung der Leber, Aszites, Leberzirrhose, Enzyminduktion, Gerinnungsstörungen;
- **peripher-neurologische Aspekte:** alkoholische Neuropathie (verstärkte Schmerzempfindlichkeit).

Präoperativ besteht beim Alkoholiker die Tendenz des Leugnens der Sucht und zur Bagatellisierung.

Intraoperativ ist meist von einem stark erhöhten Narkotikumbedarf auszugehen (enzyminduktionsbedingter vermehrter Abbau, erhöhte Schmerzempfindlichkeit), bei Trunkenheit jedoch verminderter Narkotikabedarf.

> **▶** Bei der Alkoholerkrankung müssen postoperativ die Frühzeichen des Entzugdelirs erkannt und konsequent behandelt werden.

10.9.2 Heroin, Cannabis, Ecstasy etc.

Der Anästhesist wird heute nicht selten mit Patienten – häufig jüngeren Alters – konfrontiert, bei denen ein chronischer Drogenabusus (Heroin, Cannabis etc.) vorliegt oder vorlag. Wichtig sind neben der chronischen Abhängigkeit und der Entzugsgefährdung vor allen Dingen die Begleiterkrankungen wie Hepatitis C oder HIV-Infektion. Häufige Operationsindikationen sind Abszessinzisionen.

Bei operativen Eingriffen wird man bei der Narkose möglichst Opioide vermeiden wollen, sofern eine Opioidabhängigkeit vorliegt oder vorlag. Stattdessen sollte man umfassend Regionalanästhesiemethoden zum Einsatz bringen, soweit dies die Operation und der Operationssitus erlauben.

10.9.3 Nikotinabusus

Nikotinabusus ist eine der häufigsten Suchtformen mit schwerwiegenden Konsequenzen für die Anästhesie!
- Hohe Kohlenmonoxidwerte im Blut: Verminderte Sauerstofftransportkapazität!
- Chronische Bronchitis, häufig Emphysembronchitis, häufig bereits eine ausgeprägte COPD.
- Hyperreagible Atemwege
- Arteriosklerose als Folge des Nikotinabusus.
- Bronchialkarzinomrisiko.
- Zum Teil erhebliche Zahnschäden.

Hört der Patient mit dem Rauchen auf, so ist nach 8 Wochen mit einer Verbesserung der Lungenfunktion zu rechnen. Solange kann man allenfalls bei elektiven orthopädischen Eingriffen warten. Dennoch sollte man bei jeder Narkoseaufklärung die Chance nutzen, auf die schwerwiegenden gesundheitlichen Folgen des Rauchens hinzuweisen und aufzufordern, das Rauchen einzustellen. Um einen »Entzug« zu vermeiden, sollte man dies nicht unmittelbar vor der Operation erzwingen. Der Patient ist auch nicht aspirationsgefährdet, selbst wenn er bis zu 2 Stunden vor dem Eingriff noch geraucht hat.

Vorteilhaft ist, dass die Raucher die Patientengruppe sind, die sich am schnellsten selbst mobilisieren und deshalb auch das geringste Thromboserisiko haben.

Im Übrigen gilt nach dem Nichtraucherschutzgesetz: Das Krankenhaus ist ein öffentliches Gebäude mit absolutem Rauchverbot.

10.10 Neurologische Erkrankungen

Von der Vielzahl neurologischer Erkrankungen können nur der Parkinsonismus, die Epilepsie und die Myopathien besprochen werden.

10.10.1 Parkinsonismus

Das pathophysiologische Substrat des Parkinsonismus ist ein zerebrales Neurotransmitterungleichgewicht zwischen Acetylcholin und Dopamin. Diese Imbalance kann

- durch **Medikamente** oder
- durch **Entzündungen** bedingt oder
- Folge von zerebraler **Degeneration** sein.

■ **Therapie**

Die Parkinsontherapie beruht auf folgenden Prinzipien:

- Ausgleich des Dopaminmangels durch Zufuhr der Dopaminvorstufe Levo-Dopa in Kombination mit Monoaminoxidaseinhibitoren (periphere Hemmung des Dopamin-Abbaus),
- Reduzieren des Acetylcholin-Übergewichts durch Hemmung der Acetylcholin-Wirkung mit Anticholinergika (z. B. Biperidin [Akineton]),
- Gabe von Dopaminagonisten (z. B. Bromocriptin),
- Hemmung des Dopaminabbaus (z. B. Selegilin [Movergan]).

■ **Anästhesiologische Konsequenzen**

Aus diesen pathophysiologischen Erkenntnissen und dem therapeutischen Prozedere ergeben sich folgende Konsequenzen:

> - Ketamin sollte vermieden werden wegen möglicher übermäßiger sympathikotoner Reaktionen.
> - Die Levo-Dopa-Therapie sollte auch während der perioperativen Phase weitergeführt werden.
> - Auf Zeichen einer postoperativen Parkinsonkrise (schwerer Rigor, Akinese) sollte geachtet werden.

10.10.2 Epilepsien

Das Krampfleiden bereitet unabhängig von der Genese eigentlich nur postoperativ medikamentöse Probleme. Meist steht der Patient unter Dauertherapie mit einem Antiepileptikum. Die Medikamente sollten wie bei den Antihypertonika bis zum Operationsmorgen weiter eingenommen werden. Postoperativ ist manchmal eine Neueinstellung notwendig.

Phenothiazine setzen die Krampfschwelle herab und gelten deshalb als kontraindiziert (z. B. Atosil). Sevofluran führt besonders unter Hyperventilationsbedingungen zur Bildung von Krampfäquivalenten im EEG, kann nach heutiger Lehrmeinung aber beim Epileptiker verwendet werden. Gleiches gilt für Ketamin. Auch nach Propofol-Gabe ist es in seltenen Fällen zu epileptischen Anfällen gekommen, obwohl es ansonsten, nach Barbituraten und Benzodiazepinen, das Mittel der Wahl beim Status epilepticus ist. Bei der i.v.-Narkose zur kernspintomographischen Untersuchung von Kindern mit epileptischer Grunderkrankung müssen die Vorteile von Propofol (gute Steuerbarkeit) und das seltene Risiko eines Propofol-induzierten Anfalls gegeneinander abgewogen werden. Günstigen Einfluss auf die Grunderkrankung haben vor allem **Barbiturate** und **Benzodiazepine**. Auf eine mögliche Enzyminduktion als Folge der Dauertherapie mit Antiepileptika ist zu achten. Häufig müssen dann die Narkotika deutlich höher als bei Gesunden dosiert werden.

10.10.3 Muskelerkrankungen

Prinzip des anästhesiologischen Prozedere ist es, bei diesen Patienten alles zu vermeiden, was die Vitalfunktion Atmung zentral (Atemdepression) und peripher (Muskelrelaxation) beeinflussen könnte.

Opioide lassen sich bei Allgemeinanästhesien allerdings nur in den seltensten Fällen komplett vermeiden. Eine suffiziente postoperative Schmerztherapie ist gerade bei Patienten mit hohem Risiko für pulmonale Komplikationen unverzichtbar. Hier gilt es besonders die Balance zwischen Schmerzfreiheit und Atemdepression zu finden. Eine Prämedikation mit Benzodiazepinen sollte nach Möglichkeit vermieden werden oder unter sorgfältiger Überwachung erfolgen. Muskelrelaxanzien können unter Überwachung der neuromuskulären Erholung verwendet werden. Falls vermeidbar ist ein Verzicht auch bei dieser Medikamentengruppe anzuraten.

- **Myasthenia gravis**

Es handelt sich um eine neuromuskuläre Auto-immunerkrankung. Antikörper, gegen den Thymus gebildet, sind auch gegen die Muskelendplatte wirksam. Bei ca. 75% der Patienten, die auf eine medikamentöse Therapie nicht ansprechen, ist nach durchgeführter Thymektomie eine deutliche Zunahme der Muskelkraft zu verzeichnen.

Therapeutisches medikamentöses Prinzip ist es, die Konzentration von Acetylcholin an den motorischen Endplatten zu erhöhen. Dazu dient eine Dauertherapie mit Cholinesterasehemmstoffen (Mestinon, Prostigmin). Als unerwünschte vegetative Wirkungen treten Hypersalivation und Diarrhöen auf.

Eine immunsuppressive Therapiemöglichkeit bietet die Applikation von Kortisonpräparaten und Azathioprin. Infektanfälligkeit ist als unerwünschte Wirkung zu berücksichtigen.

Die Anästhesie wird mit Propofol und einem Opioid eingeleitet oder als Maskennarkose begonnen. Der Patient kann meist ohne Muskelrelaxation in einem tiefen Narkosestadium (III/3; ▸ Abschn. 1.2.1) leicht intubiert werden. Bei unzureichender Relaxation sind Muskelrelaxanzien in zurückhaltender Dosis erlaubt.

> ❯ Bei Myasthenia gravis ist postoperativ eine intensive Überwachung (bis zu 48 h) zwingend notwendig.

Die Therapie mit Cholinesterasehemmstoffen muss oral oder intravenös fortgeführt werden. Eine myasthenische Krise kann aber dennoch auch auf diese Weise nicht immer sicher verhindert werden.

- **Muskeldystrophien**

Zu diesen zählen vor allem die rezessiv vererbten Muskeldystrophien vom Typ Duchenne und Becker-Kiener. Die Duchenne-Muskeldystrophie manifestiert sich im Kindesalter (3–6 Jahre) und die Muskeldystrophie vom Typ Becker-Kiener im Alter von 6–12 Jahren. Von anästhesiologischer Bedeutung ist, dass die Gabe des depolarisierenden Muskelrelaxans Succinylcholin bei diesen Patienten zu einer Rhabdomyolyse führen kann. Darunter versteht man einen akuten Muskelzellzerfall; es kommt dadurch zu einer ausgeprägten Hyperkaliämie mit konsekutivem Herzkreislaufstillstand. Da diese Rhabdomyolyse auch auftreten kann, wenn die Erkrankung noch nicht klinisch manifest geworden ist, d. h. bei Kindern <3 Jahren beim Typ Duchenne und unter 6 Jahren beim Typ Becker-Kiener, sollte man die Indikation einer routinemäßigen Anwendung von Succinylcholin bei Kindern sehr kritisch abwägen (▸ Abschn. 1.13.4).

- **Myotonien**

Patienten mit Myotonien reagieren sehr stark auf depolarisierende Muskelrelaxanzien. Deshalb ist Succinylcholin kontraindiziert. Nach dessen Applikation würde es zu einem Verkrampfen der Muskulatur kommen, das eine Beatmung unmöglich macht. **Therapie** in dieser Situation: nichtdepolarisierende Muskelrelaxanzien.

> ❯ Alle Patienten mit myogenen Muskelerkrankungen (im Gegensatz zu neurogenen Muskelerkrankungen) neigen zur malignen Hyperthermie (▸ Abschn. 9.2).

10.11 Adipositas

Adipositas, definiert als Übergewicht von mehr als 30% über dem Normalgewicht, ist in den Industrieländern die häufigste Nebenerkrankung.

> **Body Mass Index (BMI) = Gewicht (kg)/ Größe im Quadrat (m²)**
> - <25 Idealgewicht,
> - 26–29 Übergewicht,
> - >30 Adipositas,
> - >40 Adipositas per magna.

> ❯ Besonders bedrohlich ist die Situation bei Patienten mit Adipositas per magna.

Anästhesiologische Probleme sind:
- kardiovaskuläre Veränderungen: Das Herzminutenvolumen ist erhöht, Hypertonus und Herzinsuffizienz liegen häufig vor;
- respiratorische Veränderungen.

Respiratorische Veränderungen bei Adipositas

Es kommt zur Abnahme der Lungenvolumina, besonders der funktionellen Residualkapazität und der Compliance, der inspiratorische Widerstand ist erhöht. Folge sind Atemmehrarbeit und Zunahme von pulmonalen Shunts (arterielle Hypoxie!).

Die **Narkoseform** sollte eine möglichst rasche Mobilisierung ermöglichen. Regionalanästhesien sind vorzuziehen, soweit es der operative Eingriff erlaubt und eine Regionalanästhesie technisch bei der Adipositas möglich ist. Ansonsten empfiehlt sich eine Inhalationsanästhesie. Als Alternative bietet sich eine intravenöse Anästhesie mit Propofol/Remifentanil an. Da das Fett einen Großteil des Gewichts ausmacht, muss man als Dosierungsgewicht ein um 30% vermindertes Körpergewicht annehmen.

> Bei Narkoseeinleitung und Intubation ist beim adipösen Patienten gehäuft mit Schwierigkeiten zu rechnen.

Die Maskenbeatmung ist schwierig, die Intubation häufig erschwert. Alle adipösen Patienten sind zudem aspirationsgefährdet. Bei ihnen liegt häufig ein mangelhafter Verschluss des gastroösophagealen Sphinkters vor (RSI, ▶ Abschn. 9.3).

Eine Beatmung mit PEEP sollte immer durchgeführt werden, die optimale Höhe des PEEP ist Gegenstand aktueller Untersuchungen. Reicht diese Maßnahme nicht aus, so muss der F_iO_2 erhöht werden.

Postoperativ sind die adipösen Patienten besonders prädestiniert für Pneumonien. Die Mobilisierung muss deshalb zügig erfolgen, bei ausgedehnten Eingriffen erscheint eine Schmerztherapie mittels PDK sinnvoll.

Anästhesie beim ambulanten Patienten

Franz-Josef Kretz, Jürgen Schäffer, Tom Terboven

F.-J. Kretz et al., *Anästhesie, Intensivmedizin, Notfallmedizin, Schmerztherapie*,
DOI 10.1007/978-3-662-44771-0_11, © Springer-Verlag Berlin Heidelberg 2016

In diesem Kapitel geht es um die besondere anästhesiologische Situation bei der Betreuung ambulanter Patienten. Welche Anästhesieverfahren kommen zum Einsatz und welche Aspekte sollten in der postoperativen Phase beachtet werden? Auf diese Fragen gibt das Kapitel Antworten.

Wirtschaftliche, aber auch patientenorientierte (Kinder!) Überlegungen haben in den letzten Jahren zu einer enormen Zunahme ambulanter Operationen geführt. Die ursprüngliche Sorge der Operateure, dass es nach ambulanten Operationen zu schlechteren Operationsergebnissen durch gestörte Wundheilung und Wundinfektion kommen würde, hat sich nicht bestätigt – im Gegenteil: Die Infektionsrate liegt bei der häuslichen Betreuung niedriger als im »Keimreservoir Krankenhaus«.

Ambulante Operationen werden heutzutage bei einer Vielzahl von Eingriffen in verschiedenen Fachabteilungen durchgeführt. In manchen Ländern übersteigt die Anzahl der ambulanten Eingriffe die der stationären mittlerweile deutlich. In der Regel werden hauptsächlich körperlich und psychisch stabile Patienten der Risikogruppen ASA I–II ambulant betreut, Patienten der Kategorie ASA III können bei stabiler Krankheitssituation und guter häuslicher Versorgung gegebenenfalls ebenso ambulant versorgt werden. Dies ist jedoch üblicherweise eine Ausnahme, ebenso wie bei Kindern < 6 Monaten.

11.1 Anästhesieverfahren

Für die ambulanten Patienten gelten die gleichen Regeln, wie für die stationären Patienten, was Nüchternheit, Prämedikation und Narkoseeinleitung anbetrifft. Die Aufklärung der Patienten am Tag der Operation ist statthaft. Bei Patienten der Kategorie ASA III muss diese jedoch mit zeitlichem Abstand zum OP-Termin erfolgen, um eine adäquate Vorbereitung zu ermöglichen. Grundsätzlich muss auf Medikamente mit langer Halbwertszeit verzichtet werden. Narkoseeinleitungsmittel und Opioide mit kurzer Wirkungszeit (Propofol, Alfentanil, Remifentanil) werden bevorzugt. Heute steht die **Propofol-Remifentanil-Anästhesie** oder die **Inhalationsanästhesie** (Propofol zur Einleitung und z. B. Sevo- oder Desfluran zur Aufrechterhaltung) bei der ambulanten Anästhesie im Vordergrund.

Da der Patient oft erst durch den hektischen morgendlichen Straßenverkehr die Klinik erreicht, aufgeregt, ängstlich und zudem hungrig – kurz: im Stress ist – muss für eine ausreichend tiefe Narkose gesorgt werden.

Regionalanästhesiologische Verfahren haben sich im ambulanten Bereich bewährt. Nachgewiesenermaßen resultiert aus ambulanten Operationen in Regionalanästhesie eine höhere Patientenzufriedenheit, geringere postoperative Schmerzen sowie eine niedrigere Rate an stationären Aufnahmen. Die Entlassung von Patienten mit noch bestehenden Blockaden hat sich mittlerweile bewährt. Einige Zentren entlassen die Patienten sogar mit liegenden Regionalanästhesiekathetern und Einweg-Pumpen nach Hause!

Die **Spinalanästhesie** als rückenmarksnahe Nervenblockade hat sich im ambulanten Sektor mittlerweile ebenfalls etabliert. Gerade im Bereich der Proktologie steht mit dem Sattelblock ein hervorragend geeignetes Narkoseverfahren zur Verfügung. Auf die Verwendung kurzwirksamer Lokalanästhetika sollte jedoch geachtet werden. Aktuell stellt Prilocain 2% hyperbar den Standard für rückenmarksnahe Blockaden im Bereich des ambulanten Operierens dar. Viele der früher als Gründe gegen Spinalanästhesien genannten Probleme wie Harnverhalte oder lang andauernde sensomotorische Defizite lassen sich mit genanntem Medikament ausreichend zuverlässig vermeiden.

11.2   Postoperative Phase

Die postoperative Phase stellt das eigentliche Problem beim ambulanten Patienten dar. Der Patient verlässt nach zwei bis vier Stunden die Klinik und kann dann nicht mehr vom Anästhesisten bzw. dem Anästhesiepersonal überwacht werden. Bei Patienten mit **Nebenerkrankungen**, die unter oder nach der Anästhesie entgleisen können (Epilepsie, Diabetes), sollte man deshalb besondere Vorsicht walten lassen.

Kriterien zur Entlassung ambulanter Patienten:
- Mindestabstand von 2 h zum Narkoseende bzw. zur letzten Opiodgabe,
- Stabile kardiopulmonale Situation für mindestens 1 h,
- Patient ist zu Ort, Zeit und Person orientiert,
- Problemlose Miktion,
- Subjektive Schmerzfreiheit,
- Allenfalls minimale Übelkeit,
- Problemlose Aufnahme von Flüssigkeit und leichter Nahrung,
- Erfolgte Entlassung durch den Operateur,
- erwachsene Begleitperson anwesend,
- Kontaktadresse und Telefonnummer für eventuelle Rückfragen wurden dem Patienten ausgehändigt.

> **Vor Verlassen der Klinik muss der Patient auf jeden Fall auf Folgendes hingewiesen werden:**
> - Er darf nur in Begleitung am Straßenverkehr teilnehmen.
> - Er darf am Tag der Narkose kein Auto führen (keine Verkehrstauglichkeit) und keine Maschinen bedienen.
> - Er darf keine geschäftlichen Abschlüsse tätigen (keine Geschäftsfähigkeit).
> - Er darf keinen Alkohol konsumieren (additive Wirkung).
> - Es muss zu Hause mindestens eine weitere Person anwesend sein, und der Hausarzt muss erreichbar sein.
> - Eine Notfall-Telefonnummer (Klinik- oder alternativ eigene Handy-Nummer) muss dem Patienten immer mitgegeben werden!

Zu Hause darf der Patient wieder essen und trinken, Analgetika sind in ausreichender Dosis zu rezeptieren.

Anästhesie in extremen Lebensaltern

Franz-Josef Kretz, Jürgen Schäffer, Tom Terboven

F.-J. Kretz et al., *Anästhesie, Intensivmedizin, Notfallmedizin, Schmerztherapie*,
DOI 10.1007/978-3-662-44771-0_12, © Springer-Verlag Berlin Heidelberg 2016

In diesem Kapitel werden die Besonderheiten des anästhesiologischen Managements im Kindesalter (Anatomie, Physiologie, OP-Vorbereitung etc.) sowie im Greisenalter (Physiologie und Pathophysiologie, Pharmakotherapie etc.) behandelt.

12.1 Anästhesie im Kindesalter

Das Kind ist kein kleiner Erwachsener! Deshalb gilt es, bei Kindern anatomische und physiologische sowie psychologische Besonderheiten zu berücksichtigen (◘ Tab. 12.1). An Fehlbildungen muss gedacht werden.

12.1.1 Anatomische und physiologische Besonderheiten

Diese spielen vor allem im Neugeborenen- und Säuglingsalter eine große Rolle.

- **Atmung**

Das Neugeborene hat eine große Zunge, große Tonsillen, einen hochstehenden Larynx, horizontal stehende Rippen und einen glockenförmigen Thorax. Die Zwerchfellkuppeln sind flach. Charakteristisch für dieses Kindesalter ist die Nasenatmung. Periodisches Atmen mit intermittierenden Apnoephasen kommt häufig vor bei Frühgeborenen und hypotrophen Neugeborenen. Die Apnoephasen treten auch postoperativ bei diesen Kindern gehäuft auf.

Bei den Atmungsparametern fällt die hohe Atemfrequenz auf. Die Ursache dafür liegt im er-

◘ **Tab. 12.1** Definition der Kindesalter

Neugeborenenalter	Geburt bis zum Ende 1. Lebensmonat
Säuglingsalter	2. Lebensmonat bis zum Ende 1. Lebensjahr
Kleinkindesalter	2.–6. Lebensjahr
Schulkindesalter	7.–14. Lebensjahr

höhten, wachstumsorientierten Grundumsatz, der einen vermehrten Sauerstoffverbrauch und eine gesteigerte CO_2-Produktion zur Folge hat. Die hohe Atemfrequenz ist notwendig, um den hohen Sauerstoffbedarf zu decken und das CO_2 abzuatmen; sie liegt gleichzeitig in einem Frequenzbereich, der nur eine minimale Arbeit erforderlich macht.

Von anästhesiologischer Bedeutung ist, dass das Verhältnis von alveolärer Ventilation (V_A) zur funktionellen Residualkapazität (FRC) im Gegensatz zum Erwachsenenalter relativ groß ist (V_A:FRC = 5:1 beim Neugeborenen, beim Erwachsenen 1,5:1, ◘ Abb. 12.1). Dies hat zur Folge, dass die Inhalationsnarkotika schnell an- und abfluten – und dass Veränderungen der inspiratorischen Narkosegaskonzentration sehr viel rascher als im Erwachsenenalter zu einer Veränderung der Narkosetiefe führen. Das neugeborenen-typische Verhältnis von V_A/FRC erlaubt auch, die Neigung zur raschen Hypoxie bei Atemwegsverlegung bei Neugeborenen zu erklären.

Bei den kleinen anatomischen Verhältnissen bedeutet eine Vergrößerung des Totraumes um

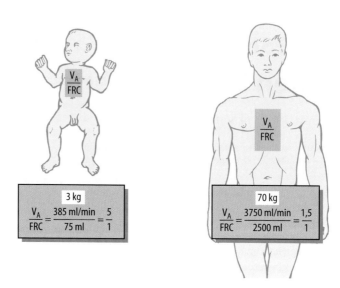

□ **Abb. 12.1** Das Verhältnis von alveolärer Ventilation (VA) zu funktioneller Residualkapazität (FRC) in verschiedenen Lebensaltern

□ **Tab. 12.2** Respiratorische Parameter von Neugeborenen, Säuglingen, Klein- und Schulkindern

	AF [min⁻¹]	AZV [ml/kg KG]	FRC [ml/kg KG]	V_a [ml/ min/kg]	FRC/ V_a	O_2-Gehalt [Vol%]	O_2-Verbrauch [ml/ min/kg]	pH	pO₂ mmHg	pCO₂ mmHg
Neugeborenes	40–60	8	25	130	1:5	20	6	7,37	82,5	35–40
Säugling	20–40	8	25	120	1:5	13	5	7,36	75	30–35
Kleinkind	20–30	8	25	90	1:3,6	14	4–5	7,432	75	30–35
Schulkind	12–20	8	25	70	1:2,8	20	3	7,424	90	35–40

Va = alveoläre Ventilation, **AF** = Atemfrequenz, **AZV** = Atemzugvolumen, **FRC** = Funktionelle Residualkapazität.

wenige Milliliter (z. B. durch die Beatmungsmaske) beim Neugeborenen und Säugling bereits die Gefahr einer Hypoventilation.

Die arterielle Blutgasanalyse zeigt in den Phasen des Kindesalters unterschiedliche Charakteristika. Beim Neugeborenen unterscheidet sie sich, was arteriellen Sauerstoffpartialdruck, O_2-Kapazität und O_2-Sättigung betrifft, nur geringfügig von den Werten des Erwachsenenalters. Bemerkenswert aber ist im Säuglingsalter ein niedriger p_aCO_2 als

Zeichen einer geringgradigen physiologischen Hyperventilation. Damit wird die niedrige Sauerstofftransportkapazität aufgrund der physiologischen Säuglingsanämie (Trimenonanämie) kompensiert (□ Tab. 12.2).

▪ Herz-Kreislauf-System

Der Kreislauf ist geprägt durch:

▬ eine Tendenz zur Zentralisation und durch

▬ ein geringes Schlagvolumen.

▣ **Tab. 12.3** Kardiovaskuläre Parameter von Neugeborenen und Säuglingen				
	HF (/min)	RR_{sys} (mmHg)	RR_m (mmHg)	RR_{dia} (mmHg)
Neugeborenes	120–130	80	60	40
Säugling	120	100	80	70
Kleinkind	100	100	80	70
Schulkind	80	110	85	60

Das Herzzeitvolumen wird im Wesentlichen über die Herzfrequenz gesteuert. Blutdruckabfällen liegt fast immer eine Hypovolämie zugrunde.

Das Blutvolumen beträgt:
- im Neugeborenen- und Säuglingsalter 9% des Körpergewichts,
- im Kleinkindesalter bis zum 2. Lebensjahr 8% des Körpergewichts und
- im Klein- (ab 2. Lebensjahr) und Schulkindesalter 7–8% des Körpergewichts.

Normwerte für Herzfrequenz und Blutdruck im Kindesalter sind ▣ Tab. 12.3 zu entnehmen.

■ **Blut**
Das Neugeborene hat einen Hämoglobinwert von 18–20 g/dl und einen Hämatokrit von 50–60%. Der Anteil von fetalem Hämoglobin (HbF) liegt noch bei 20–40%. Das HbF zeigt – angepasst an die intrauterinen Verhältnisse mit geringerem O_2-Angebot – hervorragende Sauerstofftransporteigenschaften (maximale Sauerstoffausschöpfung des Plazentablutes). ▶ Abschn. 3.1) Der Anteil von fetalem HbF geht jedoch bis zum 5. Monat auf 10% zurück, da sich im extrauterinen Leben die Linksverschiebung der Sauerstoffbindungskurve als ungünstig erweist (erschwerte Abgabe von Sauerstoff ans Gewebe). Das erwachsene Hämoglobin A ersetzt das Hämoglobin F; das klappt aber nicht so schnell, sodass im dritten Lebensmonat eine physiologische Anämie entsteht (Trimenonanämie), die auch einmal ausgeprägt sein kann (z. B. bei Frühgeborenen 7–8 g/dl).

■ **Leber**
Verlässliche Daten über das Ausmaß der unreifen Metabolisierungsfunktion liegen nicht vor. Mit einer protrahierten Wirkung von Barbituraten, Pro-pofol, Opioiden und anderen in der Leber abzubauenden Medikamenten muss jedoch gerechnet werden. Für die Narkose sind die besser steuerbaren Inhalationsnarkotika bei Neugeborenen und Säuglingen zu bevorzugen.

■ **Niere**
Die Nieren sind sowohl morphologisch als auch funktionell unreif. Das Urinvolumen ist klein, die Konzentrierungsfähigkeit vermindert, die Fähigkeit zur Rückresorption nur unzureichend ausgeprägt. Eine postnatale Anurie ist in den ersten 24 h physiologisch. Persistiert sie über 24 h, so sollte zunächst das harnableitende System sonographisch kontrolliert werden. Eine bestehende Hypovolämie als mögliche Ursache der Anurie muss ausgeglichen werden.

■ **Temperaturregulation**
Wegen der relativ zum Körpergewicht großen Körperoberfläche liegt der physiologische Wärmeverlust deutlich über dem von Erwachsenen – und dies bei gleichzeitig niedrigeren Energievorräten. Das Neugeborene kann allerdings zur Not auch Fette aus dem braunen Fettgewebe verbrennen, das in diesem Lebensalter noch im Mediastinum und Retroperitoneum vorhanden ist. Die Umgebungstemperatur, in der das unbekleidete Neugeborene nicht zu einer über das physiologische Ausmaß hinausgehenden Wärmeproduktion gezwungen wird, nennt man **Neutraltemperatur**. Sie liegt (abhängig vom Reifegrad des Neugeborenen oder Säuglings) zwischen 32 und 35 °C. Folgen einer Hypothermie sind Hypoxie, Hypoglykämie und Azidose durch die anaerobe Glykolyse. All dies kann in einen irreversiblen Schockzustand einmünden.

> ❯ Die normale Körpertemperatur intraoperativ zu erhalten, zählt bei Patienten im Kindesalter mit zu den wichtigsten anästhesiologischen Pflichten!

Verhindert werden muss aber auch ein Temperaturanstieg, eine »benigne« Hyperthermie (häufigste Ursache: Wärmematte!).

Folgende Maßnahmen dienen dem Erhalt der normalen Körpertemperatur
- Aufwärmen des Operationstisches: Zufuhr warmer Luft über Gebläse (z. B. Warmtouch ▶ Abschn. 5.5.2); Wärmematte; Cave: Verbrennungen!
- Aufheizen des Operationssaales bis zu einer Raumtemperatur von 30 °C,
- Anwärmen kalter Infusionslösungen,
- Heizstrahler bei Ein- und Ausleitung,
- Vermeidung von Zugluft,
- Anwärmen der Desinfektionslösungen.

■ **Wasser- und Elektrolythaushalt**

Beim Neugeborenen und Säugling liegt relativ zum Erwachsenenalter ein großer extrazellulärer Flüssigkeitsraum (EZR) vor (statt 20% bei Erwachsenen beträgt er beim Neugeborenen 40%!). Bedeutsam ist dieser deshalb, weil sich die Verteilungsräume für Medikamente dadurch ändern: Die Medikamente müssen relativ zum Körpergewicht höher dosiert werden als beim Erwachsenen.

Der tägliche Wasser- und Elektrolytbedarf ist in Anbetracht der unreifen Nierenfunktion wie folgt zu substituieren:

- **Neugeborene am 1. Lebenstag:** 50–60 ml H_2O/kg/Tag als Glukose 5% oder 10%, Elektrolytsubstitution nach Laborbestimmung;
- **Neugeborene 2./3. Lebenstag:** 80–100 ml H_2O/kg/Tag, 1 mmol Natriumchlorid/kg/Tag;
- **Neugeborene nach dem 4. Lebenstag:** 120 ml H_2O/kg/Tag, 2 mmol Natriumchlorid/kg/Tag, 1 mmol KCl/kg/Tag.

Über diesen Basisbedarf hinaus ist bei Verlusten eine adäquate Substitution notwendig.

12.1.2 Psychologische Besonderheiten

Die Umgebung Krankenhaus, die Trennung von den Eltern oder anderen Bezugspersonen und die mangelnde Einsicht in die medizinischen Notwendigkeiten verursachen bei Kindern, insbesondere bei Kleinkindern ab dem 8. Lebensmonat, psychischen Stress. Vom Anästhesisten sind daher Einfühlungsvermögen, Geduld und Geschick gefordert, damit psychische Traumatisierungen vermieden werden, die sich postoperativ insbesondere dann, wenn mehrere Narkosen erforderlich sind, in regressivem Verhalten (Einnässen, Einkoten) sowie Störungen des Sozial- und Essverhaltens zeigen können.

12.1.3 Narkosevorbereitung

■ **Prämedikation**

Auch bei behutsamem Vorgehen kann man im Kindesalter auf eine Prämedikation kaum verzichten. Die Ziele der Prämedikation ähneln jenen im Erwachsenenalter (▶ Abschn. 4.2), das Hauptaugenmerk liegt auf einer ausreichenden Anxiolyse und Sedierung.

Als Prämedikationsmittel der Wahl gilt Midazolam (Dormicum). Es ist oral (0,5 mg/kg), rektal (0,5–1,0 mg/kg) und nasal (0,2 mg/kg) applizierbar. Bei der oralen Applikation ist allerdings ein Geschmackskorrigens von Nöten, denn Midazolam schmeckt sehr bitter. Es führt zu einer Stimmungsumkehr, d. h. aus ängstlich-traurigen werden heiter-gelassene Kinder. Außerdem besteht eine anterograde Amnesie. Die Erfolgsrate liegt bei etwa 95%, d. h. 5% der Kinder reagieren paradox, sie sind aufgewühlt und durchgedreht.

Bei Früh- und Neugeborenen sowie bei Säuglingen bis zum 6. Lebensmonat wird wegen der Metabolisierungsunreife der Leber und der unreifen Atemregulation auf eine Prämedikation verzichtet.

■ **Präoperative Nüchternheit**

Zum Schutz vor Aspiration ist auch bei Kindern eine Nüchternheitsphase einzuhalten. Diese ist jedoch gegenüber Erwachsenen zu modifizieren.

- **Neugeborene und Säuglinge bis zum vollendeten 1. Lebensjahr:**

— 2 h präoperativ Wasser oder Tee,

— 4 h präoperativ Milch

— 6 h präoperativ feste Nahrung;

— **Kleinkinder und Schulkinder**:

— 2 h präoperativ Wasser oder Tee,

— 6 h präoperativ feste Nahrungsbestandteile.

- **Präoperative Untersuchungen, Impfproblematik**

Wenn das Kind bis auf seine Grunderkrankung gesund ist, so kann auf die präoperative Bestimmung von Laborwerten verzichtet werden. Gleiches gilt auch für EKG und Röntgenthorax. Liegen Vorerkrankungen vor und soll eine ausgedehnte Operation durchgeführt werden, so ist selbstverständlich eine umfassende präoperative Diagnostik (EKG, Röntgenthorax und Labordiagnostik, ▶ Abschn. 4.1.7) in einem dem Krankheitsbild und der Operation angemessenen Umfang notwendig.

Ist das Kind innerhalb von 14 Tagen vor einem geplanten operativen Eingriff mittels einer Lebendimpfung geimpft worden, so sollte man, wenn es sich um einen Elektiveingriff handelt, die Operation verschieben, bis ein zeitlicher Abstand von 14 Tagen zu der Impfung eingetreten ist. Bei Totimpfstoffen ist ein Abstand von 3 Tagen ausreichend. Hintergrund dieser Maßnahmen ist das mögliche Auftreten von fieberhaften Impfreaktionen, die dann nicht sicher von möglichen infektiösen operativen Komplikationen unterschieden werden können. Diese Empfehlungen sind jedoch nicht wissenschaftlich gesichert, ein Verschieben einer Operation ist daher nicht zwingend notwendig.

12.1.4 Anästhesiologische Besonderheiten im Kindesalter

- **Narkoseeinleitung**
- - **Rektale Narkoseeinleitung**

Einige zur intravenösen Narkoseeinleitung benutzte Medikamente werden in ausreichendem Maße und zuverlässig auch rektal resorbiert; eine Möglichkeit bietet Methohexital (25 mg/kg). Schlaf oder Sedierung treten nach 4–10 min ein. Unerwünschte Wirkungen auf Atmung und Kreislauf sind selten. Dennoch muss nachdrücklich betont werden, dass es sich bei der rektalen Methohexital-Applikation

nicht um eine Prämedikation, sondern um eine Narkoseeinleitung mit allen Konsequenzen handelt: Ein funktionsfähiges Narkosegerät muss vorhanden sein und ein EKG-Monitoring sowie die Aufsicht eines Anästhesisten oder einer sachkundigen Anästhesieschwester sind notwendig. Kontraindikationen sind schmerzhafte Analleiden und Allergien gegen das rektal applizierte Medikament. Bei Methohexital ist die zum Teil lange Nachschlafzeit ungünstig.

- - **Narkoseeinleitung per inhalationem**

Dies ist die bislang häufigste Form der Narkoseeinleitung. Sie bietet sich bei Kindern mit schwierigen Venenverhältnissen an. Hierzu atmet das Kind über eine Maske Sauerstoff und Sevofluran in hoher Konzentration ein. Zusätzlich kann, wenn vorhanden, Lachgas verwendet werden. Dieses hat selbst einen sedierenden Effekt und beschleunigt die Aufnahme des Narkosegases. Nach Erreichen eines ausreichend tiefen Narkosestadiums kann in Ruhe ein intravenöser Zugang gelegt werden.

- - **Intravenöse und intramuskuläre Narkoseeinleitung**

Eine venöse Punktion ist beim Kind oft schwierig (kleine Venen, schreiendes Kind), in bestimmten Situationen aber präoperativ unbedingt notwendig (RSI, Schock). Mit EMLA, einer lokalanästhesiehaltigen Salbe, kann man das Punktionsgebiet betäuben.

Zur intravenösen Narkoseeinleitung im Kindesalter eignen sich alle bekannten Einleitungsmittel in der Dosierung, wie sie aus ◻ Tab. 12.4 hervorgeht. Zum Teil muss die Dosierung/kg KG (!) deutlich gegenüber Erwachsenen erhöht werden (z. B. Propofol 4–6 mg/kg).

Ist eine intravenöse Punktion nicht möglich und bestehen gegenüber einer inhalativen Einleitung Bedenken, kann die Narkoseeinleitung durch die intramuskuläre Applikation von Ketamin (5–8 mg/kg) erfolgen. Dies stellt aber meist schon eine Kapitulation des Kinderanästhesisten dar.

- **Narkoseführung**

Wegen der guten Steuerbarkeit empfiehlt sich im Neugeborenen- und Säuglingsalter die Inhalationsnarkose. An- und Abflutungszeit sind umso kürzer, je jünger das Kind ist. **Isofluran** ist bei Kindern insofern nicht unproblematisch, als die Kinder bei der Narkoseeinleitung aufgrund des stechenden Geruchs oft mit einem Laryngospasmus reagieren und zyanotisch werden.

Die Narkoseeinleitung mit **Sevofluran** erfolgt rasch, ebenso ist die Aufwachphase meist kurz. Unabhängig von Operation, Art der Prämedikation und der intraoperativen Analgesie wird jedoch die Aufwachphase auch unruhiger: Häufig kommt es zu einem »Delir«; dies scheint ein Sevofluran-spezifischer Effekt zu sein, der den Einsatz inhalativer Anästhetika bei Kindern nicht unproblematisch macht. **Clonidin**, als Adjuvans zur Prämedikation oder intraoperativ gegeben, hilft, diese Unruhezustände zu beherrschen, allerdings auf Kosten einer längeren Nachschlafphase.

Bei **Desfluran** ist in der Kinderanästhesie seine atemwegsreizende Wirkung zu beachten.

Dafür haben die intravenösen Narkoseformen mit **Propofol** und **Remifentanil** bzw. **Sufentanil** in der Praxis insbesondere bei Kindern nach dem Säuglingsalter wegen ihrer guten Steuerbarkeit einen hohen Stellenwert erhalten. Benefit und Risiken ähneln jenen des Erwachsenenalters (▶ Abschn. 5.2).

❯ Die für die Inhalationsanästhesie typischen Probleme wie Laryngo- und Bronchospasmus bei der Narkoseein- und -ausleitung sind bei den intravenösen Narkoseformen mit Propofol/Opioiden deutlich seltener. Dies hat für die weite Verbreitung dieser Verfahren in der Kinderanästhesie gesorgt.

■ **Indikationen zur Intubation**
Die Indikationen zur Intubation sind nahezu identisch mit denen bei Erwachsenen:
━ nicht nüchterne Kinder,
━ Kinder im Schockzustand,
━ Operationen
   ━ im Bereich der Atemwege (Mund, Larynx, Pharynx, Lunge; im Mundbereich gibt es heute die Alternative der Larynxmaske!, ▶ Abschn. 5.1.2),
   ━ im Abdomen,
   ━ im Thorax,
   ━ im Retroperitoneum,
   ━ bei intrakraniellen Eingriffen.

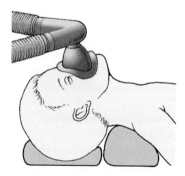

■ **Abb. 12.2** Lagerung des Kindes bei der Maskenbeatmung (Schnüffelstellung)

■ **Technik der Intubation (■ Abb. 12.3)**
Wegen des relativ großen Hinterkopfes wird das Kind auf eine Schulterrolle gelagert und in eine Schnüffelstellung gebracht (■ Abb. 12.2). Das Kind atmet ein Narkosegasgemisch ein oder erhält ein intravenöses Narkoseeinleitungsmittel.

Eine Relaxation ist insbesondere im Säuglingsalter nicht immer notwendig. Eine Intubation in tiefer Inhalationsnarkose sollte dennoch nur dem Erfahrenen vorbehalten bleiben. Aufgrund einer möglichen pharyngealen Reizung drohen Regurgitation sowie Stimmbandläsionen, wenn nicht atraumatisch intubiert werden kann. Zur Intubation werden Rocuronium, Vecuronium, Mivacurium, Cisatracurium oder Atracurium eingesetzt (▶ Abschn. 1.13.5). Die Muskelrelaxansdosis muss bei Gabe von Succinylcholin – sofern es noch gegeben wird – leicht erhöht werden (größerer Verteilungsraum für Succinylcholin, statt 1 mg/kg sollen 2 mg/kg appliziert werden).

Bradykardien können insbesondere nach Repetitionsdosen von Succinylcholin und nach zu schneller Injektion auftreten. Die Erfahrung zeigt, dass diese Rhythmusstörungen nahezu immer spontan verschwinden. Nur in Ausnahmefällen ist eine intravenöse Atropingabe notwendig.

❯ Aufgrund der möglichen Succinylcholin-induzierten Rhabdomyolysen bei Kindern mit subklinischen Myopathien gilt heute die routinemäßige Gabe von Succinylcholin bei Kindern als kontraindiziert. Eine Indikation ist allenfalls noch die Rapid Sequenve Induction.

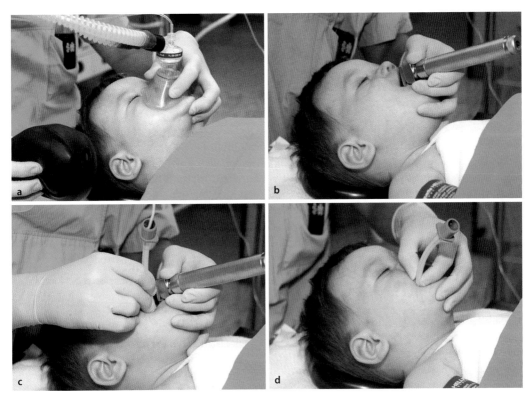

Abb. 12.3a–d Technik der endotrachealen Intubation beim Kleinkind. **a** Vorangehende Maskenbeatmung mit 100%igem Sauerstoff. **b** Einführen des Laryngoskops mit Verschieben der Zunge nach links. **c** Druck auf den Kehlkopf mit dem kleinen Finger der linken Hand, um das intubationsgerechte Einstellen des Kehlkopfes zu erleichtern. **d** Fixieren des Tubus nach korrektem Vorschieben unter Sicht, danach Markierung des Abstandes Lippe (oder Zahnleiste) – Tubusspitze in cm und sichere Verklebung des Tubus mit Pflaster. (Aus Larsen 2007)

PraktischesVorgehen

Praktische Aspekte bei der Tubuswahl

Die Wahl des Tubus kann kompliziert sein. Individuelle Parameter wie das Alter des Kindes müssen berücksichtigt werden. Die Formeln erfordern zum Teil umständliche Berechnungen. In der Praxis hat sich die Kleinfingerregel bewährt.
Der Tubus muss so groß sein, wie der kleine Finger des Patienten. Zwei weitere Tuben – eine Nummer kleiner, eine Nummer größer – sollten bereitliegen.

Als Instrumente sind Laryngoskop, bei nasaler Intubation immer eine Magill-Zange, alles der Größe des Kindes angepasst, notwendig. Abweichend vom Erwachsenenalter werden unterschiedliche Laryngoskopspatel angeboten; die Erfahrung zeigt jedoch, dass diese selbst bei kleinsten Kindern dem Laryngoskop nach MacIntosh gegenüber keine wesentlichen Vorteile bieten.

> Bei Verwendung kindgerechter Tuben (high-volume-low-pressure Cuff, kurzer Schaft distal des Cuffs, adäquate Markierung der Glottistiefe) können Kinder ab 3 kg auch mit Tuben mit Cuff intubiert werden. Eine kontinuierliche Messung des Cuffdrucks ist hierbei aber zwingend erforderlich!

Ist der Tubus platziert, so muss sorgfältig auskultiert werden.

> ⊕ **Man hört bei Kindern oft auf der Gegenseite das fortgeleitete Atemgeräusch der anderen Seite, das eine beidseitige Ventilation vortäuscht, auch wenn der Tubus einseitig liegt.**

Selbst kleine Differenzen in der Auskultation können auf eine einseitige Intubation hinweisen. Beide Thoraxhälften müssen sich gleich bewegen, dann liegt der Tubus richtig.

Auch bei Narkosen im Kindesalter wird fast immer orotracheal intubiert. Der Tubus lässt sich in dieser Lage ausreichend gut fixieren. Die nasotracheale Intubation wird vorzugsweise für Langzeitintubationen und bei Neugeborenen (bessere Fixationsmöglichkeit) empfohlen. Adenoide sind eine relative Kontraindikation für die nasale Intubation.

- **Extubation**

Das Vorgehen ist altersabhängig. Im Neugeborenen- und Säuglingsalter streben die meisten Anästhesisten die Extubation beim wachen Patienten an: Das Kind muss auf dem Tubus kauen, motorische Aktivität zeigen, husten, wach sein; dann wird extubiert.

Anders wird im Kleinkindesalter vorgegangen. Es handelt sich um die Lebensphase mit der **größten Sensibilität gegenüber dem Tubus** in der Trachea. Deshalb ist die Inzidenz von Laryngospasmen und Stridor hoch. Die Extubation sollte beim noch schlafenden, aber bereits spontan atmenden Kind erfolgen, das sich bereits im Besitz seiner Reflexe befindet.

Sehr selten sind Broncho- und Laryngospasmus nach intravenösen Narkosen im Kindesalter. Dies ist vor allem den Reflex dämpfenden Eigenschaften von **Propofol** zuzuschreiben.

Bei Kindern mit Infektionen der oberen Luftwege ist die Empfindlichkeit der Trachea auf jeden Fall gesteigert. Tritt trotz aller Sorgfalt ein Laryngospasmus oder Stridor auf, so sind

- beim **Laryngospasmus** der Esmarch-Handgriff und Beatmung mit PEEP, die Gabe von Propofol (z. B. 3 mg/kg) oder – alternativ – Relaxation (Succinylcholin) und Beatmung, bis die Succinylcholinwirkung wieder abgeklungen, angezeigt,

- beim **Stridor** Sauerstoffgabe, ggf. Sedierung (Midazolam, Diazepam) sowie abschwellende Maßnahmen (Adrenalin-Vernebler, Kortikoide) erforderlich; manchmal ist auch eine Reintubation notwendig.

- **Larynxmaske**

Die Larynxmaske ist auch für die Kinderanästhesie eine große Bereicherung. Beim nüchternen Kind ist sie bei allen kurzdauernden kinderchirurgischen Einsätzen wie zum Beispiel Herniotomien, Orchidopexien, Zirkumzisionen einsetzbar. Sie ist eine sehr elegante Form der Atemwegssicherung gerade im Kindesalter. Nach Applikation von Propofol, ergänzt durch ein Opioid, wird die Larynxmaske so einfach wie beim Erwachsenen eingeführt.

> ❯ **Die Toleranz der Larynxmaske ist bei Kindern ebenso exzellent unter adäquaten Anästhesiemethoden wie im Erwachsenenalter. Wichtig ist jedoch, dass die Narkose adäquat tief ist, damit nicht über chirurgische Stimuli ein Laryngo- oder Bronchospasmus getriggert wird.**

Seit vielen Jahren haben sich die Larynxmaskenanästhesien auch im Bereich der HNO für die Adenotomien und Tonsillektomien bewährt. Hier ist allerdings die Kooperation des HNO-Arztes von großer Bedeutung. Besonders bei den Adenotomien und Tonsillektomien hat die Larynxmaske den Vorteil, dass sie postoperativ in situ belassen und das Kind dann mit der Larynxmaske als Atemwegsschutz in den Aufwachraum gebracht werden kann. Wacht es auf, so ist es dann selbst in der Lage, die Larynxmaske zu entfernen.

- **Beatmungssysteme**

Die halboffenen Systeme gelten in Deutschland als anachronistisch, werden aber in Großbritannien und Ländern der Dritten Welt noch häufig angewandt.

Das **Ulmer Kreissystem** ist ein halbgeschlossenes Beatmungssystem (▶ Kap. 2), bei dem der Durchmesser der Schläuche kleiner ist. Die Vorteile bestehen darin, dass in diesem System eine Messung des Beatmungsdrucks und des endexspiratorischen CO_2 möglich ist. Über den CO_2-Absorber wird die Atemluft angewärmt und angefeuchtet. Der Frischgasfluss liegt mit 3 l deutlich niedriger als beim halboffenen System; dies reduziert den Narkosegasverbrauch und schützt die nahe (Operationssaal, Operateure, Anästhesisten) und ferne Umgebung.

❯ **Das Ulmer Kreissystem ist die Methode der Wahl der Beatmung bei Kindern.**

■ **Intraoperative Volumensubstitution**

❯ **Keine Narkose ohne venösen Zugang!**

Diese Devise gilt insbesondere im Kindesalter, wenn auch aus psychischen Gründen und aus Gründen der Praktikabilität die Venenpunktion oft erst nach der Narkoseeinleitung erfolgt (Elektiveingriffe). Der venöse Zugang dient der Applikation von intravenösen Narkotika, Muskelrelaxanzien, von Notfallmedikamenten und der intraoperativen Flüssigkeitssubstitution.

Abhängig vom operativen Eingriff werden Wasser und Elektrolyte wie folgt substituiert (zum Basisbedarf ▶ Abschn. 7.2):
- Operation an der Körperperipherie: 4 ml/kg/h,
- im Thorax: 6 ml/kg/h,
- im Abdomen: 8 ml/kg/h.

Als Infusionslösung im Säuglings- und Kleinkindesalter dient ebenfalls wie beim Erwachsenen eine Vollelektrolytlösung, beim Neugeborenen, Säugling und Kleinkind mit einem Zuckeranteil von 1%; dies ist wichtig, damit intraoperativ Hypoglykämien vermieden werden.

Auch bei Neugeborenen und Säuglingen orientiert sich die Volumensubstitution an den Verlusten (deshalb immer wieder ins Operationsfeld schauen!) und an den Kreislaufparametern. Dennoch ist es oft schwierig und es erfordert viel Erfahrung, die kleinen Verluste mit ihren großen Auswirkungen für den Kreislauf des Kindes abzuschätzen.

■ **Besonderes Monitoring in der Kinderanästhesie**

Von vielen Kollegen wird bei Kindern noch das präkordiale Stethoskop benutzt, das linksseitig auf dem Thorax angebracht, der routinemäßigen Überwachung von Herz und Lunge dient. Gleiches erreicht man auch mit dem Ösophagusstethoskop.

Bei Neugeborenen, Säuglingen und Kleinkindern sollte immer die Körpertemperatur überwacht werden.

■ **Besonderheiten der Medikamentenvorbereitung**

Um der Gefahr von Unter- und besonders von Überdosierungen, die in der Kinderanästhesie besonders groß ist, zu entgehen, empfiehlt sich eine Verdünnungstabelle (Beispiel: ◘ Abb. 12.4), die eine einfache Berechnung der jeweiligen Dosierung ermöglicht. Nachbeatmung oder verzögerte Aufwachphasen aufgrund von Fehldosierungen sind deshalb eine Seltenheit.

12.2 Anästhesie im Greisenalter

Kennzeichnend für das Greisenalter sind die physiologisch eingeschränkte Leistungsbreite der Organsysteme und die hohe Inzidenz von Vorerkrankungen (Polymorbidität).

Im Greisenalter wird die Indikation zum dringlichen Eingriff weiter gefasst: Dazu zählen auch alle Erkrankungen und Verletzungen, die zu einer Immobilisierung des alten Patienten führen (z. B. Schenkelhalsfraktur) und ihn durch eine erhöhte Pneumonie-, Thrombose- und Embolierate gefährden.

Die dramatischen demographischen Veränderungen mit einer starken Überalterung der Bevölkerung machen auch an der Krankenhaustür nicht Halt. Ein hoher Prozentsatz von Intensivpatienten mit einem Alter >80 Jahren ist heute keine Seltenheit.

12.2.1 Physiologische und pathologische Alterungsvorgänge

■ **Atmung**

An morphologischen Veränderungen sind nachweisbar:
- Erweiterung der Alveolen und Bronchiolen,
- Reduktion des Alveolarzellgehalts,
- Atrophie der feinen Netzkapillaren,
- Degeneration von Knorpel- und Muskelgewebe in den Bronchien.

VERDÜNNUNGSREGELN ANÄSTHESIEMEDIKAMENTE Olgahospital Stuttgart 28.11.2007 allgi\verdü

Medikament	Ampulleninhalt	Verdünnung	Spritzeninhalt	Dosierung
Hypnotika				
Trapanal	500 mg	auf 20 ml aqua	25mg/ml	3-5mg/kg
Etomidate	20mg/10ml		2mg/ml	0,2mg/kg
Dormicum	5mg/5ml		1mg/ml	0,1-0,15mg/kg
Ketanest	100mg/2ml	2ml+8mlNaCl	10mg/ml	1-2mg/kg i. v. 10mg/kg rect.
Ketanest S	25mg/5ml		5mg/ml	0,5-1mg/kg
Propofol	200mg/20ml	10ml+1ml Lidocain1%[1]	9,1mg/ml	2-5mg/kg
Diazepam	10mg/2ml	2ml+8ml **Gluc.5%** (Lös. gut mischen)	1mg/ml	0,05-0,3mg/kg
Analgetika				
Rapifen	1mg/2ml	2ml+8ml NaCl[2]	0,1mg/ml	0,01-0,1 mg/kg
Sufenta mite	50 µg/10ml	4ml NaCl+ 1ml Sufenta	< 20 kg - 1 µg/ml	0,25 µg/kg
		unverdünnt	> 20 kg - 5µg/ml	0,25 µg/kg
Dipidolor	15mg/2ml	2ml+13ml NaCl	1mg/ml	0,1-0,2 mg/kg
Ultiva	1mg	1mg/20ml NaCl 1mg/50ml NaCl 1mg/100ml NaCl	0,05 mg/ml 0,02mg/ml 0,01mg/ml	0,2-0-5 µg/kg/min
Muskelrelaxantien				
Esmeron		5ml + 5ml NaCl 1ml + 9ml NaCl	5mg/ml 1mg/ml	0,6mg/kg 0,6mg/kg
Pancuronium	4mg/2ml	2ml+2ml NaCl	1mg/ml	0,1mg/kg
Tracrium	50mg/5ml 25mg/2,5ml	5ml+5ml NaCl 25mg+2,5NaCl	5mg/ml	0,5mg/kg
Mivacron	10mg/5ml	5ml+5ml NaCl	1mg/ml	0,2-0,3 mg/kg
Lysthenon	100mg/5ml	2,5ml+7,5ml NaCl[2]	5mg/ml	1mg/kg
Notfallmedikamente				
Atropin	0,5mg/1ml	1ml+4ml NaCl	0,1mg/ml	0,01mg/kg
Suprarenin	1mg/1ml	1ml+9ml NaCl [2] in 1 ml Spritze	0,1mg/ml 0,01mg/ml	0,01mg/kg (Reanimation)
Akrinor	Cafedrin-HCl 200mg Theodrenalin 10mg auf 2ml	2ml+8ml NaCl	Cafedrin 20mg/ml Theodrenalin 1mg/ml	fraktioniert
NaHCO$_3$ 8,4 %	Amp. 20ml	20ml+20ml aqua[2]	0,5mmol/ml	nach BGA
Antagonisten				
Neostigmin	0,5mg/1ml	[2] in 1 ml Spritze	0,5 mg/ml	0,01-0,05mg/kg
Naloxon	0,4mg/1ml	1ml+9ml NaCl	0,04mg/ml	0,001-mg/kg
Anexate	0,5mg/5ml		0,1mg/ml	0,002mg/kg
Sonstige Medikamente				
Catapresan	150µg/ml	1ml +9 ml NaCl	15µg/ml	0,5-3µg/kg
Navoban	5mg		5ml	0,1mg/kg
Fortecortin	4/8mg		2ml	0,150mg/kg

1) Begründung: Zur Verringerung des Injektionsschmerzes 2) Verdünnung für Neugeborene & Säuglinge

◧ **Abb. 12.4** Verdünnungsregeln Anästhesiemedikamente Olgahospital Stuttgart

Dies führt zu folgenden funktionellen Veränderungen:
- Abnahme der Dehnbarkeit (Compliance),
- Abnahme der Retraktionskraft,
- Vergrößerung des Residualvolumens (Closing capacity),
- Abnahme der Sekundenkapazität,
- Verminderung des Atemgrenzwertes bei restriktiven bzw. obstruktiven Funktionsstörungen,
- restriktive Verteilungsstörungen, die zu einer Abnahme des Sauerstoffpartialdrucks führen (2–4 mmHg/Jahrzehnt) bei konstanten Partialdrucken für P_aCO_2.

Zu diesen physiologischen Alterungsvorgängen kommen **pathologische Veränderungen:** Kein anderes Organ ist während eines langen Lebens so intensiv wie die Lunge Rauch, Stäuben, Dämpfen und Gasen – kurz: der Umwelt – ausgesetzt. Auf diese umweltbedingten Schädigungen, aber auch anderen Erkrankungen der Lunge (Asthma bronchiale, chronische Emphysembronchitis) können sich Bronchitiden, Pneumonien und Tuberkulosen aufpfropfen.

Konfrontiert wird der Anästhesist vor allen Dingen mit chronischen Bronchitiden, chronischer Emphysembronchitis und Asthma bronchiale. Bei Patienten mit diesen Erkrankungen besteht häufig eine Basistherapie mit Mukolytika, β-Mimetika, Parasympatholytika, manchmal auch mit Kortikoiden. Diese Medikation muss weitergeführt und der perioperative Kortikoidbedarf gegebenenfalls substituiert werden. Eine arterielle Blutgasanalyse sollte präoperativ bei Lungenkranken durchgeführt werden, um sich ein Bild über den Gasaustausch machen zu können.

- **Herz-Kreislauf**
- ■■ **Physiologische Alterungsveränderungen**

Als physiologische Alterungsveränderungen treten auf
- Vergrößerung von Vorhöfen, Klappen und Kammern,
- Ablagerung von Lipofuszin und Altersamyloid in Myokard und Klappen,
- intramurale Arterio- und Arteriolosklerose,
- Elastizitätsabnahme der Aorta,
- Arteriosklerose der Gefäße.

Dies führt zu folgenden funktionellen Veränderungen:
- Verminderung der Kontraktilität,
- Verminderung des Herzminutenvolumens,
- Abnahme des Pulsanstiegs nach Belastung,
- Anstieg des enddiastolischen Ventrikelvolumens.

Der alte Patient trägt diesen funktionellen Einbußen mit einer reduzierten Belastbarkeit Rechnung.

■■ **Pathologische Veränderungen**

Pathologische Veränderungen des Herz-Kreislauf-Systems im Alter sind
- stenosierende Koronarsklerose,
- ischämische Myokardnekrose,
- Hypertrophie des linken und rechten Ventrikels,
- Veränderungen von Mitral- und Aortenklappen,
- disseminierte degenerative Veränderungen nach Myokarditiden.

Klinisch führen diese Veränderungen zu Angina pectoris oder zum Herzinfarkt (Myokardischämie) sowie zur Herzinsuffizienz (degenerative Veränderungen, Myokarditiden, Zustand nach Herzinfarkt). Die pathologischen Herz-Kreislauf-Veränderungen erfordern oft ein erweitertes Monitoring (▸ Abschn. 6.1). Perioperativ muss die Dauermedikation fortgeführt werden (▸ Abschn. 4.1.2).

- **Niere**

Morphologisch zeigt sich eine Verminderung von Größe und Gewicht der Nieren. Nierengefäße weisen im Alter meist arteriosklerotische Veränderungen auf.

Funktionell kommt es zu einem um 50% reduzierten Plasmafluss und zu einer verminderten glomerulären Filtrationsrate, die sich in einer Abnahme der Kreatininclearance zeigt. Der Kreatininwert ist im Alter nur mit Einschränkung zu werten. Die Gesamtkreatininbildung und -ausscheidung geht von der 2. bis zur 9. Lebensdekade um 50% zurück. So ist auch bei normalen Kreatininwerten im hohen Alter schon mit einer erheblich verminderten Nierenfunktion zu rechnen.

Pathologische Veränderungen sind bei Diabetes mellitus sowie bei und nach Einnahme nephrotoxischer Medikamente zu erwarten.

▪ **Stoffwechsel**

Im Vordergrund steht der Altersdiabetes (anästhesiologische Aspekte ▶ Abschn. 10.3).

12.2.2 Pharmakotherapie im Alter

Der Polymorbidität im Alter folgt meist eine Polytherapie. Patienten, die regelmäßig mehr als fünf verschiedene Medikamente nehmen, sind keine Seltenheit. Auch bei regelrechter Einnahme sind Interaktionen mit schwerwiegenden Folgen zu befürchten. Hinzu kommt im Alter eine meist stärker gestörte Arzt-Patienten-Compliance. Vergesslichkeit, Missverständnisse, Apathie und Verwirrtheitszustände sind somit weitere Unsicherheitsfaktoren der medikamentösen Therapie im Alter. Zusätzlich kann eine Enzyminduktion oder Enzymhemmung vorliegen. Insofern ist die Pharmakotherapie im Alter häufig unübersichtlich und zum Teil für den Patienten lebensbedrohlich.

12.2.3 Narkoseführung

In Anbetracht der modernen Anästhetika und der differenzierten Überwachungsmethoden gibt es auch beim betagten Patienten zwischen Regionalanästhesie und Allgemeinnarkosen – was die perioperative Letalität anbetrifft – keine Unterschiede, sodass beide Möglichkeiten offen stehen. Bedeutsamer als das Alter sind die Vorerkrankungen. Auf diese Aspekte wurde in ▶ Kap. 10 bereits ausführlich eingegangen.

12.2.4 Patientenverfügung

Heute haben viele Patienten Verfügungen unterschrieben. Häufig werden diese Patientenverfügungen jedoch bei Narkosen- und Operationsaufklärung nicht vorgelegt. Werden sie erst später vorgelegt, wenn es postoperativ zu Problemen gekommen ist (z. B. Pneumonie → Beatmung?, Anurie → Dialyse?), so ergeben sich häufig Probleme, die mit der Qualität der Patientenverfügung zusammenhängen:

▬ Existiert eine notarielle Verfügung?
▬ Handelt es sich nur um ein »Standard«-Formular?
▬ Ist es ein differenziertes, selbst erstelltes Schriftstück?
▬ Ist die Unterschrift von dem Patienten, den es betrifft?
▬ Wann wurde die Patientenverfügung unterschrieben?

Diese Rechtsunsicherheiten kann man vermeiden, wenn man primär bei der Anamneseerhebung der Patienten über 80 Jahren nach einer Patientenverfügung fragt – dies sollte natürlich sehr einfühlsam erfolgen.

Anästhesie in verschiedenen operativen Disziplinen

Franz-Josef Kretz, Jürgen Schäffer, Tom Terboven

F.-J. Kretz et al., *Anästhesie, Intensivmedizin, Notfallmedizin, Schmerztherapie*,
DOI 10.1007/978-3-662-44771-0_13, © Springer-Verlag Berlin Heidelberg 2016

Welche anästhesiologischen Anforderungen werden in der Abdominalchirurgie, welche in der Herz-chirurgie an den Anästhesiologen gestellt? Diese und weitere Frage zu anderen Disziplinen (Thorax-chirurgie, Ophthalmologie u. V. m.) werden im vorliegenden Kapitel beantwortet.

13.1 Anästhesie zur minimal-invasiven Chirurgie (MIC)

Die minimal invasiven Methoden haben die operativen Fachgebiete in den letzten 15 Jahren revolutioniert. Ausgehend von der Gynäkologie und Allgemeinchirurgie sind in nahezu jedem Fachgebiet Operationsmethoden mit minimalem Zugang zum Operationsgebiet entstanden.

13.1.1 Vor- und Nachteile

Vorteile der MIC:
1. Die wenigen kleinen Öffnungen zur MIC im Abdomen und Thorax führen postoperativ zu deutlich **weniger Schmerzen** als die großen Schnitte zur Öffnung von Bauch und Brustraum bei offener Operationsweise.
2. Aufgrund der drastisch verminderten Schmerzen ist der Patient deutlich **schneller postoperativ mobilisierbar**, er hat ein **geringeres Thromboembolierisiko** und eine **kürzere Verweildauer**. Durch die frühe Mobilisation verringert sich auch das Risiko postoperativer

respiratorischer Komplikationen wie beispielsweise Pneumonien.
3. Durch minimal invasives Operieren vermindert sich auch deutlich der Blutverlust.

Nachteile der MIC:
1. Intraoperativ muss der Anästhesist mit etlichen Problemen zurechtkommen, die bei offener Operationsweise nicht auftreten.
2. Auch wenn die Schmerzsymptomatik deutlich geringer ist als beim offenen Operieren, so treten zum Teil Schmerzen an anderer Stelle auf, die man beim offenen Operieren nicht kennt:Häufig beklagen die Patienten postoperativ Schmerzen im Bereich der rechten Schulter, die durch eine Zwerchfellreizung entstehen. Diese wird durch geringe zwischen Leber und Zwerchfell verbleibende Mengen an CO_2 hervorgerufen.
   - Durch den hohen Gasfluss im Abdomen kommt es zu einer Auskühlung des Patienten, wenn die Operation länger dauert. Insofern sind auch bei minimal invasiven Eingriffen im Abdomen, wie auch im Thorax wärmekonservierende Maßnahmen erforderlich (▶ Kap. 5).
3. Von Nachteil ist unter Umständen auch die zum Teil erheblich längere OP-Dauer bei minimal-invasiven Verfahren.
4. Bedingt durch die Lagerung (häufig Kopf tief) in Kombination mit einem erhöhten intra-abdominellen Druck kommt es vor allem bei Patienten mit Vorerkrankungen der Lunge

häufig intraoperativ zu Problemen mit der Beatmung.

5. Der erhöhte intraabdominelle Druck führt über einen verminderten venösen Rückstrom gelegentlich zu Kreislaufproblemen.

13.1.2 Fachgebiete

Mittlerweile hat so gut wie jedes Fachgebiet minimal-invasive Methoden entwickelt.

Auch im Fachgebiet Orthopädie/Unfallchirurgie, das schon lange mit seinen arthroskopischen Operationen minimal-invasiv tätig ist, haben sich weitere operative Methoden etabliert, z. B. bei der **Hüftendoprothese**, die auch minimal-invasiv genannt werden. Bei näherem Hinsehen entpuppen sich hier die minimal-invasiven Methoden nur als kleinere, andere Zugangswege, mit allerdings deutlich geringerem Muskeltrauma und signifikant schnellerer Mobilisierbarkeit. Die Anästhesie wird hier durch diese »minimal-invasiven Operationsmethoden« einfacher.

Bezüglich der postoperativ reduzierten Schmerzen bestätigt eine Ausnahme die Regel: Es gibt auch Operationsmethoden, die zwar minimal-invasiv – aber postoperativ maximal schmerzhaft sind. Dazu zählt die Trichterbrustoperation nach Nuss. Bei dieser Operation wird ein Metallbügel in den Thorax des Kindes bzw. Jugendlichen eingebracht; dieser Metallbügel wird am Sternum vorbei in die andere Thoraxhöhle vorgeschoben und auf der anderen Seite wieder ausgeleitet. Ist dieses Werk gelungen, wird der Bügel umgedreht und die **Trichterbrust** von innen »aufgespannt«. Eine ausgesprochen elegante Methode mit einem kosmetisch exzellenten Ergebnis. Da aber alle Sternumrippengelenke bei dieser Methode extrem gespannt werden, entstehen postoperativ rasch stärkste Schmerzen, die eine adäquate Schmerztherapie (PCA [▶ Abschn. 14.4]) erforderlich machen. Viele Kliniken versorgen diese Patientengruppe deshalb bereits präoperativ mit einem Periduralkatheter.

Beispiele für minimal-invasives Operieren in der Gynäkologie, Allgemein- und Thoraxchirurgie, die heute zu Standardoperationen geworden sind

1. Gynäkologie:
   - Entfernung von Ovarialtumoren,
   - Myomexstirpation,
   - Sterilisation,
   - laparoskopisch unterstützte vaginale Hysterektomie,
   - hysteroskopisches Entfernen von Polypen;
2. Allgemeinchirurgie:
   - Appendektomie,
   - Cholezystektomie,
   - Sigmaresektion bei Sigmadivertikulitis,
   - Adipositaschirurgie (Magenband, Magen-Bypass-Operation etc.),
   - Fundoplicatio;
3. Thoraxchirurgie:
   - thorakoskopische Tumorentfernung oder Punktion.

13.1.3 Anästhesiologische Implikationen

Die anästhesiologischen Implikationen sind bei gynäkologischen und allgemeinchirurgischen MIC-Eingriffen gleich.

Um im Abdomen operieren zu können, muss ein **Pneumoperitoneum** herbeigeführt werden. Dazu wird in Narkose zunächst einmal in Höhe des Bauchnabels mit einer 10 cm langen Nadel das Abdomen punktiert und mit einer aufgesetzten Kochsalzspritze Luft aspiriert.

> Dies ist extrem wichtig, denn läge die Nadel in einem Gefäß, würde die dann folgende CO_2-Insufflation zu einer gewaltigen Gasembolie führen, Fallbeschreibungen diesbezüglich warnen! Um zu vermeiden, dass der Operateur in den Magen punktiert, sollte vor der Anlage des Pneumoperitoneums eine Magensonde gelegt worden sein, um den Magen zu entlüften. Der Magen kann durch die Maskenbeatmung bei der Narkoseeinleitung aufgebläht sein.

Aus diesem Grunde wird gerade von manchen Viszeralchirurgen der erste Trokar über eine Minilaparatomie eingeführt und dann das Pneumoperitoneum angelegt.

Liegt die Nadel im Abdomen, wird dann mit hohem Gasfluss CO_2 ins Abdomen insuffliert. Bei einem intraabdominellen Druck von 15 mmHg bricht der Gasfluss ab und ersetzt nur noch den Gasverlust.

Durch das **Pneumoperitoneum** kommt es zu folgenden anästhesierelevanten Veränderungen:

- Die Lunge wird nach kranial zusammengedrückt, die FRC wird reduziert, es entstehen Mikroatelektasen, der Gasaustausch wird gestört, insbesondere die Oxygenierung:
- Maßnahmen: Beatmungsdruck erhöhen, PEEP von 5–10 cm H_2O einstellen, F_iO_2 erhöhen, sobald S_aO_2 ↓.
- CO_2: Das insufflierte CO_2 wird über das Peritoneum resorbiert und erhöht den P_aCO_2 im Blut, das CO_2 muss dann wegventiliert werden: Atemfrequenz ↑, Atemzugvolumen ↑.
- Der erhöhte intraabdominelle Druck führt zu einer Beeinträchtigung des venösen Rückflusses, damit zu einer Minderung des Herzminutenvolumens und damit zu einer Reduktion der Nierendurchblutung; mehr als noch bei den gewöhnlichen Operationen wird die Urinproduktion unterdrückt; ist das Pneumoperitoneum am Ende der Operation wieder weg, dann ist die Urinproduktion wieder normal.

Einen erheblichen Einfluss hat auch die **Lagerung**:

- Bei intraabdominellen Eingriffen im Unterbauch: Kopftieflage, damit der Dünndarm in den Oberbauch »verschwindet« und nicht mehr den Operateur stört; hier werden die genannten Veränderungen der Lungenfunktion noch pointiert: Das Zwerchfell und die Lunge werden noch stärker nach kranial geschoben (◘ Abb. 13.1), Mikroatelektasen entstehen. Die entsprechenden Konsequenzen müssen gezogen werden (Beatmungsdruck erhöhen, PEEP erhöhen, F_iO_2 erhöhen etc.).
- Oberkörperhochlagerung: »Beach-chair-Position«, insbesondere bei Cholezystektomien und bei der Adipositaschirurgie (Magenbändchen, Magenbypass): Dick- und Dünn-

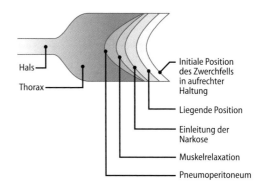

◘ **Abb. 13.1** Verlagerung des Zwerchfells nach kranial durch anästhesieologische und operative Maßnahmen

darm sollen in den Unterbauch »fallen«, um den Blick auf Gallenblase, Magen, Leber etc. freizugeben. Bei der Oberkörperhochlagerung geht es der Lunge gut, nicht aber dem Kreislauf: er »versackt« in die tiefer liegenden Beine: Volumengabe über Infusion und Gabe von Akrinor sind notwendig, um den Blutdruck wieder in den Normalbereich zurückzuholen.

- Auskühlen: Die Durchflutung des Abdomens mit kaltem und trockenem CO_2 kann zu einem erheblichen Absinken der Körpertemperatur führen (Cave: Hypothermie, postoperatives Shivering etc., ▶ Abschn. 14.3.6).

Bei den thorakoskopischen Eingriffen sind die Probleme für den Anästhesisten ebenfalls beträchtlich: es wird ein **künstlicher Pneumothorax** herbeigeführt, was ebenfalls zu einer erheblichen Beeinträchtigung des Gasaustausches, im Extremfall auch zu einer Mediastinalverlagerung führen kann.

Insgesamt gesehen sind jedoch all diese Probleme von anästhesiologischer Seite meist beherrschbar. Somit kann der Anästhesist erfreulicherweise die Grundlage schaffen für die »sanfte« minimalinvasive Chirurgie.

13.2 Abdominalchirurgie

Betroffen sind bei Elektiveingriffen wie bei Notfalleingriffen **Patienten** aller Lebensalter mit einem leichten Überwiegen der alten Patienten.

13.2.1 Elektiveingriffe

Zu unterscheiden sind Eingriffe
- am Magen-Darm-Trakt,
- an den parenchymatösen Organen und
- Gefäßeingriffe.

Viele Eingriffe werden heute laparoskopisch durchgeführt (Cholezystektomie, Appendektomie, Sigmaresektionen).

13.2.2 Anästhesieverfahren

Im Vordergrund der anästhesiologischen Problematik steht beim offenen Operieren die ausreichende Narkosetiefe und Relaxation, um dadurch die Voraussetzung für einen optimalen Operationssitus zu schaffen. Unter Beachtung aller Kontraindikationen und patientenspezifischen Risiken sind folgende Narkoseformen möglich:
- Intubationsnarkose mit Inhalationsanästhetika z. B. Isofluran, Sevofluran, Desfluran, supplementiert mit Opioid evtl. in Kombination mit einem PDA-Katheter sowie Relaxation mit Vecuronium, Rocuronium, Atracurium oder Cis-Atracurium, je nach Dauer des Eingriffs und der Gewohnheit des Anästhesisten.
- Alternative: TIVA (Propofol/Opioid [Fentanyl, Sufentanil oder Remifentanil] mit O_2/Luftgemisch zur Beatmung) oder IVA (Propofol/Opioid) mit O_2/N_2O.

Für kurz dauernde Eingriffe eignen sich Inhalationsnarkotika, supplementiert mit Opioiden. Bei länger dauernden Eingriffen ist insbesondere dann, wenn postoperativ eine effektive Schmerztherapie notwendig wird, die Anlage eines Periduralkatheters angezeigt, der postoperativ mit Bupivacain oder Ropivacain, verbunden mit Sufentanil, bedient wird (▸ Abschn. 5.3).

Die Allgemeinanästhesie kann dann bei effektiv wirksamer Periduralanästhesie als flache Inhalationsnarkose oder als TIVA/IVA geführt werden. Darüber hinaus hat die PDA noch den Vorteil, dass sie die Durchblutung im Splanchnikusgebiet fördert und damit dem leberdurchblutungsvermindernden Effekt von Inhalationsnarkotika entgegentritt.

13.2.3 Adäquater Volumenersatz und spezielle Maßnahmen

Blutverluste sind am größten bei Leberteil- und Multiviszeralresektionen.

Notwendige Maßnahmen bei abdominalchirurgischen Eingriffen:
- Das **Legen der Magensonde** in Absprache mit dem Operateur. Über die Magensonde soll das Magensekret abgeleitet, Luft abgesaugt und der Patient vor Aspiration geschützt werden.
- Der **zentralvenöse Zugang:** Er ist indiziert bei volumenumsatzträchtigen Operationen (z. B. Leberteilresektionen) zur Gabe von Katecholaminen, zum Abschätzen des intravasalen Volumenstatus (ZVD!) und der notwendigen Volumensubstitution sowie zur postoperativen parenteralen Ernährung (z. B. nach Anastomosen im Magen-Darm-Trakt).
- Das **Legen eines Blasenkatheters:** Er ist bei Operationen, die länger als 2 h dauern, aus diagnostischen (Oligurie? Anurie?) und prophylaktischen Gründen (intraoperativer Urinabgang führt bei der elektrischen Koagulation zu Verbrennungen an den Auflagestellen des Körpers) indiziert.

Der **PDA-Katheter** sollte präoperativ beim wachen Patienten gelegt werden. Auf diese Weise kann der Patient durch Angabe von Parästhesien dazu beitragen, Nervenläsionen zu vermeiden. Die analgetische Wirkung ist bereits intraoperativ zu nutzen, der größere Wert liegt allerdings in der postoperativen Analgesie, die nicht nur die Schmerzen lindert, sondern auch das Abhusten erleichtert und Pneumonien verhindert. Günstig ist der PDA-Katheter
- bei älteren Patienten,
- bei pulmonalen und kardiovaskulären Vorerkrankungen sowie
- zur Anregung der Peristaltik (Blockade des Sympathikus und dadurch Vasodilatation und Verbesserung der Durchblutung im Splanchnikusgebiet!),
- bei großen Operationen zur postoperativen Schmerztherapie.

13.2.4 Laparoskopisch durchgeführte Eingriffe

Zahlreiche Eingriffe werden heute in der Allgemeinchirurgie laparoskopisch, d. h. minimalinvasiv durchgeführt (▶ Abschn. 13.1). Die Vorteile des minimal-invasiven Operierens liegen in der postoperativen Phase: Die Patienten sind weniger Schmerz geplagt und können schneller mobilisiert werden. Die Aufenthaltsdauer verkürzt sich enorm.

13.2.5 Notfalleingriffe

- **Akutes Abdomen und intraabdominelle Blutung**

Patienten mit akutem Abdomen oder intraabdomineller Blutung sind stärker gefährdet als Patienten, die sich einem Elektiveingriff unterziehen müssen. Grund dafür sind die Gefahr von Aspiration (Atonie bei Ileus, Peritonitis) und eine meist ausgeprägte Hypovolämie (Ileus, Peritonitis).

Dazu kommen

- bei **Ileuspatienten** starke Schmerzen; beim alten Patienten können aufgrund von Indolenz Schmerzen vermindert sein oder fehlen.

Häufige Ursachen der abdominellen Notfalleingriffe sind
- im Oberbauch:
  - Hohlorganperforationen (Magenperforation),
  - Dünndarmileus,
  - Entzündung (Cholezystitis, Pankreatitis, Peritonitis);
- im Unterbauch:
  - Hohlorganperforationen (z. B. Sigmadivertikelperforation),
  - Ileus (mechanisch, z. B. Bride; paralytisch, z. B. Abszess),
  - Entzündungen (Appendizitis, Peritonitis).

Das **Aspirationsrisiko** ist bei abdominellen Notfalleingriffen hoch. Wegen der hohen Letalität der Aspirationspneumonie müssen die bereits beschrie-

benen Vorkehrungen getroffen werden (▶ Abschn. 9.3.8). Kommt es dennoch zur Aspiration, muss intubiert, abgesaugt und mit PEEP beatmet werden (▶ Abschn. 9.3.7).

Die präexistente **Hypovolämie** kann starke Ausmaße annehmen. Wenn beim Ileus im Abdomenübersichtsbild eine Spiegelbildung festzustellen ist, so liegt meist schon ein Defizit an Extrazellulärflüssigkeit (EZF) von 2 l vor. Der Patient ist exsikkiert, sein Blut ist eingedickt (Hb ↑, HKT ↑, Plasmaproteine ↑), er tendiert zur Oligurie/Anurie. Die Blutgasanalyse zeigt eine metabolische Azidose, es liegt eine Hypokaliämie und -chlorämie vor. Bei einer Peritonitis liegt, wenn das dünnhäutige Peritoneum nur unwesentlich anschwillt (von 1 mm auf 3 mm), bereits eine solch ausgeprägte Hypovolämie vor, sodass nur mit großen Infusionmengen bis zu 6 l Elektrolytlösung die Vitalfunktionen (Herzfrequenz, Blutdruck, Urinausscheidung) normalisiert werden können.

In erster Linie wird Extrazellulärflüssigkeit durch eine Vollelektrolytlösung substituiert. Die Substitution muss vorsichtig unter Kontrolle der Herz-Kreislauf-Parameter erfolgen (cave Herzinsuffizienz). Zu bedenken ist, dass unter der Volumensubstitution mit Elektrolytlösungen auch eine Anämie demaskiert werden kann, sodass Plasmaersatzmittel und Bluttransfusionen notwendig werden.

Bei einer akuten Herzinsuffizienz muss die Volumensubstitution bei gleichzeitiger kardialer Stützung (Dobutamin, Arterenol) erfolgen.

Das **Peritoneum** hat eine große Abwehrkapazität. Leukozyten und Makrophagen im Peritoneum verhindern die Bakterieninvasion ins Blut. Die Kapazität des Peritoneums ist jedoch erschöpfbar. Es kann bereits intraoperativ zu einer Invasion von Bakterien und zu einem Einschwemmen von Endotoxinen in das Gefäßsystem kommen. Dies kann zu

- einem septischen Schockzustand (▶ Kap. 19) mit konsekutiver Ateminsuffizienz und
- einer Anurie (Pathomechanismus ▶ Kap. 20) führen.

Eine **Darmatonie** gehört zum »physiologischen« postoperativen Verlauf bei Peritonitis und beim präexistenten Ileus.

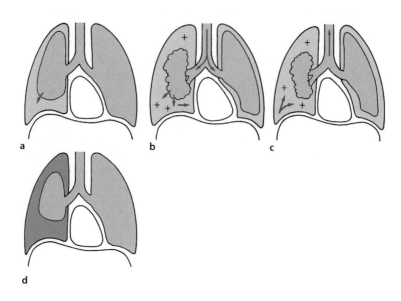

◘ Abb. 13.2a–d Pathologische Anatomie schwerer Thoraxverletzungen. **a** Pneumothorax, **b,c** Spannungspneumothorax (Inspiration und Exspiration), **d** Hämatothorax

> Der septische Fieberanstieg erfolgt meist erst postoperativ. Patienten, bei denen sich bereits intraoperativ ein septisches Organversagen anbahnt, sollten nicht extubiert, sondern auf der Intensivstation weiterbeatmet werden (► Kap. 19, 25).

13.3   Thoraxchirurgie

13.3.1 Pathophysiologische Veränderungen

Thoraxoperationen werden meist in Seitenlage durchgeführt. Es kommt daher zu regionalen Veränderungen des Ventilations-Perfusions-Quotienten. Die unten liegende Lunge wird gut durchblutet, aber schlecht ventiliert; in der oben liegenden Lunge sind die Verhältnisse umgekehrt. Durch das Zusammenfallen und das Zusammendrücken der oberen Lunge durch die chirurgischen Instrumente gleichen sich diese regionalen Veränderungen zum Teil wieder aus. Mit der Ein-Lungen-Anästhesie wird der normale Ventilations-Perfusions-Quotient wieder hergestellt (► Abschn. 13.3.5).

Von Bedeutung ist auch der **Euler-Liljestrand-Mechanismus**: Fällt der arterielle pO_2 (p_aO_2), so kommt es zu einer arteriellen Vasokonstriktion. Durch diese arterielle Widerstandserhöhung besteht die Möglichkeit, die Durchblutung schlecht ventilierter Lungenbezirke einzuschränken und den Blutstrom in gut ventilierte Gebiete umzuleiten.

Gelangt durch die Operation oder infolge eines Traumas Luft in den Pleuraspalt, so entsteht ein **Pneumothorax** (◘ Abb. 13.2). Die Lunge der entsprechenden Seite kollabiert. Vor allem bei größeren Thoraxwanddefekten kann es unter Spontanatmung zum **Mediastinalflattern** kommen. Besteht an der Thoraxöffnung ein Ventilmechanismus, der zwar ein Einströmen der Luft in den Thorax, aber kein Ausströmen zulässt, so entsteht ein **Spannungspneumothorax**. In der Pleurahöhle entsteht ein Überdruck, der das Mediastinum mit dem Herzen und den großen Gefäßen komprimiert und auf die gegenüberliegende Seite herüberdrängt. Neben einer schweren respiratorischen Insuffizienz kommt es durch Behinderung der Herzbeweglichkeit und Abknicken der Gefäße auch zu einer Kreislaufinsuffizienz.

> ❯ Beim Spannungspneumothorax ist eine sofortige Entlastung über eine Kanüle (z. B. großlumige Venenverweilkanüle) oder eine Pleuradrainage lebensrettend.

13.3.2 Thorakotomie

Operationen:
- Lungenresektionen (Lappenresektionen, Pneumektomie),
- abdominothorakale Ösophagusresektion,
- ventrale Eingriffe an der thorakalen Wirbelsäule,
- thorakale Sympathektomie,
- Sternotomie zur Metastasenchirurgie,
- videoskopisch assistierte Thoraxchirurgie (VAT).

13.3.3 Monitoring

Neben dem obligaten Monitoring (▶ Kap. 6) sollte bei intrathorakalen Eingriffen eine blutig-arterielle Blutdruckmessung über eine intraarteriell gelegte Kanüle durchgeführt werden, die zudem eine häufige Analyse der arteriellen Blutgase ermöglicht. Bei Eingriffen mit großen Blutverlusten wird ein zentralvenöser Katheter gelegt, weniger um den zentralen Venendruck zu messen, der in Seitenlage nicht standardisiert werden kann, als vielmehr um einen Zugang zu haben, der eine Katecholamingabe ermöglicht. Außerdem wird das endexspiratorische CO_2 kontinuierlich gemessen. Dieser Wert differiert zwar aufgrund der veränderten Ventilations-Perfusions-Verhältnisse stark vom arteriellen pCO_2, die Aufzeichnung der CO_2-Kurve auf dem Kapnographen gibt jedoch Hinweise auf Trachealkompression, Partialverlegung der Atemwege, Bronchospasmus etc.

13.3.4 Narkoseführung

Präoperativ sollte eine Lungenfunktionsprüfung, vor allem aber eine arterielle Blutgasanalyse unter Spontanatmung vorliegen. Darüber hinaus sollten insbesondere bei geplanten erweiterten Resektionen wie Bilobektomie oder Pneumonektomie und natürlich auch bei kardial vorgeschädigten Patienten Belastungsuntersuchungen wie Belastungs-EKG, Belastungsoxymetrie und auch eine Echokardiografie vorliegen.

Als Narkoseverfahren eignen sich sowohl **Inhalations-** als auch **intravenöse Anästhesieformen** mit Relaxierung. Gegebenenfalls wird schon präoperativ eine Periduralanästhesie gelegt, mit der eine Blockade bis über das Segment, in dem thorakotomiert wird, möglich ist. Die Periduralanästhesie kann schon intraoperativ bedient werden, allerdings ist hierbei meist eine niedrig dosierte Gabe von Noradrenalin notwendig. Die Vorteile (niedrigerer Opiodverbrauch, frühere Extubation, weniger postoperative pulmonale Komplikationen) und Risiken müssen hierbei gegeneinander abgewogen werden. Für mögliche Bluttransfusionen wird ein zweiter großlumiger venöser Zugang gelegt.

Während der Öffnung des Thorax und des Einsetzens des Wundsperrers muss die Narkose ausreichend tief sein, da diese Phase sehr schmerzhaft ist. Beim Eröffnen der Pleura sollte die **Überdruckbeatmung** kurzfristig unterbrochen werden, damit die Pleura visceralis nicht verletzt wird. Da heutzutage routinemäßig eine seitengetrennte Beatmung durchgeführt wird, sollte vor Eröffnen des Thorax die zu operierende Lunge nicht mehr beatmet werden.

Nach dem Absetzen und dem Verschluss von Bronchien wird mittels **Überdruckbeatmung** und **Wasserprobe** deren Dichtigkeit überprüft. Dazu wird in den Thorax physiologische NaCl-Lösung gegeben und dann mit Überdruck beatmet. Steigen über der Bronchusnaht keine Luftperlen auf, so gilt die Bronchusnaht als dicht. Die physiologische NaCl-Lösung wird wieder abgesaugt.

In Seitenlage wird der Patient zunächst mit einer hohen inspiratorischen Sauerstoffkonzentration beatmet, um die Störungen des Gasaustausches infolge des veränderten Ventilations-Perfusions-Quotienten auszugleichen. Orientiert an dem pulsoximetrisch gemessenen Sättigungswert und anderen arteriellen Blutgaswerten muss man die F_iO_2 manchmal bis auf 1,0 erhöhen. Zum Verschluss der Pleurahöhle ist eine Unterbrechung der Überdruckbeatmung geboten, um dem Operateur die Naht zu erleichtern und Lungenverletzungen durch die Naht zu vermeiden; anschließend erfolgt aber wie-

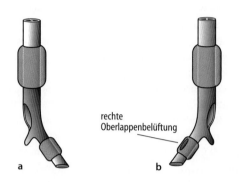

rechte
Oberlappenbelüftung

a   b

■ **Abb. 13.3a,b** **a** Carlens-Tubus zur Intubation des linken Hauptbronchus. **b** White-Tubus zur Intubation des rechten Hauptbronchus

der Beatmung mit einem leichten PEEP, damit die Lunge ausreichend gebläht wird.

13.3.5 Doppellumentubus

Zur seitengetrennten Beatmung stehen Doppellumentuben, z. B. als Einmaltuben, zur Verfügung (■ Abb. 13.4). Carlens- und White-Tuben (■ Abb. 13.3) sind problematisch wegen des hohen Cuff-Druckes des Gummitubus; auch ist der Karinasporn sehr gefährlich – Trachealaufschlitzungen sind beschrieben! Es sollten nur noch Einmaltuben mit Low-Pressure-Cuffs (■ Abb. 13.4) verwendet werden. Bei Verwendung von Lachgas muss perioperativ auch der Luftdruck beider Cuffs überwacht werden.

■ **Indikationen der seitengetrennten Beatmung**
— Ruhigstellen der zu operierenden Lunge.
— Ein-Lungen-Anästhesie: Durch isolierte Beatmung der unten liegenden Lunge wird der normale Ventilations-Perfusions-Quotient auf dieser Seite wieder hergestellt und damit eine bessere Oxygenierung erreicht. Um eine ausreichende Ventilation sicherzustellen, wird mit dem gleichen Atemminutenvolumen (geringeres Atemzugvolumen, höhere Atemfrequenz) beatmet, wie bei Ventilation beider Lungen. Daher steigen die Atemwegsdrücke bei der Ein-Lungen-Anästhesie leicht an.
— Vermeidung von Überfließen von Eiter (Lungenabszesse), Blut oder Tumorpartikeln in die gesunde, unten liegende Lunge.

Problematisch kann die Platzierung des Doppellumentubus (■ Abb. 13.4) sein. Vor allem bei der Intubation in die rechte Lunge kann die Blockungsmanschette den Abgang des rechten Oberlappenbronchus verlegen.

❯ Es sollte wenn möglich immer ein linksseitiger Doppellumentubus verwendet werden, wenn nicht hilusnah (z. B. Pneumektomie links) operiert wird. Nach der Intubation und erneut nach dem endgültigen Lagern ist eine sorgfältige Überprüfung sämtlicher Einzelfunktionen (links-, rechts-, doppelseitige Beatmung) notwendig (■ Abb. 13.4).

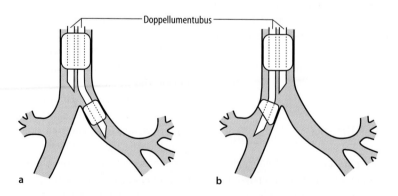

Doppellumentubus

a   b

■ **Abb. 13.4a,b** **a** Linksendobronchiale Intubation. **b** rechtsendobronchiale Intubation

Ein **Kinderbronchoskop** mit kleinem Durchmesser sollte zur Verfügung stehen, um die Tubuslage überprüfen und korrigieren zu können.

> Zur Therapie eines Pneumothorax oder eines Spannungspneumothorax, aber auch nach einer Thorakotomie werden Thoraxdrainagen in die Pleurahöhle eingelegt, damit die Luft entweichen kann. Um ein Einströmen der Luft infolge des negativen intrapleuralen Drucks und damit ein Kollabieren der Lunge zu vermeiden, muss unter Spontanatmung an diesen Drainagen gesaugt werden bzw. ein Wasserschloss als Rückschlagventil vorhanden sein. Bei Unterbrechung der Saugung (Transport) müssen die Drainagen abgeklemmt sein (cave: Bildung eines Pneumothorax). Unter Beatmung wird die Lunge durch Überdruck von innen gebläht. Hier müssen die Drainagen immer geöffnet sein, da bei verschlossenen Drainagen ein Spannungspneumothorax entstehen kann, wenn die Pleura visceralis verletzt ist.

13.4 Herzchirurgie

Die Kenntnis der hämodynamischen Veränderungen bei erworbenen und kongenitalen Herzfehlern ist eine notwendige Voraussetzung, um ein optimales Narkoseverfahren für die spezielle hämodynamische Situation auszuwählen.

13.4.1 Pathophysiologie und Narkose bei kongenitalen Vitien

■ **Persistierender Ductus arteriosus Botalli (PDA)**

Beim persistierenden Ductus arteriosus handelt es sich um einen Shunt zwischen A. pulmonalis und Aorta mit

- Linksherzbelastung,
- systolischem und diastolischem Links-Rechts-Shunt und
- Gefahr der pulmonalen Hypertonie.

Man erwartet eher Probleme durch eine entstehende Herzinsuffizienz vor allem bei Frühgeborenen.

Die Anästhesie ist beim Frühgeborenen nicht ganz unproblematisch, es besteht die Gefahr größerer Blutungen beim Einreißen der Aorta. Bei älteren Kindern könnte es durch Narkoseeinleitung und peripheren Druckabfall zu einer Shuntumkehr kommen, was aber beim Ductus arteriosus eher selten ist.

■ **Aortenisthmusstenose (ISTA)**

Bei der Aortenisthmusstenose besteht eine Hypertonie proximal der Stenose und in der oberen Körperhälfte mit der Gefahr einer Linksherzinsuffizienz, sowie ein niedriger Blutdruck in der unteren Körperhälfte.

Intraoperativ besteht die Gefahr von Blutungen aus den Kollateralen bei der Thorakotomie sowie Linksdekompensation beim völligen Abklemmen der Aorta und von einer schweren Hypotension beim Öffnen der Aortenklemme. Ketamin als sympathikoton wirkendes Medikament ist kontraindiziert. Bei völligem Abklemmen der Aorta, bei Linksherzinsuffizienz und schlechtem Kollateralkreislauf ist die Indikation zum Linksherzbypass (linker Vorhof – Pumpe – A. femoralis) gegeben.

■ **Vorhofseptumdefekt (ASD)**

Man unterscheidet:

- **Ostium-secundum-Defekt** im Bereich des Foramen ovale, etwa in Septummitte,
- **Sinus-venosus-Defekt** im Bereich der Einmündung der oberen Hohlvene, meist mit Fehlmündung der Lungenvenen,
- **Endokardkissendefekt**, häufig mit Beteiligung der Klappen und Defekt des Ventrikelseptums (totaler AV-Kanal), Links-Rechts-Shunt, abhängig von der Größe des Defekts mit erhöhter pulmonaler Durchblutung und Gefahr einer pulmonalen Hypertonie. Eine Herzinsuffizienz ist bei totalem AV-Kanal nicht selten.

Die Primärversorgung erfolgt häufig durch Patch-Plastik. Postoperativ tritt oft ein vorübergehender, selten auch ein permanenter AV-Block durch Irritation des Reizleitungssystems auf. Bei der Anästhesie ist die pulmonale Hypertonie mit der Gefahr eines Lungenödems beim totalen AV-Kanal zu beachten.

- **Ventrikelseptumdefekt (VSD)**

Beim Ventrikelseptumdefekt liegt ein Links-Rechts-Shunt vor. Abhängig von der Defektgröße besteht die Gefahr einer pulmonalen Hypertonie. Wird der Pulmonalarteriendruck höher als der Aortendruck, erfolgt eine Shunt-Umkehr mit Zyanose (**Eisenmengerreaktion**). Diese Eisenmengerreaktion ist allerdings in den ersten Lebensjahren nicht zu befürchten. Dies ist heute nur noch bei älteren Kindern mit fixierter pulmonaler Hypertonie der Fall.

Bei der Anästhesie muss ein Anstieg des Pulmonalarteriendrucks vermieden werden (d. h. unter anderem kein Lachgas; cave: Azidose, Hypoxie, Hyperkapnie).

- **Totale Lungenvenenfehlmündung (TAPVC)**

Das Lungenvenenblut fließt über unterschiedliche Verbindungen (V. cava superior, Sinus coronarius, V. azygos, V. portae, Ductus venosus Arantii) oder direkt in den rechten Vorhof. Das Blut gelangt abhängig von der Größe des begleitenden Vorhofseptumdefekts in den großen Kreislauf. Dabei kommt es häufig zu pulmonaler Hypertonie und Rechtsherzinsuffizienz bei oft hypotrophiertem linkem Ventrikel.

Die Korrektur erfolgt durch Verbindung der Pulmonalvenen mit dem linken Vorhof und Unterbindung der Fehlmündung.

Bei der Anästhesie muss eine weitere Erhöhung des Pulmonalarteriendrucks vermieden werden.

- **Transposition der großen Arterien (TGA)**

Bei diesem Krankheitsbild entspringt die A. pulmonalis dem linken Ventrikel, die Aorta dem rechten Ventrikel, großer und kleiner Kreislauf sind parallel geschaltet. Es besteht ein Blutaustausch durch bidirektionale Shunts über Ventrikel- oder Vorhofdefekte. Es kommt zu einer ausgeprägten Zyanose bei mittlerer arterieller Sauerstoffsättigung zwischen 40 und 80%.

Palliativoperation in diesem Fall ist: Vergrößerung des Shunts zwischen großem und kleinem Kreislauf durch eine Ballonatrioseptostomie, früher funktionelle Korrektur nach Mustard oder Rastelli bzw. heutzutage durch eine arterielle Switch-Operation im Neugeborenenalter.

Die Anästhesie erfolgt unter Vermeidung eines Anstiegs des Pulmonalarteriendrucks. Gefahr von Reizleitungsstörungen!

- **Fallot-Tetralogie (TOF)**

Bei der Fallot-Tetralogie zeigen sich Ventrikelseptumdefekt, Pulmonalarterienstenose, Dextraposition der Aorta über dem Ventrikelseptumdefekt und eine rechtsventrikuläre Hypertrophie. Es kommt zur Minderperfusion des kleinen Kreislaufs und zum Kollateralkreislauf über die Arteriae bronchiales. Folgen sind Hypoxämie und konsekutive Polyzythämie, abhängig vom Schweregrad der Pulmonalarterienstenose und der Größe des Septumdefekts.

Therapeutisch erfolgt eine palliative pulmonalarterielle Shunt-Operation nach Blalock-Taussig bzw. eine funktionelle Totalkorrektur.

Die Anästhesie erfolgt unter Vermeidung eines Anstiegs des Sauerstoffverbrauchs (Schreien) und möglichst unter Vermeidung eines starken intrathorakalen Druckanstiegs. Präoperativ wird die Betablockermedikation zur Behandlung der rechtsventrikulären Ausflusstrakt-Obstruktion (RVOT) abgesetzt. Während der extrakorporalen Zirkulation muss mit einem Abfluss des Blutes über den Kollateralkreislauf der Arteriae bronchiales in das linke Herz gerechnet werden, sodass dieses nicht für die Sauerstoffversorgung der Peripherie zur Verfügung steht (»Runoff«). Nach Ende der extrakorporalen Zirkulation und Freigabe der Lungenstrombahn kommt es häufig zu Anpassungsschwierigkeiten mit Ausbildung eines Lungenödems und alveolären Blutungen.

13.4.2 Extrakorporale Zirkulation

- **Herz-Lungen-Maschine (HLM)**

Das aus der oberen und unteren Hohlvene drainierte Blut wird durch eine Rollerpumpe über ein Reservoir und einen Oxygenator mit Wärmeaustauschern und einem Filter in die Aorta zurückgepumpt. Über eine zusätzliche Rollerpumpe wird das über den Kardiotomiesauger gesammelte Blut der Zirkulation wieder zugeführt. Blut, das über die Bronchialvenen und die Venae cordis minor Thebesii in den linken Ventrikel gelangt, wird über den Ventrikelsauger und eine dritte Rollerpumpe in die Herzlungenmaschine zurückgesaugt. Eine vierte Rollerpumpe saugt das Koronarperfusat ab.

Zur Oxygenierung stehen Membran- oder Bubble-Oxygenatoren zur Verfügung. Bei den ersten sind Blut- und Gasphase getrennt, bei den zweiten strömen O_2 und CO_2 durch die Blutsäule des Reservoirs. Über den **Wärmeaustauscher**, der mit gekühltem oder erwärmtem Wasser betrieben wird, kann die Temperatur des zirkulierenden Blutvolumens schnell verändert werden. Die Herzlungenmaschine wird mit Elektrolytlösungen, lediglich bei Kindern mit Blut bzw. Erythrozytenkonzentrat gefüllt, sodass ein Hämatokrit von ca. 20 an der extrakorporalen Zirkulation nicht unterschritten wird.

- Kardioplegie

Während der extrakorporalen Zirkulation steht das Herz still. Dieses wird vor allem durch kardioplegische Lösungen mit niedrigem Natrium- oder hohem Kaliumgehalt, gegebenenfalls unter dem Zusatz von Procain, erreicht. Zur Senkung des myokardialen Sauerstoffverbrauchs ist die kardioplegische Lösung auf eine Temperatur zwischen 4 und 16°C gekühlt. Zur weiteren Protektion auch der anderen Organe wird die Körperkerntemperatur über die Herzlungenmaschine je nach Eingriff auf 30 bis 20°C gesenkt.

13.4.3 Off-Pump-Verfahren

- **OPCAB (Off-Pump-Coronary-Artery-Bypass)**

Die OPCAB-Methode ist in der Bypasschirurgie in den letzten Jahren immer mehr in den Vordergrund gerückt. Bei dieser Methode operiert der Chirurg am schlagenden Herzen ohne Einsatz der Herz-Lungen-Maschine. Viele herzchirurgische Zentren haben sich auf dieses Verfahren spezialisiert und die Technik zu einem Standardverfahren weiterentwickelt.

Der wesentliche Vorteil des OPCAB-Verfahrens ist die Vermeidung der extrakorporalen Zirkulation mittels der Herz-Lungen-Maschine (HLM). Durch die HLM kommt es zu einer unspezifischen Entzündungsreaktion im Körper und einer Aktivierung des Gerinnungssystems, was häufig postoperativ ungünstige Auswirkungen auf alle Organe haben kann. Ein weiterer Vorteil ist die Vermeidung der Kanülierung der Aorta ascendens für die HLM. Ge-

rade bei älteren Patienten ist die Aortenwand verkalkt oder mit Plaques belegt. Durch Manipulation in diesem Bereich können Partikel mit dem Blutfluss in die Peripherie geschwemmt werden mit den bekannten negativen Auswirkungen (z. B. Schlaganfall). Insbesondere verspricht man sich von dem OPCAB-Verfahren eine Reduzierung von neurologischen Defiziten. Für den Anästhesisten ist diese Methode jedoch eine große Herausforderung. Durch die Manipulation am Herzen und die manchmal notwendige Luxation, um das entsprechende Zielgebiet darstellen zu können, bedarf es einer sehr guten Zusammenarbeit mit dem Chirurgen.

> ❯ Die Narkoseführung gestaltet sich oft schwierig und ist eine Balance zwischen optimaler Volumentherapie und diskretem Einsatz von Katecholaminen. Nicht alle Patienten sind für dieses Verfahren geeignet.

13.5 Gefäßchirurgie

13.5.1 Patienten

Es handelt sich meist um ältere Patienten mit den entsprechenden Risikofaktoren (Hypertonie, arterielle Verschlusskrankheit, Diabetes, Nikotinabusus etc.). Bis zum Beweis des Gegenteils durch eine Koronarangiografie werden diese Patienten alle wie Patienten mit einer Koronaren Herzerkrankung behandelt!

13.5.2 Präoperative Vorbereitungen und Prämedikation

Das Wesentliche ist bereits in den vergangenen Kapiteln besprochen und soll hier lediglich stichwortartig aufgelistet werden:

- Weiterhin Kardiaka verabreichen (▶ Abschn. 4.1.2). Abruptes Absetzen von Nitraten und Betablockern kann zu Angina pectoris, Herzinfarkt und Hypertonus führen; wenn keine Betablocker-Dauertherapie, dann Betablocker ansetzen zur Prämedikation (z. B. Beloc);
- Operationsindikation überprüfen, falls eine duale Plättchenhemmung durchgeführt wird,

überprüfen, ob diese aus kardiologischer Sicht pausiert werden kann. Wenn nötig elektive Operation verschieben;

- Nikotinabusus abstellen;
- Atemtraining präoperativ;
- Diabetes: Stoffwechsel engmaschig kontrollieren;
- Prämedikation: auf eine adäquate Sedierung (z. B. Flunitrazepam) achten.

13.5.3 Große Gefäße (Aorta etc.)

Es sind alle Medikamente zu vermeiden, die zu einem myokardialen Sauerstoffdefizit führen. Intraoperativ kann es bei den Eingriffen an den großen Gefäßen (z. B. beim aortobifemoralen Bypass) nach Abklemmen der Aorta zu einem Anstieg des linksventrikulären und enddiastolischen Füllungsdrucks, zu einem Abfall des Schlagvolumens und zu einem arteriellen Druckanstieg kommen. Dies kann zu einer akuten linksventrikulären Dekompensation führen. In Abhängigkeit von den kardiovaskulären Daten sollten bei einer Preloaderhöhung Nitrate, bei einer Afterloaderhöhung Nitroprussid-Natrium, Nitrate oder Urapidil gegeben werden.

Beim Öffnen der Aortenklemme kann es zu einem Abfall des arteriellen Blutdrucks und des Gefäßwiderstands kommen. Die preload- und afterloadvermindernden Medikamente müssen rechtzeitig abgestellt werden. Ausreichende Volumensubstitution kann einen Blutdruck- und HZV-Abfall verringern. Nach Eröffnen der peripheren Gefäßstrombahn muss der Säure-Basen-Haushalt kontrolliert werden, weil sich während der Abklemmung im minderdurchbluteten Bereich saure Metabolite angesammelt haben, die zu einer metabolischen Azidose führen.

13.5.4 Zerebrale Gefäße

Hochgradige Stenosen (über 70%) in der A. carotis sind Indikationen für gefäßchirurgische Interventionen. Bei symptomatischen Patienten kann eine Operation auch schon ab einem Stenosegrad von >50% in Betracht gezogen werden. Die Operation am Gefäß macht ein passageres Abklemmen

notwendig, gelegentlich muss ein passagerer Bypass angelegt werden. In dieser Zeit ist es für den Operateur wichtig zu wissen, ob die Durchblutung des Gehirns ausreichend ist, um neurologische Defekte aufgrund einer Minderdurchblutung zu vermeiden.

Um die neurologische Funktion besser beurteilen zu können, werden bei Patienten, bei denen die Eingriffe in Allgemeinanästhesie durchgeführt werden, somatosensibel evozierte Potentiale, transkranielle Doppleruntersuchungen oder Nahinfrarot-Spektroskopien durchgeführt. Eine eindeutige Überlegenheit eines einzelnen Verfahrens oder bestimmter Kombinationen ist nicht belegt. Eine sichere Erfassung von Ischämien und lokaler Hypoxie ist dadurch nicht möglich.

Alternativ kann die Operation in Regionalanästhesie unter Blockade des Plexus cervicalis durchgeführt werden. Durch kontinuierliches Überprüfen der Neurologie am wachen Patienten können Ischämien sicher detektiert werden, allerdings erst bei auftretenden Symptomen. Nach aktueller Datenlage ist eine Regionalanästhesie einer Vollnarkose im Hinblick auf postoperative neurologische Defizite nicht überlegen.

13.5.5 Periphere Gefäße

Sie werden operativ revidiert, um die periphere Durchblutung zu optimieren und Durchblutungsstörungen mit der Folge einer Amputation zu verhindern. Hier eignet sich vor allem die Regionalanästhesie, die vor allem durch ihre gefäßweitstellende Wirkung auch das Operationsergebnis zu optimieren hilft. Alternativ kann, sofern der Patient dies nicht möchte, eine Allgemeinanästhesie durchgeführt werden.

13.6   Geburtshilfe und Gynäkologie

13.6.1 Patientinnen und Komplikationshäufigkeiten

Entsprechend dem meist jungen Alter der Patientinnen sind abgesehen von der Schwangerschaftstoxikose selten gravierende Vorerkrankungen zu erwarten. Dennoch kann man nicht oft genug auf die Gefahren von Narkosen im Kreißsaal hinweisen: 4–5% aller schwangerschaftsbezogenen Todesfälle sind primär anästhesiebedingt – davon sind jedoch viele vermeidbar. Ungefähr die Hälfte aller dieser Todesfälle tritt bei übergewichtigen Patientinnen in der postoperativen Phase auf!

> ❯ Die Haupttodesursachen sind Atemwegsprobleme bei übergewichtigen Frauen, vor allem in der postoperativen Phase. In fast allen dieser Fälle wurden die notwendigen Standards zur Überwachung dieser Patientinnen nicht eingehalten!

Man muss sich bei der Narkose zur Sectio bewusst sein, dass man 2 Personen – Mutter und Kind – narkotisiert.

13.6.2 Physiologische Veränderungen in der Schwangerschaft

- **Atmung**

Durch die zunehmende Uterusgröße wird das Zwerchfell im Verlauf der Schwangerschaft nach oben verlagert; bei Geburt macht dies 4 cm aus. Dies führt zu Veränderungen der Lungenvolumina: Die FRC (funktionelle Residualkapazität) nimmt ab der 20. Schwangerschaftswoche ab und ist bei Geburt um 20% reduziert. Gleichzeitig nimmt ab der 10.–12. Schwangerschaftswoche das Atemminutenvolumen zu und liegt bei der Geburt 50% über dem Ausgangswert. Diese Zunahme von Atemzugvolumen und alveolärer Ventilation führt zu einer physiologischen Hyperventilation mit p_aCO_2-Werten von 32–34 mmHg. Gleichzeitig wird unter diesen Bedingungen auch das für den erhöhten Sauerstoffverbrauch der Schwangeren (20% ↑) notwendige Sauerstoffangebot garantiert. Der pH-Wert der Schwangeren bleibt jedoch im Normbereich, da die Niere der Schwangeren vermehrt Bikarbonat ausscheidet.

Diese anatomisch-physiologischen Veränderungen der Atmung in der Schwangerschaft haben folgende anästhesiologische Relevanz:

- Die Schwangere neigt im 3. Trimenon aufgrund der reduzierten FRC bei der Narkoseeinleitung zur Hypoxie;
- Narkoseeinleitung und -ausleitung mit Inhalationsnarkose verlaufen rascher als bei Nichtschwangeren;
- bei einer Hyperventilation über den physiologisch vorgegebenen Rahmen von 32–34 mmHg kommt es zur Konstriktion der uteroplazentaren Gefäße mit der Gefahr einer Minderversorgung des Kindes mit Sauerstoff. Außerdem verschlechtert die durch die Hyperventilation herbeigeführte Linksverschiebung der Sauerstoffbindungskurve die Sauerstoffversorgung des Kindes.

- **Herz-Kreislauf-System**

Die Herzfrequenz der Schwangeren nimmt im Laufe der Schwangerschaft um 10–15 Schläge/min zu, der arterielle Blutdruck bleibt konstant oder fällt aufgrund des verminderten Gefäßwiderstandes (20% ↓) ab. Das Herzminutenvolumen nimmt ab der 8. Schwangerschaftswoche zu bis zu einem Maximum von 40% über dem Ausgangswert zum Zeitpunkt der Geburt. Aufgrund des hoch stehenden Zwerchfells ist das Herz nach oben verlagert und die Herzachse nach links gedreht.

In Rückenlage drückt der Uterus im 3. Trimenon auf Aorta und V. cava, sodass vor allem der venöse Rückstrom zum Herzen gedrosselt wird (aortocavales Kompressionssyndrom). Der Schwangeren wird übel, sie kann ohnmächtig werden. Therapie: Halbseitenlagerung links.

Diese Veränderungen des Niedrigdrucksystems übertragen sich auch auf den Wirbelkanal. Eine Stauung in den Paravertebralvenen verursacht eine Einengung des Periduralraums, sodass die Punktion des Periduralraums häufiger mit akzidentellen Gefäßpunktionen einhergeht. Eine Reduktion des Volumens des bei der Periduralanästhesie verwendeten Lokalanästhetikums wird durch die erhöhten Progesteron-Spiegel und den komprimierten Periduralraum notwendig.

- **Blutvolumen, Blutgerinnung, Plasmaproteine**

Das Gesamtblutvolumen nimmt während der 30.–40. SSW um 20% zu. Die Volumenzunahme erfolgt jedoch ausschließlich durch die Zunahme an Plasmavolumen. Die Erythrozytenzahl bleibt gleich, sodass daraus eine physiologische Hämodilution

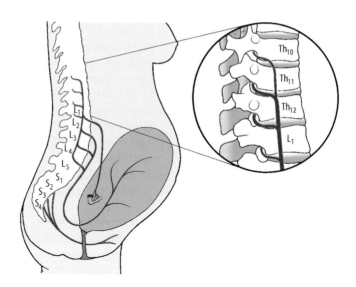

◘ Abb. 13.5 Schmerzbahnen bei der Geburt. Aufsteigende Schmerzimpulse von Zervix und Uterus werden über Nerven übertragen, die die sympathischen Fasern begleiten und im Bereich Th 10, Th 11, Th 12 und L1 in das Rückenmark eintreten. Die Schmerzbahnen von Perineum verlaufen über den Pudendusnerven zu S2, S3 und S4

resultiert mit vermindertem Hämatokrit (10–15% ↓) und einer verminderten Blutviskosität (10% ↓).

Die Schwangere neigt zu einer Hyperkoagulabilität, was durch einen Anstieg der Faktoren VII, VIII, IX und X und einen Abfall von Antithrombin III bedingt ist. Die Gerinnungszeit ist verkürzt.

Die Pseudocholinesterase zeigt einen Aktivitätsverlust von 30%, was zu einer prolongierten Wirkung von Succinylcholin führen kann (statt 3 wirkt es dann z. B. 6 min); klinisch spielt dies jedoch bei den meist 20–30 min dauernden Sectiones keine Rolle.

▪ **Magen-Darm-Trakt**

❱ Der Uterushochstand führt bei der Schwangeren zu einem erhöhten intragastralen Druck, zu einer Verminderung der Magendarmmotilität und einem schlechteren Verschluss des unteren Ösophagussphinkters. Schwangere sind deshalb im 3. Trimenon stark aspirationsgefährdet!

Die Aspiration ist die häufigste anästhesiebedingte Todesursache im Kreißsaal; Schwangere gelten ab der 20. SSW und bis 48 h nach der Geburt prinzipi-

ell als nicht nüchtern! Anästhesiologische Konsequenzen: immer RSI (▶ Abschn. 9.3.8).

13.6.3 Physiologie von Uterus und Plazenta

Das Myometrium des Uterus ist sympathisch innerviert. Der Sympathikus wird durch α-Rezeptoren (kontraktilitätssteigernd) und β-Rezeptoren (kontraktilitätsvermindernd) reguliert. Die Durchblutung des Uterus unterliegt keiner Autoregulation, sie wird vielmehr über die α-Rezeptoren des Sympathikus reguliert und liegt bei 500–700 ml/min.

Die Uteruskontraktionen gehen in der Eröffnungsphase der Geburt vom Fundus uteri aus und treten in der aktiven Phase alle 2–5 Minuten auf. Die Schmerzleitbahnen in der Eröffnungsphase laufen über Th 10 bis L1 (◘ Abb. 13.5).

In der Austreibungsphase nehmen die Uteruskontraktionen in Zahl und Stärke zu; sie münden in die Presswehen ein. Die Schmerzleitungsbahnen laufen über S 2–4 (◘ Abb. 13.5).

Die Plazenta dient dem Stoffaustausch über Diffusion oder aktiven Transport. Auch Medikamente können über die Plazenta auf das Kind übertreten. Ob die Plazentapassage eines Medikamentes möglich ist, hängt von verschiedenen Faktoren ab:

- Lipidlöslichkeit und Ionisationsgrad: lipophile Substanzen (z. B. Barbiturate) penetrieren gut, ionisierte (z. B. Succinylcholin) penetrieren schlecht.
- Plasmaeiweißbindung; Medikamente mit hoher Plasmaeiweißbindung und einem geringen ungebundenen Anteil passieren schlecht die Plazenta; z. B. Bupivacain hat eine hohe Plasmaeiweißbindung und überwindet nur in geringen Mengen die Plazentaschranke.
- Molekulargewicht; Medikamente mit einem Molekulargewicht unter 600 penetrieren leicht, Medikamente mit einem Molekulargewicht über 1000 passieren nicht die Plazentaschranke.
- Konzentrationsgradienten.

Eine Übersicht über die Plazentapassage von Anästhetika und Muskelrelaxanzien gibt ◻ Tab. 13.1.

Die Uterusaktivität wird durch Medikamente beeinflusst:

- Uteruskontraktionen:
  - Oxytocin (Orasthin),
  - Methergin,
  - Vasopressoren (z. B. Ephedrin),
  - Ketamin (ab 2 mg/kg);
- Uterusdilatation:
  - β-Rezeptoragonisten: Fenoterol (Berotec, Partusisten),
  - Inhalationsnarkotika (z. B. bei einer inspiratorischen Narkosegaskonzentration von Isofluran >0,7%),
  - intravenöse Anästhetika.

13.6.4 Maßnahmen zur Linderung des Wehenschmerzes

- **Intravenöse Opioidapplikation**

Dies ist für das Baby sicher die ungünstigste Methode; die Opioide passieren die Plazenta, das Neugeborene ist durch Atemdepression gefährdet. Zum Teil wird heute das schwachwirksame Opioid Meptazinol gegeben.

◻ **Tab. 13.1** Plazentagängigkeit von Narkotika, Lokalanästhetika und Muskelrelaxanzien

Medikament	Plazenta-passage	Wirkung auf den Uterus
Barbiturate		
Thiopental (Trapanal)	+	0
Methohexital (Brevimytal)	+	0
Nicht-Barbituratanästhetika		
Ketamin (Ketanest)	+	+
Propofol	+	0
Sedativa		
Diazepam (Valium)	+	–
Vagolytika		
Atropin	+	0
Analgetika		
Morphin	+	+/–
Pethidin (Dolantin)	+	+/–
Meptid	+	+/–
Piritramid (Dipidolor)	+	+/–
Fentanyl	+	+/–
Muskelrelaxanzien		
Succinylcholin	0	–
Vecuroniumbromid (Norcuron)	+/–	0
Atracurium	+/–	0
Pancuroniumbromid	+/–	0
Lokalanästhetika: Ropivacain/Bupivacain	+	–

+ tonisierende Wirkung auf den Uterus;
– Wehen hemmende Wirkung auf den Uterus;
0 ohne Wirkung auf den Uterus.

- **Pudendusblockade (durch Gynäkologen)**

Blockade des Nervus pudendus zur Analgesie in der Austreibungsperiode, zur Episiotomie und zur leichten Vakuumextraktion oder Beckenausgangszange (zur Technik siehe Lehrbücher für Gynäkologie und Geburtshilfe).

Vorteile: leicht durchführbar, bei richtiger Anwendung geringe Komplikationsrate;

Nachteile: nur während der Austreibungsphase wirksam.

- **Parazervikalblockade (durch Gynäkologen)**

Infiltration des parazervikalen Gewebes zur Schmerzausschaltung in der mittleren und späten Phase der Eröffnungsperiode.

Vorteile: einfach durchzuführendes Verfahren;

Nachteile: nicht immer sichere Wirkung, Beschränkung auf die Eröffnungsperiode, hohe Komplikationsrate zwischen 5 und 30% (direkte Einwirkung des Lokalanästhetikums auf den Fetus nach Plazentapassage bei intravasaler Injektion oder Injektion in die Plazenta, Injektion in den fetalen Skalp). Eine lückenlose kardiotokographische Überwachung ist daher zwingend notwendig. Die Parazervikalblockade wird jedoch aufgrund der häufigen Komplikationen heute von den meisten Geburtshelfern nicht mehr durchgeführt.

- **Periduralanästhesie**

Methode zur kontinuierlichen Schmerzausschaltung (mittels Kathetertechnik) in der Eröffnungsperiode (Segmente Th11 bis L1) und Austreibungsperiode (Segmente S2 bis S4). Neben der üblichen Technik (▶ Abschn. 5.3.12) ist bei der Durchführung der Periduralanästhesie bei Schwangeren Folgendes zu beachten:

- Geringerer Bedarf an Lokalanästhetika durch erhöhten Progesteronspiegel und eine Kompression des Periduralraums durch venöse Gefäße;
- Höheres Risiko einer »blutigen« Punktion durch vergrößerte epidurale Venen.
- Dosierung: Ropivacain 0,15%, intial titriert 10-15 ml, dann ~6 ml/h.

- **Indikationen**

Wunsch nach einer schmerzfreien Geburt, Geburtsstillstand (zur Entspannung der Beckenbodenmuskulatur), operative vaginale Entbindung durch Forzeps oder Vakuumextraktion, Beckenendlage, Gemini, chronische Plazentainsuffizienz, Frühgeburt, Situationen, bei denen der Pressdrang aus mütterlicher oder kindlicher Indikation aufgehoben werden soll (Gefahr der Netzhautblutung oder

Hirnblutung, Hypertonie, Diabetes mellitus der Mutter), Sectio caesarea. Die häufigste Indikation ist jedoch zweifelsohne der Wunsch der Mutter nach einer Schmerzreduktion.

- **Vorteile:** kontinuierliche, über die gesamte Geburt anhaltende Analgesie mit guter Steuerungsmöglichkeit, teilweise erhaltenes Geburtserlebnis bei der operativen Entbindung;
- **Nachteile:** erhöhter technischer Aufwand, kardiozirkulatorische Nebenwirkung durch Sympathikolyse (selten). Zur Prophylaxe eines Blutdruckabfalls sind vor der Injektion des Lokalanästhetikums 500 ml Vollelektrolytlösung zu infundieren. Bei Dezelerationen der Herztöne ist die Schwangere in Linksseitenlage zu bringen und gegebenenfalls aus geburtshilflicher Indikation ein Tokolytikum zu geben. Nach der Injektion muss der Blutdruck in kurzfristigen Abständen über 30 min überwacht werden.

- **Kontraindikationen**

Indikation zur schnellen operativen Entbindung (Notsectio), akute Plazentainsuffizienz (Notsectio!), darüber hinaus die allgemeinen Kontraindikationen für Periduralanästhesie.

13.6.5 Anästhesie zur Sectio caesarea

- **Auswahl des Narkoseverfahrens**

Dies hängt von der Dringlichkeit des Eingriffs ab:

- **Sectio mit Dringlichkeit (Notsectio):** Allgemeinanästhesie; es dauert zu lange, bis die Regionalanästhesie, sei es Peridural- oder Spinalanästhesie, wirkt (Indikationen: z. B. Plazentaablösung). Die Technik von Peridural- und Spinalanästhesie sind im Kapitel 5 ausführlich beschrieben.
- **Sectio mit aufgeschobener Dringlichkeit** (z. B. bis zu 30 min) und **Elektivsectio:** Wichtig! Die meisten Sectiones werden heute in Spinalanästhesie mit Bupivacain und Sufentanil durchgeführt!
- Die Anästhesiequalität ist dabei ausgezeichnet, auf Blutdruckabfälle muss prophylaktisch reagiert werden. Wenn die Patientin dies ablehnt oder Kontraindikationen gegen eine Regional-

Narkoseeinleitung und -führung bei Sectio caesarea

Sie orientiert sich an der RSI
(▶ Abschn. 9.3.8):
— 30° Oberkörperhoch- und linke
Halbseitenlagerung
— Präoxygenierung
— leistungsfähigen Absauger
bereithalten

— Thiopental oder Propofol i.v.
applizieren
— Relaxation mit Succinylbischolin
— Intubation
— schnelles Blocken des Tubus
— ggf. Muskelrelaxation (z. B.
Atracurium in niedriger Dosis:

OP dauert nur 15–20 min, bei
klassischer Dosierung häufig
Überhang).

---

anästhesie vorliegen, dann wird auch die Sectio mit aufgeschobener Dringlichkeit oder die Elektivsectio in Allgemeinanästhesie durchgeführt.

- **Gründe für die Regionalanästhesie**
— Schwieriger Atemweg durch pharyngeale Schleimhautschwellung/Ödeme;
— das Aspirationsrisiko ist bei diesen Eingriffen relativ hoch; deshalb vorzugsweise Regionalanästhesie;
— der Operateur steht bei der Sectio in Regionalanästhesie nicht unter Zeitdruck;
— auf das Kind gehen keine Narkotika über;
— über den PDA-Katheter kann eine postoperative Analgesie durchgeführt werden.

- **Aspirationsprophylaxe**
Die Aspiration von Magensaft trägt bei Schwangeren zu der im Vergleich mit anderen Eingriffen erhöhten anästhesiebedingten Mortalität bei. Es gibt viele Studien, die zeigen, dass man mit einem Antazidum und einem H_2-Antagonisten den Magensaft-pH erhöhen und das Magensaftvolumen vermindern kann. Ob dadurch die Anästhesie bedingte Mortalität bei Schwangeren zu reduzieren ist, wurde bisher nicht an großen Fallzahlen belegt. Bei einer Risiko-Nutzen-Analyse zeigt sich jedoch eine mögliche prophylaktische Wirksamkeit ohne erkennbare Risiken.

Das Minimalprogramm lautet in vielen Abteilungen: 30 ml Natriumcitrat 0,3 molar per os vor jeder Sectio in Allgemeinanästhesie. In anderen Kliniken wird dies um H_2-Rezeptor-Antagonisten (Tagamet, Ranitinin, Zantic) und Metoclopramid (Paspertin: zur Förderung der Magenperistaltik) erweitert; diese Medikation muss jedoch jeweils 2 h vorher appliziert werden, um wirksam zu sein!

Vor der Einführung der Pulsoximetrie wurde meist kurz vor der Abnabelung des Kindes das Lachgas abgedreht und ausschließlich mit Sauerstoff beatmet, um dem Kind maximal viel Sauerstoff anzubieten und das Lachgas im Kind auszuspülen. Dies hatte den gravierenden Nachteil, dass sich viele Mütter an diese Phase schmerzlich erinnern konnten.

Heute wird nur noch in seltenen Fällen Lachgas angewandt; statt dessen wird von Anfang an auch bei der Entwicklung des Kindes das Narkotikum in entsprechend hoher inspiratorischer Konzentration gegeben, sodass auch in den seltenen Fällen, in denen heute noch eine Allgemeinanästhesie zur Sectio durchgeführt wird, Awareness nicht mehr auftreten sollte.

Die Narkose wird dann nach Abnabelung mit Sufentanil oder Fentanyl vertieft. Die inspiratorische Narkosegaskonzentration wird dann zurückgenommen (z. B. Isofluran unter 0,8%), um eine Uterusatonie zu vermeiden.

Der Gynäkologe bittet nach der Abnabelung meist darum, zur Optimierung der Uteruskontraktion noch Oxytocin (3 IE; 10 IE über Infusion) zu applizieren. Es ist mit Tachykardien und Blutdruckanstiegen zu rechnen, durch fraktionierte Gabe oder Kurzinfusion sind diese deutlich zu reduzieren.

- **Komplikationen**
Hier ist zunächst das aortokavale Kompressionssyndrom zu nennen (Therapie: Schwangere nie in Rückenlage, sondern in linker Schräglage lagern). Zum anderen droht eine Magensaftaspiration (Prophylaxe: Antazida, RSI).

Gefürchtet sind Intubationsschwierigkeiten im Kreißsaal, insbesondere bei der Notsectio. Hier gilt es, Ruhe zu bewahren und den Intubationsversuch

---

Praktisches Vorgehen

Prozedere der Erstversorgung beim Neugeborenen (◻ Abb. 13.6)

1. Das Kind warmhalten. Das Neugeborene ist durch Hypothermie – je kleiner, desto stärker – extrem gefährdet: Hypothermie → Hypoglykämie → Hypoxämie → metabolische Azidose → Tod. Deshalb:
   - Kind unter Heizstrahler legen,
   - Kind abtrocknen, von Käseschmiere befreien,
   - Kind in Wärmetücher einwickeln.
2. Atemwege freimachen d. h. absaugen, sofern wegen Atemwegsverlegung notwendig (zeitgleich mit den wärmekonservierenden Maßnahmen)
3. Magenabsaugen nicht obligat; Cave: Bradykardien! Der Sog liegt bei 0,2–0,25 bar; als Sauger werden solche mit der Größe 6–8 Charr benutzt
4. Atmung unterstützen. Setzt keine Spontanatmung ein, so wird das Neugeborene über taktile Reize stimuliert (z. B. Fußsohle kitzeln, Körper mit warmen Tüchern abreiben). Bleibt die Atemtätigkeit aus oder unzureichend, so muss das Neugeborene mit der Maske beatmet werden. Zur Entfaltung der Lungen sind Beatmungsdrücke von bis zu 20 cm H_2O bei Frühgeborenen und bis zu 60 cm H_2O beim Neugeborenen notwendig. Diese Entfaltungsdrücke werden insgesamt 4 Atemzüge lang auf diesem Niveau gehalten, danach müssen sie wegen der Gefahr eines Pneumothorax auf 15–20 cm H_2O vermindert werden
5. Kontraindikationen für Maskenbeatmung sind:

   - Mekoniumaspiration
   - kongenitale Zwerchfellhernie
   - Atresien im Gastrointestinaltrakt
6. Setzt nach 2–3 min keine Spontanatmung ein, so muss intubiert werden. Primäre Intubationsindikationen sind:
   - Mekoniumaspiration
   - kongenitale Zwerchfellhernie
7. Die Intubation sollte prinzipiell nasal erfolgen, weil die Tuben so besser zu fixieren sind. Eine zuverlässige Fixierung muss gewährleistet sein, damit der Tubus nicht zu tief rutscht (Atelektase!) und damit das Kind nicht versehentlich extubiert wird. Gelingt eine nasale Intubation nicht, so ist selbstverständlich auch in der Akutsituation eine orale Intubation möglich. Tubusgröße:
   - Reife Neugeborene   3,0 ID
   - Frühgeborene   2,5 ID
8. Für die Tubusfixierung gilt folgende Faustregel: Der Abstand von der korrekten Lage der Tubusspitze bis zur Fixationsstelle am Naseneingang beträgt 7 + x kg KG (z. B. Frühgeborenes mit 1,5 kg: 7 + 1,5 = 8,5 cm. Der Tubus wird bei 8,5 cm fixiert)
9. Herzaktion aufrechterhalten. Bei ausreichendem Gasaustausch liegt die Herzfrequenz meist über 100/min. Bei unzureichender Herzaktion trotz adäquatem Gasaustausch (extrem selten) wird Adrenalin intratracheal oder intravenös gegeben (0,1 ml/kg KGW Adrenalin 1:10000 ~ 0,1 mg/ml)
10. Azidose puffern. Die Indikation zur Pufferung von metaboli-

   schen Azidosen wird heute bei adäquatem pulmonalem Gasaustausch und adäquater Kreislauffunktion nur noch selten gestellt. pH-Werte unter 7,15 bei rein metabolischer Azidose werden gepuffert. Dazu muss das Bikarbonat (hohe Osmolarität: 2000 mosmol/l!) verdünnt werden (H_2O ad injectabilia zur Verdünnung, im Verhältnis von 1:1).
11. Aufrechterhaltung der Glukosehomöostase. Der BZ-Wert sollte bei Neugeborenen bei >40 mg/dl und bei Frühgeborenen >30 mg/dl liegen. Deshalb sollte eine Infusionslösung mit Glukose 5% in einer Dosierung von 3 ml/kg/h angeschlossen werden, wenn eine Hypoglykämie vorliegt
12. Opioide antagonisieren. Wurden der Mutter während der Entbindung zur Geburtserleichterung Opioide gegeben, so könnte eine postnatale Atemdepression durch dieses Opioid bedingt sein. Zur Antagonisierung muss Narcanti in einer Dosierung von 0,01–0,1 mg/kg i.v. gegeben werden.
13. Nicht zu vergessen sind falls notwendig eine frühzeitige Alarmierung einer Kinderklinik und die Organisation der Verlegung.

Hypovolämischer Schock
In seltenen Fällen kommt ein Kind hypovolämisch zur Welt (z. B. bei Plazentablösung). Je nach kardiovaskulären Parametern sind Humanalbumin 5% und CMV-neg-Blut zur Infusion bzw. Transfusion notwendig (CMV-neg heißt cytomegalievirusfrei).

---

noch **einmal** zu wiederholen. Gelingt die Intubation erneut nicht, dann muss die Sectio mit der Larynxmaske als Atemwegsschutz (z. B. ProSeal-LM) durchgeführt werden; eine Aspiration ist in dieser Situation nicht immer zu vermeiden.

13.6.6 Anästhesie zur manuellen Nachräumung/atonen Nachblutung

Verbleiben Plazentareste im Uterus, so muss die Patientin notfallmäßig kürretiert werden, um die

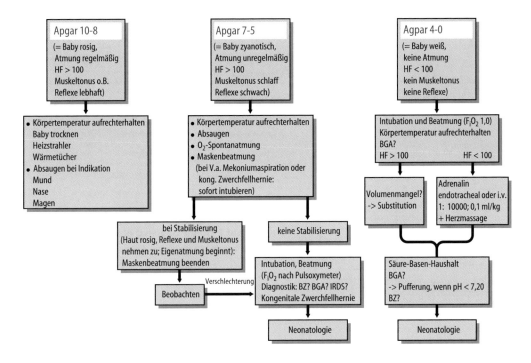

◻ Abb. 13.6 Flussdiagramm Neugeborenenerstversorgung

häufig sehr hohen Blutverluste über die Plazentareste zu minimieren.

Wie die Narkose bei der Sectio, so sind auch diese Eingriffe mit Risiken verbunden (Aspirationsgefahr!), deshalb RSI! Es kann vor allem im Rahmen von atonen Nachblutungen zu erheblichen Blutverlusten mit **fulminantem hämorrhagischen Schock** kommen. Durch die Gabe von **Oxytocin** oder bei weiter bestehender Atonie Methylergometrin und/oder Sulproston wird versucht den Uterus zu tonisieren. Die Aufgabe des Anästhesisten ist in dieser Situation die Aufrechterhaltung der Vitalfunktionen und ggf. die Transfusion von Blutprodukten zur Sicherstellung eines ausreichenden Sauerstoffangebots und Hämostasepotentials. Von geburtshilflicher Seite kann versucht werden mittels eines transvaginal eingebrachten Ballon-Katheters den Uterus von innen zu tamponieren. Darüber hinaus stehen chirurgische Maßnahmen wie Uteruskompressionsnähte oder eine Ligatur der A. uterina zur Verfügung. Diese kann auch angiografisch emboliert werden. Als ultima ratio steht bei persistierender Blutung letztlich nur eine **Hysterektomie** zur Verfügung.

13.6.7 Erstversorgung von Neugeborenen

Die Erstversorgung des Neugeborenen liegt in der Verantwortlichkeit des Geburtshelfers. Er ruft bei entsprechenden Indikationen den Neonatologen zur Erstbehandlung hinzu. Ein Neonatologe ist jedoch nicht immer verfügbar: In Deutschland gibt es ca. 1000 geburtshilfliche Abteilungen, aber nur 300 Kinderkliniken. Deshalb ist gerade in Häusern der Grund- und Regelversorgung der Anästhesist oft der primäre Ansprechpartner, wenn es dem Kind bei postpartalen Komplikationen unerwartet schlecht geht. Der Anästhesist übt eine Brückenfunktion in der Versorgung des Neugeborenen aus, bis der hinzu gerufene Neonatologe die weitere Versorgung übernimmt. Um diese Schwierigkeit der Erstversorgung zu minimieren, hat der Gesetzgeber

◧ Tab. 13.2 Apgar-Score					
Kriterien Punkte	A Aussehen	P Puls (Herz- frequenz)	G Gesichtsbewegungen (Reflexerregbarkeit)	A Aktivität	R Respiration
0	Blau/blass	Fehlt	Keine Reaktion	Schlaff	Fehlt
1	Körper rosig, Extremitäten blau	<100/min	Schwache Reaktion, u. a. Grimassieren	Träge, Flexions- bewegungen	Schnappend, unregelmäßig
2	Kind rosig	>100/min	Lebhafte Reaktion, z. B. Schreien	Gute Eigen- aktivität	Regelmäßig ca. 40/min

angeordnet, die Betreuung von Frühgeborenen zu zentralisieren (Perinatalzentren).

■ **Dokumentationspflicht**

Folgende Daten sind zu dokumentieren:
- Apgar-Werte (benannt nach der Anästhesistin Virginia Apgar; ◧ Tab. 13.2) nach 1, nach 5 und nach 10 min,
- Sauerstoffsättigung,
- Blutdruckwerte,
- Temperatur,
- durchgeführte Maßnahmen.

Auch wenn man sich bei der Erstversorgung nicht an den Apgar-Werten orientiert, sondern an den diesen Werten zugrunde liegenden Symptomen, so werden die Apgar-Werte immer noch traditionell (und auch auf juristischem Hintergrund) dokumentiert, obwohl der Wert mit der Entwicklung des Kindes nicht immer korreliert.

13.6.8 Gynäkologische Eingriffe

Abrasio, Hysteroskopie, Kürretagen nach Abort sind einige Beispiele für kurze gynäkologische Eingriffe. Allgemeinanästhesie und Atemwegsschutz durch Larynxmaske ist hier die Methode der Wahl bei diesen kurzdauernden, einfachen Eingriffen.

Bei **Kürretage** nach Abort wünscht der Gynäkologe Oxytocin zur Unterbindung der Nachblutung.

Bei **Hysteroskopien** kann es zum Einschwemmen von freiem Wasser aus der Spüllösung in das Blut kommen.

> ❯ Die Operationszeit für Hysteroskopien sollte auf 1 Stunde begrenzt bleiben, um schwere Hyponatriämien als Folge der Wassereinschwemmung zu vermeiden.

■ **Laparoskopien**

Die OP-Methoden werden zur Diagnostik (Tubendurchgängigkeit bei Kinderwunsch) oder zur Therapie eingesetzt (Entfernung der Adnexen, laparoskopisch assistierte vaginale Entfernung des Uterus). Die Anästhesieimplikationen siehe Minimal-invasives Operieren (▶ Abschn. 13.1).

■ **Mamma-Operationen**

Sie umfassen alle Schwierigkeitsgrade von der bloßen Probeentnahme bis zur Mammaaufbau- oder Mammareduktionsplastik. Bei den kurzen Eingriffen zur Probeexzision oder brusterhaltenden Tumorexstirpation ist die Allgemeinanästhesie mit Larynxmaske als Atemwegsschutz die Methode der Wahl. Bei größeren, längerdauernden Eingriffen wie plastisch-chirurgischen Eingriffen muss zur Allgemeinanästhesie intubiert werden. Cave: zum Teil sitzende Position bei plastisch-operativen Eingriffen.

■ **Karzinomchirurgie**

Dazu zählen häufig Ovarialkarzinome, Endometriumkarzinome. Zu diesen großen Eingriffen wird ein Periduralkatheter gelegt, der mit Lokalanästhetika und Opioiden bedient wird. Die Patienten werden intubiert, erhalten eine arterielle Druckmessung und einen zentralvenösen Katheter zum Monitoring. Wegen der meist sehr ausgedehnten Eingriffe ist häufig eine Bluttransfusion erforderlich. Postoperativ ist eine Überwachung auf der Intensivstation angezeigt.

13.7 Urologie

13.7.1 Patienten

Kinder mit Fehlbildungen der Nieren und im harnableitenden System, meist aber ältere Patienten mit multiplen Vorerkrankungen.

13.7.2 Narkoseprobleme

Die Narkosen zu Eingriffen in der Kinderurologie (Ureterozystoneostomien, Ureterabgangsstenosen, Orchidopexien etc.) unterscheiden sich nicht von jenen in der Kinderchirurgie. Häufig handelt es sich um Wiederholungsnarkosen, weil die Kinder postoperativ nach bestimmten Operationen mehrfach nachuntersucht werden müssen. Auf eine gute psychische Betreuung und ausreichende Prämedikation ist zu achten. Bei den älteren Patienten lassen sich die meisten transurethralen Eingriffe in Spinalanästhesie durchführen. Als Alternative bietet sich eine balancierte Anästhesie oder eine TIVA an, zum Atemwegsschutz eine Larynxmaske.

Anästhesiologisch bedeutsam ist, dass der Urologe bei transurethralen Elektroresektionen mit großen Mengen an nicht-leitender, d. h. elektrolytfreier Spülflüssigkeit arbeitet. Die osmotisch wirksamen Zucker sollen zwar die H_2O-Resorption verhindern, doch gelingt dies nicht komplett. Die Wassereinschwemmung kann, vor allem bei der Eröffnung größerer Venen, beim Patienten zu einer hypotonen Hyperhydratation mit einer möglicherweise schweren Hyponatriämie führen. Erste Symptome der Wasserintoxikation können bei Patienten, bei denen die Operation in Spinal- oder Periduralanästhesie durchgeführt wird, Shivering und dann Unruhe und Bewusstseinsstörungen sein; bei Patienten in Allgemeinanästhesie sind die Zeichen einer Wasserintoxikation nicht zu erkennen. Als Zeichen einer Kreislaufüberlastung können ZVD-Anstieg, gestaute Halsvenen, später marmorierte Haut und Lungenödem als Folge einer linksventrikulären Dekompensation hinzukommen. In seltenen Fällen führt die Einschwemmung der hypotonen Lösung zu einer Hämolyse. Man nennt dieses klinische Syndrom auch **transurethrales Resektionssyndrom** (TUR-Syndrom). Das TUR-Syndrom tritt vor allem bei der TUR der Prostata auf. Die resorbierte Menge an Spülflüssigkeit kann durch den Zusatz von Alkohol zu dieser abgeschätzt werden. Mithilfe einer Bestimmung der Atemalkoholkonzentration des Patienten lässt sich die Menge an resorbierter Flüssigkeit anhand der Formel E=37,5*KG(kg)*BAK(‰) näherungsweise berechnen. Bleibt die Blutalkoholkonzentration unter 0,2 ‰, so ist das resorbierte Volumen in der Regel gering und verursacht keine klinisch relevanten Veränderungen. Bei höherer BAK ist eine Kontrolle des Serum-Natriums indiziert.

> **Zur Prophylaxe des TUR-Syndroms sollte die Operationszeit auf eine Stunde beschränkt werden. Gleichzeitig muss die Infusionstherapie knapp gehalten werden. Zur Therapie des TUR-Syndroms werden Natriumchloridinfusionslösungen und Diuretika verabreicht.**

Heutzutage finden jedoch die transurethralen Laserresektionen vermehrt Anwendung, bei denen eine elektrolythaltige Spüllösung verwendet werden kann. Hier ist nur noch die Flüssigkeitsresorption an sich problematisch, nicht jedoch die zum Teil ausgeprägten Hyponatriämien wie beim TUR-Syndrom.

13.7.3 Anästhesien in der Tumorchirurgie und bei retroperitonealen Lymphadenektomien

In den letzten Jahrzehnten hat die Urologie in der Tumorchirurgie große Fortschritte gemacht. Mit den radikalen Tumornephrektomien, radikalen Prostatektomien und Zystektomien können die Urologen den Patienten heute Therapieformen mit deutlich verbesserter Prognose anbieten. Der Weg führt aber über zum Teil sehr lange und schwierige operative Eingriffe. Diese erfordern neben speziellen Lagerungen ein erweitertes Monitoring (arterielle Druckmessung, Messung des zentralvenösen Druckes (Zystektomie), Blasenkatheter, Temperatursonde), um die zum Teil erheblichen Blutverluste erfassen und ersetzen zu können.

Bei Zystektomien und offenen Operationen an der Niere bietet sich immer eine Kombination von Regionalanästhesie (PDA) und Allgemeinanästhesie als Balanced Anaesthesia oder TIVA an. Eine Nachbetreuung auf einer Intensiv- oder Überwachungsstation muss gewährleistet sein. Radikale Prostatektomien können bei unkompliziertem intraoperativen Verlauf auch auf der Normalstation betreut werden.

Postoperativ ist nach Niereneingriffen ein Röntgenthorax zu empfehlen, weil bei Nephrektomien in Seitenlage eine versehentliche Zwerchfelleröffnung mit Pneumothorax möglich ist. Bei dieser Lagerungsform kann es durch Sekretverhalt im Bereich der unten liegenden Lungenhälfte zu einer Atelektase kommen; auch darüber gibt der Röntgenthorax Auskunft.

13.7.4 Nierentransplantation

Vor der Nierentransplantation wird der Patient hämodialysiert. Wie immer nach einer Hämodialyse sind die Elektrolytwerte (Kalium, Natrium) zu kontrollieren.

Als Narkoseform empfiehlt sich eine balancierte Anästhesie, wobei man die neue Niere möglichst nicht mit nephrotoxischen Metaboliten konfrontieren sollte. Die Nephrotoxizität von Sevofluran scheint allerdings überbewertet, sodass dieses auch verwendet werden kann. Alternative: Opioid, N_2O/O_2, Isofluran. Zur Relaxation ist Succinylcholin beim niereninsuffizienten Patienten kontraindiziert, die Alternative wäre eine RSI mit Rocuronium.

Das Monitoring sollte einen zentralvenösen Katheter umfassen, um über ihn die Flüssigkeitszufuhr zu steuern: Ein möglichst hoher ZVD ist vor Transplantatanschluss erwünscht. Um dies zu erreichen, muss die Volumenzufuhr entsprechend gestaltet werden.

Aus nephrologischer Indikation wird präoperativ mit einer immunsuppressiven Therapie begonnen (Azathioprin, Prednisolon etc.). Ein besonders auf Sterilität bedachtes Vorgehen ist bei den Patienten zwingend erforderlich.

> ❯ Besonders geschützt werden muss der Shunt-Arm: keine venöse Punktion, keine arterielle Punktion! Vorsichtig lagern, keine Blutdruckmessung am Shunt-Arm! Der Shunt wird häufig auch postoperativ noch für ein bis zwei, zum Teil auch häufigere Dialysen gebraucht.

13.7.5 Roboterassistierte Operationen

Roboterassistierte OP-Verfahren haben in der Urologie, vor allem im Bereich der radikalen Prostatektomie, bereits weite Verbreitung gefunden. Bei dieser Operation liegt der Patient über 2–4 h in einer ausgeprägten Kopftieflage in Kombination mit einem Kapnoperitoneum, beide Arme sind angelagert. Auf eine sorgfältige Lagerung ist zu achten, benötigte Zugänge (i.v., arteriell) müssen vor der Lagerung gelegt werden. Der Blutverlust ist in der Regel minimal. Häufig ist die intraoperative Beatmung durch extreme Kopftieflage erschwert und es muss eine milde Hyperkapnie toleriert werden.

13.8   Neurochirurgie

13.8.1 Prämedikation

> ❯ Patienten mit Bewusstseinsstörungen zur Prämedikation keine Sedativa verabreichen!

13.8.2 Anästhesie bei intrakraniellen Eingriffen

- **Monitoring**

EKG, Pulsoxymetrie, direkte Blutdruckmessung, zentraler Venenkatheter, Blasenkatheter, endexspiratorische pCO_2-Messung (Kapnometrie), rektale Temperaturmessung, Dopplersonde.

- **Narkose**

Kontraindiziert sind Medikamente, die den intrakraniellen Druck steigern (z. B. Ketamin und bei bereits bestehender intrakranieller Raumforderung auch Lachgas). Inhalative Anästhetika werden bei intrakraniellen Eingriffen kontrovers diskutiert.

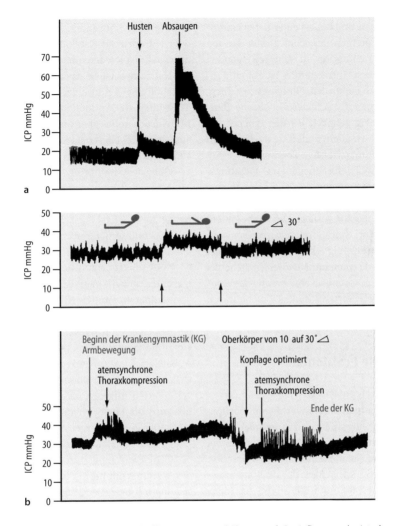

Abb. 13.7a,b Intrakranieller Druck. **a** ICP-Verlauf beim Husten und Absaugen, **b** Beeinflussung des intrakraniellen Drucks durch Lagerung

Zum einen führen sie über eine zerebrale Vasodilatation zu einer Zunahme des intrakraniellen Blutvolumens und dem zufolge möglicherweise zu einer Steigerung des intrakraniellen Drucks, zum anderen werden ihnen zerebroprotektive Eigenschaften zugeschrieben, die bei Operationen am Gehirn möglicherweise von Vorteil sind, vor allem bei intraoperativen Ischämien. Bei bereits bestehendem Hirndruck sollten keine inhalativen Anästhetika verwendet werden, ansonsten ist ihr Gebrauch durchaus statthaft. Intravenöse Anästhetika wie z. B. die Kombination von Propofol mit einem

Opioid sind in den meisten Kliniken jedoch nach wie vor Mittel der Wahl.

Zur Intubation muss der Patient ausreichend tief narkotisiert sein, um einen Blutdruckanstieg und einen Anstieg des ICP zu vermeiden. Zur ICP-Erhöhung tragen auch das Husten und das Absaugen während nicht ausreichender Narkosetiefe bei. Darüber hinaus beeinflusst auch die Lagerung den ICP (Abb. 13.7). Bei neurochirurgischen Notfalleingriffen bei Schädel-Hirn-Trauma ist eine nasale Intubation kontraindiziert (unklare Verhältnisse im Nasen-Rachen-Raum)! Die Fixierung des Kopfes in der sogenannten Mayfield-Klemme ist sehr schmerzhaft und bedarf einer tiefen Narkose. Spontanbewegungen des Kopfes oder Husten können in dieser Situation zu schwerwiegenden Verletzungen führen. Intraoperativ ist auf eine intakte Homöostase (Elektrolyte, Blutgase) zu achten. Intra- und postoperativ soll der systolische Blutdruck < 140 mmHg gehalten werden. Hierzu benötigt der Patient vor allem in der Aufwachphase in der Regel eine antihypertensive Therapie.

Postoperativ sollen die Patienten im Operationssaal extubiert werden, wenn dies aus neurochirurgischer Sicht vertretbar ist und keine medikamentös bedingte Atemdepression vorliegt. Der wache Patient ist der beste Monitor! Neu auftretende neurologische Defizite können frühzeitig erkannt werden. Hierbei bieten die kurz wirksamen intravenösen Anästhetika einen wesentlichen Vorteil, da eine eventuelle zerebrale Dysfunktion (Bewusstlosigkeit) nicht durch einen Anästhetikaüberhang verschleiert wird.

13.8.3 Spezielle Probleme

■ **Kontrollierte Hypotension**

Bei der Operation von zerebrovaskulären Malformationen wie Aneurysmen und Angiomen muss ein Blutdruckanstieg verhindert werden, da es bei der Verletzung der Gefäße während der Präparation oder beim Aufsetzen des Clips, der die Blutzufuhr zu der Gefäßmissbildung unterbricht, zu einer Blutung kommen kann, die umso stärker ist, je höher der Blutdruck ist. Wird der Blutdruck jedoch zu stark gesenkt, so kann es besonders beim Auftreten eines zerebralen Vasospasmus zu einer lokalen Minderdurchblutung kommen. Aus diesem Grunde hat man die kontrollierte Hypotension weitgehend verlassen zugunsten einer »**tiefen Normotension**«, die durch eine Vertiefung der Narkose erreicht wird; d. h. der Blutdruck sollte am unteren Rande des patienteneigenen Blutdruckes liegen. Die Kontrolle des Blutdruckes lässt sich mit den modernen, intravenös applizierten Anästhetika wie Propofol in der Regel einfach erreichen.

Blutdrucksenkendes Medikament der Wahl bei neurochirurgischen Patienten ist Urapidil, da es keine Nebenwirkungen auf die zerebrale Gefäßweite (also indirekt auf das zerebrale Blutvolumen)

hat. Ist darüber hinaus dennoch eine kontrollierte Hypotension notwendig, kann diese mit Nitraten oder Nitroprussid-Natrium (über Spritzenpumpe) durchgeführt werden. Bei der Gabe von Nitroprussid-Natrium entsteht das Zellgift Zyanit, das eine metabolische Azidose verursachen kann. Hier ist Thiosulfat als Antidot angezeigt. Der arterielle Mitteldruck sollte über 60 mmHg liegen, um eine ausreichende Nierenperfusion zu gewährleisten, kann aber kurzfristig auch tiefer gesenkt werden.

Obligates Monitoring:
- Arterielle Blutdruckmessung,
- zentraler Venenkatheter und Blasenkatheter,
- ggf. neurophysiologisches Monitoring mittels EEG und somatosensorischen Potentialen.

■ **Kontrollierte Hypothermie**

Darunter versteht man die Abkühlung der Körperkerntemperatur mittels Kühlmatten, um die Ischämietoleranz des Gehirns zu erhöhen. Sie ist indiziert bei der Operation schwer zugänglicher zerebraler Gefäßmalformationen (z. B. Aneurysmen der A. basilaris). Aufgrund der möglichen Nebenwirkungen der kontrollierten Hypothermie und der verfeinerten mikrochirurgischen Operationstechnik wird die Hypothermie jedoch heute von den meisten Neurochirurgen nicht mehr angewendet Die angestrebte Körperkerntemperatur beträgt 32 °C, tiefere Temperaturen sind wegen der Gefahr des Kammerflimmerns kontraindiziert. Die Beatmung muss dem verringerten Metabolismus angeglichen werden (Verminderung des AMV). Zu beachten ist auch der Effekt der Hypothermie auf die Gerinnung: Hypokoagulabilität!!

■ **Luftemboliegefahr bei Eingriffen in sitzender Position**

In sitzender Position wird der Patient bei Operationen an der Halswirbelsäule und in der hinteren Schädelgrube gelagert. Es besteht die Gefahr einer Luftembolie, weil das Operationsgebiet über dem rechten Vorhof liegt (kritische Menge Luft: 0,4 ml/kg KG). Luft wird bei negativem Venendruck im Operationsgebiet angesaugt und gelangt in die Lungenstrombahn. Die Häufigkeit liegt bei bis zu 20% bei Operationen in sitzender Position. Zum Monitoring, Diagnose und Therapie der Luftembolien siehe ► Abschn. 9.4.

- **Lagerungsprobleme bei Bandscheiben- operationen**

Die Lagerung des Patienten erfolgt auf dem Bauch. Es besteht die Gefahr von Lagerungsschäden. Besondere Aufmerksamkeit erfordert die Kopflagerung, dabei vor allem die Vermeidung jeglichen Drucks auf die Bulbi. Husten und Pressen während (der Operateur kann die Nerven verletzten!) oder nach dem Eingriff (Hämatombildung) können das Operationsergebnis beeinträchtigen!

❯ Bei Bandscheibenoperationen ist auf optimale Fixierung des Endotrachealtubus zu achten, da eine Reintubation in dieser Lage kaum möglich ist.

13.9 Ophthalmologie

13.9.1 Spezielle Erkrankungen

- **Erhöhter Augeninnendruck (Glaukom)**

Das Auge wird durch die Kornea umschlossen. Sie enthält die Vorderkammer mit der Iris und der Linse und die Hinterkammer mit dem Glaskörper und der Netzhaut. Im Auge wird der intraokulare Druck gemessen. Eine Steigerung des intraokularen Drucks wird durch Hypoventilation, erhöhten ZVD, Husten, Pressen, Succinylcholin und Ketamin verursacht. Eine Senkung des intraokularen Drucks erfolgt durch alle anderen Narkotika, bei Lokalanästhesie des Auges und Hyperventilation.

Die systemische Anwendung von Atropin beim Glaukom ist erlaubt, wenn dem Patienten vorher lokal ein Miotikum verabreicht wurde.

- **Eröffnete Augenkammer**

Ein Eröffnen der Augenkammer erfolgt bei perforierenden Augenverletzungen oder intraokularen Eingriffen.

❯ Bei eröffneter Augenkammer muss ein Anstieg des Augeninnendrucks auf jeden Fall vermieden werden, da sonst die Augenstrukturen nach außen gepresst werden können. Also: ausreichend tiefe Narkose, kein Husten und Pressen, kein Succinylcholin und kein Ketamin.

- **Okulokardialer Reflex**

Zug an den Augenmuskeln oder Druck auf dem Bulbus können über den Reflexbogen N. trigeminus – N. vagus eine Bradykardie bis zur Asystolie bewirken (Therapie: Atropin).

13.9.2 Narkoseformen

Zur Operation kommen vor allem Patienten in extremen Altersklassen.

- Neugeborene und Säuglinge: Tränengangssondierung; Diagnostik bei Fehlbildungen, Laserungen bei Einblutungen,
- Kleinkinder: Schieloperationen,
- alte Menschen: z. B. Kataraktoperationen,
- Patienten aller Altersklassen kommen mit Verletzungen.

Die Operationen werden bei Erwachsenen häufig in Lokalanästhesie durchgeführt, vor allem dann, wenn es sich wie bei Kataraktoperationen um standardisierte, kurze Eingriffe handelt. Auf der anderen Seite bietet die Allgemeinanästhesie eine optimale Ruhigstellung des Patienten und in Verbindung mit dem durch die Narkose gesenkten Augeninnendruck optimale Operationsbedingungen.

- **Allgemeinanästhesie**

Unter Berücksichtigung der oben genannten Grundsätze erfolgt die Narkose als balancierte Anästhesie mit einer Kombination aus Inhalationsanästhetika und Opioiden oder als total intravenöse Anästhesie (TIVA). Optimaler Atemwegsschutz ist die Larynxmaske. In der Augenchirurgie empfiehlt sich die Vermeidung von Lachgas.

❯ Absolut kontraindiziert ist die Lachgasanwendung bei allen Patienten, die (z. B. nach Vitrektomie oder zur Therapie einer Ablatio retinae) eine Gasfüllung der hinteren Augenabschnitte erhielten (z. B. Schwefelhexafluorid; Anamnese! Vorbefunde!).

- **Lokalanästhesie**

Sie wird vom Augenarzt selbst durchgeführt. Bei den meist alten Patienten liegen oft erhebliche Vorerkrankungen von Herz-Kreislauf, Lunge, Niere und Stoffwechsel vor. Deshalb bittet der Augenarzt oft den Anästhesisten, die Vitalfunktionen des Patienten zu überwachen, um bei Zwischenfällen zu intervenieren (Stand-by). Hierbei übernimmt der Anästhesist die Verantwortung für die Sicherstellung der Vitalfunktionen. Daraus resultiert, dass der Patient wie für jedes andere anästhesiologische Verfahren voruntersucht, vorbereitet (nüchtern? Einwilligung?) und ggf. prämediziert wird.

Problematisch wird es, wenn der Augenarzt den Anästhesisten bittet, einen unter der Operation befindlichen Patienten zu sedieren. Vor allem bei alten Menschen ist die Wirkung der Sedativa schlecht kalkulierbar, sodass die Operationsbedingungen (wenn der Patienten z. B. schnarcht), aber auch die Vitalfunktionen des Patienten beeinträchtigt werden können. Notfalls ist es in diesem Fall günstiger, eine Allgemeinanästhesie einzuleiten.

13.10   HNO-, zahn- und kieferchirurgische Eingriffe

Bei den Eingriffen in der HNO- und in der Mund-, Kiefer- und Gesichts-(MKG-)Chirurgie liegen das Tätigkeitsfeld des Anästhesisten und des Operateurs sehr dicht beieinander. Teilweise wird in den Atemwegen operiert. Ein besonders sorgfältiges Vorgehen bei der Sicherung des Atemweges und eine gute Absprache zwischen Operateur und Anästhesist sind die Voraussetzung für die sichere Durchführung des Eingriffs.

13.10.1   Adenotomie und Ohrmikroskopie

Die Patienten sind meist Kleinkinder. Häufig haben sie chronische respiratorische Infekte. Zum Zeitpunkt der Operation sollen sie zumindest keinen pathologischen Auskultationsbefund haben. Es können die alterstypischen Probleme (Venenpunktion, Intubation etc.) auftreten. Die Narkosen werden entweder per inhalationem oder intravenös eingeleitet.

In vielen Kliniken hat sich bei Adenotomien die Beatmung über eine Larynxmaske durchgesetzt. So können respiratorische Komplikationen (Laryngo-

spasmus etc.) reduziert werden. Hier müssen Larynxmasken mit flexiblem Spiraltubus verwendet werden.

Das Einsetzen des Mundsperrers zu Beginn der Operation kann zur Dislokation des Endotrachealtubus oder der Larynxmaske führen.

Nach Entfernung der Adenoide kann es manchmal erheblich bluten. Eine sorgfältige Blutstillung ist notwendig, um eine Nachblutung und damit verbundene Atemwegsprobleme zu verhindern.

Die Schmerztherapie ist sehr schwierig. Zunächst stehen peripher wirkende Analgetika im Vordergrund (z. B. Ibuprofen, 125 mg), häufig wird man jedoch nicht um die Gabe von Dipidolor (0,05 mg/kg) herumkommen.

13.10.2   Tonsillektomie

Diese Eingriffe werden in jedem Lebensalter durchgeführt. Die anästhesiologischen Probleme sind die gleichen wie bei der Adenotomie.

Mehrere Tage nach einer Tonsillektomie kann es zu Nachblutungen kommen, die sehr massiv sein können und zum Hb-Abfall und Schock führen können. Hier muss eine sofortige Blutstillung durchgeführt werden. Diese Patienten werden zum Aspirationsschutz immer intubiert, mit erschwerten Intubationsbedingungen durch die Blutung ist zu rechnen!

13.10.3   Ohroperationen

Häufig wird Adrenalin ins Operationsgebiet injiziert (meist mit Xylocain 1% auf 1:100000 verdünnt). Auf diese Weise wird die lokale Durchblutung gedrosselt, was zu einer Blutleere im Operationsgebiet und damit zu besseren Operationsbedingungen führt. Gleichzeitig wird auch eine Lokalanästhesie erreicht. Tachykardie und Blutdruckanstieg sind bei diesen Konzentrationen selten. Vorsicht ist aber bei Patienten mit kardialen Vorerkrankungen geboten.

Um während der Narkose oder in der postoperativen Phase keine Druckveränderung im Mittelohr zu erzeugen, sollte vor allem bei der Tympanoplastik kein Lachgas verwendet werden.

Praktisches Vorgehen bei Langzeitoperationen in der HNO- und Kieferchirurgie

- Nasale Intubation: Postoperativ sollte der Tubus ggf. liegen bleiben, um die Atemwege freizuhalten; Schwellungsgefahr. Oft wird jedoch primär tracheotomiert!
- Narkosegase anfeuchten und anwärmen.
- PEEP-Beatmung.
- Arterielle Blutdruckmessung, regelmäßige arterielle Blutgasanalysen und Hb- und Elektrolytkontrolle.
- Kavakatheter zur Messung des zentralvenösen Drucks, um die Volumenverluste abschätzen zu

können. Dieses ist häufig schwierig und führt zu Fehlern: Kleine Verluste (z. B. durch Tupfen) über eine lange Zeit ergeben oft erhebliche Volumenverluste und werden klinisch unterschätzt.
- Substitution durch Elektrolytlösungen und Blutprodukte nach Bedarf.
- Urinkatheter.
- Magensonde.
- Temperatur mit Temperatursonde kontrollieren und konstant halten: Wärmematte, Warmluftgebläse

- Narkoseführung: Balancierte Anästhesie oder TIVA.
- Postoperative Überwachung auf der Intensivstation (Gefahr der respiratorischen Insuffizienz durch Schwellung im Wundgebiet). Teilweise müssen die Patienten auch 24 bis 48 Stunden intubiert bleiben, bis die Schwellung zurückgegangen ist. Sie sollen sich nicht bewegen, um bei Lappenplastiken nicht die Gefäßanastomosen zu gefährden.

Da es nach der Operation aus der Paukenhöhle diffundiert und dadurch einen Druckabfall verursacht, kann das Operationsergebnis in Frage gestellt sein.

13.10.4 Septum- und Nasenkorrekturen, Nebenhöhlenrevisionen sowie plastische Operationen

Es gibt kein spezielles Patientenkollektiv, Schwerpunkt sind jedoch junge Erwachsene, meist ohne Vorerkrankungen. Der Patient ist komplett mit Operationstüchern abgedeckt – wie bei allen Operationen.

❯ Die pulsoxymetrische Überwachung ist obligat. Vorsicht auch wegen der Diskonnektionsgefahr beim Drehen des Kopfes durch den Operateur! Alle Alarme müssen eingeschaltet sein!

13.10.5 Tumorchirurgie

Tumore im Kopfbereich werden häufig durch einen langen Alkohol- und oder Nikotinabusus hervorgerufen. Dem entsprechend haben die Patienten weitere Erkrankungen, die durch diese Suchtmittel hervorgerufen sind. Die Operationen dauern zum großen Teil sehr lange: z. B. Tracheotomie plus

Tumorexstirpation plus Neck Dissection plus Rekonstruktion mit Transplantaten (zum Teil mit mikrochirurgischen Methoden: Gefäßanastomosen) (8–16 h)!!

Bei Patienten, bei denen zuvor eine Neck Dissection durchgeführt wurde, muss man, wenn erneut Narkose und Intubation anstehen, mit erheblichen Intubationsschwierigkeiten rechnen. In diesen Fällen ist eine Intubation mithilfe der Videolaryngoskopie oder mit dem flexiblen Bronchoskop in Tracheotomiebereitschaft (durch HNO-Arzt oder Kieferchirurgen) notwendig.

Wenn die endotracheale Intubation auch mit den Hilfsmitteln in Narkose nicht möglich ist, so muss eine Larynxmaske eingelegt und dann tracheotomiert werden; gelingt auch die Beatmung über eine Larynxmaske nicht, so findet eine Tracheotomie in Lokalanästhesie statt.

13.10.6 Gesichtsschädelfrakturen

Gesichtsschädelfrakturen werden in der Regel nicht akut versorgt, sondern erst dann, wenn das Gesicht abgeschwollen ist. Nur selten besteht eine dringliche Operationsindikation. Bei Oberkieferfrakturen wird oral intubiert, da im Bereich der Nase häufig noch eine Schwellung die Intubation behindert und die Fraktur weiter dislozieren kann. Unterkieferfrakturen werden durch eine Verdrahtung mit dem Oberkiefer stabilisiert und ggf. mit einer Platten-

---

Praktisches Vorgehen

Praktisches Vorgehen bei der fiberoptischen Intubation

- Rachen mit Lidocain-Spray betäuben.
- Schleimhaut durch Gabe von Nasentropfen abschwellen zu lassen. Die Intubation mit dem flexiblen Bronchoskop wird fast immer nasal durchgeführt und kann zu Schleimhautschädigungen mit möglichen Blutungen führen.
- ggf. Sedierung. Cave: Atemdepression (pulsoxymetrische Kontrolle); Die Bronchoskopie muss in Spontanatmung erfolgen, da in Allgemeinanästhesie mit Atemstillstand die Zunge an der Rachenhinterwand liegt und man nicht mehr sehen kann, wo das Bronchoskop hin geschoben werden muss.
- Gute Lokalanästhesie des Kehlkopfes durch das Bronchoskop.
- Wenn die Spitze des Bronchoskops sicher in der Trachea liegt, Vorschieben des auf das Bronchoskop aufgefädelten Tubus.
- Nach Vorschieben des Tubus Kontrollblick mit dem Bronchoskop, ob Tubus in der Trachea liegt.
- Danach Narkosevertiefung und Beatmung.

---

osteosynthese versorgt. Hierzu muss immer nasal intubiert werden.

- **Laserchirurgie des Larynx**

Der Laserstrahl wird zur Entfernung von Granulomen und Papillomen in Larynx und Trachea benutzt. Es wird mit einem dünnen Spezialtubus intubiert, der mit einer Metallschicht überzogen ist, damit er durch den Laser nicht selbst in Brand gerät. Er hat zwei Blockungen, damit, wenn eine dennoch zerstört wird, der Patient weiterhin beatmet werden kann und Aspirationsschutz besteht. Auch die Augen des Patienten müssen durch feuchte Tücher geschützt werden. Das Personal benutzt bei Papillomen Spezialbrillen und Spezialmasken (FFP3-Masken) zum Selbstschutz.

In seltenen Fällen ist bei der Laserchirurgie des Larynx auch eine Hochfrequenzbeatmung erforderlich.

13.11 Unfallchirurgie/Orthopädie

13.11.1 Patientenklientel

Sowohl in der Unfallchirurgie wie auch in der Orthopädie umfasst das Patientenklientel alle Altersklassen:

- **Unfallchirurgie:** Zu Frakturen, Luxationen, Weichteilverletzungen etc. kommt es in jedem Lebensalter, in den letzten Jahren zunehmend angesichts der Überalterung der Bevölkerung im Greisenalter.

- **Orthopädie:** Schwerpunktmäßig kommen die Patienten mit Fehlbildungen im Kindes- und Jugendalter zu operativen Eingriffen, später dann sind es bei Erwachsenen Wirbelsäuleneingriffe und beim alten Patienten die Endoprothetik.

Die anästhesiologischen Fragestellungen sind vielfältig, der Fokus sei hier auf die Notfallsituation und die Endoprothetik gerichtet.

13.11.2 Notfälle

Häufig gibt es Indikationen zur dringlichen Versorgung: Die Nerven sind eingeklemmt (Sensibilitätsausfälle etc.), die Durchblutung ist durch die Fraktur gedrosselt oder unterbunden. Hier ist unstritig die unmittelbare Versorgung, auch bei einem nicht nüchternen Patienten indiziert. Die Narkoseeinleitung folgt den Regeln der RSI (▸ Abschn. 9.3.8), um Aspiration zu vermeiden. Die Durchführung der Operation in Regionalanästhesie ist hier eine günstige Option. Allerdings müssen bei den häufig älteren Patienten Kontraindikation (v. a. Gerinnungsstörungen – insbesondere durch die Dauermedikation) beachtet werden.

Diese Notfallindikationen sind in letzter Zeit deutlich erweitert worden: Da nach einem Unfall aufgrund der stressbedingten Magen-Darm-Atonie die Aspirationsgefahr auch nach 6 Stunden nicht geringer wird, lohnt es sich nicht aus aspirationsprophylaktischen Gründen zu warten. Die Opioide, als

Analgetika gegeben, tun ihr Übriges: Sie potenzieren die Magen-Darm-Atonie! Deshalb auch bei einfachen Repositionen sofortige Versorgung, allerdings unter Beachtung der Regeln der RSI.

Ein weiterer Aspekt ist die Volumensubstitution. Führt die Blutung durch eine Fraktur zu starken Blutverlusten, so ist nach isovolämischer Volumensubstitution bei jungen Patienten ab einem Hb-Wert von 6 g/dl, bei alten Patienten schon bei einem höheren Hämoglobinwert eine Transfusion erforderlich (je nach Vorerkrankung 8–10 g/dl).

13.12 Erstversorgung und Narkose beim polytraumatisierten Patienten

13.12.1 Definition des Polytraumas

Unter Polytrauma (Mehrfachverletzung) versteht man die gleichzeitig entstandenen Verletzungen mehrerer Körperteile oder Organe, wobei wenigstens eine Verletzung oder die Kombination mehrerer Verletzungen lebensbedrohlich ist.

Die Behandlung des Polytraumas wird in verschiedene Phasen unterteilt.

13.12.2 Akute Reanimations- und 1. Stabilisierungsphase

Die Behandlung im Schockraum wird wiederum in drei Phasen unterteilt

1. Phase (0. bis 7. Minute)

Zunächst wird der Patient im Schockraum vom Notarzt übernommen, der im Rahmen der Übergabe möglichst präzise die präklinische Situation und die daraus abgeleiteten therapeutischen Maßnahmen darstellt, gelagert und entkleidet. Es erfolgt eine erste Inspektion und klinische Untersuchung durch den Unfallchirurgen, Allgemeinchirurgen und Neurochirurgen. Einer der Beteiligten übernimmt die Steuerung der diagnostischen und therapeutischen Maßnahmen (»Traumaleader«)

In dieser Phase wird vom Anästhesisten die Atmung überprüft und die Kreislaufsituation abgeschätzt. Ggf. wird der Patient nach den Regeln der RSI (▶ Abschn. 9.8.3) intubiert und beatmet. Je nach der Kreislaufsituation wird die Schocktherapie fortgesetzt; hierzu werden weitere großlumige venöse Zugänge gelegt. Dabei wird das Blut für die Laboruntersuchungen und das Kreuzen von Blutkonserven abgenommen.

Ziel dieser Phase ist
— Überwachung des Patienten,
— erster Überblick und
— Einleitung der Stabilisierung der Vitalfunktionen.

2. Phase (8. bis 30. Minute)

Als erste diagnostische Maßnahme werden das Abdomen und der Thorax zum Ausschluss einer intraabdominellen Blutung, eines Hämatothorax und eines Pneumothorax sonographiert. Gegebenenfalls erfolgt die Anlage einer Thoraxdrainage. Gleichzeitig wird die Harnblase katheterisiert, um anhand des Urinbefundes (blutig?) eine Beteiligung des Urogenitalsystems auszuschließen. Meist werden in dieser Phase auch Röntgenaufnahmen des Thorax, des Beckens und ggf. der Extremitäten durchgeführt.

Nach Abschluss der initialen Versorgung und Diagnostik werden mittels Spiral-CT in **einem** Untersuchungsgang der Schädel, der Thorax, das Abdomen und das Becken radiologisch untersucht. Ist der Patient durch eine akute, vital bedrohende Blutung gefährdet, so muss ggf. ein Teil der Diagnostik verschoben werden, bis die Blutung gestillt und die Kreislaufsituation stabilisiert ist.

> **Ist die Blutgruppe des Patienten noch nicht bekannt, so werden zunächst Konserven mit der Blutgruppe 0 rh neg. transfundiert. Ist die Blutgruppe bekannt, sind aber die Konserven noch nicht gekreuzt, so werden blutgruppengleiche Konserven ungekreuzt transfundiert.**

In dieser Phase wird vom Anästhesisten die Schocktherapie fortgeführt. Hierzu werden weitere venöse Zugänge und nach Möglichkeit ein zentralvenöser Katheter gelegt. Sofern möglich sollte auch eine arterielle Kanüle gelegt werden, über die später kontinuierlich der Blutdruck gemessen, vor allem aber arterielle Blutgasanalysen abgenommen werden können. Der Volumenersatz kann nun auch mit Transfusionen fortgeführt werden.

- Substitution im Notfall
- Faustregel
  - EK 3 ml/kg KG → Erhöhung Hb um 1 g/dl
  - FFP: 1 ml/kg KG → Erhöhung des Faktorgehalts um 1-2 %

3. Phase (31. bis 60. Minute)

Im Vordergrund steht die Versorgung vital bedrohlicher Verletzungen insbesondere beim Schädel-Hirn-Trauma und beim stumpfen Bauch- und Thoraxtrauma. Ein epidurales Hämatom muss sofort entlastet werden. Bei einer intraabdominellen Blutung muss der Patient laparotomiert werden, um die Blutung zu stillen. Welcher der beiden Eingriffe zuerst durchgeführt wird, muss von den operativen Disziplinen gemeinsam entschieden werden. Ggf. müssen beide Eingriffe gleichzeitig durchgeführt werden, was den Anästhesisten vor große Probleme stellt, da der Patient dann für ihn kaum noch zugänglich ist.

Je nach dem respiratorischen und kardiozirkulatorischen Zustand wird dann entschieden, welche der Verletzungen weiter versorgt werden. Der Patient soll neben dem Trauma nicht durch zusätzliche Operationen belastet werden. Frakturen der Extremitäten werden daher zunächst mit einem Fixateur externe ruhig gestellt. Andere Frakturen (Becken oder Wirbelsäule) werden durch eine entsprechende Lagerung stabilisiert.

In dieser Phase muss der Anästhesist die Beatmung fortführen. Bei Verdacht auf eine Verletzung des Bronchialsystems ist der Patient zu bronchoskopieren. Häufig ist die Gerinnung durch eine Verdünnungs- oder Verbrauchskoagulopathie gestört, sodass zusätzlich zum Blut, Thrombozyten, Frischplasma und Gerinnungsfaktoren transfundiert werden müssen. Die Körpertemperatur fällt während der Erstversorgung häufig ab. Eine Störung der Gerinnung, aber auch der Wundheilung ist die Folge. Mit Heizmatten, auf denen der Patient liegt, und luftdurchströmten Decken kann der Wärmeverlust aufgehalten oder eventuell auch eine Wiedererwärmung erreicht werden. Zusätzlich können erwärmte Infusionslösungen infundiert werden oder die Lösungen in speziellen heizbaren Infusionssystemen angewärmt werden.

> **❯** **Ziel ist es, die akute Lebensgefährdung vom Patienten abzuwenden und ihn für die anschließende Intensivpflege zu stabilisieren. Die erste Stunde der Versorgung wird auch als Golden Hour bezeichnet, d. h. alles, was an Verletzungen in dieser ersten Stunde nicht erkannt und behandelt wird, kann zu irreversiblen Schäden oder zum Tod führen.**

13.12.3   Sekundärphase

Nach der Aufnahme auf die Intensivstation werden die Vitalfunktionen stabilisiert. Alle zusätzlichen Noxen, die die Vitalfunktionen destabilisieren könnten, müssen vermieden werden. Erst wenn die Vitalfunktionen nicht mehr gefährdet sind, werden die verbliebenen Verletzungen definitiv versorgt. Dazu gehören vor allem Frakturen des Gesichtsschädels, der Extremitäten und des Beckens. Bei Wirbelfrakturen muss darüber entschieden werden, ob der Patient akut durch eine Querschnittslähmung gefährdet ist oder ob man warten kann.

13.12.4   Tertiärphase

Erst wenn der Patient von der Intensivstation wieder entlassen ist, beginnt die Rehabilitationsphase. Jetzt werden rekonstruktive Operationen durchgeführt. Vor allem werden aber Rehabilitationsmaßnahmen eingeleitet, damit der Patient wieder normal am Leben teilnehmen kann. Dazu gehören vor allem eine langfristige Physiotherapie, ggf. aber auch Ergotherapie und Umschulungsprozesse.

13.12.5   Narkose beim polytraumatisierten Patienten

Ziel der Narkose beim polytraumatisierten Patienten ist es, dem Verunglückten die durch das Trauma und die Diagnostik (Lagerung) bedingten Schmerzen zu nehmen und mittels Beatmung die Ventilation und Oxygenierung sicherzustellen. Darüber hinaus ist es Aufgabe des Anästhesisten verlorenes Blutvolumen zu ersetzen, die Gerinnung und den Säure-Basen-Haushalt zu optimieren und für ein ausreichendes Herzminutenvolumen und einen ausreichenden Perfusionsdruck zu sorgen.

Die Indikationen zur sofortigen, auch außerklinischen Narkoseeinleitung sind:

- ausgedehnte Verletzungen mit stärksten Schmerzen,
- Aspiration am Notfallort,
- schweres Thoraxtrauma,
- Bewusstlosigkeit (Intubation zum Schutz vor Aspiration und therapeutische milde Hyperventilation).

Das Anästhesieverfahren sollte so gewählt werden, dass die schockbedingte Kreislaufdepression nicht verstärkt wird. Ketamin führt zu einer Erhöhung des Blutdrucks und verursacht keine Atemdepression bei Erhalt der Schutzreflexe. Es hat eine große therapeutische Breite. Aufgrund dieser Eigenschaften eignet es sich besonders zur Narkose im außerklinischen Bereich, wenn unerwünschte Wirkungen (ICP-Anstieg beim spontan atmenden Patienten mit Schädel-Hirn-Trauma) und Kontraindikationen beachtet werden. Ist der Schädel-Hirn-traumatisierte Patient dann intubiert und hyperventiliert, so ist auch die Gabe von Ketamin statthaft. Meist wird Ketamin durch Benzodiazepine oder Propofol ergänzt, damit es nicht zu den psychischen unerwünschten Nebenwirkungen kommt (Horrortrips, Alpträume etc.). Alternativen als Narkoseeinleitungsmittel am Notfallort sind Thiopental und Midazolam.

Die Narkose wird dann in der Klinik meist als Benzodiazepin-Opioid- oder inhalative Narkose oder TIVA fortgeführt. Propofol muss wegen des hypovolämischen Schocks (cave: weiterer Blutdruckabfall) sehr vorsichtig dosiert werden. Bedeutsam ist in dieser Phase die adäquate Volumensubstitution mit Vollelektrolytlösung, Plasmaersatzmittel und Blut (▶ Kap. 7). Eine mögliche ICP-Steigerung durch Lachgas muss beachtet werden. Bei einem Schädel-Hirn-Trauma besteht eine Kontraindikation für die Anwendung von Lachgas.

Der polytraumatisierte Patient wird in der Klinik immer intubiert, wenn dies nicht schon am Notfallort erfolgt ist, um einen sicheren Aspirationsschutz und einen adäquaten Gasaustausch zu gewährleisten. Bei der Intubation sind die Regeln der Intubation bei »vollem Magen« (RSI, ▶ Ab-schn. 9.3.8) zu beachten. Cave: Eine nasale Intubation ist beim Schädel-Hirn-Trauma nicht erlaubt.

Liegt eine Schädelbasisfraktur vor, so ist primär eine prophylaktische Antibiotikagabe durchzuführen, bei einem Schädel-Hirn-Trauma ohne Fraktur jedoch nicht.

13.12.6 Endoprothetik

Sie betrifft im Wesentlichen die Hüft- und Kniegelenkendoprothetik. Anästhesiologische Probleme sind das Alter der Patienten, die postoperative Analgesie und die fremdblutsparenden Maßnahmen.

Die Narkoseführung kann bei den Allgemeinanästhesien als i.v.- oder Inhalationsnarkose erfolgen, Alternativen sind sowohl Spinal- wie auch Periduralanästhesie. Keine Studie konnte bisher belegen, dass das eine Verfahren (Allgemeinanästhesie) dem anderen (Regionalanästhesieverfahren) überlegen ist.

In jedem Fall muss postoperativ für eine adäquate Schmerztherapie gesorgt werden. Dazu bieten sich bei der Knieendoprothese der Femoralis-Katheter und zusätzlich die Ischiadikusblockade an.

Zur Einführung des Katheters sind die Nervenstimulation zur Ortung des Nervs sowie die sonographische Lokalisation erforderlich. Mit der Regionalanästhesie können die zum Teil heftigen Schmerzen beim Kniegelenksersatz sehr gut therapiert werden.

Bluttransfusionen sind auch bei sorgfältiger Blutstillung sowohl bei Hüft- wie auch bei Kniegelenksendoprothesen häufig erforderlich. Bei der Kniegelenksendoprothese erfolgt der Blutverlust erst postoperativ, da diese in Blutleere eingebracht wird. Im Aufwachraum sollte hierauf besonderes Augenmerk gerichtet werden. Die Transfusionstrigger orientieren sich am Alter und den Vorerkrankungen der Patienten (▶ Kap. 10).

Eine besondere Problematik liegt bei der Hüftendoprothetik in der intraoperativen Gefahr einer Palacos-/Fettembolie. Palacos ist der Knochenzement, der in den angebohrten Schaft eingebracht wird. Durch den Druck beim Einschlagen der Prothese in den Schaft kommt es zum Einschwemmen von Knochenzement und auch zum Einschwemmen von Fett aus dem Knochen in die Blutbahn. Dies führt zu einem kurzfristigen »Schneegestöber«, d. h. zu einer Vielzahl von kleinen Embolien, die in der Echokardiographie wie »Schneeflocken« im rechten Vorhof und rechten Ventrikel gesehen werden können. Diese vielen Mikroembolien führen häufig über eine Gefäßkonstriktion zu schweren akuten Gasaustauschstörungen, im schlimmsten Fall kann es aufgrund einer solchen Embolie auch zur Asystolie kommen. In der Regel bessert sich jedoch der Gasaustausch wieder rasch.

Selten, wenn auch weniger dramatisch kommt es manchmal zu einer anaphylaktischen Reaktion auf Palacos. Diese ist jedoch mit den üblichen Maßnahmen zur Therapie eines anaphylaktischen Schocks (Adrenalin und Kortikoidgabe) meist zu beherrschen.

Die postoperative Phase

Franz-Josef Kretz, Jürgen Schäffer, Tom Terboven

F.-J. Kretz et al., *Anästhesie, Intensivmedizin, Notfallmedizin, Schmerztherapie*, DOI 10.1007/978-3-662-44771-0_14, © Springer-Verlag Berlin Heidelberg 2016

Dieses Kapitel befasst sich mit den Besonderheiten, die das anästhesiologische Management in der postoperativen Phase erfordert. Zunächst steht die Frage nach Wach- oder Intensivstation im Fokus. Welche Komplikationen kann es geben und wie gestaltet sich die postoperative Analgesie? Diese und weitere Fragen werden hier beantwortet.

14.1 Entscheidungskriterien

Die Entscheidung, auf welche Station der Patient postoperativ verlegt werden soll, orientiert sich an möglichen Komplikationen, die das Leben des Patienten in der postoperativen Phase bedrohen könnten.

Die überwiegende Zahl der Patienten verlässt den Operationstrakt über den **Aufwachraum**. Dort ist eine anästhesiologische Überwachung so lange zu gewährleisten, bis der Patient wach ist, seine Schutzreflexe vorhanden sind und eine effektive analgetische Therapie begonnen wurde. Störungen von Vitalfunktionen (Atmung, Kreislauf, Wasser- und Elektrolyt-Haushalt, Gerinnungsstörungen) müssen korrigiert und eine Hypothermie behoben sein, bevor der Patient auf die **Allgemeinstation** verlegt werden kann.

14.1.1 Postoperative Wachstation

Auf eine postoperative Wachstation (Intermediate-Care-Station) werden Patienten verlegt, bei denen
- eine engmaschige postoperative Überwachung der Vitalfunktionen notwendig ist,
- eine differenzierte Flüssigkeits-, Blut- oder Gerinnungssubstitution durchgeführt werden muss oder

- aufgrund der Operation oder der Vorerkrankungen des Patienten postoperative Komplikationen gehäuft auftreten können.

Charakteristika der IMC-Station sind:
- häufiger Patientenwechsel: Wenn der Patient die akute postoperative Phase ohne Probleme überstanden hat, wird er auf die Allgemeinstation verlegt. Wenn es zu Komplikationen gekommen ist, erfolgt eine Verlegung auf die Intensivstation;
- Verzicht auf apparative Therapieverfahren. Die Intensivstationen haben einen besseren Personalschlüssel und eine bessere apparative Ausstattung.

14.1.2 Intensivstation

Auf eine Intensivstation werden Patienten verlegt,
- bei denen die Grunderkrankung selbst (z. B. Peritonitis, Phäochromozytom) zu Komplikationen prädestiniert,
- bei denen komplikationsträchtige Vorerkrankungen von Seiten der Vitalfunktionen Herz/Kreislauf und Atmung oder akute Störungen der Vitalfunktionen vorliegen,
- bei denen aus operationstechnischen Gründen (z. B. Herz-, Thorax-, Neurochirurgie) mit einer hohen Inzidenz vitalbedrohlicher Komplikationen zu rechnen ist,
- bei denen eine therapeutische oder akzidentelle Hypothermie vorliegt,
- bei denen ein Narkoseüberhang vorliegt, aufgrund von Kontraindikationen zur Antagonisierung von Muskelrelaxantien und Opioiden jedoch eine Nachbeatmung erforderlich ist oder

— bei denen eine Beatmung sogar zwingend therapeutisch notwendig ist (z. B. bei Hirnödempatienten).

Auf der Intensivstation ist durch die Konzentration von intensivmedizinischem Know-how (Ärzte und Pflegepersonal) und technischen Geräten auf eine kleine Zahl von Patienten die Voraussetzung für eine optimale Überwachung der Vitalfunktionen, eine optimale Prophylaxe und Therapie von Störungen der Vitalfunktionen gegeben.

14.2 Aufgaben im Aufwachraum

Zu den Aufgaben des Aufwachraums zählen
— die Überwachung der Vitalfunktionen,
— die Therapie von unmittelbar postoperativ auftretenden Komplikationen,
— die postoperative Schmerztherapie sowie
— die antiemetische Therapie.

Zum Monitoring im Aufwachraum zählt die Überwachung von
— arterieller Sauerstoffsättigung (S_aO_2),
— Herzaktion (EKG),
— arteriellem Blutdruck,
— ZVD,
— Urinproduktion,
— Körpertemperatur,
— Flüssigkeitsverlusten über Wund-, Bauch- und Thoraxdrainagen (z. B. Diagnostik postoperativer Blutungen, aber auch Verlust von Gallensekret etc.).

14.3 Komplikationen in der postoperativen Phase

14.3.1 Hypoxie und Hyperkapnie (Zyanose an Akren, Lippe, Zunge)

Häufige Ursachen sind
1. **verlegte Atemwege**
   — durch zurückgefallene Zunge; Therapie: Guedel- oder Wendeltubus (◘ Abb. 5.3, ▶ Abschn. 8.2.1);
   — durch Schleim, Blut, Magensekret; Therapie: Absaugen;
   — durch Aspiration; Therapie: ▶ Abschn. 9.3;
   — durch abgebrochene Zähne (selten); Therapie: je nach Lage Entfernung mit Magill-Zange oder bronchoskopisch;
   — durch Atelektasen; Therapie: bronchoskopisches Absaugen;
   — durch Trachealwandödem (selten bei Erwachsenen, häufiger bei Kindern; Symptom: Stridor); Therapie: Sedierung, Sauerstoff, Mikronephrin-Inhalation.
2. **Muskelrelaxanzienüberhang:** Der Patient ist agitiert, tachykard, tachypnoisch, hyperton (Stress), macht unkoordinierte Bewegungen, klagt über Atemnot; Therapie: Antagonisierung (Neostigmin ▶ Tab. 1.9) oder Nachbeatmung unter Sedierung.
3. **Opioidüberhang:** Patient ist ruhig, zyanotisch, hat Bradypnoen; Therapie: Antagonisierung mit Naloxon (Narcanti, ▶ Abschn. 1.16.2), bei Kontraindikation (Hirnödem, koronare Herzerkrankung) Nachbeatmung unter Sedierung.
4. **Störungen der Atemmechanik (seltener):** Pneumothorax; der Patient ist unruhig, tachypnoisch, tachykard, hyperton, hat ausreichende Muskelkraft; typisch sind ein Schachtelton bei Perkussion und ein abgeschwächtes oder gar fehlendes Atemgeräusch auf der betroffenen Seite bei der Auskultation.
5. **Störungen des Gasaustausches (Lungenödem):** typisches feinblasiges Rasselgeräusch, gestaute Halsvenen, Tachypnoe.
6. **Bronchospasmus** (Konstriktion der Bronchialmuskulatur). Typisches Zeichen: exspiratorisch giemendes Atemgeräusch, sitzende Position, nach Luft ringend unter Zuhilfenahme der Atemhilfsmuskulatur.

14.3.2 Hypokapnie

Sie kann Folge einer kompensatorischen Hyperventilation bei Hypoxie sein.

Kardiozirkulatorische Auswirkungen der Hypokapnie sind
— zerebrale Vasokonstriktion und Abnahme der Hirndurchblutung,

- Anstieg des peripheren Gefäßwiderstandes,
- Abnahme des Herzzeitvolumens,
- Hypokaliämie als Folge der respiratorischen Alkalose,
- Linksverschiebung der Sauerstoffdissoziationskurve,
- Anstieg des koronaren Widerstandes und Abnahme der koronaren Durchblutung.

Sie zwingen zur sofortigen Korrektur der Hypokapnie (bei Hypoxie: Intubation und Beatmung).

14.3.3 Herzrhythmusstörungen

■ **Ventrikuläre Extrasystolen**

Sie stellen bei präoperativ bereits existenten Rhythmusstörungen kein Problem dar. Treten sie jedoch akut postoperativ auf, so muss besonders bei ventrikulären Extrasystolen an ein myokardiales Sauerstoffdefizit gedacht werden.

Therapie ist je nach Ursache
- eine Preloadverminderung,
- eine Afterloadverminderung,
- eine adäquate Volumensubstitution zur Anhebung des diastolischen Aortendrucks und damit zur verbesserten Koronarperfusion oder
- medikamentöses Anheben des arteriellen Blutdrucks (Katecholamine)
- Sauerstoffgabe.

■ **Bradykarde Rhythmusstörungen**

Bradykarde Rhythmusstörungen sind ätiologisch auf Vagusreize, Cholinesterasehemmstoffe und – kardial – auf AV-Blockierung oder Knotenrhythmen zurückzuführen. Therapie: Applikation von Atropin, Orciprenalin oder Adrenalin. Bei therapierefraktärem Verhalten und hämodynamischen Auswirkungen (Blutdruckabfall, Herzinsuffizienz) ist eine Schrittmacherimplantation angezeigt.

■ **Tachykardien**

Tachykardien sind in der akuten postoperativen Phase ätiologisch vieldeutig:
- Schmerzen und Angst,
- Fieber, Bakteriämie, Endotoxineinschwemmung,
- Hypoxie, Hyperkapnie,
- Volumenmangel,

- Myokardinsuffizienz,
- Medikamentenwirkung (Dopamin, Dobutamin, Atropin etc.)
- kardiale Ischämie.

Tachykardien tragen entscheidend zur Verschlechterung des Sauerstoffangebots und zur Erhöhung des Sauerstoffbedarfs bei und müssen energisch ursächlich therapiert werden.

■ **Tachyarrhythmien**

Tachyarrhythmien bedürfen einer zusätzlichen antiarrhythmischen Therapie (z. B. Betablocker, Verapamil).

14.3.4 Hypertonie

In der akuten postoperativen Phase ist die Hypertonie meist Folge von Angst und Schmerzen, Hypoxie und Hyperkapnie. Nicht selten ist auch eine volle Blase Ursache der postoperativen Hypertonie. Ein Harnverhalt macht ggf. eine Einmalkatheterisierung notwendig.

14.3.5 Hypotonie

Als Ursachen kommen Volumenmangel, Herzinsuffizienz, vasovagale Synkopen auf Schmerzreize (selten) oder ein anaphylaktischer Schock in Frage (extrem selten). Um eine ausreichende Organperfusion zu gewährleisten, muss eine adäquate Schocktherapie durchgeführt werden (▶ Abschn. 19.7).

14.3.6 Hypothermie

Die Kontrolle der Temperatur des Patienten ist von vitaler Bedeutung. Eine Hypothermie führt zwar intraoperativ zu einer Abnahme des O_2-Bedarfs und der CO_2-Produktion (Atemminutenvolumen anpassen!), postoperativ in der Phase des Muskelzitterns (auch Shivering genannt) jedoch zu einem exzessiven Anstieg des Sauerstoffbedarfs bei gleichzeitiger Linksverschiebung der Sauerstoffdissoziationskurve (Verschlechterung der Sauerstoffabgabe an das Gewebe: Hypoxie!).

Eine postoperative Temperatur von unter 35,5°C, rektal gemessen, zwingt dazu, insbesondere den Patienten mit geringer kardialer und respiratorischer Leistungsreserve behutsam unter Nachbeatmung aufzuwärmen, damit es nicht zu einer Hypoxie und kardiorespiratorischen Dekompensation kommt.

14.3.7   Hyperthermie

Gründe für eine Körpertemperaturerhöhung können sein:
- Bakteriämie, Endotoxineinschwemmung (Therapie: Kühlung, Antipyretika, Antibiotika),
- pyrogene Infusionslösungen (sehr selten; Therapie: Austausch der Infusionslösung),
- maligne Hyperthermie (▶ Abschn. 9.2).

Letztere kann noch mit einer Latenzzeit von 24 h auftreten.

14.3.8   Anurie

Sie ist meist auf intravasalen Volumenmangel, seltener auf eine Herzinsuffizienz zurückzuführen. Möglicherweise ist auch ein falsch liegender oder mit Blutkoageln verstopfter Blasenkatheter verantwortlich für die Anurie.

Bei vielen Patienten ist postoperativ eine Miktion nicht oder nur schwer möglich, da ein sympathikusbedingter Sphinkterspasmus vorliegt. Therapie: Parasympathomimetika (Doryl, Ubretid), Einmalkatheterisierung.

Blasenentleerungsstörungen nach rückenmarksnahen Anästhesieverfahren sind häufig!

14.3.9   Polyurie

Als Ursachen kommen in Frage
- osmotisch: Glukosurie; Therapie: Korrektur der Glukose-Stoffwechselentgleisung;
- zentral bei erhöhtem intrakraniellen Druck: Therapie mit Minirin (synthetisches ADH-Analogon) oder
- Überinfusion.

14.3.10   Zentral-anticholinerges Syndrom (ZAS)

Das ZAS ist ein Problem der Aufwachphase; es tritt selten auf (1–4%). Als Symptom steht im Vordergrund: Der Patient wacht postoperativ über längere Zeit nicht auf, obwohl es keinen augenfälligen Grund für die andauernde Bewusstlosigkeit gibt. Propofol, Inhalationsanästhetika und Lachgas, sofern noch verwendet, sind meist schon längere Zeit abgestellt, es wird nur mit O_2 beatmet, es war zu keiner Hypoxie und keinem Herzkreislaufstillstand während der Narkose gekommen, dennoch wacht der Patient nicht auf.

▪ Pathophysiologie
Das cholinerge Neurotransmittersystem ist mit dem Neurotransmitter Acetylcholin an differenzierten zerebralen Funktionen beteiligt. Dazu zählt auch das Bewusstsein. Eine Antagonisierung des Acetylcholineffekts durch anticholinerg wirkende Substanzen führt zu einer Störung dieser Funktionen und damit zur Bewusstlosigkeit. Zu den stärksten anticholinerg wirkenden, früher vom Anästhesisten häufiger benutzten Substanzen zählen vor allem die Neuroleptika. Sie induzieren häufig in Kombination mit Inhalationsnarkotika ein ZAS. Das ZAS ist besonders auch deshalb selten geworden, weil Neuroleptika heute nur noch sehr selten als Prämedikations- oder i.v.-Narkosemittel gegeben werden. Dennoch sollte man auch heute noch, wenn der Patient nicht aufwacht, an ein ZAS denken.

▪ Symptome
Zu unterscheiden sind die komatöse Form des ZAS mit psychomotorischer Dämpfung bis zum Koma und die delirante Form mit Hyperaktivität, Angstzuständen und Halluzinationen. Begleitend treten vegetative Symptome wie trockene Haut und Schleimhäute, Hyperthermie, Mydriasis und Tachykardien auf. Da eine eindeutige und charakteristische Symptomatik fehlt, wird die Diagnose oft erst retrospektiv nach erfolgreicher Therapie mit Physostigmin gestellt.

▪ Therapie
Bei Physostigmin handelt es sich um einen Cholinesterasehemmstoff, der die Blut-Hirn-Schranke

überwinden kann. Acetylcholin steht dann vermehrt zur Verfügung und verdrängt die Antagonisten vom Rezeptor. Ist das normale Neurotransmittergleichgewicht am Rezeptor wieder eingestellt, so kehrt meist rasch, zum Teil noch während der Injektion von Physostigmin das Bewusstsein zurück.

Die Dosierung beträgt 30–40 µg/kg Physostigmin. Die Applikation sollte über 2 min intravenös erfolgen. Nach 20 min kann die Dosis intravenös wiederholt werden, wenn die zentral-anticholinergen Symptome noch nicht aufgehoben sind.

Physostigmin kann folgende **Nebenwirkungen** haben: Speichelfluss, Übelkeit, Erbrechen, Harn- und Stuhlabgang, Bradykardie, Bronchospasmus, Krampfanfälle. **Kontraindikationen** sind Asthma bronchiale, koronare Herzerkrankung, Schädel-Hirn-Traumen und Stenosen oder Spasmen des Gastrointestinaltrakts, der Gallenwege und des Urogenitalsystems.

14.4 Postoperative Analgesie

Die postoperative Analgesie war lange Zeit ein Stiefkind der Anästhesie. Ihr wurde in den letzten Jahren vermehrt Beachtung geschenkt. Methoden der postoperativen Analgesie sind:

- die Applikation von Nicht-Opioid-Analgetika (▶ Abschn. 1.14) beim somatischen Schmerz (Bindegewebe, Haut, Knochen, Zähne);
- die Applikation von zentral wirksamen Analgetika bei viszeralen Schmerzen (Thorax, Abdomen), wobei selbstverständlich auch bei Schmerzen an den Extremitäten, wenn die Nicht-Opioid-Analgetika nicht ausreichen, Opioide indiziert sind;
- die Analgesie über Regionalanästhesieverfahren (Nervenblockaden, Plexusanästhesie, Periduralanästhesien).

■ Patientenkontrollierte Analgesie (PCA)

Der Fortschritt in der postoperativen Analgesie besteht in der PCA (patientenkontrollierte Analgesie). Verordnet der Anästhesist »Opioide bei Bedarf«, passiert meist Folgendes: Empfindet der Patient postoperativ Schmerz, ruft er die Schwester. Diese kommt im besten Falle auch gleich, vernimmt den Patientenwunsch, ruft einen Arzt, der dann das Opioid injizieren soll. Sie holt unterdessen das Opioid aus dem Schrank für Betäubungsmittel, zieht das Opioid auf; der Arzt, mittlerweile angekommen, gibt dem Patienten die Spritze. Im besten Fall vergehen 15 min, meist dauert dies jedoch erheblich länger. Zwischenzeitlich sind die Schmerzen stärker, wenn es sehr lange dauert, fast unerträglich geworden.

Die PCA dagegen geht davon aus, dass der Patient am besten seine Schmerztherapie selbst steuert: Er kann sich bei Bedarf über einen Knopf eine Bolusinjektion selbst applizieren. Bei dieser mikroprozessorgesteuerten Analgesie ist die Bolusdosis (z. B. 20 µg/kg bei Piritramid) und ein Sicherheitsabstand zur nächsten Bolusapplikation (Lock-Out-Time 10 min) einprogrammiert, außerdem ein 4 h-Limit (z. B. 10 Boli/4 h); letzteres, um unerwünschte Wirkungen zu vermindern.

Untersuchungen haben nicht nur den bei vergleichbaren Operationen von Patient zu Patient höchst unterschiedlichen Analgetikabedarf gezeigt, sondern auch, dass bei der PCA der Gesamtopioidverbrauch kleiner als bei der Analgesie nach Bedarf ist. Gleichzeitig konnte gezeigt werden, dass es unter diesem Vorgehen nur sehr selten Atemdepression gibt.

14.5 Postoperative Übelkeit und Erbrechen

In den letzten Jahren hat sich die Anästhesie bemüht, besonders auch den »Komfort« des Patienten zu verbessern. Dazu trägt vor allem die Prophylaxe und Therapie des postoperativen Erbrechens (**p**ostoperative **n**ausea and **v**omiting, PONV) bei.

Zahlreiche multizentrische Studien haben ein Risikoprofil ergeben:

1. für Erwachsene:
   - Geschlecht: Frauen erbrechen häufiger als Männer;
   - Raucherstatus: Nichtraucher erbrechen häufiger als Raucher (unklare Ursache),
   - Kinetosen: Patienten mit Reisekrankheit erbrechen häufiger als Patienten, die von diesem Leiden verschont sind;
   - Opioide: Patienten, die während der Operation Opioide erhalten haben, erbrechen

häufiger als Patienten, die keine Opioide erhalten haben.

7. für Kinder:
   - Alter > 3 Jahre: Neugeborene, Säuglinge und Kleinkinder unter 3 Jahren erbrechen seltener als ältere Kinder;
   - Operationen > 2 h: höhere Erbrechensinzidenz;
   - Opioide (▶ oben);
   - Kinetosen in der Familienanamnese (▶ oben).

Zur einer Reduktion von PONV tragen bei:
- die Narkoseform: Die intravenöse Narkoseform führt aufgrund der antiemetischen Wirkung von Propofol zu einer dramatischen Reduktion von PONV (- 30%!).
- Medikamentöse Prophylaxe bei Risikogruppen:
  - Dexamethason (Fortecortin): Dosis 150 µg/kg; Dexamethason ist eine absolute Überraschung in dieser Indikation, zahlreiche Studien haben aber überzeugend den Nachweis einer PONV-Prophylaxe geführt (▶ Abschn. 1.15.3). Bei Tonsillektomien übt darüber hinaus Dexamethason noch einen analgetischen Effekt aus (mutmaßlich über die antiphlogistische Wirkung).
  - Setrone: Hier sind vor allem Granisetron und Ondansetron weit verbreitet (▶ Abschn. 1.15.1).
  - Dimenhydrinat (Vomex): Dieses Antiemetikum hat seine Indikation eher im Kinderbereich (20–40 mg rektal), kann aber auch problemlos im Erwachsenenbereich angewendet werden; Bei Kindern ist die sedierende Nebenwirkung eher erwünscht;
  - Dehydrobenzperidol (DHBP, ▶ Abschn. 1.15.6), Haloperidol (Haldol): DHBP ein hochpotentes Antiemetikum (Dosierung 10 - 20 µg/kg), das in genannter sehr niedriger Dosierung wirksam ist und kaum Nebenwirkungen hat (Cave: Kontraindikation dennoch bei M. Parkinson!). In Deutschland ist DHBP wieder auf dem Markt, unter der Indikation PONV-Prophylaxe und -Therapie ist es verfügbar. Als Alternative bietet sich Haloperidol aus der gleichen Wirkstoffgruppe an (Dosis: 1 mg/70 kg)

❶ In extrem seltenen Fällen Long-QT-Syndrom

Eine großzügige prophylaktische Anwendung der Antiemetika
- reduziert das postoperative Erbrechen, was dem Patientenkomfort und dem Image der Anästhesieabteilung hilft;
- reduziert das Risiko zur Aspiration;
- reduziert das Risiko an Nahtdehiszenzen;
- reduziert den postoperativen Flüssigkeitsbedarf und verhindert bei Kindern bedrohliche Exsikkosen;
- vermindert die Zahl von stationären Aufnahmen bei ambulanten Eingriffen in Folge von PONV;
- möglichst nicht das gleiche Medikament wiederholen, sondern Stoffgruppe ändern.

Tritt dennoch ein schwer stillbares Erbrechen auf, so können die Setrone auch zur Therapie des Erbrechens eingesetzt werden, Dexamethason ist zur Therapie nicht ausreichend wirksam. Im Extremfall muss man dann noch DHBP oder Haloperidol (Haldol) als ultima ratio einsetzen.

Operative Intensivmedizin

Indikationen zur postoperativen intensivmedizinischen Behandlung

Franz-Josef Kretz, Jürgen Schäffer, Tom Terboven

F.-J. Kretz et al., *Anästhesie, Intensivmedizin, Notfallmedizin, Schmerztherapie*,
DOI 10.1007/978-3-662-44771-0_15, © Springer-Verlag Berlin Heidelberg 2016

In diesem Kapitel wird kurz auf die wesentlichen Indikationen zur postoperativen intensivmedizinischen Behandlung eingegangen.

Eine Indikation zur postoperativen oder posttraumatischen intensivmedizinischen Behandlung besteht dann, wenn nach erfolgter Operation Störungen der Vitalfunktion vorliegen oder drohen.

Eine Indikation zur **postoperativen intensivmedizinischen Behandlung** besteht, wenn

- das Leiden die **Kompensationsmechanismen des Körpers** auch bei intakten Organfunktionen überfordert (z. B. Peritonitis) oder selbst zu Komplikationen prädisponiert (z. B. Phäochromozytom);
- bei **Nebenerkrankungen**, vor allem der Vitalfunktionen Atmung und Herz-Kreislauf, die Kompensationsbreite des Körpers schon bei kleineren Eingriffen voll ausgeschöpft wird (z. B. perforierte Appendizitis beim chronischen Emphysembronchitiker);
- aus **operationstechnischen Gründen** Komplikationen drohen (z. B. nach Ösophagusresektionen);
- aus **anästhesiologischen Gründen** (Narkoseüberhang und Kontraindikation zur Antagonisierung, Hypo- und Hyperthermie) oder aus **therapeutischen Gründen** eine Nachbeatmung notwendig ist (z. B. Hirnödem).

Eine **posttraumatische intensivmedizinische Betreuung** ist notwendig, wenn

- die **Vielzahl der Einzeltraumen** die physiologischen Kompensationsmöglichkeiten auch bei intakten Organfunktionen überfordern (z. B. Polytrauma);
- **Einzeltraumen** (z. B. Schädel-Hirn-Trauma, Thoraxtrauma) das Leben des Patienten bedrohen und deswegen eine apparative Therapie notwendig ist oder
- bei **Vorerkrankungen** die Kompensationsbreite des Patienten kritisch überfordert wird (z. B. Schenkelhalsfraktur beim alten Patienten mit Vorerkrankungen).

Einige Erkrankungen haben aufgrund ihrer Pathophysiologie eine hohe Inzidenz von Störungen der Vitalfunktionen zur Folge und machen deshalb per se eine intensivmedizinische Therapie notwendig (Eklampsie, Verbrennung, Tetanus, CO-Vergiftung).

Zu den Organfunktionen, deren Störung sich als lebensbedrohlich erweisen kann, zählen

- die Atmungsfunktion,
- die Herz-Kreislauf-Funktion,
- die Nierenfunktion,
- die Leberfunktion,
- die zerebrale Funktion,
- der Stoffwechsel und Energiehaushalt,
- der Wasser- und Elektrolythaushalt,
- der Säure-/Basenhaushalt,
- das Gerinnungssystem,
- die Temperaturregulation.

Eingeschränkte Organfunktionen beeinflussen den postoperativen und posttraumatischen Verlauf. Der gleichzeitige Ausfall mehrerer Organsysteme führt zum multiplen Organversagen.

Ernährung auf Intensivstationen

Franz-Josef Kretz, Jürgen Schäffer, Tom Terboven

F.-J. Kretz et al., *Anästhesie, Intensivmedizin, Notfallmedizin, Schmerztherapie*,
DOI 10.1007/978-3-662-44771-0_16, © Springer-Verlag Berlin Heidelberg 2016

In diesem Kapitel geht es um die Besonderheiten der Ernährung auf der Intensivstation. Neben Themen wie parenteraler und enteraler Ernährung wird auch die Überwachung der Nahrungsaufnahme angesprochen.

Die Ernährung setzt sich aus Wasser sowie Kohlenhydraten und Fetten (als Energielieferanten) und Aminosäuren (als Baustoffmetaboliten) zusammen. Hinzu kommen Elektrolyte, Vitamine und Spurenelemente. Die Zusammensetzung der Nahrung unterscheidet sich bei einem kritisch Kranken auf der Intensivstation nicht von der eines Gesunden (◘ Tab. 16.1). Allerdings kommt es in der Akutphase einer schweren Erkrankung, nach einer Operation oder einem schweren Trauma zu Stoffwechselveränderungen (**Postaggressionssyndrom**), die den Metabolismus einschränken. Darüber hinaus sind in speziellen Situationen (z. B. akutes Nierenver-

sagen, akutes Lungenversagen, akutes Leberversagen) Besonderheiten bei der Ernährung zu berücksichtigen.

16.1 Pathophysiologie des Postaggressionssyndroms

Auslöser dieser Stoffwechselveränderungen können vor allem schwere Verletzungen, Verbrennungen, Sepsis und große Operationen sein. Als Triggermechanismen sind auch Schmerz, Hypoxie, Hypovolämie, Hypothermie und Toxine zu nennen. Im Vordergrund stehen

- verstärkter Eiweißabbau mit renalem Stickstoffverlust,
- veränderter Glukosestoffwechsel,
- gesteigerter Fettabbau,
- erhöhter Energieumsatz.

Bei der Beschreibung der Abfolge der einzelnen Veränderungen hat es sich bewährt, den klinischen Verlauf des Postaggressionssyndroms in drei Phasen zu unterteilen (◘ Abb. 16.1).

16.1.1 Akutphase

Unmittelbar nach Einsetzen des Traumas wird die Stoffwechselsituation vor allem durch die Katecholamine Adrenalin und Noradrenalin bestimmt. Die Insulinsekretion ist supprimiert und auch durch Glukose nicht stimulierbar. Über die Norm erhöht ist die Ausschüttung aller antiinsulinärer Hormone: Glukagon, Kortisol und Wachstumshormon. Folge ist eine maximale Glykogenolyse, Lipolyse, eine gesteigerte Glukoneogenese und eine Proteolyse.

◘ **Tab. 16.1** Täglicher Nahrungsbedarf eines Erwachsenen

Substanz	Mengenbedarf
Wasser	30–40 ml/kg KG
Aminosäuren	1–2 g/kg KG
Kohlenhydrate	3–4,5 g/kg KG
Fett	1–2 g/kg KG
Elektrolyte	
Natrium	1–2 mmol/kg KG
Kalium	1 mmol/kg KG
Chlorid	1–2 mmol/kg KG
Energie	40 kcal (170 kJ)/kg KG

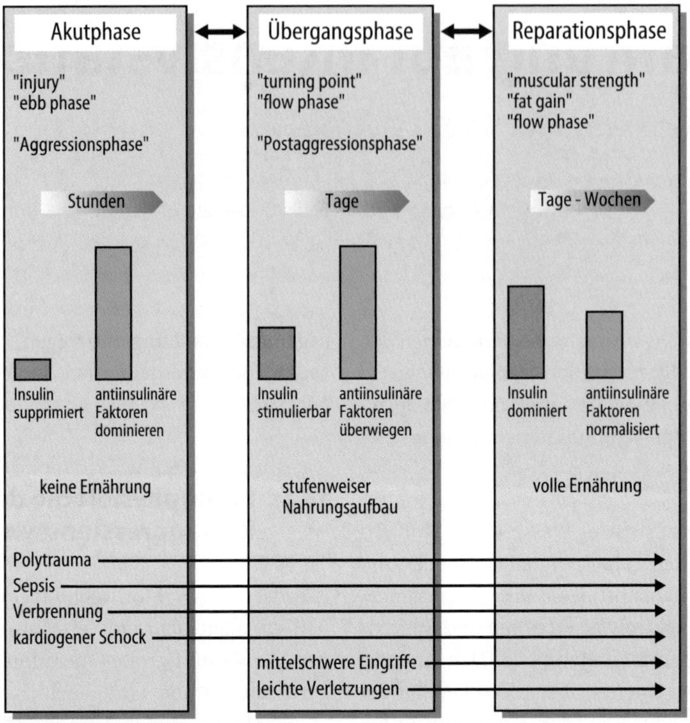

Abb. 16.1 Definition der einzelnen Phasen des posttraumatischen Stoffwechsels mithilfe der Relation zwischen Insulin und den antiinsulinären Hormonen

Der Blutzuckerspiegel steigt in dieser Situation oft bis auf 250 mg/dl an. Ziel dieser Stoffwechselveränderungen – auch Katabolie genannt – ist es, in der Notsituation genügend Energie bereitzustellen. Aufgrund der heute frühzeitig einsetzenden Therapie (notärztliche Versorgung, Intensivtherapie bei Klinikaufnahme) dauert diese Akutphase meist nur noch Stunden. Für Sepsis und septischen Schock gilt die gleiche, erheblich gestörte Stoffwechselhomöostase.

16.1.2 Übergangsphase

Hier herrschen noch die antiinsulinären Hormone vor. Insulin ist zwar stimulierbar, es besteht aber weiterhin ein relativer Insulinmangel. Wegen der beginnenden Insulinsekretion sinkt der Blutzuckerspiegel. Ein zweiter Grund für das Sinken des Blutzuckerspiegels sind jedoch auch die verbrauchten Glykogenspeicher. Glukose wird nun aus Laktat, Glyzerin, glukoplastischen Aminosäuren, Fettsäuren und Ketonkörpern gewonnen. Die Übergangsphase dauert Tage.

Mittelschwere Traumen und Operationen führen sofort in diese Phase, ohne dass die typischen Stoffwechselveränderungen der Akutphase auftreten. Treten jedoch Komplikationen auf, so kann sich die Stoffwechselsituation jederzeit in die der Akutphase verändern.

16.1.3 Reparationsphase

Die antiinsulinären Hormone sind im Normbereich. Die Insulinsekretion funktioniert wieder normal, die Phase der Anabolie hat begonnen und verlorenes Muskelgewebe wird wieder aufgebaut. Die Folge ist eine positive Stickstoff- und Energiebilanz.

16.2 Überwachung der Ernährung

16.2.1 Wasser-Elektrolyt-Haushalt

Zunächst stehen hier die ganz einfachen klinischen Zeichen zur Verfügung. Das Durstgefühl des Patienten, die trockene Zunge und der Turgor der Haut geben einen Hinweis auf einen Flüssigkeitsmangel. Gut gefüllte Venen können ein Hinweis für eine Normo- oder Hypervolämie sein. Geschwollene Extremitäten weisen auf die Einlagerung von Wasser ins Gewebe hin und können Ausdruck eines Capillary-Leak-Syndroms sein. Alle diese Zeichen sind einfach zu erfassen, sind jedoch nicht immer eindeutig zu interpretieren. Die Veränderungen von Herzfrequenz und Blutdruck können vielfältige Ursachen haben.

Hinweis für eine ausgeglichene Flüssigkeitsbilanz ist auch die stündliche Urinproduktion, die bei 0,5–1 ml/kg KG liegen sollte, und die Konzentration des Urins. Der Verlauf des Körpergewichtes gibt eine sehr zuverlässige Aussage über die gesamte Flüssigkeitsbilanz.

Auch die Messung des zentralvenösen Druckes (ZVD) gilt nicht als genügend aussagekräftig für die Situation des Volumenstatus. Dennoch wird sie immer noch sehr häufig angewandt, da der ZVD einfach zu messen ist. Dieser ist jedoch bestenfalls als Verlaufsparameter des Volumenstatus geeignet.

Zur Beurteilung des Volumenstatus wird in den letzten Jahren immer mehr die Bestimmung des intrathorakalen Blutvolumens, des globalen enddiastolischen Volumens und vor allem des extrazellulären Lungenwassers herangezogen. Unter einer Überdruckbeatmung kann die arterielle Pulskonturanalyse angewendet werden (PICCO). Aus der arteriellen Druckkurve wird die Schwankung des Schlagvolumens unter der Beatmung errechnet. Eine starke Schwankung ist ein Hinweis auf einen intravasalen Volumenmangel.

Die Bestimmung der Elektrolyte und Blutgase im Serum ist notwendig, um hier ggf. korrigierend einzugreifen. Zu beachten ist, dass die Laborwerte keinen Hinweis auf die intrazellulären Elektrolytkonzentrationen geben.

16.2.2 Ernährungssituation

Zur Einschätzung der Ernährungssituation wird das Körpergewicht allein oder in Bezug auf die Körperoberfläche (**B**ody-**m**ass-**i**ndex, BMI = kg KG/m^2) herangezogen. Weitere Parameter sind die Dicke der Trizepshautfalte, der Oberarmumfang und der Serumspiegel von Albumin, Globulinen, Cholinesterase im Blut. Letztere sind erniedrigt bei Mangelernährung.

Wichtig ist es, den Verlauf der Ernährungsbehandlung zu überwachen. Dazu werden bestimmt:

- **Blutzucker**spiegel zur Beurteilung der Metabolisierung der zugeführten Kohlenhydrate. Die Konzentration im Blut soll zwischen 80 und 110 mg/dl liegen. Erhöhte Blutzuckerspiegel können die Mortalität der Patienten erhöhen und zu einem verlängerten Krankenhausaufenthalt führen. Der Angst vor einer Hypoglykämie kann durch engmaschige Blutzuckerkontrollen begegnet werden.
- **Kreatinin** und **Harnstoff** sind an sich Retentionswerte, die zur Beurteilung der Nierenfunktion bestimmt werden. In der Katabolie steigt der Harnstoff jedoch durch den Abbau von Eiweißen isoliert an. Bleibt das Kreatinin normal, so spricht der erhöhte Harnstoff für eine katabole Stoffwechselsituation.
- Das **Serumalbumin** ist in der katabolen Situation erniedrigt, da es unzureichend synthetisiert wird. Da die Halbwertszeit von Albumin sehr lang ist, eignen sich Proteine mit kurzer Halbwertszeit wie Prä-Albumin, Transferrin oder Retinol-bindendes-Protein besser für das Monitoring der Proteinsynthese.
- **Triglyzeride** sollen unter der Ernährungstherapie in längeren Abständen (zweimal/Woche) bestimmt werden, um zu sehen, ob die zugeführten Fettlösungen metabolisiert werden.

16.2.3 Enterale oder parenterale Ernährung

Die **enterale Ernährung** ist die physiologische Art, die Nahrung zuzuführen. Die Funktion des Gastrointestinaltraktes (Peristaltik, Durchblutung, Resorptionsvermögen) bleibt erhalten. Schon nach wenigen Tagen ohne enterale Nahrungszufuhr kommt es zu einer Atrophie der Dünndarmzotten. Die Reduktion der Mukosabarriere ermöglicht es, dass intraluminäre Toxine und Bakterien in das Blut und die Peritonealhöhle eindringen. Diese als Translokation bezeichneten Vorgänge führen zu SIRS, Sepsis, septischem Schock und Multiorganversagen (▶ Kap. 25). Um die Funktion des Darmes zu erhalten, müssen intraluminär Nährstoffe zugeführt werden.

In der Akutphase ist die Motilität des Gastrointestinaltraktes aufgrund der hohen Katecholaminausschüttungen herabgesetzt. Trotzdem sollte innerhalb der ersten 24–48 h eine enterale Ernährung begonnen werden. Ziel ist es, diese im Verlauf der nächsten 2–3 Tage auf eine vollkalorische Ernährung zu steigern, um auch beim kritisch kranken Patienten auf der Intensivstation eine ausreichende Ernährung sicherzustellen, da eine katabole Situation schwerwiegende Komplikationen nach sich ziehen kann:

- verzögerte Wundheilung,
- Nahtinsuffizienzen,
- verminderte Infektabwehr (Immunglobuline),
- mangelhafte Kallusbildung bei Frakturen,
- Gerinnungsstörungen,
- Dekubitalgeschwüre,
- Ödembildung.

16.3   Parenterale Ernährung

16.3.1 Bestandteile

- **Flüssigkeit und Elektrolyte**

Der tägliche Wasserbedarf (◻ Tab. 16.1) muss um die Verluste in Drainagen, aber auch in den interstitiellen Raum korrigiert werden. Bei Fieber werden 10 ml/kg KG/1°C über 37°C Körpertemperatur/Stunde zusätzlich infundiert.

Zur Flüssigkeitssubstitution wurde häufig Ringer-Laktat-Lösung verwendet. In ihr ist das physiologische Anion Bikarbonat durch Chlorid und Laktat ersetzt. Die leicht über den physiologischen Bedarf hinaus erhöhte Chloridzufuhr kann zu Hyperchlorämien mit einer Supprimierung des Renin-Angiotensin-Systems führen. Laktat wird als Parameter für die Gewebshypoxie bestimmt und

kann bei externer Zufuhr falsch erhöht sein. Daher werden heutzutage balancierte Lösungen eingesetzt, denen über die notwendige Chloridmenge hinaus Azetat oder Malat als Anionen beigesetzt sind, die im Blut zu Bikarbonat verstoffwechselt werden.

Die Substitution der Elektrolyte (◻ Tab. 16.1) wird anhand der Serumwerte errechnet. Allerdings geben diese Werte immer nur einen Hinweis auf den extrazellulären Raum, nicht auf den intrazellulären Bestand).

■ ■ Postoperative Flüssigkeitsrestriktion

Eine Reduktion der postoperativen Flüssigkeitszufuhr bei Dickdarmeingriffen führt zu einer schnelleren Erholung der Darmfunktion und damit zur Verkürzung der postoperativen Liegedauer. Dieses auch als **Fast-Track** bezeichnete Therapiekonzept wurde inzwischen auf andere operative Bereiche übertragen. Zusammen mit einer optimalen Schmerztherapie, einer frühzeitigen Mobilisation und dem frühzeitigen Aufbau der enteralen Ernährung ist es ein multimodales Konzept, bei dem die Flüssigkeitsreduktion jedoch einen wesentlichen Anteil hat.

- **Kohlenhydrate**

Der Stoffwechsel des Gehirns, aber auch anderer Organsysteme (Knochenmark, Erythrozyten) ist ausschließlich auf **Glukose** angewiesen. Für den Eiweißstoffwechsel ist eine ausreichende Energiezufuhr in Form von Kohlehydraten notwendig. Mit der Glukosezufuhr kann am 1. und 2. postoperativen Tag mit einer Dosierung von 1–2 g/kg KG/d begonnen werden. Je nach der Metabolisierung (Blutzucker) wird die Dosis gesteigert. Gegebenenfalls muss der Blutzuckerspiegel durch eine intensivierte Insulintherapie zwischen 80 und 180 mg/dl gehalten werden. Eine Hyperalimentation ist jedoch zu vermeiden.

Zuckeraustauschstoffe wie Xylit, Fruktose und Sorbit werden in der Intensivtherapie nicht mehr eingesetzt. Fruktose und das zur Fruktose abgebaute Sorbit können bei der Fruktoseintoleranz nicht verstoffwechselt werden und zu schweren metabolischen Entgleisungen führen. Die Fruktose wird in der Leber gespeichert. Hypoglykämien und Leberversagen sind die Folge. Xylit wird über den Pentosephosphatzyklus insulinunabhängig der Glykogenese zugeführt und verursacht nur geringe Blutzuckeranstiege. Da es in der Niere nicht rückresorbiert wird und zusätzlich Oxalatsteine hervorruft, wird es nicht mehr empfohlen.

▪ **Fette**

Die Infusion von Fettlösungen hat den Vorteil, dass hohe Kalorienmengen in kleinen Volumen appliziert werden können. 1 g Fett stellt 9 kcal zur Verfügung. Wegen der niedrigen Osmolarität (280 bzw. 330 mOsmol/l) können die Fettemulsionen peripher-venös infundiert werden.

Es gibt 10%ige und 20%ige Fettemulsionen, die Triglyzeride aus langkettigen Fettsäuren enthalten, und andere, in denen Triglyzeride aus lang- und mittelkettigen Fettsäuren gemischt sind. Die mittelkettigen Fettsäuren werden besser aus dem Blut eliminiert und sind energetisch günstiger verfügbar.

Neben der Bereitstellung von essentiellen Fettsäuren gewinnen Lösungen mit ω-3- und ω-6-Fettsäuren immer größere Bedeutung, die als Vorstufen der Synthese von Eikosanoiden die Immunfunktion beeinflussen.

Fettlösungen werden gut vertragen. Lediglich bei Überdosierung und bei Patienten mit Fettstoffwechselstörungen kann ein Overloading-Syndrom mit Transaminasenanstieg und Hyperbilirubinämie auftreten. Der Triglyzeridspiegel soll nicht über 300 mg/100 ml liegen.

▪ **Aminosäuren**

Aus den Aminosäuren werden Eiweiße synthetisiert. Neben den Energieträgern sind sie daher der zweite wichtige Bestandteil der Ernährung (◻ Tab. 16.1). Durch ihre Zufuhr soll eine Proteolyse vermieden und die Voraussetzung für eine anabole Situation geschaffen werden. Die Infusionslösungen enthalten essentielle und nicht essentielle Aminosäuren. Die Zusammensetzung entspricht nicht der der normalen Nahrung, da bei der Infusion nach der enteralen Resorption der First-Pass-Effekt in der Leber entfällt. Damit die Proteinsynthese gewährleistet ist, müssen ausreichend Energieträger zugeführt werden (20–30 kcal/g Aminosäuren).

Bei **Niereninsuffizienz** werden Lösungen mit einem hohen Kaloriengehalt (2kcal/ml) gegeben, um eine vollkalorische Ernährung bei geringerer Volumenbelastung zu gewährleisten. Darüber hinaus sind diese Lösungen »elektrolytarm«, um steigende Serumspiegel des Kaliums und Phosphats zu vermeiden. Für Patienten mit **Leberinsuffizienz** stehen spezielle Lösungen mit verzweigtkettigen Aminosäuren zur Verfügung, die den Verlauf der hepatischen Enzephalopathie positiv beeinflussen sollen.

▪ **Vitamine und Spurenelemente**

Vitamine und Spurenelemente sind Kofaktoren von Enzymen und für den Zellstoffwechsel von großer Bedeutung. Während für den Vitaminbedarf klare Richtlinien (◻ Tab. 16.2) vorliegen, besteht bei den Spurenelementen nur Einigkeit darüber, dass sie

◻ **Tab. 16.2** Orientierungswerte für den Tagesbedarf eines 70 kg schweren Menschen an parenteral zugeführten Vitaminen und Spurenelementen

Vit B1 (Thiamin)	6 mg
Vit B2 (Riboflavin)	3,6 mg
Vit B6 (Pyridoxin)	6 mg
Vit B12 (Cobalamin)	5 mg
Pantothensäure	15 mg
Niacin	40 mg
Biotin	60 µg
Folsäure	600 mg
Vit C (Ascorbinsäure)	200 mg
Vit A	3300 IU (= 1 mg)
Vit D	200 IU
Vit E	10 IU (= 9,1 mg)
Vit K	150 mg
Chrom	10±20 µg (= 0,05±0,10 mmol)
Kupfer	0,3±1,2 mg (=4,7±18,8 mmol)
Jod	70±140 mg (=0,54±1,08 mmol)
Eisen	1±1,5 mg (=18±27 mmol)
Mangan	0,2±0,8 mg (=3,6±14,6 mmol)
Selen	20±80 mg (=0,25±1,0 mmol)
Zink	2,5±4 mg (=38±61 mmol)

substituiert werden müssen. Der exakte Bedarf bei verschiedenen Krankheitsbildern ist nicht bekannt.

Die Substitution erfolgt in Mischpräparaten, die den Tagesbedarf an Vitaminen enthalten.

> ❯ Vitamin K und Vitamin B$_{12}$ sind in dem genannten Multivitaminpräparat nicht enthalten. Sie müssen separat substituiert werden.

Die Substitution der Spurenelemente erfolgt mit Präparaten, die alle Spurenelemente enthalten. Ergibt sich bei Serumspiegelbestimmung ein erhöhter Bedarf an einzelnen Spurenelementen, müssen die einzelnen Komponenten substituiert werden. Insbesondere sollten der Zink- (Zinkmangel: Wundheilungsstörungen, Akrodermatitis, zentralnervöse Symptome), Selen- (Muskelschwäche) und der Eisenspiegel regelmäßig kontrolliert werden.

16.3.2 Praxis der parenteralen Ernährung

■ **Venöser Zugang**

Die parenterale Ernährung erfolgt allenfalls kurzfristig über einen peripheren Zugang. Notwendig für eine hochkalorische parenterale Ernährung sind zentralvenöse Zugänge, da diese Lösungen hyperosmolar sind und so die kleinen peripheren Venen zerstören würden.

Für die Anlage eines zentralvenösen Katheters eignen sich die V. jugularis interna oder die V. subclavia. In extrem seltenen Fällen wird ein Katheter auch einmal über die V. jugularis externa oder die V. femoralis gelegt. Die Punktion erfolgt heute Sonographie-gesteuert. In jedem Fall ist die Lage der Katheterspitze entweder mittels einer Röntgenaufnahme 2 Std. nach Punktion oder mithilfe eines über den Katheter abgeleiteten EKGs zu kontrollieren. Aufgrund der Tatsache, dass die Katheter häufig sehr lange liegen und die durch die zentralvenösen Katheter hervorgerufene Sepsis zu den häufigsten Ursachen der nosokomialen Infektionen gehört, muss beim Anlegen der Katheter hoch antiseptisch gearbeitet werden. Dies gilt auch für die Pflege der Katheter.

Zur Technik und den Komplikationsmöglichkeiten der zentralen Venenkatheter siehe ▶ Kap. 6.

■ **Komplettlösungen oder Einzelkomponenten**

Je nach der Zusammensetzung der Infusionsprogramme für die parenterale Ernährung unterscheidet man peripher- und zentral applizierte Komplettlösungen gegenüber zentral infundierten Infusionsregimen mit Einzelkomponenten.

Übersteigt die Osmolalität der Infusionslösung 800 mosm/l, so wirkt sie auf die Venenwand reizend, wenn sie über einen peripheren Venenzugang infundiert wird. Thrombophlebitiden und ein Verschluss der Venen sind die Folgen. Lösungen mit einer höheren Osmolalität müssen daher über einen zentralvenösen Zugang appliziert werden.

Heute werden die Lösungen in Komponentenbeuteln angeboten. Sie enthalten die einzelnen Nährstoffe in der typischen Dosierung für einen normalgewichtigen Patienten einschließlich der Vitamine und Spurenelemente. Beutel haben den Vorteil, dass sie nur alle 24 h gewechselt werden müssen. Da die Lösungen in den Beuteln für die Zeit der Lagerung nicht stabil sind, sind die Beutel gekammert. Erst vor der Infusion werden zwischen den Kammern Sperren aufgehoben und Verbindungen hergestellt, sodass die Aminosäure- und Kohlenhydratlösungen miteinander vermischt werden. Fettemulsionen müssen über eine Überlaufkanüle zugemischt werden, können aber in modernen Beutelsystemen auch schon in einer dritten Kammer mitgeliefert werden. Damit ist die Arbeit gegenüber den Einzellösungen noch einmal erheblich erleichtert, da am Infusionssystem nur einmal am Tag gearbeitet werden muss, während beim Flaschensystem mindestens dreimal am Tag umgesteckt werden muss. Zudem muss die Fettemulsion über ein Extrasystem infundiert werden, da sie nicht mit in die Glasflaschen gemischt werden kann. Die Ernährungslösungen müssen immer über eine Infusionspumpe infundiert werden, um ein zu schnelles Durchlaufen und ein damit verbundene metabolische Entgleisung zu vermeiden.

Eine Infusionstherapie mit Einzelkomponenten, also Kohlehydraten, Aminosäuren und Fetten, ist nur dann indiziert, wenn eine Infusionstherapie mit Komplettlösungen keine der Krankheitssituation des Patienten angemessene Ernährung zulässt. Eine solche Infusionstherapie bedeutet einen hohen Aufwand sowohl an die Aufstellung des Therapieplanes, aber auch an die technischen Voraussetzungen. In der Regel können etwa 80% der parenteralen zu ernährenden Patienten ausreichend mit Komplettlösungen versorgt werden. Die Alternative dazu ist es, die Tagesmenge der Einzelkomponenten (◻ Tab. 16.3) an die Situation des Patienten angepasst in einem Infusionsbeutel zu mischen. Hierbei ist aber auf hochsteriles Arbeiten unter Sterilraumbedingungen zu achten, wie es in der Regel nur in einer Apotheke gewährleistet werden kann.

16.4 Enterale Ernährung

Da die Metaboliten nach der Resorption zunächst über den Pfortaderkreislauf in die Leber gelangen, ist die Gefahr akuter metabolischer Entgleisungen geringer als bei der parenteralen Zufuhr. Zudem werden der hohe technische Aufwand und die Infektionsgefahr der parenteralen Ernährung umgangen. Die enterale Ernährung ist weniger personalintensiv und kostengünstiger.

16.4.1 Indikationen zur Sondenernährung

❯ Motto: »When the gut works, use it or lose it.«

Wegen der genannten Vorteile sollte der enteralen Ernährung gegenüber der parenteralen immer der Vorzug gegeben werden. Es gibt nur wenige **Kontraindikationen** der enteralen Ernährung:
- Akutes Abdomen
- Ileus oder Subileus
- Obere gastrointestinale Blutung
- Chylothorax oder Chyloaszites
- Entwöhnung vom Beatmungsgerät

16.4.2 Applikation

■ Oral

Wenn immer möglich, sollte die Nahrungszufuhr oral erfolgen. Dies ist der übliche Weg für die Zufuhr von nährstoffdefinierten Diäten, wenn nicht eine Störung der Nahrungsaufnahme vorliegt.

◻ **Tab. 16.3** Komponenten einer periphervenös und einer zentralvenös applizierten parenteralen Ernährung. Dosierung bezogen auf kg Körpergewicht pro Tag

	Periphervenöse parenterale Ernährung	Zentralvenöse parenterale Ernährung
Flüssigkeit	40 ml	40 ml
Natrium	2–3 mmol	2–3 mmol
Kalium	1–1,5 mmol	1–1,5 mmol
Chlorid	1–2 mmol	1–2 mmol
Aminosäuren	0,8–1,2 g	0,8–1,2 g
Kohlenhydrate	2 g = 8 kcal	4–6 g = 16–24 kcal
Fett	bis 2 g =9 kcal	bis 2 g =9 kcal

■ Ernährungssonde

Die Sondenernährung wird notwendig, wenn der Patient nicht essen kann, darf oder will. Die Sonden werden aus Polyurethan oder Silikon hergestellt. PVC-Sonden sollen für eine längere Ernährung nicht mehr verwendet werden, da sie Weichmacher enthalten, die sich nach kurzer Zeit aus den Sonden lösen. Sie werden dann hart und können zu Drucknekrosen im Gastrointestinaltrakt führen. Je nach der gewünschten Lage im Magen oder im Jejunum sind die Sonden 80 bis 120 cm lang.

■ Zugangsweg

Die Lage der Sonde ist von der Krankheit und den daraus entstehenden Bedürfnissen des Patienten abhängig. Am häufigsten werden sie transnasal in den Magen, das Duodenum oder das Jejunum vorgeschoben. Voraussetzung ist jedoch, dass die Passage durch den Nasenrachenraum und den Ösophagus ungehindert ist. Duodenal- und Jejunalsonden passieren den Magen häufig nur schlecht. Sie müssen dann endoskopisch vorgeschoben werden. Endoskopisch werden auch perkutane endoskopische Gastrostomien (PEG-Sonden) angelegt (◻ Abb. 16.2). Bei großen viszeralchirurgischen Eingriffen wird intraoperativ eine Jejunostomie angelegt, die perkutan ausgeleitet wird. Zu Schonung

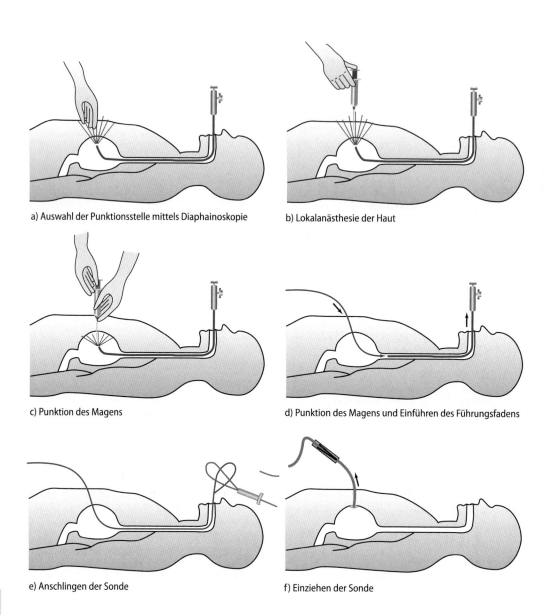

a) Auswahl der Punktionsstelle mittels Diaphainoskopie

b) Lokalanästhesie der Haut

c) Punktion des Magens

d) Punktion des Magens und Einführen des Führungsfadens

e) Anschlingen der Sonde

f) Einziehen der Sonde

16

◻ **Abb. 16.2** Anlage einer perkutanen endoskopischen Gastrostomie

von Anastomosen im oberen Gastrointestinaltrakt (Ösophagusresektion, Gastrektomie) werden die Sonden intraoperativ über die Anastomosen nach distal vorgeschoben.

- **Applikationsmethode**

Bei einer Bolusapplikation der Sondendiät wird die Peristaltik stimuliert und der Magen-pH herabge-setzt. Dem gegenüber ist der pH im Magen bei kontinuierlicher Zufuhr niedriger, wodurch die Pneumonierate herabgesetzt wird. Je tiefer die Sonde eingeführt ist, desto gleichmäßiger, am bes-ten über eine Pumpe, muss die Nahrung zugeführt werden. Intermittierende Zufuhr kann zu Blut-druckabfällen, Tachykardie und Schweißaus-brüchen im Sinne eines Dumpingsyndroms führen.

16.4.3 Diäten für die enterale Ernährung

Unterschieden werden nährstoffdefinierte hochmolekulare Diäten und chemisch definierte niedermolekulare Diäten.

- **Nährstoffdefinierte Diäten**

Nährstoffdefinierte Diäten sind aus genau definierten Nährstoffmengen zusammengesetzt und entsprechen einer normalen oral zugeführten Kost. Sie können über eine lange Zeit gegeben werden, setzen aber eine ungestörte enterale Verdauung und Resorption voraus. Die Kohlenhydrate sind Poly-, Oligo- oder Monosaccharide, die Fette langkettige Triglyzeride. Die Eiweiße werden als komplette Proteine zugeführt.

Wie bei der parenteralen Ernährung werden für verschiedene Krankheitsbilder Diäten mit spezieller Zusammensetzung hergestellt: Mit erhöhtem Anteil verzweigtkettiger Aminosäuren bei Leberinsuffizienz und eiweiß-, elektrolyt- und flüssigkeitsarm bei Niereninsuffizienz. Für Patienten mit Tumorkachexie sind hochkalorische Diäten mit hohem Protein- aber geringem Kohlenhydratanteil erhältlich. Zudem sind diese Diäten reich an den Vitaminen A, C, E sowie Selen und ω-3-Fettsäuren. Außerdem sind immunnutritive Sondendiäten entwickelt worden, die aufgrund ihrer Zusammensetzung das Immunsystem positiv beeinflussen sollen. Andere enthalten Sojapolysaccharide als Ballaststoffe und sind vor allem dann indiziert, wenn unter der künstlichen enteralen Ernährung Diarrhö oder Obstipation auftreten.

- **Chemisch definierte Diäten**

Chemisch definierte Diäten bestehen aus synthetisierten niedermolekularen Einzelkomponenten wie Mono- oder Oligosacchariden, Oligopeptiden oder Aminosäuren. Sie werden mit sehr geringer Verdauungsleistung in den oberen Dünndarmabschnitten resorbiert. Die Verträglichkeit ist dennoch geringer als die der nährstoffdefinierten Diäten. Sie müssen bei korrekter Sondenlage kontinuierlich über eine Pumpe zugeführt werden. Andernfalls treten, Übelkeit, Durchfälle und Krämpfe auf.

Welche der Diäten – hochmolekular, nährstoffdefiniert oder niedermolekular, chemisch definiert

– verwendet wird, ergibt sich aus der Situation des Patienten und ist abhängig von seiner Verdauungs- und Resorptionsleistung. Ist die Verdauungsleistung herabgesetzt wie nach großen viszeralchirurgischen Eingriffen, bei akutem Morbus Crohn, Colititis ulcerosa oder bei chronischer Pankreatitis wird man eher eine niedermolekulare Diät bevorzugen.

16.4.4 Praxis der enteralen Ernährung

Der Ernährungsplan wird nach dem Energie- und Nährstoffbedarf des Patienten (◘ Tab. 16.1) zusammengestellt. Bei den meisten Diäten enthält 1 ml der Sondenkost 1 kcal. Die Dosierung erfolgt einschleichend mit einer Dosierung von zunächst 20 ml/h. Während der Adaptationsphase muss die gastrointestinale Funktion immer wieder mit der Fragestellung, ob die Ernährung gesteigert werden kann, untersucht werden. Bei problemloser Funktion des Magen-Darm-Trakts kann die Ernährung alle 8 h um 20 ml/h gesteigert werden, bis das Therapieziel erreicht ist. Für Patienten mit erhöhtem Energiebedarf oder solchen, bei denen Flüssigkeit restriktiv gegeben werden soll, stehen höher konzentrierte Lösungen mit 1,5 kcal/ml zur Verfügung. Bei gastrointestinalen Transportstörungen sollen prokinetische Substanzen wie Metoclopramid oder Erythromycin in Verbindung mit Abführmaßnahmen verwendet werden.

Auch wenn die enterale Ernährung als einfacher und komplikationsärmer angesehen wird als die parenterale, so können auch hier **Komplikationen** auftreten:

- Dislokation der Sonde
- Aspiration
- Gastrointestinale Beschwerden wie Übelkeit, Meteorismus, Obstipation oder Diarrhö (vor allem bei hyperosmolaren Diäten).

Medikamente sollten nicht zusammen mit der Sondenkost gegeben werden. Zwischen der Sondenkost und dem Medikament muss klare Flüssigkeit gegeben werden. Bestimmte Medikamente eignen sich nicht für die enterale Gabe über eine Sonde. Sie können vor allem die dünnen Siliconsonden verstopfen.

◻ **Tab. 16.4** Fast-Track

Körpergewicht	1. postoperativer Tag	2. postoperativer Tag	3. postoperativer Tag
Unabhängig	1000 ml Elektrolytlösung	1000 ml Elektrolytlösung	Nur bei unzureichender Flüssigkeits-zufuhr 1000 ml Elektrolytlösung

◻ **Tab. 16.5** Kurzfristige hypokalorische parenterale Ernährung

Körpergewicht	OP-Tag	1. postoperativer Tag	ab dem 2. postoperativer Tag
Unabhängig	2500 ml Elektrolytlösung	1000 ml Glukose 10 %, 1000 ml Aminosäuren 10 % und 500 ml Elektrolytlösung	1000 ml Glukose 10 %, 1000 ml Aminosäuren 10 % und 500 ml Elektrolytlösung

16.5   Beispiele

Im Folgenden sind einige Beispiele für Ernährungs-
pläne aus den Leitlinien der Deutschen Gesellschaft
für Ernährungsmedizin gegeben.

16.5.1 Fast-Track mit unverzüglichem oralen Kostaufbau

Patienten, die nicht mangelernährt sind, brauchen,
wenn ein oraler Kostaufbau innerhalb von 4 Tagen
möglich ist, keine parenterale Ernährung. Sie er-
halten Flüssigkeit, Elektrolyte und ggf. Glukose. Die
Infusionen werden über einen periphervenösen
Zugang gegeben. Gleichzeitig erfolgt eine orale
Flüssigkeitszufuhr und der enterale Kostaufbau
(◻ Tab. 16.4).

16.5.2 Kurzfristige hypokalorische parenterale Ernährung

Patienten, die nicht mangelernährt sind und bei
denen innerhalb der nächsten 4 Tage kein ausreichender oraler oder enteraler Kostaufbau möglich ist, erhalten zusätzlich zum enteralen Kostaufbau eine adäquate Aminosäuresubstitution und
eine Basiszufuhr von Kohlenhydraten (◻ Tab. 16.5).
Die Lösungen können über einen periphervenösen
Zugang infundiert werden.

16.5.3 Totale parenterale Ernährung zur Deckung des Energie- und Nährstoffbedarfs

Mangelernährte Patienten, bei denen in den nächsten 7 Tagen kein oder innerhalb von 14 Tagen nur
eine unzureichende orale oder enterale Ernährung
möglich ist, erhalten eine bedarfsgerechte Zufuhr
aller Substrate einschließlich von Vitaminen und
Spurenelementen (◻ Tab. 16.6). Mit der Zufuhr von
Fett wird am 3. Tag begonnen. Die Lösungen werden
über einen zentralvenösen Zugang bevorzugt in der
V. subclavia oder V. jugularis interna infundiert.

16.5.4 Kombinierte enterale und parenterale Ernährung

Bei Patienten, die einer künstlichen Ernährung
bedürfen und enteral nicht ausreichend ernährt
werden können, wird schrittweise von der parenteralen Ernährung auf die enterale übergegangen
(◻ Tab. 16.7). Kann die Stufe 1 nicht überschritten
werden, so sind parenteral auch Vitamine und
Spurenelemente zu substituieren.

16

▣ Tab. 16.6 Totale parenterale Ernährung

Körper- gewicht	OP-Tag	1. postoperativer Tag	2. postoperativer Tag	ab dem 3. postoperativen Tag
Unab- hängig	2500 ml Elektrolyt- lösung	2000 ml Zweikammer- beutel (Glukose und Aminosäuren) und 500 ml Elektrolytlösung	2000 ml Zweikammer- beutel (Glukose und Aminosäuren) und 500 ml Elektrolytlösung	2000 ml Dreikammerbeutel (Glukose, Fett und Aminosäuren) und 500 ml Elektrolytlösung, zusätzlich Spurenelemente und Vitamine

▣ Tab. 16.7 Enteraler Nahrungsaufbau bei gleichzeitiger parenteraler Ernährung. Die Lösungen zur enteralen Ernährung enthalten 1 kcal/ml

Stufe	enteral	parenteral
1a	10–25 ml/h über 20 bis 24 h (200–500 kcal)	1000 ml Glukose 10–12 % (100–120 g = 400–480 kcal) + Elektrolyte + 500 ml Aminosäuren 10% (50 g)
1b	10–25 ml/h über 20 bis 24 h (200–500 kcal)	1000 ml Glukose 20–25 % (200–250 g = 800–1000 kcal) + Elektrolyte + 1000 ml Aminosäuren 10% (100 g) + evtl. 250 ml Fett 20 % (50 g = 500 kcal)
2	50 ml/h über 20 h (1000 kcal)	1000 ml Glukose 20–25 % (200–250 g = 800–1000 kcal) + Elektrolyte + 1000 ml Aminosäuren 10% (100 g)
3	75 ml/h über 20 h (1500 kcal)	1000 ml Glukose 10–12 % (100–120 g = 400–480 kcal) + Elektrolyte + 500 ml Aminosäuren 10% (50 g)
4	100–125 ml/h über 20 h (2000–2500 kcal)	

Akute respiratorische Insuffizienz

Franz-Josef Kretz, Jürgen Schäffer, Tom Terboven

F.-J. Kretz et al., *Anästhesie, Intensivmedizin, Notfallmedizin, Schmerztherapie*, DOI 10.1007/978-3-662-44771-0_17, © Springer-Verlag Berlin Heidelberg 2016

Dieses Kapitel stellt die wesentlichen Aspekte der akuten respiratorischen Insuffizienz im Hinblick auf das anästhesiologische Management dar. Zunächst wird die Pathophysiologie der Atmung (und Beatmung) noch einmal wiederholt, um dann anhand spezifischer Krankheitsbilder die wichtigsten Parameter darzustellen.

17.1 Pathophysiologie der Atmung

Der Austausch von Sauerstoff und Kohlendioxid in der Lunge (◘ Abb. 17.1) ist abhängig von

- der Ventilation,
- der Verteilung des Gases in der Lunge,
- der Diffusion des Gases von der Alveole in die Lungenkapillaren und
- der Perfusion der Lunge mit Blut.

17.1.1 Ventilation

Die Ventilation kann eingeschränkt oder aufgehoben sein (◘ Tab. 17.1), wenn die Steuerung durch das Atemzentrum gestört ist, wie etwa bei einer Intoxikation mit atemdepressiven Substanzen oder bei einer schweren zerebralen Schädigung mit Einklemmung bei erhöhtem intrakraniellen Druck (▶ Kap. 35). Eine Instabilität der Thoraxwand bei Rippenserienfrakturen oder ein Pneumothorax behindern die Pumpbewegung des Thorax und schränken damit die Lungenbewegung ein. Wenn der Luftweg durch die zurückgefallene Zunge oder durch einen Fremdkörper verlegt ist, so ist der Ein- und Ausstrom der Luft ebenso behindert, wie bei einem Laryngo- oder Bronchospasmus. Ist der Atemweg völlig verlegt oder besteht eine völlige zentrale Atemlähmung, so hat der Patient eine Apnoe.

17.1.2 Verteilung

Schon unter physiologischen Verhältnissen ist die Verteilung der Luft in der Lunge unterschiedlich: Die oberen Abschnitte der Lunge werden besser be-

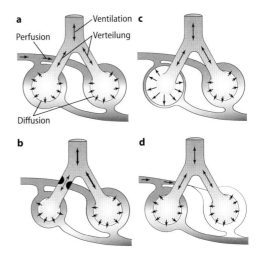

◘ **Abb. 17.1a–d** Pathophysiologie der Atmung **a** normales Verhältnis von Ventilation und Perfusion mit Ventilation, Verteilung, Diffusion und Perfusion; **b** Verteilungsstörung hier durch eine Stenose im Bronchus; **c** Diffusionsstörung hier durch ein interstitielles Ödem; **d** Perfusionsstörung (Nach Ziegenfuß 2007)

◻ Tab. 17.1 Pathophysiologische Veränderungen der Atmung und ihre Ursachen

Störung der	Ursache	als Folge von
Ventilation	Zentrale Atemlähmung	Hoher intrakranieller Druck
		Intoxikation mit atemdepressiver Substanz
	Periphere Atemlähmung	Neurologische Erkrankung Muskelrelaxation
	Verlegung des Luftweges	Zurückgefallene Zunge
		Fremdkörper
		Laryngospasmus
	Thoraxverletzung	Rippenserienfraktur Lungenblutung
		Pneumothorax /Hämatothorax
Verteilung	Bronchospasmus	COPD
		Asthma bronchiale
	Partielle Verlegung	Pneumonie
Diffusion	Lungenödem	
	Sekret	Pneumonie
Perfusion	Lungenembolie	
	Vasokonstriktion	Regionaler Hypoxie

lüftet, die unteren weniger gut. Diese Verteilungsunterschiede nehmen zu, wenn die Bronchiolen bei Entzündungen durch Sekret oder bei einer obstruktiven Lungenerkrankung durch einen Bronchospasmus ganz oder teilweise verlegt sind, während benachbarte Bereiche normal belüftet sind. Die nicht belüfteten Alveolen sind weiterhin durchblutet, nehmen aber am Gasaustausch nicht teil, sodass nicht-oxygeniertes und hyperkapnisches Blut an der Lunge vorbeifließt. So ist ein funktioneller Shunt entstanden (◻ Abb. 17.1).

17.1.3 Diffusion

Durch Diffusion gelangen die Gase vom Ort höherer Konzentration zum Ort niederer Konzentration. Dabei müssen sie die Diffusionsstrecke über die Alveolarwand, das Interstitium und die Kapillarwand (O_2) bzw. umgekehrt (CO_2) überwinden.

Unter physiologischen Verhältnissen kommt es zu einem vollkommenen Angleichen der O_2-Partialdrucke in Alveole und Kapillare. CO_2 wird beim Umfließen einer belüfteten Alveole nicht völlig aus dem Blut ausgeschieden. Die Diffusionsstrecke wird beim interstitiellen und intraalveolären Lungenödem ebenso verlängert wie durch Sekretansammlungen in der Alveole bei einer Pneumonie.

17.1.4 Perfusion

Bei einer Perfusionsstörung der Lunge ist der Zu- und Abtransport der Gase dadurch eingeschränkt, dass die Lunge im Ganzen oder regional nicht durchblutet ist. Am deutlichsten wird dieses beim Abfall des endexspiratorischen CO_2 bei einem drastischen Blutdruckabfall oder einem Herzstillstand. Schon unter physiologischen Bedingungen ist die Perfusion regional unterschiedlich verteilt:

Die gut belüfteten oberen Bereiche der Lunge sind schlechter durchblutet, die schlecht belüfteten unteren besser.

Darüber hinaus führt eine Lungenembolie zu einer regional unterschiedlichen Durchblutung der Lunge. Eine regionale Hypoxie infolge eines nicht belüfteten Bereiches verursacht hier pathophysiologisch eine Konstriktion der Arteriolen. Es kommt zu einer regionalen Umverteilung der Durchblutung in die gut belüfteten Teile, ein an sich guter Mechanismus (auch Euler-Liljestrand-Reflex genannt) zur Verringerung des Shunts, der aber einen Anstieg des pulmonalen Gefäßwiderstandes zur Folge hat.

17.2 Spezielle Krankheitsbilder

17.2.1 Akutes Lungenversagen

Verschiedene Ursachen können zum akuten Lungenversagen führen (◘ Tab. 17.2). Zu Beginn steht eine allgemeine Entzündung mit einem Einstrom proteinhaltiger Flüssigkeit in die Alveole. Dieses führt zu einer Diffusionsstörung. Im Folgenden wird die Surfactantproduktion eingeschränkt, was zu einem Kollaps der Alveolen führt. Diese nicht belüfteten Areale liegen vor allem in den dorsobasalen Lungenabschnitten.

Nach der aktuell gültigen, sogenannten »Berlin-Definition« unterscheidet man drei Schweregrade des Acute respiratory distress syndrome (ARDS):
- schweres ARDS bei einem Quotienten von arteriellem Sauerstoffpartialdruck (P_aO_2)/inspiratorischer Sauerstoffkonzentration (F_IO_2) ≤100 mmHg , bei einem positiven endexpiratorischen Druck (PEEP)≥5 cm H_2O
- moderates ARDS bei $P_aO_2/F_IO_2 = 101–200$ mmHg , bei PEEP ≥ 5 cm H_2O und
- mildes ARDS bei $P_aO_2/F_IO_2 = 201–300$ mmHg, bei PEEP ≥ 5 cm H_2O.

Die Bezeichnung akute Lungenschädigung (Acute Lung Injury, ALI) für die mildere Verlaufsform entfällt in der neuen Definition. Zur Definition gehören weiterhin der akute Beginn (innerhalb einer Woche) sowie bilaterale Verdichtungen in der Röntgenthoraxaufnahme oder Computertomographie.

◘ **Tab. 17.2** Ursachen des akuten Lungenversagens

Pulmonale Ursachen	Pneumonie
	Aspiration
	Lungenkontusion
	Ertrinkungsunfall/Höhenkrankheit
	Inhalation toxischer Gase
Extrapulmonale Ursachen	Sepsis
	Systemic Inflammatory Response Syndrome (SIRS)
	Polytrauma
	Transfusion
	Schock, lange Hypotension

Ein kardiales Lungenödem muss definitionsgemäß ausgeschlossen werden, hierfür wird – im Gegensatz zum früher empfohlenen Pulmonaliskatheter – die Echokardiographie vorgeschlagen.

17.2.2 Pneumonie

Ambulant erworbene Pneumonien stehen den in der Klinik erworbenen nosokomialen Pneumonien gegenüber. Letztere treten häufig während einer Beatmung auf, da die invasive Maßnahme »Beatmung« die natürlichen Barrieren für die Infektabwehr beeinträchtigt. Die entzündlichen Veränderungen des Interstitiums und das entzündliche Sekret in den Alveolen führen zu Diffusions- und Verteilungsstörungen. Grobblasige Atemgeräusche und das Darstellen von Infiltraten in der Röntgenaufnahme der Lunge sind die klinischen und radiomorphologischen Zeichen. Im Sputum, eventuell aber auch im Blut, lassen sich Keime nachweisen. Sonderformen sind virale und Pilzpneumonien.

▪ Therapie
An erster Stelle steht die Antibiotikatherapie. Nach der Entnahme von Sputum oder Bronchialsekret wird sie in der Regel zunächst kalkuliert, d. h. ohne Vorliegen eines Antibiogramms nach dem mutmaßlich zu erwartenden Keim durchgeführt. Eine über lange Zeit durchgeführte Erregerstatistik der

Abteilung oder des Krankenhauses und die Kenntnis der entsprechenden Antibiogramme geben das Therapiekonzept vor, das davon abhängt, ob die Pneumonie ambulant oder nosokomial erworben wurde.

> ❯ Vor der Antibiotikatherapie steht die Gewinnung von Material zum Keimnachweis.

Je nachdem wie ausgeprägt die respiratorische Insuffizienz ist, muss der Patient beatmet werden, um eine ausreichende Oxygenierung (Gasaustausch) zu gewährleisten.

Ambulant und nosokomial erworbene Pneumonien unterscheiden sich hinsichtlich ihres Erregerspektrums und demzufolge auch in der kalkulierten antibiotischen Therapie. Während Pneumokokken vor Haemophilus influenzae, Enterobakterien und Staphylokokken die häufigsten Erreger der ambulant erworbenen Pneumonie ausmachen, kommen bei nosokomialen Pneumonien (Beginn > 48 h nach Krankenhausaufnahme) zusätzlich gehäuft gram-negative Erreger wie Pseudomonaden, E. coli oder Klebsiella spp. hinzu. Zur kalkulierten Therapie ambulant erworbener Pneumonien empfehlen sich Amoxicillin/ggf. plus Clavulansäure, Levofloxacin oder Moxifloxacin. Nosokomiale Pneumonien werden kalkuliert mit Cephalosporinen der Gruppe 3a, Amoxicillin/Calvulansäure oder Fluorchinolonen behandelt.

17.2.3 Chronisch obstruktive Lungenerkrankung (COPD)

Chronisch bronchospastische Zustände in unterschiedlichen Arealen werden durch verschiedene Noxen ausgelöst (sehr häufig durch chronischen Nikotinabusus). Während der Exspiration kommt es zu einem Verschluss der Bronchien. Die Atemarbeit ist erheblich erschwert. In den minderbelüfteten Bereichen entstehen häufig zusätzlich Entzündungen, die verstärkt werden durch die Verteilungs- und Diffusionsstörungen in der Lungenfunktion. Die Spastik im Auskultationsbefund, das verlängerte Exspirium, die partielle (Hypoxämie) oder globale (Hypoxämie und Hyperkapnie) respiratorische Insuffizienz prägen das klinische Bild.

■ Therapie
Broncholytika und weitere konservative Maßnahmen wie antibiotische Behandlung der Infekte und eine ausreichende Flüssigkeitszufuhr stehen im therapeutischen Vordergrund. Muss der Patient beatmet werden, so ist der Endotrachealtubus ein weiterer Reiz, der die Bronchospastik unterhält. Nach Möglichkeit werden die Patienten nicht-invasiv über eine Maske oder eine Haube druckunterstützt beatmet (▶ Abschn. 17.6).

17.2.4 Thoraxtrauma

Thoraxtraumen führen zunächst zu einer Störung der Ventilation. Nebeneinander liegende **Rippenserienfrakturen** machen den Thorax instabil. Bei der Inspiration wird die Thoraxwand zwischen den Frakturen nicht mit nach außen bewegt. Die Veränderung des Thoraxvolumens ist gegenüber dem beim unverletzten Thorax verringert (◘ Abb. 17.2). Zudem ist die Thoraxbewegung durch starke Schmerzen eingeschränkt.

Dringt Luft durch die verletzte Thoraxwand oder aus der verletzten Lunge in den kapillären Spalt zwischen Lunge und Thoraxwand ein, so entsteht ein **Pneumothorax** ▶ Abschn. 32.4). Die Lunge wird komprimiert und nimmt nicht mehr an der Ventilation teil.

Durch die Einwirkung von stumpfer Gewalt entsteht eine **Lungenkontusion**. Die Verletzung des Gewebes führt zum Austritt von Blut in das Interstitium und in die Alveolen. Abgesehen von dem Blut, das die Patienten husten, entwickeln sich die klinischen Zeichen erst langsam über mehrere Stunden nach dem Trauma. Durch Verteilungs- und Diffusionsstörungen verschlechtert sich der Gasaustausch. Im Röntgenbild des Thorax sieht man fleckförmige Verschattungen über der Lunge. Die Patienten benötigen häufig über Tage eine Beatmung mit erhöhtem PEEP zur Vermeidung bzw. Reduktion der Atelektasen. Gegenbenenfalls kann auch eine Therapie mittels nicht-invasiver Beatmung durchgeführt werden. Auch scharfe Gewalt (Stich-, Schussverletzung) führt, sofern die Lunge betroffen ist, zu erheblichen pulmonalen Problemen.

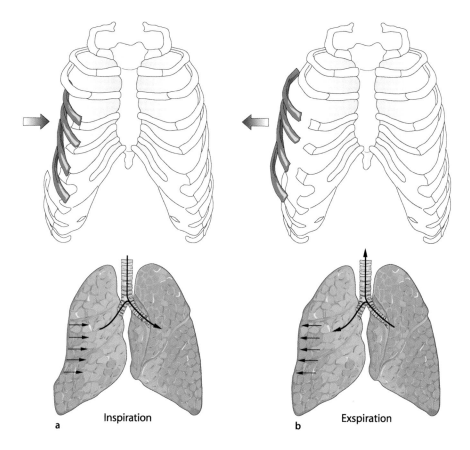

Abb. 17.2a,b Rippenserienfraktur – Paradoxe Atmung: **a** Bei der Inspiration bewegt sich die Thoraxwand nach innen, **b** bei der Exspiration nach außen (Aus Larsen 2007)

17.2.5 Lungenödem

Das Lungenödem hat meist kardiale, kann aber auch toxische Ursachen haben. Ebenso kann ein Lungenödem entstehen durch infektiöse Erkrankungen (Sepsis) oder thermische Verletzungen (Verbrennungen). Flüssigkeit tritt in das Interstitium und in die Alveolen aus und verursacht primär Mikroatelektasen mit Störungen des Ventilations-Perfusionsverhältnisses und Diffusionsstörungen. Ziel der Behandlung ist eine Optimierung der kardialen Funktion über eine Senkung der Vor- und ggf. Nachlast sowie eine Flüssigkeitsrestriktion und Negativbilanz.

17.2.6 Lungenembolie

Auch die Lungenembolie ist eine kardial-vaskulär bedingte Lungenfunktionsstörung (▶ Abschn. 9.5; 32.4.5). Durch einen partiellen oder globalen Verschluss der Lungenstrombahn ist das Ventilations-Perfusions-Verhältnis gestört. Über eine akute Erhöhung des pulmonalarteriellen Drucks tritt häufig begleitend eine Rechtsherzinsuffizienz hinzu.

17.3 Pathophysiologie der Beatmung

Unter physiologischer Spontanatmung wird der Thorax in der Inspiration vergrößert, sodass ein negativer Druck gegenüber der Außenwelt auftritt:

Die Luft strömt in die gleichzeitig vergrößerte Lunge ein. In der Exspiration lässt die Muskelkraft nach, der Thorax wird durch die elastischen Kräfte zusammengedrückt, sodass der Druck größer ist als außen: Die Luft strömt aus der Lunge aus. Der über Inspiration und Exspiration gemittelte Atemwegsdruck ist Null.

Bei der künstlichen Beatmung werden diese Verhältnisse umgedreht. Aus der Exspirationslage heraus, in der der Atemwegsdruck 0 ist, wird mit Druck Luft in die Lunge hineingeblasen: In der Inspiration ist der Atemwegsdruck positiv. Zwar könnte man die Luft maschinell wieder heraussaugen, sodass der Atemwegesmitteldruck wieder Null wird (Wechseldruckbeatmung). Dieses hat sich jedoch nicht bewährt, da die Lungenfunktion durch das Entstehen von Atelektasen verschlechtert wird. Die Ausatmung erfolgt über eine passive Deflation. Daraus resultiert, dass der Atemwegsmitteldruck positiv ist.

Bei der akuten respiratorischen Insuffizienz ist der Gasaustausch von O_2 und CO_2 gestört und soll durch die künstliche Beatmung verbessert werden.

- ■ **Verbesserung der Oxygenierung**

Um den erniedrigten arteriellen Sauerstoffpartialdruck p_aO_2 zu erhöhen, kann auf sehr einfache Art die Partialdruckdifferenz zwischen Alveole und Kapillare erhöht werden, indem die inspiratorische Sauerstoffkonzentration F_iO_2 erhöht wird.

Durch eine Druckerhöhung während des gesamten Atemzyklus (in Inspiration und Exspiration) wird die Diffusionsfläche vergrößert. Es werden zusätzliche Alveolen, die verschlossen sind, rekrutiert. Beim Lungenödem und der Pneumonie/ARDS erreicht man durch die Applikation von PEEP positive endexspiratorische Drücke, damit eine Eröffnung der Atelektasen und eine Verbesserung der Oxygenierung.

An den Stenosen schlecht belüfteter Alveolen kommt es zu Verwirbelungen der Luft, die den Atemwegswiderstand gegenüber einer laminaren Luftströmung erhöhen, sodass die Luft in die gesunden Alveolen fließt (Verteilungsstörung). Bleibt die Lunge in der Inspiration in einem geblähten Zustand stehen (**inspiratorisches Plateau**), so kann sich jetzt die Luft aus den gut belüfteten in die schlecht belüfteten Alveolen verteilen. Dadurch fällt der Atemwegsdruck (Spitzendruck) bei der volumenkontrollierten Beatmung auf den Plateaudruck ab.

Die Verwirbelungen an den Stenosen lassen sich vermeiden, wenn die Luft langsamer fließt. Der Inspirationsflow wird verringert. Um dennoch das gewünschte Atemzugvolumen in die Lunge zu bekommen, muss die Inspirationszeit verlängert werden, sodass das physiologische Atemzeitverhältnis (Inspirationszeit : Exspirationszeit) von 1:2 über 1:1 bis 2:1 oder 4:1 umgedreht wird (**umgekehrtes Atemzeitverhältnis, inversed ratio**).

Ebenso wirkt sich eine druckkontrollierte Beatmung positiv auf die Verteilung des Atemgases aus. Hierbei wird ein vorgegebener Druck über eine vorgegebene Zeit (Inspirationszeit) appliziert. Der Inspirationsfluss ist bis zum Erreichen des gewünschten Druckniveaus hoch und fällt dann kontinuierlich ab (dezelerierender Fluss). Dieses Flussmuster führt zu einer günstigeren Verteilung der Ventilation auch in schlecht belüftete Areale.

Beim **Rekruitmentmanöver** wird über 30 Sekunden ein Inspirationsdruck von 30-40mbar gehalten, um eine Wiedereröffnung von atelektatischen Lungenbezirken zu erreichen. Dieses Manöver ist jedoch umstritten, da es nur zu einer kurzfristigen Verbesserung der Oxygenierung führt. In jedem Fall ist im Anschluss mit einem ausreichenden PEEP zu beatmen, um eine unmittelbare neue Entstehung von Atelektasen zu verhindern.

- ■ **Abatmung des Kohlendioxids**

Das Kohlendioxid (CO_2) diffundiert vollständig in die CO_2-freie Luft der Atmosphäre. Voraussetzung ist, dass diese in die Lunge gepumpt wird (Ventilation). Über das Atemzentrum wird gerade so viel ventiliert, dass ein arterieller p_aCO_2 von 40 +/−4 mmHg gehalten wird.

Erhöht sich der p_aCO_2, so wird die Ventilation vermehrt, indem das **Atemminutenvolumen** durch die Erhöhung von Atemzugvolumen und/oder Atemfrequenz erhöht wird. Diesem sind jedoch Grenzen gesetzt, da dadurch die Inspirationszeit verkürzt und der Atemgasflow beschleunigt wird, was den zuvor dargestellten Prinzipien zur Verbesserung der Oxygenierung widerspricht. Außerdem steigen die Atemwegsdrucke in der Inspiration extrem stark an. Häufig wird daher eine **permissive Hyperkapnie** in Kauf genommen, solange der pH nur geringfügig abfällt (respiratorische Azidose bis pH 7,25).

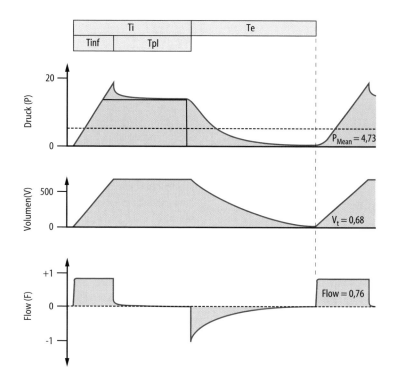

◘ Abb. 17.3 Atemzyklus bei volumenbegrenzter zeitgesteuerter Atmung

17.4 Respiratoren

Das Beatmungsgerät, der Respirator, führt die Beatmung des Patienten maschinell durch. Je nach Ausstattung lassen sich die verschiedenen, die Beatmung bestimmenden Parameter einzeln modifizieren:

- inspiratorische Sauerstoffkonzentration,
- Atemzugvolumen,
- Atemfrequenz,
- Atemwegsdruck,
- Inspirationsflow,
- Atemzeitverhältnis und
- Atemdruckunterstützung.

Die Parameter werden auf dem Gerät entweder digital oder graphisch dargestellt. Die wichtigsten sind mit Alarmen ausgestattet.

Wenn das Gerät nach Erreichen eines bestimmten vorgegebenen Wertes der Parameter Volumen, Druck, Zeit oder Flow die Inspiration beendet, so spricht man entweder von einer **volumen-, druck-, zeit- oder flowbegrenzten** Arbeitsweise. Die gleichen Parameter werden herangezogen, um den Zeitpunkt zum Umschalten von Inspiration auf Exspiration festzulegen. Man spricht dann von einer **volumen-, druck-, zeit- oder flowgesteuerten** Funktion (◘ Abb. 17.3, ◘ Abb. 17.4).

> **Beispiel**
> Bleibt ein Beatmungsgerät nach der Insufflation eines vorgewählten Atemzugvolumens von 500 ml in der Inspiration stehen und schaltet bei einer Atemfrequenz von 10/min nach 2 sec in Exspiration um, so handelt es sich um eine volumenbegrenzte zeitgesteuerte Beatmung.

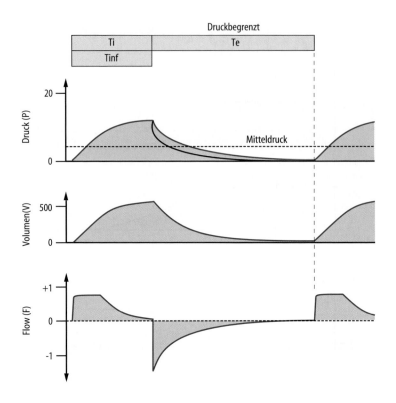

▣ Abb. 17.4 Atemzyklus bei druckbegrenzter zeitgesteuerter Beatmung

17.5 Beatmungsmuster

Das Beatmungsmuster beschreibt den zeitlichen Verlauf von Druck, Volumen und Flow während eines Atemzyklus (▣ Abb. 17.5).

- **Volumenbegrenzte, zeitgesteuerte Beatmung (▣ Abb. 17.3)**

Der **Atemzyklus** ist in **Inspirations-** und **Exspirationzeit** geteilt. Bestimmt wird die Länge dieser Zeiten durch die **Atemfrequenz** und das **Atemzeitverhältnis**. Zu Beginn fließt das Atemgas mit einer konstanten Geschwindigkeit (**Flow**) in die Lunge. Das Gasvolumen und der Druck erhöhen sich, bis das voreingestellte Volumen erreicht ist. In diesem Moment wird der Gasfluss unterbrochen, der **Atemwegspitzendruck** ist erreicht und das Gerät bleibt in Inspiration stehen. Die Lunge bleibt im inspiratorischen Halt gebläht. Luft bewegt sich in der Lunge von den gut belüfteten Teilen in die schlecht belüfteten. Dadurch sinkt der Atemwegsdruck auf den **Plateaudruck** ab. Diese Druckdifferenz ist umso größer, je geringer die Compliance ist.

Nach Ablauf der durch die Atemfrequenz und das Atemzeitverhältnis vorbestimmten Inspirationszeit schaltet das Beatmungsgerät auf Exspiration um. Durch die elastischen Kräfte von Thoraxwand und Lunge wird die Luft nach außen gedrückt. Daraus resultiert ein gegenüber der Inspiration umgekehrter, also negativer Flow, der zunächst schnell fließt, dann aber langsamer wird. Das intrapulmonale Gasvolumen und der Atemwegsdruck nehmen ab, bis der voreingestellte **endexspiratorische Druck** erreicht ist, der in der Regel positiv (PEEP) ist.

Nach Ablauf der Exspirationszeit, deren Länge wiederum durch Atemfrequenz und Atemzeitverhältnis vorgegeben ist, schaltet sich das Beatmungsgerät auf Inspiration um und der nächste Atemzyklus beginnt.

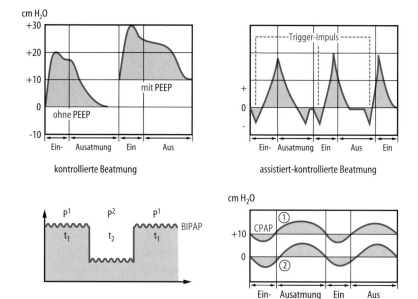

kontrollierte Beatmung

assistiert-kontrollierte Beatmung

BIPAP = Biphasic positive airway pressure mit
Druckniveaus p1 und p2 sowie Zeiten t_1 und t_2

Spontanatmung mit kontinuierlich
positivem Atemwegsdruck ①
(CPAP= continuous positive airway pressure)
Spontanatmung ②

Abb. 17.5 Beatmungsformen

Druckbegrenzte, zeitgesteuerte Beatmung (Abb. 17.4)

Zu Beginn der Inspirationszeit wird die Luft mit einer vorgegebenen Geschwindigkeit (Flow) in die Lunge gedrückt. Ein Atemzugvolumen ist nicht vorgegeben. Wird der voreingestellte Druck erreicht, so verlangsamt sich der Inspirationsflow, bis er zum Stillstand kommt oder die Inspirationszeit abgelaufen ist (dezelerierender Fluss). Bei dieser geringeren Flussgeschwindigkeit werden die Luftverwirbelungen an den verengten Bronchiolen aufgehoben, sodass auch diese Bereiche belüftet werden.

17.6 Beatmungsform

Eine alleinige Beatmung durch den Respirator ist invasiv und erfordert eine tiefe Sedierung, um den Patienten an den Respirator zu adaptieren. Die gesamte Beatmung muss von außen mittels Monitoring und Laborwerten überprüft werden, da der Patient selbst nicht steuernd »eingreifen« kann. Durch »Lufthunger« bei Hyperkapnie kann er nicht das Atemminutenvolumen erhöhen. Er kann sich auch nicht gegenüber seiner Umwelt mitteilen. Zudem sind die Reflexe für das Abhusten von Sekret unterdrückt und der Patient kann sich nicht spontan bewegen (Dekubitusgefahr).

Man versucht daher, den Patienten möglichst viel spontan atmen zu lassen, wodurch die Invasivität der Beatmung verringert wird. Der Respirator soll an den Patienten adaptiert werden. Je nach Beatmungsform ist der Anteil der Spontanatmung an der Beatmung größer oder geringer.

IPPV, SIMV

Die **kontrollierte Beatmung** (intermittent **p**ositive **p**ressure **v**entilation, **IPPV**) lässt keine Spontanatmung des Patienten zu (Abb. 17.5a). Hat der Patient die Möglichkeit, durch eine eigene Einatembewegung eine Beatmung durch den Respirator auszulösen, so spricht man von **assistierter Beatmung** (**s**ynchronisized **i**ntermittent **m**andatory **v**entilation, **SIMV**).

Zum Ende der Exspirationszeit im sogenannten **Triggerfenster** beginnt der Respirator einen Atemzyklus, wenn durch die Inspirationsbewegung ein vorgewählter negativer Atemwegsdruck unterschritten wird (**Triggerschwelle**). Je größer der aufzubringende negative Druck ist, desto größer ist die Atemarbeit. Einatembewegungen vor dem Öffnen des Triggerfensters lösen keinen Atemzyklus des Respirators aus, um eine unkoordinierte Steuerung auszuschließen. Erfolgt keine ausreichende Inspirationsbewegung, so löst der Respirator nach einer vorgewählten Zeit von sich aus einen Atemzyklus aus. Diese Zeit wird durch die Sicherheitsatemfrequenz vorgewählt.

- **BIPAP (Biphasic positive airway pressure)**

Hierbei wechseln im Beatmungssystem nach vorgegebenen Zeiten zwei unterschiedliche Drukniveaus, was im Prinzip einer druckkontrollierten Beatmung entspricht. Der Patient kann jederzeit, sowohl in In- als auch in Exspiration, spontan »mitatmen«. Zusätzlich kann die spontane Atemtätigkeit mithilfe einer Druckunterstützung unterstützt werden. Der Patient erhält dann, sobald er durch seine eigene Inspiration einen bestimmten, voreingestellten Fluss aufgebaut hat, eine Unterstützung durch den Respirator. Dieses Beatmungsmuster wird in der Intensivmedizin heutzutage meist von Anfang der Beatmung an verwendet. Es verbindet die Vorteile des dezelerierenden Flusses der druckkontrollierten Beatmung mit der Möglichkeit der Spontanatmung des Patienten.

- **CPAP/PSV (continous positive airway pressure/pressure support ventilation)**

Zeigt der Patient im BIPAP-Modus eine ausreichende eigene Atmungsaktivität, kann das obere Druckniveau auf das untere abgesenkt werden, sodass ein kontinuierliches positives Druckniveau (CPAP) im Beatmungssystem herrscht. Diese Funktion kann bei den meisten Beatmungsgeräten unabhängig von BIPAP gesondert eingestellt werden. Zusätzlich erhält der Patient bei jedem seiner Atemzüge eine Druckunterstützung, um die Atemarbeit zu erleichtern.

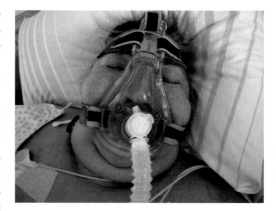

◻ Abb. 17.6 Gesichtsmaske für die nicht-invasive Beatmung

- **Nicht-invasive Beatmung**

Die Intubation ist ein wesentlicher invasiver Faktor der Beatmung: Der obere Respirationstrakt mit Nase und Trachea als wichtige Barriere für die Infektabwehr wird umgangen. Nosokomiale, beatmungsinduzierte Pneumonien sind die Folge vor allem dann, wenn die Beatmung längere Zeit dauert.

Durch die Beatmung über eine Mund- oder Gesichtsmaske (◻ Abb. 17.6) oder aber auch über einen Helm, der den ganzen Kopf einschließt, bleibt die natürliche Atmung über den oberen Respirationstrakt gewahrt. Voraussetzung ist, dass die Patienten spontan atmen und die Beatmungsdrücke nicht zu hoch sind. Dieses trifft vor allem auf Patienten mit Lungenversagen internistischer Ursache zu (COPD, Lungenödem, Pneumonie). Mit der nicht-invasiven Beatmung wird nicht nur primär der Gasaustausch verbessert, sondern die Atemarbeit der Patienten unterstützt. Diese ist vor allem bei den chronisch kranken Patienten durch die Erschöpfung der Atemmuskulatur herabgesetzt, was zu einer Einschränkung des Gasaustausches führt.

Durch die nicht-invasive Beatmung wird die Lebensqualität der Patienten verbessert. Für die Anwendung außerhalb der Intensivstation und zu Hause sind kleine unkomplizierte Geräte entwickelt worden, die die Patienten selbst bedienen können, die aber nur wenige Möglichkeiten zur Überwachung haben. In der operativen Intensivmedizin hat sich die nicht-invasive Beatmung bislang kaum durchgesetzt.

17.7 Nebenwirkungen

> ❯ **Nebenwirkung der Beatmung**
> — Barotrauma
> — Volutrauma
> — Atelektrauma
> — Beatmungsassoziierte Pneumonie vor allem durch Aufhebung der natürlichen Abwehrbarrieren
> — Auswirkungen auf Kreislauf und Nierendurchblutung

▪ **Barotrauma/Volutrauma/Atelektrauma**

Hohe Beatmungsdrucke, vor allem hohe Spitzendrucke und hohe applizierte Atemzugvolumina führen über Scherkräfte zu Verletzungen des Lungengewebes und können damit zu einer Zuspitzung des Lungenversagens führen. Zum einen können die elastischen Strukturen des Lungengewebes überdehnt werden, zum anderen können Alveolen zerstört werden, was auch zum Pneumothorax führen kann. Das zyklische Wiedereröffnen und Kollabieren atelektatischer Bereiche der Lunge führt ebenso zu einer inflammatorischen Reaktion.

Um dieses zu vermeiden, sollen die Beatmungsdrucke möglichst gering gehalten werden. Auch eine Überdehnung der Lunge durch zu hohe Atemminutenvolumina soll vermieden werden. Empfohlen ist aktuell die Begrenzung des Atemzugvolumens auf 6 ml/kg ideales (!) Körpergewicht. Zusätzlich muss immer ein PEEP appliziert werden, um die Atelektasenbildung zu verringern Der Inspirationsdruck sollte nach Möglichkeit unter 30 mbar liegen. Dabei wird ggf. auch eine unzureichende Ventilation (permissive Hyperkapnie) in Kauf genommen (pCO_2 45–60 mmHG; pH > 7,25). Nach aktuellen Daten scheinen nicht nur die Begrenzung des Spitzendrucks und des Atemzugvolumens Einfluss auf die beatmungsassoziierte inflammatorische Reaktion zu nehmen, sondern auch die Druckdifferenz zwischen PEEP und Atemwegsspitzendruck (sog. »driving pressure« oder δp). In einer großen retrospektiven Analyse konnte bei Patienten mit ARDS gezeigt werden, dass ein »driving pressure« von < 15 mbar mit einer signifikant niedrigeren Sterblichkeit assoziiert war.

▪ **Intrathorakale Druckerhöhung**

Sie überträgt sich auf die großen intrathorakalen Gefäße und das Herz und vermindert den venösen Rückstrom. Bei der Einstellung der Atemwegsdrucke muss ein Kompromiss gefunden werden zwischen dem notwendigen Atemwegsmitteldruck und der daraus folgenden Kreislaufdepression. Eventuell muss diese durch die Gabe von Katecholaminen verbessert werden.

Durch den Rückstau aus dem Thorax heraus wird auch die Nierendurchblutung herabgesetzt.

17.8 Pharmakologische Therapie

▪ **Negative Flüssigkeitsbilanz**

Um die Diffusionsstrecke zu verkürzen, werden Diuretika, in der Regel Furosemid, gegeben, um das interstitielle oder intraalveoläre Ödem zu verringern. Zugleich wird eine negative Flüssigkeitsbilanz angestrebt. Dieser Therapie sind Grenzen gesetzt, wenn der Kreislauf instabil ist. Gegebenenfalls müssen gleichzeitig Katecholamine gegeben werden.

Gemessen wird das interstitielle Lungenwasser mit dem PiCCO-System (Pulse Contour Cardiac Output). Lässt sich pharmakologisch oder durch eine negative Flüssigkeitsbilanz das Ödem nicht mobilisieren, so kann das Wasser auch mittels Hämofiltration oder Hämodiafiltration entzogen werden (▶ Kap. 20).

▪ **Analgosedierung**

Um die Beatmung und auch den Atemwegszugang zu tolerieren, müssen die Patienten sediert werden. Die Sedierung muss umso tiefer sein, je invasiver die Beatmung ist. Am invasivsten sind Beatmungsformen, die keine Spontanatmung zulassen und sich aufgrund ihrer Druck- Flow- und Zeitverläufe am weitesten von den natürlichen Abläufen unterscheiden.

Dadurch wird jedoch die sonstige Aktivität und Kommunikationsfähigkeit gehemmt. Eine zu starke Sedierung führt zur Muskelatrophie und unterdrückt die natürlichen Schutzreflexe der Patienten. Auch hier ist ein Kompromiss zwischen notwendiger Stressabschirmung durch die Sedativa und den Nebenwirkungen zu suchen. Devise ist, nicht den Patienten durch Sedierung an den Respirator zu

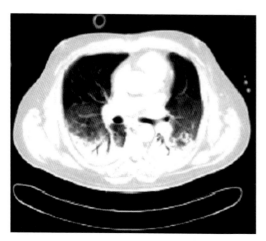

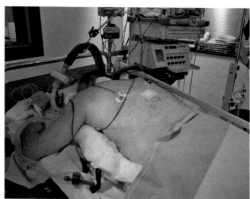

▢ Abb. 17.7 Computertomographische Darstellung der Lunge bei einem Patienten mit akutem Lungenversagen. Schnitt kurz unterhalb der Carina. Deutlich erkennbar sind die dorsobasalen Atelektasen mit Regionen der Minderbelüftung

▢ Abb. 17.8 Beatmeter Patient in Bauchlage

adaptieren, sondern den Respirator durch eine entsprechende Einstellung an den Patienten. Dabei soll der Patient nur so weit sediert sein, dass er leicht schlafend die Beatmung toleriert, auf Ansprache aber möglichst orientiert ist. In der Nacht kann er tiefer sediert sein, damit ein Tag-Nacht-Rhythmus erhalten bleibt. Bezüglich der Analgosedierung gilt eindeutig: So wenig wie möglich, so viel wie nötig!

17.9 Atemweg

Bevorzugt wird auf Intensivstationen der orale Atemweg. Der nasale Tubus führt nach tagelanger Lage zu Kieferhöhlenentzündungen auf der betroffenen Seite. Eine eindeutige Empfehlung zum Zeitpunkt der Tracheotomie kann nicht gegeben werden. Dazu hat sich auf der Intensivstation die Dilatationstracheotomie als einfaches Verfahren etabliert. Die tracheotomierten Patienten brauchen dann zur »**Tubustoleranz**« keine Sedierung mehr. Unter Dilatationstracheotomie versteht man folgendes Verfahren: Von außen wird mithilfe eines Trokars unter bronchoskopischer Sicht eine Verbindung zur Trachea geschaffen. Die Öffnung wird jetzt mit einem Dilatator geweitet, bis ein Trachealtubus, der zum Patienten passt, eingeführt werden kann. Kontrol-

liert wird der Eingriff mit einem über den Endotrachealtubus eingeführten Bronchoskop.

Ein einfacher nicht-operativer Eingriff, der auf der Intensivstation vom Intensivmediziner durchgeführt werden kann und nicht im OP stattfinden muss. Zu seiner Hilfe muss allerdings ein zweiter Kollege bronchoskopisch tätig sein.

Nach dem **Weaning** kann die Trachealkanüle rasch gezogen werden. Das Tracheostoma wächst von allein wieder zu und hinterlässt keine großen Wunden. Eine elegante Methode.

17.10 Lagerungstherapie

Nicht belüftete Bezirke der Lungen können für den Gasaustausch auch dadurch rekrutiert werden, dass die Patienten so gelagert werden, dass die schlecht belüfteten Bereiche oben liegen (▢ Abb. 17.7). Dazu werden die Patienten in Bauchlage oder in eine 135°-Lage gebracht (▢ Abb. 17.8). Hierdurch lässt sich bei vielen Patienten eine akute Verbesserung des Gasaustausches erreichen.

> ❯ Wichtig ist, dass diese Lagerungsmanöver täglich und über einen ausreichend langen Zeitraum (12-14h) durchgeführt werden.

17.11 Extrakorporaler Lungenersatz

Unter extrakoporalem Lungenersatz versteht man verschiedene Verfahren, bei denen mithilfe eines Membranoxygenators außerhalb des Körpers die Lungenfunktion unterstützt bzw. übernommen wird. Hierzu wird das Blut über einen extrakorporalen Kreislauf über den Membranoxygenator geleitet und dort decarboxyliert und ggf. oxygeniert. Die beiden am weitesten verbreiteten Verfahren sind pECLA und ECMO. Bei der pECLA (pumpless extracorporal lung assist) erfolgt eine Kanülierung der A. femoralis. Das Blut fließt passiv, nur vom arteriellen Blutdruck getrieben, über einen Membranoxygenator und über eine weitere, venös platzierte Kanüle, zurück in den systemischen Kreislauf. Über den Oxygenator wird ein variabler Sauerstofffluss appliziert. Dieses Verfahren dient in erster Linie der Entfernung des CO_2 aus dem Blut. Bei der ECMO (extracorporal membrane oxygenation) erfolgt die Kanülierung veno-venös. Hier kann über eine in den extrakorporalen Kreislauf etablierte Pumpe der Fluss reguliert werden. Mithilfe der ECMO lassen sich sowohl Störungen der Oxygenierung und der Decarboxylierung behandeln.

Die Verfahren finden bei schweren Lungenversagen Anwendung, um weitere beatmungsassoziierte Lungenschäden zu vermeiden und eine ausreichende Oxygenierung und Decarboxylierung sicherzustellen. Sie sind in Deutschland mittlerweile relativ weit verbreitet. Eine Liste der Kliniken mit Möglichkeit zur ECMO oder pECLA findet sich auf den Seiten des ARDS Network Deutschland (www.ardsnetwork.de).

Analgosedierung auf Intensivstation

Franz-Josef Kretz, Jürgen Schäffer, Tom Terboven

F.-J. Kretz et al., *Anästhesie, Intensivmedizin, Notfallmedizin, Schmerztherapie*,
DOI 10.1007/978-3-662-44771-0_18, © Springer-Verlag Berlin Heidelberg 2016

In diesem Kapitel steht die Analgosedierung auf der Intensivstation im Vordergrund. Es werden die Analgesie und die Analgosedierung genauso behandelt, wie die Langzeitanalgosedierung in der Praxis.

Die Schmerztherapie spielt auf der operativen Intensivstation eine bedeutende Rolle. Darüber hinaus benötigen 75% aller beatmeten Intensivpatienten eine Sedierung, wobei hier zusätzlich die sedativ-hypnotische Wirkung der Analgetika als Baustein einer multimodalen Langzeitanalgosedierung genutzt wird.

Ziel ist die situationsangepasste Analgesie und Sedierung bei diagnostischen, therapeutischen und pflegerischen Maßnahmen.

18.1 Analgesie

Die Analgesie
- ist mit eine der bedeutendsten ärztlichen Maßnahmen und ein Gebot der Menschlichkeit,
- reduziert die Stressantwort mit Blutdruckanstieg, Herzfrequenzanstieg, Hyperglykämie, Vasokonstriktion, Immunsuppression,
- ist wichtig zur Prophylaxe einer schmerzbedingten Schlaflosigkeit.

> **Analgesie gilt heute als einklagbares Recht, reduziert Komplikationen und Liegezeit und hat eine wichtige Marketingfunktion (Patientenkomfort).**

18.1.1 Regionalanästhesien mit lumbalem bzw. thorakalem PDK

Der PDK wird vor der Operation gelegt und schon intraoperativ bedient (z. B. mit 10–12 ml Ropivacain 0,375% und 20 µg Sufentanil), was zusammen zu einer exzellenten Analgesie führt!

Die thorakale Periduralanästhesie ist die Grundlage für die Fast-Track-Chirurgie; d. h. für das sofortige Extubieren des Patienten noch auf dem OP-Tisch (Voraussetzung: Normothermie), auch nach größeren Eingriffen, und die rasche Erholung des Patienten.

18.1.2 Periphere Regionalanästhesie

Durch periphere Regionalanästhesie mit peripheren Kathetertechniken wie z. B. N.-femoralis-Katheter bei Hüftendoprothesen und N.-femoralis-Katheter in Kombination mit Ischiadikusblockade bei Kniegelenksendoprothesen kann ebenfalls eine effektive Analgesie erreicht werden.

Eine Weiterentwicklung der regionalen Kathetertechniken ist die patientenkontrollierte Regionalanästhesie; hier bestimmt der Patient über eine programmierte Infusionspumpe seine eigene Dosierung (▶ Abschn. 5.3.12).

Die Regionalanästhesie-Kathetertechniken führen zu einer Reduktion von
- kardiovaskulären und respiratorischen Komplikationen,
- thromboembolischen Komplikationen,

- Immobilisation (Cave: motorische Störungen bei rückenmarksnahen Regionalanästhesien, d. h. »weiche Knie«),
- postoperativen cerebralen Störungen (Verwirrtheitszustände) sowie
- postoperativer Übelkeit und Erbrechen (PONV; ▶ Abschn. 14.5).

18.1.3 Opioide

Dazu zählen vor allem Morphin und Piritramid (Dipidolor), beides µ-Rezeptoragonisten; letzteres ist (leider) nur in Deutschland verfügbar, hier aber das am häufigsten benutzte Opioid in der postoperativen Phase (längere Wirkdauer als Morphin, geringere Erbrechensrate).

Zur Langzeitanalgesierung sind zudem als analgetische Komponenten noch Fentanyl und – heute vorwiegend – Sufentanil als µ-Rezeptoragonist im Gebrauch.

- **Morphin (▶ Abschn. 1.11.1)**

Dieser µ-Rezeptoragonist ist stark analgetisch und auch sedierend wirksam; er hat darüber hinaus eine antitussive Wirkung. Nachteilig sind die morphininduzierte Atemdepression sowie die Provokation von Übelkeit und Erbrechen. Bei langandauernder Anwendung kommt es zu gastrointestinalen Motilitätsstörungen (bis hin zum paralytischen Ileus). Unangenehm ist ein zum Teil hartnäckiger Pruritus (Juckreiz).

Bolusdosierung: 0,05–0,1 mg/kg; Wirkdauer 1–3 Stunden; Antidot Naloxon.

- **Piritramid (Dipidolor) (▶ Abschn. 1.11.7)**

Neben langdauernder Analgesie (3–6 Stunden) hat Piritramid eine sedative und eine leicht euphorisierende Wirkung. Nachteilig sind wie beim Morphin: Atemdepression, allerdings meist nur unter der Applikation und kurz danach; die Atemdepression zeigt sich, wenn überhaupt, zunächst in einer Apnoe unter der Applikation und später in einer CO_2-Retention bei normfrequenter Atmung. Bei Piritramid kommt es weniger zu PONV und Pruritus als unter Morphin, die gastrointestinale Motilitätshemmung ist ähnlich einzuschätzen wie bei Morphin.

Die Applikationsweise der Wahl ist heute die patientenkontrollierte Analgesie (PCA). Dazu werden die Daten des Patienten in eine Spritzenpumpe einprogrammiert (▶ Abschn. 14.4). Der Patient bestimmt die Boluszahl selbst.

Die unterschiedlich abgerufene Piritramidbolizahl ist ein Spiegelbild der unterschiedlichen Schmerzempfindlichkeit des Menschen bei gleicher Operation (und damit der Schmerzintensität).

Dosierung: 0,05–0,1 mg/kg.

Bolusdosierung bei PCA: 20 µg/kg; Lock-Out-Time für 10 min; Begrenzung der Boli auf 10/4 Stunden.

18.1.4 Nichtopioidanalgetika

- **Metamizol (Novalgin)**

Dieses Medikament ist stark analgetisch, antipyretisch, antiphlogistisch und spasmolytisch wirksam. Es erlebt gegenwärtig eine Renaissance, nachdem es vor 20 Jahren wegen des Agranulozytoserisikos unter Beschuss kam. Die Agranulozytose ist eine sehr seltene Komplikation, die jedoch für den Patienten mitunter lebensbedrohliche Folgen hat. Dies hat dazu geführt, das Metamizol in vielen Ländern vom Markt genommen wurde. Zu schnelle Applikationen sind zu vermeiden: Hypotoniegefahr.

Gefährlich ist auch die Metamizol-bedingte, ebenso sehr seltene Anaphylaxie! Insgesamt gesehen stellt Metamizol eine Bereicherung in der postoperativen Analgesie dar bei vertretbarem Risiko. Dosierung: 15–20 mg/kg KG.

Kontraindikationen:

- Porphyrie
- Glucose-6-phosphat-Dehydrogenase-Mangel [(G6PD(H)-Mangel]

- **Paracetamol (Perfalgan)**

Paracetamol ist eher mäßig analgetisch, aber gut antipyretisch wirksam; Nierenfunktion und Gerinnungssystem werden nicht beeinträchtigt. Bei Überdosierung (>140 mg/kg) droht ein Leberversagen (häufigster Grund für eine Lebertransplantation bei akzidenteller oder suizidaler Überdosierung!). Ein Leberversagen kann jedoch verhindert werden, wenn sofort und damit rechtzeitig das Antidot N-Acetylcystein gegeben wird (▶ Abschn. 1.14).

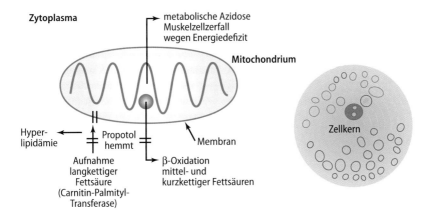

◩ **Abb. 18.1** Die Wirkung von Propofol auf die mitochondrialen Atmungskettenezyme: Propofol blockiert die Aufnahme von langkettigen Fettsäuren in die Zelle und hemmt die β-Oxidation

18.1.5 Nichtsteroidale Antirheumatika (NSAR)

NSAR eignen sich zwar hervorragend zur postoperativen Schmerztherapie, weisen aber eine Reihe an Nebenwirkungen auf, die ihren Einsatz in der Intensivmedizin deutlich limitieren. Alle NSAR erhöhen über eine Reduktion des renalen Blutflusses das Risiko eines Nierenversagens und erhöhen die Rate an oberen gastrointestinalen Blutungen. Ibuprofen und Diclofenac scheinen bei längerfristiger Anwendung in neueren Untersuchungen das Risiko kardiovaskulärer Komplikationen signifikant zu erhöhen. Zusammenfassend ist das Risiko-Nutzen-Profil dieser Substanzklasse eher ungünstig. Dementsprechend selten werden diese Substanzen in der Intensivmedizin verwendet.

18.2 Analgosedierung

Hierzu wird in der Regel ein stark wirksames Opioid-Analgetikum mit einem Sedativum kombiniert.

18.2.1 Propofol (Disoprivan)

Propofol ist sehr gut steuerbar, die Kinetik ist unabhängig von hepatischer und renaler Funktion; es wirkt antiemetisch. Dosierung: Bolus 0,5–1 mg/kg KG, Perfusor 0,8–4 mg/kg KG/h für maximal 7 Tage.

Die Lipide in der Propofollösung müssen in die Bilanz der Lipidzufuhr miteinberechnet werden.

> ⊙ Die Bakterien vermehren sich in der Infusionslösung! Gefahr der Endotoxinämie! (► Abschn. 1.7.7). Applikationsdauer auf 6 h beschränken!

Nachteilig ist die Gefahr des Propofolinfusionssyndroms, dies besonders bei Kindern! (► Abschn. 1.7.8).

Unter dem **Propofolinfusionssyndrom (PRIS)** versteht man ein Symptomkomplex aus

- schwerer Hyperlipidämie,
- schwerer metabolischer Azidose,
- Hepatosplenomegalie,
- therapierefraktärem Herzkreislaufversagen,
- Rhabdomyolyse.

Grund für das Propofolinfusionssyndrom sind Varianten in der Enzymkette der Mitochondrien und Störungen in der Aufnahme der Fette in die Mitochondrien (◩ Abb. 18.1). Deshalb werden die Fette nicht mehr verstoffwechselt und fallen in der Energiegewinnung aus. Dies betrifft besonders hart die Herz- und Gefäßzellen, sodass es zu einem therapierefraktären Herzkreislaufversagen kommt.

Außerdem entstehen eine Hypertriglyzeridämie sowie eine schwere metabolische Azidose als Folge der Energieproduktionsstörung. Darüber hinaus kommt es auch zu einer Ablagerung von Fetten in der Leber. Ein letztes Symptom ist die Rhabdomyolyse als Folge des Muskelzellverfalls.

Das PRIS ist im Wesentlichen ein Phänomen des Kindesalters, zwischenzeitlich sind jedoch auch Berichte bei Erwachsenen erschienen. Auch hier muss man bei langanhaltender, durch keine anderen Gründe erklärbarer metabolischer Azidose auch an ein PRIS denken. Beschrieben wird das PRIS besonders bei Patienten mit einer Dosierung über 4 mg/kg/h.

Therapeutisch ist das sofortige Abschalten der Propofolinfusion und eine symptomatische Therapie indiziert: Katecholamintherapie, Azidoseausgleich, forcierte Diurese, zum Teil auch Nierenersatzverfahren, die die häufig infauste Prognose zu bessern helfen.

Ein weiterer Nachteil vom Propofol ist die im Vergleich mit Midazolam ausgeprägtere Kreislaufwirkung, die häufig einen erhöhten Katecholaminbedarf nach sich zieht.

18.2.2 Barbiturate (Thiopental, Methohexital)

Sie wirken hypnotisch und antikonvulsiv. Thiopental wird nahezu ausschließlich noch zur Senkung eines erhöhten intrakraniellen Druckes eingesetzt, seltene Indikation ist auch ein nicht beherrschbarer Status epilepticus.

Unerwünscht sind die negative Inotropie und die Akkumulation im Fettgewebe mit deutlich verlängerter Wirkdauer.

Die Bolus-Dosis für Thiopental liegt bei 2–5 mg/kg KG. Verwendet man Methohexital kontinuierlich zur Reduktion des intrakraniellen Drucks, so liegt die Dosierung bei 1–2 mg/kg/h.

18.2.3 Benzodiazepine (Midazolam [Dormicum], Flunitrazepam [Rohypnol], Diazepam)

Von den Benzodiazepinen wird vor allen noch das Midazolam (Dormicum) zur Langzeitsedierung eingesetzt. Flunitrazepam und Diazepam scheiden wegen langer Wirkung und Kumulationsgefahr in Anbetracht des besser steuerbaren Midazolams aus.

Midazolam hat eine sedativ-hypnotische, anxiolytische, amnestische, antikonvulsive und muskelrelaxierende Wirkung. Es kommt jedoch recht schnell (ab dem 2. Tag) zu einer Tachyphylaxie, d. h. der Patient gewöhnt sich rasch an das Mittel, sodass ggf. höhere Dosierungen erforderlich werden.

> ❯ Bei zu raschem Absetzen der Langzeitsedierung kann es zu starken Entzugssymptomen kommen: Unruhezustände bis zu Krampfanfällen.

Der Abbau wird durch Alter, Nieren- und Leberinsuffizienz verlängert. Prinzipiell ist eine Antagonisierung des Midazolameffektes mit Flumazenil (▶ Abschn. 1.16.1) möglich (Cave: Entzugssymptomatik bis hin zum Krampfanfall).

Indiziert ist Midazolam noch bei Kindern, bei denen eine Kontraindikation zu Propofol besteht sowie bei absehbar längerdauernder Sedierung beim Erwachsenen.

18.2.4 Neuroleptika (Dehydrobenzperidol [DHBP], Haloperidol [Haldol])

Die Butyrophenonderivate Dehydrobenzperidol und Haloperidol sind antipsychotisch wirksam, antiemetisch und – dem äußeren Anschein nach – auch schlafanstoßend. Der Patient ist jedoch meist nicht sehr tief schlafend und dysphorisch. Grund für diese Dysphorie ist eine psychomotorische Entkopplung: Das, was ihn innerlich bewegt, kann er motorisch nicht mehr zum Ausdruck bringen. Diese Dissoziation macht Angst, obwohl der Patient nach außen unauffällig erscheint; nicht selten kam es früher bei breiter Anwendung zu Durchbruchshandlungen (Flucht des Patienten aus dem Krankenhaus).

Deshalb kommt nur noch Haloperidol in der postoperativen Intensivmedizin zur Behandlung eines Delirs bzw. Durchgangssyndroms zur Anwendung. Dosierung: Haloperidol 1,25–5 mg i.v. alle 4–6 Stunden.

Dehydrobenzperidol war in Deutschland über eine kurze Zeit nicht mehr erhältlich, jetzt ist es wieder verfügbar. Wegen seiner extrem starken antiemetischen Wirkung wurde es unter dieser Indikation zwischenzeitlich vermisst und ist jetzt als Ultima-ratio-Medikation wieder verfügbar.

18.2.5 α₂-Agonisten (Clonidin, Dexmedetomidin)

▪ **Clonidin**

Der antihypertensive Effekt des zentralwirksamen α₂-Agonisten wurde beiläufig entdeckt: Der Pharmakologe, der ursprünglich dieses Medikament dahingehend zu überprüfen hatte, ob es als Vasokonstrigens in der Nase bei der serösen Rhinitis wirken würde, gab es seiner Sekretärin, die Schnupfen hatte. Die Sekretärin fiel in einen tiefen Schlaf über 24 Stunden, wurde hypoton und bradykard; der Pharmakologe machte sich große Sorgen. Die Sekretärin überstand dieses – unfreiwillige – Experiment jedoch schadlos.

So wurde aus dem Medikament, das zur Therapie der serösen Rhinitis vorgesehen war, ein Antihypertensivum, allerdings mit der lebensqualitätsbeschränkenden Wirkung der Sedation. Deshalb wird das Clonidin bei der antihypertensiven Therapie relativ selten eingesetzt.

In der Intensivmedizin wurde das Mittel dagegen häufig eingesetzt zur Therapie des Hypertonus beim (Entzugs-)Delir. Mit der Therapie des Hypertonus war jedoch meist auch das Delir beherrscht.

Seit dieser Erkenntnis hat das Clonidin eine weite Verbreitung in der Anästhesie und Intensivmedizin gefunden und wird als große Bereicherung empfunden (▶ Abschn. 1.10).

Es dient in der Intensivmedizin als
- Prophylaxe oder Therapie eines Entzugsdelirs (1 µg/kg/h),
- Komponente der Langzeitsedierung zur Reduktion der Propofol-/Opioiddosierung,
- Prolongation der Opioidwirkung,
- Unterdrückung des Shiverings.

Dosierung: In Kombination mit anderen Analgosedativa eher niedrigere Dosis (0,2–1 µg/kg KG/h, evtl. initial je nach Symptomatik 1–5 µg/kg KG/h. Unerwünschte Wirkung: RR (↓), Herzfrequenz (↓).

▪ **Dexmedetomidin**

Dexmedetomidin hat eine deutlich ausgeprägtere Affinität zum α₂-Rezeptor als Clonidin und wirkt hierdurch wesentlich stärker sedierend. Die Sedierung zeichnet sich bei entsprechender klinischer Dosis durch eine gute Erweckbarkeit und Interaktionsmöglichkeit bei minimaler Atemdepression aus. Es wirkt mit 3 h deutlich kürzer als Clonidin. Allerdings ist das Medikament momentan noch sehr teuer.

Dosierung:
- Loading dose: 1 µg/kg über 10 Min,
- dann 0,2–0,7 µg/kg/h

Unerwünschte Wirkungen: Bradykardie, initiale Hypertonie, Hypotonie

In der Gesamtbeurteilung ist es ein kürzer wirkendes »Clonidin«.

18.2.6 Ketamin (Ketanest)

Ketamin wird in letzter Zeit vermehrt zur Reduktion der Opioid-Dosen adjuvant eingesetzt. Darüber hinaus hat es auch eine Indikation beim Status asthmaticus (bronchodilatatorische Wirkung).

Unerwünschte Wirkung: RR ↑↑, Herzfrequenz ↑; schlechte Träume (»bad trips«) (▶ Abschn. 1.9.5).

Dosierung: 0,1–1,5 mg/kg KG/h.

18.2.7 Inhalative Sedierung

Während im OP-Bereich die Inhalationsnarkotika ihren festen Platz haben, sind sie auf der Intensivstation nach wie vor nicht weit verbreitet. Eine Sedierung mit Inhalationsnarkotika hat mit einer guten Steuerbarkeit und kurzen Aufwachzeiten einige gute Argumente auf ihrer Seite. Allerdings sind die Inhalationsnarkotika nicht für diese Anwendung zugelassen, man bewegt sich also im Bereich des »off-label-use«. Ein weiterer Nachteil ist die technische etwas aufwändigere Applikation. Die meiste Erfahrung auf dem Gebiet der inhalativen Sedierung besteht mit Isofluran, aber auch Sevofluran kann problemlos verwendet werden. Die Dosierung richtet sich nach der klinischen Wirkung, meist sind 0,5–0,6 MAC ausreichend.

Tab. 18.1 Ramsay-Sedation-Score

Score	Beschreibung	Beurteilung
0	Wach, orientiert	Wach
1	Agitiert, unruhig, ängstlich	Zu flach
2	Wach, kooperativ, Beatmungstoleranz	Adäquat
3	Schlafend, aber kooperativ, (öffnet Augen auf laute Ansprache oder Berührung)	Adäquat
4	Tiefe Sedierung (öffnet Augen auf laute Ansprache oder Berührung nicht, aber prompte Reaktion auf Schmerzreize)	Adäquat
5	Narkose (träge Schmerzreaktion auf Schmerzreize)	Tief
6	Tiefes Koma (keine Reaktion auf Schmerzreize)	Zu tief

18.3 Praxis der Langzeitanalgosedierung

18.3.1 Prinzipien

- Sinnvoll ist die Kombination von Sedativa und Opioiden mit Regionalanästhesiemethoden, sofern die Operation und das Trauma dies erlauben. Mit dieser Kombination können sich die positiven Effekte dieser Medikamente addieren; auf diesem Wege können auch die unerwünschten Wirkungen minimiert werden.
- Analgesie ist erforderlich durch das Grundleiden, für therapeutische und pflegerische Maßnahmen, möglicherweise aber auch für die Mobilisation des Patienten.
- In der Nacht sollten die Maßnahmen auf das Nötigste beschränkt werden. Außerdem sollte versucht werden, Licht und Lärm in der Nacht möglichst zu reduzieren.

> - **Die Sedierung sollte protokollgestützt mit angestrebten Sedierungszielen (z. B. dem Ramsay-Sedation-Score [Sedationscore, Tab. 18.1], dem Richmond Agitation-Sedation-Scale [RASS] 0/-1) durchgeführt werden.**
> - **Täglich mehrfache Evaluation der Notwendigkeit der Sedierung und des Erreichens des angestrebten Ziels**
> - **Auswahl der Medikamente unter Berücksichtigung der erwarteten Sedierungsdauer**

Folgende Medikamente sind aktuell empfohlen

Sedierungsdauer < 7 Tage:	Propofol
Sedierungsdauer > 7 Tage:	Midazolam
Analgesiedauer < 72h:	Remifentanil oder Sufentanil
Analgesiedauer > 72 h:	Sufentanil oder Fentanyl

18.3.2 Folgen von Langzeitsedierung

Die negativen Folgen einer unnötig tiefen und langen Analgosedierung sind vielfältig:

- längere Beatmungsdauer/erhöhte Rate an Pneumonien
- kardiozirkulatorische Depression
- verlängerte Immobilisierung
- Störungen der Darmmotilität

Darüber hinaus kommt folgenden Störungen Bedeutung zu:

- **Entzugsdelir**

(► Kap. 24)

- **Extrapyramidal-motorisches Syndrom (medikamentöser Parkinsonismus)**

Die **Ursache** dafür liegt im intensivmedizinischen Bereich überwiegend in den unerwünschten Wirkungen von Medikamenten, vor allem Neuroleptika (z. B. DHBP), sofern sie zu einer Langzeit-Analgosedierung gegeben werden. Dies ist aber heute nur noch selten der Fall. Darüber hinaus können bestehende degenerative Abbauprozesse und akute Entzündungen zu dem extrapyramidal-motorischen Syndrom beitragen. Der medikamentöse Parkinsonismus wird interpretiert als ein Überwiegen cholinerger Impulse im ansonsten physiologischen Neurotransmittergleichgewicht von Acetylcholin und Dopamin in den Basalganglien.

Klinisch äußert sich dies in den Symptomen Rigor, Tremor und Akinesie. Dem Patienten fehlt die Kontrolle für die Feinmotorik, er ist amimisch und hat ein Salbengesicht.

Auf der Intensivstation wird man zum Teil konfrontiert mit

- **akuten Dystonien:** unwillkürliche tonische Muskelkontraktionen wie Blickkrämpfe, Spasmen von Lippen-, Zungen- und Gesichtsmuskulatur, Grimassieren, Sprech- und Schluckstörungen, sowie Opisthotonus (spastisch gekrümmter Rücken) und Tortikollis (spastischer Schiefhals);
- **Akathisie:** dranghafte Bewegungsunruhe mit der Unfähigkeit zu sitzen, zu stehen und zu liegen.

Die extrapyramidal-motorischen Symptome sind prinzipiell rückbildungsfähig, Mittel der Wahl ist Biperiden (Akineton). Spätdyskinesien oder -dystonien können auch irreversibel werden und beeinträchtigen dann postoperativ das Leben des Patienten (mimische Kommunikation ist gestört, Nahrungsaufnahme wegen der Schlundkrämpfe erschwert!).

■ **Zentral-anticholinerges Syndrom (ZAS)**

Dieses Syndrom beruht auf einem Transmitterungleichgewicht mit einem Überwiegen anticholinerger Einflüsse auf die cholinergen Rezeptoren. Da das Acetylcholin eine wesentliche Funktion bei differenzierten zerebralen Leistungen hat, dominieren als Symptome

- bei der **ruhigen Form** des ZAS: Bewusstlosigkeit und Atemdepression,

- bei **leichterer Ausprägung** der ruhigen Form des ZAS: stuporöse Zustände, Apathie und Antriebsschwäche,
- bei der **unruhigen Form** des ZAS: Desorientiertheit und Verwirrtheit.

Besonders nach Langzeitsedierung ist die ruhige Form des ZAS häufig: Der Patient ist, obwohl schon vor Tagen die Sedierung reduziert oder abgesetzt wurde, nicht ansprechbar, der Muskeltonus ist schlaff, die Atemfunktion gemindert. Die Verdachtsdiagnose ZAS ist für den Patienten von großer Wichtigkeit, da mit Physostigmin ein Antidot vorliegt, das die Blut-Hirn-Schranke überwinden und das Neurotransmitterungleichgewicht korrigieren kann. Dies erspart dem Patienten möglicherweise Reintubation und/oder weitere Beatmung.

❯ Die Applikation von Physostigmin ist wegen seiner Nebenwirkungen nicht risikolos (Bradykardie, Bronchospasmus); die Nebenwirkungen sind jedoch beherrschbar.

Schock

Franz-Josef Kretz, Jürgen Schäffer, Tom Terboven

F.-J. Kretz et al., *Anästhesie, Intensivmedizin, Notfallmedizin, Schmerztherapie*,
DOI 10.1007/978-3-662-44771-0_19, © Springer-Verlag Berlin Heidelberg 2016

Welche Schockformen gibt es und wie sollte man von der anästhesiologischen Seite aus darauf reagieren? Diese und andere Fragen behandelt das vorliegende Kapitel – angefangen bei der Pathophysiologie über hämodynamische Veränderungen bis hin zu Organveränderungen.

19.1 Definition

Die Definition des Schocks ist ein Missverhältnis zwischen Sauerstoffangebot und Sauerstoffbedarf im Gewebe. Es liegen hierbei Kreislaufstörungen zugrunde, die durch Blutdruckabfall, Tachykardie und Mikrozirkulationsstörungen gekennzeichnet sind. Die Mikrozirkulationsstörungen verursachen eine Minderversorgung der Zellen mit Sauerstoff und Substraten und haben eine Veränderung der Fließeigenschaften des Blutes zur Folge.

19.2 Ätiologie

Der Kreislauf des Menschen konstituiert sich aus den drei verschiedenen Komponenten:
- Blutvolumen,
- Kontraktilität,
- Gefäßregulation.

Eine Schocksymptomatik entsteht dann, wenn mindestens eine dieser Komponenten ausfällt oder gestört ist.

19.2.1 Vermindertes Blutvolumen

Das Blutvolumen ist vermindert bei
- Blutverlusten,
- Plasmaverlusten,
- Wasser- und Elektrolytverlusten.

- **Blutverluste**

Blutverluste treten auf bei Blutungen traumatischer Genese und bei spontanen Blutungen in Hohlorganen oder ins Weichteilgewebe, z. B.
1. traumatisch bedingte Blutungen nach außen:
   - offene Frakturen,
   - Gefäßverletzungen,
   - Weichteilverletzungen;
2. traumatisch bedingte Blutungen nach innen:
   - intrathorakal: Hämatothorax, Lungenkontusion,
   - intraabdominell: Milzruptur, Leberruptur,
   - retroperitoneal: Beckenfraktur, Nierenruptur, Blasenruptur

> ❗ Die Aufnahmefähigkeit des Retroperitonealraumes wird häufig unterschätzt, 5–10 l Blutverlust sind bei schweren Verletzungen in den Retroperitonealraum durchaus möglich!

3. geschlossene Frakturen (z. B. geschlossene Unterschenkelfraktur 500 ml Blutverlust, geschlossene Oberschenkelfraktur 1000 ml Blutverlust);
4. spontane Blutungen in Hohlorgane und ins Weichteilgewebe, z. B.:
   - Ösophagusvarizenblutung,
   - Magenblutung,
   - Aortenruptur.

■ **Plasmaverluste**

Plasmaverluste treten auf bei Verbrennungen und bei ausgedehnten intraabdominellen Wundflächen.

■ **Wasser- und Elektrolytverluste**

Verluste extrazellulärer Flüssigkeit treten auf bei Ileus, Pankreatitis, Erbrechen, Aszites, Enteritiden mit Diarrhoe und Diabetes.

19.2.2 Verminderung der Herzleistung

Die Herzleistung kann vermindert sein durch eine
- Störung der Reizbildung und der Erregungsleitung (Bradykardie, Tachykardie, AV-Überleitungsstörung),
- Schädigung des Arbeitsmyokards (Myokardinfarkt, Myokarditis, septische oder toxische Myokardschädigung),
- Behinderung der Kammerfüllung (Lungenembolie, Perikarderguss, Herzbeuteltamponade, Spannungspneumothorax).

19.2.3 Störung der Gefäßregulation

Eine Störung der Gefäßregulation ist die Ursache der Schocksymptomatik bei
- Sepsis (▶ Kap. 25) und
- anaphylaktischen Reaktionen.

Ursachen einer Sepsis können unter anderem eine Pneumonie, Peritonitis, Pyelitis, Endokarditis, Meningitis, Verbrennung, Leukämien, katheterassoziierte Sepsis sein. Ursachen anaphylaktischer Reaktionen können unter anderem sein: Röntgenkontrastmittel, Plasmaersatzmittel, Antibiotika, Nahrungsmittelallergie, Analgetika etc.

19.3 Pathophysiologie

Für alle Schockformen charakteristisch ist eine Minderversorgung der Zellen mit Sauerstoff und Substraten sowie eine Viskositätsveränderung des Blutes in der Peripherie, die Folge einer Strömungsverlangsamung im Kapillarbett ist. In der Regel präsentieren sich die Patienten mit einer Hypotonie und Tachy-

kardie. Im Rahmen kardiogener Schockgeschehen kann der arterielle Blutdruck im Normbereich sein, das Sauerstoffangebot über ein vermindertes Herzzeitvolumen jedoch vermindert sein. Jeden Blutdruckabfall registriert der Körper mithilfe seiner in der Aorta und im Karotissinus lokalisierten Barorezeptoren und reagiert mit einer Stimulation des Sympathikus und des Nebennierenmarks.

Unter Einfluss des Sympathikus kommt es zu einer Vasokonstriktion von Arteriolen und Venolen; die Blutzufuhr zum Gewebe und der Blutabfluss vom Gewebe sind damit gedrosselt. Durch Kapillarwandveränderungen (Capillary-Leak) wird der Wasserausstrom gefördert, sodass ein weiterer Volumenverlust entsteht. Die Ursache für diese Kapillarwandschädigung geht auf den Einfluss von Mediatoren (z. B. bei Sepsis, ▶ Kap. 25) zurück.

Die Konstriktion der Venolen hat eine Verlangsamung des Blutflusses im kapazitiven Gefäßsystem zur Folge. Die Strömungsverlangsamung verändert die Viskosität des Blutes, Thrombo- und Erythrozytenaggregationen werden begünstigt. Diese bilden im Zusammenhang mit gerinnungsinduzierenden Faktoren (z. B. Zytokine), die im Schock durch Zellverfall und Endotoxineinschwemmung entstehen (▶ Kap. 23), die Grundlage einer disseminierten intravasalen Gerinnung (DIC, ▶ Abschn. 23.3.2). Der Verbrauch der Gerinnungsfaktoren durch die disseminierte intravasale Gerinnung führt zu einer hämorrhagischen Diathese (Verbrauchskoagulopathie, ▶ Abschn. 23.3.2).

Die sympathikusinduzierte Arteriolenkonstriktion bewirkt generell eine Minderdurchblutung der Kapillaren. Von der Minderdurchblutung sind die Kapillarsysteme der lebenswichtigen Organe Herz, Lunge und Gehirn ausgenommen. Durch diese Kreislaufzentralisation wird ein hinreichender Perfusionsdruck in diesen Teilkreisläufen gesichert. Solange die Kreislaufzentralisation und damit die Perfusion lebenswichtiger Organe aufrechterhalten werden kann, spricht man von einem **kompensierten Schock**.

Der Sauerstoffmangel im schlecht durchbluteten Gewebe zwingt die Zellen dazu, ihre Energie durch eine anaerobe Glykolyse zu gewinnen. Mit dieser unökonomischen Form der Energiegewinnung (statt 30 mol ATP gewinnt die Zelle nur 2 Mol ATP aus 1 mol Glukose) kann die Zelle kurzfristig ihren

◻ Tab. 19.1 Veränderungen der Kreislaufparameter bei verschiedenen Schockformen							
	HF	art. BD	ZVD	CO	PCWP	SVR	PVR
Hypovolämischer Schock	↑	↓	↓	↓	↓	↑	↑
Kardiogener Schock	↑	↓	↑	↓	↑↑	↑	↑
Septischer Schock	↑	↓	↓	↑↑	↓	↓↓	↓
Anaphylaktischer Schock	↑	↓	↓	↓	↓	↓	↓

HF Herzfrequenz, art. BD arterieller Blutdruck, ZVD zentralvenöser Druck, CO Cardiac Output, PCWP pulmonalkapillärer Wedge-Druck, SVR systemischer Widerstand, PVR pulmonalarterieller Widerstand.

Energiestoffwechsel aufrechterhalten. Doch kommt es bald zu einer hypoxisch bedingten Zerstörung der Zellstrukturen und zur Zellnekrose.

Stellt die Zelle ihre Energieproduktion auf anaerobe Glykolyse um, so häufen sich saure Metabolite an (Pyruvat, Laktat). Folge ist eine metabolische Azidose. Fällt der pH-Wert im Blut jedoch ab, so werden die Katecholamine in ihrer Wirksamkeit gemindert. Die katecholamininduzierte Arteriolenkonstriktion nimmt ab, das Blut tritt über die dilatierten Arteriolensphinkter in die Kapillaren ein und steht dem zentralisierten Kreislauf nicht mehr zur Verfügung. Dieses Stadium nennt man **dekompensierter Schock**.

Sind Mikrozirkulationsstörungen mit ihren rheologischen und hämostaseologischen Folgen typisch für alle Schockformen, so differieren die Schockformen jedoch in den von ihnen ausgelösten makrozirkulatorischen Veränderungen. Um diese Unterschiede ermitteln zu können, ist oft zusätzlich zum routinemäßigen Monitoring (Puls, arterieller Blutdruck, zentralvenöser Blutdruck) ein erweitertes Monitoring, PICCO-System (selten Pulmonalarterienkatheter) notwendig.

19.4 Hämodynamische Charakteristika verschiedener Schockformen

19.4.1 Hypovolämischer Schock

Verständlicherweise sinken hypovolämiebedingt der arterielle Blutdruck und der zentrale Venendruck ab (◻ Tab. 19.1). Die Stressantwort erklärt die hohe Pulsfrequenz und die katecholaminbedingte Widerstandserhöhung im großen und kleinen Kreislauf. Die zentralvenöse Sauerstoffsättigung nimmt ab, da der Körper versucht, maximal viel Sauerstoff aus dem verminderten Angebot in der Peripherie auszuschöpfen.

19.4.2 Kardiogener Schock

Wenn durch einen Myokardinfarkt mehr als 40% des Arbeitsmyokards zerstört sind oder eine Myokarditis die Pumpfunktion schwächt, so können die peripheren Organe nicht mehr hinreichend mit Sauerstoff versorgt werden. Aufgrund der mangelhaften Auswurfleistung entsteht ein erhöhter enddiastolischer Druck im linken Ventrikel (LVEDP) und als Folge des Blutrückstaus in den kleinen Kreislauf ein erhöhter Pulmonalarteriendruck. Der Rückstau des Blutes hat eine Sequestration von Wasser ins interstitielle Lungengewebe (Lungenödem) und eine Verlängerung der Diffusionsstrecke zur Folge, was den Gasaustausch erschwert. Das hypoxisch geschädigte Herz verträgt aber eine weitere Hypoxämie nur schlecht, der ischämisch bedingte Myokardschaden wird größer. Dies mündet in einen Circulus vitiosus, der letztendlich für die schlechte Prognose des kardiogenen Schocks verantwortlich ist. Eine erhöhte Herzfrequenz schadet dem ischämisch geschädigten Herz zusätzlich, da die Tachykardie die Diastole und damit die Durchblutungszeit des Herzens verkürzt.

Extrakardiale Ursachen eines kardiogenen Schocks können sein:

- Verlegung der Ausflussbahn des rechten Ventrikels durch eine Lungenembolie (▶ Abschn. 9.5),
- Pneumothorax mit Verlagerung des Mediastinums und Einflussstauung (Spannungspneumothorax),
- Herzbeuteltamponade nach Einblutung oder Erguss.

Kennzeichnend für den dramatischen Verlauf dieser Krankheitsbilder sind ein massiver Blutdruckabfall, eine kompensatorische Tachykardie und ein rapider Abfall des Herzminutenvolumens (◘ Tab. 19.1).

19.4.3 Septischer Schock

Grund für die schocktypischen hämodynamischen Veränderungen bei der Sepsis sind arteriovenöse Shunts, die zum einen durch die Endotoxine geöffnet werden, die zum anderen aber auch geöffnet werden müssen, um dem Blut den Rückweg zum Herzen zu ermöglichen, da die Kapillaren durch Mikrothromben verstopft sind. Dies führt dazu, dass die Gewebe nicht mehr mit Sauerstoff und Substraten versorgt werden können (→ Gewebehypoxie!). Der periphere Widerstand ist vermindert, das Herzminutenvolumen erhöht. Dies hat dem septischen Schock auch die Bezeichnung hyperdynamischer Schock eingebracht. Dieses hyperdynamische Schockstadium nennt man auch **High-Flow-Phase**. Der Patient im septischen Schock hyperventiliert. Die Notwendigkeit zur Hyperventilation ergibt sich unter anderem auch aus einem erniedrigten arteriellen pO_2 (Ursache: pulmonale Shunts).

Typisch ist beim septischen Schock eine endotoxininduzierte Hyperkoagulabilität (▶ Kap. 25.4), die oft zu einer disseminierten intravasalen Gerinnung und zu einer Verbrauchskoagulopathie führt.

Auf die High-Flow-Phase folgt die **Low-Flow-Phase**. Das Herzminutenvolumen ist vermindert, der Patient zentralisiert. Grund dafür ist eine endotoxininduzierte Myokardinsuffizienz (septische Kardiomyopathie, ▶ Kap. 25).

Die Ursachen der hämodynamischen Funktionsstörungen liegen in der endotoxinbedingten Triggerung von Mediatorkaskaden. Es entstehen die proinflammatorischen Zytokine TNF-α und IL-1.

Neben diesen sog. Alarmzytokinen entstehen noch antiinflammatorische Zytokine wie IL-6 und IL-8. Das Gleichgewicht zwischen diesen pro- und antiinflammatorischen Zytokinen ist jedoch bei der Einschwemmung der Endotoxine eindeutig auf die Seite der proinflammatorischen Zytokinine verlagert (◘ Abb. 25.1).

Die Stimulation der Stickstoffmonoxydsynthetase mündet in der Bildung von NO, einem starken vasogenen Dilatator sowie weiteren Mediatoren. NO stört die endotheliale Funktion, hat Mikrozirkulationsstörungen mit konsekutiven Gewebeschäden zur Folge. Auch im Gastrointestinaltrakt kommt es zu einer Störung der intestinalen Permeabilität mit der Folge eines Bakterien- und Endotoxintransfers in das Blut. Somit entsteht ein Circulus vitiosus (▶ Kap. 25), der nur schwer zu durchbrechen ist.

19.4.4 Anaphylaktischer Schock

Nach Kontakt mit einem Antigen kann der Mensch Antikörper gegen dieses Antigen bilden. Nach dieser Sensibilisierung führt ein weiterer Kontakt mit dem Antigen zu einer Antikörper-Antigen-Reaktion, was eine Freisetzung von Histamin aus den Mastzellen und ortsständigen Histiozyten nach sich zieht. Histamin bewirkt eine Weitstellung der Gefäße und eine Membranpermeabilitätsstörung, die einen Wasseraustritt und ein perivaskuläres Ödem zur Folge haben. So entsteht zusätzlich zur Vasodilatation (relativer intravasaler Volumenmangel) ein absoluter intravasaler Volumenmangel (absoluter Volumenmangelschock) (▶ Kap. 33).

19.5   Organveränderungen im Schock

19.5.1 Lunge

(▶ Kap. 17)

19.5.2 Niere

Der schockbedingte Blutdruckabfall vermindert die Durchblutung der Niere, da diese nicht zu den im Schockzustand noch perfundierten Organen zählt.

Die Niere registriert diesen Blutdruckabfall und reagiert mit einer Freisetzung von Renin, was letztendlich über den Renin-Angiotensin-Aldosteron-Mechanismus zu einer weiteren Abnahme des Glomerulumfiltrats führt.

Als funktionelle Veränderungen sind zu registrieren

- Oligurie,
- Anurie,
- metabolische Azidose,
- Hyperkaliämie und
- Retention harnpflichtiger Substanzen.

Diese Symptome der Schockniere sind in der Frühphase unter adäquater Therapie meist reversibel. Wenn die Nierengefäße, Glomerula und Tubuli durch Mikrothromben und Zelldetritus verlegt werden, ist dieser Zustand meist irreversibel (terminale dialysepflichtige Niereninsuffizienz) (▶ Kap. 20).

19.5.3 Leber

Im Rahmen der schockbedingten, intestinalen Vasokonstriktion ist der Blutfluss im Pfortadersystem vermindert. Folge ist eine Minderdurchblutung der Leber. Dies macht sich in

- der Abnahme der Leberfunktion (Albumin ↓, Cholinesterase ↓), und der Entgiftung (Bilirubin ↑↑, Ammoniak ↑↑),
- Leberzellschäden (GPT ↑, GOT ↑, Gamma-GT ↑) und
- einer Verminderung der Gerinnungsfaktorenproduktion (Quick ↓)

bemerkbar.

Morphologische Veränderungen der Leber im Schock sind

- Mikrothromben in den Sinusoiden und Zentralvenen,
- perizentrale Parenchymnekrosen und
- Verminderung des Glykogengehalts.

19.5.4 Magen und Dünndarm

Der Magen-Darm-Trakt hat eine ausgeprägte α-adrenerge Innervation und wird deshalb im Schock nicht mehr durchblutet. Zellhypoxie und lokale Azidose sind die Folge – es kommt zu Zellnekrosen. Die Minderdurchblutung reduziert besonders im Magen die Schutzfunktion des Epithels gegenüber der Magensäure. Stressulzera können die Folge sein.

Auch der Dünndarm ist ein Organ, das im Schock nur noch mangelhaft durchblutet wird. In der Schleimhaut des Dünndarms liegen nicht nur sezernierende Schleimhautepithelzellen, sondern auch endokrin aktive Zellen, die biogene Amine und Peptidhormone produzieren können. Diese Peptidhormone sind Mediatoren, die – in den Kreislauf eingeschleust – einen Schockzustand unterhalten können. Gleichzeitig können aber auch durch die erhöhte Darmwandpermeabilität toxische Substanzen aus dem Darm in den Kreislauf gelangen, die zu einem Endotoxinschock führen können.

Ob eine selektive Darmdekontamination (SDD) mit Antibiotika eine Endotoxineinschwemmung verhindern kann und ob dadurch die Sterblichkeit verbessert wird, ist nicht sicher nachgewiesen. Das Risiko einer Erregerselektion (z. B. Zunahme resistenter Bakterien) ist groß.

19.6   Diagnostik

19.6.1 Allgemeine Symptome

- Haut:
  - feucht (Ursache: Stimulation der sympathischen Nervenfasern, die die Schweißdrüsen der Haut versorgen),
  - kühl (Ursache: Minderdurchblutung),
  - blass (Ursache: Vasokonstriktion),
  - marmoriert (Ursache: periphere Stase);
  - Nabelbett an Fingern und Zehen: nicht durchblutet, Wiederfüllung des Kapillarbettes nach Druck auf Finger oder Zehen verzögert;
- Tachykardie;
- Blutdruckabfall;
- Dyspnoe und Hyperventilation;
- Unruhe und Bewusstseinsstörungen;
- Temperaturdifferenz zwischen rektal und peripher.

19.6.2 Spezielle Symptome

1. Hypovolämischer Schock:
   - Zeichen von Volumenverlusten: Blutung, Erbrechen, Diarrhöen,
   - kollabierte Venen,
   - externe Jugularvenen füllen sich in flacher Rückenlage nicht.
2. Kardiogener Schock:
   - klinische Zeichen eines Infarktes, einer Lungenembolie oder eines Spannungspneumothorax mit Mediastinalverlagerung (Todesangst, stärkste Schmerzen im Brustkorb z. B. mit Ausstrahlung in den linken Arm bei Herzinfarkt),
   - Halsvenen füllen sich sogar in Rückenhochlage, ausgestrichene periphere Venen füllen sich schnell von retrograd (Rückstau vor dem Herzen!),
   - Bewusstsein zum Teil noch vorhanden, meist aber getrübt.
3. Septischer Schock:
   - Zeichen einer Sepsis: Fieber, Mikrothromben im Nagelbett, petechiale Blutungen,
   - Haut warm und trocken (Ursachen: erhöhtes Herzzeitvolumen, geöffnete arteriovenöse periphere Shunts).
4. Anaphylaktischer Schock:
   - Anamnese! Kontakt mit Allergenen!
   - Quaddeln (Ursache: histaminbedingte Gefäßpermeabilitätsstörungen), treten nicht immer auf! Manchmal kommt es sofort zu Blutdruckabfall und Tachykardie.
   - Erytheme (Ursache: histaminbedingte Gefäßdilatation),
   - Bronchospasmus (Ursache: Histamin führt zu einer Konstriktion der Bronchialmuskulatur),
   - Herz-Kreislaufstillstand.

19.6.3 Hämodynamische Parameter

- routinemäßiges Monitoring: Puls, Blutdruck, zentralvenöser Druck,
- erweitertes Monitoring: PICCO-System oder Messung der Daten über den PAK (PAP, PCWP, CO, LVSVI, RVSVI, SVR, PVR [▶ Abschn. 6.1]).

19.6.4 Laborparameter

- **Hb, Hämatokrit**

Beide Werte liegen bei Blutverlusten zunächst im Normbereich und fallen erst nach Rekrutierung von extrazellulärer Flüssigkeit ins Gefäßsystem oder nach Volumensubstitution ab. Bei vorwiegenden Plasma- und Wasserverlusten steigt der Hämatokrit zunächst an und kehrt erst nach adäquater Flüssigkeitssubstitution in den Normbereich zurück.

- **Blutgerinnung**

Die schockbedingte intravasale Gerinnung kann zu einem Thrombozytensturz und zu einem Verbrauch an Gerinnungsfaktoren führen. Die Zahl der Thrombozyten nimmt ab, der Quickwert ist vermindert, die PTT ist verlängert (▶ Abschn. 23.3.2).

- **Laktat**

Bei der anaeroben Glykolyse entstehen als Endprodukte Laktat und Pyruvat. Laktat ist bei Schockzuständen exzessiv erhöht und deshalb ein guter Parameter zur Beurteilung des Schockverlaufes.

- **Kreatininphosphokinase (CK, herzspezifisch: CK-MB)**

Beide Enzyme sind beim Myokardinfarkt erhöht, die CK-MB ist jedoch herzspezifischer als die CK, die auch bei Muskeltraumen ansteigt.

- **Troponin**

Das Troponin I ist ein in den dünnen Aktin-/Myosinfilamenten des Muskels enthaltenes Protein, das die Kalziumempfindlichkeit der Muskelproteine reguliert. Das Troponin I ist herzspezifisch und beim Herzinfarkt stark erhöht.

- **Blutgasanalyse**

Arterielle Blutgasanalysen sind unabdingbar notwendig, um das Ausmaß der respiratorischen Insuffizienz und der metabolischen Veränderungen im Schockgeschehen abschätzen zu können.

- **Elektrolytbestimmung**

Sie erlaubt Aussagen über den Wasser- und Elektrolythaushalt und gibt die Möglichkeit zu einem gezielten Ausgleich der Störungen.

19

- **Infektiologische Parameter**

Leukozyten (Zahl?, Linksverschiebung?), unreife Formen?, Granulozytensticking? C-reaktives Protein? Procalcitonin? (▶ Abschn. 25.6),

- **Kreatinin, Harnstoff**

Auch wenn die Nierenretentionswerte meist erst nach Tagen ansteigen, so sind Kreatinin- und Harnstoffbestimmungen dennoch sinnvoll, um Vorerkrankungen der Niere auszuschließen und den Verlauf einer Schockniere beurteilen zu können.

19.7 Therapie

Ziel der Therapie bei Schock ist es, die Sauerstoffversorgung des Gewebes wiederherzustellen. Zu den Erstmaßnahmen zählt deshalb die gesicherte Sauerstoffzufuhr.

Folgende Maßnahmen sind in Abhängigkeit von der Schwere des klinischen Befundes angezeigt:
- nasale Sauerstoffsonde,
- Intubation und zunächst kontrollierte Beatmung mit differenzierten Beatmungsmustern; später im Rahmen der Entwöhnung druckunterstützte Spontanatmung, CPAP (▶ Kap. 17).

Ein ausreichender arterieller Sauerstoffpartialdruck genügt jedoch nicht allein, um die Sauerstoffversorgung der Zellen und Organe zu sichern. Notwendig ist auch ein adäquates **Herzzeitvolumen**:

Sauerstofftransportkapazität = Herzminutenvolumen × arterieller Sauerstoffgehalt (CaO_2) (▶ Kap. 3).

Ein adäquates Herzzeitvolumen erreicht man
- beim hypovolämischen Schock durch Volumensubstitution (kristalloide Infusionslösungen, FFP, Bluttransfusion),
- beim kardiogenen Schock, in dem man das Herz einerseits entlastet (z. B. Nitrate), andererseits unterstützt (z. B. Katecholamine) und das Herz rhythmisiert (Kardioversion bei Vorhofflimmern mit absoluter Tachyarrhythmie oder Gabe von Amiodaron) (▶ Abschn. 33.4.4),
- beim septischen Schock durch Volumengabe und Katecholaminapplikation (Dobutamin bei der septischen Kardiomyopathie und Noradrenalin zur Normalisierung des Gefäßtonus

in der Peripherie, ggf. Gabe von Glukokortikoiden) und
- beim anaphylaktischen Schock durch Adrenalin und Kortikoide zur Normalisierung der Gefäßregulation.

- **Volumensubstitution bei hypovolämischem Schock**

Wird ein hypovolämischer Schock diagnostiziert, so muss über dicklumige periphervenöse Zugänge mit einem Volumenersatz begonnen werden. Je nach Verlust (Blut, Plasma, extrazelluläre Flüssigkeit) müssen Blut, Plasma, oder kristalline Lösungen substituiert werden. Ein zentralvenöser Katheter ist zur Volumensubstitution nicht erforderlich.

Wie bereits ausgeführt, erfolgt die Substitution zunächst mit kristallinen Lösungen. Bei vorliegenden Transfusionstriggern wie Tachykardie, Hypotonie, Atemnot, ischämiebedingte EKG-Veränderungen, Laktat > 2mmol/l, zentralvenöse SpO_2 < 60% erfolgt die Gabe von Erythrozytenkonzentraten.

Wird die Transfusion von mehr als 10 Erythrozytenkonzentraten (EK)/24 h erforderlich, so spricht man von einer Massivtransfusion. Diese ist gekennzeichnet vom Verlust an Gerinnungsfaktoren und einer hämodilutionsbedingten Verdünnung von Gerinnungsfaktoren und Thrombozyten.

Im hämorrhagischen Schock sollte frühzeitig mit der Transfusion von FFP begonnen werden. Bei massiven Blutverlusten empfiehlt es sich, EK und FFP frühzeitig im Verhältnis 1:1 zu transfundieren.1 ml FFP/kg KG steigt die Faktorenkonzentration um 1–2 %.

Thrombozytenkonzentrate werden ab dem 10. EK erforderlich. In der Zeit vorher gelingt es dem Körper, insbesondere beim jungen Patienten, die Thrombozyten aus dem Knochenmark zu mobilisieren, die dann der Blutgerinnung zur Verfügung stehen. Bei der Applikation von einem Thrombozytenkonzentrat ab dem 10. EK kommt es zu einem Thrombozytenanstieg um etwa 30.000/mm^3.

Bei Massivtransfusionen sind noch weitere Effekte zu erwarten:
- Hypothermie! Eine Hypothermie ist per se ein Grund für eine weitere Verschlechterung der Gerinnungssituation!
- Citratüberlastung: Im FFP ist reichlich Citrat enthalten, das sich mit dem Kalzium in

der Blutbahn verbindet und damit die Gerinnungsstörung pointiert! Deshalb bei Massivtransfusion immer auch den Serumkalziumspiegel messen(!) und ggf. Kalzium substituieren.

- Hyperkaliämie: Je älter die Konserven, desto höher ist der Kaliumgehalt, bei 4 Wochen alten Konserven liegt häufig ein Kaliumspiegel von 20 mval/l in der Konserve vor! Cave: schnelle Transfusion! Cave: Herzrhythmusstörungen.

- ◼ **Kardiogener Schock**
- ◼◼ **Kardial entlastende Therapie**
- Verminderung des Preloads: Nitrate, Diuretika,
- Verminderung des Afterloads: Nitroprussid-Natrium, Nitrate, Antihypertensiva, ACE-Hemmer.

◼◼ **Kardial stützende Therapie**

- Positiv inotrop wirkende Katecholamine: Auch wenn sie die Herzarbeit unterstützen und ökonomisieren, so muss doch immer auch bedacht werden, dass sie über die Herzfrequenz- und/oder Kontraktilitätssteigerungen den Sauerstoffbedarf erhöhen. Deshalb muss auch immer darauf geachtet werden, dass das Katecholamin mit der geringsten herzfrequenzsteigernden Wirkung gewählt wird. Als Katecholamine kommen Dobutamin oder Adrenalin in Frage. Bei schwerer Herzinsuffizienz ist der Einsatz von Phosphodiesterasehemmstoffe wie Enoximon indiziert. Darüber hinaus gibt es mit dem Levosimendan eine weitere Innovation, die zur kardialen Unterstützung eingesetzt werden kann (Ca^{2+}-Sensitizer, ▶ Abschn. 1.17).
- Liegt dem kardiogenen Schock eine Störung des Herzrhythmus zugrunde, so sind je nach Art der Störung Antiarrhythmika, Digitalis oder auch ein Schrittmacher indiziert (s. Lehrbücher der Kardiologie).
- Sind die medikamentösen Maßnahmen ausgeschöpft, so kann der Patient möglicherweise noch durch eine mechanische Unterstützung der Zirkulation gerettet werden. In Einzelfällen hat sich die intraaortale Ballonpumpe bewährt. EKG-gesteuert wird dazu ein Ballon, der von der A. femoralis her in die Aorta descendens unterhalb des Aortenbogens eingeführt wird,

während der Diastole aufgepumpt. In der Systole entleert sich der Ballon wieder und erlaubt eine normale systolische Zirkulation. Dieses Prinzip vermindert die Herzarbeit, erniedrigt den enddiastolischen Ventrikeldruck und steigert die koronare Durchblutung.

- ◼ **Septischer und anaphylaktischer Schock**
Eine Normalisierung der Gefäßregulation wird wie folgt erzielt:
- Septischer Schock (▶ Kap. 25):
- Anaphylaktischer Schock:
  - Unterbrechung der Zufuhr des Allergens;
  - Mittel der Wahl: Adrenalin (Suprarenin). Grund: sofortiger Wirkungseintritt. Neben der Stimulation der β-Rezeptoren auch Stimulation der α-Rezeptoren und Hemmung der Histaminfreisetzung aus den Mastzellen (kausale Therapie!);
  - Kortikoide: Methylprednisolon (Urbason). Wirkungseintritt verzögert (erst nach 15 min); Wirkungsprinzip: Stabilisieren der Zellmembran; Dosierung: 500 mg; BZ kontrollieren!!
  - Theophyllin (Euphylong). Indikation: Bronchospasmus;
  - Volumensubstitution in Form von Vollelektrolytlösungen (relativer und absoluter Volumenmangel).

- ◼ **Schocklunge**
Diagnostik und Therapie ▶ Kap. 17

- ◼ **Schockniere**
- Dialyse,
- Kontinuierliche venovenöse Hämodiafiltration (▶ Kap. 20)

- ◼ **Azidose**
Die im Schock auftretende metabolische Azidose erfordert eine Korrektur durch Pufferung (z. B. Natriumbikarbonat, ▶ Kap. 22). Ist das intravasale Volumen wieder aufgefüllt, so wird die schockbedingte Vasokonstriktion wieder durchbrochen. Die Vasodilatation führt zu einer verbesserten Gewebeperfusion und sorgt für eine verbesserte Versorgung des Gewebes mit Sauerstoff und Substraten. Die Ursache der Azidose wird auf diese Weise beseitigt.

19.8 Prognose

Trotz aller therapeutischen Bemühungen muss beim kardiogenen und septischen Schock wegen der geschilderten pathophysiologischen Mechanismen auch heute noch mit einer hohen Letalität gerechnet werden. Der anaphylaktische Schock ist jedoch besser zu beherrschen (Letalität: unter 1%). Die Frage nach der Letalität ist beim hypovolämischen Schock nicht einfach zu beantworten. Die Prognose wird hier im Wesentlichen durch das Ausmaß und die Ursache bestimmt.

Akutes Nierenversagen

Franz-Josef Kretz, Jürgen Schäffer, Tom Terboven

F.-J. Kretz et al., *Anästhesie, Intensivmedizin, Notfallmedizin, Schmerztherapie*,
DOI 10.1007/978-3-662-44771-0_20, © Springer-Verlag Berlin Heidelberg 2016

In diesem Kapitel werden die Physiologie und Pathophysiologie der Nierenfunktion dargestellt. Ferner stehen Ätiologie, Prophylaxe, Therapie und Prognose des akuten Nierenversagens im Fokus.

20.1 Physiologische Nierenfunktionen in Stichworten

- Exkretorische Nierenfunktion:
  - Regulation des Wasser-, Salz- und Säure-Basen-Haushaltes,
  - Elimination harnpflichtiger Metabolite des Stoffwechsels (Harnstoff, Harnsäure, Kreatinin etc.),
  - Rückresorption und Kontrolle der Ausscheidung von Glukose und Aminosäuren, Elektrolyten u. a.
- Endokrine und metabolische Nierenfunktion:
  - Erythropoetinbildung (Hämatopoese), Renin-Angiotensin-Aldosteron-System,
  - Kalziumstoffwechsel: In der Niere entsteht 1,25-(OH)2-Cholekalziferol = Vitamin D.

◘ Tab. 20.1 Kriterien für ein akutes Nierenversagen

Stadium	S-Kreatinin-Anstieg	Diurese
1	≥0,3 mg/dl oder 50 – 100%	<0,5 ml/kg/(Std. über 6 – 12 Std.
2	101 – 200%	<0,5ml/kg/Std. über >12 Stunden
3	>200% oder Dialyse	<0,3 ml/kg/Std. über >24 Std. oder Anurie >12 Std.

20.1.1 Definition des akuten Nierenversagens

Kennzeichen für das akute Nierenversagen sind
- der plötzliche Beginn (Stunden bis Tage),
- die Verminderung der glomerolären Filtrationsrate als Ausmaß für die Ausscheidungsfunktion der Niere und
- die Retention harnpflichtiger Substanzen (Kreatinin, Harnstoff).

Die aktuell gültige Einteilung erfolgt anhand der sogenannten AKIN (acute kidney injury) Kriterien (◘ Tab. 20.1).

20.2 Ätiologie

20.2.1 Prärenales (= funktionelles) Nierenversagen

Dieses hypoxisch-zirkulatorische Nierenversagen ist Folge einer Minderdurchblutung der Niere. Zur Auslösung einer ischämischen Nierenschädigung kann bereits die bei drohendem oder beginnendem Schockzustand einsetzende Vasokonstriktion der Nierenarterien führen.

Die Häufigkeit dieser Form des Nierenversagens lag vor Jahren noch bei 80%, tritt aber heute aufgrund frühzeitiger Volumensubstitution am Unfallort und adäquater perioperativer Flüssigkeitssubstitution eher selten auf.

Ursachen können sein:
- Hypovolämie: Blutverluste, Plasmaverluste, Wasser- und Elektrolytverluste; selten Überdosierung von Diuretika,
- Linksherzversagen (Myokardinfarkt, Lungenembolie, Dekompensation einer Linksherz-

insuffizienz); Pathomechanismus: vermindertes Herzauswurfvolumen und niedriger Blutdruck, reduzierte Nierendurchblutung.
- anaphylaktischer Schock.

20.2.2 Intrarenales (= organisches) Nierenversagen

Schädigung der Niere durch
- Endotoxine (Sepsis, Peritonitis, Verbrennung etc.),
- Gewebezerfall (akute Pankreatitis, Peritonitis, Verbrennung etc.)
- Myolyse (Weichteilquetschung, Starkstromunfälle, ausgedehnte Erfrierungen),
- Hämolyse (Fehltransfusion, medikamentös bedingte Hämolyse) oder
- nephrotoxische Medikamente (z. B. Aminoglykoside, Cephalosporine der ersten Generation).

20.2.3 Postrenales (= obstruktives) Nierenversagen

Das postrenale Nierenversagen ist im intensivmedizinischen Bereich sehr selten. Ursachen:
- Prostataadenom,
- Harnleitersteine beidseits,
- Blasentumoren,
- retroperitoneale Hämatome mit Ureterkompression beidseits; Folge: Anurie.

> Die auf der operativen Intensivstation zu registrierenden akuten Nierenversagen haben meist eine zirkulatorisch-ischämische und/oder septisch-toxische Ursache.

20.3 Pathophysiologie

- **Hypoxisch-zirkulatorisches Nierenversagen**
Ihrer Funktion, nämlich das extrazelluläre Flüssigkeitsvolumen konstant und die Osmolarität im Normbereich zu halten, kommt die Niere durch Modifikationen der glomerulären Filtrationsrate und durch Rückresorption von Natrium im distalen Teil des Tubulus nach. Diese Funktionen unterliegen der Steuerung durch den Renin-Angiotensin-Aldosteron-Mechanismus sowie das antidiuretisch wirkende (ADH) und das atriale natriuretische Hormon (ANH).

Informationen über den Zustand des extrazellulären Flüssigkeitsraumes (EZR) erhält die Niere über Barorezeptoren im Sinus caroticus, über Volumenrezeptoren im Vorhof und über intrakranielle Osmorezeptoren. Ist der Körper von einem Volumenmangel bedroht, so kommt es infolge reflektorischer Vasokonstriktion zu einer Abnahme der glomerulären Filtration. Über den Renin-Angiotensin-Aldosteron-Mechanismus wird die Rückresorption von Natrium und Wasser erhöht. Osmolaritätsveränderungen werden durch das ADH korrigiert (◘ Abb. 20.1).

Das hypoxämisch-zirkulatorische Nierenversagen hat eine gute Prognose, wenn die Ursache beseitigt werden kann.

20.3.1 Septisch-toxisches Nierenversagen

Über die Pathogenese des septisch-toxischen Nierenversagens gibt es kontroverse Ansichten. Sicher ist, dass Sepsis und septischer Schock zu einer renalen Minderdurchblutung führen, die eine Abnahme des Glomerulumfiltrats und eine maximale Steigerung der Wasser- und Natriumrückresorption im distalen Tubulus zur Folge hat.

Die pathophysiologischen Mechanismen gehen auf molekularer Ebene von dem im septischen Schock (z. B. bei einer Peritonitis) ausgeschütteten Zytokinin (IL-1) sowie Adhäsionsmolekülen aus, die zu einer Erythrozyten- und Thrombozytenaggregation mit Leukozytenadhäsion in den Kapillaren führen. Darüber hinaus kommt es über das Ausscheiden von Endothelin, Thromboxan, Leukotrienen und Angiotensin II sowie durch eine verminderte Produktion von NO und Prostacyclin zu einer Vasokonstriktion der Kapillaren, was zu einer verminderten Urinproduktion führt.

Auf der Tubulusseite führen TNFα und andere Mediatoren zu dem Verlust der Barrierefunktion der Tubuluszellen, zu ihrer Ablösung und Verklumpung. Über die Nekrose von Tubuluszellen kommt es dann zu einer Obstruktion in den Tubuli.

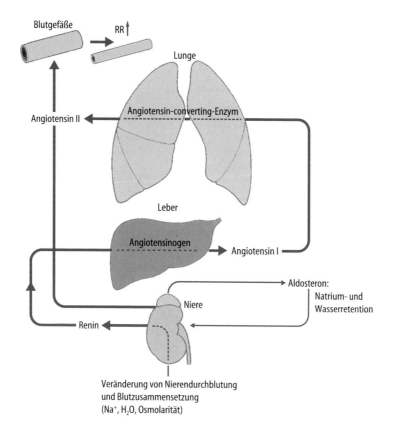

■ Abb. 20.1 Der Renin-Angiotensin-Aldosteron-Mechanismus

20.4 Diagnostische Parameter

Das Basisprogramm umfasst:

- Bilanzierung von Ein- und Ausfuhr (günstig wäre es, das Körpergewicht täglich zu bestimmen; dazu benötigt man jedoch eine Bettenwaage, die sehr selten nur zur Verfügung steht);
- Messung der Urinproduktion;
- Urinuntersuchung: spezifisches Gewicht (1,002–1,035 g/ml), Osmolalität (800–1400 mosm/kg), Natrium (60–160 mmol/l/24h), Kalium (20–120 mmol/l/24h), Chlorid (30–130 mmol/l/24h), Proteine (0–10 mg/dl), kein Hämoglobin, Bakterien <10^5 Keime/ml), Harnstoff (330–580 mmol/24 h);
- Serumuntersuchung: Natrium (135–150 mmol/l), Kalium 3,5–5,5 mmol/l), Chlorid (98–112 mmol/l), Kreatinin (0,7–1,5 mg/dl), Harnstoff (11–55 mg/dl), arterielle Blutgasanalyse, Standardbikarbonat, Proteine (6,2–8,2 g/dl), Osmolalität (280–300 mosm/kg), kolloidosmotischer Druck (18–26 mmHg), Harnsäure (2,6–7,0 mg/dl);
- röntgenologische Untersuchungen: Thorax (»fluid lung«?), Abdomenübersicht (Konkrementnachweis?);
- Sonographie: Bestimmung der Nierengröße, des Nierenbeckens und des Harnleiters (Stau?);
- kardiozirkulatorisches Monitoring (ZVD etc.).

In seltenen Fällen ist aus intensivmedizinischer Indikation auch einmal ein erweitertes diagnostisches Programm erforderlich (z. B. retrograde Pyelographie).

20.5   Prophylaxe

— Adäquate Flüssigkeitssubstitution (cave: Flüssigkeitsüberladung);
— Behandlung einer Linksherzinsuffizienz (kardiale Entlastung, kardiale Stützung ▶ Abschn. 33.4.3);
— Verminderung der systemischen und damit auch der renalen Vasokonstriktion.

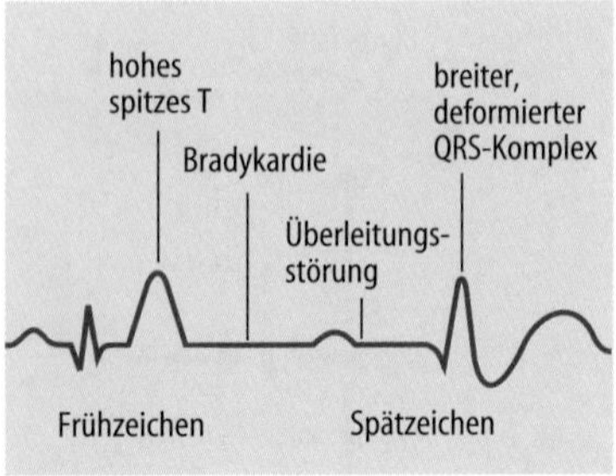

Abb. 20.2 EKG-Veränderungen bei Hyperkaliämie

20.6   Therapie

20.6.1 Allgemeine Richtlinien

— **Wasserrestriktion:** Hat die Niere ihre Ausscheidungsfunktion eingestellt, so muss die Flüssigkeitszufuhr sehr umsichtig erfolgen. Es droht andernfalls die Gefahr eines interstitiellen Lungenödems (Symptome: Atemnot, verminderte arterielle Sättigung, verminderter arterieller pO_2, »fluid lung« im Röntgenbild) und eines Hirnödems (Symptome: Eintrübung, Erbrechen, Bewusstseinsverlust);
— **Ernährung:** enteral, soweit möglich (eiweiß-, wasser- und elektrolytarm, aber kalorienreich); parenteral, wenn oral nicht möglich (auch hier sollte die Kalorienzahl hoch sein).
— Behandlung der **Hyperkaliämie.**

- **Klinische Zeichen einer Hyperkaliämie > 5 mmol/L**
— **Neurologische Zeichen:** Bewusstseinklare Patienten geben ein Kribbeln und ein Taubheitsgefühl um die Mundpartie, an Lippe und Zunge sowie an Fingern und Zehen an. Abschwächung oder Erlöschen der Muskeleigenreflexe.
— **Kardiale Zeichen:** EKG-Veränderungen in Abhängigkeit vom Serumkaliumspiegel (**Abb. 20.2**). Wesentlich ist jedoch der extra-/intrazelluläre Kaliumgradient, der noch durch kaliumantagonistisch wirksame extrazelluläre Ionen (Natrium, Kalzium) und durch den pH-Wert beeinflusst wird.

- **Sofortmaßnahmen bei Hyperkaliämie**
— **Infusion von Glukose und Insulin.** Mechanismus: Zusammen mit Glukose und mit Unterstützung von Insulin wird Kalium in die Zelle transportiert. Man infundiert 10 IE Insulin zusammen mit 25-50g Glukose.
— **Infusion von Natriumbikarbonat.** Mechanismus: Durch Natriumbikarbonat werden intravasal Wasserstoffionen gepuffert. Der Körper versucht, den extrazellulären pH-Wert wieder zu normalisieren, indem er intrazelluläre H^+-Ionen an den extrazellulären Raum abgibt. Im Austausch nimmt er ein Kaliumion aus dem Extrazellulärraum in die Zelle auf. Der extrazelluläre Kaliumspiegel nimmt ab, der inter-/extrazelluläre Kaliumgradient nimmt demnach wieder zu, die Gefahr von Rhythmusstörungen ist reduziert.
— Dosierung: 50–100 mmol, ggf. Wiederholung
— **Injektion von Kalzium:** Kalzium wirkt an der Zellmembran kaliumantagonistisch. Dosierung: 2g i.v.
— Die Gabe von β-Mimetika führt über eine Kaliumverschiebung nach intrazellulär zu einem Absinken des Kalium-Spiegels im Plasma.
— **Kationenaustauscher:** Sie geben im Darm Natrium oder Kalzium gegen Kalium ab, z. B. Resonium A. Behandlung der metabolischen Azidose oral: Acetolyt 2–10 g/Tag; parenteral: Natriumbikarbonat. Kein Trispuffer (Grund: nierentoxische Wirkung, Atemdepression).
— Bei bestehender Restausscheidung Gabe von Schleifendiuretika (z. B. 40–80 mg Furosemid)
— **Dialyse.**

20.6.2 Nierenersatztherapie

Der optimale Zeitpunkt für den Beginn einer Nierenersatztherapie ist nach wie vor unklar. Ein frühzeitiger Beginn scheint im Vergleich mit einem späteren Beginn keine Vorteile für den Patienten mit sich zu bringen.

Indikation zu Nierenersatztherapie

Notfallindikationen
- Hypervolämie mit therapierefräktärem Lungenödem/Herzinsuffizienz,
- Hyperkaliämie,
- Intoxikationen.

Weitere Indikationen
- unzureichende Flüssigkeitsausscheidung (Oligurie/Anurie),
- Azotämie (erkennbar an erhöhter Serumharnstoffkonzentration),
- metabolische Azidose,
- Hyperthermie.

Unterschieden werden die Nierenersatzverfahren nach
- Art des Stoffaustausches:
    - **Dialyse**: Der Stoffaustausch erfolgt per Diffusion über eine semipermeable Membran, die im Gegenstrom von der Dialysatlösung umspült wird. Auf diese Weise werden maximale Konzentrationsgradienten über die gesamte Länge der Membran aufrechterhalten.
    - **Hämofiltration**: Hierbei wird das Blut aktiv mithilfe einer Pumpe über eine semipermeable Membran gepresst. Der Stoffaustausch erfolgt konvektiv.
    - **Hämodiafiltration**: Hierbei werden die beiden oben genannten Prinzipien kombiniert.
- Zeitdauer: kontinuierlich oder intermittierend
- Gefäßzugang: arteriovenös (treibende Kraft ist der Blutdruck), heute so gut wie ausschließlich venovenös (treibende Kraft ist die Pumpe).

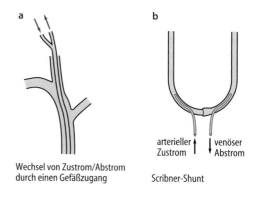

Wechsel von Zustrom/Abstrom durch einen Gefäßzugang

arterieller Zustrom ↑ venöser Abstrom ↓

Scribner-Shunt

Abb. 20.3a,b **a** Shaldon-Katheter **b** Scribner-Shunt

20.6.3 Intermittierende Dialyseverfahren

- Hämodialyse
- - Prinzip

Über eine künstlich angelegte arteriovenöse Fistel fließt Blut durch eine Rollerpumpe angetrieben und unter Zusatz von Heparin zum Dialysator. Dieser besteht aus einem System semipermeabler Membranen, die das Blutkompartiment von der Dialysatflüssigkeit, einer modifizierten Ringer-Laktat-Lösung trennen. Blut und Dialysat fließen im Gegenstrom. Entsprechend des herrschenden Konzentrationsgefälles findet per Diffusion eine Elimination von Kreatinin, Harnstoff und Kalium statt.

- - Gefäßzugänge

Im intensivmedizinischen Bereich wird vorwiegend über Shaldon-Katheter dialysiert (großer doppellumiger Kunststoffkatheter mit mehreren distalen Öffnungen (**Abb. 20.3**). Diese Katheter werden in großlumige Venen (V. subclavia, V. jugularis, V. femoralis) gelegt. Über einen Scribner-Shunt bzw. einen subkutan, operativ angelegten a.v.-Kurzschluss, wird heute auf der Intensivstation nur noch selten dialysiert.

- - Heparin

Das zu dialysierende Blut muss heparinisiert werden (z. B. 500 E/h, Ziel: PTT 60–70 sec), damit es nicht zur Gerinnung im Schlauchsystem und zum Verstopfen der Dialysemembran kommt.

▪▪ Indikation

Die Dialyse ist indiziert bei
- akutem Nierenversagen,
- lebensbedrohlichen Elektrolytstörungen,
- therapierefraktären Ödemen,
- Vergiftungen.

▪▪ Durchführung

Im 2-Tages-Rhythmus; Dauer der Dialyse: 4–6 Stunden.

▪▪ Komplikationen

Folgende Komplikationen können auftreten
- Blutdruckabfälle, Hypovolämie beim Anfahren der Dialyse,
- Arrhythmien,
- Blutungen (Heparin),
- heparininduzierte Thrombozytopenie (HIT II, ▶ Abschn. 23.3.5),
- Disäquilibriumsyndrom (darunter versteht man neurologische Veränderungen des Patienten mit Bewusstseinsstörungen, Kopfschmerzen, Übelkeit und Krämpfen durch eine Störung des intra- und extrazellulären Gleichgewichts infolge einer zu raschen Veränderung der Elektrolytzusammensetzung im Extrazellulärraum. Cave: Hirnödem und Einklemmung im Foramen magnum, ▶ Abschn. 24.2.1),
- Luftembolien,
- Thrombenbildung im Schlauchsystem, Mikroembolien,
- Elektrolytstörungen, Hypokaliämie,
- Katheterinfektion bzw. Kathetersepsis.

▪ Peritonealdialyse

Das Peritoneum mit seinem Kapillarsystem dient bei der Peritonealdialyse als Austauschmembran. Über einen intraabdominal gelegenen Katheter wird Flüssigkeit in das Abdomen instilliert. Nach den schon bei der Hämodialyse beschriebenen Gesetzmäßigkeiten diffundieren die nierenpflichtigen Substanzen in die instillierte Flüssigkeit. Über einen zweiten intraabdominellen Katheter wird das Dialysat abgesaugt und somit diese intraabdominelle Dialyse beendet. Dieses Dialyseverfahren ist jedoch nicht sehr effektiv und wird heute ausschließlich noch im Kleinkindesalter eingesetzt.

▪ Hämoperfusion und Plasmapherese

Bei der Hämoperfusion können über adsorptive Verfahren bei Vergiftungen die Toxine eliminiert werden. Die Plasmapherese ist eine Technik zur Entfernung von Substanzen mit großem Molekulargewicht aus dem Plasma. Sie findet beispielsweise bei verschiedenen (auto-)immunologischen Erkrankungen zur Elimination von Antikörpern Verwendung. Hierbei wird der Ersatz großer Mengen an Plasma notwendig.

20.6.4 Kontinuierliche Verfahren (Venovenöse Hämofiltration, CVVHF)

▪ Prinzip

Bei der CVVHF wird das Blut mithilfe einer Pumpe aktiv über die Membran geleitet. Auf eine kleinporige, dem Blut zugewandte innere Membran ist eine großporige äußere Membran aufgelegt. Die Durchlässigkeit dieser Membran ist bei den einzelnen Filtern unterschiedlich und liegt bei einem Molekulargewicht von 15.000 bis 60.000. Die angestrebte Menge des Ultrafiltrates wird am Hämofiltrationssystem eingestellt. Das Ultrafiltrat hat die gleiche Elektrolytzusammensetzung wie der Primärharn und damit wie das Serum. In Abhängigkeit von Molekülgröße und Durchmesser der Membranporen werden jedoch auch Plasmaproteine filtriert. Bei Patienten, die keine Ödeme haben und deshalb nicht ausgeschwemmt werden brauchen, muss die gewonnene Ultrafiltratmenge ersetzt werden durch entsprechende kaliumfreie Infusionslösung (◨ Abb. 20.4).

▪ Vorteil

Günstig ist die Kreislaufstabilität bei diesem Verfahren, die auch eine Anwendung bei kreislaufinstabilen Patienten möglich macht.

▪ Nachteile

Diese sind:
- wesentlich geringere Elimination harnpflichtiger Substanzen als bei der Hämodialyse,
- keine ausreichende Elimination von Kalium.

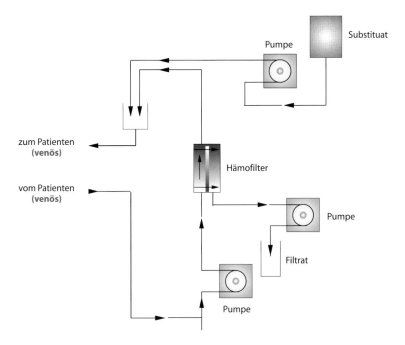

○ **Abb. 20.4** Darstellung einer schematischen kontinuierlichen venovenösen Hämofiltration (CVVH). (Aus Larsen 2007)

▪ **Indikation**

Häufigste Indikation der CVVHF ist in der postoperativen Phase ein akutes Nierenversagen.

Eine Steigerung der Entgiftungsleistung gegenüber der CVVHF lässt sich mit der kontinuierlichen venovenösen Hämodiafiltration (CVVHDF) erreichen. Hier wird analog zur Hämodialyse mithilfe einer zusätzlichen Rollerpumpe eine Dialyseflüssigkeit entgegen dem Blutstrom an der Dialysemembran vorbeigeführt. Das Prinzip des konvektiven Transports bei der Hämofiltration wird also kombiniert mit dem Prinzip der Diffusion über eine semipermeable Membran (Dialyse).

20.7 Pharmakokinetik bei Niereninsuffizienz

Die Niereninsuffizienz zwingt zur Dosisreduktion von Medikamenten, die vorwiegend oder ausschließlich renal eliminiert werden. Beispiele:

▬ Digitalispräparate: Digoxin, Methyl-Digoxin (Alternative: Digitoxin, wird vorwiegend in der Leber abgebaut);

▬ Antibiotika: Aminoglykoside (Blutspiegel bestimmen !!), Breitbandpenicilline (Mezlocillin, Azlocillin), Cephalosporine, Sulfonamide (z. B. Trimethoprim und Sulfamethoxazol);

▬ Antiarrhythmika: Chinidin, Procainamid, Verapamil, Lidocain.

Digoxin, Antibiotika (Penicillin, Ampicillin, Aminoglykoside, Cephalosporine) sind **dialysable Pharmaka**. Diese Pharmaka müssen postdialytisch substituiert werden.

20.8 Prognose

Die Niere ist letztendlich ein gutmütiges Organ. Der Einsatz von Nierenersatzverfahren gibt der Niere immer wieder Gelegenheit sich zu regenerieren, sodass ein chronisches Nierenversagen nach intensivmedizinischer Behandlung heute deutlich seltener auftrifft.

Störungen des Wasser- und Elektrolythaushaltes

Franz-Josef Kretz, Jürgen Schäffer, Tom Terboven

F.-J. Kretz et al., *Anästhesie, Intensivmedizin, Notfallmedizin, Schmerztherapie*,
DOI 10.1007/978-3-662-44771-0_21, © Springer-Verlag Berlin Heidelberg 2016

Dieses Kapitel widmet sich den physiologischen und pathologischen Begebenheiten des Wasser- und Elektrolythaushaltes und sich den daraus ergebenden Therapieoptionen.

21.1 Physiologie des Wasser- und Elektrolythaushaltes

21.1.1 Daten zum Wasserhaushalt

> **Anteil des Körperwassers am Körpergewicht**
> Männer: 60%
> Frauen: 50%
> (Grund: Fett hat nur einen Wassergehalt von 30%)
> Adipöse: 45–50%
> Neugeborene: 75–80%

> **Wasseraufnahme**
> Trinkmenge: 1000–1500 ml/Tag
> Nahrung:
> ▬ (feste Bestandteile):   500–800 ml/Tag
> ▬ Oxydationswasser: 300 ml/Tag

> **Wasserabgabe**
> Urin   1000–1500 ml/Tag
> Haut: 500 ml/Tag
> Lunge: 400 ml/Tag
> Stuhl: 100 ml/Tag
> Schweiß: bei Fieber 500 ml/Grad Körpertemperaturerhöhung/Tag

> **Verteilung des Wassers im Körper**
> intrazellulär: 40%
> extrazellulär: 20%
> davon:
> ▬ intravasal: 4%
> ▬ interstitiell: 16%

Verschiedene Erkrankungen haben Flüssigkeitsverteilungsstörungen zur Folge. Zu den Räumen, in denen sich unphysiologischerweise Flüssigkeit ansammeln kann, zählen der Bauchraum (z. B. Aszites), der Darm (z. B. Ileus), das Interstitium etc. Man bezeichnet Räume, in die Flüssigkeit sequestriert werden kann, auch als »dritter Raum« oder »third space«.

21.1.2 Daten zum Elektrolythaushalt und Elektrolytkonzentrationen spezieller Körperflüssigkeiten

❑ Tab. 21.1 und ❑ Tab. 21.2

21.1.3 Elektrolyte: Funktion und klinische Bedeutung

- Natrium
- - Stoffwechsel

Intrazellulär 2%, extrazellulär 98% des Gesamtkörpernatriums; täglich aufgenommene Natriummenge: 2–6 g; Ausscheidung: 95% über die Niere.

⬛ Tab. 21.1 Intra- und extrazelluläres Elektrolytmuster

	Na$^+$ [mmol/l]	K$^+$ [mmol/l]	Ca^{2+} [mmol/l]	Mg^{2+} [mmol/l]	Cl$^-$ [mmol/l]	HCO$_3^-$ [mmol/l]	HPO^{2-} [mmol/l]	SO$_4^{2-}$ [mmol/l]	Protein [mmol/l]	org. Säuren [mmol/l]
Intrazellulär	10	160	1	13	3	10	50	10	65	2
Extrazellulär	142	4	2,5	1	101	27	1	0,5	16	4

⬛ Tab. 21.2 Die Elektrolytzusammensetzung von Körperflüssigkeiten

Körperflüssigkeit	Sekretproduktion [ml/24 h]	Na$^+$ [mmol/l]	K$^+$ [mmol/l]	Cl$^-$ [mmol/l]	Bi-Karb [mmol/l]
Speichel	500–1500	10–25	15–40	10–40	2–13
Magensaft	2000–3000	20–70	5–15	80–160	0
Pankreassekret	300–1500	140	6–9	120	30
Galle	250–1100	130–165	3–12	90–120	30
Schweiß	500–1000	5–80	5–15	5–70	–
Liquor	20–40 ml/h	130–150	2,5–4,5	122–128	25

■■ **Funktion**

Natrium hält den osmotischen Gradienten zwischen extra- und intrazellulärem Flüssigkeitsraum aufrecht.

■■ **Interpretation des Serumnatriumwerts**

Der Serumnatriumwert ist ein Parameter für die Tonizität des Bluts, nicht für das Volumen. Einfaches Beispiel: Wenn man ein Glas 0,9%iger Kochsalzlösung zur Hälfte austrinkt, so verbleibt dennoch eine 0,9%ige Kochsalzlösung zurück. Der Natriumwert gibt keine Auskunft über den Volumenverlust, sondern über Osmolaritätsveränderungen.

■ **Kalium**

■■ **Stoffwechsel**

Intrazellulär 98%, extrazellulär 2% des Gesamtkörperkaliums; tägliche aufgenommene Kalium-

menge: 3–4 g; Elimination: 3–5 g vorwiegend über die Niere.

■■ **Funktion**

Kalium hat die Aufgabe, das elektrische Membranpotential aufrechtzuerhalten. Außerdem ist es als Kofaktor für Enzyme zur Protein- und Glykogensynthese unentbehrlich. Um 6,5 g Eiweiß aufzubauen, benötigt der Körper 3 mmol Kalium.

■■ **Interpretation des Serumkaliumwerts**

Die Irrtumswahrscheinlichkeit bei der Interpretation des Serumkaliumwerts ist deutlich größer als beim Serumnatriumwert. Da eine intrazelluläre Kaliumbestimmung nicht möglich ist, muss man indirekt vom Serumkaliumwert auf den intrazellulären Kaliumgehalt und das Gesamtkörperkalium schließen, wohl wissend, dass sich im Blut nur 2% des Gesamtkörperkaliums befinden. Deshalb kann

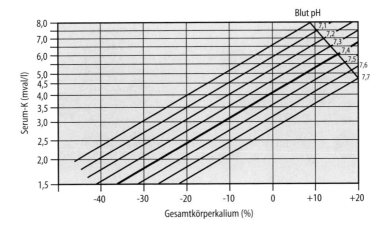

Abb. 21.1 Beziehung zwischen Serumkalium, Blut-pH-Wert und Gesamtkörperkaliumbestand. (Nach Scribner)

Tab. 21.3 pH-korrigierte Serumkaliumwerte bei normalem Gesamtkörperkalium

pH	7,0	7,1	7,2	7,3	7,4	7,5	7,6	7,7
K^+ [mmol/l]	6,7	6,0	5,3	4,6	4,2	3,7	3,2	2,8

selbst bei einem Verlust von 30% des Gesamtkörperkaliums der Serumkaliumwert noch am unteren Rand der Normgrenze liegen.

Erschwert wird die Beurteilung des Serumkaliumwertes noch durch transmembranöse Kaliumaustauschvorgänge, die den Serumkaliumspiegel modifizieren. So gibt es eine direkte Abhängigkeit des Serumkaliumwerts vom pH-Wert des Bluts, die in ◻ Tab. 21.3 und ◻ Abb. 21.1 dargestellt ist. Bei einer Azidose kommt es zu einer **Hyperkaliämie**, bei einer Alkalose zu einer **Hypokaliämie** (◻ Abb. 21.1). Der Kaliuminflux in die Zelle wird zudem noch gesteigert durch Glukose und Insulin. Eine normale Serumkaliumkonzentration bei Azidose bedeutet Kaliummangel, bei Alkalose jedoch Überschuss.

Zu Fehlinterpretationen können auch Fehlbestimmung und fehlerhafte Abnahme führen: Kaliumbestimmung im hämolytischen Serum, bei zu lange zu starken Drücken bei kapilarer Abnahme Stauung, Wärmeapplikation bei der Abnahme, zu forsche Blutentnahme aus dem zentralen Venenkatheter (Hämolyse).

Diagnostisch hilfreich ist jedoch die Tatsache, dass der menschliche Körper schon beim Kaliumverlust von 10% mit Kaliummangelsymptomen reagiert (▶ Abschn. 21.3).

- **Magnesium**
- **Stoffwechsel**

Intrazellulär 99%, extrazellulär 1%; tägliche Aufnahme: 0,5 g; Ausscheidung über den Urin 30%, Ausscheidung über den Stuhl 70%.

■■ **Funktion**

Magnesium ist Kofaktor für zahlreiche Stoffwechselenzyme, es beeinflusst die neuromuskuläre Überleitung und die Funktion des zentralen Nervensystems. Aufgrund seiner membranstabilisierenden Wirkung findet es zum Teil auch bei Herzrhythmusstörungen therapeutisch Anwendung.

- **Kalzium**
- **Stoffwechsel**

99% des Gesamtkörperkalziums sind im Knochen gebunden, 1% des Gesamtkörperkalziums liegt in

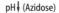

pH↓ (Azidose)   pH↑ (Alkalose)

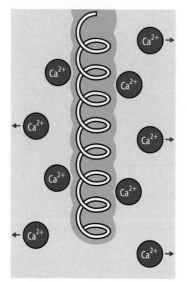   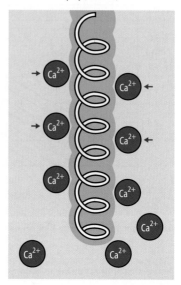

■ **Abb. 21.2** Die Beeinflussung der Kalziumbindung an die Plasmaproteine durch den pH-Wert des Blutes

den Körperflüssigkeiten vor: 40% proteingebunden, 50% ionisiert, 10% komplexgebunden. Tägliche Kalziumaufnahme: 10–40 mmol/Tag; Ausscheidung: 90% Stuhl, 10% Urin.

■ ■ **Funktionen**

Bei nicht knochengebundenem Kalzium:
— Stabilisierung der Zellmembranpermeabilität,
— Kofaktor für zahlreiche Enzymreaktionen,
— bedeutender Faktor in der Blutgerinnung,
— unentbehrlicher Faktor für Muskelkontraktion,
— neuromuskuläre Überleitung.

■ ■ **Interpretation des Serumkalziumwerts**

Den Kalziumwert kann man nur im Zusammenhang mit dem Plasmaproteinspiegel interpretieren, da 40% des im Blut befindlichen Kalziums proteingebunden vorliegen. Der Anteil des proteingebundenen Kalziums wird auch durch den pH-Wert des Blutes beeinflusst. Er steigt bei Alkalose und sinkt bei Azidose, da die Plasmabindung stark pH-Wertabhängig ist (■ Abb. 21.2).

■   **Chlorid**

■ ■ **Stoffwechsel**

Extrazellulär 88%, intrazellulär 12%, tägliche Chloridaufnahme 4–9 g; Elimination: 98% über die Nieren.

■ ■ **Funktion**

Chlorid ist das bedeutendste Anion des Extrazellulärraumes. Sein Plasmaspiegel korreliert eng mit dem des Natriums.

21.1.4 Regulation des Wasser- und Elektrolythaushaltes

Für die folgenden Parameter des Wasser- und Elektrolytstoffwechsels verfügt der Körper über empfindliche Regulationsmechanismen:
— intravasales Volumen,
— Serumosmolarität,
— interstitielles Volumen.

■   **Regulation des intravasalen Volumens**

Arterielle Barorezeptoren im Bereich von Karotiden und Aortenbogen sowie Barovolumenrezeptoren in

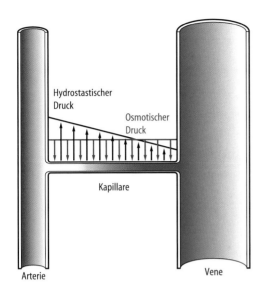

Hydrostastischer
Druck

Osmotischer
Druck

Kapillare

Arterie

Vene

Abb. 21.3 Antagonismus von hydrostatischem Perfusionsdruck und kolloidosmotischem Druck

den intrathorakalen Venen informieren das Kreislaufzentrum im Hirnstamm über den jeweiligen Zustand des Kreislaufsystems. Bei einer akuten intravasalen Volumenverminderung aktiviert das sympathische Nervensystem den Kreislauf und löst Adaptationsmechanismen im Sinne einer Stressreaktion aus. Gleichzeitig registriert auch das Renin-Angiotensin-Aldosteron-System die Volumenveränderung und fördert eine Natrium- und Wasserrückresorption im distalen Tubulus der Niere.

▪ Regulation der Serumosmolarität

Veränderungen der Osmolarität werden in hypophysär-hypothalamischen Zentren registriert. Auf osmotische Veränderungen antworten diese Zentren mit einer Ausschüttung von **antidiuretischem Hormon (ADH)**. ADH korrigiert die Veränderungen der Osmolarität, indem es am distalen Tubulus die Resorption von Wasser erleichtert.

▪ Regulation des interstitiellen Volumens

Intra- und Extrazellulärraum sind durch Membranen getrennt. Der Anteil der Extrazellulärflüssigkeit und damit auch des interstitiellen Volumens wird bestimmt durch den Antagonismus von hydrostatischem Perfusionsdruck und osmotischem Druck,

eine Beziehung, die schon Starling 1896 beschrieb (**▪** Abb. 21.3). Dem Filtrationsdruck wirkt als weitere Komponente der Druck im lymphabführenden Gefäß entgegen.

Dieses labile Gleichgewicht zwischen dem als Filtrationsdruck wirkenden hydrostatischen Druck und dem flüssigkeitsretinierenden osmotischen Druck ist auf mehrfache Weise störbar. Schnell entstehen deshalb durch Ungleichgewichte zwischen Filtrationsdrücken und osmotischem Druck interstitielle Ödeme, die das physiologische Milieu stören und die Zellfunktion gefährden. Eine wichtige Aufgabe des intensivmedizinisch tätigen Arztes ist es, dieses labile Gleichgewicht zu bewahren.

21.2 Pathophysiologie des Wasser- und Elektrolythaushaltes

21.2.1 Veränderungen des Wasseranteils im Körper

Hinweise auf **Dehydratation** oder **Hyperhydratation** geben:
- **Anamnese:** Fieber, Schwitzen, Erbrechen, Durst, Infusionstherapie, Gewichtsveränderung;
- **klinischer Befund:** Hautturgor, Zungenfeuchtigkeit, Augenbulbustonus, psychische und neurologische Veränderungen, Gewichtsveränderungen, Atemfunktion, Durst;
- **kardiovaskulärer Befund:** arterieller Blutdruck, Herzfrequenz, zentralvenöser Druck, intrathorakales Blutvolumen;
- **Laborparameter:** Hämatokrit, Gesamteiweiß (beides allerdings mit der Einschränkung, dass kein Blut- oder Plasmaverlust vorliegt).

21.2.2 Veränderungen der Osmolarität

Zeichen für osmotische Hypertonie und osmotische Hypotonie sind:
- **klinischer Befund:** Isolierte Osmolaritätsveränderungen gehen vorwiegend mit Bewusstseinsstörungen einher, da die Gehirnzellen sehr sensibel auf die Veränderungen des osmotischen Gleichgewichts reagieren;

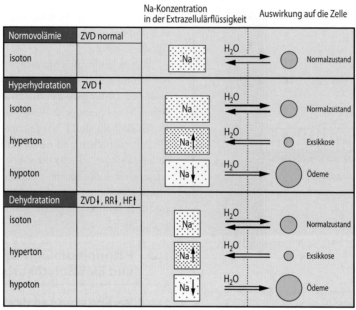

ZVD = zentralvenöser Druck   HF = Herzfrequenz

�“ Abb. 21.4 Serum-Na-Spiegel und seine diagnostische Bedeutung

◘ Tab. 21.4 Differentialdiagnostik hyper-, iso- und hypotoner Dehydratation und Hyperhydratation

	Dehydratation			Hyperhydratation		
	hyperton	isoton	hypoton	hyperton	isoton	hypoton
Erythrozytenzahl	↑	↑	↑	↓	↓	↓
Hämoglobin-Konz.	↑	↑	↑	↓	↓	↓
Plasmaeiweißspiegel	↑	↑	↑	↓	↓	↓
Hämatokrit	– (↑)	↑	↑	↓	↓	– (↑)
Mittleres Erythrozytenvolumen	↑	–	↓	↑	–	↓
Mittlerer Hämoglobingehalt	↑	–	↓	↑	–	↓

↑ Anstieg, ↓ Abfall, – keine Veränderung

— **Laborparameter:** Natrium, Glukose, Osmolarität, mittleres korpuskuläres Volumen der Erythrozyten (MCV), mittlere korpuskuläre Hämoglobinkonzentration der Erythrozyten (MCHC).

Volumenveränderungen erfasst man vorwiegend durch kardiovaskuläre Faktoren. Veränderungen des osmotischen Gleichgewichtes dagegen er-

kennt man an den Laborwerten. Isolierte Störungen der Osmolarität sind jedoch selten, meist liegt eine von sechs Verbindungen von Volumenveränderungen und osmotischen Veränderungen vor (◘ Tab. 21.4, ◘ Abb. 21.4). Bedeutsam ist, dass einige dieser Störungen **iatrogenen Ursprungs** sind. Dementsprechend groß ist die Verantwortung des Arztes.

21.3 Ursache, klinische Symptomatik und laborchemische Charakteristika von Veränderungen des Wasser- und Elektrolythaushaltes

21.3.1 Isotone Dehydratation

Siehe auch Überblick in ◘ Tab. 21.4 sowie ◘ Abb. 21.4.

- **Ursachen**

Flüssigkeitsverluste (Erbrechen, Durchfälle, Fisteln, Aszites, Ileus); Plasmaverluste (Peritonitis, Verbrennung); Diuretikaüberdosierung (iatrogen).

- **Pathophysiologie**

Extrazellulärraum verkleinert, Intrazellulärraum unverändert.

- **Klinik**

Durstgefühl, Trockenheit von Haut, Schleimhäuten und Zunge, allgemeine Schwäche. Bei ausgeprägten Verlusten: Bewusstseinseintrübungen, Schock.

21.3.2 Hypotone Dehydratation

- **Ursachen**

Ungenügende Natriumzufuhr (oft iatrogen) bei Erbrechen, Durchfällen und übermäßigem Schwitzen. Diuretikaüberdosierung (iatrogen). Natriumverlust bei Nebenniereninsuffizienz, bei Zustand nach Adrenalektomie, bei Niereninsuffizienz mit solitärem Natriumverlust (selten).

- **Pathophysiologie**

Extrazellulärraum verkleinert, Intrazellulärraum überwässert.

- **Klinik**

Kalte, zyanotische Haut, Zentralisationszustand, kein Durstgefühl, Benommenheit.

21.3.3 Hypertone Dehydratation

- **Ursachen**

Ungenügende Wasserzufuhr (oft iatrogen), übermäßiger Wasserverlust, Diabetes insipidus.

- **Pathophysiologie**

Extrazellulärraum verkleinert, Intrazellulärraum verkleinert.

- **Klinik**

Trockenheit von Haut, Schleimhäuten und Zunge, starkes Durstgefühl, allgemeine Schwäche, Bewusstseinseintrübung.

21.3.4 Isotone Hyperhydratation

- **Ursachen**

Herzinsuffizienz, nephrotisches Syndrom, akute Glomerulonephritis, dekompensierte Leberzirrhose, gastrointestinaler Eiweißverlust (Capillary-Leak-Syndrome).

- **Pathophysiologie**

Extrazellulärraum überwässert, Intrazellulärraum unverändert. Flüssigkeitsverschiebung aufgrund eines onkotischen Defizits bei nephrotischem Syndrom, dekompensierter Leberzirrhose und gastrointestinalem Eiweißverlust.

- **Klinik**

Gewichtszunahme, periphere Ödeme, Anasarka, Aszites, Lungenödem, Atemnot.

21.3.5 Hypertone Hyperhydratation

- **Ursachen**

Große Infusionsmengen hypertoner Lösungen (iatrogen), hochdosierte Steroidzufuhr (iatrogen, dann aber meist notwendig), Nebennierenüberfunktion (Morbus Conn, Morbus Cushing).

- **Pathophysiologie**

Extrazellulärraum überwässert, Intrazellulärraum verkleinert.

- **Klinik**

Durst, Neigung zu Ödemen, Hautrötung.

21.3.6   Hypotone Hyperhydratation

- **Ursachen**

Übermäßige orale Wasserzufuhr (Wasserintoxikation!), Infusionen elektrolytfreier Lösungen (z. B. Glukose 5 %; hiermit Infusion reinen Wassers! Cave Hirnödem!!), erhöhte ADH-Aktivität.

- **Pathophysiologie**

Extrazellulärraum überwässert, Intrazellulärraum überwässert.

- **Klinik**

Kopfschmerzen, Benommenheit, gesteigerte Reflexe, Tendenz zu ubiquitären Ödemen.

21.3.7   Hypokaliämie (<3,3 mmol/l)

- **Ursachen**

Gründe für eine Hypokaliämie können sein:
- extrarenale Verluste durch Erbrechen, Durchfall, Ileus, Fisteldrainagen,
- renale Verluste bei chronischer Nephritis, Pyelonephritis mit Polyurie, Cushing-Syndrom, Hyperaldosteronismus oder Leberzirrhose,
- iatrogene Ursachen: ungenügende Zufuhr, Diuretika.

- **Symptome**

Es zeigen sich
- Allgemeinsymptome: Parästhesien an den unteren Extremitäten, Apathie, Verwirrtheitszustände, Unruhe, Somnolenz, Koma;
- neuromuskuläre Störungen: Schwäche der Muskulatur, schlaffe Lähmung, Aufhebung der Sehnenreflexe, Lähmung der Atemmuskulatur;
- kardiovaskuläre Störungen: Tachykardie, Hypotonie, Arrhythmie, EKG-Veränderungen (◘ Abb. 21.5), Herzstillstand;
- Magen-Darm-Störungen: Atonie des Magens, Obstipation, Ileus, Nausea, Erbrechen;
- Nierenveränderungen: Tubulusnekrosen, Proteinurie, Polyurie.

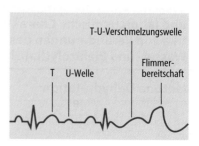

◘ **Abb. 21.5** EKG-Veränderungen bei Hypokaliämie

21.3.8   Hyperkaliämie (>5,5 mmol/l)

- **Ursachen**

Oligurie, Anurie, Nebennierenrindeninsuffizienz, ADDISON-Krise, Überdosierung von Aldosteronantagonisten, übermäßige Gabe kaliumhaltiger Infusionslösungen, Ausschüttung von Kalium aus dem Intrazellulärraum infolge Verbrennungen und Unfallverletzungen

- **Symptome**
▸ Abschn. 20.7

21.3.9   Hypomagnesiämie (<0,85 mmol/l)

- **Ursachen**

Alkoholismus, Resorptionsstörungen, ungenügende Zufuhr.

- **Symptome**

Zerebrale Symptome, Nervosität, Hyperreflexie, Spasmen im Larynx-, Pylorus- und Bronchialbereich, Angina pectoris, Muskelkrämpfe, Tetanie.

21.3.10   Hypermagnesiämie (>2 mmol/l)

- **Ursachen**

Niereninsuffizienz, übermäßige Zufuhr.

- **Symptome**

Somnolenz, Muskelschwäche bis Lähmung, Gefahr der Atemlähmung und Asystolie, gastrointestinale Störungen, Blutdruckabfall.

21.3.11 Hypokalziämie (<2,15 mmol/l)

- **Ursachen**

Hypoparathyreoidismus, Resorptionsstörungen im Magen, Rückresorptionsstörungen in der Niere, Vitamin-D-Mangel, Pankreatitis, Hyperventilation.

- **Symptome**

Auftreten können:

- neurologische Störungen: latente oder manifeste Tetanie, Hyperreflexie, tonische Muskelkrämpfe, Pfötchenstellung der Hände;
- kardiovaskuläre Symptome: paroxysmale Tachykardie, QT-Verlängerung, Durchblutungsstörungen.

21.3.12 Hyperkalziämie (>2,75 mmol/l)

- **Ursachen**

Hyperparathyreoidismus, Vitamin-D-Intoxikation, verstärkter Knochenabbau.

- **Symptome**

Polyurie, Durst, Erbrechen, psychische Störungen. Kardiovaskuläre Symptome: QT-Zeit-Verkürzungen.

Eine akute Hyperkalziämie (hyperkalziämische Krise) kann sich in Polyurie, später in Dehydratation, Oligurie und Azotämie, paralytischem Ileus, generalisierter Muskelschwäche, Bewusstseinsveränderungen und in hämorrhagischen Pankreatiden äußern.

21.4 Therapie

Ziel der perioperativen Infusionstherapie ist es, prä-, intra- und postoperative Wasser- und Elektrolytverluste adäquat zu substituieren und Entgleisungen des Wasser- und Elektrolythaushaltes zu

☐ Tab. 21.5 Basisbedarf eines erwachsenen Menschen an Wasser und Elektrolyten

Wasser	30–40 ml/kg Körpergewicht (KG)
Natrium	1,5 mmol/kg KG
Kalium	1,0 mmol/kg KG
Magnesium	0,125 mmol/kg KG
Kalzium	0,1 mmol/kg KG
Chlorid	1–2 mmol/kg KG
Bikarbonat	1 mmol/kg KG
Phosphat	0,25 mmol/kg KG

korrigieren. Den normalen Bedarf des Menschen an Wasser und Elektrolyten nennt man **Basisbedarf** (☐ Tab. 21.5), den zum Ausgleich von Störungen des Wasser- und Elektrolytstoffwechsels notwendigen Bedarf **Korrekturbedarf**.

21.4.1 Berechnung von Defiziten

- $Na_{Defizit}$ (mval) $= 0,2 \times kg\ KG \times (Na_{Soll} - Na_{ist})$
- $K_{Defizit}$ (mval) $= 0,3 \times kg\ KG \times (K_{Soll} - K_{ist})$
  Cave: keine Bolusapplikation!!

21.4.2 Erstellung einer Bilanz

In einer Wasser- und Elektrolytbilanz werden Wasser- und Elektrolytaufnahme sowie Wasser- und Elektrolytabgabe gegenübergestellt. Auf der **Aufnahmeseite** sind zu berücksichtigen:

- enterale Zufuhr,
- parenterale Zufuhr,
- Oxidationswasser,
- Resorption von Inhalationsaerosolen/Wasseraufnahme über die Lunge bei beatmeten Patienten.

Auf der **Abgabeseite** sind zu berücksichtigen:

- Urin,
- Perspiratio insensibilis,
- Stuhl,
- Sekrete des Verdauungskanals,

- Tracheobronchialsekret,
- Exsudate und Transsudate aus Wunden oder Körperhöhlen.

21.4.3 Therapiemöglichkeiten

- isotone Dehydratation: plasmaisotone Elektrolytlösungen (= Vollelektrolytlösungen),
- isotone Hyperhydratation: Diuretika, bei Oligurie/Anurie: Ultrafiltration, Dialyse,
- hypotone Dehydratation: plasmaisotone Elektrolytlösungen und zusätzliche behutsame Natriumsubstitution (= hypertone Elektrolytlösungen),
- hypertone Dehydratation: Rehydrierung mit Vollelektrolytlösung, (Cave: zu rasche Rehydrierung führt zum Hirnödem, Senkung des Serumnatriumspiegels über einen Zeitraum von 4–5 Tagen),
- hypertone Hyperhydratation: Diuretika,
- hypotone Hyperhydratation: Substitution von Natrium (Cave: Zu schneller Ausgleich der Hyponatriämie; langsame Substitution über Tage; Gefahr der zentralen pontinen Myelinolyse!) und Gabe von Diuretika.

Für eine **Infusionstherapie** stehen folgende Infusionslösungen zur Verfügung:

- Vollelektrolytlösungen: Die Elektrolytzusammensetzung ist in Bezug auf den Natriumanteil identisch mit der des Blutes (z. B. Jonosteril, Sterofundin Iso). Alternativ: physiologische Kochsalzlösung; die Ringerlösung ist mit 147 mmol/l hypernatriäm, die Ringer-Laktat-Lösung ist mit 131 mmol/l hypoton!
- Zweidrittelelektrolytlösungen: Von Zweidrittellösungen spricht man, wenn der Natriumgehalt der Lösung bei 100 mval/l liegt. Cave: Der Kaliumgehalt dieser Elektrolytlösungen liegt meist bei 20 mval/l (z. B. Jonosteril Na100, Normofundin G-5, Tutofusin OP);
- Halbelektrolytlösung: Natriumgehalt liegt bei 70 mval/l (z. B. Jonosteril D5, Normofundin OP);

- **Hypernatriämie**

Bei zu rascher Korrektur einer Hypernatriämie besteht die Gefahr der Entstehung eines **Hirnödems**. Die Absenkung des Natriumspiegels sollte aus diesem Grund mit einer Geschwindigkeit von <15 mmol/24 h erfolgen! Bei ausgeprägten Störungen (>170 mmol/l) sollte der Serum-Natriumwert in den ersten 48–72 h nicht unter 150 mmol/l gesenkt werden.

- **Hyponatriämie**

Das Vorgehen bei der Korrektur von Hyponatriämien richtet sich nach der Art der zugrunde liegenden Störung, der Geschwindigkeit des Auftretens der Störung und der Ausprägung der klinischen Symptomatik. Rasch aufgetretene Störungen mit ausgeprägter Symptomatik müssen relativ rasch korrigiert werden (1–2 mmol/h). Eine zögerliche Therapie geht mit einer erhöhten Letalität einher. Bei über einen längeren Zeitraum entstandenen Hyponatriämien sollte die Korrektur nicht schneller als 0,5 mmol/h erfolgen. Eine zu rasche Korrektur kann zum Auftreten einer sogenannten »**Pontinen Myelinolyse**« führen. Hierbei kommt es zu einer Demyelinisierung der Nervenfasern im Bereich des PONS mit einer Symptomatik bis zu kompletten Tetraparesen und Koma.

Wichtige Hinweise zur Infusionstherapie
- Der Unerfahrene neigt sehr schnell zur Überinfusion. Man bedenke, dass auf der Aufnahmeseite auch noch die Injektionsvolumina von Medikamenten und Perfusoren stehen.
- Inadäquate Infusionstherapie kann den kompensierten herzinsuffizienten Patienten in eine Dekompensation treiben und eine Ateminsuffizienz verstärken.
- Wichtig ist zu wissen, dass Entgleisungen des Wasser- und Elektrolythaushaltes nicht überstürzt ausgeglichen werden dürfen, um den Patienten kreislaufmäßig nicht zu überlasten. Als gute Merkregel gilt, Defizite nur halb so schnell zu korrigieren, wie sie entstanden sind.

- **Hypokaliämie**

Die Kaliumsubstitution sollte sehr schonend erfolgen. Die maximale Infusionsmenge von 20 mval/h kann jedoch in der postoperativen Phase überschritten werden, wenn die Kaliumsubstitution unter Monitorkontrolle erfolgt und so Herzrhythmusstörungen schnell erkannt werden können.

- **Hyperkaliämie**
► Kap. 20

- **Hypomagnesiämie**

Substitution von Magnesium: 10–20 mmol/l/Tag; erneut Spiegelbestimmung; sofern erforderlich, weitere Substitution.

- **Hypermagnesiämie**
- forcierte Diurese mit Vollelektrolyt-Lösung und Furosemid,
- Injektion von Kalzium (Kalzium ist ein Antagonist zum Magnesium an der neuro- muskulären Endplatte),
- Dialyse.

- **Hypokalziämie**

Substitution von Kalzium: 10 ml Kalzium Glukonat 10% (0,225 mmol/l).

- **Hyperkalziämie**
- forcierte Diurese,
- in schweren Fällen: Dialyse.

Störungen des Säure-Basen-Haushaltes

Franz-Josef Kretz, Jürgen Schäffer, Tom Terboven

F.-J. Kretz et al., *Anästhesie, Intensivmedizin, Notfallmedizin, Schmerztherapie*,
DOI 10.1007/978-3-662-44771-0_22, © Springer-Verlag Berlin Heidelberg 2016

Das vorliegende Kapitel stellt zunächst die chemischen und biochemischen Grundlagen dar, um dann auf die Veränderungen einzelner Parameter und der daraus resultierenden Behandlung einzugehen.

22.1 Chemische Grundlagen

Im Wasser liegt Wasserstoff im Wesentlichen an Sauerstoff gebunden und nur in geringen Teilen dissoziiert vor. Das Verhältnis von nicht dissoziiertem, sauerstoffgebundenem Wasserstoff zu dissoziiertem Wasserstoff liegt bei 10^7:1. Mit dem pH-Wert, dem negativen dekadischen Logarithmus der Wasserstoffionenkonzentration, liegt eine einfachere Schreibweise vor: Der pH-Wert des Wassers beträgt 7.

Der physiologische pH-Wert des Blutes liegt bei 7,4. Dieser Wert ergibt sich aus der chemischen Gleichung

$$H_2O + CO_2 \Leftrightarrow H^+ + HCO_3^-$$

Das Reaktionsgleichgewicht, angedeutet durch die Pfeile, liegt deutlich auf der rechten Seite der Gleichung. H_2CO_3 ist eine flüchtige Säure und dissoziiert in H^+ und HCO_3^-.

Es ergibt sich folgende Beziehung:

$$H_2CO_3 \Leftrightarrow H^+ + HCO_3^-$$

Das Verhältnis der Faktoren auf beiden Seiten der Gleichung ist konstant. Daraus ergibt sich:

$$K = \frac{H^+ \times HCO_3^-}{H_2CO_3} (K = Konstante)$$

Löst man diese Gleichung nach H^+ auf, so ergibt sich

$$H^+ = K \times \frac{H_2CO_3}{HCO_3^-}$$

Durch Logarithmieren entsteht:

$$\log H^+ = \log K + \log \frac{H_2CO_3}{HCO_3^-}$$

Durch eine mathematische Umformung (Vorzeichenänderung) entsteht über

$$-\log H^+ = -\log K - \log \frac{H_2CO_3}{HCO_3^-}$$

die Formel

$$pH = pK + \log \frac{H_2CO_3}{HCO_3^-}$$

(Henderson-Hasselbalch-Gleichung; Puffergleichung)

Da das Verhältnis von H_2CO_3 zu CO_2 1:1000 beträgt, ergibt sich für die Klinik als praktikable Beziehung

$$pH = pK + \log \frac{H_2CO_3}{p_aCO_3^-}$$

22

> ❯ Für die tägliche Praxis gilt deshalb die Aussage, dass sich der pH-Wert proportional zur Bikarbonatkonzentration und umgekehrt proportional zum p_aCO_2 im Blut verhält.

22.2 Biochemische Grundlagen

Der Organismus ist bemüht, den pH-Wert stabil zu halten. Grund dafür ist, dass Proteine und Neurotransmitter bei pH-Wertveränderungen Funktionseinbußen erleiden (z. B. Katecholamine) und dass der Elektrolythaushalt durch pH-Wertveränderungen empfindlich gestört wird (Kalium und Kalzium ► Kap. 21).

Für die Stabilität des pH-Wertes sorgen physiologische Puffersysteme:

1. Das Bikarbonat-Puffersystem. Pufferungseffekt:

$$HCO_3^- + H^+ \rightarrow H_2CO_3 \rightarrow H_2O \text{ und } CO_2$$

Das Kohlendioxid wird über die Lunge abgeatmet. Cave: Bei beatmeten Patienten muss das Atemminutenvolumen erhöht werden, wenn man puffert. Das Bikarbonatpuffersystem hat eine rasche Pufferwirkung, ist aber an einen ausreichenden alveolären Gasaustausch gebunden, d. h. die Pufferkapazität ist begrenzt (z. B. bei Lungenversagen).

2. **Plasmaproteine** haben einen begrenzten Pufferungseffekt.

3. Bei **Phosphat** handelt es sich um einen intrazellulären Puffer:

$$HPO_4^{2-} + H^+ \Leftrightarrow H_2PO_4^-$$

4. **Lunge:** Durch Änderung der Ventilation (Abatmung oder Retention von CO_2) kann das Bikarbonatpuffersystem beeinflusst werden.

5. **Niere:** Es gibt verschiedene Pufferungsmechanismen über die Niere:

$$H^+ + HCO_3^- \Leftrightarrow H_2CO_3$$

$$H^+ + HPO_4^{2-} \Leftrightarrow H_2PO_4^-$$

$$H^+ + NH_3 \Leftrightarrow NH_4^+$$

6. Hämoglobin-Puffer

$$HbH \Leftrightarrow Hb + H^+$$

$$Oxi - HbH \Leftrightarrow Oxi - Hb + H^+$$

22.3 Einzelne Parameter des Säure-Basen-Haushaltes

22.3.1 pH-Wert

Eine Veränderung des pH-Wertes von 7 auf 8 bedeutet einen Abfall der H^+-Konzentration um eine Zehnerpotenz. Normaler pH-Wert im Blut: 7,38 bis 7,42.

22.3.2 paCO$_2$

Bei dem CO_2-Partialdruck im arteriellen Blut handelt es sich um einen respiratorischen Parameter.

CO_2 diffundiert 20-mal schneller als O_2 vom Blut über die Alveolarwand in die Alveole. Zwischen der alveolären und der arteriellen CO_2-Spannung besteht beim lungengesunden Patienten eine enge Korrelation. Der p_aCO_2 ist deshalb beim Lungengesunden ein Parameter für die alveoläre Ventilation. Ein verringerter p_aCO_2 deutet auf eine Hyperventilation, ein erhöhter p_aCO_2 auf eine Hypoventilation hin.

22.3.3 Standardbikarbonat

Das Standardbikarbonat ist ein metabolischer Parameter. Es handelt sich dabei um das Bikarbonat, das unter standardisierten Bedingungen (pCO$_2$ 40 mmHg, gesättigtes Hämoglobin, 37°C) berechnet wird. Dagegen handelt es sich bei dem aktuellen Bikarbonat um einen Wert, der unter nicht standardisierten respiratorischen Bedingungen gemessen wird. Normwert für Standardbikarbonat: 25 mmol/l.

22.3.4 Pufferbase (PB)

In diesen Faktor gehen alle Anionen (z. B. HCO_3^-, Proteine, Phosphate, Hämoglobin) ein. Es handelt sich dabei um die Summe aller Puffer im Blut. Normwert 44–48 mVal/l bei einem CO_2-Partialdruck von 40 mmHg.

22.3.5 Basenüberschuss (BE, »base excess«)

Mit diesem Parameter wird die Veränderung des aktuellen Pufferbasengehaltes (PB) gegenüber dem Normwert (NPB) dargestellt. Also: BE = NPB – PB.

Der Normwert liegt zwischen –2 mmol/l und +2 mmol/l.

22.3.6 Stewart approach

Der »Stewart approach« stellt eine Ergänzung zur traditionellen Säure-Basen-Analyse dar und erlaubt eine differenzierte Beurteilung und Quantifizierung des metabolischen Teils des Säure-Basen-Haushalts. Die zugrunde liegenden Überlegungen und Berechnungen sind jedoch so komplex, dass sie vorerst keinen Einzug in die klinische Routine gefunden haben. Mithilfe des sogenannten »vereinfachten Stewart approachs« lassen sich die einzelnen Anteile der metabolischen Störung problemlos quantifizieren. Die quantitativ wichtigen Elektrolyte Natrium und Chlorid, Albumin, Laktat und ungemessene Anionen (UMA) beeinflussen den metabolischen netto Säure-Basen-Haushalt und somit den »standard base excess« (SBE).

Der SBE ist die Summe der einzelnen Einflüsse (Effekte), die auf den SBE einwirken.

> **SBE = Elektrolyteffekt + Albumineffekt + Laktateffekt + UMA-Effekt**

Die Berechnung der einzelnen Einflüsse und die zugrunde liegenden klinischen Ursachen finden sich in ◘ Tab. 22.1.

> Unter Anwendung dieses Ansatzes lassen sich die Einzelkomponenten metabolischer Störungen, die im Rahmen der klassischen Interpretation des Säure-Basen-Haushalts nicht berücksichtigt werden, relativ einfach berechnen.

22.4 Klinische Bedeutung der Parameter und Therapie der Störungen des Säure-Basen-Haushaltes

Bei einer pH-Erniedrigung spricht man von einer **Azidose**, bei einer pH-Erhöhung von einer **Alkalose**. Diese Störungen können metabolisch oder respiratorisch bedingt sein (◘ Tab. 22.2).

22.4.1 Metabolische Azidose

Sie ist durch einen pH-Abfall und einen Abfall des Standardbikarbonats gekennzeichnet. Der Körper versucht die metabolische Störung über den Bikarbonat-Puffer und die Lunge zu kompensieren. Ausgeglichen wird die metabolische Azidose durch Hyperventilation (niedriger p_aCO_2):

$$pH = \frac{HCO_3^- \downarrow}{p_aCO_2 \downarrow}$$

- **Ursachen**

Prinzipiell kann man zwei Ursachen einer metabolischen Azidose unterscheiden:
- Anstieg der H^+-Ionenkonzentration (Additionsazidose),
- Verlust an Basen (Subtraktionsazidose).

Die H^+-Ionenkonzentration steigt an bei
- Fieber, Hyperthyreose, Hypoxie,
- Fettsäureoxydation (Anhäufung von β-Hydroxybuttersäure und Acetoessigsäure),
- Schock,
- Laktatazidose (bei schwerer Leberschädigung, Diabetes mellitus),
- renal bedingten Azidosen, chronischer Niereninsuffizienz.

▣ Tab. 22.1 Einflüsse auf den netto metabolischen Säure-Basen Haushalt. (Stewart's approach, »Intensiv News« 04/2008)

Einfluss auf den SBE	Berechnung	Metabolische Säure-Basen Störungen und deren klinische Ursachen
Elektrolyteffekt, mmol/L	Natrium – Chlorid – 38	Elektrolyteffekt < -2 mmol = **hyperchlorämische Azidose** - Infusion von Kochsalzlösung oder Ringerlösung - Kompensation einer chronischen Hypokapnie - Diarrhoe - Tubulusschaden bei akutem oder chronischen Nierenversagen - Renal-tubuläre Azidosen - Verdünnung des Plasmas durch freies Wasser Elektrolyteffekt > 2 mmol = **hypochlorämische Alkalose** - Magensaftverlust (z.B. Erbrechen) - Kompensation einer chronischen Hyperkapnie - Schleifendiuretika Dehydration (sogenannte Kontraktionsalkalose)
Albumineffekt, mmol/L	$(42 - Albumin_{g/L}) / 4$	Albumineffekt > 2 mmol/L = **hypoalbuminämische Alkalose** - Reduzierte hepatale Albuminsynthese: Leberinsuffizienz, Unterernährung - Albuminverlust: capillary leak, große Wunden, nephrotisches Syndrom,
Laktateffekt, mmol/L	$1 - Laktat_{mmol/L}$	Laktateffekt < -2 mmol/L = **Laktazidose** - Gewebehypoperfusion u/o Hypoxie - Medikamentös (z.B. Metformin, Sympathomimetika)
UMA-Effekt, mmol/L	SBE – Elektrolyt-effekt – Albumin-effekt –Laktateffekt	UMA-Effekt < -2 mmol/L = metabolische Azidose durch UMA Merkwort: KUSME - Ketoazidose - Urämie - Vergiftungen: Salicylate, Methanol, Ethylenglykol

Eine vermehrte Abgabe von Basen erfolgt bei
- chronischen Diarrhöen,
- Gallen- und Pankreasfisteln,
- Ureterosigmoideostomie.

■ **Therapie**
Behandlung der Ursachen (z. B. Schock, diabetische Entgleisung), Natriumbikarbonat (Berechnung der Dosis: BE × 0,3 × kg Körpergewicht = Bedarf [mmol/l]), Trispuffer (bei Kontraindikation gegen Natriumbikarbonat)

22.4.2 Respiratorische Azidose

Sie ist gekennzeichnet durch einen pH-Abfall und p_aCO_2-Anstieg. Kompensiert wird die respiratorische Azidose durch HCO_3^--Retention über die Nie-re (hohes Standardbikarbonat und positiver »base excess«):

$$pH = \frac{HCO_3^- \uparrow}{p_aCO_2 \uparrow}$$

■ **Ursachen**
Ursachen der respiratorischen Azidose können sein
- pulmonale und bronchiale Erkrankungen (z. B. pulmonale Infektionen, Asthma bronchiale),
- mechanische Beeinträchtigung der Atmung (z. B. Pneumothorax, Pleuraerguss),
- neuromuskuläre Erkrankungen und
- Beeinträchtigungen des Atemzentrums.

■ **Therapie**
Korrektur der Ventilationsstörungen (z. B. Beatmung).

22.4.3 Metabolische Alkalose

■ **Ursachen**

Ursachen metabolischer Alkalosen können sein
- Anstieg der Basenkonzentration und
- Verlust an Wasserstoffionen.

Die häufigste Ursache einer metabolischen Alkalose ist jedoch ein **extrazellulärer Kaliummangel.**

Für jedes Kaliumion, das aus dem Intrazellulärraum an den Extrazellulärraum gegeben wird, geht ein H^+-Ion in den Intrazellulärraum. Die Folge ist eine extrazelluläre Alkalose und eine intrazelluläre Azidose. Kompensiert wird die extrazelluläre Alkalose durch eine Hypoventilation (erhöhter p_aCO_2).

Außerdem wird bei Kaliummangel Kalium von der Niere retiniert und H^+ ausgeschieden (Aldosteronwirkung). Deshalb ist mit einer metabolischen Alkalose auch bei einem Hyperaldosteronismus und bei einer Mineralokortikoidtherapie zu rechnen. Eine weitere Ursache einer metabolischen Alkalose kann das Erbrechen sauren Mageninhalts sein. Ein additiver Effekt auf die metabolische Alkalose geht von dem zusätzlichen Kalium-Verlust aus.

■ **Therapie**

Kaliumsubstitution, Argininhydrochlorid; 0,1-n-HCl-Substitution, Carboanhydrasehemmer (Steigerung der Bikarbonatausscheidung im Urin).

■ **Tab. 22.2** Veränderungen bei Störungen des Säure-Base-Haushalts

	Respiratorisch		Metabolisch	
	Azidose	Alkalose	Azidose	Alkalose
pH	↓	↑	↓	↑
pCO_2	↑	↓	↔↓	↔↑
[HCO_3.]	↔↑	↔↓	↓	↑
BE	↔↑	↔↓	↓	↑

■ **Folgen**

Folgen von respiratorischen Alkalosen sind
- Kaliumverlust über die Niere (um H^+ zu retinieren, wird Kalium ausgeschieden);
- Rückgang des Ionisationsgrades der Kalziumionen. Folge: Tetanie;
- zerebrale Vasokonstriktion: Minderung der Hirndurchblutung (Schwindel, Sehstörung, Angst, Reizbarkeit);
- koronare Vasokonstriktion;
- periphere Gefäßwiderstandserhöhung;
- Verminderung des Herzminutenvolumens.

■ **Therapie**

Sedierung; ggf. kontrollierte Beatmung.

22.4.4 Respiratorische Alkalose

Sie ist gekennzeichnet durch einen pH-Anstieg und einen p_aCO_2-Abfall. Kompensiert wird sie metabolisch durch HCO_3^--Ausscheidung über die Niere (niedriges Standardbikarbonat, negativer Base-Exzess).

■ **Ursachen**

- psychogene Hyperventilation (Angst, Spannung, Emotion, Schmerzen),
- Erkrankungen des ZNS: Meningitis, Enzephalitis, Bakteriämie mit gramnegativen Keimen,
- hohe Salizylatdosen: sie stimulieren das Atemzentrum und erhöhen die Atemfrequenz,
- therapeutische Hyperventilation.

Blutgerinnungsstörungen

Franz-Josef Kretz, Jürgen Schäffer, Tom Terboven

F.-J. Kretz et al., *Anästhesie, Intensivmedizin, Notfallmedizin, Schmerztherapie,*
DOI 10.1007/978-3-662-44771-0_23, © Springer-Verlag Berlin Heidelberg 2016

Dieses Kapitel geht auf die relevantesten Blutgerinnungsstörungen, die wichtigsten Gerinnungstests und den sich daraus ergebenden Behandlungsschritten ein.

23.1 Physiologie

Die Blutgerinnung ist ein labiles Gleichgewicht zwischen gerinnungshemmenden und -fördernden Faktoren. Zur Blutgerinnung tragen drei Komponenten bei.

23.1.1 Vaskuläre Komponente

Im Vordergrund steht die Funktion des Gefäß- und des Subendothels. Die physiologische Funktion des Endothels ist es, eine Blutgerinnung im Gefäßsystem zu verhindern, d. h. antikoagulatorisch zu wirken. Dazu tragen vasodilatatorische Faktoren, die vom Endothel produziert werden (NO, Prostazyklin), die Plättchenhemmung über NO sowie die Fibrinolyseaktivierung bei.

Bei Verletzung, Sepsis, Fruchtwasserembolie, Toxineinschwemmung bei akuter Pankreatitis etc. bewirkt das geschädigte Endothel jedoch durch Ausschüttung von Mediatoren

- eine Vasokonstriktion (Endothelin),
- eine Gerinnungsaktivierung (Tissuefaktor [GPIb]),
- Plättchenakitivierung über den v. Willebrand-Faktor [vWF]).

Das durch die Schädigung des Endothels freigelegte Kollagen führt zur Adhäsion von Thrombozyten.

23.1.2 Zelluläre Komponente

Die **Thrombozyten** (◘ Tab. 23.1) werden durch den von-Willebrand-Faktor (vWF) und GPIb an der Endothelläsion gebunden und aktiviert. Aus diesen adhärenten Thrombozyten werden ADP,

◘ Tab. 23.1 Faktoren zur korpuskulären und plasmatischen Gerinnung

Hämostasefaktor	Normalbereich	Halbwertszeit	Hämostatischer Grenzbereich
Thrombozytenzahl	150 000–400 000/µl	4–5 Tg	20 000–50 000/µl
Faktor I (Fibrinogen)	200–400 mg/dl	3–4 Tg	50–100 mg/dl
Faktor II (Prothrombin)	75–114%	2–3 Tg	40%
Faktor XIII	80–120%	4–6 Tg	3–10%
Antithrombin III	85–115%	2,5 Tg	65%

Hämostasefaktoren: Normalbereich, Halbwertszeit und hämostatischer Grenzbereich

23

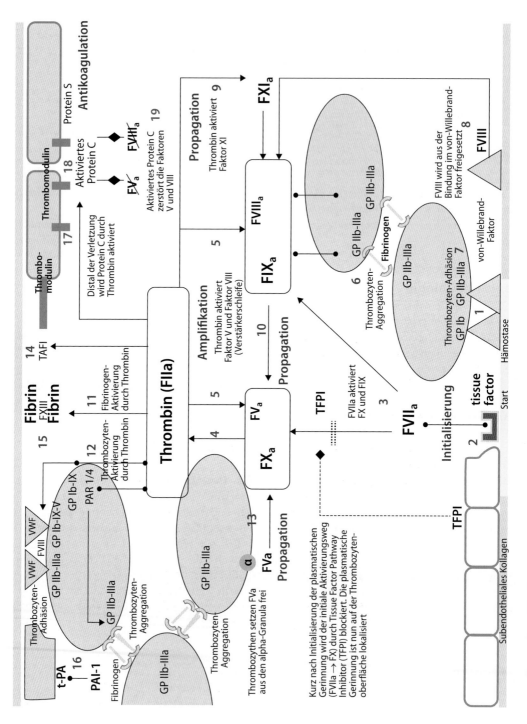

Plasmatische Gerinnung und Thrombozythenaktivierung können in 3 Phasen gegliedert werden:

Initialisierung (1–4): Im Bereich einer Endothelläsion werden Thrombozyten über von-Willebrand-Faktor an das subendotheliale Kollagen gebunden und dort aktiviert (1). Gleichzeitig wird in diesem Bereich **tissue factor** (Gewebethromboplastin) exprimiert (2). Tissue factor bindet und aktiviert Faktor **VII**. Der Komplex aus tissue factor und **FVIIa** aktiviert die Faktoren **IX** und **X** (3), woraus die Aktivierung von Prothrombin zu **Thrombin** resultiert (4). Wenige Sekunden nach dieser Form der Thrombinbildung wird die direkte FX-Aktivierung über FVIIa durch tissue factor pathway inhibitor (**TFPI**) gehemmt. Hierdurch wird der Ort der ablaufenden plasmatischen Gerinnung vom Subendothel auf die Oberfläche der Thrombozyten, die im Bereich der Verletzung adhärieren, übertragen.

Amplifikation (5–8): Diese Vorgänge spielen sich auf der Thrombozytenoberfläche ab. Thrombin aktiviert die Faktoren **FV** und **FVII** (5). Dies führt zur Aktivierung von **FIX** und **FX** und damit zu einer weiteren Zunahme der Thrombinbildung auf der Thrombozytenoberfläche. Thrombin aktiviert Thrombozyten und es resultiert deren Aktivierung mit Expression von **GP IIb-IIIa**-Rezeptoren auf ihrer Oberfläche. Über diese Rezeptoren erfolgt die **Aggregation** der Thrombozyten, indem **Fibrinogen** an GP-IIb-IIIa-Rezeptoren benachbarter Thrombozyten bindet (6). Die Bindung des von-Willebrand-Faktors an GP-IIb-IIIa-Rezeptoren verstärkt die Thrombozyten-**Adhäsion** am Subendothel (7). Thrombin, das durch Bindung an GP Ib-IX-Rezeptoren auf der Thrombozytenoberfläche aktiv bleibt, setzt **F VIII** aus der Bindung im von-Willebrand-Molekül frei (8)

Propagation (9–16): Über eine Verstärkerschleife, bei der Thrombin den Faktor **XI** aktiviert (9), werden die ablaufenden Prozesse nochmals amplifiziert. Jetzt sind der **Tenase**-Komplex (FVIIIa/FIXa) und der **Prothrombinase**-Komplex (FVa/FXa) auf der Thrombozytenoberfläche voll aktiviert (10). Er resultiert eine massive Thrombinbildung. Fibrinogen wird durch Thrombin zu **Fibrin** aktiviert (11), Thrombin aktiviert Thrombozyten über deren Rezeptoren PAR-1 und PAR-4 (12). Aktivierte Thrombozyten aktivieren wiederum die plasmatische Gerinnung (13), u.a. durch Freisetzung von Faktor **Va** aus ihrer alpha-Granula. **Thrombus-Stabilisierung:** Mehrere Prozesse garantieren eine effektive Fibrinbildung am Ort der Verletzung: Thrombin führt in Gegenwart des Endothelrezeptors Thrombomodulin zur Aktivierung von **TAFI** (thrombin activatable fibrinolysis inhibitor). TAFI verhindert eine plasmin-induzierte Wiederauflösung des Thrombus (14). **FXIII** stabilisiert das Fibringerinnsel durch Vernetzung der Fibrinmonomere (15). **PAI-1** (Plasminogen-Aktivator-Inhibitor) verhindert die Auflösung des Thrombus durch Hemmung von Plasminogen-Aktivatoren (16).

Antikoagulatorische Systeme (17–19):
Distal der Verletzungsstelle wird der Endothelrezeptor Thrombomodulin exprimiert und bindet Thrombin (17). Es resultiert die Aktivierung von Protein C (18). **Aktiviertes Protein C (APC)** wirkt antikoagulatorisch, indem es der plasmatischen Gerinnung die Akzeleratoren FVa und FVIIIa durch Proteolyse entzieht (19).

Legende:

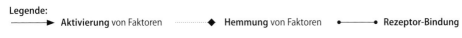

───▶ **Aktivierung** von Faktoren ┈┈┈◆ **Hemmung** von Faktoren ●──● **Rezeptor-Bindung**

◼ **Abb. 23.1** (Fortsetzung)

Serotonin und Plättchenfaktor 4 abgegeben, was zu einer weiteren Aggregation von Thrombozyten führt. Durch Bindung von Fibrinogen an den Thrombozytenrezeptoren GPIIb/IIIa werden die Blutplättchen quervernetzt und zusätzlich aktiviert.

23.1.3 Plasmatische Komponente

Sie teilt sich auf in die prokoagulatorischen Faktoren I–XIII (◼ Tab. 23.1), in vWF und die inhibitorischen Faktoren Antithrombin, Protein C und S sowie die C_1-Esterase-Inhibitoren.

Die Blutgerinnungsfaktoren sind Plasmaeiweiße; sie starten und beschleunigen eine Anzahl kaskadenartig aufeinanderfolgender chemischer Reaktionen. Es gibt 13 verschiedene Faktoren, die mit römischen Ziffern gemäß dem Zeitpunkt ihrer Entdeckung durchnummeriert wurden.

Die Aktivierung der plasmatischen Gerinnung erfolgt initial über den im Bereich einer Endothelläsion freigesetzten »tissue factor«. Dieser aktiviert FVII, welcher seinerseits die Faktoren IX und X aktiviert. FXa und FVa führen Prothrombin in die aktive Form Thrombin (FIIa) über. Dies hat zum einen die Bildung von Fibrin, dem »Endprodukt« der Gerinnung, aus Fibrinogen zu Folge, zum anderen führt FXa über die Aktivierung der Faktoren IXa und XIa zu einer Amplifikation und Propagation der Gerinnungskaskade (◼ Abb. 23.1).

23

Das wasserlösliche Fibrin wird durch den Faktor XIII längs- und quervernetzt und das Gerinnsel auf diese Weise stabilisiert.

Die inhibitorischen, d. h. blutgerinnungshemmenden Faktoren sind vor allen Dingen das **Antithrombin III** (AT III), ohne dass auch Heparin nicht wirken kann. Protein C und Protein S spalten im aktivierten Zustand die Faktoren V und VII, sodass die Gerinnung nicht oder nur verzögert ablaufen kann. Fehlen die physiologischen inhibitorischen Faktoren, so kann es zu einer intravasalen Gerinnungsstörung kommen. Patienten mit einem Protein C- oder S-Mangel oder auch Patienten, bei denen der Faktor V eine Resistenz gegenüber aktiviertem Protein C aufweist (Faktor V-Leiden-Syndrom), neigen zu einer Thrombinbildung (Thrombophilie) (▶ Abschn. 23.4).

Ist der Gerinnungspfropf entstanden, so kann er über das Fibrinolysesystem wieder aufgelöst werden. Über Gewebeplasminogenaktivator (t-PA) entsteht aus Plasminogen Plasmin. Letzteres spaltet Fibrin in Fibrinspaltprodukte, beim quervernetzten in D-Dimere. Fibrinspaltprodukte sind Hinweise auf eine **primäre Hyperfibrinolyse**, D-Dimere weisen auf eine **sekundäre oder reaktive Hyperfibrinolyse** hin.

23.2   Gerinnungstests

23.2.1 Blutungszeit

Sie ist als globaler Test der gesamten Gerinnung und besonders für die Thrombozytenfunktion (Erkennung angeborener, erworbener oder medikamentös bedingter Thrombozytenfunktionsstörungen) geeignet. Mit einer Lanzette wird eine standardisierte Schnittwunde gesetzt. Die Zeit bis zum Sistieren der dadurch ausgelösten Blutung wird gemessen (Abtupfen mit Filterpapier oder Abreißen eines Blutfadens bei subaqualer Blutungszeit). Potentielle Fehlerquellen, die die Reproduzierbarkeit beeinträchtigen können, sind bei diesem bettseitigen Verfahren unterschiedliche Hautbeschaffenheit, Körpertemperatur, Kreislaufverhältnisse u. a.. Der Normwert beträgt: 1–5 min. Wegen der unzuverlässigen Reproduzierbarkeit wird das Verfahren selten genutzt.

23.2.2 Quickwert (PT, TPZ)

Der Quickwert (Synonyme: Prothrombinzeit **PT**, Thromboplastinzeit **TPZ**) detektiert Störungen von Faktoren des Prothrombinkomplexes (II, VII, IX, X), somit auch die Wirkung von therapeutischen Vitamin-K-Antagonisten (Kumarinderivate wie Marcumar) sowie des Faktors V und kann Hinweise auf eine reduzierte hepatische Syntheseleistung geben. Gemessen wird die Dauer bis zur Gerinnselbildung eines Zitratplasmas nach Zugabe von Kalziumionen und Gewebsthromboplastin. Die gemessene Zeit des Patientenplasmas wird in Relation zu der Zeit eines Normalplasmapools angegeben. Da die Vergleichbarkeit von Quickwerten aufgrund unterschiedlicher Reagenzien schlecht war, nahm die WHO 1983 eine Standardisierung vor: Den verschiedenen Reagenzien wird nach einem Vergleich mit einem Standardreagenz eine Sensitivitätszahl zugeordnet (ISI = international sensitivity index). Damit kann die INR (international normalized ratio) ausgerechnet werden:

$$INR = (TPZ_{Patient} : TPZ_{Normalplasma})^{ISI}$$

Normwert: 1; ein Wert von 2 zeigt an, dass das Blut zur Gerinnung doppelt so lange braucht.

Die INR wird von internationalen und nationalen Fachgesellschaften zur Kontrolle und Steuerung einer oralen Antikoagulanzientherapie empfohlen, darüber hinaus bleibt der Quickwert gebräuchlich.

Normwert: >70%.

23.2.3 Partielle Thromboplastinzeit (PTT)

Mit der PTT werden die Faktoren I, II, V, VIII, IX, X, XI und XII erfasst. Zu Zitratplasma werden Kalziumionen und partielle Thromboplastine gegeben. Die Zeit bis zur Gerinnung ergibt die PTT. Mit diesem Parameter kann eine Behandlung mit unfraktioniertem Heparin kontrolliert werden.

Normwert: 20–40 sec.

23.2.4 Thrombinzeit (TZ)

Die Bestimmung der Thrombinzeit erfasst die thrombininduzierte Fibrinbildung. Die Bestimmung dient der Überwachung einer Fibrinolysetherapie sowie Detektion eines Fibrinmangels oder einer Hyperfibrinolyse.

Normwert: 14–21 sec.

23.2.5 Fibrinspaltprodukte (FSP), D-Dimere

Wenn quervernetztes Fibrin durch Plasmin gespalten wird, entstehen spezifische Fibrinspaltprodukte, zu denen die D-Dimere zählen. Zum Ausschluss einer Thrombose verfügt dieser Test über eine hohe Sensitivität (>97%), jedoch nur über eine geringe Spezifität (<50%). Wegen der hohen Sensitivität eignet er sich hervorragend zur Akutdiagnostik bei Verdacht auf eine frische venöse Thromboembolie. Finden sich erhöhte Werte, kann eine venöse Thromboembolie, aber auch jeder andere Prozess, der mit einem vermehrten Fibrinumsatz einhergeht (z. B. akute Infektion, chronische Erkrankungen, Verbrauchskoagulopathie, sekundäre Hyperfibrinolyse) ursächlich sein.

Fibrinspaltprodukte sind erhöht bei einer primären Hyperfibrinolyse.

Normwert: 0,3 mg/l

23.2.6 Fibrinogen (Faktor I)

Dieser Test dient zur Abklärung einer hämorrhagischen Diathese (Fibrinogenmangel), einer thrombophilen Diathese (Dysfibrinogenämie) und bei Verdacht auf eine Verbrauchskoagulopathie oder Hyperfibrinolyse. Er ist erhöht als Akut-Phase-Protein bei Entzündungen, Neoplasien, postoperativ und bei Verbrennungen. Er ist vermindert bei Synthesestörungen.

Normwert: 180–350 mg/dl

23.2.7 Faktor XIII

Dieser fibrinstabilisierende Faktor wird bei der Fibrinbildung durch Thrombin und Kalziumionen am Fibrin aktiviert, das er seinerseits quervernetzt. Bei Gerinnungsprozessen wird Faktor XIII rasch verbraucht, sodass u. a. bei ausgedehnten venösen Thrombosen oder postoperativ passager niedrige Faktor-XIII-Konzentrationen gefunden werden. Faktor XIII ist für eine intakte Wundheilung essentiell.

Normwert: 70–130%

23.2.8 Antithrombin III

Antithrombin III hemmt die Gerinnungsfaktoren II, IX, X, XI, XII. Er ist Kofaktor des Heparins; bei Fehlen von AT III ist eine Heparintherapie relativ unwirksam. Heparin seinerseits beschleunigt die AT-III-Wirkung. Ein hereditäres Fehlen ist mit erheblicher Thromboseneigung verbunden.

Normwert: 70–100%

23.2.9 Thrombelastogramm (TEG), Rotationsthrombelastometrie (ROTEM)

Die Rotationsthrombelastometrie (-graphie) wird gegenwärtig stark beworben, ist jedoch noch nicht überall verfügbar. Sie erlaubt über die globale und unspezifische Beurteilung von Thrombozytenfunktionsstörungen und plasmatischer Gerinnung hinaus noch eine Aussage über die Clottfestigkeit.

❯ In der differentialdiagnostischen Abklärung, ob einer Blutung im operativen Bereich eine Hyperfibrinolyse zugrunde liegt, wird das bettseitig durchführbare Thrombelastogramm zunehmend zum Goldstandard (◘ Abb. 23.2).

23

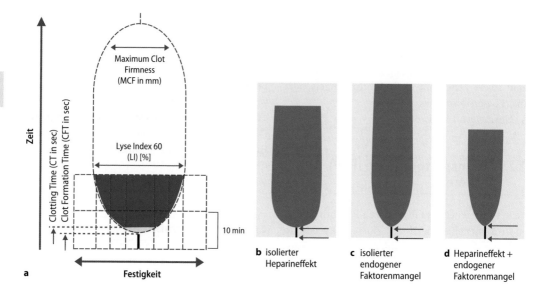

□ **Abb. 23.2a-d** Rotationsthrombelastometrie (ROTEM) **a** Parameter, die das Thrombelastogramm beeinflussen **b** Veränderung durch Heparin **c** Veränderung durch endogenen Faktormangel **d** Veränderungen durch Heparin und endogenen Faktormangel

23.2.10   Activated Clotting Time (ACT)

Die ACT ist eine ebenfalls bettseitig durchführbare Gerinnungsanalyse, die vor allem zur Überwachung der hochdosierten Heparintherapie im OP bei extrakorporaler Zirkulation (EKZ) oder auf der Intensivstation durchgeführt wird. Sie ergibt jedoch nur bei den in diesen Verfahren benutzten hohen Heparinspiegeln präzise Werte, bei low-dose- oder therapeutischer Heparindosierung muss die PTT bestimmt werden.

23.3   Verstärkte Blutungsneigung

23.3.1   Verlust- und Verdünnungs-koagulopathien

Diese Gerinnungsstörungen sind durch einen abfallenden Quickwert, eine verlängerte PTT und eine verminderte Thrombozytenzahl gekennzeichnet.

❯ Die Indikation zur Transfusion von Blut- oder Gerinnungsprodukten erfordert neben den entsprechenden Laborparametern immer die Berücksichtigung der jeweiligen klinischen Situation.

Bei Patienten ohne aktive Blutungszeichen können zum Teil stark erniedrigte Laborwerte ohne Probleme toleriert werden. Bei Operationen mit hohem Blutungsrisiko oder deletären Folgen einer Nachblutung (z. B. intrakranielle Tumor-OP) erfolgt die Substitution der Gerinnung wesentlich früher.

Bei Massivtransfusionen ist eine spezielle Vorgehensweise erforderlich (▶ Abschn. 7.5).

In der Situation einer nicht beherrschbaren Blutung ohne erkennbare Blutungsquelle kann sich die Gabe von FVIIa (90 μg/kg) lohnen. Dabei handelt es sich um einen gentechnologisch hergestellten aktivierten Faktor VII, der damit in hoher Konzentration zur Verfügung steht und den Vorteil hat, im Körper nicht erst noch aktiviert werden zu müssen; dies führt zu einer Blutstillung selbst bei schwersten diffusen Blutungen. Insofern ist bei entsprechender Indikation eine Therapie mit FVIIa trotz des hohen Preises angezeigt (mehrere tausend Euro pro Applikation). Einige Publikationen der letzten Jahre zeigen eine Effektivität der Therapie auch bei niedrigeren Dosierungen.

23.3.2 Verbrauchskoagulopathie (DIC)

Synonym: disseminierte intravasale Gerinnung (disseminated intravascular coagulation).

Sie ist eine Blutgerinnungsstörung als Folge einer Umsatzsteigerung von Thrombozyten und plasmatischen Gerinnungsfaktoren mit den Symptomen einer plasmatisch-thrombozytär bedingten hämorrhagischen Diathese. Man unterscheidet drei Phasen der DIC:

- **Initial** kommt es zur Einschwemmung von thromboplastischem Material in die Blutbahn, was zu einer Aktivierung des Prothrombinkomplexes und damit zur Bildung von Thrombin führt. Es kommt zu einer Hyperkoagulabilität mit Thrombenbildung in der Endstrombahn. Eine Störung der Mikrozirkulation und Organinsuffizienz sind die Folge. Typisch ist eine verkürzte PTT.
- In der **zweiten Phase** kommt es zu einem Thrombozytensturz und zu einer Hypokoagulabilität durch totalen Verbrauch der Faktoren. Laborchemisch findet sich eine pathologische Verlängerung der PTT und eine Abnahme des Quickwertes bei normaler TZ. Durch den Verbrauch der Gerinnungsfaktoren kommt es zu Hämorrhagien in Haut und Schleimhäuten, Blutungen aus Wunden sowie zu Blutungen im Magen-Darm-Trakt.
- In der **dritten Phase** versucht der Körper, durch sein Fibrinolysesystem die Kapillarstrombahnen wieder zu öffnen. Ein Abfall der Fibrinogenkonzentration durch eine reaktive Hyperfibrinolyse ist die Folge. Es entstehen Fibrinspaltprodukte, die wiederum eine Aggregation der Fibrinmonomere verhindern. Die TZ ist verlängert, die Fibrinspaltprodukte sind erhöht (◘ Tab. 23.2).

- **Ursache**

Ursachen einer Verbrauchskoagulopathie durch Aktivierung der Gerinnung können sein:
- stärkere Blutungen (vor allem geburtshilfliche wie vorzeitige Plazentalösung, retroplazentares Hämatom), atone Nachblutung;
- Fruchtwasserembolie;
- septischer Abort;
- Endzustand einer schockbedingten Mikrozirkulationsstörung mit Mikrothrombosierung bei hämorrhagischem oder septisch-toxischem Schock;
- Verbrennungen;
- Waterhouse-Friderichsen-Syndrom Meningokokken-Sepsis;
- Kasabach-Merritt-Syndrom (Riesenhämangiome);
- Karzinome (Lunge, Prostata);
- akute Pankreatitis;
- akute Leukämie;
- dekompensierte Leberzirrhose;
- hämolytische Transfusionszwischenfälle;
- Komplikation bei therapeutischer Fibrinolyse.

- **Therapie**

Therapeutisch steht bei der Verbrauchskoagulopathie die Therapie der Ursache im Vordergrund. Diese muss kausal behoben werden (Schock, Sepsis). Die Therapie der DIC besteht darin, die intravasale Gerinnung zu unterbrechen. Das Mittel der Wahl ist dabei Heparin in einer Dosierung von 300–1000 Einheiten/h (angestrebter therapeutischer PTT-Wert: 40–60 sec.).

> **Diese Regel gilt nur für die Initialphase der disseminierten intravasalen Gerinnung (DIC). Im Vollbild der Verbrauchskoagulopathie werden die verbrauchten Gerinnungsfaktoren und Thrombozyten ersetzt! Die Gabe von Heparin ist dann kontraindiziert.**

In der Phase der Hyperfibrinolyse ist ein Versuch mit Antifibrinolytika (z. B. Tranexamsäure [Cyclokapron]) angezeigt.

23.3.3 Blutung bei angeborener plasmatischer Gerinnungsstörung

Dies ist eher selten ein intensivmedizinisches Problem. Meist sind die Störungen vorher bekannt, die Defizite werden substituiert. Das empfohlene Procedere bei **Hämophilie A und B** ist der ◘ Tab. 23.3 zu entnehmen.

◻ Tab. 23.2 In der Intensivmedizin häufige Befundkonstellationen von Gerinnungsanalysen

	Initial- oder Trig-gerstadium	Verbrauchskoa-gulopathie	Hyperfibri-nolyse	Verlust-Koagulopathie Massivtransfusion
Quick-Wert	–	↑	↓	↓
PTT	←	→	→	→
Thrombinzeit	–	→	→	→
Fibrinogen	–	↓	↓	↓
Thrombozyten	(↓)	↓↓	↓	↓
AT III	–	↓↓	↓	↓
Fibrinspaltprodukte	–	–	↑↑	–

← = verkürzt; → = verlängert; ↓ = vermindert; ↑ = erhöht.

Beim **von-Willebrand-Syndrom**, bei dem nur eine geringe Verminderung des Serumspiegels des von-Willebrand-Faktors vorliegt, ist die Gabe von Desmopressin (Minirin) angezeigt, das die Freisetzung des Faktors aus dem Endothel forciert; bei Formen des von-Willebrand-Syndroms, bei dem überhaupt kein von-Willebrand-Faktor gebildet wird, muss dieser substituiert werden.

In der aktuellen Blutungssituation wird bei angeborenen Gerinnungsstörungen FFP substituiert, in dem alle Faktoren in ausreichender Aktivität vorhanden sind.

23.3.4 Erworbene plasmatische Gerinnungsstörungen

▪ Ursachen
▬ Leberfunktionsstörungen; nahezu alle Gerinnungsfaktoren werden in der Leber gebildet!
▬ Vitamin K-Mangel; er kann entstehen durch
  ▬ Vitamin K-freie Ernährung.
  ▬ Antibiotikatherapie mit Zerstörung der Vitamin K-produzierenden Flora,
  ▬ Malabsorptions-Syndrom und Cholestase,
▬ Therapie mit Vitamin K-Antagonisten (z. B. Marcumar).

❯ Kennzeichnend sind bei erworbenen plasmatischen Gerinnungsstörungen, die durch eine Leberfunktionsstörung bedingt ist, der Abfall des Quick-Wertes, eine verlängerte PTT, Fibrinogen ↓↓, AT III ↓↓, beim Vitamin K-Mangel ein Abfall des Quick-Wertes.

▪ Therapeutische Intervention
▬ FFP-Substitution bei großen Volumenumsätzen;
▬ als Ultima Ratio bei nicht beherrschbaren Blutungen rekombinanter Faktor VII (Novoseven, s. oben);
▬ bei Marcumar-Blutung: PPSB. Zur Orientierung: PPSB-Dosis (IE) = kg KG multipliziert mit dem gewünschtem Faktorenanstieg in %; ergibt die Internationalen Einheiten PPSB;
▬ Gabe von Vitamin K (10 mg/Tag).

23.3.5 Blutung durch Thrombozytenfunktionsstörungen und bei Thrombozytopenie

▪ Angeborene Thrombozytenfunktionsstörungen
Angeborene Thrombozytenfunktionsstörungen sind extrem selten ein Problem auf der Intensivstation; sie erfordern die jeweilige Substitution mit speziellen Spenderthrombozytenkonzentraten, die HLA angepasst sind.

▪ Erworbene Thrombozytenfunktionsstörungen/Thrombozytopenien
▬ Verlust von Thrombozyten bei Blutung bzw. Verbrauch bei Sepsis, SIRS, nekrotisierender Pankreatitis, Fruchtwasserembolie mit der Folge einer DIC (s. oben),
▬ Heparininduzierte Thrombozytopenie (HIT),
  ▬ HIT I (heute häufig nur noch »nicht immunologisch bedingte Thrombozytopathie«

◘ Tab. 23.3 Dosierungsschema für Gerinnungsfaktoren bei Hämophilie A und B		
Blutungsart	Initialdosis IE/kg KG Faktor VIII	Initialdosis IE/kg KG Faktor IX
Leicht: Oberflächliche Verletzungen, Gelenk-/Muskelblutung im Frühstadium, Epistaxis, Zahnbluten	15–25	25–30
Mittelschwer: große Gelenk-/Muskelblutung (Psoas, Wade, Vorderarm, Hüfte), Gastrointenstinale Blutungen, kleinere operative Eingriffe (z. B. Weisheitszahnextraktion)	25–40	40–60
Schwer: Verdacht auf intrakranielle Blutung (Schlag/Sturz auf Kopf), Zungengrund-/Hals-/Mundbodenblutung, Innere Blutung, Gefäß-/Nervenkompression, Operation	50–70	80–100

genannt): darunter versteht man eine nicht immunologische, direkte Heparin-Thrombozyten-Interaktion mit Folge einer Zerstörung von Thrombozyten. Diese Sofortreaktion kommt bei 10–20% aller Patienten vor, die Abnahme der Thrombozytenzahl erreicht jedoch selten Werte unter 100.000/mm^3.

— HIT II (heute schlicht HIT genannt). Dieser seltenen Störung liegt eine immunologische Reaktion zugrunde: Heparin und Plättchenfaktor IV induzieren Antikörper, die die Thrombozyten aktivieren; dies führt zu einer Thrombenbildung im arteriellen und venösen Gefäßsystem, was man gerade mit Heparin verhindern wollte!! Der Verbrauch durch diese Thrombenbildung führt zur Thrombozytopenie! Der Thrombozytenabfall setzt zwischen dem 5. bis 14. Tag nach Beginn der Heparintherapie ein und normalisiert sich 7 Tage nach Absetzen des Heparins. Varianten sind die »rapid onset HIT« 3 Tage nach Beginn der Heparintherapie und die »delayed onset HIT« 5 Tage nach Beendigung der Heparintherapie.

— Das Labor zeigt einen Abfall der Thrombozyten um 50%; der dringende Verdacht muss auch geäußert werden, wenn es unter Heparintherapie zu Thrombosen kommt. Spezielle Untersuchungsmethoden zum Nachweis der HIT (Plättchenaggregationstest und 14 C-Serotoninfreisetzungstest) beweisen das Vorliegen einer HIT. Heparin

muss sofort abgesetzt werden (auch keine Heparinspülung von intravasalen Kathetern, bei maschineller Autotransfusion!, Heparin ist auch im PPSB und AT III enthalten!). Alternativen:

– Danaparoid-Natrium (Orgaran),
– Lepirudin = (Refludan),
– Argatroban = (Argatra),
– Bivalirudin = (Angiox),
– Fondaparinux = (Arixtra).

23.3.6 Medikamentös-induzierte Thrombozytenfunktionsstörung

Dies sind die häufigsten intensivmedizinisch relevanten Thrombozytenfunktionsstörungen:

— **Acetylsalicylsäure** (z. B. ASS) wirkt über eine irreversible Blockade der Cyclooxygenase und verhindert damit die Bildung des Thromboxans; die Thrombozyten sind komplett funktionsuntüchtig; erst die neugebildeten Thrombozyten sind wieder fit: Latenzzeit bis zum Erreichen der normalen Thrombozytenfunktion nach Absetzen des ASS 5 Tage.

— **Clopidogrel** (Plavix) hemmt wie **Ticlopidin** (Tiklyd) reversibel die ADP-Rezeptoren auf den Thrombozyten; Erholungszeit 5–7 Tage!

ASS und Clopidogrel bzw. Ticlopidin können einzeln, insbesondere aber auch zusammen eindrucksvoll die Blutgerinnung hemmen!! Desmopressin hilft, neue Thrombozyten zu aktivieren, bei schweren Blutungen sind Thrombozytenkonzentrate erforderlich. Ebenso ist auf einen im Normbereich liegenden Fibrinogen-Spiegel zu achten.

Thrombozytenfunktionsstörungen können auch durch metabolische Erkrankungen wie Leberzirrhose, Urämie und Azidose mitbedingt sein, ebenso kommt es zu Thrombozytenfunktionsstörungen unter extrakorporaler Zirkulation (EKZ) und bei Hypothermien.

23.4 Intensivmedizinisch relevante Störungen der Blutgerinnung: Thrombophilie

Blutgerinnungsstörungen im Sinne einer **Thrombophilie** liegen vor bei

- **Faktor-V-Leiden**: durch eine Mutation im Gen, das für die Ausprägung des Faktor V verantwortlich ist, kann das aktivierte Protein C seine inhibitorische Wirkung auf den Faktor V nicht mehr ausüben; somit steht aufgrund dieser APC-Resistenz einer verstärkten intravasalen Gerinnung nichts mehr entgegen: besonders bei Homozygoten große Gefahr der Thrombenbildung (Thrombophilie!)
- **Protein-C- oder S-Mangel**: Patienten neigen ebenfalls zu einer Thrombenbildung (Thrombophilie).

23.5 Intensivmedizinisch relevante Blutungen nach NOAK

Die neuen oralen Antikoagulatien (NOAK) Rivaroxaban (Xarelto), Apixaban (Eliquis), Endoxaban (Lixiana) als Faktor Xa-Hemmer sowie Dabigatran (Pradaxa) als Faktor IIa-Hemmer sind dem Marcumar in der Wirkung bezüglich der Thrombose- und Embolieprophylaxe gleichwertig, sind aber mit geringeren Nebenwirkungen im Sinne von Blutungskomplikationen assoziiert. Darüber hinaus ist das Einstellen der Patienten auf diese Medikamente einfacher und es sind keine routinemäßigen Laborkontrollen notwendig. Kommt es bei mit NOAK behandelten Patienten dennoch zu Blutungen, steht für Dabigatran mit Idarucizumab (Praxbind) ein Antidot zur Verfügung. Bei allen anderen erfolgt die Substitution von Gerinnungsfaktoren (PPSB).

Zerebrale und peripherneurologische Funktionsstörungen

Franz-Josef Kretz, Jürgen Schäffer, Tom Terboven

F.-J. Kretz et al., *Anästhesie, Intensivmedizin, Notfallmedizin, Schmerztherapie*,
DOI 10.1007/978-3-662-44771-0_24, © Springer-Verlag Berlin Heidelberg 2016

Dieses Kapitel befasst sich mit den grundlegenden zerebralen und neurologischen Funktionsstörungen, wie erhöhter ICP, SHT, SAB etc., aber auch Elektrolytentgleisung, Intoxikationen, Delir usw. Ferner befasst sich ein Abschnitt mit der Hirntoddiagnostik und der Organexplantation.

24.1 Symptome und Syndrome

- **Symptome**

Täglich wird der Intensivmediziner mit neurologischen Störungen konfrontiert. Deshalb ist ein breites neurologisches Basiswissen erforderlich.

Zu den Untersuchungen zählen beim wachen Patienten neben der Anamnese die Prüfung
- der kognitiven Fähigkeiten (Orientierung zu Person, Zeit, Ort und Situation),
- der Pupillomotorik und Lichtreagibilität sowie
- der Reflexe (Babinski-Zeichen, Oppenheim-Zeichen)
- der Sprachproduktion und des Sprachverständnis
- der Motorik.

Auf Tremor, A- und Dyskinesien ist zu achten, sowie auf Symptome vegetativer Art (Schweißausbruch, Bradykardie, Tachykardie, Hyper- und Hypotonus, Übelkeit, Erbrechen).

Zur Beurteilung des Vigilanzstatus ist die Glasgow Coma Scale (GCS) (◨ Tab. 24.1) weltweit als Orientierungswert eingeführt. Sie umfasst die Kriterien »Augen öffnen«, »beste verbale Antwort« und »beste motorische Antwort«. Ein GCS-Wert <8

bedeutet ein schweres Schädelhirntrauma, bei weniger als 4 Punkten ist häufig mit einem schlechten neurologischen Outcome zu rechnen. Bei 9–12 Punkten liegt ein mittelschweres Schädelhirntrauma vor, bei 13–15 Punkten ein leichtes Schädel-

◨ **Tab. 24.1** Glasgow Coma Scale (GCS)

Kriterium	Reaktion	Punkte
Augen öffnen	Spontan	4
	Auf Aufforderung	3
	Auf Schmerzreiz	2
	Gar nicht	1
Beste verbale Antwort	Orientiert	5
	Teilorientiert	4
	Inadäquat	3
	Unverständliche Laute	2
	Keine	1
Beste motorische Antwort	Gezielt auf Ansprache	6
	Gezielt auf Schmerzreiz	5
	Ungezielt auf Schmerzreiz	4
	Flexion bei Schmerzreiz	3
	Extension bei Schmerzreiz	2
	Keine Reaktion	1

3–8 Punkte: schweres SHT, 9–12 Punkte: mittelschweres SHT, 13–15 Punkte: leichtes SHT. Ab weniger als 4 Punkten ist bei 85% der Patienten die Prognose schlecht (bleibende schwerste Schädigung oder Tod).

hirntrauma. Der GCS-Wert ist nur aussagekräftig, solange der Patient noch nicht sediert ist.

Für Kinder im nonverbalen Alter muss die Glasgow Coma Scale modifiziert werden.

■ **Syndrome**

Intensivmedizinisch von Bedeutung sind:

- Durchgangs- und Trübungssyndrome als Zeichen einer globalen Hirnfunktionsstörung,
- fokale Läsionen (Lähmung, Sensibilitätsausfälle, fokale Krämpfe) als Zeichen einer lokalen Hirnschädigung,
- epileptiforme Reaktionen,
- Querschnittssyndrome des Rückenmarks.

24.1.1 Durchgangs- und Trübungssyndrome

■ **Ursachen**

Hypoxie, Intoxikationen und Hirnödem (▶ Abschn. 24.2.1) können zur globalen Hirnschädigung führen. In Abhängigkeit von der Stärke der Schädigung sind zuerst die Hirnrinde, dann das Mittelhirn, zuletzt das Stammhirn betroffen.

■ **Pathophysiologie**

Bei den Durchgangssyndromen steht die Störung von zerebralen Leistungen im Vordergrund, die an die Großhirnrinde gebunden sind (Kurzzeitgedächtnis, Merkfähigkeit, Stimmung, Antrieb). Bei den Trübungssyndromen dagegen liegen Bewusstseinsstörungen vor, die mit neurologischen Ausfällen gekoppelt sind. Die Schädigung betrifft dabei zuerst die phylogenetisch jüngeren Anteile des Gehirns mit den differenzierten intellektuellen und psychischen Leistungen, erst später kommt es zu einer Schädigung des Mittelhirns, zuletzt zu einer Schädigung des Hirnstamms.

Nach Ausfall einer zerebralen Funktionsebene (Kortex, Mittelhirn, Hirnstamm) dominieren jeweils die hierarchisch untergeordneten Zentren. Daraus resultieren dann das Mittelhirnsyndrom und das Bulbärhirnsyndrom.

Eine Regeneration nach globaler Hirnschädigung ist bis zur Ebene des Bulbärhirnsyndroms möglich und erfolgt in umgekehrter Reihenfolge.

Das Bewusstsein erreichen die Patienten meist über ein Durchgangssyndrom. Neben einer Restitutio ad integrum sind jedoch auch Defektzustände möglich (z. B. apallisches Syndrom ▶ Abschn. 24.4.2). Der Übergang vom Bulbärhirnsyndrom zum Hirntod ist irreversibel.

24.1.2 Durchgangssyndrome

Durchgangssyndrome sind gekennzeichnet durch Störungen kortikaler Funktionen wie

- Antrieb: apathisches Durchgangssyndrom;
- Merkfähigkeit und Kurzzeitgedächtnis: amnestisches Durchgangssyndrom;
- Stimmung: affektives Durchgangssyndrom;
- Erkennen: paranoides Durchgangssyndrom.

Diese Syndrome können auch kombiniert auftreten und sind nur von passagerer Dauer. Eine spezifische Therapie ist nicht möglich.

Wichtig ist, dass das Pflegepersonal und der Arzt die notwendige Geduld aufbringen, um dem Patienten über diese Zeit hinwegzuhelfen. Wichtig ist auch die Führung der Angehörigen, die über die Entwicklung des Patienten meistens äußerst besorgt sind. Der Hinweis, dass Durchgangssyndrome, sofern sie nicht vorher schon bestanden, zeitlich begrenzt sind, ist sehr hilfreich.

24.1.3 Trübungssyndrome

Trübungssyndrome werden als Bewusstseinsstörungen definiert, die mit neurologischen Symptomen (Reflexe, Motorik, vegetative Störungen) kombiniert sind.

Leitsymptome sind folgende Bewusstseinsstörungen:

- Somnolenz: Patient schläft, ist aber erweckbar;
- Sopor: Patient schläft, ist schwer erweckbar;
- Koma: Patient ist nicht erweckbar.

Eine weitere **Differenzierung der Komastadien** erfolgt anhand neurologischer Symptome (Hirnnervendiagnostik, Reflexe, Motorik) und der Funktionsfähigkeit vegetativer Regulationszentren (Atmung, Kreislauf, Temperatur).

Bei der Hirnnervendiagnostik sind von Bedeutung

- der Pupillenbefund,
- die Pupillomotorik,
- der Lidreflex,
- der Schluck-, Würg- und Hustenreflex sowie
- die Hirnstammreflexe (okulozephaler und vestibulookulärer Reflex).

Von untergeordneter Bedeutung ist die Beurteilung der Papille. Eine Stauungspapille als Folge einer intrakraniellen Raumforderung ist erst nach zwei Tagen zu diagnostizieren und scheidet deshalb für die Akutdiagnostik aus. Mithilfe der sonographischen Darstellung des N. opticus lässt sich an einer verdickten Nervenscheide ein erhöhter Hirndruck jedoch bereits in frühen Stadien feststellen.

- **Pupillen**

Die Pupillengröße ist abhängig vom Kontraktionszustand des M. sphincter pupillae. Der Parasympathikus konstringiert diesen Muskel (Miosis), der Sympathikus erweitert die Pupille über eine Stimulierung des M. dilator pupillae (Mydriasis). Die parasympathische Versorgung erfolgt über den N. oculomotorius, die sympathische Versorgung über das Ganglion ciliare.

Der **Pupillengröße** ist größte Aufmerksamkeit zu schenken. Eine unterschiedliche Pupillengröße (**Anisokorie**) wird wie folgt bewertet: Beim wachen Patienten handelt es sich

- um die Folge eines pathologischen Prozesses in der vorderen Schädelgrube,
- um eine Okulomotoriusparese,
- um eine einseitige Pupillenerweiterung durch Atropin oder
- um eine idiopathische Anisokorie (cave: manchmal auch Glasauge!).

Beim bewusstlosen Patienten ist die Anisokorie ein Alarmsignal: Auf der Seite der Pupillenerweiterung liegt eine akute intrakranielle Raumforderung vor, die dringlich entlastet werden muss. Es drohen durch die Zunahme der Raumforderung die Einklemmung des Stammhirns in das Foramen magnum und damit der Hirntod.

Eine beidseitige **Mydriasis** ist

- beim wachen Patienten immer die Folge medikamentöser Pupillenerweiterung oder
- beim bewusstlosen Patienten Zeichen einer schweren Mittelhirn- und Stammhirnschädigung durch Trauma oder Intoxikation.

❯ Beim bewusstlosen Patienten ist die Anisokorie ein Alarmsignal: Auf der Seite der Pupillenerweiterung liegt eine akute intrakranielle Raumforderung vor, die dringlich entlastet werden muss. Es drohen durch die Zunahme der Raumforderung die Einklemmung des Stammhirns in das Foramen magnum und damit der Hirntod.

Eine **Miosis** tritt auf bei Opioidapplikation oder -intoxikation sowie bei Intoxikationen mit Cholinesterasehemmstoffen.

Die Lichtreaktion ist von Bedeutung, wenn Bewusstlosigkeit und eine beidseits weite Pupille vorliegen. Reagiert die Pupille nicht auf Licht (Auge abdunkeln, Licht von der Seite heranführen; Pupille muss eng werden) und zeigt keine Akkommodation, so befindet sich der Patient im tiefen Komastadium (Bulbärhirnsyndrom).

- **Bulbusstellung**

Das Auge wird von sechs Muskeln bewegt, die von drei Nerven versorgt werden: N. oculomotorius, N. abducens und N. trochlearis. Intensivmedizinisch ist nicht der Ausfall einzelner Muskeln, sondern die Bulbusstellung von Bedeutung. Bei Mittelhirn- und Bulbärhirnsyndrom sind Blickparesen zu registrieren, die eine weitere Differenzierung erlauben:

- **Spontane, gleichsinnige Blickparesen** treten auf beim somnolenten Patienten und sind Zeichen einer leichten Hirnschädigung.
- **Spontane, dyskonjugierte Blickparesen** sind häufig anzutreffen bei soporösen Patienten und als Zeichen einer schweren Hirnschädigung zu interpretieren.
- Beim Bulbärhirnsyndrom sind die **Pupillen fixiert, zentriert** und leicht **divergent**.
- Ist der **Blick** des Patienten nach **oben außen fixiert**, so liegt meist eine Schädigung im Bereich des Kortex und Subkortex vor: Der Patient »blickt den Herd der Schädigung an«.

24

■ **Lidreflex**

Er wird über den N. trigeminus (afferenter Schenkel) und den N. facialis (efferenter Schenkel) gesteuert. Überprüft wird er mit einem Wattebausch, der an die Kornea herangebracht wird. Intensivmedizinisch von Bedeutung ist ein doppelseitiges Fehlen des Kornealreflexes, das auf ein tiefes Komastadium (Bulbärhirnsyndrom oder Hirntod) hindeutet.

■ **Okulozephaler und vestibulookulärer Reflex**

Dabei handelt es sich um Hirnstammreflexe, die bei Neugeborenen zum Teil noch physiologisch sind. Eine intensivmedizinische Bedeutung haben diese Reflexe, weil sie bei schweren Hirnschäden wieder nachweisbar sind und ihr Fehlen den Übergang zum Hirntod andeutet.

Überprüft wird der okulozephale Reflex, indem der Kopf des Patienten zur Seite bewegt wird. Die Augen bleiben in Blickrichtung stehen, und es entsteht der Eindruck einer gegenläufigen Augenbewegung (Puppenkopfphänomen).

Beim vestibulookulären Reflex wird der Gehörgang mit Eiswasser gespült, und die Augen bewegen sich dann nystagmusartig zur gereizten Seite.

Zur weiteren Charakterisierung der Mittelhirn- und Bulbärhirnsyndrome ist noch die Beurteilung folgender Kriterien wichtig:

- **Reflexe**: sie können normal, gesteigert und erloschen sein;
- **Motorik**: von Spontan- über Reaktivmotorik bis zur fehlenden Motorik lassen sich jeweils tiefere Komastadien erkennen;
- **Muskeltonus**: er kann normal, erhöht oder schlaff sein;
- **Pyramidenbahnzeichen**: hier wird das Zeichen nach Babinski untersucht;
- **Funktionszustand der vegetativen Zentren** (Atmung, Kreislauf).

■ **Differenzierung der Trübungssyndrome**

Folgende Zusammenhänge bestehen zwischen Symptomatik und zerebraler Funktion (◨ Tab. 24.2):

- Das **Mittelhirnsyndrom mit geringgradiger Bewusstseinseinschränkung** (Somnolenz; Mittelhirnsyndrom-Phase I) tritt mit nur geringgradigen neurologischen und vegetativen Symptomen auf.

- Das **Mittelhirnsyndrom** mit **stärkergradiger Bewusstseinseinschränkung** (Sopor; Mittelhirnsyndrom-Phase II) und die **ersten beiden Komastadien** (Mittelhirnsyndrom-Phase III und IV) gehen mit neurologischen und vegetativen Symptomen einher, die auf einen kortikalen Kontrollverlust schließen lassen: gesteigerte Eigenreflexe, gesteigerte Spontanmotorik, gesteigerter Muskeltonus, positive Pyramidenbahnzeichen, verstärkte Aktivität vegetativer Zentren (Atmung, Herz/Kreislauf).

- Beim **Bulbärhirnsyndrom** sind eine Areflexie und eine Minderfunktion vegetativer Zentren zu diagnostizieren.

- Der **Hirntod** ist zusätzlich durch den Ausfall aller vegetativen Zentren gekennzeichnet.

Durchgangs- und Trübungssyndrome gehören zu den alltäglichen Problemen des Intensivmediziners. Sie können folgende Ursachen haben:

- **Hirnödem**: Es kann postoperativ lokal nach Tumorentfernung, nach Hämatomausräumung oder generalisiert nach Schädelhirntraumen auftreten. Prinzipiell ist in der postoperativen Intensivmedizin ein Hirnödem auch durch Stoffwechselentgleisungen möglich, dies ist jedoch eher selten der Fall.

- **spontane intrakranielle Blutung**: Ursache kann eine Gefäßmalformation, eine Subarachnoidalblutung oder eine Hirnmassenblutung sein;

- **Intoxikationen**;

- **Hypoxie** (Zustand nach Reanimation).

Bezüglich Verlauf und Prognose von Durchgangs- und Trübungssyndrome siehe ◨ Abb. 24.1.

24.1.4 Fokale Läsionen

Fokale Läsionen werden von Tumoren, Abszessen, Traumen, Blutungen und Minderdurchblutungen verursacht. Symptomatologisch äußern sich diese Störungen in Lähmungen, Sensibilitätsausfällen, sensorischen Störungen (Hemianopsie, Aphasie) und fokalen Epilepsien (Jackson-Anfälle). Die Symptomatik ist abhängig von der Lokalisation der Schädigung im Gehirn.

□ Tab. 24.2 Symptome von Mittelhirn- und Bulbärhirnsyndrom sowie beim Hirntod

Symptom	Mittelhirnsyndrom (MHS)				Bulbärhirn-syndrom (BHS)	Hirntod (HT)
	1	2	3	4		
Bewusstsein	Somnolenz	Sopor	Koma	Koma	Koma	Koma
Drohreflex	++	ø	ø	ø	ø	ø
Pupillenweite	Mittel	Eng	Eng	Mittel-weit, weit	Weit	Weit
Lidreflex	++	+ (verzögert)	+ (träge)	(+)	ø	ø
Kornealreflex	+	+	+	+	ø	ø
Bulbusstellung	Normal	Divergent/konvergent	Divergent	Divergent	Divergent	Divergent
Bulbusspontan-bewegung	Schwim-mend	Diskonjugiert	ø	ø	ø	ø
Okulozephaler Reflex	Ø	+	+	(+)	ø	ø
Vestibulookulärer Reflex	Normal (Nystagmus)	Gesteigert	Tonisch	Dissoziiert	ø	ø
Körperhaltung	Normal	Beine in Streck-stellung	Armbeuge-, Beinstreck-stellung	Generali-sierte Streck-stellung	Atonisch (Plantar-flexion)	Atonisch
Spontan-bewegung	Massen- und Wälzbe-wegungen	Massenbewe-gungen der Arme	Armbeu-gung u. Beinstre-ckung ↑	Strecksy-nergis-men	ø	ø
Reaktivmotorik (Schmerz)	Gerichtete Abwehr	Ungerichtete Abwehr (Arme) Beinstre-ckung ↑	Armbeu-gung u. Beinstre-ckung ↑	Strecksy-nergis-men	ø	ø
Muskeltonus	Normal	(↑)	↑	↑↑	Schlaff	Schlaff
Eigenreflexe	(↑)	↑↑ (Beine)	↑↑	↑↑	ø	ø → +
Pyramidenbahn-zeichen	Ø	(+)	+	+	(+)	ø
Atmung	Normal	↑	(Cheyne-Stokes) ↑	(Maschi-nenartig) ↑	ø	ø
Puls	(↑)	↑	↑	↑↑	(↓)	↓
RR	Normal	Normal	(↑)	↑	↓	↓
Temperatur	Normal	↑	↑	↑	(↑)-normal	Poikilother-mie ↕

24

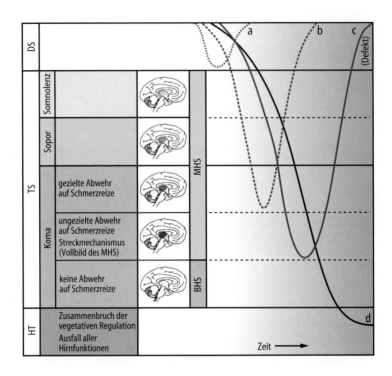

□ **Abb. 24.1a–d** Verlaufsmöglichkeiten von Hirnfunktionsstörungen. **a** Durchgangssyndrom mit Genesung (Remission). **b** Trübungssyndrom (Koma) mit Genesung (Remission). **c** Trübungssyndrom (Koma) mit Defektheilung. **d** Hirntod. MHS Mittelhirnsyndrom, BHS Bulbärhirnsyndrom, TS Trübungssyndrom, HT Hirntod

24.1.5 Generalisierte epileptische Reaktionen

Generalisierten epileptischen Reaktionen liegen folgende Ursachen zugrunde:
1. bei symptomatischen Epilepsien:
 - Störungen des Stoffwechsels (Hypo- und Hyperglykämien),
 - Fieber,
 - Blutungen,
 - Hirntumore,
 - Schädelhirntraumen,
 - zerebrale Abbauvorgänge infolge Alkohol- und Rauschmittelabusus,
 - Intoxikationen, Infektionen;
2. bei genuinen Epilepsien: unbekannte Ursachen.

Epilepsien haben für den Anästhesisten und den Intensivmediziner große Bedeutung.

Die genuine Epilepsie ist meist präoperativ bekannt. Die Dauertherapie muss perioperativ weiter-geführt und postoperativ ggf. unter EEG- und Serumspiegelkontrolle neu eingestellt werden.

Symptomatische Epilepsien sind häufig
- postoperativ nach intrakraniellen Eingriffen sowie bei schweren Allgemeininfektionen (Sepsis, Peritonitis) und
- posttraumatisch nach Schädelhirntraumen.

Ursachen können Hypoxie, Hirnödem und zerebrale Stoffwechselstörungen (z. B. Hypoglykämien) sein.

Eine besondere Ursache hat der epileptische Anfall nach Langzeitsedierung (▶ Kap. 18). Er tritt nach Langzeitsedierung mit Barbituraten, Neuroleptika und Benzodiazepinen gleichermaßen selten auf, und ist als Entzugsepilepsie zu deuten.

> **Epileptiforme Krämpfe zeigen unter intensivmedizinischen Bedingungen Besonderheiten in der Symptomatik.**

Im Vordergrund stehen beim beatmeten Patienten Muskelkontraktionen oder Zyanose (wegen Bronchospasmus). Seltener kommt es zu einem Zungenbiss und Schaum vor dem Mund. Der postepileptische Nachschlaf ist unter den Bedingungen der Sedierung zur Beatmung meist nicht zu erkennen.

Wie jeder Krampfanfall muss auch der symptomatische in der postoperativen Phase sofort mit Benzodiazepinen oder Barbituraten unterbunden werden. Bei Entzugsepilepsien muss der Krampf ebenfalls mit wirksamen Medikamenten unterbrochen, die Langzeitsedierung fortgesetzt und danach erneut reduziert werden.

24.1.6 Diagnostische Maßnahmen

Ohne bildgebende Maßnahmen ist eine zielgerichtete neurologisch-neurochirurgische Diagnostik heute nicht mehr denkbar.

- **Computertomographie (CT)**

Die Domäne der radiologischen Schichtbilduntersuchungstechniken im Bereich der Neurologie und Neurochirurgie ist das cerebrale CT (cCT). Es differenziert intrakranielle Raumforderungen (Tumor, Blutung, Abszess, Hirnödem, Ischämieregionen und Liquorzirkulationsstörungen). Mit modernen mehrzeiligen CT-Geräten ist eine rasche Diagnostik möglich, was sich besonders bei unruhigen oder instabilen Patienten und zeitkritischen Notfällen als besonders günstig zeigt.

- **Magnetresonanztomographie (MRT)**

Für diese Untersuchung gibt es aus neurochirurgischer Sicht eher selten Indikationen, häufiger bei neurologischen Patienten: Enzephalitis, apoplektischer Insult. Im Notfall sind die Untersuchungen zeitlich jedoch zu aufwendig, auch ist ein direkter Zugriff zum Notfallpatienten während der Untersuchung nicht möglich.

> Auch im Notfall müssen alle Vorsichtsmaßnahmen für Untersuchungen beim Patienten im Kernspin beachtet werden.

> Metalle am Patient! Narkosebeatmungsgeräte. Ferromagnetische Teile in der Notfallausstattung des Intensivmediziners bzw. Anästhesisten!

- **Transkranielle Dopplersonographie**

Dies ist keine Standardmethode in der Klinik, weil sie doch sehr stark abhängig ist von der Kompetenz des Untersuchers. Mit ihr lassen sich transkraniell seitengetrennte Blutflussmessungen durchführen, die eine Aussage über die Hirnperfusion erlauben.

- **$P_{ti}O_2$ (Gewebesauerstoffpartialdruck)**

Mit speziellen Elektroden kann man kontinuierlich im Gehirn die lokale Sauerstoffversorgung messen. Diese Untersuchungstechnik ist jedoch speziellen Krankheitsbildern (Hirnödem, Subarachnoidalblutung) vorbehalten.

- **Elektroenzephalogramm (EEG)**

Das EEG ist als Ausgangswert für die weitere Verlaufsbeobachtung gerade beim bewusstlosen Patienten von erheblicher Bedeutung. Es lässt die Aussage über allgemeine Aktivität

- α-Aktivität = 8 bis 13 Hz
- β-Aktivität = 14 bis 30 Hz
- θ-Aktivität = 4 bis 7 Hz
- δ-Aktivität = 0 bis 3,5 Hz

zu und gibt vor allem noch Hinweise auf Spikes und Waves als Korrelate von epileptischen Foci.

24.2 Intensivmedizinisch neurologisch/neurochirurgisch relevante Krankheitsbilder

24.2.1 Erhöhter intrakranieller Druck (ICP)

- **Ursachen und Pathophysiologie**

Der Hirnschädel bildet eine geschlossene Kammer, in dem sich die drei Kompartimente Hirngewebe, Blut und Liquor befinden. Jedes Kompartiment kann sich zu Ungunsten des anderen ausdehnen, sodass der intrakranielle Druck ansteigt (◻ Abb. 24.2).

Ursachen für eine Volumenveränderung im Gehirn können sein:

- **Hirngewebe** (~ 85% des intrakraniellen Volumens): ↑ bei Tumor, interstitiellem oder intrazellulärem Hirnödem, intrakranieller Blutung; ↓bei Hirnatrophie;

24

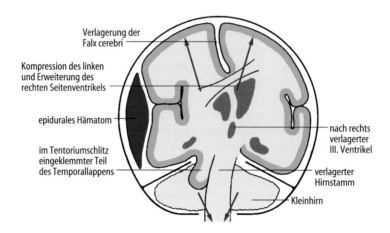

Verlagerung der
Falx cerebri

Kompression des linken
und Erweiterung des
rechten Seitenventrikels

epidurales Hämatom

im Tentoriumschlitz
eingeklemmter Teil
des Temporallappens

nach rechts
verlagerter
III. Ventrikel

verlagerter
Hirnstamm

Kleinhirn

◻ Abb. 24.2 Folgen der intrakraniellen Raumforderung

- **Liquor** (~ 10% des Hirnvolumens): ↑ bei Hydrozephalus als Folge von Liquorabflussstörungen; ↓ bei Liquordrainage;
- **Blut** (~ 5% des intrakraniellen Volumens): ↑ bei Blutung, Hypoxie, Hyperkapnie; ↓ bei Hypokapnie infolge Hyperventilation.

Steigt das Volumen eines Kompartiments an, ohne dass der Volumenanteil eines anderen reduziert wird, so nimmt das intrakranielle Gesamtvolumen zu. Wegen der Begrenzung des Schädelhirnraumes geht jedoch diese Volumenzunahme nur innerhalb enger Grenzen ohne Anstieg des intrakraniellen Drucks einher (Compliance des Gehirns) (◻ Abb. 24.2). Oberhalb eines kritischen Punktes steigt der Druck expotentiell an. Wird nicht therapeutisch eingegriffen, so führen zwei pathophysiologische Mechanismen zum Tod des Patienten: Das Gehirn wird gegen das Tentorium (obere Einklemmung) und in das Foramen magnum (untere Einklemmung) gedrückt, sodass die Hirnnerven und das Stammhirn »einklemmen« und ein Funktionsausfall der betreffenden Hirnnerven und des Atem- und Herzkreislaufzentrums folgt. Durch den Anstieg des intrakraniellen Drucks über den arteriellen Mitteldruck kommt es darüber hinaus zu einem Stillstand der zerebralen Perfusion (◻ Abb. 24.2).

Die zerebrale Perfusion wird durch den zerebralen Blutfluss (CBF) bestimmt, der vom zerebralen Perfusionsdruck (CPP) abhängig ist. Dieser hängt nach der Formel

$$CPP = MAP - ICP \ mmHg$$

vom arteriellen Mitteldruck (MAP) und dem intrakraniellen Druck (intracranial pressure = ICP) ab.

Der zerebrale Blutfluss wird durch die zerebrale Autoregulation bei einem Perfusionsdruck zwischen 50 und 150 mmHg konstant gehalten. Die Autoregulation kann jedoch beim verletzten, erkrankten und operierten Gehirn gestört sein, sodass der zerebrale Blutfluss und damit das intrakranielle Volumen dann direkt vom arteriellen Mitteldruck abhängig sind.

> **Bei kritisch erniedrigten zerebralen Blutfluss infolge eines ICP-Anstiegs steigt der Blutdruck exzessiv an, verbunden mit einer Bradykardie an, um eine ausreichende Perfusion sicherzustellen (Cushing-Reflex).**

- **Symptome eines erhöhten ICP (◻ Abb. 24.4)**

Zeichen für einen erhöhten intrakraniellen Druck sind:
- Übelkeit und Erbrechen,
- Kopfschmerzen,
- zunehmende Bewusstlosigkeit,
- Stauungspapille beim chronischen Verlauf.

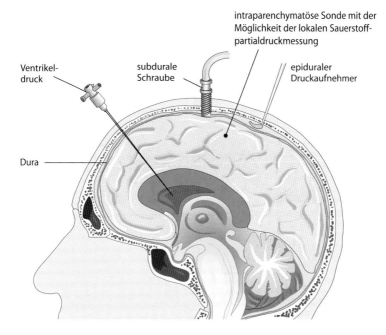

intraparenchymatöse Sonde mit der Möglichkeit der lokalen Sauerstoff-partialdruckmessung

Ventrikel-druck

subdurale Schraube

epiduraler Druckaufnehmer

Dura

Abb. 24.3 Methoden zur Messung des intrakraniellen Drucks im Seitenventrikel, subdural oder epidural (von links nach rechts). (Nach Larsen 2007)

Lähmung von Hirnnerven (Okulomotoriusparese mit weiter Pupille) und plötzlicher Blutdruckanstieg (Cushing-Reflex) sind Zeichen einer **Einklemmung**.

Beidseits weite Pupillen und Hypotension sowie völlige Reflexlosigkeit und Atemstillstand weisen auf einen Perfusionsstillstand (Hirntod) hin.

▪ **Apparative Untersuchungsmethoden**
Die Computertomographie zeigt die Ursache des erhöhten intrakraniellen Druckes (z. B. Tumor, Blutung, Hirnödem [verstrichene Hirnwindungen, verkleinerte Ventrikel und basale Zisternen] und Hydrocephalus [erweiterte Ventrikel]).

Die Messung des intrakraniellen Drucks (☐ Abb. 24.3) erfolgt über eine
▬ **intraparenchymatöse Sonde**: sie misst den intrakraniellen Druck akkurat; Komplikationsmöglichkeit: Infektion und lokaler Parenchymschaden;
▬ **epidurale Sonde**: indirektes Verfahren, nicht repräsentativ für den gesamten intrakraniellen Druck; Vorteil: geringe Komplikationsrate;

▬ **intraventrikuläre Sonde**: direktes Messverfahren, zusätzliche Möglichkeit der Liquordrainage. Nachteil: Positionierung der Sonde ist bei engen, ausgequetschten Liquorräumen schwierig, Infektions- und Blutungsrisiko.

Standard ist heutzutage die Messung über eine intraventrikuläre Sonde.

Es besteht bei allen Messmethoden ein Infektions- und ein Blutungsrisiko. Blutgerinnungsstörungen sind Kontraindikationen für Messungen des intrakraniellen Drucks.

Der normale intrakranielle Druck beträgt 5–15 mmHg. Eine Behandlung erfolgt ab 20 mmHg.

▪ **Therapie des gesteigerten intrakraniellen Drucks**
▬ Die **Lagerung mit 30° erhöhtem Oberkörper** erleichtert den Abfluss des Blutes aus dem Gehirn. Dabei muss der Kopf so gelagert werden, dass die Jugularvenen nicht abknicken (Neutralposition).

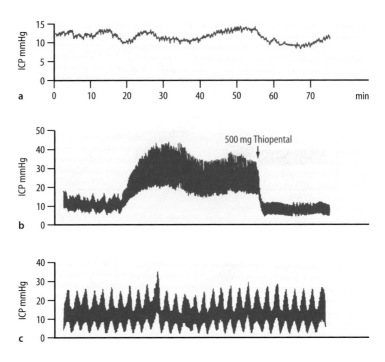

🔘 **Abb. 24.4a–c** Intrakranieller Druck. **a** normaler Kurvenverlauf. **b** A-Welle; Plateau: Therapie 500 mg Thiopental. **c** B-Wellen

---

- **Ventrikeldrainage**, wenn ein Liquoraufstau die Ursache ist.
- Die **kontrollierte Hyperventilation** erzielt nur kurzfristig eine Engstellung der arteriellen Gefäße und damit eine Verkleinerung des Kompartiments Blut im Gehirn. Durch die Vasokonstriktion kann eine Hirnischämie provoziert werden. Aus diesem Grund ist diese Maßnahme, wenn überhaupt, nur noch als Mittel zur kurzfristigen Kupierung intrakranieller Druckspitzen angezeigt.
- Darüber hinaus ist die **Oxygenierung** mit einem p_aO_2 **über 100 mmHg** anzustreben.
- Der **Blutzucker** ist im Bereich von **90–150 mg/dl** einzuregulieren.
- Der **zentralvenöse Druck** sollte unter 10 mmHg liegen.
- Die **Sedierung** sollte den Anstieg des intrakraniellen Druckes – besonders beim Absaugen über den Endotrachealtubus – verhindern. Häufig ist eine Muskelrelaxation erforderlich (🔘 Abb. 24.5).
- **Normalisierung des arteriellen Mitteldruckes**, vor allem beim vorgeschädigten Gehirn

(gestörte Autoregulation). Aufrechterhaltung eines ausreichenden CPP!
- **Kortikoide** verringern das perifokale Ödem bei Tumoren, eine Wirkung bei der Behandlung des traumatischen Hirnödems ist jedoch **nicht** nachgewiesen. Die entsprechenden Nebenwirkungen (zunehmende Infektionsanfälligkeit, Glukosestoffwechselstörung) sind zu beachten.
- **Barbiturate** senken den intrakraniellen Druck und den Stoffwechsel des Hirngewebes. Wegen ihrer kardiodepressiven Nebenwirkungen und den damit verbundenen Komplikationen ist jedoch ihre Anwendung umstritten (Dosierung: Thiopental 3–7 mg/kg KG; EEG-Kontrolle: ein Burst-Suppression-Muster sollte angestrebt werden).
- **Osmodiuretika** können eine akute Erhöhung des intrakraniellen Druckes abfangen. Sie eignen sich jedoch aufgrund ihres Rebound-Effektes (Mannit und Sorbit werden intrazellulär aufgenommen und verursachen ein intrazelluläres Ödem) nicht zur Dauertherapie. Dosierung: Mannitol (Osmosteril 20% 0,3–0,5 g/

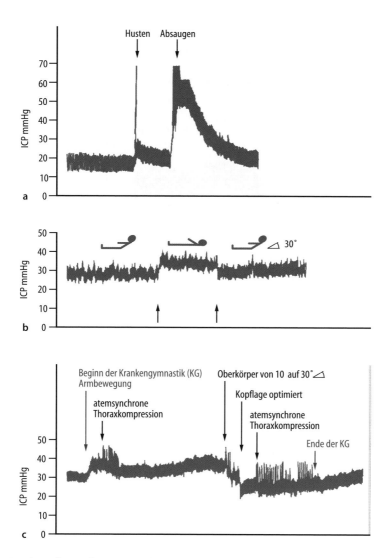

Abb. 24.5a–c Intrakranieller Druck. **a** ICP-Verlauf beim Husten und Absaugen. **b** Beeinflussung des intrakraniellen Drucks durch Lagerung. **c** Veränderung des intrakraniellen Drucks durch krankengymnastische Übungen

kg KG). Neben den kardiozirkulatorischen Veränderungen sind vor allem die Veränderungen des Wasser-Elektrolyt-Haushaltes bei wiederholter Anwendung zu beachten. Eine Alternative bei Wirkungslosigkeit von Mannitol ist die Gabe hypertoner NaCl-Lösung.

━ Ist eine **Blutung** die Ursache für den gesteigerten intrakraniellen Druck, ist eine sofortige Entlastung durch Hämatomausräumung und Blutstillung anzustreben.

━ **Entlastungskraniektomie:** bei dieser Operation werden Teile der Schädelkalotten des Patienten entfernt, um dem ödematösen Hirn Ausweichmöglichkeiten zu geben. Bei einem lokalisierten Ödem ist eine unilaterale Kraniektomie anzustreben, bei einem diffusen Hirnödem eine bilaterale Kraniektomie.

24

> Diese Maßnahmen sind aus dem Experimentierstadium herausgekommen und stellen heute eine therapeutische Option dar.

Aufgrund der Empfindlichkeit des Patienten mit erhöhtem intrakraniellen Druck sind alle Maßnahmen, insbesondere krankengymnastische Übungen behutsam durchzuführen (◘ Abb. 24.5). Darüber hinaus zeigt die Abbildung die extreme Höhenabhängigkeit des intrakraniellen Drucks von der Lagerung.

24.2.2 Schädelhirntrauma (SHT)

- **Pathophysiologie**

Man unterscheidet unter den Schädelhirntraumen:
- gedecktes Schädel-Hirn-Trauma
- offenes Schädel-Hirn-Trauma (Durchtrennung der Kopfhaut, des Schädelknochens und der Dura mater)
- Schweres Schädel-Hirn-Trauma (GCS 3–8)
- Mittelschweres Schädel-Hirn-Trauma (GCS 8–12)
- Leichtes Schädel-Hirn-Trauma (GCS 13–15)

- **Symptome**

Symptome sind abhängig von der Art der Blutung und der Verletzung:
- **Epidurales Hämatom:** es ist häufig durch eine Blutung aus der Arteria meningea media bedingt. Typisch ist zunächst ein symptomfreies Intervall von 30 Minuten bis 1 Stunde; dann zunehmende Eintrübung und einseitig weite Pupille auf der von der Blutung betroffenen Seite.
- **Subdurale Blutung:** häufig verzögerte Eintrübung, insbesondere beim alten Patienten.
- **Alle anderen Verletzungen:** je nach Ausprägung des Traumas: Bewusstseinsstörung bis zum Koma.

- **Therapie**
- **Gedecktes diffuses Schädelhirntrauma:** Hier ist es das Ziel, den ICP im Normbereich zu halten.
- **Offenes Schädelhirntrauma:** Nach Entfernung von möglichen intrakraniellen Fremdkörpern steht die Wundversorgung im Vordergrund;

der ICP muss im Normbereich gehalten werden; bei Liquorrhö antibiotische Abdeckung.
- **Intrakranielle Blutung:** Operative Entfernung des Hämatoms, der intrakranielle Druck muss im Normbereich liegen.

24.2.3 Spontane intrakranielle Blutung

- **Pathophysiologie**

Die spontane intrakranielle Blutung kann
- subarachnoidal,
- intrazerebral (Stammganglien, Großhirn etc.),
- intraventrikulär

gelegen sein.

- **Ursachen**
- Hypertonus,
- Gefäßanomalie (Aneurysma, arteriovenöse Malformation),
- Koagulopathien z. B. Marcumar-Blutung.

- **Therapie**
- Bei der **intrazerebralen Blutung:** Im Vordergrund stehen die Bemühungen, den intrakraniellen Druck im Normbereich zu halten. Wenn Liquorwege durch die Blutung verschlossen sind, dann sind sie wieder operativ herzustellen oder der Liquor auf andere Weise abzuleiten. Bei Aneurysmen ist die Frage nach der Operation oder nach der radiologischen »interventionellen« Versorgung (Coiling) der Blutungsquelle zu klären.
- Bei der **ventrikulären Blutung:** Neben der Therapie eines erhöhten intrakraniellen Drucks steht die Wiederherstellung der Liquorwege im Vordergrund. Hier sind moderne Methoden wie intraventrikuläre Lysetherapie mit dem Recombinant Tissue Plasminogen Activator (rt-PA) eine Therapieoption.

24.2.4 Subarachnoidalblutung (SAB)

- **Ursachen**

Ursächlich sind Blutungen aus Aneurysmen der hirnversorgenden Arterien.

- **Symptome**

Die Symptome werden beschrieben nach der Einteilung von Hunt & Hess.

- H&H I: symptomfrei oder leichter Kopfschmerz
- H&H II: Kopfschmerz, Meningismus
- H&H III: Verwirrtheit, Somnolenz, leichtes neurologisches Defizit
- H&H IV: Sopor, schweres Defizit, vegetative Symptome
- H&H V: komatös, moribunder Patient, Strecksynergismen

- **Diagnostik**

Die Diagnostik umfasst CT und Angiographie.

- **Besonderheiten**

Nach überstandener Initialphase können in der Phase vom 6. bis 10. Tag nach Blutungsereignis Vasospasmen der hirnversorgenden Arterien auftreten. Diese können dramatische, bis zum Tod des Patienten führende Ischämien bewirken.

- **Therapie**

Initial erfolgt eine strikte Einstellung des Blutdrucks auf Werte unter 140 mmHg systolisch. Die Versorgung des Aneurysmas erfolgt in Abhängigkeit der Morphologie und Lage mittels operativem Clipping oder interventionellem Coiling (Einbringen von Drahtspiralen in das Aneurysma auf endovasalem Wege).

Therapieziele sind im Weiteren die Erkennung und Behandlung der **Vasospasmen**:

1. allgemeine Maßnahmen:
   - Bettruhe
   - Blutdruck im Normbereich halten. Bei aufgetretenen Vasopasmen meist MAP > 100 mmHg!
   - Hämodilution (HK 30–35%;)
   - Hypervolämie (ZVD >10 mmHg)
   - P_aO_2 >100 mmHg
   - Normoventilation
   - ICP <20 mmHg
2. spezifische medikamentöse Therapie:
   - Nimodipin Hochdosistherapie (60 mg alle 4 h p.o.)
3. ggf. intraarterieller Katheter im von den Vasospasmen betroffenen Gebiet mit lokaler Applikation von Nimodipin.

24.3 Nicht zerebral ausgelöste neurologische Störungen

24.3.1 Blutzuckerentgleisung

Sie kann selbst eine Bewusstlosigkeit herbeiführen; je nach **Blutzuckerspiegel** sieht man Delir, Somnolenz bis Koma.

> ❯ Deshalb gehört zur differentialdiagnostischen Abklärung einer zerebralen Funktionsstörung stets die Blutzuckerbestimmung.

Da die Prognose von Patienten mit intrakranieller Blutung, ICP-Anstieg und hypoxischem Hirnödem (z. B. Zustand nach Reanimation) auch mit einer Erhaltung des Blutzuckerspiegels im Normbereich korreliert, ist bei diesen Patienten auf eine akribische Blutzuckerkontrolle (mindestens 2-stündlich) und eine konsequente Therapie mit Insulin zu achten!!

24.3.2 Elektrolytentgleisung

Hyper- und Hyponatriämie gehen sehr häufig mit zerebralen Symptomen einher. Diese Störungen sind auch häufig Folge einer inadäquaten Flüssigkeitssubstitution mit hypotonen Infusionslösungen (z. B. halbelektrolyt- oder elektrolytfreie Glukoselösung); Studien in den USA in den 90-iger Jahren gehen dort von 15.000 Todesfällen/Jahr aus, die durch iatrogen induzierte Hyponatriämie bedingt sind! Auch in Deutschland gibt es immer wieder Todesfälle, insbesondere im Kindesalter durch inadäquate Infusionslösungen! Deshalb: Elektrolytbestimmungen bei kritisch kranken Patienten in Abhängigkeit von der Schwere des Krankheitsbildes im 2–4 Stundentakt und langsame Korrektur der Störungen.

Eine Besonderheit des neurologisch/neurochirurgischen Patientenguts auf Intensivstationen sind Störungen des Natriumhaushalts wie z. B. das zerebrale Salzverlustsyndrom, der zentrale **Diabetes insipidus** oder das Syndrom der inadäquaten ADH-Sekretion (SIADH). Aufgrund der Komplexität dieser Störungen kann auf diese hier nicht näher eingegangen werden.

24

24.3.3 Metabolische Störungen

Leber- und Nierenfunktionsstörung gehen im Terminalstadium mit schweren Vigilanzstörungen einher.

24.3.4 Intoxikationen

Hier stehen die Genussmittel (Alkohol etc.), aber auch Sedativa, Hypnotika und Opioide als Komponenten der Langzeitsedierung im Vordergrund. Zur Differentialdiagnostik ist ein Laborscreening durchzuführen.

24.4 Mögliche neurologische Folgezustände nach intensivmedizinischer Behandlung

24.4.1 Delir

Das Delir ist ein akuter Verwirrtheitszustand mit Störungen des Bewusstseins, der Wahrnehmung und Störungen der Orientierung. Die rein agitierte Form des Delirs ist relativ selten, in der Regel sieht man Mischformen und hypoaktive Zustände. Es kann prinzipiell bei allen Altersstufen auftreten, ein höheres Lebensalter ist jedoch ein bedeutender Risikofaktor. Weitere Risikofaktoren sind Alkohol- oder Medikamentenabusus, kognitive Störungen und die Schwere der Grunderkrankung. Screening und Diagnose erfolgen über Delir-Scores (z. B. CAM-ICU). Das Auftreten eines Delirs steigert sowohl die Mortalität, als auch die Länge des Krankenhausaufenthalts und die Behandlungskosten signifikant.

Bei Auftreten eines Delirs müssen organische Ursachen (Hypotonie, Hypoxie, Hypoglykämie usw.) **immer** als erstes ausgeschlossen werden. Nicht-medikamentöse Maßnahmen (Ermöglichen eines Tag-Nacht-Rhythmus, Hör- und Seh-Hilfen, Uhr und Kalender in Blickweite, frühe Mobilisation) haben sowohl in der Prävention als auch bei der Therapie einen enormen Stellenwert. Zur symptomorientierten Therapie werden aktuell folgende Substanzen empfohlen:

- Sympathische Hyperaktivität: Clonidin, ggf. β-Blocker
- Produktiv-psychotische Symptome: Haloperidol, Risperidol, Olanzapin.

Der Einsatz von Benzodiazepinen ist aufgrund ihrer delirogenen Potenz kritisch zu sehen und wird aktuell nur bei Delirformen akuter Genese mit chronischer Anamnese (z. B. Alkoholabusus) empfohlen.

24.4.2 Apallisches Syndrom

Trübungssyndrome sind prinzipiell bis zum Bulbärhirnsyndrom reversibel, können jedoch auch in ein Defektsyndrom übergehen. Beim apallischen Syndrom liegt ein solcher Defektzustand vor. Der Patient ist bewusstlos, charakteristischerweise blickt er mit offenen Augen ins Leere. Dies hat dem apallischen Syndrom die Bezeichnung **Coma vigile** eingebracht.

Unter der kortikalen Funktionsebene sind jedoch die im Mittel- und Stammhirn befindlichen Zentren intakt: Der Patient hat einen gut auslösbaren Lid-, Würg-, Schluck- und Hustenreflex, die Motorik ist durch eine Spastik in Beugestellung charakterisiert, die Reflexe sind gesteigert. Der Patient neigt zu Tachykardie, Schweißausbrüchen und Hyperventilation (hypersympathotone Reaktionslage).

Eine spezifische Therapie gibt es nicht. Da die Prognose erst nach zwei Jahren definitiv bestimmt werden kann, ist in dieser Zeit für eine optimale Prophylaxe eine Reihe von vorbeugenden Maßnahmen notwendig:

- zur Vermeidung von Muskelatrophien: hochkalorische Ernährung (über Sonde; ggf. Ergänzung durch parenterale Ernährung), intensive Krankengymnastik;
- zur Vermeidung von Kontrakturen: Durchbewegen der Gelenke (Krankengymnastik); im späteren Stadium auch kontrakturlösende orthopädische Eingriffe;
- Verhindern von Dekubitalgeschwüren;
- zur Vermeidung von Harnwegsinfekten: möglichst ohne Blasenkatheter auskommen (alternativ: Suprapubische Blasenkatheter, Einmalkatheter, Kondomurinal beim Mann);

zur Vermeidung von Pneumonien: Tracheotomie zur besseren Trachealtoilette.

Wegen des erhöhten Sympathikotonus empfiehlt sich eine Betablockertherapie, wegen der Muskelspastik eine Therapie mit Muskelrelaxanzien aus der Benzodiazepin-Reihe (z. B. Lioresal). Hilfreich sind auch Baclofen, über Pumpen kontinuierlich appliziert, und die Applikation von Botox.

Wichtig ist die psychische Betreuung des Patienten, von dem man nicht weiß, was er noch nicht oder schon wieder miterlebt und mitbekommt. Nach Tagen, meist aber erst nach Wochen kommt ein nicht geringer Prozentsatz der Patienten mit apallischem Syndrom über ein Durchgangssyndrom wieder zur Bewusstseinsklarheit.

24.4.3 Critical Illness Polyneuropathie (CIP) und Critical Illness Myopathie (CIM)

Mit den exzellenten Erfolgen der Intensivmedizin, insbesondere mit der effektiven Sepsisbehandlung entstehen in der Folge mit Critical Illness Polyneuropathie (CIP) und Critical Illness Myopathie (CIM) Krankheitsbilder, die bislang nur selten beobachtet wurden, die aber die Weaningphase erheblich protrahieren.

▪ **Pathophysiologie**
Die Auswirkung der Mikrozirkulationsstörungen bei SIRS und Sepsis betreffen nicht nur die vital bedeutsamen Organe, sondern auch die Muskulatur und die peripheren Nerven. Über das Capillary-Leak kommt es zu einem Gewebeschaden und dem Eintritt von Stickoxid und Mediatoren in die Zellen. Dabei wird der Freisetzung von TNF-α, Interleukin 1 b und Interleukin 6 eine bedeutende Rolle zugeschrieben (▶ Abschn. 25.4).

Diese Toxine führen zu erheblichen morphologischen Veränderungen, insbesondere in der Muskulatur:
- Muskelfaseratrophie;
- degenerative nekrotische Veränderung mit Zeichen der Regeneration;
- selektiver Verlust des Myofilaments Myosin.

Weitere Faktoren wie Glukokortikoidgabe, die Anwendung von Muskelrelaxanzien und Hyperglykämien potenzieren das Risiko für eine CIM. Ungeklärt ist der Einfluss eines möglichen Mangels an Spurenelementen.

▪ **Diagnose**
Neurologische Erkrankungen müssen als Ursache der Neuropathie/Myopathie ausgeschlossen werden. Die Diagnose wird heute im Wesentlichen klinisch gestellt. Als Symptome gelten die prolongierte und erschwerte Entwöhnung vom Beatmungsgerät aufgrund einer generalisierten, distal betonten Muskelatonie.

In elektrophysiologischen Untersuchungen zeigt sich eine Reduktion der Amplituden des Aktionspotentials motorischer und sensorischer Nerven. Muskelbiopsien zeigen häufig eine Nekrose von Muskelfasern.

Prädilektionsfaktoren für CIP/CIM sind:
- SIRS, Sepsis mit Multiorganversagen;
- Elektrolytstörungen;
- Unter- und Mangelernährung (Spurenelemente etc.);
- Hyperglykämien;
- langandauernde Glukokortikoidtherapie;
- Verwendung von Muskelrelaxanzien.

▪ **Therapie**
Spezifische Therapiemaßnahmen gibt es nicht.

▪ **Prophylaxe**
- Die effektive und rasche Therapie von SIRS und Sepsis mindern den Einfluss von Mediatoren auf die Muskelzellen.
- Normoglykämie reduziert das CIP-Risiko dramatisch; Blutzucker 80–150 mg/dl! Cave Hypoglykämien!
- Glukokortikoide möglichst vermeiden;
- Muskelrelaxanzien, so gut es geht, vermeiden.

24.5 Hirntoddiagnostik und Organexplantation

Die chirurgischen und immunologischen Probleme bei der Organtransplantation sind weitgehend gelöst. Wenn dennoch die Anzahl der Organtransplantationen deutlich unter dem Bedarf bleibt, dann liegt dies im Wesentlichen an der zu geringen Zahl von Spendern. Dieses Problem ist aufgrund der Organspendeskandale noch verschärft worden.

Dem Intensivmediziner kommt bei der Hirntoddiagnostik und der intravitalen Organkonservierung eine bedeutende Rolle zu. Die Hirntoddiagnostik erfolgt nach klinischen Kriterien. Allein schon durch wiederholte klinische Untersuchungen ist der Hirntod irrtumsfrei feststellbar.

24.5.1 Voraussetzungen der Hirntoddiagnostik

Voraussetzungen der Hirntoddiagnostik sind
- eine akute, schwere primäre oder sekundäre Hirnschädigung liegt vor;
- Intoxikationen, Relaxation, Medikamentenwirkung (Sedativa, Opioide), Hypothermie, Schock, reversible Komaformen sind ausgeschlossen.

24.5.2 Erfordernisse bei der Hirntoddiagnostik

Die Diagnose Hirntod erfordert:
- die Erfüllung der oben genannten Voraussetzungen,
- die Feststellung der klinischen Symptome Bewusstlosigkeit (Koma), Hirnstamm-Areflexie und Atemstillstand (Apnoe) sowie
- den Nachweis der Irreversibilität der klinischen Ausfallsymptome.

24.5.3 Klinische Symptome des Ausfalls der Hirnfunktion

- Bewusstlosigkeit
- Mittelweite bis weite lichtstarre Pupillen ohne Mydriatikum
- Fehlen des okulo-zephalen Reflexes
- Fehlen des Kornealreflexes
- Fehlende Reaktion auf Schmerzreize im Trigeminusbereich
- Fehlen des Pharyngeal- und Trachealreflexes

- Ausfall der Spontanatmung (beim bisher gesunden Menschen keine Atemtätigkeit bei $paCO_2 > 60$ mmHg)

Bei Kindern vor dem dritten Lebensjahr und stets bei primär infratentorieller Hirnschädigung ist ein zusätzliches apparatives Verfahren obligat. Die Hirntodfeststellung führen – unabhängig voneinander – zwei Ärzte mit langjähriger Erfahrung in der Intensivmedizin und Hirntoddiagnostik durch. Sie müssen unabhängig sein vom Explantations- und Implantationsteam. Die Organtransplantation muss koordiniert werden durch einen weiteren, davon unabhängigen Arzt.

24.5.4 Ergänzende apparative Diagnostik

Neben die klinische Feststellung der Kriterien des Hirntods tritt gemäß der Stellungnahme des wissenschaftlichen Beirats der Bundesärztekammer die ergänzende apparative Diagnostik, meist als standardisierte EEG-Ableitung über mindestens 30 min, aber auch als Angiographie, Dopplersonographie oder Hirnperfusionsszintigraphie zum Nachweis des zerebralen Kreislaufstillstandes.

24.5.5 Gesetzliche Regelung

Durch das **Transplantationsgesetz** von 1997, zuletzt geändert 2013, ist jetzt auch eine gesetzliche Regelung von Organentnahmen und Transplantationen gegeben. Nach der Feststellung des Hirntodes ist eine Entnahme von Organen dann zulässig, wenn
- der Verstorbene zu Lebzeiten selbst einer Organentnahme zugestimmt hat,
- die nächsten Verwandten im mutmaßlichen Sinne des Verstorbenen entscheiden, sofern eine solche Zustimmung des Verstorbenen nicht vorliegt (erweiterte Zustimmungslösung).

Die Hirntodbestimmung muss anhand der aktuellen Richtlinien der Bundesärztekammer durchgeführt werden.

Sepsis

Franz-Josef Kretz, Jürgen Schäffer, Tom Terboven

F.-J. Kretz et al., *Anästhesie, Intensivmedizin, Notfallmedizin, Schmerztherapie*,
DOI 10.1007/978-3-662-44771-0_25, © Springer-Verlag Berlin Heidelberg 2016

In diesem Kapitel geht es um die wesentlichen Aspekte zum Thema »Sepsis«, angefangen bei der Inzidenz, über die Ätiologie und Pathophysiologie bis hin zur Diagnostik und Therapie.

25.1   Definition

Grundlage der begrifflichen Klärung von Sepsis, septischem Schock, Bakteriämie und Systemic Inflammatory Response Syndrome (SIRS) sind die Richtlinien des American College of Chest Physicians und der Society of Critical Care Medicine (SCCM).

Werden in einem ansonsten sterilen Gewebe Bakterien ohne umgebende Entzündungsreaktion gefunden, so spricht man von einer **Kolonisation**. Beim Nachweis lebender Bakterien in der Blutbahn liegt eine **Bakteriämie** vor. Kommt es in einem ansonsten sterilen Gewebe zu einem Bakterienwachstum und einer lokalen Entzündungsreaktion, so spricht man von einer **Infektion**. Eine **Sepsis** ist als lokaler Entzündungsherd mit systemischer Entzündungsreaktion definiert. Die **schwere Sepsis** geht definitionsgemäß mit Organfunktionsstörungen (Eintrübung, Laktazidose, Oligurie) einher. Vom **septischen Schock** spricht man, wenn es unter einer adäquaten Flüssigkeitstherapie zu einer Mikrozirkulationsstörung mit einem Blutdruckabfall unter 90 mmHg bzw. 40 mmHg unter den Ausgangswert kommt. Der septische Schock mündet unbehandelt, zum Teil auch trotz größter therapeutischer Bemühungen in ein **multiples Organversagen (MODS; multiorgan dysfunction syndrome)**.

Von einem **SIRS (Systemic Inflammatory Response Syndrome)** ist definitionsgemäß dann die Rede, wenn zwei der folgenden Symptome vorliegen und keine bakterielle Infektion gefunden wurde:

- Temperatur über 38°C oder unter 36°C,
- Herzfrequenz über 90/min,
- Atemfrequenz über 20/min,
- Leukozytose über 12000/mm³,
- Leukopenie unter 4000/mm³,
- Linksverschiebung mit über 10% unreifen Granulozyten.

Beim Vorliegen eines SIRS und Nachweis einer Infektion spricht man von einer Sepsis.

Kurz vor Druck dieses Buchs wurde eine neue Definition der Sepsis (Sepsis 3) publiziert. Diese definiert die Sepsis als eine lebensbedrohliche Organdysfunktion aufgrund einer fehlregulierten Körperantwort auf eine Infektion. Die wichtigste prinzipielle Veränderung ist der Verzicht auf die SIRS-Kriterien, da diese mittlerweile für zu unspezifisch gehalten werden. Das Schlüsselelement von »Sepsis 3« ist deshalb der SOFA-Score (Für: »Sequential (Sepsis-Related) Organ Failure Assessment Score«), der anhand von sechs Kriterien (Atmung, Koagulation, Leberfunktion, Herzkreislauffunktion, Glasgow Coma-Scale und Nierenfunktion) ganz eindeutig die Organfunktion in den Mittelpunkt rückt. Eine Sepsis liegt dann vor, wenn sich der SOFA-Score des Patienten akut um zwei oder mehr Punkte verschlechtert hat.

25.2   Inzidenz und Prognose

Die Sepsis ist nach kardiovaskulären Erkrankungen und Krebs die dritthäufigste Todesursache in der Bundesrepublik Deutschland. Mit 130.000 Patienten, die an einer Sepsis erkranken, und 50.000 Todesfällen liegt die Zahl um das 10-fache über der Zahl der Verkehrstoten und ebenfalls um ein Vielfaches über der Zahl der AIDS-Toten, ohne jedoch die gleiche öffentliche Aufmerksamkeit zu erhalten.

Deshalb ist es ein großes Verdienst von engagierten Wissenschaftlern, im Kompetenznetzwerk Sepsis (SEPNET) umfassende epidemiologische Daten zu sammeln und multizentrische Studien durchzuführen mit dem Ziel, die Wertigkeit von Therapiestrategien zu überprüfen. Darüber hinaus wurde die Deutsche Sepsis-Gesellschaft gegründet mit dem Ziel, Öffentlichkeitsarbeit und Aufklärung zu betreiben, Leitlinien zu erarbeiten und umzusetzen sowie Laien beratend zur Seite zu stehen.

Eine solche umfassende Aktivität ist gerade im wissenschaftlichen Bereich erforderlich, da nicht nur jährlich ein neuer Mediator als »Schurke« im »Drama« Sepsis entdeckt wird, nein: Es sind auch die zahlreichen therapeutischen Innovationen, die sich nach anfänglichen euphorischen Studien dann oft bei kritischer Prüfung in Multicenterstudien als nicht wirksam erweisen. Um diese Studien zu verstehen und bewerten zu können, sei es jedem Medizinstudenten angeraten, die Ausbildung in Statistik ernst zu nehmen, da man ansonsten von der differenzierten Diskussion in Bezug auf die komplizierten Studien leicht »abgehängt« werden kann.

Dass die Mortalität an Sepsis heute noch sehr hoch ist, liegt vor allen an folgenden Faktoren:

- **Alter der Patienten**: 68% aller Patienten, die eine Sepsis erleiden, sind über 60 Jahre alt, die Sterblichkeit liegt hier bei ca. 60%. Die restlichen Patienten unter 60 Jahren weisen aber immerhin noch eine Sterblichkeit von 46% auf.
- **Komorbidität**: 24% der Patienten, die an einer Sepsis versterben, bringen erhebliche Vorerkrankungen mit (Herzinsuffizienz, NYHA IV, dialysepflichtiges Nierenversagen, Leberzirrhose, AIDS), 76% aller an einer Sepsis verstorbenen Patienten haben jedoch keine wesentlichen Vorerkrankungen (Daten nach SEPNET)!

25.3 Ätiologie

Nach den Daten der nationalen Prävalenzstudie geht die Sepsis im Wesentlichen von folgenden Organen aus:

1. Atemwege: 48%; Häufigste Erreger: *Streptococcus pneumoniae, Haemophilus influenzae,* Klebsiellen
2. Intraabdominell: 25%; Ursachen und Erreger:
   - Gallenwege: *Enterobacter, Enterokokken*
   - Dickdarm: anaerobe/aerobe Mischinfektion
3. Knochen und Weichteile: 9%; Ursachen und Erreger: *Staphylococcus aureus* und *Staphylococcus epidermidis, Pseudomonas aeruginosa*
4. Gastrointestinal: 8%; Ursachen und Erreger: *Enterokokken*
5. Urogenital: 1%; Ursachen und Erreger: *Enterobakterien*

> **Intensivmedizinisch-behandlungsbezogene Gründe sind vor allem die Kathetersepsis und die beatmungsassoziierte Sepsis.**

25.4 Pathophysiologie

Der Ausgangspunkt der sepsisbedingten Organfunktionsstörung ist die Infektion mit einem Bakterium oder einem Pilz. Der Übersichtlichkeit halber soll hier schwerpunktmäßig auf die bakteriell bedingte Sepsis abgehoben werden.

Die Bakterien mit ihrer unterschiedlichen Pathogenität geben ihre Endotoxine (Lipopolysaccharide) oder Exotoxine ins umgebende Gewebe oder in die Blutbahn ab (◘ Abb. 25.1). Diese Endotoxine triggern eine Aktivierung des Immunsystems über die zellulären Systeme (Monozyten, Makrophagen, polymorphkernige Granulozyten, Lymphozyten) und stimulieren das Komplement-, Zytokinin- und Gerinnungssystem [◘ Abb. 25.2]). Im Vordergrund der stimulierten Mediatorkaskade stehen die proinflammatorischen Zytokine TNF-α und IL-1, die freigesetzt werden. Diese sogenannten Alarmzytokine stimulieren intrazellulär die NO-Synthetase, sodass vermehrt NO gebildet wird. NO führt zu einer endothelialen Dysfunktion im Sinne eines Capillary-Leaks: Die Endothelien der Kapillaren, die ansonsten eng miteinander verknüpft sind über Tight Junctions, verlieren ihren Zusammenhalt, er-

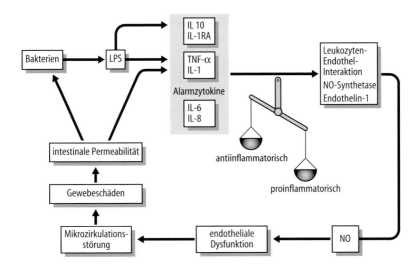

Abb. 25.1 Pro- und antiinflammatorische Zytokine und ihr Einfluss auf die Mikrozirkulation

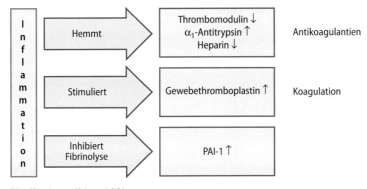

Abb. 25.2 Einfluss von Entzündungsmediatoren auf die Gerinnung

öffnen quasi die Schleusen und lassen einen Strom von Flüssigkeit (Wasser und Elektrolyte) ins Gewebe zu. Diese Volumenverschiebungen führen ubiquitär zu Ödemen. Intravasal entsteht ein Volumenmangel.

Diese ubiquitären Ödeme beeinträchtigen erheblich die Organfunktionen (interstitielles Lungenödem mit Störung des Gasaustausches; Hirnödem mit zerebralen Funktionsstörungen, interstitielles Ödem mit Permeabilitätsstörungen etc.).

Zu der absoluten intravasalen Hypovolämie kommt noch die relative Hypovolämie: Die NO-bedingte Weitstellung der Gefäße potenziert die hypovolämisch bedingten Kreislaufprobleme (RR ↓, Herzfrequenz ↑).

Hinzu kommt die NO-bedingte Minderung der Myokardkontraktilität; es entsteht eine septische Kardiomyopathie, die das septische Kreislaufversagen potenziert.

Der Körper versucht, dem Capillary-Leak entgegenzuwirken und schickt seine Leukozyten in die Kapillaren, um die Schäden zu reparieren. Dazu nimmt er häufig seinen ganzen Leukozytenvorrat in Blut und Knochenmark in Anspruch, sodass die Leukozyten nicht selten im Blut nur noch in Werten anzutreffen sind, die weit unter dem Normwert liegen! Leukopenie, ein bedenkliches Zeichen!

Aufgrund der Leukozytenadhärenz in den Kapillaren können sich die Erythrozyten nicht mehr durch die engen Kapillaren zwängen, sodass es zu einer Mikrothrombenbildung und Unterversorgung des Gewebes mit Sauerstoff kommt. Kennzeichnend für die Sepsis und den septischen Schock ist deshalb auch eine schwere metabolische Azidose.

Aufgrund des Capillary-Leaks und der konsekutiven Bildung von Mikrothromben fließt das Blut dann nicht mehr durch die Kapillaren, sondern durch eröffnete arteriovenöse Shunts und von dort aus über das venöse Blutsystem wieder zurück zu Herz und Lunge. Da die Erythrozyten in der Peripherie auf dem Weg durch die Shunts nicht entsättigt werden, d. h. keinen Sauerstoff abgeben, misst man deshalb vor allem in der Anfangsphase eines septischen Geschehens oft zentralvenöse Sauerstoffsättigungen, die **über** dem Normwert von 70% liegen.

Die Endotoxine stimulieren jedoch auch die Gerinnung, die zudem noch durch die Mikrothrombenbildung auf den Plan gerufen wird. Über die Freisetzung von Faktor VII und Aktivierung von Thrombin wird Fibrinogen zu Fibrin umgewandelt, was zu einem Verschluss der Kapillaren beitragen soll. Dies und die Mikrothrombenbildung führt jedoch rasch zu einem Verbrauch an Gerinnungsfaktoren, die andernorts fehlen. Diese disseminierte intravasale Gerinnung (DIC = disseminierte intravasale Koagulopathie) hat eine Verbrauchskoagulopathie mit ubiquitärer Blutungsneigung zur Folge.

> Die Minderdurchblutung des Gewebes führt zur Zell- und Gewebsschädigung mit der Folge von Organfunktionsstörungen. Diese regionalen Mikrozirkulationsstörungen enden in einer Multiorgandysfunktion, durch die vor allen Dingen die Lungenfunktion (Störung des Gasaustausches, ARDS) und die Nierenfunktion beeinträchtigt werden.

Zusammengefasst lässt sich sagen, dass die Sepsis gekennzeichnet ist durch eine kritische Unterversorgung aller Gewebe mit Sauerstoff. Ursache dafür ist
- die endotoxin getriggerte Vasodilatation, die zu einer relativen Hypovolämie führt;
- das Capillary-Leak, das zu einer absoluten Hypovolämie führt;
- die septische Kardiomyopathie;
- die periphere Mikrothrombenbildung in den Kapillaren und
- der Abfluss des arteriellen sauerstoffgesättigten Blutes über eröffnete Shunts, ohne dass es zu einer Abgabe von Sauerstoff ans Gewebe kommen kann.

Folge ist eine Hypoxie in den Zellen und eine schwere metabolische Azidose. Darüber hinaus entstehen über diese Mechanismen schwere Organfunktionsstörungen sowie Gerinnungsstörungen im Sinne einer disseminierten intravasalen Gerinnung.

25.5 Symptomatik

Häufig beginnt die Sepsis mit unspezifischen Zeichen wie leichten Verwirrtheitszuständen. Eine Hyperventilation versucht in der Folge die metabolische Azidose zu kompensieren. Der septische Patient ist tachykard und hypoton. Seine Hautfarbe ist zunächst rot wegen der peripheren Vasodilatation. Die Körpertemperatur steigt rasch. Der Patient wird zunehmend tachypnoisch und zyanotisch wegen der Störung der Atemfunktion durch Einlagerung von Wasser ins Interstitium mit der konsekutiven Verlängerung der Sauerstoffdiffusionsstrecke.

Im Spätstadium wird der septische Patient zyanotisch und zentralisiert.

25.6 Diagnostik

Je nach Lokalisation der Infektion helfen die unterschiedlichen Methoden der Bildgebung:
1. Lunge (z. B. Pneumonie, Bronchiektasen?): Röntgen-Thorax bzw. Thorax-CT;
2. Abdomen:
   - Perforation im Magendarmtrakt?: Abdomenübersichtsaufnahme (freie Luft?);

- Durchwanderungsperitonitis bei Ileus?: Abdomenübersichtsaufnahme (stehende Schlingen?);
- Abszess postoperativ?: Sonographie, CT-Abdomen;
- akute nekrotisierende Pankreatitis?: Sonographie, CT-Abdomen.

3. Urogenitaltrakt:
   - Harnstau?: Sonographie;
4. Knochen:
   - Osteomyelitis?: Konventionelles Röntgen;
5. Weichteile:
   - Weichteilabszess?: Kernspintomographie;
6. Zerebrum:
   - Intrazerebrale Abszesse?: CT;
7. Herz:
   - Endokarditis?: Echokardiographie.

Darüber hinaus gibt das Labor wertvolle Hinweise:

- **Leukozytose** (>10000/mm^3) mit Linksverschiebung (d. h. junge, noch nicht reife Leukozyten werden aus dem Knochenmark mobilisiert), aktivierte Granulozyten ↑↑;
- **Leukozytopenie** (<4000/mm^3) als Zeichen des Verbrauches an weißen Blutkörperchen;
- **CRP**: Normwert (10 mg/l), das CRP ist ein in den Hepatozyten synthetisiertes Protein und gilt als wichtigster Entzündungsparameter aus der Gruppe der Akutphaseproteine. CRP-Anstiege werden jedoch auch nach größeren Operationen und Traumen gesehen; nach schweren Entzündungen oder septischem Schock kommt es erst mit einer Latenzzeit von 24–48 Stunden nach Beginn der klinischen Symptomatik zu einer CRP-Erhöhung.
- **Procalcitonin** (PCT): Dieses hormonell inaktive Propeptid des Calcitonins hat bei Gesunden einen Serumspiegel unter 0,1 ng/ml. Bei schweren generalisierten Infektionen kann es zu einem Anstieg des PCT-Serumspiegels bis zu mehreren 100 ng/ml kommen. Das PCT steigt jedoch nur an, wenn der Sepsis eine Infektion mit Bakterien, Pilzen oder Parasiten zugrunde liegt, was differentialdiagnostisch sehr wertvoll ist. Virale Infektionen, insbesondere auch HIV führen zu keiner PCT-Erhöhung. Das PCT korreliert besser mit der Schwere der Sepsis als Leukozyten, Temperatur, CRP. Die Werte steigen schon 3–4 Stunden nach klinischer Symptomatik an.

Diagnostisch wegweisend sind mikrobiologische Untersuchungen

- intraoperativ von Abstrichen aus den Körperhöhlen;
- von Sputum bzw. Trachealsekret auf Bakterien;
- Untersuchung des Urins auf Bakterien sowie
- die Untersuchung von Liquor auf Erreger mit entsprechender Indikationsstellung.

> ❯ Im Fieberanstieg sollte Blut aus peripheren Venen zur Blutkulturuntersuchung entnommen und in einer aeroben und anaeroben Probe auf Bakterien untersucht werden. Zusätzlich sollen aus jedem Gefäßzugang, der länger als 48 h liegt, Blutkulturen abgenommen werden! Allerdings kann es hierbei über die Abnahme schon zu einer Kontamination des Blutkulturröhrchens kommen.

Die Laboruntersuchungen zeigen darüber hinaus beginnende Organfunktionsstörungen oder später das Ausmaß der eingetretenen Organfunktionsstörungen:

- **Blutgasanalyse**: P_aO2 ↓, P_aCO_2 ↓ als Zeichen der Hyperventilation, pH ↓↓ und Baseexcess (BE) ↓ als Zeichen der metabolischen Azidose.
- **Laktat**: ↑↑
- **Leberdiagnostik**: GOT-, GPT-, γ-GT-Anstieg als Zeichen einer akuten septischen Schädigung der Leber, später zunehmender Anstieg von Bilirubin und Ammoniak als Zeichen der zunehmenden Leberinsuffizienz.
- **Nierendiagnostik**: Kreatinin ↑↑, Harnstoff ↑↑, zunehmende Oligurie/Anurie als Zeichen des Nierenversagens; Kalium ↑↑.
- **Elektrolyte**: Hier kann es aufgrund des Capillary-Leak zu starken Wasser- und Elektrolytverschiebungen ins Interstitium kommen.

Die hämodynamischen Parameter zeigen charakteristische Veränderungen im septischen Schock:

- **Herzfrequenz** ↑↑, Blutdruck ↓↓, ZVD ↓, PCWP ↓, als Zeichen des intravasalen Volumenmangels,

25

- S_VO_2: Die zentral- und gemischtvenöse Sauerstoffsättigung zeigt in der Frühphase normale, zum Teil über dem Normwert liegende Werte, weil der angebotene Sauerstoff in den peripheren Geweben nicht mehr abgenommen wird. Das Blut fließt nämlich nicht mehr durch die Kapillaren, sondern nur noch durch sepsisbedingt eröffnete arteriovenöse Shunts (siehe oben).

Im späteren Verlauf kommt es durch die septische Kardiomyopathie zu einer zunehmenden Herzinsuffizienz, die sich dann in einem hohen PCWP und einem hohen ZVD sowie in einem niedrigen Herzminutenvolumen zeigt.

25.7   Therapie

Alle Therapieoptionen haben zum Ziel, die Sauerstoffversorgung des peripheren Gewebes zu optimieren.

> **>>** Wichtig ist, dass der Arzt sich bewusst ist, »dass die Uhr tickt«: Allein die verzögerte Applikation eines Antibiotikums um 1 Stunde nach Auftreten der klinischen Symptomatik erhöht die Sterblichkeit um 8%!, eine Zeitverzögerung um 5 Stunden erhöht die Sterblichkeit um 50%.

25.7.1 Fokus sanieren

Fokus sanieren durch chirurgische Intervention, wann immer möglich! Sanierung des Infektionsherdes (z. B. bei perforierter Appendizitis, bei Abszessen),
- Abszessdrainage offen oder perkutan,
- Debridement infizierten Gewebes/avitalen Gewebes,
- Katheterwechsel.

25.7.2 Antibiotikatherapie

Zunächst erfolgt eine kalkulierte Antibiotikatherapie nach dem zu erwartenden Keimspektrum, nach

Erregeridentifizierung eine gezielte Antibiotikatherapie.

Beispiele:
- Pneumonie
  - zu Hause erworben: Amoxycillin/Clavulansäure oder Cefuroxim
  - in der Klinik erworben (nosokomiale Pneumonie): Cephalosporin (z. B. Cefotaxim) + Aminoglykosid (z. B. Tobramycin)
- Peritonitis: Cephalosporin (z. B. Ceftriaxon) + Aminoglykosid + Metronidazol
- Urosepsis: Cotrimoxazol oder Chinolone
- Meningitis: Ceftriaxon oder Cefotaxim oder Meropenem
- Endokarditis: vor Therapiebeginn immer Blutkulturen anlegen! Penicillin G, Ceftriaxon, Ampicillin oder Vancomycin jeweils mit Gentamycin;
- Kathetersepsis: Cefuroxim oder ein Glykopeptid (z. B. Vancomycin)

Die kalkulierte Therapie sollte sich neben dem vermuteten Fokus auch immer an den im jeweiligen Krankenhaus gehäuft vorkommenden Keimen orientieren. Die Therapie wird dann so früh wie möglich deeskaliert. Dies erfolgt in der Regel nach dem Nachweis eines bestimmten Keims.

25.7.3 Kreislauftherapie

Sie verlangt aufgrund des intravasalen Volumenmangels die Gabe von Vollelektrolytlösungen mit einer Elektrolytkonstellation, die sich am Elektrolytmuster des Blutes orientiert (isoton: Natrium 140 mval/l, Kalium 4 mval/l, Chlorid 95 mval/l, Acetat 25 mval/l), dies verhindert zusätzliche infusionsbedingte Azidosen. In der Regel benötigen Patienten im septischen Schock in den ersten Stunden der Versorgung mehrere Liter kristalloider Infusionen. Kolloidale Volumenersatzmittel haben ihren Platz in der Therapie der Sepsis wegen ihrer Nebenwirkungen komplett verloren. Die Gabe von Fresh-Frozen-Plasma erfolgt nur bei manifesten Blutungskomplikationen oder bei Patienten mit einem hohen Blutungsrisiko. Die Gabe von Erythrozytenkonzentraten orientiert sich an den übli-

cherweise verwendeten physiologischen Transfusionstriggern. Bei einer unter 70% persistierenden
zentralvenösen Sättigung sollte nach Optimierung
der Therapie ebenfalls die Gabe von Erythrozytenkonzentraten erfolgen.

25.7.4 Katecholamintherapie

Ziel der Katecholamintherapie ist die Aufrechterhaltung eines mittleren arteriellen Drucks
>65 mmHg bei ausreichendem Herzzeitvolumen.
Mittel der Wahl in der Kreislaufunterstützung
durch Katecholamine ist Noradrenalin in einer
Dosierung von 0,1–5 µg/kg/min. Bei persistierender Hypotonie kann die Gabe von Vasopressin
(0,03 IE/min) in Erwägung gezogen werden. Bei
myokardialer Dysfunktion kann ein Therapieversuch mit Dobutamin in einer Dosierung bis
20 µg/kg/min zur Verbesserung der Inotropie erfolgen.

Adrenalin kann bei refraktärer Hypotonie zusätzlich zu Noradrenalin oder als Ersatz hierfür versucht werden, steht aber aufgrund einer hierunter
reduzierten Splanchnikusperfusion in der Kritik.
Dopamin sollte nur in sehr ausgewählten Fällen
ohne Risiko für Arrhythmien verwendet werden. In
der täglichen Praxis finden sowohl Dopamin als
auch Adrenalin so gut wie keine Anwendung. Noradrenalin ist das Mittel der Wahl.

25.7.5 Intensivierte Insulintherapie

Allein durch eine konsequente Einstellung des
Blutzuckers auf Werte von 80–110 mg/dl konnte bei
einem kardiochirurgischen Patientengut die Sep-
sissterblichkeit um 20 % gesenkt werden! Interpretiert wurde dies damit, dass eine Hyperglykämie
die Leukozytenfunktion unterdrückt, die Blutgerinnung aktiviert, die Apoptose (den Untergang von
Körperzellen) steigert und so der Infektion den
Boden bereitet.

Diese deutliche Reduktion der Sepsisletalität
beim kardiochirurgischen Patientenklientel ließ
sich jedoch in weiteren Studien nur für Patienten
zeigen, die einen schweren Verlauf hatten (Intensiv-
stationsaufenthalt über 3 Tage). Die Reduktion der

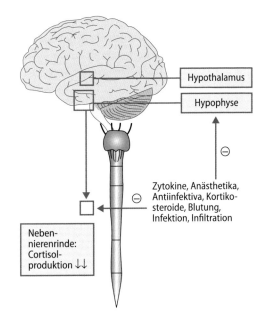

◻ Abb. 25.3 Neurohumerale Stressantwort und Sepsis:
Infektionen hemmen zentral wie peripher die Kortikoid-
produktion

Sterblichkeit betrug dann in diesen Studien durch
diese Maßnahme nur noch 3 %. Die intensivierte
Insulintherapie hat jedoch auch Tücken.

> **Hypoglykämie! In nachfolgenden Studien
> kam es in 20% der Fälle von intensivierter
> Insulintherapie zu schweren Hypo-
> glykämien!!**

Aus diesem Grund wurde die intensivierte Insulintherapie in den aktuellen Leitlinien wieder verlassen! Ziel ist die Einstellung des Blutzuckers auf
Werte zwischen 80–180 mg/dl. Die Messung des
Blutzuckers sollte initial in Intervallen von 1–2 h
erfolgen. Bei stabilen Verhältnissen dann in Abständen von 4 h.

25.7.6 Hydrokortison

Beim septischen Patienten liegt ein Mangel an en-
dogen produziertem Kortikoid vor (◻ Abb. 25.3).
Bei therapierefraktärer Hypotonie unter adäquater
Flüssigkeitsgabe und Katecholamintherapie kann

die Gabe von Hydrokortison erfolgen. Diese sollte kontinuierlich via Perfusor in einer Dosierung von 200 mg/Tag erfolgen. Sobald der Patient keiner Unterstützung durch Katecholamine mehr bedarf, wird das Hydrokortison über einige Tage wieder ausgeschlichen.

25.7.7 Selen

Dieses essentielle Spurenelement beeinflusst zentrale Mediatoren und spielt möglicherweise eine Rolle in der Pathophysiologie der Sepsis. Insbesondere scheint das Endothel mit seinen Regulaturfunktionen von Selen als Kofaktor abhängig zu sein. Überzeugende Studien, die einen Überlebensvorteil sichern, stehen jedoch noch aus. Aus diesem Grund ist die Gabe von Selen nicht empfohlen!

25.7.8 Antitumornekrosefaktor

Der Tumornekrosefaktor (TNFα) spielt in der Pathophysiologie der Sepsis eine zentrale Rolle. Strategien, mit Antikörpern dem TNFα gegenzusteuern, waren jedoch nicht erfolgreich.

25.7.9 Antithrombin III und aktiviertes Protein C (Xigris)

Protein C wird aktiviert durch Thrombin und Bindung an eine Phospholipidoberfläche. Antithrombin III hemmt mehrere Faktoren der Gerinnungskaskade (besonders Thrombin und Xa), in Komplexbindung mit Heparin zeigt es eine sehr viel stärkere Wirkung. Die endotoxingetriggerte intravasale Gerinnung führt zu einem Verbrauch von Gerinnungsfaktoren und zu einer disseminierten Fibrinablagerung in den Kapillaren, die zu einer Minderperfusion des Gewebes und zum oben beschrieben Multiorganversagen führt.

Gerinnungsinhibitoren wie Antithrombin III und aktiviertes Protein C (Xigris) wirken der Thrombinwirkung entgegen. Während in großen Studien für Antithrombin III kein Effekt auf Mortalität und Morbidität nachgewiesen werden konnten, wurde beim rekombinanten aktivierten Protein C (Xigris) in einer Multizentrenstudie ein deutlicher Effekt auf die Überlebensrate gezeigt (Senkung der Letalität um 6%). In mehreren nachfolgenden Studien ließ sich dieses Ergebnis nicht reproduzieren. Zudem traten in mehreren Untersuchungen gehäuft Blutungskomplikationen unter aktiviertem Protein C auf. Das Medikament wurde in der Folge aufgrund seiner Wirkungslosigkeit vom Markt genommen und ist dementsprechend nicht mehr erhältlich. Die Entwicklung von Xigris ist ein Beispiel für den gewaltigen Aufwand in der Erforschung von Medikamenten zur Therapie bei Sepsis – und ihres häufigen Scheiterns! Die Entwicklung von Xigris kostete Hunderte von Millionen …

25.7.10   Enterale Ernährung

Ziel ist auch beim septischen Patienten der rasche enterale Nahrungsaufbau. Die enterale Ernährung ist ein wichtiger Stimulus für das Wachstum und die Integrität der Mukosa. Wird der Magen-Darm-Trakt nicht benutzt, so kommt es sehr rasch zu einer mukosalen Degeneration, die dem Transit von Bakterien ins Blut nichts mehr entgegenzusetzen hat und somit die Sepsis weiterhin unterhält.

Zur Erinnerung: »GUT: If it works, use it or lose it«.

Empfohlen wird ein frühzeitiger Beginn der enteralen Ernährung innerhalb der ersten 48 h. Bei guter Magen-Darm-Passage kann die applizierte Menge langsam gesteigert werden. Bei nicht ausreichender Kalorienzahl sollte in den ersten 7 Tagen der Sepsis einer intravenösen Glukosesubstitution in Kombination mit der enteralen Ernährung der Vorzug vor einer parenteralen Ernährung gegeben werden.

Selbstverständlich müssen auch in der Sepsis Organersatzverfahren bei Organinsuffizienzen eingesetzt werden (Dialyse bei Niereninsuffizienz, MARS [Molecular Adsorbents Recirculating System] als Leberersatzverfahren).

Verbrennungen und Verbrühungen

Franz-Josef Kretz, Jürgen Schäffer, Tom Terboven

F.-J. Kretz et al., *Anästhesie, Intensivmedizin, Notfallmedizin, Schmerztherapie*,
DOI 10.1007/978-3-662-44771-0_26, © Springer-Verlag Berlin Heidelberg 2016

Dieses Kapitel fasst die wesentlichen Aspekte zu den Themen Verbrennungen und Verbrühungen zusammen, wie etwa die verschiedenen Verletzungsgrade, erste Hilfe am Unfallort, pathophysiologische Parameter und therapeutische Maßnahmen.

26.1 Verbrennungsgrade

Man unterscheidet Verbrennungen 1., 2., 3. und 4. Grades. Dauer und Intensität der Hitzeeinwirkung bestimmen Tiefe und Ausmaß der Verbrennung oder Verbrühung. Eine kurze Hitzeeinwirkung, wie z. B. eine Explosion, hinterlässt oft nur zweitgradige Verbrennungen, eine längere Hitzeeinwirkung dagegen Verbrennungen 3. Grades. Verbrennungen 4. Grades entstehen vorwiegend bei Hochspannungsunfällen.

26.2 Verbrennungsausmaß

Die Neunerregel (◘ Abb. 26.1) ermöglicht es, das Ausmaß der Verbrennung abzuschätzen. Sie ist in leicht modifizierter Form auch auf Kinder anwendbar. Annähernd kann man das Ausmaß einer Verbrennung dadurch bestimmen, indem man annimmt, dass die Hand des Patienten 1% seiner Körperoberfläche ausmacht. Patienten mit Verbrennungen 2. und 3. Grades müssen in eine Klinik eingewiesen werden, wenn das Verbrennungsausmaß bei Erwachsenen 15% und beim Kind 5% überschreitet.

Definition der einzelnen Verbrennungsgrade (Überblick ◘ Tab. 26.1)

— **Verbrennungen 1. Grades.** Die Epidermis ist betroffen, es entsteht ein Erythem. Verbrennungen 1. Grades sind sehr schmerzhaft, heilen aber ohne Narbenbildung ab.
— **Verbrennungen 2. Grades.** Epidermis und Korium sind betroffen, es entstehen Blasen. Verbrennungen 2. Grades sind sehr schmerzhaft und heilen zum Teil unter Bildung von Narben ab.
— **Verbrennungen 3. Grades.** Korium und Subkutis sind betroffen. Verbrennungen 3. Grades sind nicht schmerzhaft, da alle Schmerzrezeptoren zerstört sind. Hauttransplantationen sind notwendig.
— **Verbrennungen 4. Grades.** Zusätzlich zur Haut sind auch noch Sehnen, Knochen, Muskeln und Nerven betroffen. Verbrennungen 4. Grades sind nicht schmerzhaft. Hauttransplantationen sind notwendig.

26.3 Erste Hilfe am Notfallort

— Brennende Kleidung löschen.
— Patienten aus der Gefahrenzone retten.
— Verbrannte Kleidungsstücke entfernen.
— Verbrennung mit kaltem Wasser abkühlen.
— Patienten in sterile Decke packen (Alufolie!).

26

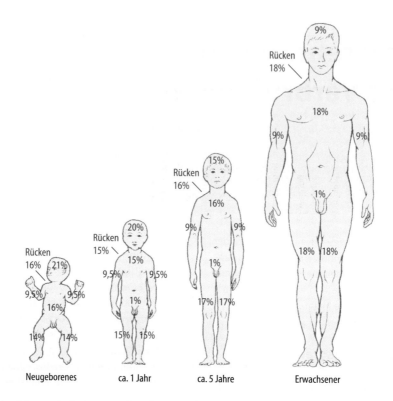

■ **Abb. 26.1** Ausdehnung der Verbrennung: Berechnung nach der Neunerregel

Kaltes Wasser lindert die Schmerzen und verhindert, dass der thermische Insult in tieferen Schichten fortwirkt. Die verbrannten Hautareale müssen zumindest 10 min in kaltes Wasser getaucht werden. Die Temperatur sollte 22–25°C betragen. In der Initialphase kann auch eine Eispackung benutzt werden. Eine Abkühlung unter 10°C führt über eine Vasokonstriktion zu einer Verschlechterung der Hautdurchblutung und zu einer weiteren Gewebeschädigung. Die früher angewandten Salben, Puder, Pasten und Öle sind kontraindiziert.

26.4   Erste ärztliche Hilfe am Notfallort

> **Erste ärztliche Hilfe am Notfallort**
> — Feststellung des Verbrennungsausmaßes
> — Diagnose weiterer Verletzungen (abdominelle, thorakale, intrakranielle Verletzungen, Frakturen, Luxationen, Rauchinhalationen)
> — ggf. Reanimation (z. B. bei Stromverletzungen, hier: Defibrillation)
> — Sicherung der Sauerstoffzufuhr (Nasensonde, Intubation)
> — Infusionstherapie beginnen!!
> — Schmerzbekämpfung, wenn notwendig: S-Ketamin 0,25-0,5 mg/kg plus Midazolam 0,05-0,1 mg /kg oder Fentanyl titriert nach Wirkung (0,1-0,3 mg)

> ■ Indikationen zur Aufnahme in ein Verbrennungszentrum
> ▬ Alle Patienten mit Verbrennungen an Gesicht/Hals, Händen, Füßen, Ano-Genital-Region, Achselhöhlen, Bereiche über großen Gelenken oder sonstiger komplizierter Lokalisation;

◻ **Tab. 26.1** Pathologie und Klinik der Verbrennungen

Anatomie	Grad	Wärmequelle	Einw.-Dauer	Einw.-Temp.	Lokalisation	Pathologie	Klinik	Heilung
Epidermis 4 Schichten, u. a. Basalzellschicht	I.	Wasser Öl Sonne	Kurz Kurz Lang	Niedrig Niedrig Niedrig	Epidermis	Erythem Ödem keine Narben, intensive Schmerzen	Hautrötung Schwellung Schmerzen Hyperästhesie	Heilung spontan in 5–10 Tagen ohne Narben
Dermis Haarfollikel Talgdrüsen Gefäßnetz apokrine Schweißdrüsen Nervenfasern u.-endigungen	II.	Wasser (Verbrühung) Stichflamme	Mittellang Kurz	Niedrig Hoch	Epidermis und Teile der Dermis	Erythem Ödem Blasen intensive Schmerzen	Hautrötung Schwellung Schmerzen Blasenbildung Hyperästhesie	Je nach Tiefe: 10–14 Tage; narbige Defektheilung, evtl. Hauttransplantation erforderlich
Subkutis Fett gefäßführendes Bindegewebe	III.	Wasser Benzin sowie alle Wärmequellen mit hoher Temperatur und/oder langer Expositionszeit	Lang Lang	Niedrig Hoch	Epidermis, Dermis und Subkutis	Koagulationsnekrose, Gefäßthrombose, vollständige Zerstörung der Hautanhangsgebilde und sensiblen Nervenendigungen: kein Schmerz	vollständige Analgesie Ödem, Schock, Hämolyse, Hämaturie, Oligurie/Anurie	Keine spontane Heilung Hauttransplantation erforderlich
Muskulatur, Sehnen u.a.	IV.	Wie III.			Gesamte Haut und Unterhaut bis auf die Muskulatur	Verkohlung, sonst wie III.	Wie III.	Wie III.

- Patienten mit mehr als 15% zweitgradig verbrannter Körperoberfläche;
- Patienten mit mehr als 10% drittgradig verbrannter Körperoberfläche;
- Patienten mit mechanischen Begleitverletzungen;
- alle Patienten mit Inhalationsschaden;
- Patienten mit präexistenten Erkrankungen oder Alter unter 8 Jahren bzw. über 60 Jahren;
- alle Patienten mit elektrischen Verletzungen.

26.5   Erstversorgung in der Klinik

Die Erstversorgung erfolgt meist in Intubationsnarkose. Es wird ein initiales Wunddebridement mit Abtragung von Blasen, Hautnekrosen und Haaren im Wundgebiet (Ausnahme: Augenbrauen, Wimpern) durchgeführt. Eventuell muss eine Escharotomie (Inzision von Verbrennungsschorf) durchgeführt werden, um den Gewebedruck zu senken. Anschließend werden sterile Verbände mit lokal antimikrobiell wirksamen Substanzen angelegt. Eine Photodokumentation der Wunden ist dringend zu empfehlen. Zum Ausschluss eines Inhalationstraumas sollte bei einem Verdacht (Verbrennungen an Lippen- und Mundbereich) der Patient bronchoskopiert werden (weiße, z. T. auch durch Ruß schwarze Schleimhautauflagerungen). Liegen kein Inhalationstrauma und keine Schwellung im Mund- und Gesichtsbereich vor und ist der arterielle P_aO_2 unter einem F_iO_2 von 0,3 adäquat hoch, so sollte der Patient nach der Erstversorgung extubiert werden; außer bei sehr großflächigen Verbrennungen.

26.6   Pathophysiologie der Verbrennungskrankheit

Das thermische Trauma löst pathophysiologische Mechanismen aus, die phasenhaft ablaufen und die so typisch sind, dass man von einer Verbrennungskrankheit spricht.

26.6.1 Akutphase

Die Akutphase der Verbrennungskrankheit ist gekennzeichnet von intravasalen Flüssigkeitsverlusten, die zu einem **Volumenmangelschock** führen. Das Verbrennungstrauma hinterlässt Zellnekrosen in der Haut und bedingt Kapillarpermeabilitätsstörungen. Flüssigkeit geht durch Exsudation ins Gewebe, über die Haut und durch Verdunstung verloren.

Da nur Wasser, Elektrolyte und Proteine den Intravasalraum verlassen, kommt es zu einer **Hämokonzentration**. Hämatokritwerte von über 60% sind keine Seltenheit. Die Hämokonzentration verschlechtert die Fließeigenschaften des Blutes und führt zu einer Erythrozytenaggregation. Dies bezeichnet man als **Sludge-Phänomen**.

Thrombozyten und Gerinnungsfaktoren tragen zur Erythrozytenaggregation bei. Die Thrombozytenzahl nimmt rapide ab. Aufgrund einer möglichen disseminierten intravasalen Gerinnung droht eine **Verbrauchskoagulopathie**. Da zusätzlich Gerinnungsfaktoren ins Gewebe abfiltriert werden, entsteht ein Defizit an Gerinnungsfaktoren, sodass daraus zusätzlich eine Blutungsgefahr resultiert.

Da ins Gewebe und über die Haut plasmaisotone Flüssigkeit verloren geht, die verdunstete Flüssigkeit jedoch natriumarm ist, entsteht im Blut eine **Hypernatriämie**.

Die geschädigten Zellmembranen führen zu Transmineralisationsprozessen: Aus dem extrazellulären Flüssigkeitsraum tritt in Abhängigkeit vom Konzentrationsgradienten Natrium in die thermisch geschädigten Zellen ein, mit dem Natrium auch Wasser, sodass ein intrazellulärer Hydrops entsteht. Gleichzeitig diffundiert aber auch Kalium aus der Zelle in den Extrazellulärraum, wobei ein Wasserstoffion ausgetauscht wird. Folge ist eine intrazelluläre **Hypokaliämie** und eine intrazelluläre **Azidose**. Die Wassereinlagerung ins verbrannte Gebiet führt je nach Verbrennungsausmaß bei entsprechender Volumensubstitution zu einer Gewichtszunahme um 10–20%.

Die erhöhte Kapillarpermeabilität bei schwer brandverletzten Patienten tritt im Rahmen eines häufig fulminanten **SIRS (systemic inflammatory response syndrome)** auf.

Die Wasserverdunstung entzieht dem Körper erhebliche Mengen an Energie und führt zu einem hohen Sauerstoffbedarf. Bei einer Verbrennung 3. Grades mit einer Ausdehnung von 30% ist z. B. mit einer Erhöhung des Sauerstoffbedarfs um 50% und bei einer Verbrennung gleichen Grades mit einer Ausdehnung von 50% mit einer Erhöhung des Sauerstoffbedarfs um 100% zu rechnen. Um Energie bereitzustellen, verstoffwechselt der Körper selbst seine lebenswichtigen Proteine. Dies führt zu einer katabolen Stoffwechsellage (▶ Kap. 16).

Eine spezielle Situation ergibt sich bei **Hochspannungsunfällen** (Stromunfälle über 1.000 Volt, Blitz, Lichtpunkt). Dort, wo der Strom in den Körper eingedrungen ist, zeigen sich Strommarken. Es entsteht häufig ein Crush-Syndrom (Muskelzellzerfall) mit einer Myoglobinurie und einem Nierenversagen. Bildet sich im Gewebe Gas aufgrund einer Infektion, ist eine Fasziotomie durchzuführen.

26.6.2 Spätphase

Trotz Asepsis und Antisepsis ist bei den meisten Verbrennungspatienten nach etwa 5 Tagen eine Keimbesiedlung der Wunde festzustellen. Besonders gefürchtet sind folgende Erreger:
- *Pseudomonas aeruginosa,*
- *Proteus,*
- *Escherichia coli,*
- *Staphylococcus aureus.*

Die Keime infizieren einen verletzten Patienten, dessen Infektbarriere »Haut« geschädigt und dessen unspezifische und spezifische Abwehr geschwächt ist.

Die Abnahme der **unspezifischen Abwehrkraft** ist gekennzeichnet durch eine Verminderung
- der RES-Aktivität (Restikuloendotheliales System),
- der neutrophilen Granulozyten und
- der Komplementfaktoren.

Die Abnahme der **spezifischen Abwehrkraft** ist gekennzeichnet durch eine Verminderung
- der Immunglobuline,
- der Lymphozyten,
- der Fähigkeit, Antikörper zu bilden und
- in der Verzögerung der Spätreaktion des Immunsystems.

Der Verbrennungspatient ist deshalb durch Sepsis und septischen Schock gefährdet; die Letalität liegt dann bei 70%. Quellen der Kontamination sind in abnehmender Bedeutung:
- Ärzte und Pflegepersonen,
- Hautkeime,
- Keime der Analregion,
- Zimmerluft.

26.6.3 Rehabilitationsphase

Die Stoffwechsellage des Patienten hat sich wieder normalisiert.

In dieser Phase werden plastische rekonstruierende Operationen durchgeführt. Auch in dieser Phase ist eine adäquate Schmerztherapie von großer Bedeutung. Ebenso ist es wichtig, dass die Krankengymnastik intensiv durchgeführt wird.

26.7   Therapie der Verbrennungskrankheit

In der chirurgischen Versorgung der tiefergradigen Brandwunden wird eine **frühzeitige Nekrektomie** mit anschließenden Hauttransplantationen angestrebt, bevor es zu einem septischen Verlauf kommt. Persistierende Nekrosen bieten einen günstigen Nährboden für die Keimbesiedelung.

Voraussetzung für die frühe chirurgische Versorgung ist die erfolgreiche Therapie der pathophysiologischen Veränderungen der Akutphase, vor allem der Schocksituation.

26.7.1 Therapie der Akutphase bei Verbrennungen

In den ersten 8 Stunden nach Verbrennung besteht eine Kontraindikation für die Gabe von Kolloiden. Die Gabe von Humanalbumin im darauf folgenden Zeitraum scheint weder die Ödembildung noch die Mortalität positiv zu beeinflussen und wird aus diesem Grund an den meisten Kliniken nicht durchgeführt. Überwachungsparameter
- Pulsoxymetrisch gemessene arterielle Sättigung,
- Pulsfrequenz,

Praktisches Vorgehen

Infusion nach dem Parkland-Baxter-Schema

Ziel ist es, den Volumenmangel-schock zu beherrschen. Infundiert wird an vielen Zentren nach dem Parkland-Baxter-Schema:

- Ringer-Laktat 4 ml/kg/% verbrannter Körperoberfläche, davon eine Hälfte in den ersten

8 h, die restliche Hälfte in den verbleibenden 16 h. Bei Kindern muss die Infusionsmenge bis 8 ml/kg/% verbrannter Körper-oberfläche erhöht werden. Die Infusionsmenge ist zusätzlich zur Basisinfusionstherapie gedacht.

Behandlungsziel:
- Diurese: 0,5 - 1 ml/kg/h
- ZVD: unerheblich, wenn Diurese stimmt.

- Blutdruck,
- ZVD,
- Urinproduktion,
- eventuell: PAP, PCWP, CO (▶ Abschn. 8.3.5),
- Laboruntersuchungen: Blutbild, Gerinnungs-werte, Elektrolyte, Kreatinin, Harnstoff, Blutosmolarität, BGA, CO-Hb (primär zum Ausschluss einer Kohlenmonoxidvergiftung).

Da die Patienten in der Akutphase Wasser einla-gern, ist eine tägliche Gewichtskontrolle wün-schenswert (Bettwaage), im intensivmedizinischen Bereich jedoch nur schwer zu realisieren.

Weitere therapeutische Maßnahmen:
- Sicherstellung der **Sauerstoffzufuhr:** O$_2$-Sonde, wenn notwendig Intubation, Beatmung mit PEEP.
- **Analgesie** soweit notwendig z. B. mit Dipidolor.
- **Hochkalorische Ernährung:** Die Ernährung sollte so früh wie möglich enteral begonnen werden. Nur bei nicht möglicher enteraler Er-nährung ist eine parenterale Gabe indiziert. Wichtig ist eine hohe Energiezufuhr aufgrund des meist ausgeprägten Hypermetabolismus bei Patienten mit schweren Verbrennungen.
- **Frühnekretomie:** Bei tiefergradigen Verbren-nungswunden wird die Frühnekretomie (früh-zeitige operative Entfernung des geschädigten Gewebes) mit anschließender Hauttransplanta-tion (meist autologe Spalthauttransplanta-ti-on) angestrebt. Bei großflächigen Verbren-nungswunden kann ein passagerer Hautersatz notwendig werden, wenn nicht genug eigene Haut zur Verfügung steht. Dazu eignet sich be-sonders Suprathel, eine Membran, die wasser-dampfdurchlässig, bakteriendicht und elastisch

verformbar ist. Sie wird nach der Nekrektomie auf die Wunde gelegt, verklebt mit der Wunde und wird dann durchsichtig, sodass der Chirurg die Heilung beobachten kann, ohne das Suprathel zu entfernen. Nach 1–2 Wochen hat sich die Haut unter dem Suprathel rege-niert.

> Bei Verbrennungen Tetanusschutz über-prüfen und gegebenenfalls entsprechend auffrischen (Simultanimpfung mit Tetanol i.m. 0,5 ml und Tetagam 500 IE).

26.7.2 Therapie der Spätphase bei Verbrennungen

Die **Infusionstherapie** in der Spätphase der Ver-brennungskrankheit ist nicht unproblematisch, weil in dieser Phase Flüssigkeit aus dem Verbrennungs-ödem in den Intravasalraum rückresorbiert wird. Diese Tatsache muss bei der Infusionstherapie be-dacht werden. Leicht tritt eine Überbelastung des Kreislaufs auf, deshalb ist eine engmaschige Kon-trolle der Kreislaufparameter notwendig.

Treten in der Spätphase erhöhte Temperaturen oder Fieber auf, so muss, sobald Wundabstrich und Blutkulturen entnommen wurden, mit einer **syste-misch-antibiotischen Therapie** begonnen werden. Bei der Gabe von Antibiotika müssen diese in einer höheren Dosierung verabreicht werden, um Unter-dosierungen zu vermeiden, da der EZR (Extrazellu-larraum) des Verbrennungspatienten größer ist als derjenige des gesunden Menschen.

Katabole, toxische Stoffwechselprodukte und medikamentöse Einflüsse führen zu einer Verkür-zung der Erythrozytenüberlebenszeit und zu einer

Prinzipien der Therapie in der Spätphase der Verbrennungskrankheit

- Hochkalorische Ernährung (enteral/parenteral)
- Lokal antiseptische Behandlung
- ggf. systemisch-antibiotische Behandlung
- Bluttransfusion bei Anämien
- Intensivmedizinische Basistherapie (Stressulkusprophylaxe, Embolieprophylaxe)

Störung der Hämatopoese. Deshalb werden in der Spätphase der Verbrennungskrankheit oft Bluttransfusionen erforderlich. Die Blutverluste bei Hauttransplantationen können enorm sein. Daher sollte der Anästhesist hinreichende Mengen an Blutkonserven bereithalten.

❯ Zur Intubation eines Patienten mit Brandverletzung darf man keine depolarisierenden Muskelrelaxanzien benutzen.

Selbst bei normalem Serumkaliumspiegel können durch **Succinylcholin** bei diesen Patienten Rhythmusstörungen durch exzessive Kaliumfreisetzung entstehen, die zum irreversiblen Herzstillstand führen können. Aus Sicherheitsgründen sollte man deshalb bei Patienten mit Verbrennungsverletzungen stets auf Succinylcholin verzichten. Ausnahme ist die Erstversorgung der verbrannten Patienten. Hier ist zur RSI (▶ Absch. 9.3) Succinylcholin gestattet. Als Alternative bietet sich Rocuronium in hoher Dosierung (0,9 mg/kg) als nichtdepolarisierendes Muskelrelaxans mit einer Onset-Time von dann ~30 sec an.

26.8 Komplikationen

In der Akutphase kommt es häufig zu **Ateminsuffizienzen.**

Ursachen:
- Rauchinhalation,
- unzureichend behandelter Schockzustand,
- schmerzbedingte Hypoventilation,
- Verbrennungen im Bereich der Luftwege.

Therapie: Je nach Atemfrequenz und arterieller Blutgasanalyse
- O_2 über Nasensonde oder
- Intubation: kontrollierte Beatmung mit PEEP, später in der Entwöhnungsphase CPAP.

Zelldetritus und schockbedingte Mangeldurchblutung führen oft zu einer **Niereninsuffizienz.** Dieses hypovolämische prärenale Nierenversagen in der Frühphase hat meist eine gute Prognose. In wenigen Stunden oder Tagen kommt es unter adäquater Therapie meist wieder zu einer Urinproduktion, die manchmal zuerst in eine Polyurie übergeht, bevor sich die Nierenfunktion wieder normalisiert hat.

In der Spätphase dagegen droht der **septische Schock** mit
- beatmungspflichtiger Ateminsuffizienz,
- katecholaminpflichtiger Herzinsuffizienz,
- dialysepflichtiger Niereninsuffizienz.

Der septische Schock hat beim Verbrennungspatienten eine Letalität von 70%, was insbesondere auf das im septischen Schock auftretende Multiorganversagen zurückzuführen ist.

26.9 Prognose

Vor dem Zweiten Weltkrieg verstarben die meisten Patienten mit Verbrennungen 2. und 3. Grades und mit einer Ausdehnung über 25% innerhalb der ersten 48 h nach dem Verbrennungstrauma.

Nach dem Zweiten Weltkrieg konnte das Überleben in der Akutphase durch Infusionstherapie erheblich verbessert werden. Die Langzeitprognose wird jedoch oft durch Keimbesiedelung und septischen Schock verschlechtert. So gilt auch heute noch die Faustregel, dass die Prognose ungünstig ist, wenn die Summe von Alter und Ausdehnung der Verbrennung 100 übersteigt.

Tetanus

Franz-Josef Kretz, Jürgen Schäffer, Tom Terboven

F.-J. Kretz et al., *Anästhesie, Intensivmedizin, Notfallmedizin, Schmerztherapie*, DOI 10.1007/978-3-662-44771-0_27, © Springer-Verlag Berlin Heidelberg 2016

In diesem Kapitel werden die Pathophysiologie, Klinik, Laborbefunde, Komplikationen sowie die Therapie des Tetanus behandelt.

27.1 Pathophysiologie

Tetanus oder Wundstarrkrampf entsteht durch Infektion in einem Wundgebiet mit dem anaeroben grampositiven stäbchenförmigen Bakterium *Clostridium tetani*, dessen Toxine das eigentliche Krankheitsbild mit Muskelrigidität und tonischen Krämpfen auslösen. Das Bakterium bildet nach der Infektion Sporen, aus denen nach ihrem Zerfall das Toxin freigesetzt wird. Über die Ausbreitung des Toxins (in aggregierter Form vorliegende Proteine) besteht bis heute keine Klarheit. Wahrscheinlich ist, dass sich das Toxin entlang der das Wundgebiet versorgenden Nerven zum zentralen Nervensystem ausbreitet, dass es aber auch über das Blut- und Lymphgefäßsystem aufgenommen wird. Die **Inkubationszeit** beträgt zwischen wenigen Tagen und Wochen, manchmal dauert sie aber auch Monate.

27.2 Klinik

Unspezifischer Krankheitsbeginn mit Unruhe, diffusen Schmerzen in Muskulatur, Rücken und Kopf, dann muskulärer Hypertonus zunächst als pathognomonischer Trismus (Kaumuskelkrampf), Opisthotonus (bogenförmiges Verkrampfen des Rückens), Risus sardonicus (maskenartiges Grinsen) und gesteigerter Bauchdeckenspannung. Zunehmende Steigerung der Muskelspastik bei ungestörtem Bewusstsein des Patienten, bei fortschreitendem Krankheitsverlauf

- bogenförmiges Abheben des Rückens vom Bett (Opisthotonus),
- Krampfanfälle mit allgemeiner Zyanose und
- mögliche Frakturen der Brust- oder Lendenwirbelsäule,
- häufig Hypoxie bedingt durch Ateminsuffizienz bis hin zum Atemstillstand
- zerebrale Dauerschädigung.

27.3 Laborbefunde

Erregernachweis aus der Wunde, Toxinnachweis im Blut oder Liquor, Erhöhung der Infektparameter.

27.4 Komplikationen

Bei der heutigen symptomatischen Intensivtherapie sind die Komplikationen häufig intensivtherapeutisch bedingt (Pneumonien, Harnwegsinfekte, Kathetersepsis). Eine besondere Gefahr bilden die durch einen krankheitsbedingt erhöhten Sympathikotonus verursachten Herzrhythmusstörungen. Daraus resultierende Kreislaufstillstände sind in der Regel schwer beherrschbar.

27.5 Therapie

27.5.1 Prophylaxe

Der einzig sichere Schutz vor einer Tetanuserkrankung ist eine frühzeitig durchgeführte **aktive Immunisierung** mit dem Tetanustoxoid (dreimal im Monatsabstand, dann nach einem Jahr, wieder nach 5 und dann nach 10 Jahren). Bei bereits erfolgter

Verletzung und möglicher Kontamination bei nicht ausreichendem Impfschutz oder ungenauen Angaben erfolgt eine Auffrischimpfung mit Tetanustoxoid und gleichzeitig intramuskuläre Injektion des humanen Tetanusantitoxins (250 IE) sowie großzügige Wundexzision möglichst innerhalb der ersten 4–6 h. Eine prophylaktische Gabe von Antibiotika ist unsicher und daher nicht indiziert.

Die umfassende Prophylaxe hat dazu geführt, dass der Tetanus in Deutschland praktisch nicht mehr vorkommt.

27.5.2 Therapie der Tetanus-Krankheit

Im Vordergrund stehen kausale Maßnahmen (großzügige Wundexzision, passive Immunisierung [5000–10.000 IE Tetagam i.m.], Antibiotika [Penicillin oder hochdosiertes Metronidazol, bei Penicillin-Allergie: Cephazolin, falls keine Kreuzallergie, sonst Doxycyclin]) und die symptomatische Intensivtherapie (Sedierung, Muskelrelaxation, Beatmung, Kreislauftherapie). Ernährung parenteral oder enteral mit bis zu 5000 Kilokalorien täglich.

Präeklampsie, Eklampsie und HELLP-Syndrom

Franz-Josef Kretz, Jürgen Schäffer, Tom Terboven

F.-J. Kretz et al., *Anästhesie, Intensivmedizin, Notfallmedizin, Schmerztherapie,*
DOI 10.1007/978-3-662-44771-0_28, © Springer-Verlag Berlin Heidelberg 2016

Dieses Kapitel beschreibt ätiologische, klinische und therapeutische Aspekte zu den Krankheitsbildern der Präeklampsie, Eklampsie und des HELLP-Syndroms.

28.1 Präeklampsie und Eklampsie

28.1.1 Definition

Präeklampsie und Eklampsie (aus dem Griechischen »die plötzlich Hervorschießende«) bezeichnen eine systemische Multiorganerkrankung des mütterlichen Organismus auf dem Boden der hypertensiven Schwangerschaftserkrankung. Es existieren zahlreiche Synonyme wie z. B. Gestose, EPH-Gestose, Schwangerschaftstoxikose usw.

Die Deutsche Gesellschaft für Gynäkologie und Geburtshilfe e. V. (DGGG) klassifiziert in Anlehnung an die Klassifikation der Internationalen Society for the Study of Hypertension in Pregnancy (ISSHP) die hypertensive Erkrankung in der Schwangerschaft folgendermaßen:

- **Gestationshypertonie**

Auftreten einer Hypertonie mit RR >140/90 mmHg ohne Proteinurie nach der 20. SSW und nicht länger anhaltend als 12 Wochen postpartal bei vorher normotensiven Frauen.

- **Präeklampsie**

Gestationshypertonie mit Proteinurie (300 mg/24 h). Eine Präeklampsie ist auch dann sehr wahrscheinlich, wenn eine Proteinurie fehlt, aber zentralnervöse Symptome wie Augenflimmern und Kopfschmerzen oder Oberbauchbeschwerden oder pathologische Laborwerte vorhanden sind.

Die Eklampsie und das HELLP-Syndrom stellen schwere Verlaufsformen der Präeklampsie dar.

- **Eklampsie**

Präeklampsie mit tonisch-klonischen Krampfanfällen bis zu 48 h post partum.

- **HELLP-Syndrom**

Hemolysis, **E**levated **L**iver Enzymes, **L**ow **P**latelets. In bis zu 15% der Fälle können die Präeklampsiesymptome allerdings fehlen.

- **Pfropfgestose (Pfropfpräeklampsie)**

Die Pfropfgestose beschreibt das »Aufpfropfen« einer Proteinurie auf eine schwangerschaftsunabhängige (chronische) Hypertonie, die bereits vor der Schwangerschaft, zumindest vor der 20. SSW bestand.

28.1.2 Ätiologie und Pathogenese

Bei dieser schwangerschaftsspezifischen Systemerkrankung der Präeklampsie und Eklampsie ist nach wie vor die Ätiologie ungeklärt und damit auch die Pathogenese hypothetisch. Besonders betroffen sind dabei die Nieren, die Lunge, die Leber, das Gerinnungssystem und das Gehirn.

Pathophysiologische Kennzeichen sind

- eine endotheliale Dysfunktion mit einer Imbalance von endogenen Vasokonstriktoren und Vasodilatatoren (gestörtes Thromboxan-A2-/Prostazyklin-Verhältnis),

- eine vermehrte Gefäßpermeabilität,
- eine erhöhte Ausschüttung von Gerinnungsfaktoren sowie
- eine erhöhte Gefäßsensibilität für vasopressorische Substanzen und
- eine erhöhte Sekretion von vasopressorischen Substanzen, was in einer Neigung zu Vasospasmen resultiert.

Eine entscheidende Rolle bei der Entstehung der Erkrankung spielt die Plazenta. Als pathogenetisches Grundprinzip gilt die gestörte Plazentation durch eine unzureichende endovaskuläre Trophoblastinvasion, wodurch die Spiralarterien nicht genügend Blut fördern und es dadurch zu einer plazentaren Ischämie mit dem Risiko einer intrauterinen Mangelentwicklung, Frühgeburt oder eines Fruchttodes kommt. Ob die plazentare Ischämie dabei Folge oder Ursache der Präeklampsie ist, ist unklar. Der Anstieg des mütterlichen Blutdrucks bis zur Hypertonie kann dabei eine Gegenregulation der plazentaren Hypoperfusion sein. Eine generalisierte Endothelschädigung wird heute zudem von vielen Autoren für die mütterliche Organschädigung verantwortlich gemacht. Als Auslöser für diese Endothelschädigung wird die Einschwemmung von fetalen Elementen in die mütterliche Zirkulation angenommen sowie »vascular endothelial growth factor« und Interleukine.

Eine weitere Hypothese vermutet immunologische Faktoren als Ursache für die gestörte Invasion der Spiralarterien in die Uterusmuskulatur. Histologische Veränderungen an der Plazenta und der Niere bei der Präeklampsie haben Ähnlichkeit mit histologischen Befunden bei autoimmuner Vaskulitis. Weiter gibt es Hinweise, dass die immunologische Akzeptanz mütterlicher und väterlicher Antigene bei der Entstehung der Präeklampsie ein Schlüsselereignis darstellt. Die Präeklampsie tritt meistens bei Erstgebärenden auf und nur selten in weiteren Schwangerschaften. Bekommt allerdings eine Frau ein zweites Kind von einem anderen Mann als dem Vater des ersten Kindes, so ist die Wahrscheinlichkeit einer Präeklampsie wieder genau so groß wie bei einer Erstgebärenden.

Über die Bestimmung des Quotienten der Serumspiegel des löslichen-VEGF-1-Rezeptors (sFlt-1) und des plazentaren Wachstumsfaktors (PlGF) sFLT-1/PlGF lässt sich das **Risiko für das Auftreten** einer früh einsetzenden Präeklampsie mit hoher Sensitivität und Spezifität ermitteln. Auch bei einer bereits eingetretenen Präeklampsie lässt sich mittels des Quotienten eine Vorhersage über maternale und fetale Komplikationen treffen.

28.1.3 Klinische Symptomatik und Organmanifestationen

- **Blutdruck**

Die **Hypertonie** mit RR >140/90 mmHg ab der 20. SSW ist das Leitsymptom der Erkrankung; bei schwerer Eklampsie kann der RR >160/110 mmHg betragen. Ein Anstieg um 30 mmHg systolisch oder 15 mmHg diastolisch ist verdächtig.

- **Proteinurie**

>0,3 g in 24 h (>300 mg/Tag), bei schwerer Präeklampsie >5 g/Tag.

- **Ödeme**

Bei Auftreten im Gesicht oder generalisiert oder wenn eine rasche Ödementwicklung mit einer Gewichtszunahme von >1 kg/Woche auftritt, besteht zusammen mit einer Proteinurie auch ohne eine bestehende Hypertonie die Gefahr einer Eklampsie. Ansonsten sind Ödeme allein ein uncharakteristisches Symptom.

- **Hämodynamik und Blutvolumen**

Durch die gesteigerte Kapillarpermeabilität kommt es zu Flüssigkeitsverschiebungen vom Intravasalraum in den Extravasalraum mit nachfolgender Hämokonzentration bei reduziertem Plasmavolumen, was die Rheologie beeinträchtigt und sich nachteilig auf die Durchblutung der Plazenta auswirkt.

Verstärkt wird diese Volumenverschiebung durch einen verminderten onkotischen Druck im Plasma aufgrund von renalen Albuminverlusten.

- **Niere**

Es kommt zu einer Schwellung des Kapillarendothels, der **Glomeruloendotheliose**, mit verminderter glomerulärer Filtrationsrate und damit zu Ödemen und Proteinurie. Ein Anstieg des Harn-

Hygiene auf der Intensivstation

Franz-Josef Kretz, Jürgen Schäffer, Tom Terboven

F.-J. Kretz et al., *Anästhesie, Intensivmedizin, Notfallmedizin, Schmerztherapie*, DOI 10.1007/978-3-662-44771-0_29, © Springer-Verlag Berlin Heidelberg 2016

In diesem Kapitel geht es um die Hygiene auf der Intensivstation. Welche nosokomialen Erreger gibt es? Welche diagnostischen Maßnahmen müssen ergriffen werden. Neben der Beantwortung dieser Fragen beschäftigt sich das Kapitel auch mit den Übertragungswegen, der Desinfektion und Behandlung von Infektionen.

Nach dem Infektionsschutzgesetz von 2001 müssen alle Kliniken an Infektionsüberwachungsmaßnahmen teilnehmen. In Deutschland wurde das **Krankenhaus-Infektions-Surveillance-System (KISS)** eingeführt. In definierten Zeitabständen werden an das KISS Daten über die in der Klinik aufgetretenen Infektionsereignisse (z. B. IE/1000 Beatmungstage) weitergereicht. In anonymisierter Form kommen die Daten zurück, sodass man die klinikeigenen Daten mit anderen Häusern vergleichen kann.

29.1 Definition der nosokomialen Infektionen

Als nosokomiale Infektionen gelten alle Infektionen, die im Zusammenhang mit einem Krankenhausaufenthalt auftreten, sofern keine Hinweise existieren, dass die Infektion bereits bei der Aufnahme in das Krankenhaus vorhanden oder in der Inkubationsphase war. Dabei können normalerweise nicht pathogene Keime der körpereigenen Flora, der oberen Luftwege, der Haut oder des gastrointestinalen Traktes aufgrund einer geschwächten Abwehrlage (Postaggressionsphase, Immunsuppression oder ähnliches) pathogen werden. Man geht heute davon aus, dass etwa $^2/_3$ der Infektionen auf diese Weise endogen entstehen und lediglich etwa $^1/_3$ exogenen Ursprungs sind, die durch entsprechende krankenhaushygienische Maßnahmen zu verhindern wären. Diese exogenen Infektionen werden häufig durch bestimmte Krankenhauskeime hervorgerufen, die meist krankenhausspezifisch und oft gegenüber einer Vielzahl von Antibiotika resistent sind.

29.2 Wichtigste nosokomiale Infektionen auf der Intensivstation

- Pneumonie
- Kathetersepsis
- Wundinfektion
- Harnwegsinfekt
- Gastroenteritiden

29.2.1 Atemwege

Prädisponierend für eine **Pneumonie** sind Alter, konsumierende Grundkrankheit, reduzierter Allgemein- und Ernährungszustand. Die Erreger der ambulant erworbenen Pneumonie (community acquired pneumonia) sind vor allem Pneumokokken, Haemophilus, jene der nosokomialen Pneumonie *Staphylokokkus aureus*, Enterobakter, *Candida albicans*.

Aus hygienischer Sicht ist der orale Intubationsweg zu bevorzugen. Der nasale Intubationsweg wird deshalb abgelehnt, weil es häufig zu einer Verlegung der Ostien der Nasennebenhöhlen kommt mit der Folge von Sinusitiden.

Bei der Langzeitbeatmung wird auch aus hygienischer Sicht die Tracheotomie empfohlen. Hier ist aus hygienischer Sicht die dilatative perkutane

Technik die Methode der Wahl, die chirurgische Tracheotomie führt häufiger zu Wundinfektionen.

Die Stressulkusprophylaxe wird heute unter pneumoniepräventiven Aspekten kritischer gesehen. Die pH-Wert-Erhöhung führt zu einem vermehrten Bakterienwachstum im Magensaft, was wiederum über die Mikroaspiration zur Pneumonie führen kann.

Das Absaugen aus dem Trachealtubus muss hochsteril erfolgen. Am besten erfolgt das Absaugen über ein geschlossenes System.

Die Beatmungsschläuche müssen alle 7 Tage gewechselt werden.

29.2.2 Kathetersepsis

Eine häufige Infektionsquelle sind die Gefäßkatheter (Device-assoziierte Infektionen). Besonders betroffen sind die zentralvenösen Katheter; die peripheren Verweilkanülen führen sehr selten, die arteriellen Katheter nahezu nie zu einer Infektion oder gar Sepsis.

Bei den zentralen Venenkathetern kommt es in 20–30% der Fälle zu einer Sepsis. Die Prophylaxe unterscheidet:
- Maßnahmen beim Legen eines ZVKs: hier ist eine hochsterile Vorgehensweise erforderlich: Händedesinfektion, Schutzkleidung wie bei einer Operation, Kopfbedeckung, Mundschutz, Hautdesinfektion und steriles Abwaschen! Wenn die Sonographie zum Legen des Katheters zu Hilfe genommen wird, muss der Schallkopf mit einer sterilen Hülle überzogen werden;
- Maßnahmen zur Infusionshygiene: es gelten folgende maximale Laufzeiten:
  - Kristalline Lösung 24 Stunden,
  - Lipidlösung 12 Stunden, bei 3-Komponenten-Lösung auch über 24 Stunden,
  - Blut- und Plasmaprodukte 6 Stunden.

> **Das zur Langzeitsedierung benutzte Propofol liegt als Lipidlösung vor und eine Pumpenspritze darf nur maximal 6 Stunden laufen. In dieser Lipidlösung vermehren sich die Bakterien stark; deshalb besondere Vorsicht!**

Das Überleitungssystem muss alle 72 Stunden gewechselt werden. Vor jeder Maßnahme an einem zentralen Venenkatheter muss eine Händedesinfektion durchgeführt werden. Ob die neuen, mit Silberionen beschichteten Katheter einen Vorteil in der Prävention von Sepsis bringen, muss sich noch zeigen; zurzeit sind die hohen Kosten noch ein Problem.

Unklares Fieber muss an eine Kathetersepsis denken lassen. Der Katheter darf nicht über einen Draht gewechselt werden. Die Katheterspitze wird bei Kathetersepsis zur Diagnostik eingeschickt. Zur Verifizierung der Kathetersepsis sollen je 10 ml Blut aus einer Vene zur anaeroben und aeroben Blutkultur entnommen werden.

Bei leichten Symptomen wie Hautrötung kann der Katheter bei Patienten, die nicht immunsupprimiert sind, auch belassen werden, insbesondere dann, wenn ein anderer Venenzugang nur schwer zu erreichen ist. Bei einer durch die Katheter bedingten bakteriellen Besiedelung im Herzen (Endokarditis) oder Knochen (Osteomyelitis) schließt sich eine wochenlange Antibiotikatherapie an.

29.2.3 Wunden

Eine Wundinfektion tritt nach aseptischen Operationen in 1–2%, nach septischen Eingriffen in 30% der Fälle auf. Dabei können die Bakterien endogen (Darmflora) oder exogen (Kontamination durch das Personal) in die Wunden gelangen. Prophylaxe bietet ein gut ausgerüsteter Verbandswagen mit einzeln verpackten Instrumenten. Beim Verbandswechsel wird unter aseptischen Kautelen gearbeitet.

29.2.4 Urinkatheter

Die Indikation für einen Urinkatheter muss streng überdacht werden. Jeder Katheter sollte wieder entfernt werden, sobald er nicht mehr indiziert ist. Es ist auf eine sterile Arbeitsweise zu achten und ein geschlossenes Ablaufsystem zu verwenden. Dieses sollte nicht diskonnektiert und nicht über das Niveau der Blase gehalten werden, um einen Rücklauf des Urins in die Blase zu vermeiden. Nach Legen eines Dauerkatheters wird wöchentlich, ansonsten bei jedem unklaren Fieber und bei trübem Urin eine Urinkultur angelegt. Bei längerfristig katheterisierten Patienten ist das Infektionsrisiko bei einer suprapubischen Blasendrainage signifikant geringer als bei einem Dauerkatheter.

29.2.5 Gastroenteritiden

Patienten mit Durchfallerkrankungen müssen nur bei schwerem Krankheitsverlauf isoliert werden. Zudem sollte die Umgebung der Patienten (Mitpatienten, Personal) bakteriologisch untersucht werden, wenn es zu einem gehäuften Auftreten von Gastroenteritiden auf der Station kommt. Mitarbeiter mit Durchfallerkrankungen dürfen nicht eingesetzt werden. Auf eine Infektion mit gasbildenden Bakterien (Clostridien) ist zu achten!

29.2.6 Invasive Mykosen (Pilzsepsis)

Die Inzidenz invasiver Mykosen ist in den letzten Jahren, insbesondere bei immunsupprimierten Patienten stark gestiegen. Pilzseptitiden sind auch häufig bei Patienten mit lang dauernder Antibiotikatherapie zu diagnostizieren. Insbesondere auf Schleimhäuten, die durch die Antibiotikatherapie »bakterienfrei« oder nur noch von wenigen Bakterien besiedelt sind, machen sich die Pilze breit. Beim Auftreten einer Candidasepsis versterben 30–50% der Hochrisikopatienten, bei den Aspergillosen 60–80%.

29.3 Diagnostische Maßnahmen

Die Probengewinnung sollte auf jeden Fall **vor** der Einleitung einer antimikrobiellen Therapie erfolgen. Untersucht werden muss auf
- aerobe Bakterien,
- anaerobe Bakterien,
- Hefepilze (Candida).

In speziellen Fällen wird auch auf Legionellen, Mykobakterien und Aspergillus getestet.

29.4 Multiresistente Keime

Zu den multiresistenten Keimen zählen vor allen Dingen der methicillin-(und multi-) resistente Staphylokokkus aureus (MRSA), vancomycinresistente Enterokokken (VRE) und multiresistente gramnegative Bakterien (MRGN).

29.4.1 Staphylokokkus aureus

Der *Staphylokokkus aureus* führt zu eitrigen Infektionen, die lokal oberflächlich (Furunkel, Karbunkel) auftreten, aber auch innere Organe betreffen können (Endokarditis, Pneumonie, Empyeme, Abszesse, Knochen). Gefürchtet ist die staphylokokkenbedingte Sepsis mit hoher Letalität! Sensibel ist der *Staphylokokkus aureus* gewöhnlich gegenüber Methicillin.

Der MRSA ist resistent gegenüber Methicillin und damit gegen alle Beta-Lactam-Antibiotika! MRSA besitzt ein Resistenzgen, das ein modifiziertes Penicillinbindeprotein kodiert. Dieses Protein ist normalerweise für die Verbindung der Bausteine für die Zellwand zuständig. Beta-Lactam-Antibiotika imitieren einen solchen Baustein und führen, wenn sie einmal eingebaut sind, dazu, dass keine neue Zellwand entsteht und die Bakterienzelle im Vermehrungsprozess abstirbt. Deshalb sind die MRSA gegen **alle** Beta-Lactam-Antibiotika (Penicilline, Cephalosporine und Carbapeneme) resistent.

Darüber hinaus sind sie häufig auch noch resistent gegen Tetracycline, Aminoglykoside und Makrolide.

Die Ausbreitung des MRSA ist bedrohlich! In etlichen Ländern ist die Inzidenz von MRSA bereits exorbitant hoch! In Deutschland nahm der MRSA von 0,5% (1990) auf 20% (2001) zu! Andere Länder wie die USA und Großbritannien sind bereits heute mit einer Häufigkeit von 60% MRSA unter den *Staphylokokkus-aureus*-Entitäten konfrontiert.

> ❯ Krankenhaushygienisch ist eine strikte Isolierung der MRSA-Patienten essentiell: Eigenes Zimmer! Überkittel, Mundschutz, Handschuhe etc. für Pflegeperson und Besucher.

Die Therapie kann erfolgen mit Vancomycin, Teicoplanin, Linezolid, Tigecyclin, Ceftarolin oder Ceftobiprol.

▣ **Tab. 29.1** Klassifizierung multiresistenter gramnegativer Keime anhand ihrer Antibiotika-Resistenz	
Antibiotikagruppe	**Leitsubstanz**
Aminopenicilline	Piperacillin
Cephalosporine (3./4. Generation)	Cefotaxim/Ceftazidim
Carbapeneme	Imipenem/Meropenem
Chinolone	Ciprofloxacin

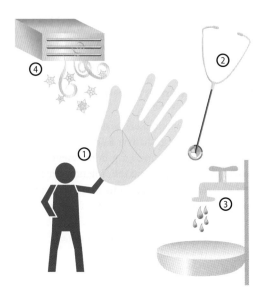

29.4.2 Pseudomonas aeruginosa

Beim *Pseudomonas aeruginosa* kommt es besonders bei geschwächten Patienten zur Besiedelung. Die Bakterien werden häufig in Wunden von Patienten gesehen, verbreiten einen süßlich aromatischen Geruch und zeichnen sich durch eine blaugrüne Färbung aus.

Besonders gefürchtet ist die *Pseudomonas-aeruginosa*-Resistenz bei Patienten mit zystischer Fibrose (Mukoviszidose). Sie haben häufig hochresistente Pseudomonaden, die zur Lungenentzündung und zum Tod führen können.

Therapeutisch wirksam sind Azlocillin und Piperacillin, Cephalosporine der dritten Generation, neuere Flurochinolone sowie Carbapeneme.

29.4.3 MRGN (multiresistente gram-negative Erreger)

Resistenzen gegenüber Antibiotika bei gramnegativen Stäbchenbakterien haben in den letzten Jahren zunehmend an Bedeutung gewonnen. Zu den wichtigsten Erregern dieser Gruppe gehören die Familie der Enterobacteriaceae, z. B. *Escherichia coli, Klebsiella pneumoniae, Klebsiella oxytoca*, Proteus spp., Enterobacter spp. sowie *Pseudomonas aeruginosa* und *Acinetobacter baumannii*. Die Definition der MRGN basiert nicht auf bestimmten Resistenzmechanismen, sondern auf der Resistenz gegen Leitsubstanzen der vier wichtigsten zur Therapie verwendeten Antibiotikagruppen. Die Eingruppierung erfolgt in 3- oder 4-MRGN. ▣ Tab. 29.1 gibt eine Übersicht.

▣ **Abb. 29.1** Hygiene auf Intensivstationen; Wertigkeit von Übertragungswegen: 1: Hände von Pflegepersonal und Ärzten 2: Stethoskope und sonstige Untersuchungsinstrumente 3: Wasserkeime (Pseudomonas) 4: Klimaanlage

29.5 Übertragungswege und Erregerreservoire

Das Haupterregerreservoir für die Übertragung nosokomialer Infektionen stellen die Hände des Krankenhauspersonals dar (▣ Abb. 29.1). Daneben kommt aber auch der Haut- und Stuhlflora von Patienten und Personal eine wichtige Bedeutung zu. Auch durch entsprechende kontaminierte Wassertröpfchen, z. B. aus Ultraschallverneblern und Atemluftbefeuchter bei Beatmungsgeräten können Bakterien übertragen werden. Insbesondere die Wasserhähne auf der Intensivstation sind gute Reservoire für Pseudomonas aeruginosa. Gegenstände wie Möbel, Waschbecken, Ausgüsse etc. stellen nur selten ein Erregerreservoir dar. Allerdings halten sich Acinetobacter baumannii und Clostridiensporen auf den Oberflächen in Patientenzimmern ausgesprochen lange! Auch die Luft spielt als Übertragungsweg für nosokomiale Infektionen eine untergeordnete Rolle.

29.6 Prophylaxe

Zur Verhinderung nosokomialer Infektionen exogenen Ursprungs muss durch Hygienemaßnahmen die Ansiedlung und Ausbreitung von Mikroorganismen unterbunden werden. Hierzu gehört unter anderem die Vernichtung von Mikroorganismen durch Sterilisation und Desinfektion. Nosokomiale Infektionen durch endogene Keime können durch bestimmte Pflegetechniken minimiert werden. In Verdachtsfällen trägt auch die Isolation der Patienten dazu bei, eine Verbreitung von Bakterien auf Intensivstationen zu unterbinden, z. B. bei methicillinresistentem Staphylokokkus aureus (MRSA) oder 3- oder 4-MRGN. Die Isolation wird mindestens beibehalten, bis standardisierte Abstriche mikrobiologisch ausgewertet sind.

29.7 Sterilisation

Sterilisation bedeutet die Abtötung aller Mikroorganismen, inklusive ihrer Dauerform (Sporen) sowie die Inaktivierung aller Viren, die sich in und an einem Produkt oder Gegenstand befinden.

Als Methoden der Sterilisation stehen die Dampf-, die Heißluft-, Gas- und Plasmasterilisation zur Verfügung (siehe Lehrbücher der Krankenhaushygiene).

29.8 Desinfektion

Aufgabe der Desinfektion ist eine Abtötung bzw. irreversible Inaktivierung von krankheitserregenden Keimen an und in kontaminierten Objekten. Dauerformen von Bakterien (Sporen) werden nicht erfasst. Zur Desinfektion stehen verschiedene Verfahren zur Verfügung.

Dazu zählen die thermische Desinfektion sowie chemische Verfahren. Wichtig ist die Hautdesinfektion, die Hände sind die wichtigsten Überträger der Infektion (❏ Abb. 29.1).

> Die Händedesinfektion hat heute den höchsten Stellenwert in der Prophylaxe von Infektionen auf der Intensivstation. Sie muss vor und nach jeder Verrichtung an einem Patienten durchgeführt werden.

■ **Praktisches Vorgehen**
Zur hygienischen Händedesinfektion wird ein Hub des Desinfektionsmittels aus dem Spender in die Hand gegeben. Zunächst werden die Handgelenke desinfiziert, dann die Hände. Dabei ist darauf zu achten, dass alle Flächen der Hand benetzt werden. Der Vorgang dauert 30 sec.. Dann ist auch das Desinfektionsmittel verbraucht. Eine chirurgische Händedesinfektion dauert in Abhängigkeit vom Desinfektionsmittel in der Regel 90 sec., wozu erneut Desinfektionsmittel in die Hand gegeben werden muss.

Wann müssen die Hände desinfiziert werden?
- Vor jedem Patientenkontakt
- Vor aseptischen Tätigkeiten
- Nach dem Kontakt mit potentiell kontaminierten Materialien
- Nach Arbeiten in Flächen im Umfeld des Patienten
- Nach jedem Patientenkontakt

Auch wenn man an zwei verschiedenen Regionen des Patienten arbeitet, muss man sich die Hände desinfizieren z. B. nach dem Absaugen vor dem Verbandswechsel

Dafür sollen folgende Voraussetzungen erfüllt sein: Waschbecken müssen mit Wasserhähnen ausgestattet werden, die ohne Hände zu bedienen sind (z. B. Lichtschranke), es müssen Desinfektions- und Seifenspender an jedem Waschbecken vorhanden sein. Einmalhandtücher sind bereitzustellen. Auch nach dem Ablegen von Schutzhandschuhen ist eine hygienische Händedesinfektion vorzunehmen. Zur Händedesinfektion finden in aller Regel alkoholische Präparate ggf. mit rückfettenden Substanzen Verwendung. Zur Hautdesinfektion werden hauptsächlich alkohol-, polyvidon-, jodhaltige Desinfektionsmittel (z. B. chlorhexidinhaltige Präparate) verwendet. Zu beachten ist, dass die Desinfektionsmittel nicht nur aufgesprüht, sondern auch verrieben werden müssen. Die Einwirkzeit laut Herstellerangaben ist strikt einzuhalten.

Auf den Schleimhäuten kann keine Desinfektion, sondern lediglich eine Dekontamination im Sinne einer Keimzahlverminderung erreicht werden. Verwendung finden Präparate auf der Basis von Polyvidon, Jod, Chlorhexidin oder Octenidin.

Die Sprühdesinfektion von Räumen auf der Intensivstation ist nicht notwendig und sollte unterbleiben, zumal das Desinfektionsmittel immer auch die Atemwege von Personal und Patienten reizt. Eine Raumdesinfektion durch Vernebelung von Formaldehyd ist nur bei extrem seltenen, hochkontagiösen *und* aerogen übertragbaren Krankheiten auf Anordnung des Gesundheitsamtes angezeigt.

Die effektivste Form der Flächendesinfektion ist die Wischdesinfektion, die mit unterschiedlichen Verfahren und Wirkstoffgruppen vorgenommen werden kann.

29.9   Isolierung von Patienten

Es wird zwischen der Standard- und strikten Isolierung zum Schutze der Menschen vor patienteneigenen pathogenen Keimen und der protektiven Isolierung zum Schutze abwehrgeschwächter Patienten (Leukämie, Zytostatikatherapie, Brandverletzte) unterschieden. Heute ist eine Isolierung häufig wegen MRSA und MRGN erforderlich.

29.10   Behandlung von Infektionen

29.10.1   Klinische Symptomatik

Fieber, Tachykardie, Leukozytose, pathologischer Befund aus gezielt abgenommenen Abstrichen. Bei Atemwegsinfektionen: Röntgenthorax.

Bei generalisierter Entzündung (Sepsis): Blutdruckabfall, Tachykardie (septischer Schock), Verbrauchskoagulopathie (Thrombozytenabfall, Anstieg der Fibrinspaltprodukte), Erhöhung des Herzzeitvolumens, verminderter systemischer Gefäßwiderstand (► Kap. 25).

29.10.2   Gezielte Antibiotikatherapie

In der Regel werden die Antibiotika entsprechend der Keimidentifizierung aus dem Abstrich und dem dazugehörigen Antibiogramm (Antibiotikaempfindlichkeits- und Resistenzbestimmung) ausgewählt. Dabei ist auf eine mögliche Resistenzentwicklung bei einer Monotherapie, auf die potentielle Toxizität, vor allem bei Kombination von Antibiotika (z. B. Nephrotoxizität der Kombination

Aminoglykoside + Cephalosporine), aber auch auf den Preis der verschiedenen Präparate zu achten.

29.10.3   Kalkulierte Antibiotikatherapie

In der Intensivtherapie lassen sich häufig keine Keime (z. B. aus dem Blut) isolieren oder die Infektion hat einen so schweren Verlauf, dass man auf das Ergebnis einer Keim- und Resistenzbestimmung nicht warten kann. In diesem Fall müssen die Antibiotika »blind«, d. h. empirisch kalkuliert, ausgewählt und verordnet werden. Dabei geht man von der vermuteten Infektionsquelle und dem dabei am ehesten zu erwartenden Keimspektrum aus. Dieses ist von Klinik zu Klinik unterschiedlich, sodass die Kombination der Antibiotika bei der empirisch kalkulierten Therapie von Ort zu Ort variiert und die Kenntnis der hauseigenen Resistenz- und Keimstatistiken erfordert. Die Pharmakokinetik und die möglicherweise kumulierenden toxischen Nebenwirkungen sind ebenso wie die Preis-Nutzen-Relation zu berücksichtigen. Nach Beginn der Therapie mit breit wirksamen Antibiotika kann unter Berücksichtigung der später vorliegenden Keim- und Resistenzbestimmung eine Deeskalation oder Anpassung der Antibiotikatherapie erfolgen (siehe »Strategie« unten).

29.11   Intensivmedizinisch relevante Antibiotika

1. Penicilline:
— Penicillinasefeste Penicilline (z. B. Tazobactam in Tazobac mit Piperacellin), Oxacillin (Stapenor), Flucloxacillin (Staphylex).
  — Schwerpunkt: Staphylokokken
— Breitspektrum-Penicilline, z. B. Piperacillin (Pipril),
  — Schwerpunkt: *Pseudomonas aeruginosa*
2. Cephalosporine der 1. bis 5. Generation:
— Basis-Cephalosporine (1. Generation): ohne intensivmedizinische Bedeutung
— Intermediäre Cephalosporine (2. Generation) (z. B. Cefuroxim)
  — Schwerpunkt: *Haemophilus influenza*, gramnegative Stäbchen

- Cephalosporine mit hochgradiger Betalactamase-Stabilität (z. B. Cefepim [Maxipime])
  - Schwerpunkt: Staphylokokken, Colibakterien, Proteus, Klebsiellen, Pseudomonaden
- Breitspektrumcephalosporine (z. B. Cefotaxim [Claforan], Ceftazidin [Fortum])
  - Schwerpunkt: *Haemophilus influenza*, Klebsiellen, Proteus, *E. coli*. Therapie lebensbedrohlicher Infektionen (Sepsis, Pneumonie, Osteomyelitis, Gewebeinfektion, urologische Infektion)
- Cephalosporine der 5. Generation: Ceftobiprol (Zertera):
  - bakterizid; gegen grampositive und gramnegative Erreger
3. Weitere Beta-Lactam-Antibiotika:
- Imipenem Cilastatin (Zienam)
  - Schwerpunkt: breites Wirkungsspektrum mit Enterokokken, Pseudomonas, *Haemophilus influenza*, Pneumokokken, Staphylokokken
- Meropenem (Meronem), Ertapenem
  - Wirksamkeit gegen alle Bakterien mit Ausnahme von MRSA
  - Risiken: selten (Krämpfe)
4. Gyrasehemmer (Chinolone)
- Bakterizide Gyrasehemmer: Ofloxacin (Tarivid), Ciprofloxacin (Ciprobay), Moxifloxacin (Avalox); hier liegt eine erhöhte Potenz vor!
  - Schwerpunkte: Colibakterien, Klebsiellen, Proteus
  - Beim Moxifloxacin: Staphylo-, Strepto-, Pneumo- und Enterokokken sowie atypische Erreger
  - Risiken: gering (Allergien), alte Patienten reagieren zum Teil mit zentralnervösen Störungen.
5. Nitroimidazole:
- Metronidazol (Clont)
  - Schwerpunkt: Anaerobier, Abszesse, Peritonitis
  - Risiken: gering
- Lincosamide:
- Clindamycin (Sobelin)
  - Schwerpunkt: Staphylokokken und anaerobe Infektionen wegen Knochengängigkeit bei Osteomyelitis und bei Patienten mit Penicillinallergie

6. Aminoglykoside
- z. B. Gentamicin (Refobacin), Tobramycin (Gernebcin), Netilmicin (Certomycin)
  - Schwerpunkt: Staphylokokken, Enterokokken, Enterobakter, Klebsiellen, Proteus, Yersinien, Pseudomonas
  - Risiken: Nierenschädigung, Störung der Hörfähigkeit
7. Makrolide, z. B. Erythromycin (Erythrocin), Azithromycin (Zithromax)
  - Schwerpunkt: Strepto-, Pneumokokken, Mykoplasmen, Legionellen
  - Risiken: schwere Kolitiden
8. Sulfonamide (z. B. Sulfamethoxazol-, Trimethoprim [~ Co-Trimoxazol; Bactrim, Eusaprim])
  - Schwerpunkt (intensivmedizinisch): in der Kombination: E. coli, Klebsiellen, Pseudomonas, Proteus
  - Risiken: Allergien, Lyell-Syndrom (extrem selten; Epidermolyse: komplette Haut schält sich ab, lebensbedrohlich!)
9. Glykopeptidantibiotika
- Vancomycin (Vancomycin), Teicoplanin (Targocid)
  - Schwerpunkt: Staphylo-, Strepto-, Entero-, Pneumokokken, Klostridien, besonders MRSA
  - Risiken: Nephro- und Ototoxizität
10. Neuere Antibiotika
- Daptomycin (Cubicin): noch effektiv bakterizid; auch gegen MRSA
- Linezolid (Zyvoxid): wirksam gegen Enterokokken (*E. faecium*), insbesonders VRE (Vancomycin-resistente Enterokokken), MRSA, Staphylo- und Streptokokken
- Tigecyclin (Tygacil): breites Wirkungsspektrum! Grampositive und -negative Keime, atypische und multiresistente Keime (nicht wirksam gegen *Pseudomonas aeruginosa*)!
11. Antimykotika
- Fluconazol (Diflucan), Schwerpunkt Candida
- Amphotericin B
  - Schwerpunkt: Candida, Histoplasmose, Aspergillose
  - Risiko: hoch, schwere Nierenschäden!!
- Alternativen: Voriconazol (VFend)
  - Risiko: deutlich geringer als Amphotericin B

- Anidulafungin (Ecalta)
    - Schwerpunkt: Candida

29.12 Strategie

Um die Wirksamkeit der Antibiotikatherapie zu optimieren, empfiehlt es sich die folgenden Grundsätze, die in der sogenannten »Tarragona«-Strategie zusammengefasst sind, zu beachten:

1. **Look at your Patient**
- Orientiere die Antibiotikatherapie an Deinem Patienten (Vorerkrankungen? Inkubationszeitraum? Kürzliche Antibiotikatherapie?).
2. **Listen to your Hospital**
- Orientiere Dich bei der Antibiotikaauswahl an den Resistenzstatistiken Deiner Klinik.
3. **Hit hard and early**
- Der »erste Schuss« muss sitzen: Hohe Dosis eines Breitspektrumantibiotikums; beginne früh!
4. **Get to the point**
- Geeignetes Antibiotikum, das auch am Wirkort ausreichend hohe Wirkspiegel erreicht.
5. **Focus, Focus, Focus**
- Deeskaliere die Antibiotikatherapie in Übereinstimmung mit den mirkobiologischen, laborchemischen und klinischen Befunden und verlängere die Antibiotikatherapie nicht unnötig.

Organisation der Intensivtherapie

Franz-Josef Kretz, Jürgen Schäffer, Tom Terboven

F.-J. Kretz et al., *Anästhesie, Intensivmedizin, Notfallmedizin, Schmerztherapie*,
DOI 10.1007/978-3-662-44771-0_30, © Springer-Verlag Berlin Heidelberg 2016

Wie ist eine Intensivstation organisiert? Welche baulichen Voraussetzungen müssen erfüllt sein und welcher Personalschlüssel ist notwendig? Das Kapitel gibt Antwort auf diese Fragen.

30.1 Bauliche Voraussetzungen

30.1.1 Offenes System

Beim offenen System stehen mehrere Betten in einem großen Raum. Sie sollten durch Sichtschutzwände getrennt sein, sodass sie nur von einer Seite aus einsehbar sind (◘ Abb. 30.1).
– **Vorteil:** geringer Personalbedarf zur Überwachung,
– **Nachteil:** keine hygienische Trennung möglich, die Intimsphäre der Patienten ist nicht gewahrt.

30.1.2 Geschlossenes System

Beim geschlossenen System ist die Station in Ein- und Zweibettzimmer aufgeteilt (◘ Abb. 30.1).
– **Vorteil:** optimale hygienische Trennung, patientenorientierte Pflege eher möglich,
– **Nachteil:** höherer Personalaufwand.

30.1.3 Schleusen

Zur Prophylaxe von Infektionen, die in die Intensivstation hinein oder aus dieser herausgetragen werden können, sollten Schleusen mit Duschen und Toiletten eingebaut sein. Hier zieht sich das Personal um, da innerhalb der Intensivstation spezielle Schutzkleidung getragen wird. Besucher tragen Schutzkittel nur dann, wenn der besuchte Angehörige isoliert ist (z. B. wegen resistenter Keime).

30.1.4 Nebenräume

Alle zur Funktion der Intensivstationen notwendigen Räume müssen innerhalb des Schleusenbereiches liegen:
– Arztzimmer, auch zum Gespräch mit Angehörigen,
– Schwesterndienstzimmer,
– Aufenthaltsraum,
– Lager für Verbrauchsartikel und Geräte,
– Raum für die Entsorgung, möglichst mit Zugang von außen,
– Funktionsräume (gegebenenfalls Herzkatheter, Dialyse oder Ähnliches).

30.2 Personal

30.2.1 Ärzte

Intensivmedizin wird vor allem innerhalb der medizinischen Disziplinen Anästhesie, Chirurgie, Innere Medizin und Pädiatrie betrieben, sodass die entsprechenden Abteilungen in Großkrankenhäusern häufig eigene Intensivabteilungen haben. In vielen Kliniken hat sich jedoch bewährt, dass interdisziplinäre operative Intensivstationen von

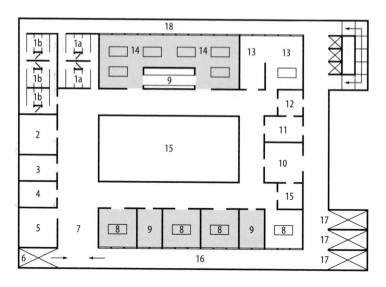

◘ Abb. 30.1 Modell einer Intensivpflegeeinheit mit 6 Betten zur Intensivüberwachung (offenes System) und 5 Betten zur Intensivbehandlung (geschlossenes System; nach Opderbecke): **1** Personalschleuse, a) männlich b) weiblich, **2** Schwesternaufenthaltsraum, **3** Arztbereitschaft, **4** Arztdienstzimmer, **5** Schwesterndienstzimmer, **6** Aufzug von Bettenzentrale, **7** Betten- und Versorgungsschleuse, **8** Intensivbehandlung, **9** Schwesternarbeitsplatz, **10** Entsorgungsschleuse, **11** Raum für Verstorbene, **12** Besucherzimmer, **13** aseptischer Intensivbehandlungsbereich, **14** Intensivüberwachung, **15** Areal für Nebenräume, **16** Betten- und Versorgungsflur, **17** Betten- und Versorgungsaufzüge, **18** Personal- und Besucherflur

Anästhesisten geleitet werden, die für die Aufrechterhaltung der Vitalfunktionen der Patienten verantwortlich sind. Die Vertreter der operativen Disziplinen sind dahingegen für die Behandlung der Grunderkrankung zuständig.

Aus diesem Grund werden an den auf der Intensivstation tätigen Anästhesisten hohe Anforderungen vor allem im Hinblick auf die Kenntnis der Problematik der einzelnen Fachgebiete gestellt. Durch Ärzte mit langer intensivmedizinischer Erfahrung muss eine Kontinuität der Therapie gewährleistet sein. Zusätzlich werden Ärzte zur Ausbildung auf der Intensivstation eingesetzt.

Die ärztliche Versorgung muss, meist im Schichtdienst, über 24 h gewährleistet sein. Der Stationsarzt darf nicht mit anderen Aufgaben außerhalb seiner Station betraut werden.

30.2.2 Pflegepersonal

Auf der Intensivstation wird vom Pflegepersonal eine sehr gute Ausbildung zusammen mit einem

hohen pflegerischen Einsatz gefordert. Außerdem ist die Arbeit an schwerstkranken Patienten im Grenzbereich zwischen Leben und Tod mit einer großen psychischen Belastung verbunden.

In der Regel wird im Schichtdienst gearbeitet. Dabei richtet sich der Personalbedarf nach der Art der Station (Wachstation, Intensivstation). Auf Intensivstationen ist in der Regel für zwei Behandlungsplätze pro Schicht eine Pflegekraft notwendig. Genauer Auskunft hierüber findet sich in den Empfehlungen zu Struktur und Ausstattung von Intensivstationen der DIVI.

30.2.3 Techniker

Der umfangreiche Gerätepark einer Intensivstation muss regelmäßig gewartet und instandgehalten werden. Dieser Service wird von den Herstellerfirmen übernommen oder in größeren Abteilungen von speziell geschulten Technikern durchgeführt, die häufig eine Ausbildung als Feinmechaniker oder Elektrotechniker haben.

30.2.4 Sekretärin/Dokumentations-assistentin

Die auf einer Station anfallenden patientengebundenen Daten werden weitestgehend über Patientendatenmanagementsysteme elektronisch gespeichert. Viele Intensivstationen arbeiten »papierfrei«. Wegen des erhöhten Aufwands an Dokumentation und Kodierung von Diagnosen und Prozeduren im Rahmen der DRG-Einführung und Änderung der Finanzierung medizinischer Leistungen im Krankenhaus können Dokumentationsassistenten das medizinische Personal wesentlich zu Gunsten patientennaher Tätigkeiten entlasten und die Erlöse adäquat gestalten helfen.

30.2.5 Medizinisch-technische Assistentin

Viele Laborwerte müssen innerhalb kürzester Zeit zur Verfügung stehen. Um von einem weit entfernt liegenden Zentrallabor unabhängig zu sein, ist auf der Intensivstation ein Akutlabor zur Bestimmung von Blutgasen, Elektrolyten, Blutzucker und Hämoglobin notwendig. Eine medizinisch-technische Assistentin führt die Analysen durch und wartet die Laborautomaten, die außerhalb ihrer Dienstzeit durch die Ärzte und das Pflegepersonal bedient werden.

30.2.6 Reinigungspersonal

Optimale Hygienebedingungen sind die Voraussetzung für die Prophylaxe nosokomialer Infektionen. Auf jeder Intensivstation wird daher Personal zur regelmäßigen Desinfektion von Böden, Einrichtungsgegenständen und Geräten eingesetzt.

Notfallmedizin

Ziele notfallmedizinischer Behandlung

Franz-Josef Kretz, Jürgen Schäffer, Tom Terboven

F.-J. Kretz et al., *Anästhesie, Intensivmedizin, Notfallmedizin, Schmerztherapie,*
DOI 10.1007/978-3-662-44771-0_31, © Springer-Verlag Berlin Heidelberg 2016

Dieses Kapitel fasst kurz die wesentlichen Ziele der notfallmedizinischen Behandlung zusammen.

Im Vordergrund der notfallmedizinischen Behandlung steht die Therapie von Störungen der **Vitalfunktionen**

- Atmung,
- Herz-Kreislauf-System,
- Wasser-Elektrolyt-Haushalt sowie Stoffwechsel und
- Gehirnfunktion.

Die Störung einer dieser Vitalfunktionen kann die Beeinträchtigung der anderen nach sich ziehen. Immer ist damit eine Gefährdung des Lebens verbunden. Ziel der Notfallmedizin ist es, die akute Lebensgefährdung von den Patienten abzuwenden. Die kausale Therapie basierend auf einer endgültigen Diagnose bleibt der Klinik vorbehalten. Die Ursachen der Störungen von Vitalfunktionen können sowohl im chirurgisch-traumatologischen als auch im internistischen Bereich liegen, das therapeutische Vorgehen ist jedoch im Wesentlichen gleich. Die Notfallmedizin ist damit ein interdisziplinäres Fach.

Störung der Atmung

Franz-Josef Kretz, Jürgen Schäffer, Tom Terboven

F.-J. Kretz et al., *Anästhesie, Intensivmedizin, Notfallmedizin, Schmerztherapie*,
DOI 10.1007/978-3-662-44771-0_32, © Springer-Verlag Berlin Heidelberg 2016

In diesem Kapitel werden die physiologischen und pathophysiologischen Aspekte zum Thema Atmung bearbeitet. Welche Symptomatik tritt auf? Welche Notfälle kann es geben und wie erfolgt die Behandlung?

32.1 Physiologie

Die äußere Atmung, d. h. der Gasaustausch zwischen der Atmosphäre über die Lunge in das Blut und umgekehrt, wird bestimmt durch

1. die Bewegung der Luft (**Ventilation**),
2. die **Verteilung** der Luft in der Lunge (**Distribution**),
3. die **Diffusion** durch die Alveolarmembran, das Interstitium, das Kapillarendothel und das Blut bis in die Erythrozyten und umgekehrt sowie
4. die **Perfusion** und ihre regionale Verteilung in der Lunge.

Alle vier Einzelfaktoren können gestört sein.

32.2 Pathophysiologie

Ursachen für Störungen der Atmung können sein:

- Störungen der Diffusion; Engstellung der unteren Luftwege (Asthma bronchiale, Bronchospasmus); Verlegung der Luftwege (zurückgefallene Zunge, Bolus, Larynxödem, Laryngospasmus, Aspiration); Störung der neuromuskulären Übertragung (Poliomyelitis, Tetanus, Muskelrelaxation); gestörte Lungenentfaltung (Pneumo-, Hämatothorax);

- Störungen des Atemzentrums (Opioid- oder Barbituratintoxikation, Komata unterschiedlicher Genese, intrakranielle Drucksteigerung, direkte traumatische Schädigung).

32.3 Symptomatik

- **Dyspnoe:** erschwertes Atmen, Ringen nach Atemluft und angestrengte Atmung bei allen peripheren Atemstörungen, Asthma bronchiale, Pneumonie, Emphysembronchitis;
- **Tachypnoe:** zur Kompensation einer peripheren Atemstörung oder als Schmerzreaktion bzw. beim Hyperventilationssyndrom;
- **Bradypnoe:** bei zentraler Atemlähmung;
- **Atemnebengeräusche:** Schnarchen bei Obstruktion im Hypopharynxbereich; inspiratorischer Stridor bei Stenose des Larynx und der Trachea; exspiratorisches Pfeifen, Giemen, Brummen bei Bronchospasmus; grobe Rasselgeräusche bei Ansammlung von Sekret in den großen Bronchien und der Trachea; feinblasiges Rasselgeräusch durch Sekret im Alveolarbereich (Lungenödem, Pneumonie);
- **Stridor:** inspiratorisch bei Verlegung der extrathorakalen Luftwege, in- und exspiratorisch (Giemen) bei Verlegung oder Engstellung der intrathorakalen Luftwege (Bronchospasmus, Asthma);
- **Schnappatmung:** niederfrequente tiefe Atemzüge im präfinalen Stadium vor einem Atemstillstand;
- **Atemstillstand:** Fehlen der Atembewegung beim Tasten im epigastrischen Winkel und am Rippenbogen, fehlendes Atemgeräusch vor Mund und Nase;

Praktisches Vorgehen bei Asthma bronchiale

- Sitzende Lagerung
- intensive psychische Betreuung
- O_2-Insufflation
- Inhalation eines β_2-Sympathiko-mimetikums (Salbutamol 1,25–2,5 mg) plus ein Anticholinergikum (0,5 mg Ipatropiumbromid) über eine Verneblermaske
- Infusion einer Elektrolytlösung
- bei Bedarf systemische Gabe von β_2-Sympathomimetika, z. B. Reproterol (Bronchospasmin) 0,09 mg langsam i.v. oder Terbutalin (Bricanyl) 0,25–0,5 mg i.m.
- ggf. vorsichtige Sedierung mit Midazolam i.v. (1–3 mg)
- Kortison (0,5–2mg/kg Methylprednisolon, wirkt erst nach 15–30 min)
- bei schweren Anfällen Magnesium i.v. (2 g über 20 min)
- ggf. Narkose und Intubation mit Ketamin (3–5 mg/kg KG)

- **Kussmaul-Atmung:** Bedarfshyperventilation bei metabolischer Azidose (Coma diabeticum und uraemicum);
- **Cheyne-Stokes-Atmung:** periodische Änderung des Atemzugvolumens bei zerebralen und pulmonalen Störungen der Atemregulation;
- **Biot-Atmung:** unterschiedlich lange Apnoephasen bei Meningitis oder erhöhtem intrakraniellem Druck;
- **inverse Atmung (Schaukelatmung):** frustrane Atembewegungen bei unvollständiger oder vollständiger Verlegung der oberen Luftwege, funktioneller Atemstillstand;
- **paradoxe Atmung:** Bei doppelter Rippenserienfraktur bewegen sich z. B. die Rippenfragmente bei Inspiration nach innen, bei Exspiration nach außen;
- **Hautemphysem:** charakteristisches Knistern unter den Fingern bei der Palpation nach Luftaustritt in das subkutane Gewebe durch bei Verletzungen.

32.4 Häufige respiratorische Notfälle

32.4.1 Asthma bronchiale

- **Pathophysiologie**

Infektionen, Allergien oder chemische Noxen können beim Asthmatiker zu einem Spasmus der kleinen Bronchien und Bronchiolen, begleitet von Inflammation und Hypersekretion, führen. Dieses hat eine Erhöhung des Atemwegswiderstandes und damit eine Störung der Ventilation und Verteilung der Atemluft zur Folge. Die Patienten haben im akuten Anfall häufig eine partielle oder globale respiratorische Insuffizienz. Einen über Stunden oder Tage anhaltenden Asthmaanfall oder eine Folge vieler Einzelanfälle bezeichnet man als **Status asthmaticus**. Neben der respiratorischen Störung kann durch eine Rechtsherzbelastung auch eine kardiale Dekompensation zur vitalen Bedrohung werden.

- **Symptomatik**

Eine exspiratorische Atemwegsbehinderung mit dem typischen Giemen und Brummen über der gesamten Lunge und einem verlängerten Exspirium kennzeichnet den Asthmaanfall. Der Patient ist häufig zyanotisch und versucht unter Einsatz der Atemhilfsmuskulatur die respiratorische Störung zu kompensieren.

- **Therapie**

Zunächst soll der Bronchospasmus mittels inhalativer oder intravenöser Therapie durchbrochen werden. Durch eine milde Sedierung kann gegebenenfalls der erhöhte Sauerstoffbedarf gesenkt werden. Die Patienten haben häufig ein Flüssigkeitsdefizit. Zur Verflüssigung des Sekrets ist die Infusion von kristalloiden Lösungen indiziert (cave: Rechtsherzbelastung). Ein sehr schwerer Bronchospasmus kann **ggf. durch Einleitung** einer Anästhesie mit Ketamin **in hoher Dosierung** (3-5mg/kg KG) durchbrochen **werden**.

Die Gabe von **Theophyllin** (5 mg/kgKG) gilt aktuell als Reservemaßnahme bei unzureichendem Ansprechen auf die Initialtherapie.

32.4.2 Chronisch obstruktive Lungenerkrankung (COPD)

- ■ **Pathophysiologie**

Obwohl es sich um eine chronische Erkrankung handelt, treten im Verlauf häufig akut Notfallsituationen (sog. Exazerbationen) auf. Ursächlich sind hierbei zumeist bakterielle oder virale Infekte der Atemwege, die die chronische, nicht reversible Atemwegsobstruktion verstärken.

- ■ **Symptomatik**

Meist findet sich eine über Tage progrediente Verschlechterung des Allgemeinzustands mit zunehmender Atemnot und zunehmendem Husten und Auswurf. Typisch ist ein hörbares exspiratorisches Giemen und Brummen bei deutlich verlängertem Exspirium. Gelegentlich kann bei ausgeprägten Verläufen eine akute Rechtsherzinsuffizienz auftreten.

- ■ **Therapie**

Zur Anxiolyse und Stressreduktion bietet sich eine vorsichtige Sedierung mittels Morphin (2–3 mg) an. Kortikosteroide zeigen bei der akut exazerbierten COPD eine hervorragende Wirkung, sollten aber aufgrund ihrer immunsupprimierenden Wirkung so niedrig wie möglich dosiert werden (z. B. 50 mg Methylprednisolon). Ansonsten entspricht die Therapie der des akuten Asthmaanfalls.

> ❯❯ Viele COPD-Patienten besitzen durch die langjährig bestehende Hyperkapnie einen pO_2/Hypoxie-gesteuerten Atemantrieb. Eine übermäßige Sauerstoffzufuhr resultiert hier in einer Hypoventilation mit Hyperkapnie. Der Zielbereich der Sauerstoffsättigung liegt bei der exazerbierten COPD deshalb bei 88–92%.

32.4.3 Aspiration/Bolusgeschehen

- ■ **Pathophysiologie**

Durch das Eindringen von Flüssigkeiten oder festen Stoffen in die Atemwege kommt es zu einer Störung der Oxygenierung und/oder der Ventilation. Beim Bolusgeschehen kommt es durch das Eindringen größerer Fremdkörper zu einer teilweisen oder kompletten Verlegung der Atemwege. Betroffen sind häufig ältere Patienten, Kleinkinder oder Patienten mit Schluckstörungen.

- ■ **Symptomatik**

Plötzliche Atemnot und häufig rechtsthorakal lokalisierte grobblasige Rasselgeräusche begleitet von Husten kennzeichnen die Aspiration von Flüssigkeiten. Bei der Aspiration von Fremdkörpern führt die Lage des Materials in den oberen Luftwegen zu einem inspiratorischen Stridor, bei höhergradiger Verlegung der oberen Atemwege ist eine inverse Atmung zu beobachten. Bei tiefer in den Atemwegen gelegenen Fremdkörpern tritt meist ein in- und exspiratorisches Giemen und Brummen auf. Gelegentlich ist eine einseitige Ventilation auskultierbar oder anhand der verminderten Thoraxexkursion sichtbar.

- ■ **Therapie**

Im Falle einer Aspiration sollte der Patient Sauerstoff erhalten und bei weiterbestehender Hypoxie oder bei Zeichen einer schweren respiratorischen Insuffizienz endotracheal intubiert werden. ◨ Abb. 32.1 zeigt das Vorgehen im Falle eines Bolusgeschehens.

Beim Heimlich-Manöver umfasst der Helfer mit beiden Armen von hinten den Oberbauch des Patienten. Der Helfer bildet mit einer Hand eine Faust und platziert sie unterhalb der Rippen und des Brustbeins. Mit der anderen Hand greift er die Faust und zieht sie dann ruckartig kräftig gerade nach hinten zu seinem Körper. Ziel ist es, durch die Druckerhöhung in der Lunge den Fremdkörper aus der Luftröhre zu befördern. Bei Kindern ist dieses Vorgehen aufgrund des hohen Risikos intraabdomineller Verletzungen nicht empfohlen.

32.4.4 Pneumothorax

- ■■ **Pathophysiologie**

Durch das Einströmen von Luft in den Interpleuralspalt kollabiert die Lunge der betroffenen Seite, es kommt zu einer Störung der Ventilation und konsekutiv zu einer Störung des des Ventilations-Perfusionsverhältnisses. Ursache sind beim spontanen Pneumothorax Lecks in der Pleura visceralis, bei-

Maßnahmen bei Atemwegsverlegung durch Fremdkörper beim Erwachsenen

Beurteilen Sie den Schweregrad

Schwere Atemwegsverlegung (ineffektives Husten)

Milde Atemwegsverlegung (effektives Husten)

Bewusstlos:
Basismaßnahmen zur Wiederbelebung

Bei Bewusstsein:
5 Rückenschläge, wenn erfolglos 5 Kompressionen des Oberbauchs

Ermutigen Sie den Patienten zu husten

Überprüfen Sie fortlaufend, ob der Hustenstoß ineffektiv wird oder ob sich die Verlegung löst

◻ Abb. 32.1 Vorgehen bei Verlegung des Atemwegs durch Fremdkörper

spielsweise durch eine geplatzte Emphysemblase. Bei Thoraxverletzungen und iatrogen beim Legen eines zentralen Zuganges (V. subclavia, seltener bei der V. jugularis) sind Verletzungen der Pleura visceralis und parietalis ursächlich.

▪▪ Symptomatik

Der Pneumothorax ist in der präklinischen Situation nur schwer zu erkennen. Das Atemgeräusch über der betroffenen Thoraxseite ist abgeschwächt, der Klopfschall tympanitisch. Gelegentlich ist eine verminderte Atemexkursion der betroffenen Seite sichtbar. In der Regel klagen die Patienten über Atemnot, ggf. auch über atemabhängige Schmerzen auf der betroffenen Seite.

▪▪ Therapie

Sie erfolgt präklinisch nur beim Auftreten eines Spannungspneumothorax oder bei ausgeprägter Hypoxie.

▪ Spannungspneumothorax
▪▪ Pathophysiologie

Durch einen Ventilmechanismus kann sich ein einfacher Pneumothorax in einen Spannungspneumothorax umwandeln: Durch das Leck dringt Luft in den Interpleuralspalt ein, kann diesen aber nicht verlassen, sodass ein Überdruck entsteht. Dieser presst nicht nur die betroffene Lunge zusammen, sondern verlagert auch das Mediastinum zur gesunden Seite und beeinträchtigt dabei die Funktion des Herzens sowie den Rückstrom des Blutes aus den großen Venen in den rechten Vorhof.

▪▪ Symptomatik

Neben den respiratorischen Symptomen, die auch beim einfachen Pneumothorax zu erheben sind und durch eine schwere Dyspnoe verstärkt werden, treten hier kardiovaskuläre Symptome in den Vordergrund. Die Patienten haben aufgrund des behinderten venösen Rückflusses eine obere Einflussstauung (gestaute Halsvenen, Gesichtsplethora). Bei behindertem kardialen Auswurf sinkt der Blutdruck ab, wobei eine kompensatorische Tachykardie auftritt.

▪▪ Therapie

Der Spannungspneumothorax muss sofort entlastet werden. Dazu wird eine großlumige Venenverweilkanüle (14 oder 16 G) verwendet. Die Punktion erfolgt im 2. ICR auf dem Rippenoberrand, nach Entfernung des Stahlmandrins kann die Kanüle mittels eines Tiegel-Ventils verschlossen werden. Ist ein Pneumothorax diagnostiziert, so sollte er vor einer Beatmung durch eine Punktion oder eine Drainage entlastet werden, da sonst sehr leicht ein Spannungspneumothorax entstehen kann.

Praktisches Vorgehen

Praktisches Vorgehen bei Spannungspneumothorax

- Punktion im 2. ICR in der Medioklavikularlinie am Rippenoberrand mit einer großlumigen Venenverweilkanüle
- Ggf. Einlegen einer Thoraxdrainage
- O_2-Insufflation
- Bei weiterbestehenden Zeichen der respiratorischen Insuffizienz: Intubation und Beatmung

Ist ein Lufttransport des Patienten geplant, so sollte schon beim Verdacht auf einen Pneumothorax vor Transportbeginn eine Thoraxdrainage gelegt werden, da sich aufgrund des Druckabfalls in der Höhe der Kollaps der Lunge weiter verstärkt und das Anlegen einer Thoraxdrainage wegen der engen Raumverhältnisse kaum möglich ist.

32.5 Nicht-invasive Beatmung im Rettungsdienst

Die nicht-invasive Beatmung ist im Rettungsdienst mittlerweile weit verbreitet und bietet sich zur Therapie der respiratorischen Insuffizienz bei exazerbierter COPD und beim Lungenödem an. Der Patient benötigt hierbei eine gute Führung und eine ausreichende Erklärung der Maßnahmen, da die dicht auf dem Gesicht sitzende Maske initial häufig als störend oder gar bedrohlich empfunden wird. Meist ist eine vorsichtige Sedierung mit Morphin hilfreich. Die Patienten beider Krankheitsbilder profitieren von der Applikation eines PEEP (COPD~5 mbar, Lungenödem ~8–10 mbar), die Druckunterstützung sollte bei der exazerbierten COPD zurückhaltend erfolgen, beim Lungenödem je nach Bedarf (~7–10 mbar). Erfolgskriterien sind eine Reduktion der Atemfrequenz sowie eine steigende Sauerstoffsättigung.

Störungen des Kreislaufs

Franz-Josef Kretz, Jürgen Schäffer, Tom Terboven

F.-J. Kretz et al., *Anästhesie, Intensivmedizin, Notfallmedizin, Schmerztherapie*,
DOI 10.1007/978-3-662-44771-0_33, © Springer-Verlag Berlin Heidelberg 2016

In diesem Kapitel werden die wichtigsten Kreislaufstörungen, die in der Notfallmedizin behandelt werden müssen, dargestellt (z. B. Schock, Angina pectoris, Lungenembolie etc.). Sowohl die Physiologie, Pathophysiologie und Symptomatik werden behandelt.

33.1 Physiologie

Durch die Pumpfunktion des Herzens wird das Blut durch die Blutgefäße zu den verschiedenen Organen gepumpt. Es enthält Sauerstoff und die für den Metabolismus notwendigen Substrate. Gleichzeitig werden Metabolite, vor allem Kohlendioxid, aber auch andere Substanzen, aus diesen Organen zur Ausscheidung über die Lunge und Niere, aber auch zur weiteren Metabolisierung in die Leber transportiert.

33.2 Pathophysiologie

Störungen der kardiozirkulatorischen Funktion führen zu einer Minderperfusion der Organe und damit zu einem verminderten Sauerstoff- und Substratangebot bzw. einer Anhäufung von Metaboliten in den Geweben. Ursachen einer solchen kardiozirkulatorischen Funktionsstörung können sein:

- **Schock** (hypovolämisch, anaphylaktisch, septisch, kardiogen; ausführliche Darstellung der Pathophysiologie in ► Kap. 19),
- **Herzinsuffizienz** durch Kardiomyopathie oder Herzinfarkt,
- **Herzrhythmusstörungen** durch Herzinfarkt, Elektrolytverschiebungen oder Intoxikationen (z.B. Digitalis, Trizyklische Antidepressiva),

- und vor allem die **hypertensive Krise** (systolischer Blutdruck >200 mmHg) mit der Gefahr einer daraus folgenden intrakraniellen Blutung sowie der akuten Herzinsuffizienz.

33.3 Symptomatik

Die **Puls**qualität gibt Hinweise auf Rhythmusstörungen (Bradykardie, Tachykardie, Extrasystolen), die Höhe des Blutdrucks und auf Durchblutungsstörungen (z. B. fehlender Puls in den Leisten beim rupturierten Aortenaneurysma).

Der **Blutdruck** ist bei einer verminderten peripheren Zirkulation erniedrigt bzw. hypertensiven Krisen pathologisch erhöht.

Die **Haut** kann als Folge einer sympathikoadrenergen Reaktion kaltschweißig sein. Bei einer Zentralisation im Schock ist sie nicht durchblutet. Nach einem Druck auf das Nagelbett füllt sich dieses nur verlangsamt wieder mit Blut. Der Normwert für diese sogenannte Rekapillarisierungszeit ist < 2 Sekunden. Eine Verlängerung ist ein Hinweis auf eine periphere Minderperfusion.

Eine **Einflussstauung** mit gefüllten Halsvenen und vergrößerter Leber ist Zeichen einer Rechtsherzinsuffizienz, ein **Lungenödem** Zeichen einer Linksherzinsuffizienz. Es kann auch eine Kombination von beidem auftreten.

Thoraxschmerz mit Ausstrahlung meist (nicht immer) in den linken Arm (Angina pectoris) weist auf eine verminderte Koronarperfusion hin.

33

Praktisches Vorgehen

Praktisches Vorgehen bei hypovolämischem Schock

- Blutstillung, wenn möglich durch Hochlagerung und Druckverband; bei unzureichender Blutstillung: Abbinden. Das Setzen von Gefäßklemmen ist kontraindiziert, da eine operative Versorgung der Gefäße auf diese Weise erschwert wird.

- Abschätzen des möglichen Blutverlustes bei geschlossenen Verletzungen.
- 20°-Kopftieflagerung, eventuell zusätzlich angehobene Beine.
- O_2-Insufflation.
- Die Gabe kolloidaler Volumenersatzmittel (z. B. HAES,

- ▶ Abschn. 7.3.2) ist aktuell nur noch bei akutem, nicht auf anderem Wege kompensierbaren Volumenmangel mit begleitender Hypotension bzw. Schockzeichen empfohlen.
- bei Bedarf Gabe von Katecholaminen (Noradrenalin)

◻ **Tab. 33.1** Blutverlust bei Verletzungen

Verletzung	In der ersten Stunde	Nach 24 h
Oberarmfraktur	400 ml	Bis 800 ml
Unterarmfraktur	200 ml	Bis 400 ml
Beckenfraktur	2000 ml	Bis 5000 ml
Oberschenkelfraktur	1000 ml	Bis 2000 ml
Unterschenkelfraktur	500 ml	Bis 1000 ml
Stumpfes Bauchtrauma	2500 ml	Bis 4000 ml
Hämatothorax	1000 ml	Bis 3000 ml
Retroperitoneum	500 ml	Bis 5000 ml

33.4 Häufige kardiozirkulatorische Notfälle

33.4.1 Schock

- **Hypovolämischer Schock**
- ■ **Pathophysiologie**

▶ Kap. 19. Blutungen nach außen oder in die großen Körperhöhlen bzw. in das Gewebe führen zu einer Verminderung des Blutvolumens und damit zu einem verminderten venösen Rückstrom zum Herzen, was ein reduziertes Auswurfvolumen des Herzens und damit eine Abnahme der Mikrozirkulation zur Folge hat. Das Blut wird hauptsächlich in die lebenswichtigen Organe (Herz, Lunge, Gehirn) gepumpt (Zentralisation). Der hypovolämische Schock kann aber auch durch Eiweiß- und Wasserverluste bei Verbrennungen oder durch Wasserverluste in dritte Räume (Ileus), bei Erbrechen und Durchfällen oder bei Einwirkungen von extremer Hitze (Hitzeerschöpfung bzw. Exsikkose bei Kindern durch Fieber) verursacht sein.

■ ■ **Symptomatik**

Die Patienten sind kaltschweißig, blass und haben eine Tachykardie bei niedrigem Blutdruck. Durch den niedrigen Blutdruck kann es zu Bewusstseinsstörungen kommen. Vor allem junge Patienten können schwerste Volumenverluste lange mit einem normalen Blutdruck kompensieren.

Um das Ausmaß des Schocks abschätzen zu können, kann eine Abschätzung des Blutverlustes durch Verletzungen hilfreich sein (◻ Tab. 33.1).

■ ■ **Therapie**

Ziel ist es, neben dem Versuch der Blutstillung das Blutvolumen vor allem in den zentralen Gefäßstrombahnen zu vergrößern, um eine ausreichende Pumpfunktion des Herzens zu gewährleisten. Dieses erfolgt durch eine interne Volumenverschiebung durch Kopftieflage und die Gabe von vorwiegend kristalloiden Infusionslösungen. Bei Patienten mit isolierten penetrierenden Verletzungen des Abdomens scheint eine permissive Hypotonie (RRsyst ~ 90 mmHg) von Vorteil zu sein.

- **Anaphylaktischer Schock**
- ■ **Pathophysiologie**

Allergene führen im Rahmen einer anaphylaktischen bzw. anaphylaktoiden Reaktion zur Ausschüttung von Histamin und anderen biogenen Aminen, die durch eine Vasodilatation zu einem relativen Blutvolumenmangel führen.

⊡ Tab. 33.2 Schweregradeinteilung der anaphylaktischen Reaktion

	Klinik	Therapie
Grad I	Hautquaddeln und Erythem	Antihistaminika z. B. Dimetinden 0,1 mg/kg KG und Cimetidin 3-5 mg/kgKG
Grad II	Blutdruckabfall um 20 mmHg, Tachykardie >120/min, Übelkeit, Erbrechen	Antihistaminika z. B. Dimetinden 0,1 mg/ kgKG und Cimetidin 3-5 mg/kgKG plus Methylprednisolon 500 mg
Grad III	Schock, Bronchospasmus	Adrenalin (Suprarenin 0,1 mg) plus Methylprednisolon 500 mg plus Volumensubstitution mit kristalloiden Vollelektrolytlösungen. Bei Therapieversagen ist die Gabe kolloidaler Volumenersatzmittel gerechtfertigt.
Grad IV	Kreislauf- und Atemstillstand	Kardiopulmonale Reanimation (▶ Kap. 36)

Die Therapie der verschiedenen Grade baut auf den vorherigen auf

---

Praktisches Vorgehen

Praktisches Vorgehen bei kardiogenem Schock
- Sitzende Lagerung mit herabhängenden Beinen
- O₂-Insufflation
- ggf. Analgosedierung mit Morphin 3-5 mg
- Dobutamin 2-10 µg/kg/min plus ggf. Noradrenalin 0,1-1 µg/kg/ min oder Adrenalin 0,1–1 µg/kg/min
- ggf. kristalloide Infusionslösung nach Wirkung infundieren
- Bei gleichzeitig bestehendem Lungenödem Nitroglyzerin, unblutiger Aderlass und Diuretika (▶ Abschn. 33.4.3) in Abhängigkeit vom Blutdruck
- Therapie der Grunderkrankung

▪▪ Symptomatik

Die anaphylaktische Reaktion wird nach der Symptomatik in vier Schweregrade (⊡ Tab. 33.2) eingeteilt, die eine jeweils unterschiedliche Therapie erfordern.

▪▪ Therapie

In jedem Fall ist die Applikation des anaphylaktoiden Agens zu stoppen. Die Therapie erfolgt dann entsprechend des klinischen Schweregrades (⊡ Tab. 33.2).

▪ Kardiogener Schock

▪▪ Pathophysiologie

Ein Pumpversagen des Herzens führt zur Mikrozirkulationsstörung. Die häufigste Ursache ist eine ischämiebedingte Schädigung des Myokards im Rahmen eines Myokardinfarktes. Aber auch Herzrhythmusstörungen können die Ursache sein. Im Gegensatz zu den anderen Schockformen liegt kein Volumenmangel vor. Aufgrund der verminderten Pumpleistung kommt es zu einer Einflussstauung vor dem linken und/oder dem rechten Ventrikel. Ein Lungenödem kann die Folge sein, wenn der kapilläre Blutdruck als Folge der Stauung den onkotischen Druck übersteigt.

▪▪ Symptomatik

Neben der entsprechenden Symptomatik der den kardiogenen Schock auslösenden Krankheit steht die Symptomatik der Herzinsuffizienz möglicherweise verbunden mit einem Lungenödem (▶ Abschn. 33.4.3) im Vordergrund.

Wichtigstes Symptom des kardiogenen Schocks, jedoch nicht obligat, ist die Hypotonie mit einem anhaltenden systolischen Blutdruck < 90 mmHg (bei ~75% der Patienten). Dazu kommen die allgemeinen Schockzeichen mit blasser und kaltschweißiger Haut.

▪▪ Therapie

Ziel ist es die Pumpfunktion des Herzens zu steigern, um eine adäquate Mikrozirkulation wiederherzustellen. Dazu werden neben der Behandlung der Ursachen des kardiogenen Schocks (z. B. Rhythmusstörungen) Inotropie und Chronotropie gesteigert und vor allem bei Stauungszeichen der venöse Rückfluss zum Herzen gesenkt, um die Wandspannung des Herzens zu senken und die durch ein eventuell bestehendes Lungenödem gestörte Oxygenierung zu verbessern. In Abwesenheit eines Lungenödems ist aufgrund des vorliegenden relativen Volumenmangels eine vorsichtige Infusionstherapie mit 500 ml kristalloider Lösung zu erwägen. Hinsichtlich der getrennten Beeinflussung von Vasomotorik und Inotropie ist die Kombination von Dobutamin und Noradrenalin Mittel der Wahl. Im präklinischen Bereich bietet sich jedoch aufgrund der besseren Praktikabilität die Gabe von Adrenalin an. Ziel ist ein Anheben des mittleren arteriellen Drucks auf Werte von 65–75mmHg.

▪ Septischer Schock

Im Rahmen pulmonaler oder intraabdomineller Infektionen kann der Notarzt durchaus mit einem septischen Schock konfrontiert werden. Ziel der präklinischen Behandlung ist die Sicherung der Vitalfunktionen mit besonderem Augenmerk auf die Optimierung der Hämodynamik. Die Initiierung einer empirischen antibiotischen Therapie ist im Rettungsdienst bislang nicht etabliert. Für detaillierte Informationen zu Pathophysiologie, Symptomatik und Therapie ▶ Kap. 25.

▪ Neurogener Schock
▪▪ Pathophysiologie

Der neurogene Schock wird auch als spinaler Schock bezeichnet. Im Rahmen einer Verletzung der Wirbelsäule kann es zu einem Zusammenbruch der sympathischen Innervation der Gefäße kommen. Dieses führt zu einer Vasodilatation und damit zu einem relativen Volumenmangel. Sind die Nn. accelerantes mitbetroffen (Läsion oberhalb von Th4), kann es zu einer extremen Senkung von Inotropie und Chronotropie kommen.

▪▪ Symptomatik

Immer ist der neurogene Schock mit einer spinalen Affektion verbunden. Der Puls ist normal oder verlangsamt (bei Läsion oberhalb Th4), der periphere Widerstand erniedrigt und damit die Haut warm und trocken.

▪▪ Therapie

Neben einer Erhöhung des venösen Rückstroms durch Kopftieflagerung kann durch Infusion von Volumenersatzmitteln und Gabe von positiv inotrop und vorlasterhöhenden Medikamenten wie Akrinor versucht werden, eine adäquate Zirkulation wiederherzustellen. In schweren Fällen müssen jedoch Katecholamine mit α-stimulierender Wirkung wie Noradrenalin infundiert werden.

33.4.2 Synkope

▪▪ Pathophysiologie

Als Synkope bezeichnet man einen kurz dauernden und selbstlimitierenden Bewusstseinsverlust infolge einer passageren Minderdurchblutung des Gehirns. Zu unterscheiden sind hierbei harmlose Formen wie die vasovagale (durch starke Emotionen, langes Stehen, akute Vagusreize) oder die orthostatische (durch Lagewechsel) Synkope von der kardialen Synkope (Herzrhythmusstörungen), die meist einen Hinweis auf eine bedrohliche Grunderkrankung darstellt.

▪▪ Symptomatik

Eventuell bestehen Prodromalsymptome wie Blasswerden, Schwindel oder verschwommenes Sehen. Im Rahmen der kurzzeitigen Bewusstlosigkeit kommt es zu einem Tonusverlust der Muskulatur und häufig zu Stürzen der Patienten. Häufig sind hierbei auch Muskelzuckungen und ein Einnässen zu beobachten. Im Gegensatz zum zerebralen Krampfanfall fehlt hier aber eine postiktale Phase und die Patienten erlangen Bewusstsein und Orientierung rasch wieder.

▪▪ Therapie

Bei jeder Synkope sollte ein 12-Kanal-EKG abgeleitet und eventuell bestehende Rhythmusstörungen unmittelbar behandelt werden. Ansonsten reicht meist eine Flachlagerung aus, gelegentlich ist die Gabe von Vasopressoren notwendig.

33.4.3 Angina pectoris, Akutes Koronarsyndrom (ACS)

■ **Pathophysiologie**

Herzerkrankungen durch Koronarinsuffizienz gehören zu den häufigsten Todesursachen in den industriellen Ländern. Ursache der koronaren Herzkrankheit (KHK) sind arteriosklerotische Auflagerungen in den Koronargefäßen infolge exogener Noxen (Rauchen, Überernährung), aber auch konstitutioneller Risiken (z. B. Diabetes mellitus, Hyperlipidämie). Infolge der Stenosen kommt es zu einer Minderperfusion des Myokards, die starke Schmerzen verursacht (Angina pectoris entspricht AP-Beschwerden).

■ **Symptomatik**

Typisch ist ein retrosternales bzw. linksthorakales diffuses Druck- oder Engegefühl mit Ausstrahlung in den linken Arm. Eine Ausstrahlung in den Oberbauch oder den Rücken ist ebenso möglich. Begleitend sind die Patienten häufig ängstlich, kaltschweißig und leiden unter einer Dyspnoe.

■ **Definitionen**

Grundsätzlich unterscheidet man stabile von instabilen AP-Beschwerden.

> **Beschwerdesymptomatik**
> **Stabile AP-Beschwerden**
> - Art und Ausmaß der Beschwerden sowie der Auslöser sind dem Patienten bekannt
> - Nach Beendigung der Belastung oder Selbstapplikation von Nitro-Spray verschwinden die Beschwerden
>
> **Instabile AP-Beschwerden**
> - Jede Ruhe- und Erst-AP
> - Beschwerden, die länger dauern als 15–20 Minuten
> - Unbekannter Auslöser bzw. niedrige Auslösungsschwelle

Der Begriff »Akutes Koronarsyndrom« fasst folgende drei Erscheinungsformen der KHK zusammen:

- Instabile AP-Beschwerden (s.o.)
- NSTEMI (non-ST-elevation-myocardial-infarction): Herzinfarkt ohne ST-Hebung im EKG, typische ACS-Symptomatik mit erhöhten Herzenzymen
- STEMI (ST-elevation-myocardial-infarction): Herzinfarkt mit ST-Hebung im EKG

Die Unterscheidung in NSTEMI und STEMI hat für die Klinik eine große Bedeutung: Bei STEMI soll so schnell wie möglich eine Revaskularisierung durch Wiedereröffnung der verschlossenen Koronararterie angestrebt werden, beim NSTEMI kann die Herzkatheteruntersuchung bzw. -intervention in Abhängigkeit des jeweiligen Risikoprofils innerhalb der ersten 24 h oder 72 h erfolgen. NSTEMI-Patienten mit therapierefraktärer Angina, schwerer Herzinsuffizienz, ventrikulären Arrhythmien oder hämodynamischer Instabilität sollten jedoch innerhalb von 2 h einer Katheterintervention zugeführt werden. Diese Patienten und Patienten mit STEMI sollten dementsprechend nach Voranmeldung immer in ein Krankenhaus mit unmittelbarer Interventionsmöglichkeit im Herzkatheterlabor transportiert werden.

■ **Therapie**

Ziel der Therapie ist es die vitale Bedrohung des Patienten vor allem durch Rhythmusstörungen herabzusetzen und ein weiteres Ausbreiten des Infarktes zu verhindern, in dem die myokardiale Sauerstoffversorgung verbessert und der -verbrauch verringert wird.

Der Patient wird immer unter Monitoring in Begleitung eines Notarztes in die Klinik gebracht. Eine Sauerstoffapplikation erfolgt gemäß den aktuellen Empfehlungen nur bei instabilen Patienten (Dyspnoe, Hypoxie, Herzinsuffizienz, kardiogener Schock, Herzrhythmusstörungen). Stabile Patienten erhalten keinen Sauerstoff, da man durch die Bildung von freien Radikalen im ischämischen Myokard einen verstärkten Zelluntergang vermutet. Standardmedikament zur Analgesie ist Morphin, ggf. in Kombination mit einem Antiemetikum. Zur Verbesserung der koronaren Durchblutung wird bei ausreichendem Blutdruck Nitroglyzerin verabreicht. Bei einer möglichen rechtsventrikulären Beteiligung (inferiorer Infarkt) ist aufgrund der aus-

Praktisches Vorgehen beim akuten Koronarsyndrom

- Sauerstoffinsufflation beim instabilen Patienten
- Nitroglyzerin 0,4–0,8 mg sublingual als Kapsel oder Spray (Kontraindikationen beachten)
- Monitoring (EKG, Blutdruck, SpO$_2$)
- Venöser Zugang
- Morphin 3–5 mg i.v. bis schmerzfrei

- 150–300 mg Aspirin i.v.
- 60–70 IE Heparin/kg i.v.
- Bei STEMI 60 mg Prasugrel oral
- Metoprolol (z. B. Beloc) 2–5 mg i.v. (Kontraindikationen beachten)
- Bei kardiogenem Schock oder Kreislaufstillstand entsprechende Maßnahmen (► Kap. 34)

- präklinische Lyse mit Tenecteplase (100 IE/kg bzw. 0,5 mg/kg) in Erwägung ziehen, wenn eine Wiedereröffnung des Gefäßes mittels einer PTCA innerhalb 120 Minuten nach Erstkontakt des Notarztes nicht möglich ist.

geprägten Abhängigkeit der rechtsventrikulären Funktion von einer ausreichenden Vorlast von einer Nitro-Gabe abzusehen! Zur Verminderung einer weiteren Thrombosierung der Koronarien erfolgt die Applikation von Acetylsalicylsäure und Heparin. Bei Patienten mit gesichertem Myokardinfarkt sollte darüber hinaus bereits präklinisch durch die zusätzliche Gabe von Prasugrel eine duale Plättchenhemmung begonnen werden. Der myokardiale Sauerstoffverbrauch kann durch Betablocker gesenkt werden. Metoprolol erhöht jedoch die Rate an kardiogenen Schocks bei Patienten mit zusätzlichen Risikofaktoren für eine akute Herzinsuffizienz.

Die definitive Therapie ist der Versuch der schnellstmöglichen Wiedereröffnung des betroffenen Gefäßes durch eine perkutane Koronarangioplastie (PTCA). Ist dieses nicht innerhalb von 120 min möglich, sollte bereits präklinisch unmittelbar mit einer fibrinolytischen Therapie begonnen werden.

33.4.4 Herzinsuffizienz und kardiales Lungenödem

- **Pathophysiologie**

Eine Myokardinsuffizienz führt zu einem Rückstau des Blutes im großen und/oder kleinen Kreislauf. Lebensbedrohlich ist vor allem die Stauung im kleinen Kreislauf, da sie bei einem Anstieg des kapillären Blutdrucks über den onkotischen Druck zu einem Austritt von Plasma in das Interstitium und die Alveolen der Lunge (Lungenödem) und damit zu einer respiratorischen Insuffizienz führt. Ursächlich für die Linksherzinsuffizienz und das Lungen-

ödem sind meist hypertensive Entgleisungen oder Volumenüberladungen, sie kann aber auch Ausdruck einer ischämisch bedingten Funktionsstörung des Herzens sein.

- **Symptomatik**

Im Vordergrund steht die Einflussstauung: obere Einflussstauung mit gestauten Halsvenen und ggf. Plethora bei Rechtsherzinsuffizienz, Luftnot mit feinblasigen Rasselgeräuschen und eventuell fleischwasserfarbenem Auswurf sowie Zyanose als Zeichen des Lungenödems bei Linksherzinsuffizienz.

- **Therapie**

Die Vorlast des Herzens soll gesenkt und die Inotropie gesteigert werden. Dieses kann durch einfache nicht invasive Maßnahmen (Lagerung, unblutiger Aderlass) und Medikamente (s. u) erreicht werden.

33.4.5 Herzrhythmusstörungen

- **Pathophysiologie**

Die Ursache von akuten Herzrhythmusstörungen mit hämodynamischen Auswirkungen kann mannigfaltig sein. Am häufigsten sind Myokardhypoxien, vor allem dann, wenn das Reizleitungssystem mit betroffen ist. Die korrekte Identifikation und Behandlung von Arrhythmien ist zur Vermeidung von Folgeschäden (Herz-Kreislaufstillstand, Myokardischämie, Lungenödem) von immenser Bedeutung. Für die Differenzierung der Herzrhythmusstörungen am Notfallort ist die Ableitung eines 12-Kanal-EKG von entscheidender Bedeutung.

33

Praktisches Vorgehen bei Herzinsuffizienz und kardialem Lungenödem

- Sauerstoffinsufflation
- venöser Zugang
- Sitzende Lagerung mit herabhängenden Beinen
- Nitroglyzerin 0,4–0,8 mg Nitro sublingual
- Furosemid 40–80 mg i.v. (nur bei Hypervolämie!)

- Bei unruhigem oder ängstlichem Patient: vorsichtige Sedierung (Morphin)
- ggf. Therapie von Hypertension und/oder Rhythmusstörungen
- ggf. nicht-invasive Beatmung
- Bei weiterbestehender respiratorischer Insuffizienz:

Intubation und Beatmung mit PEEP
- ggf. unblutiger Aderlass: Anlegen von venösen Stauungen auch an den unteren Extremitäten, wobei eine Stauung über jeweils 15 min entlastet wird
- Katecholamine (Dobutrex)

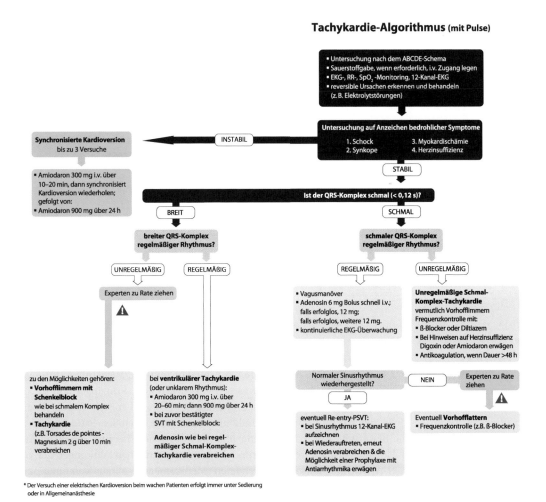

Abb. 33.1 Vorgehen bei tachykarden Herzrhythmusstörungen (© German Resuscitation Council (GRC) und Austrian Resuscitation Council (ARC) 2015)

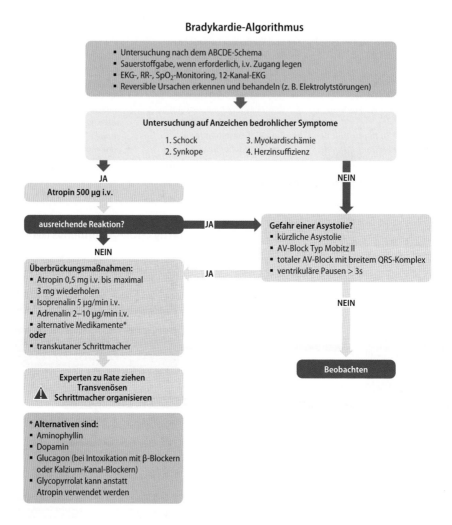

Abb. 33.2 Vorgehen bei bradykarden Herzrhythmusstörungen (© German Resuscitation Council (GRC) und Austrian Resuscitation Council (ARC) 2015)

■ **Symptomatik**

Symptomatische Herzrhythmusstörungen (AP-Beschwerden, Synkope, Dyspnoe, Hypotonie, Herzinsuffizienz) bedürfen einer zügigen und konsequenten Therapie. Für die Bewertung der Arrhythmie sind vor allem der Patientenzustand (stabil vs. instabil) und die Art der Arrhythmie entscheidend.

■ **Therapie**

Die Therapie erfolgt symptomatisch. Sie ist nur notwendig, wenn der Patient durch einen instabilen Kreislauf oder höhergradige Rhythmusstörungen potentiell vital bedroht ist. Prinzipiell sind sowohl eine elektrische Therapie mittels Kardioversion (präklinisch nur beim instabilen Patienten) sowie eine pharmakologische Therapie möglich. Aufgrund der proarrhythmischen Wirkungen der verwendeten Medikamente sollten Kombinationen von mehreren verschiedenen Antiarrhythmika nur von mit den Substanzen vertrauten Anwendern durchgeführt werden.

Zum praktischen Vorgehen siehe ■ Abb. 33.1 und ■ Abb. 33.2.

Praktisches Vorgehen bei Lungenembolie
- Sitzende Lagerung
- Sauerstoffinsufflation, venöser Zugang
- Heparin 5000 IE i.v.
- ggf. ASS 250-500 mg i.v.
- Analgetika, z. B. Morphin 3–5 mg i.v.
- Bei kardiogenem Schock: Schockbehandlung (▶ Abschn. 33.4.1)
- Bei Kreislaufstillstand: kardiopulmonale Reanimation (▶ Kap. 34)
- Ggf. Lysetherapie mit Tenecteplase 0,5 mg/kgKG bzw. 100 IE/kgKG

Praktisches Vorgehen bei einem hypertensiven Notfall
- Sitzende Lagerung
- Bei Dyspnoe Sauerstoffgabe
- 10 mg Urapidil (Ebrantil) i.v.
- Ggf zusätzlich Metoprolol 2–3 mg
- ggf. Nitro sublingual 0,4–0,8 mg (Vorsicht: bei Kombination mit Urapidil synergistischer Effekt mit zum Teil uner-
- wartet deutlichen Blutdruckabfällen)
- bei Dyspnoe oder Angstzuständen Morphin 2–3 mg

33.4.6 Lungenembolie

- **Pathophysiologie**

Bei der akuten Lungenembolie handelt es sich um eine totale oder subtotale Verlegung der Lungenstrombahn durch einen Embolus, der meist aus den tiefen Bein- oder Beckenvenen stammt. Es kommt zum plötzlichen Anstieg des pulmonalen Gefäßwiderstandes mit einer entsprechenden Rechtsherzbelastung.

- **Symptomatik**

Abhängig vom Schweregrad der Lungenembolie geht diese häufig symptomlos vorüber oder mit unspezifischen Symptomen wie Atemnot, Thoraxschmerz (häufig atemabhängig) oder Husten einher. Diese verstärken sich bei der fulminanten Lungenembolie zu Dyspnoe, heftigem Angstgefühl, respiratorischer Insuffizienz und auch kardiogenem Schock. EKG-Veränderungen sind in der Regel unspezifisch, gelegentlich sind Zeichen einer Rechtsherzbelastung erkennbar.

- **Therapie**

Durch Sedierung und Analgesie wird der Sauerstoffverbrauch des Patienten gesenkt. Heparin und ASS sollen eine Vergrößerung des Thrombus verhindern. Die präklinische Lysetherapie bleibt Patienten im kardiogenen Schock bzw. Reanimationssituationen vorbehalten.

33.4.7 Hypertensiver Notfall

- **Pathophysiologie**

Als hypertensiven Notfall bezeichnet man einen akut erhöhten Blutdruck mit Zeichen der Funktionsstörung lebenswichtiger Organe. Die Ursache eines hypertensiven Notfalls kann unterschiedlich sein. Häufig haben die Patienten eine essentielle Hypertonie. Prinzipiell besteht eine vitale Gefährdung durch das Auftreten einer intrazerebralen Blutung, eines Lungenödems, eines Myokardinfarkts, einer Herzinsuffizienz und einer Aortendissektion.

- **Symptomatik**

Meist stehen Atemnot, AP-Beschwerden oder Kopfschmerzen im Vordergrund. Gelegentlich führt auch erst der zerebrale Apoplex (Infarkt oder Blutung) zu einer Alarmierung des Notarztes. Ein Nasenbluten entsteht häufig durch eine hypertone Krise.

- **Therapie**

Eine überschießende blutdrucksenkende Therapie ist zu vermeiden. Ziel ist eine Senkung des systolischen Blutdrucks um 20–25% des Ausgangswerts. Kurz wirksamen, intravenös zu applizierenden Antihypertensiva ist stets der Vorzug zu geben. Die Gabe erfolgt repetitiv in den angegebenen Dosierungen.

33.4.8 Aortenaneurysma/-dissektion

Die Dissektion eines Aortenaneurysmas ist ein seltener, jedoch in jedem Fall vital bedrohlicher Notfall. Kritisch sind vor allem die gedeckte oder freie Perforation, die in der Regel mit erheblichen Blutverlusten einhergehen. Des Weiteren kann es durch die Dissektionsmembran je nach Lokalisation zu Verlegungen von unterschiedlichen arteriellen Strombahnen mit konsekutiven Ischämien kommen. Die Klassifikation der thorakalen Dissektion erfolgt nach Stanford (Typ A mit Dissektion der Aorta ascendens, Typ B mit Dissektion distal der linken A. subclavia), bei abdominellen Dissektionen unterscheidet man supra- von infrarenal gelegene.

- **Symptomatik**
- **▪ Thorakale Dissektion**
- akuter, stechender oder reißender Thorax- oder Rückenschmerz
- je nach Lokalisation der Dissektion:
    - neurologische Ausfälle (häufig fluktuierend)
    - AP-Symptomatik/ST-Hebungen im EKG
    - diastolisches Herzgeräusch bei Aorten- klappeninsuffizienz
    - Blutdruckdifferenz zwischen rechtem und linkem Arm
    - Heiserkeit, Schluckstörunen, Horner- Syndrom

- **▪ Abdominelle Dissektion**
- akuter, stechender oder reißender Bauch-, Flanken- oder Rückenschmerz
- Perfusionsstörungen der Beine, häufig mit abgeschwächten oder fehlenden Pulsen im Bereich der Leiste

Bei beiden Formen präsentieren sich die Patienten meist ängstlich und kaltschweißig. Fast immer liegt initial ein hypertensiv entgleister Blutdruck vor.

- **Therapie**
- Analgesie mit Morphin oder Fentanyl,
- konsequente Senkung des RR < 120 mmHg mit kurzwirksamen Antihypertensiva,
- intensive Volumentherapie nur bei Schock- symptomatik,
- wenn möglich Narkoseeinleitung erst im OP bei sterilem vorbereitetem OP-Gebiet (bei Perforation oft akut erhöhter Blutverlust durch Nachlassen des Muskeltonus),
- zügiger und vor allem schonender Kliniktransport.

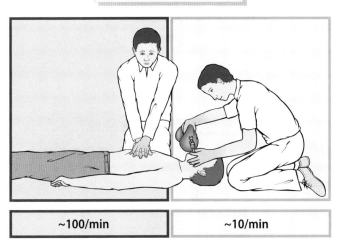

Wiederbelebung nach Intubation

~100/min   ~10/min

bewusster Verzicht auf Synchronisation!

Abb. 34.6 Wiederbelebung nach Intubation. (Aus Gorgaß et al. 2007)

Laienhelfer verwendet werden. Bis der automatische externe Defibrillator zur Verfügung steht, werden die Basismaßnahmen der kardiopulmonalen Reanimation durchgeführt. Sofort nach einer Defibrillation werden die Basismaßnahmen für 2 min fortgeführt, ohne den Erfolg der Defibrillation zu überprüfen.

34.3.2 Erweiterte Maßnahmen (Abb. 34.7)

Defibrillation

Sobald ein Defibrillator zur Verfügung steht, wird mit diesem der EKG-Rhythmus differenziert. Liegt ein defibrillierbarer Kreislaufstillstand vor, so wird so schnell wie möglich mit einem biphasischen Defibrillator mit 150 bis 200 Joule, mit einem monophasischen mit 360 Joule defibrilliert. Vor der erneuten Rhythmusanalyse wird nun zunächst für zwei Minuten die kardiopulmonale Reanimation mit 30 Thoraxkompressionen zu 2 Beatmungen fortgeführt. Je nach der nun gestellten Diagnose erfolgt ein erneuter Zyklus von Defibrillation und CPR oder es wird lediglich die kardiopulmonale Reanimation fortgeführt. Professionelle Helfer defi-

brillieren bei einem beobachteten Kreislaufstillstand sofort, ohne dass zuvor eine kardiopulmonale Reanimation erfolgt.

▪ **Intubation**

Die Intubation stellt das Mittel der Wahl zur Sicherung des Atemwegs dar, soll aber nur von in der Technik geübten Personen angewandt werden. Als Alternativen bieten sich supraglottische Hilfsmittel (z. B. Larynxmaske, Larynxtubus) oder eine Beutel-Maske-Beatmung an. Nach Möglichkeit sollten die Thoraxkompressionen während der Platzierung des Tubus bzw. supraglottischen Hilfsmittels nicht unterbrochen werden. In keinem Fall sollte eine Unterbrechung aber länger als 5 Sekunden dauern.

Nach der erfolgreichen Intubation werden die Thoraxkompressionen für die Beatmung nicht unterbrochen. Unabhängig davon wird nun mit einer Frequenz von 10/min beatmet, wobei darauf zu achten ist, dass der Patient in der Aufregung des Geschehens nicht hyperventiliert wird.

▪ **Venöser Zugang**

Um Medikamente zuführen zu können, wird ein venöser Zugang gelegt. Zentralvenöse Katheter werden zur Reanimation nicht gelegt, da hierfür die

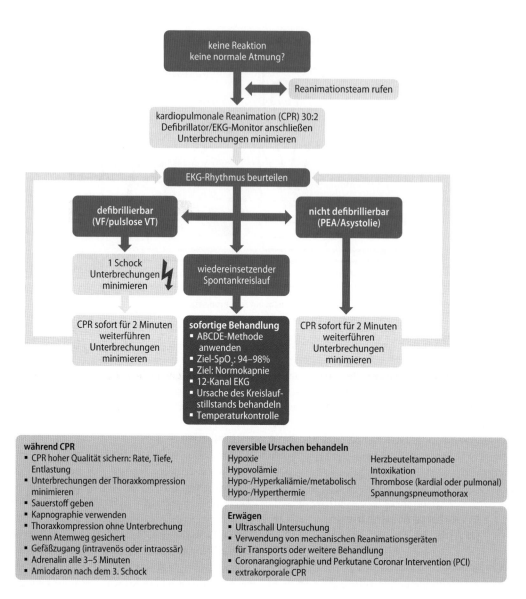

keine Reaktion
keine normale Atmung?

Reanimationsteam rufen

kardiopulmonale Reanimation (CPR) 30:2
Defibrillator/EKG-Monitor anschließen
Unterbrechungen minimieren

EKG-Rhythmus beurteilen

defibrillierbar
(VF/pulslose VT)

nicht defibrillierbar
(PEA/Asystolie)

1 Schock
Unterbrechungen
minimieren

wiedereinsetzender
Spontankreislauf

CPR sofort für 2 Minuten
weiterführen
Unterbrechungen
minimieren

sofortige Behandlung
▪ ABCDE-Methode
  anwenden
▪ Ziel-SpO$_2$: 94–98%
▪ Ziel: Normokapnie
▪ 12-Kanal EKG
▪ Ursache des Kreislauf-
  stillstands behandeln
▪ Temperaturkontrolle

CPR sofort für 2 Minuten
weiterführen
Unterbrechungen
minimieren

während CPR
▪ CPR hoher Qualität sichern: Rate, Tiefe,
  Entlastung
▪ Unterbrechungen der Thoraxkompression
  minimieren
▪ Sauerstoff geben
▪ Kapnographie verwenden
▪ Thoraxkompression ohne Unterbrechung
  wenn Atemweg gesichert
▪ Gefäßzugang (intravenös oder intraossär)
▪ Adrenalin alle 3–5 Minuten
▪ Amiodaron nach dem 3. Schock

reversible Ursachen behandeln

Hypoxie	Herzbeuteltamponade
Hypovolämie	Intoxikation
Hypo-/Hyperkaliämie/metabolisch	Thrombose (kardial oder pulmonal)
Hypo-/Hyperthermie	Spannungspneumothorax

Erwägen
▪ Ultraschall Untersuchung
▪ Verwendung von mechanischen Reanimationsgeräten
  für Transports oder weitere Behandlung
▪ Coronarangiographie und Perkutane Coronar Intervention (PCI)
▪ extrakorporale CPR

◻ **Abb. 34.7** Erweiterte Maßnahmen (© German Resuscitation Council (GRC) und Austrian Resuscitation Council (ARC) 2015)

34

Reanimation zu lange unterbrochen werden muss. Außerdem kann in dieser Situation nicht – wie gefordert – ausreichend steril genug gearbeitet werden. Kann der venöse Zugang nicht gelegt werden, so ist der intraossäre Zugang vor allem bei Kindern eine mögliche Alternative. Eine endotracheale Applikation wird nicht mehr empfohlen.

▪ **Adrenalin**

Durch die Gabe von Adrenalin wird der periphere Widerstand erhöht und damit die koronare Perfusion verbessert. Dieses wiederum erhöht die Frequenz des Kammerflimmerns, wodurch die Wahrscheinlichkeit einer erfolgreichen Defibrillation erhöht wird. Die Dosierung von Adrenalin unter der Reanimation ist 1 mg alle drei bis fünf Minuten.

Mit den Adrenalingaben wird beim nicht-defibrillierbaren Kreislaufstillstand begonnen, sobald der venöse Zugang liegt, beim defibrillierbaren nach der dritten erfolglosen Defibrillation. Sie wird so lange fortgesetzt, bis ein suffizienter Spontankreislauf wiederhergestellt ist.

- **Amiodaron**

Wenn das Kammerflimmern oder die pulslose ventrikuläre Tachykardie nach der dritten erfolglosen Defibrillation weiter persistiert, kann versucht werden, den Rhythmus mit 300 mg Amiodaron zu stabilisieren. Ist die Defibrillation auch danach erfolglos, so können 150 mg Amiodaron nachinjiziert werden. Alternativ kann Lidocain gegeben werden, wenn Amiodaron nicht zur Verfügung steht. Beide Medikamente sollten jedoch nicht miteinander kombiniert werden.

- **Magnesium**

Routinemäßig wird Magnesium beim Kreislaufstillstand nicht gegeben. Lediglich bei einer Torsade-de-pointes-Tachykardie sind 2 g entsprechend 8 mmol Magnesium indiziert.

- **Bikarbonat**

Auch die Gabe von Bikarbonat ist in der Regel beim Kreislaufstillstand nicht indiziert. Lediglich zur Senkung einer Hyperkaliämie, bei einer Intoxikation mit trizyklischen Antidepressiva oder innerklinisch unter engmaschiger Überwachung des Säure-Base-Haushalts kann es im Rahmen einer Reanimation gegeben werden.

- **Thrombolytische Therapie**

Wird eine Lungenembolie als höchstwahrscheinliche Ursache eines Kreislaufstillstandes vermutet, so ist eine Thrombolyse indiziert. Die Reanimation muss dann aber über 60 bis 90 Minuten fortgeführt werden, um eine ausreichende Wirkung der Thrombolytika zu gewährleisten. Eine akute Myokardischämie, die häufig auf einer Thrombose beruht, ist keine Indikation zur Gabe von Thrombolytika unter der Reanimation.

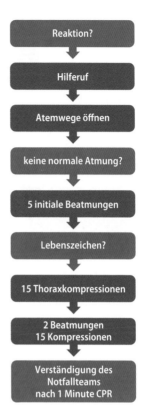

◘ **Abb. 34.8** Basismaßnahmen bei Kindern (© German Resuscitation Council (GRC) und Austrian Resuscitation Council (ARC) 2015)

34.3.3 Reanimation im Kindesalter (◘ Abb. 34.8, ◘ Abb. 34.9)

Bei Kindern liegt im Gegensatz zu Erwachsenen nur sehr selten ein defibrillierbarer Rhythmus vor. Die Asystolie ist der häufigste initiale Rhythmus, gefolgt von Bradykardie bzw. pulsloser elektrischer Aktivität. Im Gegensatz zu Erwachsenen erfolgen bei Kindern 5 initiale Beatmungen. Liegen danach weiterhin keine Lebenszeichen vor, wird mit der Thoraxkompression mit einer Frequenz von 100–120/min begonnen. Der Druckpunkt liegt im Bereich der unteren Sternumhälfte, die Drucktiefe beträgt mindestens ein Drittel des Thoraxdurchmessers. Das Verhältnis von Thoraxkompression zu Beatmung beträgt 15:2. Bei nicht defibrillierbarem Rhythmus erfolgt alle 3–5 Minuten die Gabe von

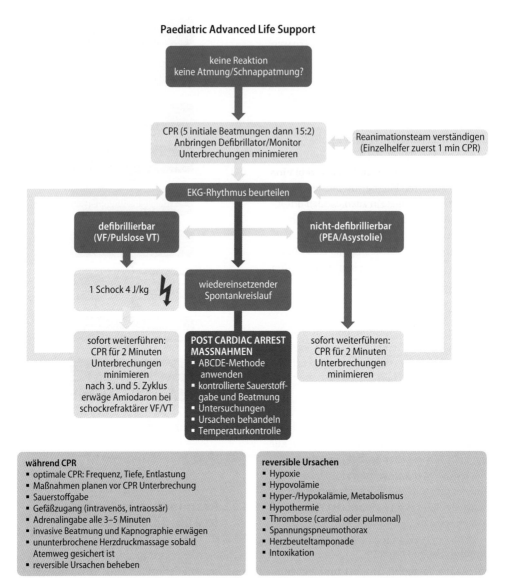

Paediatric Advanced Life Support

keine Reaktion
keine Atmung/Schnappatmung?

CPR (5 initiale Beatmungen dann 15:2)
Anbringen Defibrillator/Monitor
Unterbrechungen minimieren

Reanimationsteam verständigen
(Einzelhelfer zuerst 1 min CPR)

EKG-Rhythmus beurteilen

defibrillierbar
(VF/Pulslose VT)

nicht-defibrillierbar
(PEA/Asystolie)

1 Schock 4 J/kg

wiedereinsetzender
Spontankreislauf

sofort weiterführen:
CPR für 2 Minuten
Unterbrechungen
minimieren
nach 3. und 5. Zyklus
erwäge Amiodaron bei
schockrefraktärer VF/VT

**POST CARDIAC ARREST
MASSNAHMEN**
- ABCDE-Methode
  anwenden
- kontrollierte Sauerstoff-
  gabe und Beatmung
- Untersuchungen
- Ursachen behandeln
- Temperaturkontrolle

sofort weiterführen:
CPR für 2 Minuten
Unterbrechungen
minimieren

während CPR
- optimale CPR: Frequenz, Tiefe, Entlastung
- Maßnahmen planen vor CPR Unterbrechung
- Sauerstoffgabe
- Gefäßzugang (intravenös, intraossär)
- Adrenalingabe alle 3–5 Minuten
- invasive Beatmung und Kapnographie erwägen
- ununterbrochene Herzdruckmassage sobald
  Atemweg gesichert ist
- reversible Ursachen beheben

reversible Ursachen
- Hypoxie
- Hypovolämie
- Hyper-/Hypokalämie, Metabolismus
- Hypothermie
- Thrombose (cardial oder pulmonal)
- Spannungspneumothorax
- Herzbeuteltamponade
- Intoxikation

34

◨ **Abb. 34.9** Paediatric Advanced Life Support (© German Resuscitation Council (GRC) und Austrian Resuscitation Council
(ARC) 2015)

Adrenalin (10 µg/kg). Bei defibrillierbaren Rhythmen wird mit 4 J/kg defibrilliert. Nach 2 erfolglosen Defibrillationen erfolgt alle 3–5 Minuten die Gabe von Adrenalin (10 µg/kg). Amiodaron wird ebenfalls nach der 3. erfolglosen Defibrillation appliziert (5 mg/kg).

34.3.4 Postreanimationsphase

Die Widerherstellung einer spontanen Zirkulation stellt nur den ersten Teil einer erfolgreichen Therapie des Patients mit Herz-Kreislauf-Stillstand dar. Nach erfolgter Wiederbelebung steht die Behandlung des sogenannten »Post-Reanimations-Syndroms« im Vordergrund. Dieser Begriff umfasst die durch Ischämie und Reperfusion entstandenen Dysfunktionen (vor allem zerebral und myokardial) sowie die meist weiterbestehende und behandlungsbedürftige Ursache des Kreislaufstillstands.

Behandlung des Post-Reanimations-Syndroms:
- Vermeiden einer Hyperoxie, Sauerstoffsättigung 94-96%
- Frühzeitige Kühlung, milde Hypothermie (32–34°C), striktes Vermeiden bzw. Behandlung einer Hyperthermie!
- Alternativ bzw. bei Kontraindikationen für eine Hypothermie soll eine Zieltemperatur von 36 °C angestrebt werden!
- Behandlung einer kardiozirkulatorischen Dysfunktion
- Blutzucker <180 mg/dl! (beeinflusst das neurologische Outcome)
- Konsequente Behandlung von zerebralen Krampfanfällen
- Bei STEMI sofortiger Transport zur Herzkatheterintervention

Störungen der zerebralen Funktion

Franz-Josef Kretz, Jürgen Schäffer, Tom Terboven

F.-J. Kretz et al., *Anästhesie, Intensivmedizin, Notfallmedizin, Schmerztherapie*,
DOI 10.1007/978-3-662-44771-0_35, © Springer-Verlag Berlin Heidelberg 2016

Dieses Kapitel beschreibt die wesentlichen Störungen der zerebralen Funktion wie etwa den Krampfanfall, den apoplektischen Insult oder das hypo-/hyperglykämische Koma.

35.1 Pathophysiologie

Das Gehirn mit seinen Kompartimenten Hirngewebe, Liquor und Blutgefäßsystem befindet sich innerhalb des Schädels in einem abgeschlossenen Raum, der eine Größenzunahme dieser Kompartimente nur in einem sehr geringen Maß zulässt. Eine Volumenzunahme des Gehirns provoziert daher nach kurzer Zeit einen Anstieg des intrakraniellen Drucks (ICP) mit darauffolgender Bewusstlosigkeit, Krämpfen und Lähmung des Atem- und Kreislaufzentrums. Dabei kommt es zu einem Einklemmen der Hirnnerven zwischen der Hirnmasse und der knöchernen Schädelbasis, was sich als zunächst einseitige Parese des N. oculomotorius (einseitig weite Pupille), dann als beidseitige bemerkbar macht. Bei weiterer Druckzunahme wird der Hirnstamm mit dem Atem- und Herzkreislaufzentrum in das Foramen magnum eingeklemmt, eine Bradypnoe bis zur Apnoe und eine Bradykardie resultieren daraus. Übersteigt der intrakranielle Druck den arteriellen Mitteldruck, so kommt es zur zerebralen Durchblutungsstörung.

Ursachen für eine intrakranielle Volumenzunahme können Blutungen, Hirntumore, Hydrozephalus oder ein Hirnödem sein. Zerebrale Funktionsstörungen (Bewusstlosigkeit) können auch im Rahmen metabolischer Veränderungen (endokrine Erkrankungen, Elektrolytverschiebungen) und Vergiftungen auftreten.

35.2 Symptomatik

35.2.1 Bewusstsein

Eine genaue Abschätzung des Ausmaßes einer Bewusstseinsstörung ist mit der Glasgow-Komaskala (▶ Abschn. 24.1) möglich. Für die außerklinische Beurteilung ist jedoch folgende Abschätzung ausreichend:

- bewusstseinsklar,
- somnolent, erweckbar,
- bewusstlos mit Schutzreflexen,
- bewusstlos ohne Schutzreflexe.

35.2.2 Pupillenreaktion

- **Einseitig weite Pupille**

Funktionsstörung des N. oculomotorius als Ausdruck einer intrakraniellen Drucksteigerung (▶ Abschn. 24.1, Pathophysiologie) und höchstes Alarmzeichen einer drohenden Einklemmungssymptomatik.

- **Beidseitig weite Pupillen ohne Lichtreaktion**

Okulomotoriusparese beider Seiten durch schwere zerebrale Hypoxie, Einklemmung oder zerebralen Kreislaufstillstand, Verdacht auf Hirntod.

Neben der Beurteilung der Bewusstseinslage und des Pupillenstatus gehört auch eine orientierende neurologische Untersuchung mit schrift-

Praktisches Vorgehen bei zerebralem Krampfanfall
- Schutz des Patienten vor Verletzungen
- 1-2 mg Lorazepam i.v., alternativ 3-5 mg Midazolam i.v.
- Bei anhaltenden Krampanfällen Einleiten einer Narkose mit Thiopental (Trapanal) 5 mg/kg KG fraktioniert i.v. und endotracheale Intubation
- Sauerstoffinsufflation
- die präklinische Verwendung von Antiepileptika (z. B. Phenytoin) stellt keine Standardmaßnahme dar und bleibt mit der Substanz vertrauten Anwendern vorbehalten

---

licher Dokumentation auf dem Einsatzprotokoll zur Versorgung des neurologisch/neurochirurgisch erkrankten Patienten, zumal wenn die Symptomatik durch eine Analgosedierung oder Narkoseeinleitung im Anschluss verschleiert wird. Dieser Ausgangsstatus ist häufig Grundlage für die weitere klinische Behandlung.

Eine **Hemiparese** deutet auf eine einseitige Herdsymptomatik (Apoplex) hin. Eine **Querschnittssymptomatik** ist ein Hinweis auf eine Rückenmarksverletzung (▶ Kap. 24).

35.2.3 Weitere Differenzierung

Bei jedem Koma sollte eine Blutzuckerbestimmung mittels Teststreifen durchgeführt werden, um eine diabetische Stoffwechselstörung auszuschließen, die schon präklinisch eine spezifische Therapie etwa durch Injektion von Glukose bei einer Hypoglykämie erfordert.

❯ **Bei Bewusstlosigkeit Blutzucker immer schon präklinisch bestimmen, um eine Hypoglykämie als Ursache auszuschließen.**

35.3 Therapie

Vor jeder spezifischen Behandlung steht die Sicherung der Vitalfunktionen Atmung und Kreislauf, um eine ausreichende Oxygenierung des Gehirns sicherzustellen.

❯ **Dabei gilt der Grundsatz: Jeder bewusstlose Patient wird intubiert und beatmet (sicherer Aspirationsschutz, Sicherung des Gasaustausches).**

35.4 Spezielle zerebrale Notfälle

35.4.1 Zerebraler Krampfanfall

- **Pathophysiologie**
Unregelmäßige elektrische Entladungen des Gehirns führen beim Grand-Mal-Anfall zu Bewusstlosigkeit und unkontrollierten tonisch-klonischen Bewegungen.

- **Therapie**
Eine Hypoglykämie als Auslöser des Krampfanfalls ist in jedem Falle auszuschließen. Des Weiteren sollte bei bislang nicht bekannter Epilepsie auf Zeichen einer intrakraniellen Blutung bzw. Hirndruckzeichen geachtet werden.

35.4.2 Apoplektischer Insult

- **Pathophysiologie**
Ursache eines apoplektischen Insults können eine intrazerebrale Blutung, eine subarachnoidale Blutung oder ein Hirninfarkt (~85%) sein. Alle drei Ursachen lassen sich präklinisch nicht, sondern erst durch eine computertomographische Untersuchung feststellen. Häufig ist eine hypertensive Krise die Ursache der Blutung. Ein flüchtiger neurologischer Ausfall ist meist ein Ausdruck einer vorübergehenden zerebralen Minderdurchblutung und wird als **transitorische ischämische Attacke (TIA)** bezeichnet.

- **Symptomatik**
Eine Hemiparese, alle Grade der Bewusstseinsstörung, aber auch isolierte Sprachstörungen können auftreten.

35

Praktisches Vorgehen bei apoplektischem Insult
- Sauerstoffinsufflation, i.v.-Zugang;
- Bei Bewusstlosigkeit: Intubation und Beatmung in Abwägung der Gesamtsituation (Prognose, Intensivtherapiemöglichkeit);
- Bei erhöhtem Blutdruck zurückhaltende Senkung mit Urapidil;
- Therapie einer Hyperthermie mittels Kühlung und Gabe antipyretischer Substanzen;
- Die Wirkung einer therapeutischen Hypothermie beim ischämischen Apoplex ist Gegenstand aktueller Untersuchung und kann momentan noch nicht empfohlen werden.

Praktisches Vorgehen bei hypo- und hyperglykämischem Koma
1. Hypoglykämie
   - Bei Krampfanfällen Schutz des Patienten vor Verletzungen
   - 5-10 g Glukose i.v., bei Bedarf repetitiv
   - Sauerstoffinsufflation
2. Hyperglykämie
   - Lagerung in stabiler Seitenlage mit Sauerstoffinsufflation oder Intubation und Beatmung
   - großzügige Gabe kristalloider Vollelektrolytlösungen
   - Insulintherapie erst nach Klinikaufnahme, hier auch Ausgleich der Störungen des Säure-Basen- und Wasser-Elektrolyt-Haushaltes nach Laborbefunden

■ **Therapie**

Die Therapie bleibt wie beim Schädelhirntrauma auf die Stabilisierung der Vitalfunktionen Atmung und Kreislauf beschränkt. Eine hypertensive Krise sollte zurückhaltend behandelt werden (systolischen Blutdruck nicht unter 180 mmHG bzw. 20–25% des Ausgangswerts senken). Wichtigste therapeutische Maßnahme bei akutem Apoplex (Symptombeginn <4,5 h) ist der sofortige Transport in eine Klinik mit einer Stroke-Unit.

35.4.3 Hypo- und hyperglykämisches Koma

■ **Pathophysiologie**

Sowohl hypo- als auch hyperglykämische Stoffwechselstörungen führen zu Störungen des Bewusstseins. Beim hypoglykämischen Koma ist ein Mangel an Substrat für den zerebralen Stoffwechsel, beim hyperglykämischen eine Störung der Osmolarität die Ursache.

■ **Symptomatik**

Die **Hypoglykämie** tritt plötzlich auf, sie geht mit Schwitzen und Unruhe des Patienten bis zu generalisierten Krampfanfällen einher. Der Blutzucker ist meist unter 50 mg/dl.

Ein **hyperglykämisches Koma (Coma diabeticum)** entwickelt sich langsam. Die Patienten sind durstig, appetitlos, haben eine trockene Haut und sind adynam bis zur Bewusstlosigkeit. Zu unterscheiden sind das ketoazidotische Koma (Typ-I-Diabetiker) mit meist etwas niedrigeren BZ-Werten (300–400 mg/dl) vom hyperosmolaren Koma mit BZ-Werten meist über 600 mg/dl. Die Atmung ist tief im Sinne einer Hyperventilation (Kussmaul-Atmung) zur Kompensation einer Azidose.

Geburtshilfliche Notfälle

Franz-Josef Kretz, Jürgen Schäffer, Tom Terboven

F.-J. Kretz et al., *Anästhesie, Intensivmedizin, Notfallmedizin, Schmerztherapie*,
DOI 10.1007/978-3-662-44771-0_36, © Springer-Verlag Berlin Heidelberg 2016

Dieses Kapitel beschäftigt sich mit den wesentlichen Komplikationen in der Schwangerschaft und während der Geburt.

36.1 Komplikationen in der Schwangerschaft

Bei allen Unfällen oder akuten Erkrankungen während der Schwangerschaft hat, wenn keine vitale Bedrohung der Mutter besteht, die geburtshilfliche Abklärung Vorrang.

- **Vena-cava-Kompressionssyndrom**
- **Pathophysiologie**

Im letzten Drittel der Schwangerschaft kommt es durch den vergrößerten Uterus häufig zu einer Kompression der V. cava inferior und konsekutiv zu einem verminderten venösen Rückstrom zum Herzen. Frauen im dritten Trimenon sollten aus diesem Grund zum Transport immer auf der linken Seite gelagert werden.

- **Symptomatik**
- Schwindel, Schwächegefühl, Übelkeit
- Blässe, Kaltschweißigkeit
- Synkope

- **Therapie**
- Linksseitenlage
- ggf. venöser Zugang und Gabe kristalloider Infusionslösung
- immer Vorstellung der Patientin in einer geburtshilflichen Abteilung

- **Schwangerschaftsinduzierter Hypertonus (SIH)/Prä-/Eklampsie**
- **Pathophysiologie und Symptomatik**

Der SIH ist definiert als ein erhöhter Blutdruck (>140/90 mmHg) nach der 20. SSW. Als ursächlich wird eine unzureichende Durchblutung des Trophoblasten angenommen, die über verschiedene Mediatoren zu einer endothelialen Dysfunktion und einem erhöhten Blutdruck führt. Tritt eine Proteinurie hinzu, bezeichnet man das Krankheitsbild als Präeklampsie. Das Vollbild einer Eklampsie ist durch das Auftreten eines generalisierten Krampfanfalls gekennzeichnet. Vorboten und damit wichtige Warnsymptome sind häufig Kopfschmerzen, Sehstörungen, Ohrgeräusche, eine gesteigerte Licht- und Lärmempfindlichkeit sowie Unruhe.

- **Therapie**
- bei Prä-Eklampsie Gabe von 1–2 g Magnesium über 10 min
- Senkung des Blutdrucks bei exzessiv erhöhten Werten mit Urapidil (nicht unter 150 mmHg)
- Schonender Transport
- Bei Krampfanfall Midazolam 2–5 mg i.v.

36.2 Geburt

Eine Geburt ist in der Regel kein Notfall, sondern ein natürliches Geschehen. Meist sind die Frauen gut vorbereitet und wissen, was zu tun ist. Bei einem in der Regel geburtshilflich unerfahrenem Notarzt sollte primär die Entbindung in der Klinik angestrebt werden. Indikationen für Tokolyse (Fenoterol i.v.) ergeben sich in der Regel aber nur bei drohender Frühgeburt oder einem erheblichen Komplikationsrisiko bei einer Geburt auf natürlichem Wege (z. B. Beckenendlage, Querlage, Nabelschnurvorfall, Plazenta praevia, etc). Nach Durchtritt des kindlichen Kopfs in die Scheide sollte nach Möglichkeit eine Geburt vor Ort angestrebt werden.

- **Vorgehen**
  - Sterile Unterlage, sterile Handschuhe
  - Geburtsraum vorheizen
  - Pressen lassen, wenn der Kopf auf dem Beckenboden steht, in der Wehenpause und auch während der Wehen zum Durchatmen auffordern
  - Ggf. Dammschutz mit sterilem Tuch, kein Dammschnitt

Zur Erstversorgung des Neugeborenen ▸ Abschn. 13.6.7

36.3   Geburtskomplikationen

- **Nabelschnurvorfall**

Nach Blasensprung Vorfall der Nabelschnur, die zwischen dem tiefer tretenden Kopf und dem Beckenring eingeklemmt und abgedrückt werden kann. Hierdurch droht eine Unterversorgung des Kindes.

- ■ **Therapie**
  - Sauerstoffgabe
  - Flachlagerung mit Beckenhochlagerung
  - Zügiger Transport und Voranmeldung in der Klinik
  - Ggf. Tokolyse
  - Ggf. vorsichtiges vaginales Zurückdrücken des Kindskopfes

- **Vorzeitige Plazentalösung**
- ■ **Pathophysiologie**

Durch eine vorzeitige Ablösung der Plazenta von der Uteruswand kommt es zu einer arteriellen Blutung mit Unterversorgung des Kindes und ggf. hämorrhagischem Schock der Mutter.

- ■ **Symptomatik**

Plötzlich auftretende schmerzhafte Dauerkontraktion des bretthaften Uterus. Eine Blutung nach außen muss nicht zwingend auftreten.

- ■ **Therapie**
  - Zügiger Transport, eine vitale Bedrohung des Kindes ist immer anzunehmen
  - Großlumiger i.v.-Zugang, Schocktherapie

🛈 **Tokolyse ist kontraindiziert!**

- **Placenta/Vasa praevia**
- ■ **Pathophysiologie**

Durch einen tiefen, den Muttermund teilweise oder vollständig bedeckenden Sitz der Plazenta oder der Nabelschnurgefäße kommt es beim Tiefertreten des Kindes zu einer Verletzung dieser mit starken Blutungen.

- ■ **Symptomatik**
  - Schmerzlose Blutung im letzten Schwangerschaftsdrittel
  - Weiches Abdomen, weicher Uterus
  - Ggf. hämorrhagischer Schock der Mutter

- ■ **Therapie**
  - Großlumiger i.v.-Zugang, Schocktherapie
  - Zügiger Transport mit Voranmeldung

- **Uterusruptur**
- ■ **Pathophysiologie**

90% aller Uterusrupturen treten bei erneuten Schwangerschaften nach vorangegangener Schnittentbindung im Bereich der Uterusnarbe auf.

- ■ **Symptomatik**

Uterusrupturen sind in der Regel sehr schmerzhaft, Narbenrupturen können relativ schmerzarm verlaufen. Meist beklagen die Patientinnen diffuse abdominale Schmerzen mit ggf. Ausstrahlung in die Schulter. Blutungsbedingt kann es zu einem hämorrhagischen Schock kommen.

- ■ **Therapie**
  - Großlumiger i.v.-Zugang, Schocktherapie
  - Zügiger Transport mit Voranmeldung
  - Bei drohender Ruptur Tokolyse

36

Differentialdiagnose der vaginalen Blutung

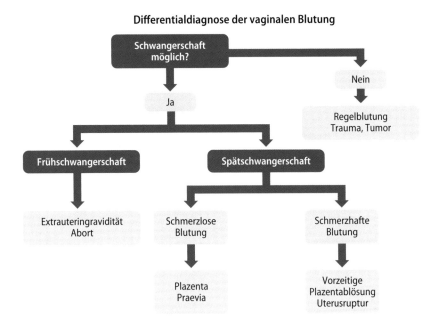

○ **Abb. 36.1** Flussschema

36.4 Vaginale Blutung

Ist eine Schwangerschaft sicher auszuschließen, sind die häufigsten Ursachen vaginaler Blutungen Verletzungen und Karzinome. Auch überstarke Menstruationsblutungen kommen in Betracht. Im Rahmen einer möglichen Frühschwangerschaft gilt jede vaginale Blutung bis zum Beweis des Gegenteils als Blutung im Rahmen einer **extrauterinen Gravidität**. Häufigste Ursache ist jedoch ein **Abort**. Die beiden Entitäten sind präklinisch nur schwer zu unterscheiden.

Bei Blutungen in der Spätschwangerschaft ist meist Eile geboten. Die beiden wichtigsten differentialdiagnostischen Kriterien sind bestehende Schmerzen und der Tonus des Uterus. Eine schmerzlose Blutung bei weichem Uterus spricht für eine Blutung im Rahmen einer Placenta praevia. Diese ist heute jedoch meist durch Vorsorgeuntersuchungen bekannt. Bei schmerzhafter Blutung und hartem Uterus kommen eine vorzeitige Plazentalösung oder eine Uterusruptur in Betracht. Im Rahmen einer (drohenden) Ruptur sind die Schmerzen abhängig von der Wehentätigkeit, bei einer vorzei-

tigen Plazentalösung nicht. Eine Unterscheidung ist bereits präklinisch enorm wichtig, da bei einer vorzeitigen Lösung eine Tokolyse streng kontraindiziert ist.

Pädiatrische Notfälle

Franz-Josef Kretz, Jürgen Schäffer, Tom Terboven

F.-J. Kretz et al., *Anästhesie, Intensivmedizin, Notfallmedizin, Schmerztherapie,*
DOI 10.1007/978-3-662-44771-0_37, © Springer-Verlag Berlin Heidelberg 2016

In diesem Kapitel werden die wichtigsten pädiatrischen Notfälle und die damit verbundenen therapeutischen Schritte dargestellt.

- Epiglottitis
- ■ Pathophysiologie

Durch einen bakteriellen Infekt, meist durch *Hämophilus influenza B*, kommt es zu einer akuten Entzündung und Schwellung der Epiglottis. Durch Impfung gegen *Haemophilus influenzae B* ist die Inzidenz der Erkrankung in den letzten Jahren drastisch rückläufig.

■ ■ Symptomatik

Die Patienten sind in der Regel 2–6 Jahre alt, leiden unter hohem Fieber und machen einen schwer kranken Eindruck. Charakteristisch sind dabei Schluckbeschwerden und ein ausgeprägter Speichelfluss.

■ ■ Therapie

- Ruhige und schonende Behandlung, i.v.-Zugang erst in der Klinik zur Narkoseeinleitung;
- bei Bedarf Sauerstoffvorlage;
- sitzender Transport im Beisein einer Bezugsperson;
- Intubation nur im absoluten Notfall, Maskenbeatmung ist fast immer möglich;
- in der Klinik antibiotische Therapie.

- Krupp-Syndrom
- ■ Pathophysiologie

Ursächlich ist meist ein viraler Infekt der oberen Atemwege, der durch die einhergehende Schwellung der Schleimhaut eine Erhöhung des Atemwegswiderstands mit sich bringt.

■ ■ Symptomatik

Meist nächtlicher, plötzlicher Beginn mit bellendem Husten und inspiratorischen Stridor.

■ ■ Therapie

- Ruhiges, sicheres Auftreten,
- kühle, feuchte Luft,
- Kortison rektal,
- Inhalation mit Adrenalin (1–2 mg),
- Intubation fast nie notwendig.

Die wesentlichen Unterscheidungskriterien zeigt ◻ Tab. 37.1.

◻ **Tab. 37.1** Unterscheidungsmerkmale zwischen Krupp-Syndrom und Epiglottitis

	Krupp-Syndrom	Epiglottitis
Ursache	Viren	Bakterien
Typisches Alter	0,5–3 Jahre	3–6 Jahre
Beginn/ Verlauf	Beginn oft akut, dann selten weitere Verschlechterung	Progredient
Allgemeinzustand	Befriedigend	Schwer krank!!!
Speichelfluss	Normal	Verstärkt
Stimme	Heiser	Kloßig
Husten	Trocken, bellend	Keiner
Schluckbeschwerden	Keine	Stark
Fieber	Meist mäßig	Hoch, schneller Anstieg

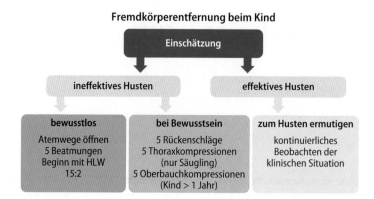

Fremdkörperentfernung beim Kind

Einschätzung

ineffektives Husten → effektives Husten

bewusstlos	bei Bewusstsein	zum Husten ermutigen
Atemwege öffnen 5 Beatmungen Beginn mit HLW 15:2	5 Rückenschläge 5 Thoraxkompressionen (nur Säugling) 5 Oberbauchkompressionen (Kind > 1 Jahr)	kontinuierliches Beobachten der klinischen Situation

☐ **Abb. 37.1** Algorithmus (© German Resuscitation Council (GRC) und Austrian Resuscitation Council (ARC) 2015)

■ **Aspiration/Bolusgeschehen**

■ ■ **Pathophysiologie**

Säuglinge und Kleinkinder aspirieren meist Nahrungsbestandteile (häufig Nüsse) oder andere feste Gegenstände (Spielzeug). Besonders gefürchtet ist die Aspiration von Baby-Puder, die ohne Therapie nach symptomfreiem Intervall von 1–2 Tagen oft zu einem schweren ARDS führt.

■ ■ **Symptomatik**

Je nach Größe des aspirierten Fremdkörpers kommt es zu einer Atemwegsverlegung unterschiedlichen Ausmaßes. Von nahezu fehlender Beeinträchtigung bis zur kompletten Verlegung des Atemwegs ist alles möglich. Gegebenenfalls ist ein einseitig abgeschwächtes oder aufgehobenes Atemgeräusch auskultierbar.

■ ■ **Therapie (☐ Abb. 37.1)**

■ **Fieberkrampf**

■ ■ **Pathophysiologie**

Im Kleinkindalter kann es durch eine im Rahmen von Infekten erniedrigte Krampfschwelle vor allem in der Phase des Fieberanstiegs zu generalisierten Krampfanfällen kommen.

■ ■ **Symptomatik**

Typischerweise treten Fieberkrämpfe im Alter von 0,5–6 Jahren auf, sind selbstlimitierend und von kurzer Dauer (meist <2 Minuten). In der Regel beginnen sie analog zu generalisierten Anfällen im Erwachsenenalter mit einer tonischen, gefolgt von einer klonischen Phase.

■ ■ **Therapie**

Üblicherweise ist nach spontanem Sistieren des Anfalls keine weitere Intervention notwendig, eine Vorstellung in einer Kinderklinik sollte jedoch immer erfolgen. Bei persistierenden Anfällen kann die Therapie wahlweise intravenös oder nasal erfolgen.
- Midazolam 0,1 mg/kg i.v. oder 0,2 mg/kg nasal,
- alternativ Lorazepam 0,1 mg/kg i.v.,
- bei weiter persistierenden Anfällen Narkoseeinleitung mit Thiopental 5–8 mg/kg i.v.,
- bei begründetem Verdacht Bestimmung des Blutzuckers.

■ **Sudden Infant Death Syndrome (SIDS)**

■ ■ **Pathophysiologie**

Unter einem SIDS versteht man einen durch eine Störung der Atemregulation hypoxisch bedingten Kreislaufstillstand im Säuglingsalter. Risikofaktoren sind unter anderem Bauchlage im Schlaf, Nicht-Stillen, Passivrauchen, Überwärmung und niedriger sozioökonomischer Status. Typisches Alter ist der 2.–4. Lebensmonat.

❯ Die Empfehlung, Kinder auf dem Rücken schlafen zu legen, hat zu einer drastischen Senkung des SIDS geführt.

■ ■ **Therapie**

Die Reanimationsmaßnahmen erfolgen nach den in Kapitel 34 dargestellten Leitlinien.

37

Akutes Abdomen

Franz-Josef Kretz, Jürgen Schäffer, Tom Terboven

F.-J. Kretz et al., *Anästhesie, Intensivmedizin, Notfallmedizin, Schmerztherapie*,
DOI 10.1007/978-3-662-44771-0_38, © Springer-Verlag Berlin Heidelberg 2016

Was zeichnet das akute Abdomen aus? Welche Pathologien könne sich dahinter verbergen und wie sehen erste therapeutische Schritte aus? Das Kapitel gibt Antworten auf diese Fragen.

■ **Pathophysiologie**

Unter dem Begriff »Akutes Abdomen« werden plötzlich auftretende, potenziell vital bedrohliche Beschwerden durch Erkrankungen der Bauchorgane zusammengefasst. Die Ursachen sind vielfältig und reichen von Infektionen über Blutungen bis hin zu akuten Ischämien. Bei Frauen sollten immer auch gynäkologische Erkrankungen in Betracht gezogen werden.

■ **Symptomatik**

Leitsymptom ist in der Regel der akute Bauchschmerz, dessen Lokalisation und Charakter hilfreich bei der Differentialdiagnose sind (◻ Tab. 38.1). Bei entzündlichen Prozessen steht häufig die begleitende septische Reaktion im Vordergrund.

■ **Therapie**

Die präklinische Therapie erfolgt in der Regel relativ einheitlich und zielt auf die Sicherung der Vitalfunktionen und eine ausreichende Analgesie. Bei kolikartigen Beschwerden sollten Opioide aufgrund möglicher Sphinkterspasmen zurückhaltend eingesetzt werden. Patienten mit einem septischen Erscheinungsbild bedürfen einer ausreichenden Flüssigkeitstherapie mit kristalloiden Lösungen und ggf. einer Katecholamintherapie.

◻ **Tab. 38.1** Differentialdiagnosen Akutes Abdomen

Rechter Oberbauch:	**Linker Oberbauch:**
Cholezystitis	Ulcus ventriculi/duodeni
Ulcus duodeni	Milzruptur
Rechter Unterbauch:	**Linker Unterbauch:**
Appendizitis (außer bei atypischer Apendixlage)	Darmperforation
Darmperforation	Sigmadivertikulitis
Stielgedrehte Ovarialzyste	Stielgedrehte Ovarialzyste
Adnexitis	Adnexitis
Extrauteringravidität	Extrauteringravidität
Harnleiterstein	Harnleiterstein
Gesamtes Abdomen:	
Pankreatitis	
Mesenterialinfarkt	
Ileus	
Aortendissektion	

Traumatologie

Franz-Josef Kretz, Jürgen Schäffer, Tom Terboven

F.-J. Kretz et al., *Anästhesie, Intensivmedizin, Notfallmedizin, Schmerztherapie*,
DOI 10.1007/978-3-662-44771-0_39, © Springer-Verlag Berlin Heidelberg 2016

Dieses Kapitel befasst sich mit den häufigsten Traumaformen, wie etwa dem Schädelhirntrauma, dem Thoraxtrauma, dem Abdominaltrauma und der Beckenfraktur.

39.1 Schädelhirntrauma

- **Pathophysiologie**

Durch die Einwirkung von Kraft im Rahmen eines Unfalls auf das Gehirn kann es zu verschiedenen intrakraniellen Traumafolgen kommen:

- Commotio cerebri
- Epi- oder subdurales Hämatom
- Traumatische Subarachnoidalblutung
- Contusio cerebri
- Diffuser axonaler Schaden

Zur näheren Beschreibungen der verschiedenen Pathologien siehe auch Kapitel »Neurochirurgische Intensivmedizin« (► Kap. 24).

- **Symptomatik**

Die Bewusstseinsstörung entwickelt sich abhängig von den pathophysiologischen Ursachen unterschiedlich schnell. So müssen auch kurzfristig bewusstlose Patienten zum Ausschluss einer intrakraniellen Blutung computertomographisch untersucht oder einen Tag stationär beobachtet werden.

- **Therapie**

Absolute Priorität am Unfallort hat die Erkennung und sofortige Behebung aller Zustände die mit einem systolischen Blutdruck <90 mmHg und einer Sauerstoffsättigung unter 90% einhergehen. Anzustreben ist eine Normotonie, Normoxie und Normokapnie. Beim bewusstseinsgetrübten Patienten gilt ein GCS<8 im Allgemeinen als Indikation zur Intubation. Eine Osmotherapie oder Hyperventilation sind nur bei manifesten Einklemmungszeichen indiziert, eine Senkung der Mortalität hierdurch ist nicht belegt. Die Gabe von Barbituraten kann über eine Reduktion des Metabolismus den

---

Praktisches Vorgehen

Praktisches Vorgehen bei Schädelhirntrauma

- Lagerung mit 30° erhöhtem Oberkörper, Kopf in Mittelstellung, Kopftieflagerung nur bei gleichzeitig bestehender Schocksymptomatik
- Sauerstoffinsufflation, venöser Zugang
- Intubation beim Bewusstlosen: dazu Narkoseeinleitung vorzugsweise mit Barbituraten, alternativ auch Benzodiazepinen, Propofol oder niedrig dosiertem

Ketamin (bis 1 mg/kg KG). RSI (► Abschn. 9.38) nach Relaxierung mit Rocuronium
- Normoventilation, Hyperventilation nur bei nicht auf andere Weise beherrschbaren Einklemmungszeichen
- Ausgleich von Blutvolumenverlusten
- Fortführung der Narkose mit Analgesie (Opioide oder bei instabilem Kreislauf Ketamin),

Sedierung (Benzodiazepine) und Relaxierung (nicht depolarisierende Muskelrelaxanzien)
- Osmotherapie nur bei Einklemmungszeichen mit Mannitol oder hypertoner Kochsalzlösung

---

Praktisches Vorgehen

Praktisches Vorgehen bei Lungenkontusion
- Sitzend lagern (wenn keine Kontraindikationen bestehen)
- O_2-Insufflation
- Analgesie
- ggf. Volumenersatz
- Bestehen weiter Zeichen des gestörten Gasaustausches: Intubation und Beatmung mit PEEP

Praktisches Vorgehen

Praktisches Vorgehen bei offener Thoraxverletzung
- Wenn ein Fremdkörper im Thorax steckt, soll dieser nicht entfernt werden, sondern erst unter OP-Bedingungen in der Klinik, da beim Zurückziehen große intrathorakale Gefäße verletzt werden können.
- Steril abdecken, kein luftdichter Verband
- Lagerung sitzend oder auf der verletzten Seite
- O_2-Insufflation
- Analgesie
- Bestehen weiter Zeichen des gestörten Gasaustausches: Intubation und Beatmung
- Bei Verdacht auf Perikardtamponade: Punktion

---

intrakraniellen Druck senken. Ein positiver Effekt einer therapeutischen Hypothermie ist beim Schädel-Hirn-Trauma bislang nicht belegt, ist jedoch Gegenstand aktueller Untersuchungen.

39.2 Thoraxtrauma

- **Lungenkontusion**
- - **Pathophysiologie**

Durch stumpfe oder spitze Gewalteinwirkung auf den Brustkorb kommt es zu einer **Lungenkontusion**. Zerreißungen von kleinen Bronchien und Blutgefäßen führen zu interstitiellen und alveolären Einblutungen, die durch Veränderungen von Diffusion, Verteilung und Perfusion zu respiratorischen Störungen führen können.

- - **Symptomatik**

Die Symptomatik der Lungenkontusion entwickelt sich meist erst mit einer **Latenz** nach dem Trauma. Zyanose und mittel- bis grobblasige Rasselgeräusche stehen im Vordergrund. Manchmal haben die Patienten blutigen Auswurf, fast immer ist Blut endotracheal abzusaugen.

- - **Therapie**

Die Therapie erfolgt symptomatisch durch Verbesserung der Ventilation und des Sauerstoffangebotes.

- **Offene Thoraxverletzung**
- - **Pathophysiologie**

Bei einer penetrierenden Verletzung der Thoraxwand dringt Luft in den Interpleuralspalt ein und es kommt zu einem **Pneumothorax** (◘ Abb. 39.1). Bronchusabrisse führen zu schwersten respiratorischen Veränderungen, die auch bei schnellster notärztlicher Therapie häufig nicht erfolgreich behandelt werden können. Blutungen aus größeren Gefäßen führen zum **Hämatothorax** mit Blutvolumenmangelschock oder bei Verletzungen der Herzwand oder der Koronararterien zur Perikardtamponade.

- - **Symptomatik**

Je nach Schwere der Verletzung haben die Patienten Luftnot und Zyanose. Hämatothorax (abgeschwächtes Atemgeräusch) oder Perikardtamponade (gestaute Halsvenen, Blutdruckabfall, Tachykardie) sind präklinisch nur schwer zu erkennen.

- - **Therapie**

Ziel ist es, die Respiration zu verbessern. Eine luftdichte Abdeckung der Wunde ist kontraindiziert, da so die offene in eine geschlossene Thoraxverletzung umgewandelt wird und die Entstehung eines Spannungspneumothorax droht.

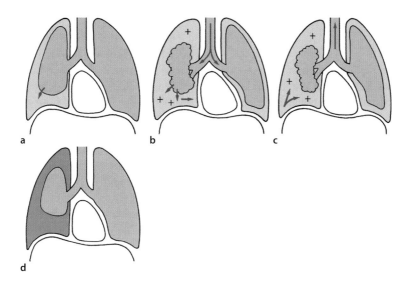

◘ Abb. 39.1a–d Pathologische Anatomie schwerer Thoraxverletzungen. **a** Pneumothorax, **b,c** Spannungspneumothorax (Inspiration und Exspiration), **d** Hämatothorax

Praktisches Vorgehen bei Hämatothorax
- Schocktherapie
- Bei schwerer respiratorischer Insuffizienz: Einlegen einer Drainage in der mittleren Axillarlinie

- **Hämatothorax**
- - **Pathophysiologie**

Eine Blutung aus einem intrathorakalen Gefäß in den Interpleuralspalt kann einen schweren Blutvolumenmangelschock hervorrufen, ohne dass eine Blutung nach außen sichtbar wird.

- - **Symptomatik**

Die typischen Zeichen des Hämatothorax (abgeschwächtes Atemgeräusch und Dämpfung) (◘ Abb. 39.1) sind präklinisch schwierig zu diagnostizieren. Es muss jedoch bei jeder Thoraxverletzung vor allem dann daran gedacht werden, wenn eine Blutvolumenmangelschocksymptomatik besteht und keine Blutungsquelle nach außen erkennbar ist.

❶ Verletzung der Abdominalorgane, nicht kaudal der Mamille punktieren!

39.3 Abdominaltrauma

- **Pathophysiologie**

Prinzipiell unterscheidet man geschlossene, durch Schläge oder Stöße verursachte, von offenen/perforierenden, durch Stich-, Schuss- oder Pfählungsverletzungen verursachte Abdominaltraumen. Bereits in der Akutphase können beide Formen durch Verletzungen von Milz oder Leber und den daraus resultierenden Blutungen vital bedrohlich werden. Im weiteren innerklinischen Verlauf sind meist Infektionen des Bauchraums durch Hohlorganperforationen relevant.

- **Symptomatik**

Relevant sind hier vor allem der Unfallmechanismus sowie Prellmarken und Schmerzen im Bereich des Abdomens. Das Bild eines akuten Abdomens mit Abwehrspannung und ggf. einer Schocksymptomatik stellt immer ein Warnzeichen für ein schweres Abdominaltrauma dar.

■ **Therapie**

Fremdkörper bei perforierenden Traumen werden nach Möglichkeit immer in der Wunde belassen. Es erfolgt die Anlage eines großlumigen venösen Zugangs und die Infusion kristalloider Infusionslösung, ggf. die Therapie eines vorliegenden Schocks. Bei isolierten abdominellen Verletzungen wird eine permissive Hypotonie mit einem systolischen Blutdruck von 90 mmHg angestrebt, um die intraabdominelle Blutung gering zu halten. Da die definitive Therapie immer erst in der Klinik erfolgen kann, kommt dem zügigen Transport in eine Klinik mit viszeral-chirurgischer Versorgungsmöglichkeit größte Bedeutung zu! Mittels der Sonografie ist heutzutage bereits präklinisch der Diagnose freier intraabdomineller Flüssigkeit möglich. Dies kann die Versorgungsabläufe nach entsprechender Voranmeldung in der aufnehmenden Klinik deutlich beschleunigen.

39.4   Beckenfraktur

■ **Pathophysiologie/Symptomatik**

Durch Einwirkung großer Kräfte kann es zu Frakturen des Beckenrings kommen. Vital bedrohlich sind hierbei vor allem diffuse Blutungen aus den im Becken gelegenen Venenplexus. Maßgeblich für die Beurteilung einer möglichen Beckenfraktur sind vor allem der Unfallmechanismus, Schmerzen im Bereich des Beckens und eine eventuell vorliegende Instabilität.

■ **Therapie**

Es erfolgt die Anlage mindestens eines großlumigen Zugangs und die Gabe kristalloider Infusionslösung. Bei Verwendung einer Vakuummatratze kann eine Kompression des instabilen Beckens erfolgen und hiermit ähnlich einer Beckenzwinge die diffuse Blutung reduziert werden.

39.5   Wirbelsäulentrauma

■ **Pathophysiologie/Symptomatik**

Durch Krafteinwirkung auf die Wirbelsäule kommt es zu Frakturen der Wirbelkörper und ggf. zu Schäden des Rückenmarks. Je nach Ausmaß und Lokalisation der Verletzung kann eine inkomplette oder komplette Querschnittsymptomatik bestehen. Unwillkürlicher Harn- oder Stuhlabgang sowie motorische oder sensible Störungen im Bereich der unteren Extremitäten gelten als Warnzeichen. Gegebenenfalls kommt es zum Auftreten eines spinalen Schocks (► Abschn. 33.4.1), bei Verletzungen oberhalb C5 kommt es durch eine Parese des N. Phrenicus zu Atemstörungen. Im Falle eines Traumas der HWS können durch Dissektionen der A. vertebralis oder A. carotis interna zerebrale Funktionsstörungen hinzukommen. Die Dokumentation des initialen Befundes und Änderungen im Verlauf sollte immer erfolgen.

■ **Therapie**
- Achsengerechte Lagerung (Vakuummatratze/ Spineboard),
- Analgesie,
- ggf. Stabilisierung der Vitalfunktionen,
- eine hochdosierte Glukokortikoidgabe wird von einigen Traumazentren bei bestehender Querschnittsymptomatik durchgeführt, kann aber nicht generell empfohlen werden.

39.6   Extremitätenfrakturen

■ **Symptomatik**

Aufgrund ausgeprägter Schmerzzustände bedürfen Frakturen der Extremitäten zur Lagerung und zum Transport häufig einer Analgosedierung. Bei Störungen von Durchblutung, Motorik oder Sensibilität ist bei dislozierten Frakturen oder Luxationen gegebenenfalls schon präklinisch eine Reposition notwendig. Eine Dokumentation der Störungen vor Reposition sollte immer erfolgen.

■ **Therapie**
- Schienung, ggf. achsengerechte Lagerung,
- bei offenen Verletzungen steriles Abdecken der Wundflächen,

- Analgosedierung mit 0,25–0,5 mg/kg S-Ketamin und Midazolam 0,05 mg/kg oder Fentanyl 0,1–0,2 mg plus ein Antiemetikum,
- ggf. Reposition.

39.7 Polytrauma

Unter einem Polytrauma versteht man gleichzeitig entstandene Verletzungen verschiedener Körperregionen, von denen mindestens eine oder ihre Gesamtheit lebensbedrohlich ist. Der Unfallmechanismus gibt auch hier wertvolle Hinweise auf mögliche Verletzungen des Patienten (◻ Tab. 39.1) Im Zweifel werden die Patienten bis zum Beweis des Gegenteils als polytraumatisiert angesehen und behandelt.

- **Therapie**

Initial erfolgt eine Evaluation von Atemweg, Atmung und Kreislauf. Eventuell vorliegende, vital bedrohliche Störungen werden vor Durchführung aller anderer Maßnahmen therapiert. Im Anschluss erfolgt die Immobilisation der Halswirbelsäule und, falls noch nicht erfolgt, eine großzügige Sauerstoffgabe und die Anlage eines venösen Zugangs. Die jeweils vorliegenden Verletzungen werden entsprechend dem in den jeweiligen Kapiteln vorgestellten Vorgehen behandelt. Insgesamt ist die Indikation zur Intubation im Rahmen eines Polytraumas großzügig zu stellen. Der Vermeidung einer Hypothermie kommt ebenfalls große Bedeutung zu.

Die Zeitvorgaben für die präklinische Behandlung des Schwerverletzten sehen für den Zeitpunkt ab Unfallgeschehen bis zur Übergabe in der Zielklinik 60 Minuten vor. In Anbetracht des Anfahrts- und Transportweges erfordert die Versorgung dementsprechend ein zügiges und zielorientiertes Management. Keinesfalls jedoch sollte der Zeitdruck zu einer insuffizienten Versorgung und dem Unterlassen wichtiger Maßnahmen führen. In der Regel muss der behandelnde Arzt in der präklinischen Situation einen Kompromiss zwischen zügigem Transport in die Klinik und der Versorgung der einzelnen Verletzungen finden.

◻ **Tab. 39.1** Kriterien bei Polytrauma

Bei folgenden zusätzlichen Kriterien sollte das Trauma-Schockraumteam aktiviert werden:

Sturz aus 3 Metern Höhe	
> 3 Metern Höhe	
Verkehrsunfall (VU) mit	Frontalaufprall mit Intrusion von mehr als 50–75 cm
	Einer Geschwindigkeitsveränderung von delta >30 km/h
	Fußgänger-/Zweiradkollision
	Tod eines Insassen
	Ejektion eines Insassen

Kohlenmonoxidvergiftung

Franz-Josef Kretz, Jürgen Schäffer, Tom Terboven

F.-J. Kretz et al., *Anästhesie, Intensivmedizin, Notfallmedizin, Schmerztherapie*, DOI 10.1007/978-3-662-44771-0_40, © Springer-Verlag Berlin Heidelberg 2016

Welche Ätiologie und Pathogenese liegt der Kohlenmonooxidvergiftung zugrunde? Welche Symptome treten auf und welche therapeutischen Maßnahmen sind zu ergreifen? Das Kapitel gibt Antworten auf diese Fragen.

40.1 Ätiologie und Pathogenese

Kohlenmonoxid (CO) ist ein farb- und geruchloses Gas und wird vor allem bei unvollständiger Verbrennung frei. Es wird nach Einatmung ins Blut aufgenommen und bindet sich an das Hämoglobin (CO-Hb), zu dem es eine 325-mal stärkere Affinität hat als Sauerstoff. Ein Anteil von 1–2% CO-Hb beim Gesunden ist normal, beim Raucher kann dieser Anteil auf bis zu 15% ansteigen. Ab 30% CO-Hb treten Vergiftungserscheinungen auf, abhängig davon, wie hoch der Sauerstoffanteil in der Inspirationsluft noch ist. Die Zeichen der CO-Vergiftungen sind Ausdruck einer allgemeinen Hypoxie.

40.2 Symptome

Der Patient hat eine rote Hautfarbe. Müdigkeit, Benommenheit bis zum Koma, ggf. auch Krämpfe kennzeichnen darüber hinaus die Initialphase. Danach bildet sich ein allgemeines Gewebsödem als Folge einer gestörten Kapillarpermeabilität durch die vorausgegangene Hypoxie aus. Diese Ödembildung kann auch nach Ende der CO-Einatmung fortschreiten. In der Spätphase findet man vor allem Zeichen der zerebralen Hypoxie mit Störungen der Merkfähigkeit und manchmal auch mit extrapyramidalen Zeichen. Als kardiologische Komplikation kann ein Myokardinfarkt auftreten.

40.3 Therapie

Sofortige Entfernung der Patienten aus CO-haltiger Luft (auf Selbstschutz achten!) und Insufflation von Sauerstoff. Gegebenenfalls muss mit reinem Sauerstoff beatmet werden, wobei die Indikation zur Intubation und PEEP-Beatmung mit der dazu erforderlichen Sedierung und ggf. auch Relaxierung großzügig zu stellen ist. In schweren Fällen ist auch eine hyperbare Sauerstofftherapie angezeigt. Auch leichte Fälle sollten auf einer Intensivstation überwacht werden, da sich das Ödem auch noch später ausbilden kann.

Schmerztherapie

Physiologie und Pathophysiologie des Schmerzes

Franz-Josef Kretz, Jürgen Schäffer, Tom Terboven

F.-J. Kretz et al., *Anästhesie, Intensivmedizin, Notfallmedizin, Schmerztherapie*,
DOI 10.1007/978-3-662-44771-0_41, © Springer-Verlag Berlin Heidelberg 2016

Dieses Kapitel beschäftigt sich mit den physiologischen und pathophysiologischen Aspekten des Schmerzes sowie der unterschiedlichen Schmerzarten und -ursachen.

Schmerzen sind vermutlich das häufigste Symptom, weswegen sich Patienten in ärztliche Behandlung begeben. Während **akuten Schmerzen** eine durchaus sinnvolle und lebenserhaltende Melde- und Schutzfunktion zukommt, fehlt **chronischen Schmerzen** eine solche Funktion. Chronische Schmerzen (Schmerzen, die länger als ca. 6 Monate bestehen) führen häufig zu psychopathologischen Symptomen wie depressiver Verstimmung, Reizbarkeit, eingeengten Interessen und verminderten sozialen Aktivitäten. Neben den psychologischen Veränderungen finden sich auch physiologische Veränderungen auf Ebene der Rezeptoren und der Signalverarbeitung im ZNS.

41.1 Schmerzleitung

Vor allem in der Haut (90%), aber auch in anderen Geweben liegen **Schmerzrezeptoren** (Nozizeptoren), die Schmerzreize registrieren und an das zentrale Nervensystem weiterleiten (◘ Abb. 41.1). Bei den Schmerzrezeptoren handelt es sich um freie Nervenendigungen. Schmerzreize können sowohl von außen auf den Körper einwirken (mechanische, thermische Reize), als auch durch körpereigene Entzündungsmediatoren (chemische Reize) im Körper selbst entstehen.

Die durch einen Schmerzreiz ausgelöste Impulsaktivität wird über A-delta- und C-Fasern zum Rückenmark geleitet. A-delta-Fasern sind myelinisiert, daher schnellleitend und für den hellen, gut lokalisierbaren, den sogenannten epikritischen Sofortschmerz verantwortlich. Die nichtmyelinisierten, daher langsam leitenden C-Fasern vermitteln dagegen einen dumpfen, schlecht lokalisierbaren Tiefenschmerz. Die schmerzleitenden afferenten Fasern treten über die Hinterwurzeln ins Rückenmark ein und werden in der Substantia gelatinosa des Hinterhornes auf die zweiten Neurone umgeschaltet. Diese kreuzen im jeweiligen Rückenmarksegment auf die Gegenseite und steigen im kontralateralen Vorderseitenstrang (Tractus spinothalamicus) zu den Thalamuskernen auf. Die zweiten Neurone haben auf dem entsprechenden Rückenmarksegment auch Verbindungen zu motorischen und sympathischen Efferenzen, die motorische Fluchtreflexe und sympathische Reflexe auslösen können. Der Vorderseitenstrang gibt auf dem Weg zu den Thalamuskernen Kollateralen zur Formatio reticularis des Hirnstammes und zum **a**ufsteigenden **r**etikulären **a**ktivierenden **S**ystem (ARAS) ab. Dadurch werden bei Schmerzen das Atem- und Kreislaufzentrum und der Wachheitsgrad beeinflusst. Von den Thalamuskernen verlaufen Bahnen zum limbischen System und zum somatosensorischen Kortex. Im limbischen System findet die Wahrnehmung der affektiv-emotionalen Komponente des Schmerzreizes statt. Hier findet eine Modulation des Reizes statt, der dann erst im Kortex bewusst als Schmerz wahrgenommen wird. Ferner wird bei Schmerzen das endokrine System

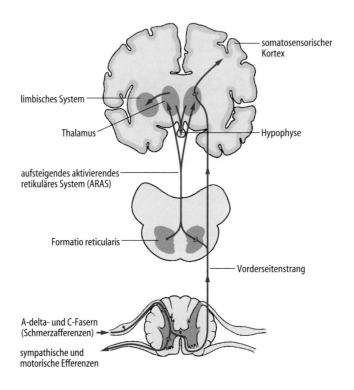

somatosensorischer
Kortex

limbisches System

Thalamus

Hypophyse

aufsteigendes aktivierendes
retikuläres System (ARAS)

Formatio reticularis

Vorderseitenstrang

A-delta- und C-Fasern
(Schmerzafferenzen)

sympathische und
motorische Efferenzen

◻ Abb. 41.1 Schmerzleitungsbahnen und ihre neuronalen Verschaltungen

stimuliert: Aus dem Hypophysenvorderlappen wird zusammen mit ACTH β-Endorphin ins Blut ausgeschüttet.

41.2   Neuronale Verarbeitung von Schmerzimpulsen

Ein eigentliches Schmerzzentrum gibt es im zentralen Nervensystem (ZNS) nicht. Die Schmerzimpulse werden vielmehr auf verschiedenen Ebenen des zentralen Nervensystems modifiziert. Dieses komplexe Wechselspiel einzelner Teilfunktionen des ZNS wird nach Melzack auch als »Neuromatrix des Schmerzes« bezeichnet. Zahlreiche Filter- und Modulationsprozesse bewirken, dass keine eindeutige Beziehung mehr zwischen Reizstärke und empfundener Schmerzintensität bestehen muss. Eine wichtige Rolle bei der Schmerzmodulation spielen **deszendierende** und **segmentale Hemmmechanismen** (◻ Abb. 41.2) sowie **endogene Opioide**.

41.2.1 Deszendierende Hemmmechanismen

Von deszendierenden Hemmmechanismen wird gesprochen, wenn bei Schmerzwahrnehmung vom Gehirn ins Rückenmark absteigende Bahnen aktiviert werden, die den Einstrom weiterer Schmerzimpulse im Sinne einer negativen Rückkopplung hemmen. Als Neurotransmitter wurden in diesen deszendierenden Hemmbahnen vor allem Noradrenalin und Serotonin identifiziert.

41.2.2 Endogene Opioide

Endogene Opioide (Endorphine, Enkephaline, Dynorphine) sind morphinartige Substanzen, die vom Körper selbst produziert werden. Sie werden zumeist aus Nervenendigungen freigesetzt und haben damit eine Neurotransmitter- oder Neuromodulatorfunktion; nur das β-Endorphin wird zu-

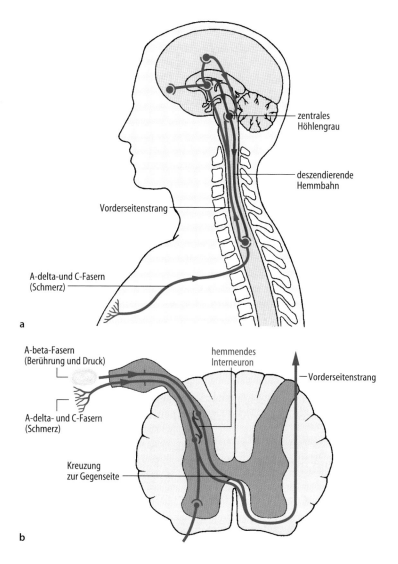

zentrales
Höhlengrau

deszendierende
Hemmbahn

Vorderseitenstrang

A-delta-und C-Fasern
(Schmerz)

a

A-beta-Fasern
(Berührung und Druck)

hemmendes
Interneuron

Vorderseitenstrang

A-delta- und C-Fasern
(Schmerz)

Kreuzung
zur Gegenseite

b

☐ **Abb. 41.2** Deszendierende und segmentale Hemmmechanismen

sammen mit ACTH aus dem Hypophysenvorderlappen ausgeschüttet und hat daher Hormonfunktion. Endogene Opioide dämpfen genauso wie Morphinpräparate die Schmerzwahrnehmung. Die im Rahmen einer Stresssituation auftretende Stressanalgesie (z. B. unbemerkte Verletzung eines Sportlers während eines Wettkampfs) scheint unter anderem mit einer vermehrten Freisetzung endogener Opioide zusammenzuhängen.

Endogene Opioide können aber auch über **segmentale Hemmmechanismen** in die Schmerzver-

arbeitung eingreifen. Impulse aus A-beta-Fasern, die Druck und Berührung vermitteln, können im gleichen Rückenmarksegment hemmende Interneurone aktivieren. Diese hemmenden Interneurone setzen als Neurotransmitter Enkephaline frei und beeinträchtigen die Weiterleitung von Schmerzimpulsen aus A-delta- und C-Fasern. Ein typisches Beispiel für eine segmentale Hemmung ist, wenn sich jemand das angestoßene Knie reibt. Hierbei führen Berührungs- und Druckimpulse aus A-beta-Fasern zur Stimulation der hemmenden Interneurone.

41.3   Schmerzarten

Schmerzen können verschiedenen Pathomechanismen zugeordnet werden. Eine sinnvolle Schmerztherapie macht eine Einteilung nach Schmerzursache – soweit möglich – notwendig, da sich Vorgehensweise, Medikamente und Verfahren jeweils unterscheiden.

41.3.1 Nozizeptorschmerz

Eine mechanische, chemische oder thermische Gewebeschädigung führt zu einer direkten Erregung der Schmerzrezeptoren. Bei entsprechender Reizung werden periphere Schmerzrezeptoren direkt oder über die Freisetzung von Botenstoffen erregt. Durch die entstehende Entzündung und Freisetzung von Neuropeptiden werden die Schmerzrezeptoren zunehmend empfindlicher auf Reize. Weiterhin werden im umgebenden, primär nicht betroffenen Gewebe sogenannte »schlafende Rezeptoren« geweckt. Diese Vorgänge führen zu einer Hyperalgesie.

Typische Beispiele eines Nozizeptorenschmerzes sind degenerativen Arthrosen oder Arthritiden.

41.3.2 Neuropathischer Schmerz

Grundlage der neuropathischen Schmerzen ist eine Läsion oder Verletzung peripherer oder zentraler neuronaler Strukturen. Hierbei kommt es zu einer gestörten Weiterleitung oder spontanen Entladung von Schmerzreizen.

Typische Beispiele sind die Trigeminusneuralgie, Schmerzen nach Hirnblutungen und Herpes-Zoster-Infekten, Polyneuropathien und Phantomschmerzen.

Charakteristisch für neuropathische Schmerzen sind dauernder Brennschmerz, einschießende Schmerzattacken wie Allodynie (Schmerz durch Berührung), Hypästhesie (Verminderung der Berührungs- und Drucksensibilität), Parästhesie (Kribbeln, »Ameisenlaufen«) und Fehllokalisation projizierter Schmerzen. Neuropathische Schmerzen sprechen meist kaum auf klassische »Analgetika« an, sondern werden mit neuromodulierenden Substanzen wie Antidepressiva, Antikonvulsiva, topischen Lokalanästhestika und Capsaicin behandelt. Häufig ist auch hierbei nur eine Schmerzlinderung zu erreichen.

41.3.3 Somatoformer Schmerz

Bei einer somatoformen Schmerzstörung lässt sich ein organisches Korrelat als Ursache der Beschwerden nicht finden. Häufig sind die stark leidenden Patienten auf weitere medizinische Abklärungen fixiert und zwingen ihr Umfeld zu immer weiteren diagnostischen Bemühungen. Eine somatoforme Schmerzerkrankung ist ein eigenständiges psychiatrisches Krankheitsbild.

41.4   Schmerzursachen

Die Ursache chronischer Schmerzen kann nicht immer zweifelsfrei gefunden werden. An ein ursächliches Ereignis kann sich der Patient selten erinnern. Oft findet sich ein jahrzehntelanger Verlauf, bei dem das auslösende Ereignis zunehmend mehr in den Hintergrund gerät. Untersuchungen an Rückenschmerzpatienten zeigen, dass verschiedene Faktoren das Entstehen einer chronischen Schmerzerkrankung wahrscheinlicher werden lässt. An möglichen Risikofaktoren werden bestimmte psychologische Verhaltensmuster (Katastrophisieren, Vermeidungsverhalten, passive und übersteigerte Behandlungserwartungen), Depression, niedriger sozialer Status und hohe Arbeitsplatzunzufriedenheit diskutiert.

Schmerzdiagnostik, Schmerzanamnese

Franz-Josef Kretz, Jürgen Schäffer, Tom Terboven

F.-J. Kretz et al., *Anästhesie, Intensivmedizin, Notfallmedizin, Schmerztherapie*,
DOI 10.1007/978-3-662-44771-0_42, © Springer-Verlag Berlin Heidelberg 2016

In diesem Kapitel werden die wesentlichen Aspekte der Schmerzdiagnostik und -anamnese dargestellt.

42.1 Schmerzdiagnostik

Vor Einleitung einer Schmerztherapie ist eine korrekte Diagnosestellung mit ausführlicher Anamneseerhebung zwingend. Dabei wird eine spezielle Schmerzanamnese erhoben, eine psychosoziale Exploration sowie eine ausführliche körperliche neuroorthopädische Untersuchung durchgeführt und gegebenenfalls eine laborchemische und apparative Diagnostik eingeleitet. Für die häufig sehr umfangreiche Anamneseerhebung stehen inzwischen spezielle Fragebögen zur Verfügung. Diese können über die entsprechenden Fachgesellschaften bezogen werden und erleichtern durch Verwendung von psychologischen Testverfahren und Fragestellungen die schmerztherapeutische Befundung. Weiterhin werden die zumeist vielfältigen Voruntersuchungen nach ihrer Relevanz gewichtet und ausgewertet.

Schmerzpatienten werden häufig nach Chronifizierungsgrad eingeteilt. Inzwischen hat sich die Einteilung nach dem Mainzer Stadienmodell der Schmerzchronifizierung (MPSS) allgemein durchgesetzt. Hierbei finden zeitliche Aspekte der Auftretenshäufigkeit, Lokalisationen, der Medikamenteneinnahme und der Patienten- und Arztkarriere Berücksichtigung.

42.2 Schmerzanamnese

Die Säulen der Schmerzanamnese sind Schmerzlokalisation, Schmerzmuster, Schmerzcharakter und Schmerzintensität. In der Praxis hat es sich bewährt, die Patienten bereits vor dem ersten Gespräch den erwähnten »Schmerzfragebogen« ausfüllen zu lassen.

Die **Schmerzlokalisation** sollte sich der Arzt nicht nur beschreiben, sondern auch vom Patienten mit dem Finger genau zeigen lassen. Stets ist zu klären, ob und wohin die Schmerzen ausstrahlen.

Anhand einer ausführlichen Patientenbefragung sollte sich der Arzt vom **Schmerzmuster** ein genaues Bild erstellen: Wann hat die Schmerzproblematik begonnen, wie entwickelte sie sich im zeitlichen Verlauf, und wie häufig treten die Schmerzen auf? Handelt es sich um konstant anhaltende oder intermittierend auftretende Schmerzen, bestehen tageszeitliche Schwankungen der Schmerzen? Welche Faktoren führen zu einer Schmerzlinderung, welche Faktoren verschlimmern die Schmerzen? Ist der Schmerz abhängig von Körperlage, Körperhaltung, bestimmten Bewegungsmustern oder von psychischer Belastung?

Bei der Schmerzanamnese sollte auch geklärt werden, um was für einen **Schmerzcharakter** es sich handelt. Zur Beschreibung des Schmerzcharakters werden feste Termini benutzt, z. B. Hyperalgesie (verstärkte Schmerzempfindung auf schmerzhafte Reize), Dysästhesie (unangenehme, abnorme Empfindung), Allodynie (Schmerzempfinden bei nicht schmerzhaften Reizen) oder Neuralgie (Schmerzen im Ausbreitungsgebiet eines Nervens) usw.

Die **Schmerzintensität** kann mithilfe bestimmter Schmerzskalen erhoben werden. Bei der visuellen Analogskala (VAS) muss der Patient auf einer 10-stufigen Skala, deren Enden mit »kein Schmerz« bzw. »der schlimmste vorstellbare Schmerz« gekennzeichnet sind, mit einem Strich seine momentane Schmerzintensität markieren. Bei der Numerischen Schätzskala wird der Patient aufgefordert, eine Zahl zwischen Null und 100 zu nennen, die seiner momentanen Schmerzintensität am ehesten entspricht; dabei bedeutet Null »kein Schmerz« und 100 »der schlimmste vorstellbare Schmerz«. Bei der verbalen Schätzskala werden bestimmte Adjektive vorgegeben, mithilfe derer der Patient seine Schmerzintensität einstuft. Häufig werden folgende Alternativen angeboten: »kein Schmerz, leichter Schmerz, mäßiger Schmerz, starker Schmerz, sehr starker Schmerz, der schlimmste vorstellbare Schmerz«. Zur weiteren Einschätzung der Schmerzintensität ist nach der schmerzbedingten Aktivitätseinschränkung und der Dauer des ungestörten Schlafes zu fragen. Der Patient sollte aufgefordert werden, seine aktuelle Schmerzintensität mehrmals täglich in einem »Schmerztagebuch« zu protokollieren.

Für eine erfolgreiche Behandlung eines Patienten mit chronischen Schmerzen ist es wichtig, den »Gesamtschmerz« zu erfassen. Der »Gesamtschmerz« beinhaltet neben dem körperlichen Schmerz auch seelische sowie soziale Probleme.

Durch regelmäßiges Erfassen der Befindlichkeit, Aktivität, der subjektiv erlebten Einschränkungen, der Schmerzkontrolle sowie weiterer möglicher Parameter kann ein Verlauf der Schmerzbehandlung dokumentiert werden. Nicht selten ist ein Erfolg der Bemühungen weniger an einer verringerten Schmerzstärke als an einer Besserung der Befindlichkeit und Lebensqualität zu verzeichnen.

Methoden der Schmerztherapie (mit palliativmedizinischem Schwerpunkt)

Franz-Josef Kretz, Jürgen Schäffer, Tom Terboven

F.-J. Kretz et al., *Anästhesie, Intensivmedizin, Notfallmedizin, Schmerztherapie*, DOI 10.1007/978-3-662-44771-0_43, © Springer-Verlag Berlin Heidelberg 2016

Dieses Kapitel widmet sich den Methoden der Schmerztherapie. Welche Analgetika kommen in Betracht? Wie verhält es sich mit der Regionalanästhesie? Und welche nichtmedikamentösen Möglichkeiten existieren (Akupunktur, Transkutane elektrische Nervenstimulation, etc.).

43.1 Analgetika

Es wird zwischen antipyretischen und morphinartigen Analgetika unterschieden. Die Unterteilung der antipyretischen Analgetika und Opioide in verschiedene Substanzgruppen kann ❐ Tab. 43.1 entnommen werden.

43.1.1 Antipyretische Analgetika

■ **Wirkungsweise**

Bei einer Gewebeschädigung werden körpereigene, schmerzauslösende Substanzen wie Serotonin, Acetylcholin, Histamin, H^+- und K^+-Ionen freigesetzt. Diese chemischen Entzündungsmediatoren erregen die Schmerzrezeptoren. Gleichzeitig kommt es bei einer Gewebeschädigung zur Bildung von Prostaglandinen. Prostaglandine sensibilisieren die Schmerzrezeptoren und senken dadurch die Erregbarkeit der Schmerzrezeptoren für Reize. Eine Schlüsselstellung nimmt dabei das Prostaglandin E_2 (PGE$_2$) ein. Antipyretische Analgetika hemmen das Enzym Cyclooxygenase und damit die Prostaglandinsynthese. Die Prostaglandin-bedingte Sensibilisierung der Schmerzrezeptoren wird dadurch blockiert, die direkte Wirkung der Entzündungsmediatoren auf die Schmerzrezeptoren bleibt jedoch weiterhin bestehen.

■ **Unerwünschte Wirkung**

Für sämtliche antipyretischen Analgetika werden Maximaldosierungen angegeben. Bei Überschrei-

❐ **Tab. 43.1** Analgetika zur Therapie chronischer Schmerzen

Antipyretische Analgetika	Saure antipyretische Analgetika: Salicylate Nichtsteroidale Antirheumatika (non steroidal antiinflammatory drugs, NSAID oder NSAR)
	Nichtsaure antipyretische Analgetika Anilinderivate Pyrazolderivate Selektive COX-2-Hemmer
Opioide	Schwache Opioidanalgetika Tramadol Tilidin/Naloxon Codeinpräparate
	Starke Opioidanalgetika Morphinpräparate transdermales Fentanyl Oxycodon Buprenorphin Hydromorphon

43

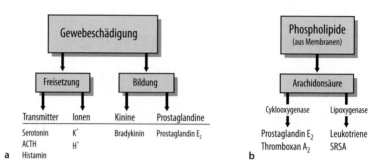

◘ Abb. 43.1a,b a Freisetzung/Bildung von Schmerzmediatoren. **b** Prostaglandinsynthese

ten der Maximaldosierungen nehmen nicht mehr die Wirkungen, sondern nur noch die Gefahr möglicher Nebenwirkungen zu.

▪▪ Thrombozyten

Antipyretische Analgetika hemmen nicht nur die Prostaglandinsynthese, sondern auch die Bildung des Thromboxans A_2 (◘ Abb. 43.1), das für die Thrombozytenaggregation notwendig ist. Bereits die einmalige Gabe von Acetylsalicylsäure führt aufgrund einer irreversiblen Hemmung der Cyclooxygenase zu einem deutlichen Abfall des Thromboxan-A_2-Spiegels. Die Thrombozytenaggregationsstörung normalisiert sich erst nach 4–5 Tagen wieder mit der Bildung neuer Thrombozyten. Bei den nichtsteroidalen Antirheumatika ist die Thrombozytenaggregationsstörung weniger ausgeprägt, da diese Substanzen die Cyclooxygenase reversibel hemmen.

▪▪ Magen-Darm-Trakt

Prostaglandine – besonders das PGE_2 – besitzen eine Regulationsfunktion in der Magen-Darm-Schleimhaut. Fehlt das Prostaglandin E_2, können Erosionen oder Ulzerationen der Magen-Darm-Schleimhaut auftreten. Diese Nebenwirkungen werden vor allem bei der Einnahme saurer antipyretischer Analgetika beobachtet.

▪▪ Atmung

Saure antipyretische Analgetika können ein Asthma bronchiale durch echte allergische oder pseudoallergische Reaktionen auslösen. Für die pseudoallergische Reaktion ist die Hemmung der Prostaglandinsynthese verantwortlich. Folge der Prosta-

glandinsynthesehemmung ist einerseits, dass das bronchialdilatatorisch wirkende Prostaglandin E_2 vermindert gebildet wird, andererseits führt das verstärkte Beschreiten des Lipoxygenaseweges zur vermehrten Bildung der bronchokonstriktorisch wirkenden »slow reacting substance of anaphylaxis« (SRSA; ◘ Abb. 43.1).

▪▪ Niere

Prostaglandine haben auch eine Regulationsfunktion im Nierenparenchym. Die Einnahme saurer antipyretischer Analgetika kann eine Wasser- und Elektrolytretention verursachen. Selten treten Papillenschädigungen oder eine interstitielle Nephritis auf.

▪ Saure antipyretische Analgetika

Zu den sauren antipyretischen Analgetika gehören die Salizylate und die große Anzahl der nichtsteroidalen Antirheumatika (»non-steroidal antiinflammatory drugs«, NSAID oder NSAR; ◘ Tab. 43.1). Salizylate wirken analgetisch, antiphlogistisch und antipyretisch. Wichtigster Vertreter ist die Acetylsalicylsäure. Die nichtsteroidalen Antirheumatika haben eine der Acetylsalicylsäure vergleichbare analgetische sowie eine ausgeprägte antiphlogistische Wirkung. Die Einnahme sollte wegen der bekannten Gefahr von gastrointestinalen Nebenwirkungen nach Möglichkeit zeitlich begrenzt werden.

▪▪ Acetylsalicylsäure (Aspirin, ASS-ratiopharm)

▬ **Dosierung:** Therapie von akuten Kopfschmerzen oder Migräneanfällen, Schmerzen beim Erwachsenen: 500–1000 mg alle 4(–6) h, Maximaldosierung: 6 g/Tag.

- **Nebenwirkungen:** Thrombozytenaggregationshemmung (ab 50 mg), Magen-Darm-Erosionen oder -ulzera. Bei Kindern kann, falls Acetylsalicylsäure im Rahmen eines fieberhaften Infekts verabreicht wird, ein eventuell tödlich verlaufendes Reye-Syndrom auftreten.
- **Sonstiges:** Acetylsalicylsäure sollte nach den Mahlzeiten eingenommen werden. Aufgrund der gastrointestinalen Nebenwirkungen sollte Acetylsalicylsäure möglichst nur als Akutmedikation verabreicht werden.

■■ **Diclofenac (Voltaren, Voltaren Resinat, Diclofenac-ratiopharm)**
- **Dosierung:** Therapie chronischer Schmerzen beim Erwachsenen: 50(−100) mg alle 8 h, Maximaldosierung: 200 mg/Tag. Vorwiegend bei Entzündungen der Gelenke und bei Knochenmetastasen haben sich diese Medikamente bewährt.
- **Nebenwirkungen:** gastrointestinale Störungen.
- **Sonstiges:** Die zusätzliche Gabe eines H_2-Antagonisten, Protonenpumpenhemmers oder eines Antazidums ist zu erwägen.

■■ **Ibuprofen (Tabalon, Imbun, Ibuprofen 400/-800 Stada)**
- **Dosierung:** Therapie chronischer Schmerzen beim Erwachsenen: 200–400 mg alle 8 h, Maximaldosierung: je nach Präparat 1600–2400 mg/Tag. Vorwiegend bei Entzündungen der Gelenke und bei Knochenmetastasen haben sich diese Medikamente bewährt.
- **Nebenwirkungen:** selten gastrointestinale Störungen.

■ **Nichtsaure antipyretische Analgetika**
In der Gruppe der nichtsauren antipyretischen Analgetika werden die Anilinderivate und die Pyrazolderivate zusammengefasst (◘ Tab. 43.1). Anilinderivate wirken analgetisch, antipyretisch, aber nur minimal antiphlogistisch. Wichtigster Vertreter ist das Paracetamol. Paracetamol ist aufgrund der guten Verträglichkeit das Analgetikum und Antipyretikum der Wahl im Kindesalter. Von den Pyrazolderivaten wird vor allem das Metamizol einge-

setzt. Metamizol besitzt eine sehr starke analgetische, antipyretische, jedoch keine antiphlogistische Wirkung, zudem wirkt es spasmolytisch.

■■ **Paracetamol (Ben-u-ron, Enelfa, Captin, Paracetamol-ratiopharm)**
- **Dosierung:** zur Therapie von Schmerzen beim Erwachsenen: 500–1000 mg alle 4(−6) h, Maximaldosierung: 6 g/Tag.
- **Nebenwirkungen:** Bei einer deutlichen Überdosierung (>150 mg/kg/Tag) treten Leberzellnekrosen nach einem Intervall von 1–3 Tagen auf. Die sofortige Gabe des Antidots N-Acetylcystein ist dann erforderlich; dadurch kann eine Leberinsuffizienz vermieden werden.

■■ **Metamizol (Novalgin, Novaminsulfon-ratiopharm)**
- **Dosierung:** Therapie chronischer Schmerzen beim Erwachsenen: 500–1000 mg alle 4(−6) h, Maximaldosierung: 6 g/Tag.
- **Nebenwirkungen:** Blutdruckabfälle bei (schneller) i.v.-Injektion. Agranulozytose in 1,1 Fällen pro 1 Million Anwendungen. Es handelt sich hierbei um ein allergisches, nicht um ein toxisches, dosisabhängiges Phänomen: Metamizolmetabolite binden sich vermutlich an Granulozyten. Bei einer erneuten Exposition werden solche Granulozyten durch inzwischen gebildete Antikörper zerstört. Die Mortalität liegt bei frühzeitiger Erkennung und entsprechender Therapie in den Industrieländern bei ca. 10%.
- Aufgrund der spasmolytischen Wirkung eignet sich Metamizol besonders bei kolikartigen Schmerzen im Abdominalbereich.

■■ **COX-2-Hemmer**
Seit einigen Jahren ist bekannt, dass von der Cyclooxygenase zwei verschiedene Formen (COX-1 und COX-2) vorliegen. Die oben beschriebenen antipyretischen Analgetika (NSAR) hemmen unspezifisch sowohl die COX-1 als auch COX-2. In den letzten Jahren sind einige selektive COX-2-Hemmer auf den Markt gebracht worden. Durch sie kann eine vergleichbar gute analgetische, antipyretische und antiphlogistische Wirkung erreicht werden, aber es werden weniger Nebenwirkungen,

v. a. im Bereich des Gastrointestinaltrakts, verursacht. Selektive COX-2-Hemmer werden daher in den letzten Jahren zunehmend eingesetzt. Zur Anwendung kommen v. a. Celecoxib (Celebrex), Etoricoxib (Arcoxia) und Parecoxib (Dynastat). Insbesondere bei Herzinsuffizienz, bei koronarer Herzerkrankung und zerebrovaskulären Erkrankungen dürfen Coxibe nicht angewendet werden.

43.1.2 Morphinartige Analgetika (Opioide)

Die Bezeichnung Opioide ist ein Überbegriff für natürliche, halbsynthetische sowie vollsynthetische morphinartige Substanzen.

▪ Wirkungsweise
Morphinartige Analgetika wirken über spezifische Opioidrezeptoren im zentralen Nervensystem. Es sind mittlerweile mehrere Opioidrezeptortypen bekannt, wovon die μ- und die κ-Rezeptoren die wichtigste Rolle spielen. Die μ-Rezeptoren vermitteln eine starke (supraspinale) Analgesie, Atemdepression, Euphorie, Miosis und Motilitätshemmung des Gastrointestinaltraktes. Die κ-Rezeptoren vermitteln dagegen eine schwächere (spinale) Analgesie, eine nur geringe Atemdepression, aber eine ausgeprägte Sedierung.

Ein Opioid kann an den einzelnen Rezeptortypen als reiner Agonist, Partialagonist, reiner Antagonist oder gemischter Agonist/Antagonist wirken. Reine Agonisten können nach Bindung an einen Opioidrezeptortyp die maximale (analgetische) Wirkung, Partialagonisten dagegen nur eine partielle, submaximale (analgetische) Wirkung entfalten. Eine Dosissteigerung der Partialagonisten führt damit zu keiner weiteren Zunahme der (analgetischen) Wirkung mehr, lediglich die Nebenwirkungen nehmen noch zu. Es wird von einem »ceiling effect« gesprochen. Morphin ist ein reiner μ-Agonist; Buprenorphin ist den μ-Partialagonisten zuzuordnen. Reine Opioidantagonisten zeigen eine sehr hohe Affinität zu den Opioidrezeptoren. Sie haben jedoch keine (analgetische) Wirkung, sondern heben die (analgetische) Wirkung eines Opioids auf. Naloxon wirkt an allen Rezeptoren antagonistisch ▶ Abschn. 1.16.2).

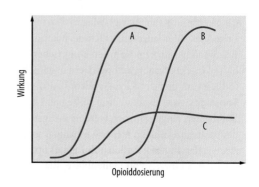

▫ Abb. 43.2 Dosiswirkungsbeziehung von reinen Opioidagonisten und Opioidpartialagonisten. A reiner Agonist mit hoher Potenz (z. B. Fentanyl), B reiner Agonist mit geringerer Potenz (z. B. Morphin), C Partialagonist bzw. Agonist/Antagonist mit geringerem Wirkungsmaximum (z. B. Buprenorphin)

Opioide binden sich meist an mehrere Opioidrezeptortypen. Ein Opioid kann sich sogar an einem Rezeptortyp als Agonist, an einem anderen als Antagonist verhalten. Beispiel für einen solchen gemischten Agonisten/Antagonisten ist Pentazocin (Fortral): Es wirkt an den κ-Rezeptoren agonistisch, an den μ-Rezeptoren antagonistisch, falls sich dort bereits ein Opioid in der Rezeptorbindung befindet.

Der häufig benutzte Begriff »Potenz« eines Opioids ist kein Maß für die maximale analgetische Wirkung, sondern umschreibt nur die notwendige Wirkstoffmenge für eine vergleichbare schmerzlindernde Wirkung. So ist Fentanyl 70-mal so potent wie Morphin, d. h. zur Erzielung der gleichen analgetischen Wirkung wird von Fentanyl nur ein Siebzigstel der Milligrammdosis des Morphins benötigt. Das analgetische Wirkungsmaximum dieser beiden Opioide ist jedoch ungefähr gleich hoch, da sie beide reine μ-Agonisten sind. Buprenorphin dagegen ist zwar 40- bis 50-mal so potent wie Morphin, jedoch ist sein Wirkungsmaximum niedriger (C in ▫ Abb. 43.2), da es zu den Partialagonisten gehört. Bei einem Opioid mit hoher Potenz (A in ▫ Abb. 43.2) ist die Dosiswirkungskurve nach links, bei einem Opioid mit geringer Potenz weiter nach rechts verschoben (B in ▫ Abb. 43.2).

■ **Unerwünschte Wirkung**

Das Nebenwirkungsspektrum der einzelnen Opioide ist grundsätzlich ähnlich, obwohl die Ausprägung von Medikament zu Medikament variieren kann. Bei Opioiden können zentrale Nebenwirkungen wie Atemdepression, Hustendämpfung (antitussive Wirkung), Sedierung, Euphorie, Miosis, eventuell Erbrechen und periphere Nebenwirkungen wie Kontraktion der glatten Muskulatur mit spastischer Obstipation und Erhöhung des Sphinkterentonus im Bereich von Gallenblase, Blase oder Magenausgang auftreten.

■■ **Magen-Darm-Trakt**

Bei Beginn einer Opioidtherapie treten häufig Übelkeit, Brechreiz und Obstipation auf. Während sich für fast alle Nebenwirkungen relativ schnell eine Gewöhnung einstellt, wird dies bei der Obstipation für gewöhnlich nicht beobachtet. Daher ist die regelmäßige Gabe eines Laxans von Anfang an notwendig; bei zwei Drittel der Patienten ist zusätzlich ein Antiemetikum indiziert.

■■ **Atmung**

Die stets drohende Gefahr bei einer akuten Schmerztherapie mit Opioiden besteht in einer Atemdepression. Diese potentielle Nebenwirkung ist beim chronischen Schmerzpatienten jedoch zu vernachlässigen, da schnell eine Gewöhnung an die atemdepressive Nebenwirkung der Opioide eintritt. Sie ist nur dann zu erwarten, falls zusätzlich eine starke vigilanzmindernde Medikation (z. B. Sedativa, Tranquilizer) verabreicht wird.

■■ **Abhängigkeit**

Häufig werden bei chronisch malignen Schmerzen Opioide aus Angst vor einer Abhängigkeit nicht verordnet. Es muss jedoch zwischen physischer Gewöhnung und psychischer Abhängigkeit differenziert werden.

Physische Gewöhnung ist dadurch charakterisiert, dass der Körper sich an die dauerhaft zugeführte Substanz angepasst hat und zur Aufrechterhaltung seiner normalen Funktionen die Zufuhr der Substanz (z. B. Alkohol, Opioid, Schlafmittel) benötigt. Beim plötzlichen Absetzen der Substanz oder bei der Verabreichung eines Antagonisten treten akute Entzugssymptome auf.

Psychische Abhängigkeit (»Sucht«) ist dagegen dadurch gekennzeichnet, dass ein übermäßiges Verlangen nach der Substanz (»Droge«) besteht und die Substanz ausschließlich wegen ihrer psychischen Wirkungen eingenommen wird. Bei Patienten mit chronischen Schmerzen spielt die psychische Abhängigkeit bei Gabe von retardierten Präparaten nur eine untergeordnete Rolle. Wenn ein Schmerzpatient mit hoher Opioiddosis durch andere Verfahren schmerzfrei wird, so reagiert er auf das Ausschleichen der Opioidmedikation nicht mit einem Suchtverhalten. Es sind vor allem die nicht retardierten Opiate, welche ein Suchtverhalten auslösen können. Der Patient nimmt dann das Medikament nicht mehr ausschließlich wegen der analgetischen Wirkung ein. Darüber hinaus werden die psychomimetischen Effekte der nicht retardierten Medikamente als angenehm erlebt und können ein Suchtverhalten auslösen.

■ **Schwache Opioidanalgetika**

Zu den schwachen Opioidanalgetika gehören Tramadol, Tilidin/ Naloxon und die Codeinpräparate (◻ Tab. 43.1). Diese Präparate unterliegen nicht der Betäubungsmittelverschreibungsverordnung (BtmVV), Tilidin ohne Naloxon-Zusatz unterliegt der BtmVV.

■■ **Tramadol (Tramal)**

▬ **Dosierung:** Therapie chronischer Schmerzen bei Erwachsenen: 50–100 mg alle 4(–6) h, Maximaldosierung: 400–600 mg/Tag.

▬ **Darreichungsform:** Tramadol liegt in Tropfenform, als Tabletten, Kapseln, Suppositorien und als Injektionslösung vor. Hauptsächlich werden jedoch in der Therapie chronischer Schmerzen Retardtabletten eingesetzt, die 8–12 h wirken und nur 2- bis 3-mal pro Tag verabreicht werden müssen.

▬ **Sonstiges:** Die analgetische Wirkung von Tramadol beruht nur zum Teil auf einer Bindung an Opioidrezeptoren, zum anderen auf der Hemmung der Wiederaufnahme der Neurotransmitter Noradrenalin und Serotonin und damit auf der Verstärkung deszendierender Hemmmechanismen.

▪▪ Tilidin und Naloxon

Valoron N ein Kombinationspräparat aus Tilidin und dem Opioidantagonisten Naloxon.

- ▬ **Dosierung:** Therapie chronischer Schmerzen bei Erwachsenen: 50–100 mg alle 4(–6) h, Maximaldosierung: 600 mg/Tag.
- ▬ **Darreichungsform:** Tilidin/Naloxon liegt in Form von Tropfen, Tabletten und Kapseln vor. Auch bei diesem Medikament wird die Retardform bevorzugt eingesetzt. Diese wirkt ca. 12 h lang und wird nur 2–3mal pro Tag verabreicht.
- ▬ **Sonstiges:** Bei oraler Therapie mit üblicher Dosierung wird der zugemischte Opioidantagonist Naloxon in der Leber sofort abgebaut und damit unwirksam. Bei Einnahme hoher Dosen von Tilidin N wird dagegen Naloxon nicht mehr ausreichend schnell abgebaut und damit wirksam. Hiermit soll einem Missbrauch vorgebeugt werden. Auch eine intravenöse Gabe ist somit nicht möglich, da der First-Pass-Effekt der Leber umgangen wird und Naloxon nicht mehr eliminiert wird.

▪▪ Dihydrocodein (DHC 60/90/120 Mundipharma)

- ▬ **Dosierung:** Therapie chronischer Schmerzen bei Erwachsenen: 60(–120) mg alle (8–)12 h.
- ▬ **Darreichungsform:** Dihydrocodein liegt nur in Form von Retardtabletten à 60 mg, 90 mg oder 120 mg vor.
- ▬ **Nebenwirkung:** Ausgeprägte Obstipation.
- ▬ **Sonstiges:** Dihydrocodein eignet sich aufgrund seiner guten antitussiven Nebenwirkung besonders bei Patienten mit schmerzverstärkendem nichtproduktivem Husten (z. B. fortgeschrittenes Bronchialkarzinom).

▪ Starke Opioidanalgetika

Zur Therapie starker chronischer maligner Schmerzen werden vor allem Morphinpräparate, transdermales Fentanyl, Oxycodon, Hydromorphon und Buprenorphin eingesetzt. Morphin und Fentanyl – reine µ-Agonisten – sind die Mittel der Wahl für starke und stärkste Tumorschmerzen. Das Wirkungsmaximum von Morphin bzw. Fentanyl ist enorm hoch und ein Ceiling Effekt tritt erst spät ein.

☐ Tab. 43.2 Relative Potenz und Wirkungsdauer verschiedener Opioide

Präparat	Relative Potenz	Wirkdauer [h]
Buprenorphin (Temgesic)	40–50	6–8
Codein (Codeinum phosphoricum Compretten)	0,1	4–6
Dihydrocodein (DHC 60/90/120 Mundipharma)	0,15	8–12
Transdermales Fentanyl	0,014	48–72
MST Mundipharma	1	8–12
MST Continus	1	24
MST-Retard-Granulat	1	24
Morphintabletten (Sevredol)	1	4
Morphin-Injektionslösung (MSI Mundipharma)	1	4
Morphinum-hydrochloricum	1	3–5
wässrige Morphinhydro-chloridlösung	1	3–5
Hydromorphon (Palladon)	6	8-12
Piritramid (Dipidolor)	0,7–1	6–8
Pentazocin (Fortral)	0,2–0,3	2–3
Pethidin (Dolantin)	0,125	1,5–3
Tramadol (Tramal)	0,1	3–4 h
Tilidin-Naloxon (Valoron-N) (retard)	0,2–0,1	3–4 h (12 h)

Buprenorphin – ein µ-Partialagonist – weist dagegen einen früheren Ceiling-Effekt auf, der bei hohen Gaben auftreten kann.

Neben Morphin, transdermalem Fentanyl, Oxycodon, Hydromorphon und transdermalem Buprenorphin stehen noch eine ganze Reihe weiterer starkwirksamer Opioide zur Verfügung, (☐ Tab. 43.2), z. B. Levomethadon – (L-Polamidon), Piritramid (Dipidolor) und Pethidin (Dolantin). Diese Opioide haben jedoch bei der Therapie chronischer Schmerzen nur eine untergeordnete Bedeutung.

•• Morphin retard

▬ **Dosierung:** Therapie chronisch maligner Schmerzen bei Erwachsenen: initial (10–) 30 mg alle (8–)12 h. Dosiserweiterung streng nach Wirkung, in Einzelfällen können auch extrem hohe Dosierungen notwendig werden.

▬ **Darreichungsformen:** Inzwischen liegen neben den 8–12 h wirkenden Retardtabletten auch 24 h wirkende Trinksuspensionen (MST-Retard-Granulat à 20, 30, 60, 100 oder 200 mg; MST Continus à 30, 60, 100 oder 200 mg) vor.

▬ **Nebenwirkung:** Ausgeprägte Obstipation.

▬ **Sonstiges:** Die 8–12–24 h wirkenden Morphin-Präparate sind vor allem bei »eingestellten« Schmerzpatienten geeignet und ermöglichen ein Durchschlafen in der Nacht. Zur Kupierung akuter Schmerzattacken ist retardiertes Morphin nicht geeignet, da diese Retardpräparate den Wirkstoff nur sehr langsam abgeben.

•• Wässrige Morphinhydrochloridlösung

Die Lösung kann in verschiedenen Konzentrationen vom Apotheker hergestellt werden (z. B. 1, 2, 3, 4%ige Lösung). Es liegt auch ein kommerziell erhältliches Präparat vor (Morphin Merck Tropfen; 0,5 bzw. 2,0%; 1 ml = 5 bzw. 20 mg).

▬ **Dosierung:** Therapie von akuten Durchbruchschmerzen (Schmerzen, die trotz Dauertherapie akut entstehen) bei Erwachsenen: initial 10 mg alle 4 h. Dosissteigerung streng nach Wirkung.

▬ **Nebenwirkung:** ausgeprägte Obstipation.

▬ **Sonstiges:** Wässrige Morphinhydrochloridlösung kann zur initialen Dosisfindung und zur Kupierung akuter Schmerzattacken verwendet werden.

•• Morphintabletten

Die unretardierten Morphintabletten (Sevredol) sind relativ schnell wirksam und v. a. als Bedarfsmedikation bei einer akuten Schmerzverstärkung geeignet. Die Wirkungsdauer beträgt ca. 4 h. Es liegen Tabletten à 10 bzw. 20 mg vor.

•• Morphininjektionslösung

▬ **Dosierung:** Therapie maligner Schmerzen bei Erwachsenen: Falls eine orale Therapie nicht mehr möglich ist, kann Morphinhydrochlorid mittels Perfusor i.v. oder s.c. verabreicht werden. Die intravenöse Tagesdosis beträgt ca. 30% der Tagesdosis an oralem Morphin.

▬ **Nebenwirkung:** ausgeprägte Obstipation.

•• Fentanyl

Das potente Opioid Fentanyl kann transdermal (über die Haut) verabreicht werden. Durch solche Fentanyl-Pflaster kann für (48–)72 h eine relativ konstante Plasmakonzentration erzielt werden. Fentanyl-Pflaster liegen in fünf verschiedenen Größen vor, die 12,5, 25, 50, 75 oder 100 μg Fentanyl pro Stunde bzw. 0,6, 1,2, 1,8 oder 2,4 mg/Tag abgeben. Transdermales Fentanyl bietet sich v. a. bei Patienten mit relativ konstantem Schmerzniveau an. Der Umrechnungsfaktor von oralem Morphin auf transdermales Fentanyl beträgt 100:1. Ein Patient, der pro Tag z. B. ca. 120 mg bzw. 240 mg orales Morphin zu sich nimmt, würde ein Pflaster mit < 1,2 bzw. 2,4 mg Fentanylabgabe pro Tag benötigen. Transdermales Fentanyl weist eine sehr hohe Patientenakzeptanz auf. Die obstipierende Nebenwirkung ist außerdem geringer als bei oraler Opioidgabe.

Nach Aufkleben des ersten Pflasters dauert es mindestens 14 h, bis relativ konstante Fentanyl-Plasmakonzentrationen erreicht sind. Das Pflaster darf frühestens nach 48 h gegen ein neues Pflaster ausgetauscht werden. Zumeist reicht ein 3-tägiger Wechsel.

Für Durchbruchschmerzen steht Fentanyl als oral-transmucosomales therapeutisches System in Form einer Lutschtablette mit integriertem Applikator oder als Nasenspray zur Verfügung.

•• Oxycodon

Seit einigen Jahren ist mit Oxycodon (Retardtabletten à 5, 10, 20, 40 oder 80 mg) ein stark wirksames Opioid verfügbar. Es liegt als Retardtablette vor und wirkt ca. 12 h. In der Retardform liegt es auch in der Kombination mit Naloxon (Targin) vor. Naloxon wird nicht resorbiert und blockiert selektiv im Darm die Opioidrezeptoren, womit die Opstipation reduziert wird. Für die Umstellung von oralem Morphin auf Oxycodon wird ein Umrechnungsfaktor von 2:1 empfohlen. Wird von Oxycodon auf orales Morphin umgestellt, sollte vorsichts-

43

halber ein Umrechnungsfaktor von 1:1 angewandt werden.

- ■ ■ **Buprenorphin (Temgesic sublingual, Transtec)**
- ▬ **Dosierung:** Buprenorphin (Temgesic sublingual Tabl. à 0,2 bzw. 0,4 mg) zur Therapie von Durchbruchschmerzen bei Erwachsenen: 0,2–0,8 mg alle (6–)8 h, Maximaldosierung: 4–5 mg/Tag. Buprenorphin steht auch als Pflaster zur transdermalen Verabreichung zur Verfügung (Transtec). Die Wirkdauer beträgt 84 h und die Wirkstoffabgabe je nach Pflastergröße 35, 52,5 bzw. 70 μg/h (= 0,8, 1,2 bzw. 1,6 mg/Tag).
- ▬ **Nebenwirkung:** geringere Obstipation als Morphin.
- ▬ **Sonstiges:** Der Vorteil von Buprenorphin ist die Möglichkeit der sublingualen Verabreichung. Es eignet sich daher vor allem bei Patienten mit Schluckstörungen oder rezidivierendem Erbrechen, bei denen eine orale Morphingabe nicht möglich ist. Buprenorphin hat eine enorm feste Opioidrezeptorbindung und kann von dem Opioidantagonisten Naloxon nicht aus der Rezeptorbindung gedrängt und damit auch nicht antagonisiert werden. Das Medikament eignet sich auch gut bei Patienten mit eingeschränkter Nierenfunktion.

- ■ ■ **Hydromorphon (Palladon und Jurnista)**
Palladon steht als Retardform in den Größen 4, 8, 16 und 32mg zu Verfügung. Die Wirkdauer beträgt 8–12 h. Neben der retardierten Form wird Palladon auch als nicht-retardiertes Medikament angeboten (Kapseln und Injektionslösung). Jurnista besitzt eine Wirkdauer von 24 h und muss somit nur einmal täglich verabreicht werden. Hydromorphon eignet sich besonders für ältere Menschen. Es ist sehr verträglich und die Palladon-Kapseln dürfen geöffnet werden, ohne dass die Retardierung verloren geht. Dies erweist sich als sehr vorteilhaft bei Palliativpatienten mit Schluckstörungen. Die Pellets können so sehr einfach mit der Nahrung gesondet werden.

43.2 Regionalanästhesieverfahren/ Nervenblockaden

Bei der Therapie chronischer Schmerzen können diagnostische, prognostische, therapeutische und neurolytische Nervenblockaden unterschieden werden.

- ■ **Diagnostische Blockaden**
Diagnostische Nervenblockaden dienen zur Identifizierung desjenigen Nerven, der für die Weiterleitung der Schmerzimpulse verantwortlich ist. Sie werden mit schnell anschlagenden und kurzwirksamen Lokalanästhetika (z. B. Prilocain, Mepivacain, Lidocain) durchgeführt. Verschwinden bei der Nervenblockade die Schmerzen, so ist der blockierte Nerv für die Weiterleitung der Schmerzimpulse verantwortlich.

- ■ **Prognostische Blockaden**
Ziel prognostischer Nervenblockaden ist, den Patienten mit den Auswirkungen einer geplanten therapeutischen/neurolytischen Blockade vertraut zu machen. Sie werden ebenfalls mit schnell anschlagenden und kurzwirksamen Lokalanästhetika durchgeführt.

- ■ **Therapeutische Blockaden**
Therapeutische Blockaden können zur vorübergehenden Schmerzausschaltung oder zur Sympathikolyse eingesetzt werden. Die schmerzleitenden Nerven müssen bekannt sein und sollten blockiert werden. Für therapeutische Blockaden empfehlen sich Blockadeserien von 6–12 Blockaden mit einem langwirksamen Lokalanästhetikum (z. B. Bupivacain, Ropivacain). Oft werden auch entsprechende Katheter platziert (z. B. Periduralkatheter; ▶ Abschn. 5.3.12), über die wiederholt das Lokalanästhetikum injiziert werden kann. Liegt z. B. eine sympathische Reflexdystrophie im Bereich eines Armes und einer Hand vor, dann bietet sich eine Stellatumblockade an.

Peridural- und Spinalkatheter werden in der Schmerztherapie vor allem zur Sympathikolyse (Injektion eines Lokalanästhetikums) oder zur Therapie chronisch maligner Schmerzen (meist Injektion von Morphin) eingesetzt. Je nach beabsichtigter Liegedauer sind bei der Anlage des entsprechenden Katheters verschiedene Techniken möglich:

- Nicht untertunnelter, perkutan ausgeleiteter Katheter (für kurze Liegedauer).
- Kurzstreckig untertunnelter, perkutan ausgeleiteter Katheter (für Liegedauer von ca. 1–2 Wochen)
- Voll untertunnelter Katheter mit subkutan implantiertem Port. Die Membran des subkutanen Ports wird im Normalfall nach entsprechender Hautdesinfektion 2-mal pro Tag punktiert (für langfristige Liegedauer)
- Voll untertunnelter Katheter mit subkutan implantierter Pumpe. Das implantierte Pumpensystem wird nach Bedarf durch perkutane Punktion nachgefüllt (dauerhafter Verbleib in situ geplant)

Eine Sympathikolyse wird meist mit 0,125–0,25%igem Bupivacain oder mit 0,2%igem Ropivacain peridural durchgeführt. Die erforderliche Menge des injizierten Lokalanästhetikums richtet sich danach, wie viele Rückenmarksegmente blockiert werden sollen. Zumeist werden 10–15 ml Lokalanästhetikum injiziert.

Zur Behandlung von Patienten mit chronischen Schmerzen kann eine peridurale oder intrathekale Opioidapplikation angezeigt sein. Sie sollte jedoch nur dann eingesetzt werden, wenn eine konsequente orale Schmerztherapie nicht ausreicht. Der Vorteil einer periduralen Opioidgabe im Vergleich zu einer oralen Gabe liegt in der geringeren Opioiddosis und der niedrigeren Inzidenz an opioidbedingten Nebenwirkungen (Übelkeit, Sedierung). Eine stationäre Aufnahme des Patienten zur Anlage des Periduralkatheters und zur Einstellung des Opioidbedarfs ist notwendig. Eine ambulante Weiterbehandlung ist nach der individuellen Dosisfindung möglich. Für eine peridurale Opioidgabe hat sich Morphin bewährt. Initial wird ein Bolus von 3–5 mg Morphin (jeweils gelöst in 10 ml NaCl 0,9%) 2-mal pro Tag injiziert, eine Änderung dieser Dosierung und der Zeitintervalle sind individuell festzulegen. Komplikationen sind versehentliche intravasale oder spinale Injektion des Opioids, Blasenentleerungsstörungen und Juckreiz.

Sympathikusblockaden können in der Schmerztherapie immer dann diskutiert werden, wenn der Patient über brennende, bohrende, klopfende oder dumpfe Schmerzen klagt, ferner wenn sudo- (Schmerzen als Folge einer Funktionsstörung postganglionärer sympathischer Nervenfasern) oder vasomotorische Störungen vorliegen. Sinnvoll sind wiederholte Sympathikusblockaden mit einem Lokalanästhetikum in 1- bis 2-tägigem Abstand über ca. 2 Wochen. In diesen Fällen kann oft eine langfristige Schmerzerleichterung oder eine Heilung erzielt werden.

Zur Sympathikusblockade kann z. B. eine Periduralanästhesie (▶ Abschn. 5.3.12) oder eine Stellatumblockade durchgeführt werden.

Das Ganglion stellatum liegt zwischen dem Querfortsatz des 6. Halswirbelkörpers und dem Oberrand der ersten Rippe. Bei einer **Stellatumblockade** werden die sympathischen Fasern für Kopf, Hals, Arm und oberer Thoraxhälfte ausgeschaltet.

In der Regel wird die Stellatumblockade mit 5–10 ml Bupivacain 0,25% durchgeführt. Bei erfolgreicher Blockade tritt ein Horner-Syndrom (Ptosis, Miosis, Enophthalmus) auf, die Hauttemperatur im entsprechenden Kopf-, Nacken- und Armbereich steigt an und die Nase schwillt meist zu. Komplikationen können versehentliche intravasale, periadurale oder spinale Injektionen des Lokalanästhetikums, Pneumothorax, Ösophagus- oder Trachealpunktion sowie vorübergehende Rekurrens- und Phrenikusparese sein.

Für eine Stellatumblockade kann anstatt eines Lokalanästhetikums eventuell auch das Opioid Buprenorphin verwendet werden (0,03 mg in 10 ml NaCl). Es wird dann von GLOA (ganglionäre, lokale Opioidapplikation) gesprochen.

▪ Neurolytische Blockaden

Bei chronischen Schmerzzuständen werden auch langanhaltende neurolytische Nervenblockaden durchgeführt. Zuvor muss durch eine diagnostische/prognostische Blockade mit einem Lokalanästhetikum die Wirksamkeit der Blockade erwiesen sein. Chemische Neurolytika (Alkohol oder Phenol) oder thermische Verfahren führen zu einer längerfristigen Funktionsschädigung der Nerven. Sie verursachen allerdings keine selektive Schädigung der neuronalen Strukturen, sondern können auch eine Schädigung anderer Gewebsstrukturen

43

bewirken. Daher ist eine möglichst exakte Kanülen-positionierung unter Bildwandlerkontrolle und Kontrastmittelgabe ebenso wie die Gabe möglichst geringer Volumina notwendig. Neurolytische Blockaden können an peripher-somatischen, sym-pathischen und intraspinalen Nerven durchgeführt werden.

Es werden aber nur Nerven neurolytisch blo-ckiert, die keine (z. B. spinale Hinterwurzeln) oder nur einen unbedeutenden motorischen Anteil (z. B. Interkostalnerven, Nervus trigeminus) besitzen, um keine motorische Lähmung zu erzielen. Wochen oder Monate nach einer neurolytischen Blockade kommt es allerdings oft erneut zum Auftreten der Schmerzen. Als Indikation für eine neurolytische Blockade werden oft Karzinomschmerzen im Ober-bauch, insbesondere bei einem Pankreaskarzinom (Plexus-coeliacus-Blockade) angegeben. Aber auch therapieresistente Trigeminusneuralgien oder Facettengelenksschmerzen der Wirbelsäule können so therapiert werden.

Der Plexus coeliacus ist der größte prävertebrale Plexus und befindet sich auf der Höhe des 12. Brust-und des 1. Lendenwirbels. Bei einer Plexus-coelia-cus-Blockade werden die viszeralen Afferenzen ausgeschaltet. Die Plexus-coeliacus-Blockade wird normalerweise als neurolytische Blockade mit Alkohol durchgeführt. Die Kanülenpositionierung und Blockade muss unter Röntgendurchleuchtung oder computertomographischer Kontrolle erfolgen. Komplikationen sind versehentliche intravasale Injektion, neurolytische Schädigung anderer Ner-ven, Pneumothorax und eine initiale Hypotension durch Vasodilatation im Splanchnikusgebiet.

43.3   Nichtmedikamentöse Therapieverfahren

43.3.1 Transkutane elektrische Nervenstimulation (TENS)

Bei der TENS werden vor allem über dem schmerz-haften Hautareal, aber auch über den versorgenden Nervenstämmen oder im entsprechenden para-vertebralen Bereich, selten an der symmetrischen kontralateralen Stelle Elektroden aufgeklebt, über die eine elektrische Stimulation erfolgt. Ziel ist es,

im oder möglichst nahe des Schmerzareals Paräs-thesien oder Dysästhesien zu erzeugen. Je näher Schmerz- und Stimulationsort zusammenliegen, desto besser ist die Erfolgsaussicht. Je nach Schmerzintensität und Schmerzlinderung wird die Stimulation 1–4–10-mal pro Tag meist über jeweils 20–30 min durchgeführt.

Bei der TENS handelt es sich um ein praktisch nebenwirkungsfreies Verfahren. Wichtige Indi-kationen für TENS sind Schmerzen aufgrund einer Nervenschädigung wie Neuralgie, Kausal-gie, Phantomschmerz, postzosterischer Schmerz sowie Tumorschmerz, muskulofaszialer Schmerz, Arthrose, Arthritis, Epikondylitis, Rückenschmerz, chronischer Schulter-Arm- und Halsschmerz.

Bei niederfrequenter, akupunkturähnlicher Stimulation (1–4 Hertz) werden vermutlich ver-mehrt Endorphine freigesetzt, was experimentell dadurch bewiesen wurde, dass sie durch Opioid-antagonisten wie Naloxon antagonisierbar sind. Es wird eine hohe Reizintensität eingestellt, so-dass motorische Zuckungen ausgelöst werden. Die Schmerzlinderung beginnt verzögert, kann die Reizung aber um Stunden überdauern.

Bei der normalerweise durchgeführten hoch-frequenten Stimulation (80–100 Hertz) werden überwiegend afferente A-beta-Fasern erregt. Hier-durch kommt es über segmentale Hemmmechanis-men im Rückenmark zu einer Blockierung der Schmerzreize. Es wird eine niedrige Reizintensität verwendet, sodass ein Kribbeln im schmerzhaften Areal empfunden wird. Die Schmerzlinderung ver-schwindet meist mit Stimulationsende wieder.

43.3.2 Akupunktur

Die Akupunktur ist zum einen den Gegenirritations-verfahren (Ausnützung der segmentalen Hemm-mechanismen) zuzurechnen, zum anderen scheint unter Akupunktur die endogene Opioidfreisetzung stimuliert zu werden. Es lässt sich z. B. ein Konzen-trationsanstieg des β-Endorphins im Liquor nach-weisen und der analgetische Effekt der Akupunktur kann durch Opioidantagonisten teilweise aufge-hoben werden. Die Akupunktur ist ein neben-wirkungsarmes Verfahren, mit dem bei bestimmten Erkrankungen beachtliche Erfolge erzielt werden können. Hauptindikationen sind Kopfschmerzen, z. B. Migräne und Spannungskopfschmerzen, Störungen des Bewegungsapparates, z. B. chronische Rückenschmerzen, und gastrointestinale Beschwerden.

43.3.3 Schmerzdistanzierende Verfahren

Häufig finden sich bei chronischen Schmerzpatienten Vermeidungsverhalten, sozialer Rückzug, fehlender Körperbezug, passive Behandlungserwartungen und Katastrophisierungstendenzen. Teilweise ist der Schmerz zum zentralen Lebensthema geworden. Diese Patienten profitieren von aktivierenden Verfahren wie zum Beispiel Bewegungsgruppen. Hier können sie wieder lernen, in kleinen Schritten Selbstverantwortung zu übernehmen. Zusätzlich können sie durch geschulte Hilfe erkennen, welchen Anteil sie zu einer Besserung der Gesamtsituation beitragen können. Ein Entspannungstraining kann helfen, die Körperwahrnehmung wieder zu verbessern. Häufig ist dieser Prozess sehr langwierig.

Moderne Schmerztherapie versteht sich inzwischen als ein mehrdimensionaler Prozess. Eine Therapie, die verschiedene Ebenen berücksichtigt, wird inzwischen häufig interdisziplinär gestaltet. In einem solchen multimodalen Konzept können neben Ärzten unterschiedlicher Fachrichtungen auch Psychologen, Sport-, Physio- und Gestalttherapeuten tätig sein.

Bei hochchronifizierten Patienten ist trotz aller interdisziplinärer Bemühungen häufig von einer Schmerzfreiheit nicht mehr auszugehen. Der Hauptfokus richtet sich dann auf eine Besserung der Lebensqualität, Aktivität und Befindlichkeit. Die Betroffenen lernen dann mit den Restbeschwerden zu leben und sie nicht mehr als das zentrale Lebensthema zu betrachten. Dies ist im Sinne eines aktiven Schmerzmanagements.

Spezielle Schmerztherapie

Franz-Josef Kretz, Jürgen Schäffer, Tom Terboven

F.-J. Kretz et al., *Anästhesie, Intensivmedizin, Notfallmedizin, Schmerztherapie,*
DOI 10.1007/978-3-662-44771-0_44, © Springer-Verlag Berlin Heidelberg 2016

In diesem Kapitel wird die spezielle Schmerztherapie behandelt. Welche Möglichkeiten bestehen bei chronischen Schmerzen der Krankheitsbilder wie etwa Migräne, Herpes Zoster oder dem Phantomschmerz? Das Kapitel gibt Antworten.

44.1 Therapie chronischer Schmerzen

Bei Karzinompatienten ist in 20–50% der Fälle der Schmerz ein Frühsymptom und oft bereits bei Diagnosestellung vorhanden. Im Endstadium eines Tumorleidens klagen sogar 70–80% der Patienten über Schmerzen. Mit einer konsequenten und gezielt durchgeführten Schmerztherapie könnten bei dem überwiegenden Anteil dieser Karzinompatienten die Schmerzen unter Kontrolle gebracht werden. Traurige Tatsache ist jedoch, dass ein Großteil der Patienten nur eine unzureichende Schmerztherapie erhält. Trotzdem lässt sich in den letzten Jahren eine Verbesserung der palliativen Versorgung verzeichnen. Inzwischen gibt es eine zunehmende Anzahl von Ärzten, die die Zusatzbezeichnung »Palliativmedizin« absolviert haben.

Ziel der Schmerztherapie bei Karzinompatienten ist, die Patienten weitgehend schmerzfrei am Alltag teilhaben zu lassen. Schmerzen erinnern die Patienten laufend an das Fortbestehen ihrer malignen Grundkrankheit und sind daher für die Patienten unter anderem der Maßstab dafür, wie gut der Arzt seine Krebserkrankung therapiert.

Operative Eingriffe, Strahlentherapie, Chemotherapie oder Hormontherapie sollten – falls indiziert – am Anfang der Behandlung chronisch maligner Schmerzen stehen. Insbesondere bei Patienten mit Knochenmetastasen kann durch eine lokale palliative Bestrahlung eine deutliche Schmerzlinderung, oft sogar eine Schmerzfreiheit erzielt werden. Die tragende Säule bei der Therapie chronisch maligner Schmerzen ist jedoch die medikamentöse Therapie.

44.1.1 Medikamentöse Therapie nach Stufen- und Zeitplan

Von der Weltgesundheitsorganisation wurde zur medikamentösen Therapie chronisch maligner Schmerzen ein Dreistufenplan mit bestimmten Analgetika bzw. Analgetikakombinationen vorgeschlagen (Stufenplan). Die Therapie mit Analgetika nach Bedarf ist obsolet. Die Analgetikagabe muss erfolgen, bevor der Schmerz wieder auftritt, d. h. bevor die Wirkung der vorherigen Dosis abgeklungen ist. Dazu werden die Analgetika in einer festen Dosierung und in bestimmten Zeitintervallen verordnet (Zeitplan). In der Regel werden die Opioide in retardierter Form rezeptiert. Die Therapie der Durchbruchschmerzen erfolgt dann mit unretardierten Medikamenten. Die Einstellung sollte auf orale oder transdermale Medikamente erfolgen.

- Stufe I

Antipyretisches Analgetikum:
- Paracetamol: 4- (bis 6-)stündlich 500–1000 mg oder
- Metamizol: 4- (bis 6-)stündlich 500–1000 mg oder
- Diclofenac: 8-stündlich 50(–100) mg oder
- Ibuprophen: 8-stündlich 200–800 mg

Bei nicht ausreichender Schmerzlinderung trotz richtiger Dosierung und korrekten Zeitintervallen des antipyretischen Analgetikums ist eine Medikation der Stufe II anzuwenden. Eine Überschreitung der angegebenen Höchstmengen darf nicht erfolgen, weil damit keine weitere analgetische Wirkung erzielt werden kann, aber die Nebenwirkungen weiter zunehmen. Bei regelmäßiger Gabe ist auf die Einnahme eines Protonenpumpenhemmers zu achten.

- **Stufe II**

Antipyretisches Analgetikum (wie Stufe I) plus schwaches Opioidanalgetikum:
- Tramadol: 4- (bis 6-)stündlich 50–100 mg oder
- Tramadol Retardtabletten: 8- bis 12-stündlich 100–200 mg oder
- Tilidin und Naloxon: 4- (bis 6-)stündlich 100 mg oder
- Tilidin/Naloxon retard: 12-stündlich 50–150 mg (–300 mg) oder
- Dihydrocodein: (8- bis) 12-stündlich 60–120 mg.

In der Stufe II sollte zusätzlich zu dem antipyretischen Analgetikum der Stufe I noch ein schwaches Opioidanalgetikum verabreicht werden. Aufgrund der unterschiedlichen Wirkungsmechanismen kommt es bei dieser Analgetikakombination zu einer additiven Wirkung. Bei nicht ausreichender Schmerzlinderung trotz richtiger Dosierung und korrekten Zeitintervallen dieser Analgetikakombination sollte eine Medikation der Stufe III zur Anwendung kommen.

- **Stufe III**

Antipyretisches Analgetikum (wie Stufe I) plus starkes Opioidanalgetikum:
- Morphinsulfat, Hydromorphon oder Oxycodon: (8- bis) 12-stündlich. Dosierung streng nach Wirkung (im Einzelfall sehr hohe Dosierungen bis über 1000 mg/Tag möglich) oder
- MST Continus oder Jurnista: 24-stündlich oder
- transdermales Fentanylmatrixpflaster (48- bis) 72-stündlich mit einer Fentanylabgabe von 12.5, 25, 50, 75, 100 µg/h oder mehr. Gegebenenfalls können mehrere Fentanyl-Pflaster aufgeklebt werden,
- wässrige Morphinhydrochloridlösung: 4- (bis 6-)stündlich 50–100 mg oder

- Buprenorphin: (6- bis) 8-stündlich (bis maximal 4–5 mg/Tag) oder
- transdermales Buprenorphin (Transtec) alle 84 (3,5 Tage) Stunden. Gegebenenfalls können mehrere Transtec-Pflaster aufgeklebt werden.
- Grundsätzlich gibt die Schmerzstärke die jeweilige Stufe vor, d.h., die Stufen müssen nicht erst »durchschritten« und »durchlitten« werden. Bei stärksten Schmerzen sollten unverzüglich starkwirksame Opioide appliziert werden.

In seltenen Fällen lässt sich mit der medikamentösen Therapie nach Stufen- und Zeitplan keine ausreichende Schmerzlinderung erreichen. Dann kann der Versuch einer periduralen Opioidgabe sinnvoll sein, da hierbei oft mit geringen Opioiddosen eine gute und lang anhaltende Schmerzlinderung erzielt werden kann. In Einzelfällen wird auch eine intrathekale oder intraventrikuläre Opioidgabe durchgeführt. Zur intraventrikulären Opioidgabe wird über eine Trepanation auf der nichtdominanten frontalen Schädelkalotte ein Katheter in den Seitenventrikel eingelegt und die dazugehörige Opioidpumpe subklavikulär implantiert.

44.1.2 Komedikation bei chronisch malignen Schmerzen

Unter Komedikation wird eine zusätzlich zu den Analgetika verabreichte unterstützende Medikation verstanden, die zur Einsparung bzw. Wirkungsverstärkung der Analgetika führen (Koanalgetika) oder mit der z. B. eventuelle Nebenwirkungen therapiert werden sollen (z. B. Laxanzien, Antiemetika). Eine Komedikation sollte bei chronisch malignen Schmerzen nicht die Ausnahme, sondern eher die Regel sein.

- **Laxanzien**

An die meisten Opioidnebenwirkungen gewöhnt sich der Körper relativ schnell (Toleranzentwicklung), jedoch nicht an die opioidbedingte Obstipation. Mit Verabreichungsbeginn eines starken Opioids sollte daher stets ein Laxans verordnet werden. Außerdem empfehlen sich reichliche Flüssigkeitszufuhr, Fruchtsäfte, ballaststoffreiche Ernährung und viel Bewegung.

▪▪ Laktulose (Bifiteral, Lactulose Neda)

Laktulose wird im Darm nicht resorbiert und im Dickdarm u. a. zu Milchsäure und Essigsäure gespalten, die die Kolonperistaltik anregen und zur Wasserretention führen. Wirkungseintritt nach 8–10 h.

- **Dosierung:** beim Erwachsenen: 1–3 Esslöffel morgens, evtl. bis zu 3-mal 3 Essl. pro Tag

▪▪ Macrogol plus Elektrolytlösung

In den letzten Jahren wird relativ häufig Macrogol als Laxans verordnet. Es wird nicht verstoffwechselt und führt zu keinem Flüssigkeitsverlust.

- **Dosierung:** beim Erwachsenen: 1–3 Beutel nach Bedarf pro Tag (1 Beutel = 14 g Macrogol mit 125 ml Wasser auflösen).

▪ Antidepressiva

Theoretische Grundlage für den Einsatz von trizyklischen Antidepressiva in der Schmerztherapie sind die deszendierenden Hemmmechanismen. Antidepressiva können die Wiederaufnahme der Neurotransmitter Noradrenalin und Serotonin in die Nervenendigungen der Neurone der deszendierenden Hemmbahnen unterdrücken und verstärken dadurch die deszendierende Hemmung. Antidepressiva haben daher unabhängig von der antidepressiven Wirkung eine eigene schmerzstillende Wirkung, die bereits nach wenigen Tagen Therapiedauer einsetzt. Die verwendeten Dosierungen sind meist deutlich niedriger als in der antidepressiven Therapie.

Indikationen für Antidepressiva sind Depressionen, schmerzbedingtes Psychosyndrom, Angstzustände, neuropathische Schmerzen, Parästhesien und Entzugssymptome. Psychopharmaka stellen aber stets nur eine begleitende Therapie dar, sie können und sollen das persönliche Gespräch nicht ersetzen. Typische Nebenwirkungen der Antidepressiva sind anticholinerger (atropinartiger) Natur wie trockener Mund, verzögertes Wasserlassen, Obstipation, Mydriasis, Tachykardie und Herzrhythmusstörungen.

Es besteht eine Komorbidität zwischen Depression und Schmerzerkrankung. Daher ist es wichtig, eine entsprechende Depression zu diagnostizieren und gegebenenfalls auch konsequent zu therapieren. Wegen der nicht unerheblichen Nebenwirkungen der tricyclischen Antidepressiva sollten hierfür bevorzugt moderne Antidepressiva wie zum Beispiel Duolexitin, Cipramil oder Fluoxetin und Mirtazapin eingesetzt werden. Eine psychiatrische Mitbehandlung des Schmerzpatienten ist bei entsprechender Indikation sinnvoll.

▪▪ Clomipramin (Anafranil)

- **Dosierung:** bei Erwachsenen: initial meist 25 mg, gegebenenfalls langsam steigern bis auf 75 mg/Tag.
- **Wirkung:** antidepressiv, stimmungsaufhellend, psychomotorisch stabilisierend.

▪▪ Amitriptylin (Saroten)

- **Dosierung:** bei Erwachsenen: initial meist 25 mg vor dem Schlafengehen. Die durchschnittliche Dosierung beträgt 75 mg/Tag, bei starken Depressionen Steigerung bis 150 mg/Tag.
- **Wirkung:** psychomotorische Dämpfung, verbessertes Schlafverhalten.

▪ Neuroleptika

Neuroleptika blockieren die Dopaminrezeptoren im zentralen Nervensystem. Sie können die Wirkung von Opioiden verstärken und die Erregbarkeitsschwelle der Schmerzrezeptoren für Reize erhöhen. Außerdem haben Neuroleptika eine antiemetische, antipsychotische, anxiolytische und sedierende Wirkung. In niedriger Dosierung werden sie meist als Antiemetikum, in mittlerer Dosierung zur Distanzierung vom Schmerzgeschehen eingesetzt. Typisch sind anticholinerge (atropinartige) Nebenwirkungen wie trockener Mund, verzögertes Wasserlassen, Obstipation, Mydriasis, Tachykardie und Herzrhythmusstörungen; daneben können auch extrapyramidale Bewegungsstörungen wie beim Morbus Parkinson auftreten.

▪▪ Haloperidol (Haldol-Janssen, Haloperidol-ratiopharm)

- **Dosierung:** bei Erwachsenen: Antiemetikum 0,5 (–1) mg 3-mal/Tag. Distanzierung vom Schmerz 1–10 mg/Tag
- **Wirkung:** gering sedierend, stark antiemetisch. Es wird daher häufig als Antiemetikum eingesetzt.

- - **Levomepromazin (Neurocil)**
- **Dosierung:** beim Erwachsenen: als Schlafmedikation 5–15 mg/Tag
- **Wirkung:** stark sedierend; es eignet sich daher
  als Schlafmedikation.

- **Antiemetika**

Patienten mit chronischen, opioidpflichtigen malignen Schmerzen klagen häufig zu Beginn einer
Therapie über Übelkeit und Brechreiz. Etwa zwei
Drittel der Patienten benötigen zunächst begleitend
ein Antiemetikum; zu einem späteren Zeitpunkt
kann ein Auslassversuch gemacht werden.

- - **Metoclopramid (Paspertin, MCP-ratiopharm)**
- **Dosierung:** beim Erwachsenen:
  10 mg 4- (bis 6-)mal/Tag.
- **Wirkung:** stark antiemetisch, wenig sedierend.

- - **Haloperidol (Haldol-Janssen,
  Haloperidol-ratiopharm)**
- **Dosierung:** als Antiemetikum bei
  Erwachsenen: 0,5(–1) mg 3-mal/Tag.
- **Wirkung:** stark antiemetisch, wenig sedierend.

- - **Dimenhydrinat (Vomex A)**
- **Dosierung:** bei Erwachsenen: 1 Supp. à 150 mg
  3- bis 4-mal/Tag.

- **Antikonvulsiva**

Antikonvulsiva bewirken eine Stabilisierung von
Nervenmembranen. Sie haben sich vor allem bei
neuropathischen Schmerzen mit einschießendem,
elektrisierendem oder brennendem Charakter z. B.
bei einer tumorbedingten Plexusinfiltration, Trigeminusneuralgien, Postzosterneuralgien und zentralen Schmerzen bewährt. Allerdings tritt die
Wirkung zum Teil erst nach Wochen ein, was mit
dem Patienten besprochen werden muss, um falsche
Erwartungen zu vermeiden.

- - **Carbamazepin (Timonil, Tegretal)**
- **Dosierung** beim Erwachsenen: Anfangsdosis
  100 mg/Tag. Langsame Steigerung alle
  3–4 Tage um 100 mg bis auf 400–600
  (–1200–1800)mg/Tag in 3(–4)Dosen pro Tag.
- **Nebenwirkungen:** In ca. 20–25% Therapieab-
  bruch wegen Übelkeit, Ataxie, Benommenheit,

Verwirrtheit, Leukopenie oder Hautreaktionen
notwendig.

- - **Gabapentin (Neurontin)**

Im Rahmen neuropathischer Schmerzen wird als
Antiepileptikum häufig Gabapentin (Kapseln à 100,
300, 400, 600 oder 800 mg) empfohlen.
- **Dosierung** beim Erwachsenen: 1. Tag 1-mal
  300 mg, 2. Tag 2-mal 300 mg, 3. Tag 3-mal
  300 mg. Weitere tägliche Steigerung bis zu
  einer Maximaldosierung von 3600 mg/Tag.
- **Nebenwirkungen:** Gabapentin zeichnet sich
  durch ein günstiges Nebenwirkungsprofil
  aus und wird daher inzwischen meist dem
  Carbamazepin vorgezogen.

- - **Pregabalin (Lyrica)**

Seit wenigen Jahren findet das gut verträgliche
Pregabalin zunehmend Verwendung in der Thera-
pie neuropathischer Schmerzen. Neben der
Schmerzreduktion scheint es auch einen positiven
Einfluss auf die Stimmung und den Nachtschlaf zu
haben.
- **Dosierung beim Erwachsenen:** langsamer
  Beginn mit 25-75mg 2 x täglich. Die
  Erhaltungsdosis erfolgt nach Wirkung und
  beträgt in der Regel zwischen 300 und
  600 mg /Tag.
- **Nebenwirkungen:** in der Einstellphase können
  Schwindel und Unwohlsein auftreten. Selten
  wird eine Gewichtszunahme und Wasserein-
  lagerungen beobachtet. Pregabalin ist ein allge-
  mein gut verträgliches Medikament.

- **Kalziumstoffwechselregulatoren**

Im Bereich von Knochentumoren und -metastasen
werden Osteoklasten aktiv, es kommt dort zum
Knochenum- und -abbau. Zur Regulation des
Kalziumstoffwechsels stehen Kalzitoninpräparate
(z. B. Karil) und Bisphosphonate (z. B. Ostac,
Aredia, Bondronat, Zometa) zur Verfügung. Kalzitoninpräparate führen zur Hemmung der Osteoklasten, Erhöhung der renalen Kalziumausschei-
dung und verminderten Kalziumresorption im
Darm. Daneben scheinen sie noch eine eigene
schmerzlindernde Wirkung zu besitzen. Bisphosphonate werden von den Kalziumsalzen im Knochen absorbiert, dadurch wird deren Resorption

---

■ Tab. 44.1 Schriftlicher Zeitplan der Medikamenteneinnahme am Beispiel einer 48-jährigen Frau mit Mamma-karzinom und Schmerzen wegen Knochenmetastasen

7.00	1 Tbl. MST Mundipharma à 30 mg	Gegen Schmerzen
	1 Supp. Voltaren à 50 mg	Gegen Schmerzen
	5 Tropf. Haldol (= 0,5 mg)	Gegen Übelkeit
	3 Essl. Bifiteral	Gegen Verstopfung
14.00	1 Tbl. MST Mundipharma à 30 mg	Gegen Schmerzen
	1 Supp. Voltaren à 50 mg	Gegen Schmerzen
	5 Tropf. Haldol (= 0,5 mg)	Gegen Übelkeit
22.00	1 Tbl. MST Mundipharma à 30 mg	Gegen Schmerzen
	1 Supp. Voltaren à 50 mg	Gegen Schmerzen
	5 Tropf. Haldol (= 0,5 mg)	Gegen Übelkeit

Bedarfsmedikation: Bei akuten Schmerzen eventuell zusätzlich 1(–2) Supp. Voltaren à 50 mg.

---

verhindert. Zudem scheinen sie auch die Aktivität der Osteoklasten zu hemmen. Als Indikationen für Kalzitoninpräparate und Bisphosphonate werden Knochenschmerzen, z. B. aufgrund von Knochen-metastasen, angegeben.

■■ **Kalzitoninpräparate (Karil)**

━ **Dosierung** bei Erwachsenen: Initial 100(–200) IE i.m., s.c. oder über 2 h i.v., danach alle 2–3 Tage 100 IE.

━ **Nebenwirkung:** Übelkeit, gelegentlich Erbrechen, Gesichtsrötung (Flush).

■ **Bisphosphonate**

In der Regel erfolgt die Therapie bei Knochenmeta-stasen intravenös.

━ **Dosierung:** Unter Überwachung der Serum-kalziumwerte erhält der Patient alle 4 Wochen zum Beispiel eine Zoledronsäure-Infusion (Zometa) langsam intravenös.

━ **Nebenwirkungen:** Übelkeit, grippeähnliche Symptome, Myalgien.

■ **Kortikosteroide**

Als Komedikation bei chronisch malignen Schmer-zen werden öfters Kortikosteroide bei einem peritu-morösen Ödem (z. B. intrakraniellen Tumoren oder Hirnmetastasen), einer tumorösen Nervenkom-pression oder Nerveninfiltration, einem Leberkap-selspannungsschmerz (z. B. Lebertumor oder Le-bermetastasen), bei Tumoren im Beckenbereich,

einer beginnenden Querschnittsymptomatik, einer Atemwegsobstruktion (z. B. Bronchialkarzinom) sowie einem strahlenbedingten Ödem eingesetzt.

Nebenwirkungen einer Kortikoidtherapie sind Hyperglykämie, Natriumretention, Ödembildung, Osteoporose, Nebenniereninsuffizienz und Schwä-chung der Immunabwehr. Kortikosteroide sollten möglichst nicht mit sauren antipyretischen Analge-tika kombiniert werden, da sonst die erhöhte Ge-fahr von gastroduodenalen Ulzera besteht.

■■ **Dexamethason (Fortecortin)**

━ **Dosierung** bei Erwachsenen: initial hohe Dosierung (z. B. 4–8 mg Dexamethason 4-mal/Tag). Bei Wirksamkeit wird nach ca. 7 Tagen auf die Erhaltungsdosis von 2–4 mg/Tag reduziert.

44.1.3 Grundsätze bei der Therapie chronisch maligner Schmerzen

Es sollte dem Patienten ein genauer schriftlicher Zeitplan für die Medikamenteneinnahme mitgege-ben werden. Neben der Regelmedikation sollte auch eine Zusatzmedikation für den Bedarfsfall aufge-schrieben werden (■ Tab. 44.1).

Es sollten nie gleichzeitig mehrere Präparate aus der Gruppe der antipyretischen Analgetika oder mehrere Präparate aus der Gruppe der Opioidan-algetika verabreicht werden. Eine zeitgerechte Einnahme retardierter Opiate ist anzustreben. Lediglich in der Einstellphase und bei Durchbruchschmerzen kann ein zweites kurzwirksames Opioid als Bedarfsmedikation verordnet werden. Bevor in die nächste Therapiestufe gewechselt wird, sollten die Dosierungen und Zeitintervalle der Analgetika ausgereizt werden.

Es sollte immer eine orale oder transdermale Medikation angestrebt werden. Eine parenterale Medikation macht den Patienten vom Arzt bzw. Krankenhaus abhängig. Lediglich bei unstillbarem Erbrechen, Ileus, Schluckstörungen oder in den letzten Lebenstagen sind mehrmalige Injektionen eines Analgetikums oder vorzugsweise eine Morphingabe über Infusionspumpe notwendig.

Therapieziel braucht nicht immer eine vollkommene Schmerzfreiheit sein. Es muss aber ein für den Patienten subjektiv leicht ertragbares Schmerzniveau erreicht werden. Die Indikation für den Einsatz von Opioiden darf nicht von der Lebenserwartung, sondern nur von der Schmerzintensität abhängig gemacht werden. Die notwendige Opioiddosis kann von Patient zu Patient sehr unterschiedlich sein. Im Einzelfall können extrem hohe Dosierungen (bis über 1500 mg Morphin/Tag) notwendig werden.

44.1.4 Häufige Probleme bei Karzinompatienten

■ **Obstipation**

Als Ursache für eine Obstipation bei Karzinompatienten kommen vor allem Opioide, aber auch anticholinerg wirkende Medikamente (z. B. trizyklische Antidepressiva, Neuroleptika, Anticholinergika), Erbrechen, mangelnde Flüssigkeits- und Nahrungsaufnahme, Fieber, Schwäche bzw. Schmerzen beim Stuhlgang oder das Karzinom selbst in Betracht. Die Therapie besteht in reichlicher Flüssigkeitszufuhr (z. B. Fruchtsäfte) ballaststoffreicher Ernährung, viel Bewegung, Laxanzien, eventuell Klistieren.

■ **Knochenmetastasen**

Knochenmetastasen sind vermutlich die häufigste Ursache für starke maligne Schmerzen. Eine Metastasierung ins Skelettsystem ist typisch für Mamma-, Prostata-, Bronchial-, Nieren-, Blasen- und Schilddrüsenkarzinome. Pathophysiologisch handelt es sich um einen Nozizeptorschmerz. Metastasenbedingte Knochenschmerzen können durch eine Bestrahlung sehr häufig entscheidend gelindert werden. Als Analgetika haben sich vor allem die antipyretischen Analgetika bewährt, die hier häufig sogar stärker wirken als Opioide. Guten Erfolg bringen oft auch Kalziumstoffwechselregulatoren (z. B. Clodronsäure) und Kortikosteroide.

■ **Nervenkompression/Nerveninfiltration**

Nervenkompressionen oder Nerveninfiltrationen sind eine häufige Ursache für starke Karzinomschmerzen. Die lang andauernde mechanische Irritation eines Nervens sensibilisiert diesen und führt dazu, dass bereits minimale mechanische und auch chemische Reize Impulse im Verlauf des Nervens auslösen. Die auftretenden neuropathischen Schmerzen werden in das Versorgungsgebiet der betreffenden Nerven projiziert. Als Therapie kommen vor allem Bestrahlung, operative Entlastung, Kortikosteroide, Antidepressiva, Neuroleptika oder Antikonvulsiva in Frage.

■ **Schlaflosigkeit**

In vielen Fällen werden chronisch maligne Schmerzen nachts stärker empfunden als am Tage. Sie verhindern oft den Schlaf und führen zu einer weiteren Schwächung des Patienten. Aus diesen Gründen ist es ratsam, abends eine im Vergleich zur Tagesdosis etwas höhere Opioiddosis zu verabreichen. Als Schlafmittel eignet sich ein sedierendes Antidepressivum wie Amitryptilin oder ein Neuroleptikum mit stärker sedierender Wirkung wie Levomepromazin.

■ **Lymphödem**

Ein Lymphödem tritt häufig nach einer Bestrahlung im Schulterbereich, einer Lymphknotenausräumung oder bei tumorösem Lymphknotenbefall in der Axilla auf. Therapeutisch kommen Hochlagerung der Extremität, Kompressionsverband, Hautpflege, Lymphdrainage, krankengymnastische Übungen und Kortikosteroide in Betracht.

■ **Kopfschmerz bei erhöhtem intrakraniellem Druck**

Bei ca. 40% der Patienten mit einem intrakraniellen Tumor oder mit intrakraniellen Metastasen sind

Kopfschmerzen ein Initialsymptom. Diese Kopfschmerzen aufgrund eines erhöhten intrakraniellen Druckes lassen sich – falls keine operative Tumorexstirpation möglich ist – oft durch eine Kortikosteroidgabe bessern, da dadurch das peritumoröse Ödem vermindert und der erhöhte intrakranielle Druck gesenkt werden kann.

44.2 Therapie chronisch benigner Schmerzen

Zu den häufigsten chronisch gutartigen Schmerzsyndromen gehören Migräne, Herpes zoster, Phantomschmerzen und Trigeminusneuralgien. In den letzten Jahren sind chronische Rückenschmerzen und Fibromyalgie-Syndrome zunehmend in den Fokus der Schmerztherapie geraten.

44.2.1 Migräne

- **Pathophysiologie**

Bei der Migräne kommt es über parasympathische Impulse zu einer Dilatation von arteriellen Gefäßen in Dura und Gehirn. Über die weit gestellten Gefäße kommt es zu einem Austritt von Plasma in das extravasale Gewebe. Dies führt zu einer aseptischen neurogenen Entzündung, bei der eine Vielzahl von Entzündungsmediatoren beteiligt ist. Einer der wichtigsten Mediatoren ist Serotonin. Nach Umschaltung afferenter Trigeminusfasern werden die Schmerzreize aus den Gefäßwänden im Kortex bewusst wahrgenommen.

- **Symptomatik**

Als Migräne werden attackenartige und in gewissen Abständen wiederkehrende, meist pulsierende, pochende Kopfschmerzen bezeichnet. Zumeist treten die Kopfschmerzen einseitig auf und nur selten wechselt von Anfall zu Anfall die Seite. Die Schmerzen werden häufig im Bereich von Stirn, Auge und Schläfe lokalisiert.

Begleitend zu den Kopfschmerzen sind bei der einfachen Migräne häufig vegetative Symptome vorhanden: Nahezu alle Patienten empfinden eine Appetitlosigkeit, 50–70% der Patienten klagen über Übelkeit, ca. 25% der Patienten über Erbrechen und

ca. 30% der Patienten über Durchfall. Die Kopfschmerzen klingen meist innerhalb von 24–48 h wieder ab. Ein Drittel der Patienten bemerkt bereits am Tag vor der Migräneattacke Vorzeichen wie leichten Kopfschmerz, Müdigkeit, Leistungsverminderung, Reizbarkeit oder depressive Verstimmung. Typischerweise beginnt die Migräne morgens oder schon im Schlaf, dauert den Tag über an und endet wieder im Schlaf.

Es wird zwischen Migräne ohne Aura und Migräne mit Aura unterschieden. Bei der Migräne mit Aura (früher als klassische Migräne bezeichnet) kommt es in der Regel vor den Kopfschmerzen zu kurz dauernden neurologischen Störungen, typischerweise Sehstörungen, aber auch Lähmungen, Gefühlsstörungen, Sprachstörungen und Gleichgewichtsstörungen. Nach ungefähr 30 Minuten gehen diese Symptome in eine Migräne über. Migränepatienten klagen typischerweise über zumeist einseitige, pochende oder klopfende Schmerzen. Häufig ist Übelkeit oder Erbrechen, Photo- und Phonophobie und ein Rückzugswunsch mit dem Migräneanfall assoziiert.

- **Auslösende Faktoren**

Ein wichtiger auslösender Faktor der Migräne ist Stress. Die Migräneattacken treten jedoch häufig dann auf, wenn der Höhepunkt des Stresses bereits vorbei ist (Wochenendmigräne). Eine wichtige Rolle bei der Auslösung von Migräne scheinen auch die weiblichen Geschlechtshormone zu spielen. Zwei Drittel der Patientinnen berichten, dass es während einer Schwangerschaft zu einer deutlichen Besserung der Migräne kommt; 60–80% der Patientinnen klagen dagegen unter der Einnahme von Kontrazeptiva über eine Verschlechterung der Migräne. Auch ein Zuwenig oder ein Zuviel an Schlaf können anfallsprovozierend sein.

Etwa 10% der Patienten geben einen Zusammenhang mit der Ernährung, insbesondere mit Alkoholika, Schokolade, bestimmten Käsesorten, sehr fetten Speisen und Zitrusfrüchten an. Bei Käse und Schokolade werden die darin enthaltenen Substanzen Thyramin und Phenyläthylamin angeschuldigt, eine Migräne auszulösen. Einige Patienten bemerken einen Zusammenhang der Migräneattacken mit Wetterveränderungen.

■ **Anfallsprophylaxe**

Jeder Migränepatient sollte einen Anfallskalender führen, in dem Häufigkeit, Schwere und Dauer der Migräneanfälle sowie eingenommene Medikamente notiert werden. Die Suche nach den auslösenden Faktoren und deren Vermeidung ist der beste Schritt zur Prophylaxe der Migräne. Die nichtmedikamentöse Migräneprophylaxe erstreckt sich auf ein regelmäßiges aerobes Ausdauer- und Entspannungstraining sowie die konsequente Vermeidung von möglichen Triggerfaktoren. Auch ein Vasokonstriktions-Biofeedback-Training kann die Anzahl der Attacken reduzieren.

Eine medikamentöse Anfallsprophylaxe sollte immer dann durchgeführt werden, falls mehrere oder schlecht therapierbare Migräneattacken pro Monat auftreten oder die Migräneattacken länger als 48 h andauern. Der Erfolg einer Prophylaxe kann normalerweise erst nach einer 2- bis 3-monatigen Medikamenteneinnahme beurteilt werden. Hat die Prophylaxe Erfolg, so sollte spätestens nach einem Jahr ein Auslassversuch durchgeführt werden. Zur medikamentösen Anfallsprophylaxe werden vor allem Betablocker (die in ca. 75% der Fälle erfolgreich sind), Kalziumantagonisten und Antiepileptika eingesetzt.

■ **Therapie eines akuten Migräneanfalls**

Leichte Migräneattacken können durch eine Reizabschirmung in einem ruhigen und abgedunkelten Zimmer behandelt werden. Eisbeutel auf der Stirn sind hilfreich.

Eine mittelschwere Migräneattacke wird zuerst mit einem Antiemetikum z. B. Metoclopramid (10–20 mg) eventuell in Zäpfchenform therapiert. Danach wird ein Analgetikum verabreicht; Mittel der Wahl ist Acetylsalicylsäure (500–1000 mg) oder ein NSAR wie Ibuprofen, Naproxen oder Diclofenac.

Nur falls bei einer schweren Migräneattacke diese Analgetika nicht ausreichen, sollte ein spezifisches Triptan (Sumatriptan, Zolmitriptan, Rizatriptan, Naratriptan und weitere) verabreicht werden. Teilweise liegen diese Medikamente als Tablette, Nasenspray und in Fertigspritzenform vor.

■ **Spezifische Migränemittel**

An spezifischen Migränemitteln haben sich in den letzten Jahren die Triptane gut bewährt. Triptane sind selektive Serotoninantagonisten. Sie haben sich als effektiver als alle bisherigen Migränemittel erwiesen. Die wichtigsten Triptane sind Sumatriptan (Imigran), Zolmitriptan (Asco Top), Naratriptan (Narimig), Rizatriptan (Maxalt) und Frovatriptan (Allegro).

■■ **Sumatriptan (Imigran)**
▬ **Dosierung:**
- ▬ Tabl. à 50/100 mg; ggf. Dosiswiederholung nach frühestens 4 h; Maximaldosis 300 mg pro Attacke,
- ▬ 0,5 ml = 6 mg subkutan; ggf. Dosiswiederholung nach frühestens 2 h; Maximaldosis 1,2 mg pro 24 h,
- ▬ 10–20 mg Nasalspray; ggf. Dosiswiederholung nach frühestens 2 h; Maximaldosis 40 mg pro 24 h.
▬ **Nebenwirkungen:** Druck- und Engegefühl im Brust- und Halsbereich, Benommenheit, Schwächegefühl, Kribbelparästhesien.
▬ **Kontraindikationen:** Koronare Herzerkrankung, Schwangerschaft, zerebrale Mangeldurchblutung oder sonstige Erkrankungen, bei denen eine Sumatriptan-bedingte Vasokonstriktion von Nachteil sein könnte.

Die neuen Triptane (Zolmitriptan, Naratriptan, Rizatriptan, Frovatriptan) sind in Wirkprinzip, Wirkungen und Nebenwirkungen dem Sumatriptan ähnlich.

❯ Ein zu häufiger Triptangebrauch kann zu einem medikamenteninduzierten Kopfschmerz führen. Ein Entzug der Medikamente wird dann notwendig.

■■ **Metoprolol (Beloc, Lopresor)**
Metoprolol gehört zu den Betablockern.
▬ **Dosierung** bei Erwachsenen: initial 50 mg, normalerweise 100–200 mg Metoprolol pro Tag.
▬ **Kontraindikationen:** Herzinsuffizienz, Bradykardie, Asthma bronchiale.

■■ **Flunarizin (Sibelium)**
Flunarizin gehört zu den Kalziumantagonisten.
▬ **Dosierung** bei Erwachsenen: 5–10 mg abends.
▬ **Kontraindikationen:** larvierte oder manifeste Depression.

— **Sonstiges:** Die Wirkung kann erst nach 2–3 Monaten beurteilt werden. Sibelium kann zu einer deutlichen Gewichtszunahme führen.

■ ■ **Antiepileptika (Valproinsäure, Topiramat)**
Topamax-Migräne (Topiramat) wird in den letzten Jahren als ein nebenwirkungsarmes und sehr effektives Migräneprophylaktikum eingesetzt. Die Tagesdosis beträgt zwischen 25 und 100mg/Tag.

Eine völlige Unterdrückung der Anfälle ist normalerweise nicht möglich. Eine Therapie ist dann erfolgreich, wenn Anfallshäufigkeit und Schwere der Attacken vermindert sind.

44.2.2 Herpes zoster

■ **Pathophysiologie**
Beim Herpes zoster (Gürtelrose) handelt es sich um eine meist einseitige virale Reinfektion im Versorgungsbereich eines Spinalnervs. Auslöser sind Windpockenviren, die nach einer früher durchgemachten Windpockeninfektion im Bereich der Hinterwurzelganglien persistieren. Die Viren können vor allem während Phasen einer Immunsuppression (Stress, Karzinom, AIDS) reaktiviert werden, über den axonalen Transport nach peripher gelangen und dort segmentale vesikuläre Effloreszenzen erzeugen.

■ **Symptomatik**
Beim Herpes zoster kommt es zu einem Prodromalstadium von 3–5 Tagen mit Mattigkeit, Krankheitsgefühl, Appetitlosigkeit und leichtem Fieber. Stechende, scharfe neuralgische Schmerzattacken und »Ameisenlaufen« können in einem oder mehreren Dermatomen bereits vor dem Auftreten der typischen Hauterscheinungen auftreten. Spätestens bei Auftreten der typischen vesikulären Effloreszenzen ist die Diagnose sicher. Bevorzugt befallen sind die mittleren thorakalen Dermatome sowie der 1. Ast des Nervus trigeminus (V_1). Normalerweise ist die Krankheit auf 1–4 Wochen begrenzt.

Die Schmerzen können jedoch nach Abheilen der Eruptionen bei 7–50% der Patienten in Form einer postzosterischen Neuralgie weiterbestehen. Im geschädigten Areal werden brennende Schmerzen oder schwere, wiederholt einschießende Schmerzen empfunden. Es können auch motorische Störungen auftreten. Die Inzidenz der postzosterischen Neuralgie nimmt mit steigendem Alter zu. Im Laufe von Monaten oder Jahren bessert sich diese postzosterische Neuralgie meist.

■ **Therapie im akuten Stadium**
Im akuten Stadium des Herpes zoster sollte eine sofortige virustatische orale Therapie mit Brivudin (Zostex) oder in schweren Fällen eine intravenöse Gabe von Aciclovir (Zovirax) durchgeführt werden. Oft werden zusätzlich Analgetika vom Opioidtyp (z. B. Tramadol, Morphin) verabreicht.

Beim Auftreten von therapierefraktären Brennschmerzen sind möglichst 1–2 täglich Sympathikusblockaden, z. B. Stellatumblockaden oder Interkostalblockaden durchzuführen. Wenn im Frühstadium (möglichst innerhalb der ersten zwei Krankheitswochen) Sympathikusblockaden in den entsprechenden Segmenten durchgeführt werden, kann der Schmerz gelindert, die Abheilung der Effloreszenzen beschleunigt und das Auftreten einer postzosterischen Neuralgie möglicherweise verhindert werden.

■ **Therapie im chronischen Stadium**
Zur Therapie der postzosterischen Neuralgie eignen sich Antidepressiva (z. B. Amitriptylin, 25-100 mg/Tag), oder Antikonvulsiva (z. B. Gabapentin; bis 3600 mg/Tag, Pregabalin; bis 600mg/Tag). Neuroleptika (Haloperidol, 2,5–10 mg/Tag) oder eine Kombination aus Antidepressivum und Antiepileptikum können ebenfalls eingesetzt werden. Sinnvoll ist teilweise ein Versuch mit transkutaner elektrischer Nervenstimulation. Ein Therapieversuch mit Capsaicin-Pfeffersalbe kann bei therapierefraktären Fällen versucht werden. Ein Lidocainpflaster (Versatis) ist vor kurzem als topisches Medikament in Deutschland zugelassen worden.

Sympathikusblockaden helfen im chronischen Stadium weniger gut als beim akuten Geschehen.

44.2.3 Phantomschmerz

■ **Pathophysiologie**
Von Phantomschmerzen wird dann gesprochen, wenn Schmerzen in einer nicht mehr vorhandenen

44

Extremität empfunden werden. Die Angaben zur Inzidenz von Phantomschmerzen nach Amputation einer Gliedmaße schwanken zwischen 2 und 97%. Phantomschmerzen werden meist im distalen Anteil der amputierten Gliedmaße empfunden.

Als Ursache für Phantomschmerzen wird ein Aussprossen von Neuronen (Neurombildung) im Bereich des durchtrennten Nervens diskutiert. Außerdem werden zentrale Mechanismen im Bereich des Rückenmarks mit einer neuronalen Übererregbarkeit durch den Wegfall der inhibitorischen A-beta-Fasern angeschuldigt. Ferner wird der Phantomschmerz dadurch erklärt, dass der Amputation oft eine langfristige Schmerzanamnese vorausging und diese chronischen Schmerzen nach der Amputation als Schmerzengramm (schmerzbeladene Gedächtnisspur) fortbestehen.

▪ **Symptomatik**

Phantomschmerzen können fast jeden Schmerzcharakter aufweisen. Möglich sind brennende, stechende, krampfartige oder einschießende Schmerzen. Oft besteht auch die Empfindung einer abnormen Stellung des amputierten Gliedes. Die Intensität von Phantomschmerzen kann von Patient zu Patient enorm differieren.

▪ **Therapie**

Therapeutisch bieten sich Antikonvulsiva (z. B. Carbamazepin), Neuroleptika, Kalzitoninpräparate (z. B. Karil), Regionalanästhesieverfahren (z. B. Periduralanästhesie), TENS oder Analgetika an. Allerdings sind die Statistiken über die Erfolgsquote bei der Therapie von Phantomschmerzen eher enttäuschend.

44.2.4 Trigeminusneuralgie

▪ **Pathophysiologie**

Pathologisch-anatomisch liegt eine Nervenschädigung im intra- oder extrakraniellen Verlauf des N. trigeminus – häufig eine Kompression der Nervenwurzel durch ein Gefäß – zugrunde. Stets müssen ein Tumor (z. B. ein Akustikusneurinom), eine Multiple Sklerose oder auch eine AIDS-Erkrankung ausgeschlossen werden.

▪ **Symptomatik**

Bei der Trigeminusneuralgie treten blitzartige, einschießende Schmerzen meist im Bereich des 2. oder 3. Astes des Nervus trigeminus (V_2, V_3) auf. Diese Schmerzattacken sind in der Regel durch Stimulation (Kauen, kalter Luftzug) bestimmter Triggerareale auszulösen und klingen nach einem Sekunden dauernden Maximum rasch wieder ab, um sich in Intervallen von Minuten bis Monaten zu wiederholen.

▪ **Therapie**

Medikamentös bietet sich vor allem Gabapentin, Pregabalin und Carbamazepin an. Es wird auch über gute Behandlungserfolge mit TENS berichtet. Falls konservative Maßnahmen scheitern, kann eine Operation nach Jannetta (mikrochirurgische Dekompression des Nervs) durchgeführt werden. Die Erfolgsrate wird mit bis zu 80% angegeben. Aufgrund dieser Operationstechnik ist die Thermokoagulation des Ganglion gasseri inzwischen nur noch für inoperable Patienten oder Rezidivfälle vorbehalten.

44.2.5 Rückenschmerzen

In den industrialisierten Ländern nehmen Rückenschmerzen enorm zu. Dies führt häufig zu längeren Ausfallzeiten am Arbeitsplatz und Frühberentung. Eine klare Ursache der Lumbalgien ist oft nicht zu diagnostizieren. Häufig werden trotzdem die radiologischen Befunde für die Schmerzen verantwortlich gemacht. Diese Patienten sollten in einem multidisziplinären und multimodalen Therapiekonzept behandelt werden. Teilweise bieten ambulante Schmerztherapeuten aber auch stationäre Einrichtungen entsprechende Konzepte an.

44.2.6 Fibromyalgie

Bei der Fibromyalgie handelt es sich um ein kontrovers diskutiertes Krankheitsbild. Die Diagnostik erfolgt ausschließlich nach der Anzahl der sogenannten Tenderpoints. Hierbei handelt es sich um die Ansatzpunkte der Muskeln und Sehnen. Blutbildveränderungen oder weiter spezifische pathologische Befunde können nicht gefunden werden. Die Patienten sind von großen, oft sehr wechselhaften Schmerzen geplagt. Häufig finden sich weitere Symptome wie Tagesmüdigkeit, vegetative Symptome, Ganzkörperschmerzen und gastrointestinale Störungen. Die Betroffenen sind häufig stark leidend und teilweise nicht mehr in der Lage, den gängigen Alltagsverrichtungen nachzugehen. Eine spezifische Therapie existiert nicht. Ein multimodales Therapiekonzept sollte frühzeitig angestrebt werden. Oft werden Antidepressiva eingesetzt.

Klinische Fälle

F.-J. Kretz et al., *Anästhesie, Intensivmedizin, Notfallmedizin, Schmerztherapie*,
DOI 10.1007/978-3-662-44771-0_45, © Springer-Verlag Berlin Heidelberg 2016

45.1   Dermoidzyste am rechten Ovar

Eine Frau, 30 Jahre alt, hat über den Sommer zunehmend Schmerzen im rechten Unterbauch entwickelt. Sonographisch zeigt sich eine Dermoidzyste am rechten Ovar. Sie soll im August laparoskopisch entfernt werden. Sonst ist die Anamnese unauffällig bis auf eine Pollinosis (Frühblüher) und eine Kinetose; sie ist Nichtraucherin.

? 1. Welche anästhesiologischen Vorbereitungen treffen Sie?
2. Wie prämedizieren Sie die Patientin?
3. Wie lange soll die Patientin nüchtern bleiben?

✓ 1. Neben Anamneseerhebung und körperlicher Untersuchung sind keine weiteren Untersuchungsmaßnahmen erforderlich. Die Pollinosis auf Frühblüher stört im August nicht, wegen des Risikos von postoperativer Übelkeit und Erbrechen (PONV; Risikofaktoren hier: weibliches Geschlecht, Nichtraucherstatus, Kinetose) ist eine antiemetische Prophylaxe mit Dexamethason (Fortecortin) und einem Setron (z. B. Tropisetron [Navoban]) sinnvoll.
2. Weil die Patientin über Nacht in der Klinik bleibt und demnach nicht ambulant operiert werden soll, ist Dikaliumchlorazepat (Tranxilium) das Mittel der Wahl (Dosierung: z. B. 20 mg).
3. Die Patientin darf bis zu 6 Stunden vor der Operation noch essen, bis 2 Stunden vor der Operation noch trinken (klare Flüssigkeiten).

? 4. Welche Narkoseform würden Sie wählen?
5. Welchen Atemwegsschutz wählen Sie?
6. Welche speziellen anästhesiologischen Maßnahmen würden Sie ergreifen?

✓ 4. Die intravenöse Narkoseführung ist aufgrund des geringeren PONV-Risikos vorzuziehen.
5. Die Patientin muss intubiert werden, da zur Laparoskopie das Abdomen mit einem hohen CO_2-Flow aufgeblasen und damit das Zwerchfell nach oben gedrückt wird. Außerdem wird die Patientin kopftief-gelagert. Beide Maßnahmen beeinträchtigen die Atmung. Bei einer Larynxmaske wäre das Risiko einer Aspiration von Magensekret nicht sicher auszuschließen, deshalb ist diese Methode des Atemwegsschutzes hier kontraindiziert. Eine Magensonde entlastet den möglicherweise durch die Maskenbeatmung bei der Narkoseeinleitung ein wenig »aufgeblasenen« Magen.
6. Das aufgeblähte Abdomen führt zu einer Verminderung der funktionellen Residualkapazität (FRC). Dadurch entstehen Mikroatelektasen, die mit einem höheren Beatmungsdruck geöffnet und mit PEEP offen gehalten werden müssen. Manchmal muss man, um eine Sauerstoffsättigung (S_aO_2) über 95% erreichen zu können, die F_iO_2 (Fraction of Inspired Oxygen) erhöhen.

? 7. Wie behandeln Sie die Schmerzen postoperativ?
8. Wann kann die Patientin wieder essen und trinken?

✅ 7. Die postoperativen Schmerzen sind gering. Hier helfen in der unmittelbar postoperativen Phase Nichtopioide (z. B. Metamizol [Novalgin]) und niedrig dosierte Opioide (z. B. Piritramid [Dipidolor]). Oft »erscheint« der Schmerz an Stellen, die mit der eigentlichen Operation nichts zu tun haben scheinen, z. B. unter den Schulterblättern: Das CO_2 entweicht über Lücken im Zwerchfell in den Brustraum und reichert sich in den Spitzen des Brustraumes an, der Schulterschmerz ist ein häufig geäußerter Schmerz nach laparoskopischen Eingriffen.

8. Die Patientin kann postoperativ sofort wieder essen und trinken.

❓ 9. Welche Komplikationen sind intraoperativ zu befürchten?

10. Wie kann man diesen vorbeugen?

11. Gibt es postoperativ spezielle Komplikationsmöglichkeiten?

✅ 9. Intraoperativ kann es zu SaO_2-Abfällen und einem $paCO_2$-Anstieg kommen; das CO_2, das zum Pneumoperitoneum gebraucht wird, diffundiert in die Blutbahn und muss abgeatmet werden; dazu wird das Atemminutenvolumen erhöht. Im Extremfall – wenn ein Gefäß mit der Nadel punktiert wird, über die das CO_2 insuffliert wird – kann es zu einer CO_2-Embolie kommen. Diese verläuft meist aber blande, da das CO_2 sich schnell im Blut löst und abgeatmet wird. Das über die Zwerchfelllücken in den Brustraum abfließende CO_2 kann auch einmal ein Hautemphysem bilden.

10. Den Gasaustauschstörungen kann man mit PEEP und einer Erhöhung des Atemminutenvolumens vorbeugen. Außerdem muss mit einer Aspiration vor der CO_2-Insufflation geprüft werden, wo die Insufflationsnadel liegt – in einem Gefäß oder nicht? –, um einer CO_2-Embolie vorzubeugen.

11. Postoperativ gibt es bis auf ein Hautemphysem keine speziellen Komplikationsmöglichkeiten.

45.2 Dickdarmileus bei stenosierend wachsendem Tumor im Sigmabereich

80-jähriger Patient mit Dickdarmileus bei stenosierend wachsendem Tumor im Sigmabereich; die Symptomatik dauert bereits 5 Tage an.

▬ Vorerkrankungen: Herzinfarkt vor 2 Jahren, danach Stent in der linken Koronararterie bei hochgradiger Stenose der A. coronaria sinistra, Herzinsuffizienz, Vorhofflimmern, langjähriger Diabetes mellitus und Nikotinabusus.

▬ Geplant ist eine Laparotomie mit Resektion des Tumors, Blindverschluss des Rektums und Anus praeter.

▬ Befund: Der Patient ist somnolent, hat Stuhl erbrochen (Miserere), der Kreislauf ist hypoton (90/30 mmHg), Herzfrequenz 120/min mit absoluter Arrhythmie bei Vorhofflimmern, der Blutzucker liegt bei 200 mg/dl, Kreatinin 4,0 mg/dl, Hb 16,1 g/dl, pH 7,34, PO_2 70 mmHg, $paCO_2$ 22 mmHg, Basexcess −20.

❓ 1. Welche anästhesiologischen Vorbereitungen treffen Sie?

2. Welche therapeutischen Maßnahmen müssen präoperativ durchgeführt werden?

✅ 1. Der Patient ist schwer krank. Vor dem operativen Eingriff sollten ein Röntgenthorax (Frage: Pneumonie? Aspiration?), ein EKG und umfängliche Laboruntersuchungen (Hb, BZ, Gerinnungs-, Elektrolyt-, Leberwerte, Kreatinin etc.) vorliegen.

2. Wichtig ist präoperativ die adäquate intravenöse Volumensubstitution. Durch den Dickdarmileus ist es zu einem intravasalen Volumenmangel mit Hämokonzentration gekommen. Ziel ist es, diesen Volumenmangel mit einer Vollelektrolytlösung präoperativ zu kompensieren, da es ansonsten bei der Einleitung der Narkose zu einer Kreislaufdekompensation kommen könnte. Der über Tage entstandene intravasale Volumenmangel muss jedoch vorsichtig ersetzt werden, um die Herzinsuffizienz nicht zu verstärken.

? 3. Welche Narkoseform würden Sie wählen?

4. Welche besonderen anästhesiologischen Maßnahmen würden Sie ergreifen?

5. Welche Probleme können intraoperativ entstehen?

✓ 3. Der Patient erhält eine Allgemeinanästhesie z. B. als Balanced Anaesthesia (Sevofluran, Sufentanil), zum Atemwegsschutz wird intubiert.

4. Die Narkoseeinleitung muss nach den Regeln der Rapid Sequence Induction (RSI) erfolgen, da eine Aspiration von Stuhl zu befürchten ist. Der Patient hat von den aufnehmenden chirurgischen Kollegen bereits eine Magensonde erhalten, um den Stuhl ableiten zu können. Über diese Magensonde wird vor der Intubation Sekret, das im Magen verblieben ist, abgesaugt. Diese Magensonde wird zur RSI gezogen, weil sie den Verschluss des unteren gastroösophagialen Sphinktertonus stört.

5. Intraoperativ können schwere Blutdruckprobleme entstehen. Zunächst kann es bei der Narkoseeinleitung zu Blutdruckabfällen kommen, daher werden die Narkotika möglichst niedrig dosiert werden müssen. Zu Operationsbeginn kommt es dann häufig zu einem Blutdruckanstieg, der eine Vertiefung der Narkose erforderlich macht. Wenn Bakterien über die dilatierte Darmwand in die Blutbahn eingeschwemmt werden, kann es dann endotoxingetriggert zu einem Blutdruckabfall kommen. Intraoperativ sind der Blutzucker und die Blutgerinnung zu kontrollieren. Der Blutzucker kann im Sinne einer Hyperglykämie entgleisen, ebenfalls kann es endotoxinbedingt zu der Stimulation der Gerinnung mit Entwicklung einer disseminierten intravasalen Gerinnung (DIC) kommen.

? 6. Auf welche Station legen Sie den Patienten postoperativ?

7. Wie gestaltet sich wahrscheinlich die postoperative Phase?

? 6. Der Patient wird postoperativ sediert, intubiert und beatmet auf die Intensivstation verlegt.

7. Die postoperative Phase ist geprägt durch einen Temperaturanstieg auf Werte bis zu 40 °C, die Leukozytenzahl steigt auf hohe Werte (z. B. 30.000/mm^3), der Blutdruck kann durch Volumensubstitution mit einer Vollelektrolytlösung nicht normalisiert werden. Dies gelingt erst durch die Zugabe von Dobutamin und Noradrenalin. Die intraoperativ begonnene Antibiotikatherapie mit Ceftriaxon und Metronidazol orientiert sich an dem zu erwartenden Keimspektrum im Darm. Die Verbrauchskoagulopathie macht ggf. die Gabe von Fresh-Frozen-Plasma (FFP) notwendig.

? 8. Welche Komplikationen erwarten Sie?

9. Wie sehen Sie die Prognose?

✓ 8. An Komplikationen sind eine Niereninsuffizienz mit Anurie/Oligurie zu erwarten, die eine Dialyse erforderlich machen kann. Darüber hinaus drohen eine Pneumonie und möglicherweise ein septisches Kreislaufversagen.

9. Die Prognose ist zwar nicht infaust, es ist jedoch höchste intensivmedizinische Expertise erforderlich, um das Leben des Patienten zu retten.

45.3 Bronchialkarzinom

65-jähriger Patient mit Bronchialkarzinom im rechten Oberlappen.

— Langjähriger Nikotinabusus, COPD nach langjähriger Arbeit im Bergwerk und in der chemischen Industrie; Adipositas, Hyperurikämie.

— Rechtsseitige Thorakotomie geplant mit Lobektomie rechter Oberlappen.

— Untersuchungsbefund: Patient in reduziertem Allgemein- und guten Ernährungszustand, typischer Emphysem-Thorax, diskrete Lippenzyanose, P_aO_2 70 mmHg, P_aCO_2 55 mmgHg.

45

❓ 1. Welche anästhesiologischen Vorbereitungen treffen Sie?
2. Wie prämedizieren Sie den Patienten?
3. Wie lange soll der Patient nüchtern bleiben?

✓ 1. Neben Röntgenthorax, EKG und Laboruntersuchungen (z. B. Blutbild, arterielle BGA, Blutgerinnung, Leberwerte, Kreatinin, BZ) sollte das Ergebnis einer Lungenfunktionsprüfung vorliegen.
2. Der Patient kann Dikaliumchlorazepat zur Stressreduktion erhalten (Dosierung: z. B. 20 mg).
3. Hier ergeben sich keine Besonderheiten (präoperativ 6 Stunden vorher keine feste Nahrung, 2 Stunden vorher keine Flüssigkeit).

❓ 4. Welche Narkoseform würden Sie wählen?
5. Welcher Atemwegsschutz ist erforderlich?
6. Welche speziellen anästhesiologischen Maßnahmen sind aus der Linksseitenlagerung bei der Thorakotomie zu ziehen?

✓ 4. Als Narkoseform bietet sich die intravenöse Narkose an, da die Lunge als aufnehmendes Organ für Narkosegase zum Teil ausgeschaltet wird. Zur perioperativen Analgesie sollte ein thorakaler Peridualkatheter gelegt werden.
5. Der Patient wird mit einem Doppellumentubus intubiert, damit man intraoperativ die Ventilation auf der zu operierenden Seite unterbinden kann, sodass nur noch die gesunde Lunge beatmet wird.
6. Der untenliegende Lungenflügel wird gut durchblutet, aber schlecht ventiliert. Grund für letzteres sind zahlreiche Mikroatelektasen, die in der untenliegenden Lunge entstehen. Dadurch kommt es zu einem erheblichen Rechts-Links-Shunt mit Sättigungsabfall und P_aCO_2-Anstieg. Hier muss durch eine Erhöhung der F_iO_2 und einer Erhöhung des Atemminutenvolumens gegengesteuert werden.

❓ 7. Auf welche Station legen Sie den Patienten postoperativ?
8. Was sind die Prinzipien der Schmerztherapie bei diesem Patienten?
9. Wie therapieren Sie Gasaustauschstörungen in der postoperativen Phase?

✓ 7. Der Patient wird postoperativ extubiert und auf die Intensivstation verlegt. In seltenen Fällen ist bei schweren Gasaustauschstörungen auch eine Nachbeatmung sinnvoll.
8. Die Schmerztherapie wird über den thorakalen Peridualkatheter gesteuert. Gelingt die Anlage eines Peridualkatheters nicht, so ist eine intravenöse Opioidgabe die Alternative (z. B. Dipidolor).
9. Gasaustauschstörungen sind in der postoperativen Phase bei diesen Eingriffen eher die Regel, insbesondere auch im Hinblick auf die Grunderkrankung (COPD; Nikotinabusus etc.). Unter Analgesie mit einem thorakalen Peridualkatheter kann besser abgehustet werden, was eine wirksame Pneumonieprophylaxe darstellt.

❓ 10. Mit welchen Komplikationsmöglichkeiten rechnen Sie intraoperativ?
11. Mit welchen Komplikationsmöglichkeiten rechnen Sie postoperativ?

✓ 10. Gasaustauschstörungen, operativ bedingte Blutungen.
11. Pneumonie, selten Pneumothorax, selten Hämatothorax. Selten deshalb, weil der Patient den OP nie ohne (TD) verlassen wird. So sollte ein bedeutsamer Pneu nicht entstehen können (Ausnahme: die TD funktioniert nicht wie sie soll [wegen »technischer« Störungen der TD oder anatomischer Veränderungen z. B. pleuraler Adhäsionen, die aber intraoperativ hätten auffallen müssen] oder es bildet sich eine bronchopleurale Fistel). Bei liegender TD sollte auch ein Hämatothorax wirklich selten sein. Eine Komplikation wäre aber die relevante Nachblutung, z. B. > ~300 ml/h, was dann zur Indikation einer Re-Operation führt oder führen sollte.

45.4 Notsectio wegen Verdachts auf Nabelschnurumschlingung

Eine 30-jährige Schwangere in der 37. SSW ist seit 6 Stunden unter der Geburt, Fruchtwasser ist vor 3 Stunden abgegangen, jetzt unter verstärkten Wehen dramatische Verschlechterung der kindlichen Herztöne im CTG. Sofort wird die Indikation zur Notsectio wegen Verdachts auf Nabelschnurumschlingung gestellt. Die Schwangere ist ansonsten gesund, Schwangerschaftsverlauf bislang unauffällig.

? 1. Welche speziellen anästhesiologischen Vorbereitungen treffen Sie angesichts der Notfallsituation?
2. Wie prämedizieren Sie die Patientin?
3. Wie gehen Sie damit um, dass die Patientin als Schwangere in der 37. Woche prinzipiell nicht nüchtern ist?

✓ 1. Es ist Zeit im Verzug. Die Patientin wird schnell in den Operationssaal des Kreißsaals gefahren. Auf dem Weg dorthin wird noch schnell gefragt, ob Vorerkrankungen, Allergien etc. vorliegen.
2. Prämediziert wird die Patientin nicht, es geht in Windeseile auf den OP-Tisch.
3. Schwangere sind ab der 20. Schwangerschaftswoche »nie nüchtern«, was so viel heißt, dass aufgrund des Uterushochstandes immer mit Erbrechen und Aspiration gerechnet werden muss. Die Narkoseeinleitung erfolgt nach den Regeln der RSI (▶ Abschn. 9.3.8). Ausnahme bei der Narkose zur Sektio ist: Das Opioid wird erst nach der Abnabelung des Kindes appliziert.

? 4. Welche Narkoseform wählen Sie?
5. Welche Methode der Atemwegssicherung ist zwingend erforderlich?
6. Was ist bei der Narkoseeinleitung zu beachten?

✓ 4. Bei der Notsectio scheiden Regionalanästhesiemethoden aus. Sie brauchen zu lange, bis sie wirken. Je nach Dringlichkeit muss man die Sektio sogar auf der Stelle – nach Einleitung der Narkose – im Bett durchführen! Bei Sektioindikationen mit aufgeschobener Dringlichkeit – wenn noch 10 bis 20 Minuten Zeit wären – könnte hingegen eine Spinalanästhesie durchgeführt werden.
5. Die Patientin wird aus den o. g. Gründen endotracheal intubiert.
6. Die Schwangere gilt ab der 20. SSW als nicht nüchtern: RSI!

? 7. Welche Nachbetreuung ist erforderlich?
8. Wie gestalten Sie die Schmerztherapie?

✓ 7. Wie bei jeder Schwangeren muss eine engmaschige Überwachung des Uterus durch die Hebamme erfolgen (Fundusstand), damit reagiert werden kann, wenn es zu einer stärkeren Nachblutung aufgrund einer Uterusatonie kommt.
8. In der postoperativen Phase ist eine adäquate individuelle Schmerztherapie erforderlich: Es bietet sich eine PCA-Pumpe mit Dipidolor an.

? 9. Welche Komplikationen erwarten Sie intraoperativ?
10. Welche Komplikationen erwarten Sie postoperativ?

✓ 9. Intraoperativ kann es zur Aspiration bei der Narkoseeinleitung kommen. Außerdem ist darauf zu achten, dass die Schwangere ausreichend Narkotika erhält, um Phasen der Awareness (Wachheitsphasen) zu vermeiden, ohne dass das Kind wiederum zu viel Narkotika erhält; z. B. 200 mg Propofol zur Narkoseeinleitung, Sevofluran in einer inspiratorischen Narkosegaskonzentration von 2 Vol% oder alternativ Propofol in einer Dosierung von 5–10mg/kg/h zur Aufrechterhaltung. Es kann zu einer Uterusatonie mit hohen Blutverlusten kommen. Meist ist eine Uterusatonie mit Orasthin, Methergin und Prostaglandin $F_{2\alpha}$ zu beherrschen. In seltenen Fällen muss, wenn die medikamentösen Maßnahmen nicht greifen, operativ interveniert werden: Der Uterus ist dann u. U. zu entfernen (notfallmäßige Hysterektomie). Als Folge der massiven Blutung aus dem Uterus kann es zu schweren Kreislaufproblemen (Volumenmangel, Schock) und Gerinnungsstörungen kommen.

10. An postoperativen Komplikationen ist eine schwere Nachblutung aus dem Uterus möglich, dies ist jedoch selten (Uterusatonie). Persistieren können die Gerinnungsstörungen, die dann engagiert therapiert werden müssen.

45.5   Transurethrale Prostataresektion

83 Jahre alter Herr in gutem Allgemein- und Ernährungszustand, bis auf einen leichten Altersdiabetes keine Vorerkrankungen; Strumektomie vor 20 Jahren unauffällig; jetzt Prostataadenom und daraus resultierend erhebliche Miktionsbeschwerden; transurethrale Prostataresektion geplant.

1. Welche anästhesiologischen Vorbereitungen treffen Sie?
2. Wie prämedizieren Sie den Patienten?
3. Wie lange soll der Patient nüchtern bleiben?

1. Neben Anamneseerhebung, körperlicher Untersuchung, EKG und Röntgenthorax wird Wert auf die globalen Gerinnungstests (Quick, PTT, Thrombozytenzahl) und die Gerinnungsanamnese gelegt, weil sich hier mit der Spinalanästhesie eine rückenmarksnahe Regionalanästhesie anbietet, vor der Gerinnungsstörungen ausgeschlossen werden müssen (Gefahr der Hämatombildung nach Punktion mit möglicher Diplegie).
2. Gegen eine niedrigdosierte Tranxiliumprämedikation spricht nichts.
3. Die Nüchternheitsgrenzen gelten wie bei einer Allgemeinanästhesie.

4. Welche Narkoseform würden Sie wählen?
5. Wenn eine Allgemeinanästhesie angestrebt wird, welchen Atemwegsschutz bevorzugen Sie?
6. Welche speziellen Maßnahmen würden Sie ergreifen?

4. Es bietet sich eine Spinalanästhesie an. Wenn eine absolute Kontraindikation wie Morbus Bechterew oder eine relative Kontraindikation wie LWS-Beschwerden als Folge eines Bandscheibenprolapses besteht, so ist auch eine Allgemeinanästhesie als TIVA oder Balanced Anaesthesia mit Sevofluran und Sufentanil möglich.
5. Zum Atemwegsschutz kann bei der Allgemeinanästhesie eine Larynxmaske benutzt werden.
6. Die OP-Zeit sollte auf 1 Stunde begrenzt sein. Der Urologe spült ständig mit einer hypotonen Glykollösung, um bei der transurethralen Resektion (Prostata wie auch Blasentumorresektion) freie Sicht zu haben. Es kommt jedoch dabei zu einem nennenswerten Einschwemmen von Wasser ins Blut, sodass eine hypotone Hyperhydratation entstehen kann. Dies zeigt sich beim Patienten unter Regionalanästhesie in neurologischen Symptomen wie Unruhe, Konfabulationen und Halluzinationen. Diese neurologischen Symptome können sich abhängig von den Elektrolytveränderungen (Na^+ $\downarrow\downarrow$) bis zu Krämpfen und Bewusstlosigkeit verschlechtern. Deshalb Cave: TUR-Syndrom!

7. Wie ist die postoperative Schmerztherapie zu gestalten?
8. Ab wann kann der Patient wieder essen und trinken?

7. Die postoperative Schmerztherapie basiert auf Nichtopioidanalgetika, da die Schmerzintensität insgesamt gering ist.
8. Der Patient kann sofort wieder essen und trinken.

9. Was ist intraoperativ an Komplikationen zu erwarten?
10. Ist postoperativ mit Komplikationen zu rechnen?

9. Intraoperativ kann es zu einem TUR-Syndrom kommen (s. oben), Prophylaxe: Begrenzung der OP-Dauer.

10. Die TUR-Symptomatik kann in der postoperativen Phase noch auftreten, dann aber in abgeschwächter Form. Therapie: Diuretika (z. B. Lasix)

45.6 Grauer Star, Linsenextraktion

Patientin, 72 Jahre, rüstig, Zustand nach Magenulkus vor 10 Jahren, Grauer Star, medikamentös behandelt mit Pantozol; Linsenextraktion vorgesehen.

Sie möchte eine Allgemeinanästhesie, da sie unter dem Stress einer Lokalanästhesie wieder ein Aufflackern der Magenbeschwerden befürchtet.

❓ 1. Welche anästhesiologischen Vorbereitungen treffen Sie?
2. Wie prämedizieren Sie die Patientin?
3. Wie lange soll die Patientin nüchtern bleiben?

✅ 1. Körperliche Untersuchung, Anamnese, EKG, Röntgenthorax, Laboruntersuchungen, um Begleiterkrankungen ausschließen zu können.
2. Wegen der langen Wirkdauer von Dikaliumchlorazepat wird auf dieses Prämedikationsmittel in Anbetracht der geplanten ambulanten OP verzichtet, stattdessen erhält die Patientin Midazolam (Dormicum) in einer Dosierung von max. 7,5 mg p.o. Cave: Betagte Patientin.
3. Keine Besonderheiten: 6 Stunden vor Narkoseeinleitung keine feste Nahrung, 2 Stunden vorher nichts trinken.

❓ 4. Welche Narkoseform würden Sie wählen?
5. Welchen Atemwegsschutz wählen Sie?
6. Welche speziellen anästhesiologischen Maßnahmen würden Sie ergreifen?

✅ 4. Es ist eine Allgemeinanästhesie gewünscht. Beispiel: Propofol/Alfentanil mit Lokalanästhesie durch den Augenarzt oder Narkoseeinleitung mit Propofol und Weiterführung der Narkose als Inhalationsnarkose, ebenso kombiniert mit Lokalanästhesie durch den Augenarzt.

5. Als Atemwegsschutz bietet sich die Larynxmaske an.
6. Die Patientin darf sich nicht bewegen und beim Herausziehen der Larynxmaske auch nicht husten, um das Operationsergebnis nicht zu gefährden: Husten → Erhöhung des Augeninnendrucks → Operationsnähte sind in Gefahr!

❓ 7. Wie behandeln Sie die Schmerzen postoperativ?
8. Wann kann die Patientin wieder essen und trinken?

✅ 7. Die postoperative Phase ist meist recht schmerzlos, da die Lokalanästhesie noch wirksam ist; dazu periphere Nichtopioidanalgetika, wenn nötig.
8. Die Patientin darf, sobald sie wach ist, wieder essen und trinken.

❓ 9. Welche intraoperativen Komplikationsmöglichkeiten sind zu befürchten?
10. Mit welchen postoperativen Komplikationsmöglichkeiten ist zu rechnen?

✅ 9. Intraoperativ kann es über den okulovagalen Reflex zu einer Bradykardie kommen. Hier hilft Atropin in einer Dosierung von 0,5 mg.
10. Postoperative Komplikationen sind sehr selten, sieht man von orthostatischen Problemen ab. Die Patienten können am Nachmittag wieder nach Hause gehen.

45.7 Entfernung der Adenoide und Paukendrainage

4-jähriger Junge mit rezidivierenden Infekten der oberen Luftwege und Otitis media,
− Polypen im Nasen-Rachen-Raum;
− geplant sind die Entfernung der Adenoide und eine Paukendrainage.

❓ 1. Welche anästhesiologischen Vorbereitungen treffen Sie?
2. Wie prämedizieren Sie das Kind?
3. Wie lange soll das Kind nüchtern bleiben?

✓ 1. Anamnese, körperliche Untersuchung, keine Laboruntersuchungen, kein EKG, kein Röntgenthorax.

2. Das Kind erhält 0,5 mg/kg Midazolam per os, verdünnt mit 2 ml Himbeersaft wegen des bitteren Geschmackes von Midazolam.

3. Das Kind soll 6 Stunden vor der Operation nichts mehr gegessen und 2 Stunden nichts mehr getrunken haben.

❓ 4. Welche Narkoseform würden Sie wählen?
5. Welchen Atemwegsschutz wählen Sie?

✓ 4. Es wird eine Allgemeinanästhesie durchgeführt, z. B. mit Propofol 4 mg/kg, Alfentanil 0,02 mg/kg. Propofol wird mit 10 mg/kg/h über Perfusor gegeben.

5. Als Atemwegsschutz ist die Larynxmaske zu empfehlen. Mit ihr kann man die endotracheale Intubation vermeiden und damit bei Kindern die Häufigkeit an Laryngospasmen und Bronchospasmen reduzieren. Etliche Hals-Nasen-Ohren-Ärzte wünschen jedoch aus operativen Gründen die endotracheale Intubation, weil ihnen bei der Larynxmaske der Raum im Mund zu klein wird, was jedoch objektiv nicht der Fall ist. Insofern sollte man aus anästhesiologischer Sicht immer die Larynxmaske als Atemwegsschutz anstreben.

❓ 6. Wie behandeln Sie die Schmerzen postoperativ?
7. Wann kann das Kind wieder essen und trinken?

✓ 6. In dieser Altersgruppe bietet sich in erster Linie die rektale Gabe von Ibuprofen (15 mg/kg, Tageshöchstdosis 60 mg/kg) an. Metamizol oder Paracetamol finden als Therapie der zweiten Wahl Anwendung. Reicht dies nicht aus kann ebenfalls Piritramid (0,05–0,1 mg/kg) verwendet werden.

7. Wenn das Kind aus dem OP-Gebiet im Pharynx nicht mehr blutet, so kann es wieder essen und trinken.

❓ 8. Welche Komplikationen sind intraoperativ zu befürchten?
9. Welche Komplikationen sind postoperativ zu befürchten?

✓ 8. Intraoperativ kann es zu einer Dislokation der Larynxmaske oder Kompression des Tubusanteils an der Larynxmaske kommen mit der Folge von Gasaustauschstörungen. Gleiches ist auch bei intubierten Kindern möglich. Dann muss man die Larynxmaske zügig neu platzieren bzw. die blockierte Atmung wieder freimachen, um eine schwere Hypoxie zu vermeiden. In seltenen Fällen kommt es auch zu einer Blutaspiration.

9. Postoperativ kann es bei der Extubation nach endotrachealer Intubation zu einem Laryngospasmus kommen. Kinder mit Adenoiden im Hals-Nasen-Rachen-Raum haben häufig Infekte der oberen Luftwege und sind deshalb sehr empfindlich für Laryngo- und Bronchospasmus. Beim Laryngospasmus schließen sich die Stimmbänder reflektorisch, sodass eine Atmung nicht mehr möglich ist: S_aO_2-Abfall → Hypoxie! Mit Propofol (z. B. 2 mg/kg) intravenös kann man den reflektorischen Verschluss der Stimmbänder wieder öffnen und das Kind wieder beatmen.

45.8 Bandscheibenprolaps L3/L4

42-jähriger Patient mit plötzlich einsetzenden stärksten Schmerzen im Rücken; Neurologie: Sensibilitätsausfälle und Lähmungen im rechten Bein. Bildgebende Diagnostik: Bandscheibenprolaps L3/L4.

❓ 1. Welche anästhesiologischen Vorbereitungen treffen Sie?

✓ 1. Die Vorbereitungen unterscheiden sich nicht von denen anderer Operationen.

❓ 2. Welche Narkoseform würden Sie wählen?
3. Welchen Atemwegsschutz wählen Sie?
4. Welche speziellen anästhesiologischen Maßnahmen würden Sie ergreifen?

✓ 2. Es wird eine Allgemeinanästhesie durchgeführt, entweder als TIVA oder als balancierte Allgemeinanästhesie.

3. Da der Eingriff in Bauchlage oder Hockposition durchgeführt werden muss, ist die Indikation zur Intubation immer gegeben. Der Tubus muss bei dem Patienten besonders gut fixiert werden, da eine Reintubation in dieser Position nicht möglich ist.

4. Zum Schutz vor Lagerungsschäden müssen die Augen besonders sorgfältig gepolstert und gelagert werden. Auch muss auf eine akkurate Lagerung der Arme geachtet werden, um einen Plexusschaden zu vermeiden.

? 5. Wie behandeln Sie die Schmerzen postoperativ?

6. Wann kann der Patient wieder essen und trinken?

✓ 5. Die Schmerzen sind wegen der kleinen Schnitte bei den heutigen Methoden der Nukleotomie nur gering ausgeprägt. Nur in der Anfangsphase sind Opioidgaben erforderlich.

6. Der Patient kann, sobald er wach ist, sofort wieder essen und trinken.

? 7. Welche Komplikationsmöglichkeiten sind intraoperativ gegeben?

8. Welche Komplikationen können postoperativ auftreten?

✓ 7. Aufgrund der Lagerung in der Hockstellung kann es zu Blutdruckabfällen kommen, weil das Blut in die tiefer liegenden Beine »versackt«. Gefährlich ist es, wenn der Tubus nicht sicher fixiert ist. Kommt es zur Extubation, muss die Operation unterbrochen, das Wundgebiet notdürftig abgedeckt, der Patient zügig auf den Rücken gelagert und dann schnell reintubiert werden. Die Uhr tickt, man hat nur wenig Zeit. Ein Alptraum für den Anästhesisten! Deshalb den Tubus sehr sicher fixieren.

8. Postoperative Probleme sind selten.

45.9 Oberschenkelhalsfraktur

97-jährige Patientin stürzt und bricht sich den Oberschenkelhals; sie ist leicht verwirrt, hat eine absolute Arrhythmie mit Vorhofflimmern, einen diätetisch eingestellten Diabetes mellitus, Kreatinin 1,5 mg%.

━ Sie versorgte sich bislang zu Hause selbst, wurde liebevoll von ihrer 72-jährigen Tochter, die nicht weit entfernt wohnt, betreut.

━ Geplant ist eine zementierte Endoprothese.

? 1. Welche anästhesiologischen Vorbereitungen treffen Sie?

2. Wie prämedizieren Sie die Patientin?

3. Wann soll die Patientin operiert werden?

✓ 1. Anamnese, körperliche Untersuchung, EKG, Röntgen, Labor. Im Vordergrund steht die Frage: Soll man die betagte Patientin noch operieren? Diese Frage stellt man sich bei den demographischen Veränderungen immer häufiger, da die Patienten immer älter werden. Bei dieser Fraktur wird jedoch immer schon allein deshalb operiert werden müssen, weil es die einzige Chance ist, die Patientin nochmals zu mobilisieren. Mobilisation ist jedoch notwendig, um eine drohende Pneumonie zu vermeiden. Deshalb unter schmerztherapeutischen Aspekten, um eine Mobilisation zu ermöglichen: Operieren! Kritisch ist allenfalls die Situation zu sehen, wenn eine Demenz vorliegt; aber im vorliegenden Fall versorgte sich die Patientin noch selbst. Eine Versorgung einer Fraktur ist in der Regel auch bei hochbetagten und bettlägerigen Patienten aufgrund der pflegerischen Versorgung und Lagerung notwendig.

2. Die Patientin braucht keine Prämedikation. Man sollte jedoch erwägen, ihr unmittelbar nach Einweisung einen Femoralis-Block zu geben, um ihr den starken Schmerz, insbesondere beim Lagern auf den OP-Tisch, zu nehmen.

3. Um postoperative Pneumonien zu vermeiden, sollte die Patientin innerhalb von 24 Stunden operiert werden.

? 4. Welche Narkoseform würden Sie wählen?

5. Welchen Atemwegsschutz würden Sie bei einer Allgemeinanästhesie wählen?

6. Welche speziellen anästhesiologischen Maßnahmen würden Sie ergreifen?

✔ 4. Als Narkoseform kann eine Spinalanästhesie oder eine Allgemeinanästhesie gewählt werden. Die Risiken sind gleich.

5. Als Atemwegsschutz ist bei einer Allgemeinanästhesie die Intubation angezeigt.

6. Beim Einschlagen der Hüftendoprothese kann es zum Einschwemmen von Palacos und Fettpartikeln in die Lungenstrombahn kommen. Die Folgen sind häufig mehr oder minder schwere Gasaustauschstörungen, die jedoch passager sind; man reagiert mit einer Anpassung der F_iO_2 ($\uparrow$) und des Atemminutenvolumens ($\uparrow$). Patienten mit Spinalanästhesie müssen in diesen Phasen manchmal notfallmäßig intubiert und beatmet werden. Wirksame prophylaktische Maßnahmen gibt es nicht.

? 7. Auf welche Station legen Sie die Patientin postoperativ?

8. Wie gestalten Sie die postoperative Schmerztherapie?

9. Welche Maßnahmen sind in der postoperativen Phase weiterhin erforderlich?

✔ 7. Die Patientin wird postoperativ auf der Intensivstation am besten aufgehoben sein.

8. Die postoperative Schmerztherapie kann intravenös mit einem Opioid in altersadapiert niedriger Dosierung (z. B. Piritramid 2 mg i.v.) oder Nichtopioidanalgetika (z. B. Novalgin 1 g i.v.) gestaltet werden. Auch ein Femoralis-Katheter kann in der unmittelbar postoperativen Phase Linderung herbeiführen. Er kann unmittelbar nach OP-Ende, noch in Narkose gelegt werden.

9. Über die Schmerztherapie hinaus müsste auf der Intensivstation noch das Blutvolumen, das während der Operation und in der postoperativen Phase verlorengegangen ist, ersetzt werden.

? 10. Welche Komplikationen sind intraoperativ zu befürchten?

11. Welche Komplikationen sind postoperativ zu befürchten?

✔ 10. Intraoperativ kann es beim Einschlagen der Hüftendoprothese zu einem Einschwemmen von Palacos und Fettteilchen in die Blutbahn kommen, in seltenen Fällen auch einmal zu einer massiven Fettembolie.

11. Postoperativ kann es zu einer Lungenentzündung sowie zu einer Infektion im Wundgebiet kommen. Die Patientin muss so rasch wie möglich mobilisiert werden, um die Bildung von Dekubitalulzera zu vermeiden. Außerdem ist die Patientin thrombose- und emboliegefährdet.

45.10 Polytrauma

23-jähriger Mann setzt sich nach einem Diskothekenbesuch mit Alkohol- und Exctasykonsum um 1:00 Uhr nachts ans Steuer und will 2 ebenfalls alkoholisierte Kumpel und ihre Freundinnen in den 5 km entfernten nächsten Ort nach Hause fahren. In einer lang gezogenen Rechtskurve verliert er aufgrund der sehr hohen Geschwindigkeit die Kontrolle über seinen Wagen, kommt ins Schleudern und prallt mit dem hinteren Wagenteil frontal mit einem entgegenkommenden Nachtbus zusammen. Der 23jährige wird vom Notarzt am Unfallort versorgt, intubiert und unter laufender Infusion mit Vollelektrolytlösung in das nächste Kreiskrankenhaus gebracht. Die anderen 4 Mitinsassen waren nicht angeschnallt und können aus dem Autowrack nur noch tot geborgen werden. Der Busfahrer wird ebenfalls schwer verletzt in das nächste Kreiskrankenhaus eingeliefert. Dort wird der polytraumatisierte junge Mann soweit stabilisiert, dass er mit einem Hubschrauber der Bundeswehr in die nächste Universitätsklinik geflogen werden kann. Es zeigt sich folgende Befundkonstellation:

- Cerebrum: Kontusionsblutung rechts frontoparietal
- Hals: Weichteilhämatom rechts
- Thorax: Kontusionsblutung beidseits, Pneumothorax rechts, Hämatothorax links im

Kreiskrankenhaus durch Pleuradrainagen entlastet, Rippenserienfraktur beidseits

- Abdomen: Leberruptur; Milzruptur, bretthartes Abdomen mit Verdacht auf Dünndarmperforation
- Becken: Acetabulumfraktur rechts
- Extremitäten:
    - obere Extremität: Radiusfraktur beidseits
    - untere Extremität: Tibiafraktur rechts, Femurfraktur links
- Wirbelsäule: keine Frakturen
- Urin: leicht blutig, Oligurie
- Labor: Hb 3,1 g/dl, Blutzucker 355 mg/dl, Kreatinin 0,8 mg/dl, pH-Wert 6,8, p_aO_2 130 mmHg (bei F_iO_2 1,0), p_aCO_2 73 mmHg, Temperatur 32 °C

❓ 1. Welche anästhesiologischen Vorbereitungen treffen Sie?
   2. Welche Maßnahmen haben Vorrang?

✅ 1. Es müssen Blutkonserven der Blutgruppe 0 negativ bereitstehen, wenn der Patient in die Notfallaufnahme kommt. Sofort nach Ankunft muss Blut zur Kreuzung abgenommen werden, 10 Konserven der patienteneigenen Blutgruppe müssen ungekreuzt bereitgestellt werden. FFP der patienteneigenen Blutgruppe muss aufgetaut werden. Zusätzlich erhält der Patient 2 g Tranexamsäure. Das CT in der Notaufnahme zeigt die oben beschriebene Befundkonstellation.
   2. Es geht zügig in den OP, wo schnell laparotomiert wird. Die Blutung in der Milz kann nicht gestillt werden, sie wird entfernt, die Leberruptur übernäht, die Dünndarmperforation ebenfalls. Aufgrund der schweren Verbrauchskoagulopathie wird zunächst die Wirkung von FFP und Fibrinogenkonzentraten und Tranexamsäure abgewartet, bis die Blutung steht und das Abdomen dann mit einem ruhigen Gewissen verschlossen werden kann. Da es noch diffus blutet, wird aktivierter Faktor VII gegeben. Der Hämatothorax rechts wird mit einer weiteren Drainage entleert, die in die mittlere Axillarlinie im 5. ICR eingebracht worden ist. Danach

werden von den Unfallchirurgen die Tibia- und die Femurfraktur jeweils mit einem Fixateur externe versehen, die Radiusfraktur beidseits wird reponiert und eingegipst. Sorgen macht noch der leicht blutige Urin.

❓ 3. Welche Narkoseform würden Sie wählen?
   4. Welcher Atemwegsschutz ist erforderlich?
   5. Welche speziellen anästhesiologischen Maßnahmen würden Sie ergreifen?

✅ 3. Selbstverständlich kommt nur die Allgemeinanästhesie in Frage (z. B. Propofol/Sufentanil oder Midazolam/Sufentanil).
   4. Der Patient war bereits oral vom Notarzt intubiert worden. Er bleibt auch nach der etwa 6 Stunden andauernden operativen Versorgung intubiert und wird beatmet auf die Intensivstation verlegt.
   5. Spätestens intraoperativ wird mit einer Antibiotikatherapie begonnen. Intermittierend müssen Laboruntersuchungen durchgeführt werden, insbesondere Gerinnungsuntersuchungen, um den Patienten über diese schwierige Phase der Erstversorgung zu führen.

❓ 6. Auf welcher Station wird der Patient weiterbehandelt?
   7. Wie gestalten Sie die Schmerztherapie?
   8. Welche weiteren Schritte in der Behandlung des Patienten sind erforderlich?

✅ 6. Der Patient kommt nach der Operation auf die Intensivstation, wird dort analgosediert und beatmet.
   7. Die Schmerztherapie erfolgt systemisch über die Analgosedierung und die darin enthaltende Opioidkomponente (z. B. Sufentanil).
   8. Besondere Beachtung verdient die neurologische Situation: Eine enge klinische Überwachung (1/2-stündlich Pupillomotorik, Reflexe etc.) muss akute Veränderungen (z. B. Blutung) zu erkennen versuchen. Bei dem geringsten Verdacht muss der Patient, so schwierig es bei den vielen Frakturen auch sein mag, erneut ins CT gebracht werden, um raumfordernde Blutungen und ein Hirnödem erfassen zu können.

9. Mit welchen Komplikationen müssen Sie intraoperativ rechnen?

10. Welche Komplikationen sind postoperativ zu befürchten?

9. Intraoperativ können schwere Kreislaufprobleme wegen intravasalem Volumenmangel auftreten (hypotensive Phasen). Außerdem ist es oft sehr schwer, die Verbrauchskoagulopathie durch FFP-Gabe und Fibrinogen in den Griff zu bekommen! In jüngster Zeit ist mit aktiviertem Faktor VII eine hilfreiche Innovation auf den Markt gekommen, die hilft, diffuse Blutungen zu stillen. Die stressbedingte Hyperglykämie ist häufig nur sehr schwer mit Insulin zu therapieren. Die Insulindosis muss engmaschig an den Blutzuckerspiegel angepasst werden. Darüber hinaus müssen auftretende Elektrolytstörungen korrigiert werden. Cave: Hypokaliämie.

10. In den folgenden Tagen kann es zu einem Hirnödem kommen, das sich bei einem solch polytraumatisierten Patienten mit schwerem Schädelhirntrauma öfters mit einer Latenzzeit von 24 bis 48 Stunden einstellt. Ebenso kann es zu einer Pneumonie, zu einer Lungenembolie als Folge einer Thrombose und zu einer Sepsis kommen. Auf jeden Fall sind noch etliche weitere operative Versorgungen der Frakturen erforderlich.

45.11 Herniotomie

Säugling 6 Wochen alt, schreit ohne Ende, die Mutter sieht eine Vorwölbung in der rechten Leiste. Der Kinderarzt kann die Hernie reponieren, er schickt die Mutter jedoch mit ihrem Kind in die Kinderchirurgie zur Herniotomie.

1. Welche anästhesiologischen Vorbereitungen treffen Sie?

2. Wie prämedizieren Sie den Säugling?

3. Wie lange soll der Säugling nüchtern bleiben?

1. Anamnese und körperliche Untersuchung genügen. Wenn eine Laboruntersuchung sinnvoll erscheint, dann ein Blutbild: Denn das Kind befindet sich in der physiologischen Trimenonanämie-Phase.

2. Der Säugling wird nicht prämediziert. Er ist mit 6 Wochen noch nicht in der Fremdelphase, sodass eine Trennung von der Mutter unproblematisch möglich ist. Er lässt sich durch liebevolle Betreuung der Schwestern und mit dem Nuckel gut beruhigen. Außerdem könnte er die Prämedikation noch nicht so gut abbauen, weil er als 6 Wochen alter Säugling noch kein komplett ausgereiftes Enzymsystem in der Leber hat.

3. Der Säugling darf 4 Stunden vorher nochmals gestillt werden, 2 Stunden vorher darf er theoretisch, wenn er mag, noch Tee trinken; das möchten aber Stillkinder in der Regel nicht.

4. Welche Narkoseform würden Sie wählen?

5. Welchen Atemwegsschutz wählen Sie?

6. Welche speziellen anästhesiologischen Maßnahmen würden Sie ergreifen?

4. Als Narkoseform wird eine Inhalationsnarkose gewählt. Die Narkosegase fluten beim Säugling schnell an und wieder ab, wohingegen er zum Abbau der intravenösen Narkotika recht lange braucht.

5. Als Atemwegsschutz kann eine Larynxmaske Größe I gewählt werden. Sie muss gut fixiert werden, auf eine Dislokation ist zu achten. Die Intubation ist die Alternative.

6. Wichtig ist, dass die Körpertemperatur des Kindes durch temperaturprotektive Maßnahmen aufrechterhalten wird: Warmtouch, Aufheizen des OP-Saales auf 25 °C. Der Blutzucker muss intraoperativ kontrolliert werden.

7. Wie behandeln Sie die Schmerzen postoperativ?

8. Wann kann der Säugling wieder essen und trinken?

✅ 7. Die Schmerzen des Kindes werden durch die Lokalanästhesie des N. ilioinguinalis sowie durch Wundinfiltration mit Bupivacain minimiert.

8. Das Kind erhält bereits im Aufwachraum eine Glukoselösung zum Trinken.

❓ 9. Welche Komplikationen sind intraoperativ zu befürchten?

10. Welche Komplikationen sind postoperativ möglich?

✅ 9. Intraoperativ kann es zu Beatmungsschwierigkeiten kommen, wenn die Larynxmaske disloziert oder der Tubus in einen Bronchus gerutscht ist: Die Trachea ist nur sehr kurz und durch leichte Tubusverschiebung kann es schon zu einer einseitigen Beatmung kommen. Kreislaufprobleme sind unter den heutigen Inhalationsnarkotika selten.

10. Aufgrund der Tatsache, dass die Inhalationsnarkotika rasch abfluten, kommt es postoperativ selten zu Komplikationen.

45.12 Oberarmfraktur

Die 5-jährige Melanie stürzt nach einem Besuch in einem Schnellrestaurant von einem Klettergerüst auf dem Spielplatz nebenan. In der Klinik wird eine distale Oberarmfraktur rechts diagnostiziert. Die Mutter teilt mit, dass ihr Kind üppig Pommes mit Ketchup gegessen habe. Die Frage nach Vorerkrankungen kann sie verneinen.

❓ 1. Welche anästhesiologischen Vorbereitungen treffen Sie?

2. Wie prämedizieren Sie das Kind?

3. Wie gehen Sie damit um, dass das Kind nicht nüchtern ist?

✅ 1. Anamnese wird erhoben und körperliche Untersuchung durchgeführt, Laboruntersuchungen sind nicht erforderlich.

2. Das Kind erhält einen venösen Zugang, wird darüber mit dem Schmerzmittel Piritramid (Dipidolor z. B. 0,1 mg/kg) intravenös versorgt, das auch einen sedativen-hypnotischen Effekt hat. Eine Prämedika-

tion mit Midazolam (Dormicum) wie üblich kann unterbleiben.

3. Melanie ist nicht nüchtern und wird auch in den nächsten Stunden bis zum Eintritt der »formalen Nüchternheit (6 h)« nicht nüchtern: Schmerzen bewirken über den Sympathikus eine Magen-Darm-Atonie, sodass die Magenentleerung behindert wird und auch nach 6 Stunden nicht mit einem leeren Magen gerechnet werden kann. Auch wenn man 6 Stunden wartet, muss man die gleichen Vorsichtsmaßnahmen treffen, wie bei einer sofortigen Versorgung: Rapid Sequence Induction! Demnach spricht nichts gegen eine sofortige Narkose zur operativen Versorgung.

❓ 4. Welche Narkoseform würden Sie wählen?

5. Welchen Atemwegsschutz wählen Sie?

✅ 4. Die Narkoseeinleitung erfolgt nach den Kriterien der Rapid Sequence Induction. Alternativ kann eine Plexusanästhesie mit sonographischer Unterstützung durchgeführt werden, wenn Melanie das mitmacht (was bei einem 5-jährigen Mädchen zu bezweifeln ist).

5. Nach der Intubation wird eine Magensonde gelegt und das gesamte Magensekret, so gut es geht, abgesaugt. Man darf sich jedoch nicht in falscher Sicherheit wiegen, dass damit das Restmagensekret komplett abgesaugt wurde und die Aspirationsgefahr gebannt ist; Pommes-Reste sind schwer abzusaugen.

❓ 6. Wie behandeln Sie die Schmerzen postoperativ?

7. Wann kann das Kind wieder essen und trinken?

✅ 6. Die postoperative Schmerztherapie ist meist unproblematisch. Wenn die Fraktur reponiert oder operativ versorgt und dann eingegipst ist, so haben Kinder meistens keine Schmerzen. Ansonsten ist die intravenöse Gabe von Piritramid (Dipidolor) oder ein Nichtopioidanalgetikum angezeigt.

7. Es spricht nichts dagegen, dass das Kind nach der Operation wieder isst und trinkt.

❓ 8. Welche Komplikationen sind bei der Narkoseeinleitung zu befürchten?
9. Was kann in der postoperativen Phase passieren?

✅ 8. Bei der Narkoseeinleitung droht die Aspiration mit einem schweren Lungenversagen und möglichem Erstickungstod! Alles muss darauf abzielen, eine Aspiration zu vermeiden.
9. Weitere Komplikationen in der postoperativen Phase sind selten.

45.13 Perforierte Appendizitis

Ein 18-jähriger Patient mit einer Muskeldystrophie vom Typ Becker/Kiener wird mit akuten Unterbauchbeschwerden in der Klinik vorgestellt. Der Patient hat eine Muskelhypotonie, die im frühen Schulkindesalter aufgetreten war und jetzt progredient ist. Intraoperativ zeigt sich eine perforierte Appendizitis.

❓ 1. Welche anästhesiologischen Vorbereitungen treffen Sie?
2. Wie prämedizieren Sie den Patienten?
3. Der Patient ist nicht nüchtern. Wie gehen Sie damit um?

✅ 1. Die Diagnose »Muskeldystrophie« muss anästhesiologisch die Alarmglocken klingeln lassen: Gefahr der malignen Hyperthermie! Das Ausmaß der muskulären Beeinträchtigung muss klinisch erfasst werden.
2. Eine Prämedikation mit Benzodiazepinen, die allesamt, wenn auch eine leichte muskelrelaxierende Wirkung haben, muss sehr vorsichtig erfolgen. Am besten erhält der Patient, wenn er sehr aufgeregt erscheint, die Prämedikation intravenös unter sachkundiger Überwachung der Anästhesieschwester im OP-Vorbereitungsraum (z. B. 2 mg Midazolam [Dormicum] i.v.).
3. Dass dieser Patient mit dieser Vorerkrankung nicht nüchtern ist, macht die Situation noch schwieriger: Der Einsatz von Succinylcholin

als Komponente der RSI wird bei Muskeldystrophie als streng kontraindiziert gesehen! Als Alternative bietet sich die Gabe von Rocuronium mit seiner kurzen Anschlagzeit an; wenn der Patient jedoch dann nicht oder sehr schwer zu intubieren ist, hat man ein Problem! Man muss den Patienten dann kurzfristig mit der Maske beatmen, um den Gasaustausch aufrechtzuhalten und dann eine Larynxmaske einlegen und über sie beatmen. Die Larynxmaske garantiert jedoch keinen Aspirationsschutz! Man wird in dieser extrem schwierigen Situation dann versuchen, fiberoptisch über die liegende Larynxmaske zu intubieren.

❓ 4. Welche Narkoseform würden Sie wählen?
5. Welchen Atemwegsschutz wählen Sie?
6. Welche speziellen anästhesiologischen Maßnahmen würden Sie ergreifen?

✅ 4. Es ist die Narkoseform zu wählen, die eine maligne Hyperthermie nicht triggern kann: Triggersubstanzen sind Inhalationsnarkotika und Succinylcholin. Triggerfreie Narkosen sind intravenöse Narkosenformen: Propofol/Remifentanil oder Sufentanil.
5. Der Patient muss intubiert werden, damit seine Atemwege vor Aspiration geschützt sind. Aufgrund der Muskelerkrankung muss die RSI, wie bereits oben beschrieben, modifiziert werden! Kein Succinylcholin, stattdessen Rocuronium (hat die kürzeste Anschlagzeit bei den nichtdepolarisierenden Muskelrelaxanzien). Eine Alternative ist eine relaxanzfreie Intubation: Hier muss man dann die Induktionsdosis von Propofol und die Opioiddosis entsprechend erhöhen. Dies schafft eine Voraussetzung für eine Intubation ohne Relaxation, was bei Patienten mit Muskeldystrophien erfahrungsgemäß auch sehr gut geht.
6. Der anästhesiologische Fokus richtet sich vor allem darauf, Triggersubstanzen für die maligne Hyperthermie und auch alles zu vermeiden, was postoperativ die Muskelkraft mindert (Benzodiazepine) und die

Atemtätigkeit beeinträchtigen könnte: Indiziert ist hier der Einsatz von Remifentanil, das mit seiner atemdepressiven, (leider) aber auch der analgetischen Wirkung sofort abklingt, sobald die Infusion gestoppt ist. Insofern muss dann sofort eine adäquate Schmerztherapie über Nichtopioidanalgetika eingeleitet werden. Auch Opioide, wie z. B. Piritramid (Dipidolor) dürfen gegeben werden, man muss jedoch sorgsam darauf achten, dass titrierend, d. h. in kleinsten Portionen, dosiert wird, um eine ausreichende Analgesie zu erreichen und gleichzeitig eine Atemdepression zu vermeiden.

❓ 7. Wie behandeln Sie die Schmerzen postoperativ?
8. Wann kann der Patient wieder essen und trinken?

✅ 7. ▶ Antwort 6
8. Der Patient kann nach Maßgabe des Operateurs essen und trinken, wenn die Darmmotorik wieder eingesetzt hat.

❓ 9. Welche Komplikationen sind intraoperativ zu befürchten?
10. Welche Komplikationen sind postoperativ möglich?

✅ 9. Bei der Narkoseeinleitung kann es zu einer Aspiration kommen. Postoperativ ist aufgrund der Muskeldystrophie eine persistierende Relaxanzwirkung zu erwarten. Insofern ist der Patient auf der Intensivstation besser aufgehoben. Man sollte daran denken, ihn intubiert zu belassen und solange zu beatmen, bis seine schon geschwächte Muskelkraft wieder zurückgekehrt ist. Eine maligne Hyperthermie sollte ausgeschlossen sein, sofern auf Triggersubstanzen verzichtet wurde.
10. Postoperativ kann es zu einer Pneumonie kommen, weil der Patient aufgrund seiner verminderten Muskelkraft nicht ausreichend abhusten kann. Wenn der operative Befund jedoch saniert ist, dürfte unter adäquater Antibiotikatherapie einer Gesundung (von der perforierten Appendizitis) nichts entgegenstehen.

45.14 Latexallergie

Thorsten (10 Jahre) hat eine Meningomyelocele und ist von TH6 abwärts gelähmt. Mit seiner schweren Behinderung kommt der intelligente Junge jedoch sehr gut zurecht. Orthopädischerseits soll eine Klumpfußkorektur durchgeführt werden. Darüber hinaus hat er eine schwere Latexallergie, sein Vater erwähnt dies nochmals dezidiert an der Operationstür: Latexallergie! Es wird von Seiten der Schwestern dafür gesorgt, dass alles latexfrei im Operationssaal ist; der Junge wird auch an erster Stelle im OP operiert, von einer vorangegangenen Operation kann deshalb auch kein Latex im Raume sein; alles ist latexfrei: die Handschuhe der Operateure, alle Materialien.

Die Anästhesieschwester schiebt nach der Narkoseeinleitung noch vor OP-Beginn zur Kontrolle der Temperatur eine Temperatursonde in den Mund, aus hygienischen Gründen hat sie die Temperatursonde mit einer Kunststoffhülle überzogen.

Sofort wird Thorsten bronchospastisch, ist fast nicht mehr zu beatmen, die Sättigung fällt bedrohlich ab, das Kind wird bradykard.

❓ 1. Wie ist Ihre Verdachtsdiagnose?
2. Welche Maßnahmen sind sofort zu ergreifen?

✅ 1. Die Verdachtsdiagnose lautet Latexallergie aufgrund der Temperatursondehülle, in der offensichtlich damals noch Latex enthalten war.
2. Die Therapie besteht in dem unverzüglichen Entfernen der Sonde und des Überziehers. Sodann wird Adrenalin i.v. und ein Kortikoid i.v. gegeben.

❓ 3. Wie sichern Sie die Diagnose postoperativ?
4. Welche Differentialdiagnosen fallen Ihnen noch ein?

✅ 3. Postoperativ wären, wenn keine Latexallergie bereits präoperativ bekannt gewesen wäre, entsprechende allergologische Untersuchungen beim Kinderarzt durchzuführen.
4. Differentialdiagnostisch wäre noch eine Anaphylaxie gegen die anderen benutzten Medikamente zu diskutieren, was aber extrem selten ist (z. B. Atracurium). Darüber

hinaus könnte die Narkose sehr flach gewesen sein und das Kind gegen den Tubus angehustet haben. Hier hätte man nur die Narkose vertiefen müssen. Bei dem Ausmaß der Bronchospastik und des darauf folgenden SaO_2-Abfalls muss man jedoch hier an ein anaphylaktisches Geschehen denken.

45.15 Postoperativer rechtsthorakaler Schmerz

Eine 48-jährige Patientin, adipös (160 cm, 120 kg), kommt wegen eines Uterus myomatosus in die Frauenklinik. Dort wird der Uterus über einen Abdominalschnitt entfernt, weil es zahlreiche Myome sind und eine laparoskopische Entfernung nicht mehr möglich ist. Die Patientin erhält präoperativ und postoperativ Clexane in einer Dosierung von 0,4 ml.

Postoperativ wird die Patientin am darauffolgenden Morgen bei der Mobilisation dys- und tachypnoisch, sie empfindet einen starken rechtsthorakalen Schmerz und äußert Todesangst. S_aO_2 90%, Herzfrequenz 110/min, RR 140/80 mmHg.

❓ 1. Welche Verdachtsdiagnose stellen Sie?
2. Welche Sofortmaßnahmen ergreifen Sie?

✅ 1. Die Verdachtsdiagnose kann nur Lungenembolie heißen; ein kardiales Ereignis ist unwahrscheinlich in Anbetracht der unauffälligen Anamnese der Patientin, außerdem wäre bei einer kardialen Genese ein linksthorakaler Schmerz typisch.
2. Mit einem hochpotenten Schmerzmittel (z. B. Morphin oder Piritramid [Dipidolor]) kann man den starken Schmerz nehmen, mit Diazepam oder Midazolam die Todesangst. Heparin hilft, dass sich der Thrombus nicht vergrößert.

❓ 3. Welche Maßnahmen ergreifen Sie, um die Diagnose zu sichern?
4. Welche Maßnahmen sind erforderlich, um die Situation zu stabilisieren?
5. Welche weiteren Maßnahmen sind erforderlich (Gerinnungsdiagnostik)?

✅ 3. Diagnosesichernd ist ein Spiral-CT, in dem die nicht mehr durchblutete Lungenpartie und die konsekutiv atelektatischen Lungenanteile sichtbar werden. Darüber hinaus ist eine Abklärung der Thromboemboliequelle mit Gefäßdoppler oder ggf. eine Phlebographie der unteren Extremität erforderlich.
4. Meist ist bei dieser Symptomatik mit Analgesie, Anxiolyse und Heparingabe bereits alles getan. In seltenen Fällen kann aber diese Situation wieder kippen: RR-Abfall bis hin zu einer Reanimation. Deshalb ist eine intensivmedizinische Überwachung angezeigt.
5. Eine umfassende Gerinnungsdiagnostik klärt ab, ob eine genetische Disposition (Faktor V-Leiden-Syndrom, Protein-S- und Protein-C-Mangel etc.) vorliegt.

45.16 Notfall

Patient, 30 Jahre, hat seit langem Oberbauchbeschwerden, er kommt zur Gastroskopie in die Praxis eines niedergelassenen Gastroenterologen.

Es wird eine Sedierung angeboten, die der Patient dankbar annimmt, um den Stress der Untersuchung zu lindern. Der Gastroenterologe gibt 2 mg Dormicum i.v. und 50 mg Propofol, ebenfalls i.v., das die Schwester ihm aufgezogen reicht. Das Propofol wurde einer angebrochenen Flasche entnommen, die über Nacht im Kühlschrank lag.

Nach der Untersuchung ist der Patient rasch wieder wach, beginnt aber nach 15 Minuten zu frösteln, was sich nach weiteren 10 Minuten zu einem schweren Schüttelfrost entwickelt. Dem Patienten geht es schlecht, er ist hypoton, tachykard.

Mit dem Notarztwagen wird er in die Klinik gebracht. Dort angekommen hat der Patient 40° Fieber, ist nur unter hoher Volumengabe und Katecholamingabe kreislaufmäßig zu stabilisieren.

❓ 1. Was ist Ihre Verdachtsdiagnose?
2. Was sind aus Ihrer Sicht die ersten Maßnahmen?

✅ 1. Die Verdachtsdiagnose heißt Septikämie auf der Grundlage eines hygienisch inadäquaten Umgangs mit einer Propofollösung. Propofolampullen müssen nach Anbrechen sofort verbraucht werden. Sie dürfen auf keinen Fall längere Zeit angestochen herumstehen, schon gar nicht bei Zimmertemperatur! Die Bakterien vermehren sich in der Propofollösung sehr rasch. Auch im Kühlschrank vermehren sich in der Propofollösung noch bestimmte Keimspezies.

2. Da man nicht weiß, welche Keime sich in der Propofollösung vermehrt haben könnten, muss man ein Breitspektrumantibiotikum ansetzen. Darüber hinaus sind symptomatische kreislaufstabilisierende und antipyretische Maßnahmen indiziert.

? 3. Welche Maßnahmen müssen ergriffen werden, um die Diagnose zu sichern?
4. Welche therapeutischen Interventionen sind erforderlich?

✓ 3. Zur Sicherung der Diagnose muss vor der Antibiotikatherapie Blut für eine Kultur abgenommen werden.
4. Um solche schwerwiegenden Probleme zu vermeiden, ist ein hygienisch einwandfreier Umgang mit Propofol erforderlich. Ampullen müssen sofort nach dem Eröffnen aufgebraucht werden. Auch dürfen sie nur auf der Intensivstation maximal 6 Stunden intravenös im Perfusor appliziert werden.

45.17 Unterbauchbeschwerden

Herr X, 55 Jahre, leidet unter linksseitigen Unterbauchbeschwerden. Es wird eine laparoskopische Sigmaresektion nach entsprechender Diagnosestellung durchgeführt. Dies gestaltet sich sehr schwierig. Postoperativ ist der Patient zunächst wohlauf. Nach 5 Tagen kommt es zu Unwohlsein, leichtem Temperaturanstieg, die Peristaltik ist spärlich, bislang kein Stuhlgang.

Der Bauch ist zunehmend gebläht, der Patient liegt nur noch matt im Bett, hat hohes Fieber, jetzt endlich entschließt man sich zur Laparotomie.

Intraoperativ sieht man eine Nahtinsuffizienz mit einer kotigen Vier-Quadranten-Peritonitis. Es wird ein Anus praeter angelegt und das Rektum blind verschlossen, Spülung der Bauchhöhle, Drainage.

Der Patient wird Ihnen intubiert und beatmet auf die Intensivstation verlegt.

? 1. Welche Symptome wird der Patient zeigen?
2. Wie sehen die Laborwerte wahrscheinlich aus?
3. Wie lautet in Anbetracht der Symptomatik Ihre Diagnose?

✓ 1. Der Patient wird wahrscheinlich folgende Symptome aufweisen:
   – der Patient ist analgosediert,
   – die Haut ist grau marmoriert, der Patient zeigt ein ausgeprägtes Shivering, die zunächst niedrige Temperatur von 35,5 °C aus dem OP steigt in kürzester Zeit auf 40,5 °C,
   – der Patient ist hypoton und tachykard,
   – die Urinproduktion sistiert.
2. Im Labor zeigt sich eine schwere Leukozytose (23.000/ml), ein CRP von 32 mg/dl, ein Procalcitonin von 24 mg/ml, Hb 8,6 g/dl, Quick 45%, PTT 60 sec, Blutzucker 340 mg/dl, pH 7,34, p_aCO_2 25 mmHg, p_aO_2 170 mmHg, BE −10, Laktat 5 mol/l, Kreatinin 4,0 mg%, Thrombozyten ↓↓ (30.000/mm³).
3. Schwere Sepsis auf der Basis einer kotigen Vier-Quadranten-Peritonitis mit septisch bedingtem Kreislaufversagen und konsekutiver Niereninsuffizienz.

? 4. Welche Maßnahmen ergreifen Sie?
5. Welche Komplikationen treten möglicherweise auf?
6. Wie sehen Sie die Prognose des Patienten?

✓ 4. Der Patient bleibt weiterhin intubiert und beatmet. Die Kreislaufinsuffizienz wird mit Vollelektrolytlösung therapiert. Bei Hb 5,9% werden ihm Blutkonserven transfundiert, aufgrund der schwer derangierten Gerinnung und der konsekutiven Verbrauchskoagulopathie Substitution mit FFP, später bei schwerer Thrombozytopenie auch Substitution von Thrombozytenkonzentraten. Die kalkulierte Antibiotikatherapie erfolgt mit Ceftriaxon und Metronidazol.

5. Bei persistierender Anurie kommt es wahrscheinlich zur Notwendigkeit eines passageren Nierenersatzverfahrens. Möglicherweise blutet der Patient im Wundgebiet nach, weil er zur Dialyse Heparin erhält. Eine Pneumonie könnte ebenfalls auftreten.

6. Dennoch sieht die Prognose nicht schlecht aus: Der Patient ist (unter heutiger Sicht der Dinge angesichts des demographischen Wandels) noch jung, er hat keine Vorerkrankungen. Die Nierentätigkeit kommt meist spontan wieder.

45.18 Akuter Schmerz links-thorakal

Herr Y., 55 Jahre, Manager eines großen Betriebes, kommt gerade nach anstrengenden Verhandlungen aus Moskau zurück und fährt von Frankfurt mit dem ICE in seine schwäbische Heimat zurück.

Im Zug verspürt er einen akuten Schmerz links-thorakal und bittet den ICE-Begleiter, über Lautsprecher zu fragen, ob ein Arzt an Bord sei. Es treffen beim Fahrgast zwei Ärzte ein (ein Pathologe und ein Anästhesist).

❓ 1. Welche Verdachtsdiagnose stellen Sie?
2. Welche Akutmaßnahmen ergreifen Sie?

✅ 1. Der Patient hat einen Angina-pectoris-Anfall. Ein Infarkt muss ausgeschlossen werden.
2. Nitrospray ist das Medikament der Wahl. Sollte es erneut zu einer Symptomatik kommen, müsste ein weiterer Hub appliziert werden.

Dem Patienten wird geraten, in Stuttgart auszusteigen und sich in einer kardiologischen Klinik untersuchen zu lassen. Der Patient möchte jedoch erst nach Hause fahren und in seinem Wohnort ärztliche Hilfe in Anspruch nehmen.

❓ 3. Wie würden Sie sich in dieser Situation verhalten?
4. Welche Komplikationen sind zu befürchten?

✅ 3. Es wird dem Patienten in aller Deutlichkeit – natürlich in krankheitsbildadaptierter Weise – klar zu machen sein, dass sich hin-

ter der Symptomatik auch ein Herzinfarkt verbergen könne, und dass sich daraus eine Indikation für eine kardiologische Untersuchung (Herzkatheter) ergibt.
4. Im schlimmsten Falle wird ein Myokardinfarkt mit all seinen Komplikationsmöglichkeiten (Herzrhythmusstörung, kardiogener Schock) übersehen.

❓ 5. Wie deuten Sie die Rechtslage aus?

✅ 5. Es besteht die Patientenautonomie: d. h. der Patient ist Herr seiner selbst und entscheidet nach entsprechender Aufklärung selbst.

45.19 Verbrennungen

Herr Z ist auf der Fahrt zur Arbeit und verunfallt mit seinem Pkw schwer. Der Wagen fängt Feuer, Herr Z erleidet schwere Verbrennungen, die 60% seiner Körperoberfläche betreffen.

❓ 1. Was steht am Notfallort im Vordergrund der Diagnostik?
2. Welche Notfallmaßnahmen sind erforderlich?

✅ 1. Am Notfallort wird zu prüfen sein, ob zusätzlich zur ausgedehnten Verbrennung auch noch ein Inhalationstrauma vorliegt; außerdem sind weitere Verletzungen auszuschließen: Stumpfes Bauch- oder Thoraxtrauma, Frakturen, Schädel-Hirn-Trauma?
2. Im Notfall müssen die Vitalfunktionen gesichert werden: Bei Ateminsuffizienz und Atemstillstand Intubation und Beatmung; dicklumige Zugänge legen (auch die Punktion von Venen im verbrannten Gebiet ist notfallmäßig möglich, da der Bereich steril ist!), Volumen infundieren (nur Vollelektrolytlösungen!); sofern der Patient Schmerzen äußert (was bei Verbrennungen III. Grades unwahrscheinlich ist) Gabe von Ketamin und Midazolam (Dormicum). Außerdem sollten die verbrannten Bereiche abgedeckt werden.

❓ 3. Welche Akutmaßnahmen werden in der Klinik für Brandverletzte durchgeführt?

4. Welche weiteren diagnostischen Maßnahmen sind erforderlich?

5. Was sind die ersten therapeutischen Schritte?

✅ Der Patient wird in eine Klinik für Brandverletzte geflogen:

3. In der Klinik wird diese Therapie weitergeführt, von chirurgischer Seite wird eine Frühnekrektomie angestrebt. Blut wird gekreuzt.

4. Hier sind jetzt definitiv durch CT, Röntgen und Sonographie weitere Verletzungen auszuschließen.

5. Im Vordergrund steht die Frühnekrektomie nach einer initialen Stabilisierungsphase auf der Intensivstation. Dort ist aufgrund der sich einstellenden Verbrennungskrankheit mit einer entsprechenden intensiven Infusionstherapie fortzufahren. Ob die Menge ausreichend ist, orientiert sich am Urinfluss (minimaler Urinfluss über 0,5–1 ml/kg/h). Ein zentralvenöser Zugang wird gelegt, ebenso ein arterieller Zugang. Antibiotika werden in der Anfangsphase ebenso vermieden wie Humanalbumin.

❓ 6. Welche Probleme sind bei der Behandlung auf der Intensivstation zu erwarten?

✅ 6. Sepsis aufgrund der großen Verbrennungsoberfläche. Pneumonie. Dialysepflichtiges Nierenversagen. Schwere Gerinnungsstörungen.

45.20 Notfallsituation im Kreißsaal

Im Kreiskrankenhaus X kommt ein Neugeborenes auf die Welt, das zyanotisch, bradykard und hypoton ist. Es hustet beim Absaugen.

Sie werden als Anästhesist von der Hebamme gerufen, weil kein Kinderarzt verfügbar ist und der Gynäkologe mit einer weiteren Notfallsituation im Kreißsaal beschäftigt ist.

❓ 1. Welchen Apgar-Wert geben Sie dem Kind?

2. Welche Maßnahmen ergreifen Sie sofort?

✅ 1. Das Kind erhält einen Apgar-Wert von 1 (Atmung: 0, Puls: 0, Grundtonus: 0, Aussehen: (grau), Zyanose: 0, Husten beim Absaugen: 1).

2. Das Neugeborene wird im Mund abgesaugt und über die Maske beatmet. Wenn das Kind unter Beatmung rosig wird, kommt die Herzfrequenz auch spontan wieder in den Normbereich. Meist setzt dann auch wieder die Spontanatmung ein, das Neugeborene hustet dann und beginnt zu schreien. Nur in den seltensten Fällen muss das Kind sofort intubiert und beatmet werden.

Das Kind fängt an zu atmen, bleibt aber zyanotisch und erreicht nicht die neugeborenentypische Herzfrequenz; das Abdomen ist gebläht.

❓ 3. Was ist zu tun?

4. Wie verhalten Sie sich, wenn das Kind weiterhin ateminsuffizient bleibt und Nasenflügeln, Tachypnoe und eine S_aO_2 von 90% unter Sauerstoffvorlage zeigt?

✅ 3. Aufgrund der Maskenbeatmung gelangt häufig auch Luft ins Abdomen. Das Abdomen drückt nach oben und mindert die funktionelle Residualkapazität, sodass die O_2-Aufnahme beeinträchtigt wird: Die S_aO_2 kommt trotz O_2-Angebot nicht in den Normbereich. Deshalb ist es wichtig, dass die Luft im Magen abgesaugt wird. Mittlerweile sind 5 Minuten vergangen: Das Kind ist rosig, Herzfrequenz über 100, es hat einen ausreichenden Tonus (Apgar-Wert: 9).

4. Auch wenn das Neugeborene weiter ateminsuffizient bleibt und dies auch durch Nasenflügeln und Tachypnoen zum Ausdruck kommt, muss nicht sofort intubiert und beatmet werden. Abwarten ist angesagt. Geduld! Und das ist schwer für einen Anästhesisten, der schnelle Entscheidungen zu treffen gewohnt ist! Aber das Kind soll die Chance bekommen, seine Adaptationsprobleme, die häufig durch Fruchtwasserretention bedingt sind, selbst zu lösen. Und meistens gelingt das dem Neugeborenen auch ausgesprochen schnell und gut.

Mittlerweile sind 10 Minuten vergangen, das Kind ist rosig, Herzfrequenz über 100, die Atmung ist stabil, die Reflexe sind vorhanden, Apgar 10.

? 5. Welche Diagnose wird der Neonatologe treffen?

6. Auf was wird er achten?

✓ 5. Der Neonatologe wird sagen, dass es richtig war, diesen Weg zu gehen und wird die Diagnose Adaptationsstörung bestätigen.

6. Er wird nach der Körpertemperatur fragen, die in diesem Falle etwas abgesunken ist (36,5 °C) und den Blutzucker kontrollieren.

Serviceteil

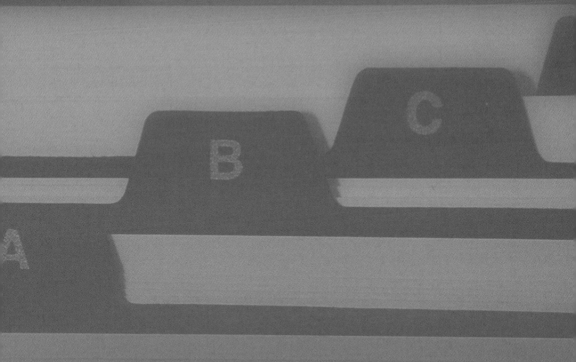

F.-J. Kretz et al., *Anästhesie, Intensivmedizin, Notfallmedizin, Schmerztherapie*,
DOI 10.1007/978-3-662-44771-0, © Springer-Verlag Berlin Heidelberg 2016

Stichwortverzeichnis

W

Z

Printing: Ten Brink, Meppel, The Netherlands
Binding: Ten Brink, Meppel, The Netherlands